海关检验检疫业务实务手册

国境卫生检疫篇

第二版

《海关检验检疫业务实务手册》编委会◎编著

中国海关出版社有限公司
·北京·

图书在版编目（CIP）数据

海关检验检疫业务实务手册. 国境卫生检疫篇 / 《海关检验检疫业务实务手册》编委会编著. -- 2 版. 北京：中国海关出版社有限公司，2025. -- ISBN 978-7-5175-0888-5

Ⅰ. R185. 3-62；R185-62

中国国家版本馆 CIP 数据核字第 2025LE4453 号

海关检验检疫业务实务手册——国境卫生检疫篇（第二版）

HAIGUAN JIANYAN JIANYI YEWU SHIWU SHOUCE——GUOJING WEISHENG JIANYI PIAN（DI-ER BAN）

编　　者：《海关检验检疫业务实务手册》编委会
策　　划：徐　硕
责任编辑：王文静
责任印制：王怡莎
出版发行：中国海关出版社有限公司
社　　址：北京市朝阳区东四环南路甲 1 号　　邮政编码：100023
编 辑 部：01065194242-7532（电话）
发 行 部：01065194221/4238/4246/5127（电话）
社办书店：01065195616（电话）
https://weidian.com/?userid=319526934（网址）
印　　刷：北京新华印刷有限公司　　经　　销：新华书店
开　　本：889mm×1194mm　1/16
印　　张：55.25　　字　　数：1520 千字
版　　次：2025 年 5 月第 2 版
印　　次：2025 年 5 月第 1 次印刷
书　　号：ISBN 978－7－5175－0888－5
定　　价：180.00 元

《海关检验检疫业务实务手册》｜编委会

王静松　孙鲁文　王　莹　张　博　陈凤凰
赵凤奇　陈卫军　于雪梅　孙　睿

《国境卫生检疫篇》｜编写组

孙鲁文　陈卫军　王　莹　张　博　孙　睿　王静松

丛书序

2020年，受海关出版社的邀约，几位专注于海关检验检疫业务政策研究的编委经过近一年的时间，完成了《海关检验检疫业务指导手册》的编写工作。2022年，在一线关员和广大从业者的呼吁下，编委会根据法律法规和海关检验检疫政策的调整，对这套4册丛书进行了修订。丛书再次的出版，受到广泛关注和高度评价。作为一套综合介绍海关检验检疫业务管理政策的辅助工具书，其给从事海关管理工作的各级领导、一线工作关员以及从事进出口业务的企业提供了不可或缺的参考。很多系统内领导和关员表示，这套丛书给他们的工作提供了巨大的帮助。特别是新参与海关检验检疫工作的关员，通过对这套丛书全面系统的学习，很快掌握了各项政策。这套丛书对其规范开展检验检疫工作起到了积极的促进作用。进出口企业的业内人士也表示，这套丛书在他们从事进出口业务过程中给他们提供了全面及时的业务政策支持，有效地避免了外贸业务通关过程中的各种问题，大大提升了通关效率。

在过去的两年里，海关检验检疫政策也发生了非常大的变化，从几部法律法规的先后修订（修正），到管理办法的调整，再到具体产品检验检疫要求的更新等，广大读者迫切希望有更新版的图书出版发行。针对广大读者的呼声，我们决定重启这套丛书的新版修订编辑工作，编写团队还专门吸纳了新鲜血液，以确保专业能力的充分体现。2024年夏天启动这项工作后，编委会成员利用业余时间搜集整理这两年来各方面政策的变化内容，充实完善到这套丛书中，保留了对政策法规解读的延续性，着重对法律法规及文件进行说明、注释、解读，全面提升内容的直观性、准确性、可读性，以满足广大读者了解最新业务政策的迫切需求。经过各位编委的努力，本套丛书中主要工作规范、业务要求基本更新到2024年10月，有效地保障了内容的时效性。编委会成员一致认为，应尽自身所能，把对检验检疫业务的研究理解和多年所积累的宝贵“财富”贡献出来，使得海关检验检疫业务的精髓通过这套丛书得以传承和发扬。

这套丛书的编写，不仅借鉴了检验检疫业务相关图书的精髓，也承蒙行业内的一些业务专家给予无私指导，在此代表编委会成员表示由衷的感谢！

由于编委会成员业务水平、编辑时间的关系，以及实际业务政策不断更新，书中难免存在错漏，如有与实际业务政策不符之处，请以官方最新发布政策为准。在此也希望广大读者和专业人士对于书中存在的错误和问题及时提出，我们将做及时的改正和完善。

编委会

2024年11月

丛书序

前　言

国境卫生检疫对防止传染病传入传出国境，保障人民群众的生命安全和身体健康，维护公共卫生安全和社会安定有序发挥着重要作用。党中央、国务院高度重视国境卫生检疫工作，特别是疫情发生以来，习近平总书记对强化公共卫生法治保障、改革完善疾病预防控制体系、健全防治结合、联防联控、群防群治工作机制作出一系列重要指示批示。《中华人民共和国国境卫生检疫法》的修订，又开启了国境卫生检疫的新篇章。中华人民共和国海关总署（以下简称“海关总署”）和各级海关履行国境卫生检疫机关职责，依法开展传染病检疫、监测和卫生监督工作。

本书收录了国境卫生检疫的法律法规、规章等，包括《中华人民共和国国境卫生检疫法》及其实施细则、《中华人民共和国传染病防治法》及其实施办法、《中华人民共和国生物安全法》、《中华人民共和国食品安全法》及其实施条例、《中华人民共和国国境口岸卫生监督办法》、《公共场所卫生管理条例》，对《国际卫生条例（2005）》进行简介；收集了13部法律法规中与国境卫生检疫相关的条款；收录了涉及国境卫生检疫的14部现行有效的检验检疫规章和部分重要的国境卫生检疫文件。在此基础上，详细说明了国境卫生检疫相关的资质管理要求和办理程序；对进出境特殊物品在进出口申报过程中的相关要求进行了梳理和介绍；对入境、出境交通工具、集装箱的检疫查验，入境、出境人员卫生检疫，入境、出境货物物品卫生检疫，传染病监测，口岸卫生监督和卫生处理监督等内容作了详尽的介绍。希望通过对上述内容的介绍，使读者对国境卫生检疫工作有较为深入的了解，并能对日常相关工作有所帮助。

同时，为全面、整体介绍海关检验检疫业务的法律体系架构，为从事海关检验检疫法规业务和有志于学习海关检验检疫法规知识的读者提供完整的知识体系，本书单独设置“检验检疫业务通识篇”，对原国家质量监督检验检疫总局[①]和原国家出入境检验检疫局（后与“中国国家质量技术监督局”合并总称“国家质量监督检验检疫总局”，简称“国家质检总局”）发布的规章修订废止情况进行了全面的梳理，完整列出海关总署和国家质检总局发布的有效检验检疫规章目录，有助于厘清海关检验检疫业务与其他部门业务的边界。对国家质检总局公布的有效规范性文件目录和海关总署发布的检验检

① 2018年3月，中共中央印发《深化党和国家机构改革方案》，国家质量监督检验检疫总局的出入境检验检疫管理职责和队伍划入海关总署。本书涉及的2018年3月前的部分相关规章、文件等，由国家质量监督检验检疫总局发布。因此，除特别说明外，后文将原国家质量监督检验检疫总局统一简称为国家质检总局。

疫公告进行了全面梳理，识别出已经废止和失效的文件清单，防止在实际工作中错误引用失效文件。

“检验检疫业务通识篇”还详细介绍了检验检疫申报的一般要求，为企业读者提供了进出口货物检验检疫申报录入填制规范及操作指南；介绍了检验检疫作业区域的设置要求，加强读者对相关工作的了解和认识；对海关签发的检验检疫证书证单进行了较为详细的介绍，为海关关员全面了解检验检疫业务提供参考。

此次修订，以新修订的《中华人民共和国国境卫生检疫法》为主线，全文收录了《中华人民共和国传染病防治法》《中华人民共和国传染病防治法实施办法》，结合《公共场所卫生管理条例》的修订，以及新颁布的《中华人民共和国海关进出境行李物品监管办法》《高风险特殊物品卫生检疫准入管理办法》《特殊血液出入境管理办法》和修订后的国际航行船舶、邮轮管理要求，全面修订了国境卫生检疫的的相关内容。同时，收录了新制修订的《中华人民共和国海关风险管理办法》《中华人民共和国海关进出口货物申报管理规定》等通识内容，更新了两步申报的相关要求。

出入境检验检疫管理职责和队伍划入海关后，检验检疫作业已全面融入全国通关一体化整体框架和流程，实现了“统一申报单证、统一作业系统、统一风险研判、统一指令下达、统一现场执法”的要求。本书内容已力求与实际工作要求保持一致，但业务融合的过程，也是检验检疫作业要求不断调整的过程，涉及实际业务与本书内容不一致之处，应以最新的法规、规章和文件要求为准。

编写组

2025 年 3 月

目 录

第一部分 国境卫生检疫相关规定篇

国境卫生检疫相关法律法规、规章和文件

第一章 | 国境卫生检疫法律法规 ………… 5
第一节 《中华人民共和国国境卫生检疫法》 ………… 5
一、《中华人民共和国国境卫生检疫法》概况 ………… 5
二、《国境卫生检疫法》（1986）第一次修正 ………… 6
三、《国境卫生检疫法》（1986）第二次修正 ………… 6
四、《国境卫生检疫法》（1986）第三次修正 ………… 7
五、《国境卫生检疫法》（1986）第一次修订 ………… 7
六、《国境卫生检疫法》全文 ………… 10
第二节 《中华人民共和国国境卫生检疫法实施细则》 ………… 16
一、《中华人民共和国国境卫生检疫法实施细则》概况 ………… 16
二、《国境卫生检疫法实施细则》第一次修订 ………… 17
三、《国境卫生检疫法实施细则》第二次修订 ………… 17
四、《国境卫生检疫法实施细则》第三次修订 ………… 18
五、《国境卫生检疫法实施细则》全文 ………… 20
第三节 《中华人民共和国传染病防治法》 ………… 32
一、《中华人民共和国传染病防治法》概况 ………… 32
二、《传染病防治法》（1989）第一次修订 ………… 32
三、《传染病防治法》第一次修正 ………… 33
四、《传染病防治法》第二次修订动态 ………… 34
五、《传染病防治法》全文 ………… 34
第四节 《中华人民共和国传染病防治法实施办法》 ………… 45
一、《中华人民共和国传染病防治法实施办法》概况 ………… 45
二、《传染病防治法实施办法》全文 ………… 45

第五节 《中华人民共和国生物安全法》 …… 53
一、《中华人民共和国生物安全法》概况 …… 53
二、《生物安全法》第一次修正 …… 54
三、《生物安全法》全文 …… 55
第六节 《中华人民共和国食品安全法》 …… 64
第七节 《中华人民共和国食品安全法实施条例》 …… 87
第八节 《中华人民共和国国境口岸卫生监督办法》 …… 95
一、《中华人民共和国国境口岸卫生监督办法》概况 …… 95
二、《国境口岸卫生监督办法》第一次修订 …… 95
三、《国境口岸卫生监督办法》第二次修订 …… 96
四、《国境口岸卫生监督办法》全文 …… 96
第九节 《公共场所卫生管理条例》 …… 99
一、《公共场所卫生管理条例》概况 …… 99
二、《公共场所卫生管理条例》第一次修订 …… 99
三、《公共场所卫生管理条例》第二次修订 …… 99
四、《公共场所卫生管理条例》第三次修订 …… 100
五、《公共场所卫生管理条例》全文 …… 101
第十节 《国际卫生条例（2005）》 …… 103
一、《国际卫生条例（2005）》概况 …… 103
二、《国际卫生条例（2005）》与海关职责 …… 104
三、《国际卫生条例（2005）》与口岸核心能力建设 …… 104
第十一节 与国境卫生检疫相关的其他法律法规 …… 105
一、《中华人民共和国海关法》（节选） …… 105
二、《中华人民共和国民用航空法》（节选） …… 105
三、《中华人民共和国海南自由贸易港法》（节选） …… 105
四、《中华人民共和国外交特权与豁免条例》（节选） …… 106
五、《艾滋病防治条例》（节选） …… 106
六、《突发公共卫生事件应急条例》（节选） …… 108
七、《中华人民共和国疫苗管理法》（节选） …… 108
八、《病原微生物实验室生物安全管理条例》（节选） …… 109
九、《中华人民共和国人类遗传资源管理条例》（节选） …… 110
十、《国际航行船舶进出中华人民共和国口岸检查办法》（节选） …… 111
十一、《中华人民共和国外国籍船舶航行长江水域管理规定》（节选） …… 111
十二、《中华人民共和国对外国籍船舶管理规则》（节选） …… 112
十三、《外国民用航空器飞行管理规则》（节选） …… 112

第二章｜国境卫生检疫规章 …… 113
第一节 货物物品卫生检疫类 …… 113
一、《出入境特殊物品卫生检疫管理规定》 …… 113
二、《进出口环保用微生物菌剂环境安全管理办法》 …… 118
三、《出入境尸体骸骨卫生检疫管理办法》 …… 122

四、《尸体出入境和尸体处理的管理规定》 …… 126
五、《中华人民共和国海关进出境行李物品监管办法》 …… 127
第二节 口岸卫生检疫类 …… 133
一、《国境口岸突发公共卫生事件出入境检验检疫应急处理规定》 …… 133
二、《国境口岸食品卫生监督管理规定》 …… 137
三、《口岸艾滋病预防控制管理办法》 …… 141
四、《国境口岸卫生许可管理办法》 …… 143
五、《伊斯兰教朝觐事务管理办法》 …… 150
第三节 运输工具、集装箱检验检疫管理类 …… 154
一、《国际航行船舶出入境检验检疫管理办法》 …… 154
二、《出入境邮轮检疫管理办法》 …… 159
三、《海南出入境游艇检疫管理办法》 …… 164
四、《进出境集装箱检验检疫管理办法》 …… 168

第三章 | 国境卫生检疫文件 …… 172
第一节 部分重要的国境卫生检疫规范性文件 …… 172
一、《关于加强国境卫生检疫行政执法与刑事司法衔接工作的通知》（署法发〔2020〕56 号） …… 172
二、《关于公布检疫传染病目录的公告》（国家疾控局 海关总署公告 2024 年第 2 号） …… 173
三、《关于公布监测传染病目录的公告》（国家疾控局 海关总署公告 2024 年第 3 号） …… 173
四、《国境口岸传染病监测实施办法》（海关总署 国家卫生健康委 国家疾控局公告 2025 年第 40 号） …… 173
五、《卫生检疫风险预警及快速反应管理实施细则》（国质检卫〔2002〕42 号） …… 176
六、《出入境交通工具电讯卫生检疫管理办法》（国家质检总局公告 2016 年第 78 号） …… 178
七、《关于进一步调整水空运进出境运输工具监管相关事项的公告》（海关总署公告 2020 年第 107 号） …… 183
八、《关于优化调整健康申报模式的公告》（海关总署公告 2023 年第 151 号） …… 185
九、《进口废旧物品卫生检疫管理规定》（〔88〕卫防字第 47 号） …… 185
十、《关于明确部分货物、物品不再按进出境特殊物品监管的公告》（海关总署公告 2025 年第 65 号） …… 186
十一、《关于禁止特殊物品过境相关事宜的公告》（海关总署公告 2019 年第 180 号） …… 186
十二、《关于出入境特殊物品卫生检疫审批有关事宜的公告》（海关总署公告 2021 年第 52 号） …… 186
十三、《高风险特殊物品卫生检疫准入管理办法》（海关总署公告 2023 年第 195 号） …… 187
十四、《特殊血液出入境管理办法》（国卫医急发〔2022〕34 号） …… 190
十五、《关于明确尸体骸骨入境前申报相关事宜的公告》（海关总署公告 2022 年第 24 号） …… 193
十六、《关于进出境人员行李物品申报有关事宜的公告》（海关总署公告 2025 年第 43 号） …… 194
十七、《关于进一步优化出入境检疫处理监督工作的公告》（海关总署公告 2022 年第 77 号） …… 197

第二节 有效的检验检疫文件清单 …… 198
第三节 已废止的检验检疫文件清单 …… 198

国境卫生检疫相关资质管理要求

第四章｜国境卫生检疫相关行政许可管理要求 …… 201
第一节 特殊物品出入境卫生检疫审批管理 …… 201
一、事项名称 …… 201
二、事项类型 …… 201
三、设定及实施依据 …… 201
四、实施机构 …… 201
五、法定办结时限 …… 201
六、承诺办结时限 …… 202
七、结果名称 …… 202
八、结果样本 …… 202
九、收费标准 …… 202
十、收费依据 …… 202
十一、申请条件 …… 202
十二、申请材料 …… 202
十三、办理流程 …… 203
十四、办理形式 …… 203
十五、到办理现场次数 …… 203
十六、审查标准 …… 204
十七、通办范围 …… 204
十八、预约办理 …… 204
十九、网上支付 …… 204
二十、物流快递 …… 204
二十一、办理地点 …… 204
二十二、办理时间 …… 204
二十三、咨询电话 …… 204
二十四、监督电话 …… 204
第二节 国境口岸卫生许可证核发 …… 205
一、事项名称 …… 205
二、事项类型 …… 205
三、设定及实施依据 …… 205
四、实施机构 …… 206
五、法定办结时限 …… 206
六、承诺办结时限 …… 206
七、结果名称 …… 206
八、结果样本 …… 206
九、收费标准 …… 206

十、收费依据 …… 206
十一、申请条件 …… 206
十二、申请材料 …… 207
十三、办理流程 …… 209
十四、办理形式 …… 211
十五、到办理现场次数 …… 211
十六、审查标准 …… 211
十七、通办范围 …… 212
十八、预约办理 …… 212
十九、网上支付 …… 212
二十、物流快递 …… 212
二十一、办理地点 …… 212
二十二、办理时间 …… 212
二十三、咨询电话 …… 212
二十四、监督电话 …… 212
第三节 国境口岸卫生许可证核发 …… 212
一、事项名称 …… 212
二、事项类型 …… 212
三、设定及实施依据 …… 213
四、实施机构 …… 213
五、法定办结时限 …… 213
六、承诺办结时限 …… 213
七、结果名称 …… 213
八、结果样本 …… 213
九、收费标准 …… 213
十、收费依据 …… 213
十一、申请条件 …… 213
十二、申请材料 …… 214
十三、办理流程 …… 214
十四、办理形式 …… 214
十五、到办理现场次数 …… 214
十六、审查标准 …… 214
十七、通办范围 …… 214
十八、预约办理 …… 214
十九、网上支付 …… 214
二十、物流快递 …… 214
二十一、办理地点 …… 214
二十二、办理时间 …… 215
二十三、咨询电话 …… 215
二十四、监督电话 …… 215

进出境特殊物品涉检申报业务管理

第五章 | 进出境特殊物品检验检疫申报及管理 …… 229
一、产品范围 …… 229
二、文件依据 …… 229
三、管理要求 …… 229
四、申报要求 …… 229

国境卫生检疫现场作业

第六章 | 入境、出境交通工具检验检疫 …… 233
第一节　入境、出境船舶检疫 …… 233
一、基本要求 …… 233
二、进境船舶检疫 …… 238
三、出境船舶检疫 …… 243
四、两岸直航船舶检疫 …… 244
第二节　入境、出境航空器检疫 …… 244
一、基本要求 …… 244
二、进境航空器检疫 …… 247
三、出境航空器检疫 …… 251
四、特殊情况检疫实施 …… 251
五、两岸直航航空器检疫 …… 252
第三节　入境、出境陆路交通工具检疫 …… 252
一、基本要求 …… 252
二、入境、出境车辆检疫 …… 254
三、入境、出境列车检疫 …… 257
第四节　入境、出境邮轮检疫 …… 260
一、基本要求 …… 260
二、入境邮轮检疫 …… 260
三、出境邮轮检疫 …… 262
四、检疫处理和突发公共卫生事件处置 …… 262
五、监督管理 …… 264
第五节　入境、出境游艇检疫 …… 264
一、基本要求 …… 264
二、入境游艇检疫 …… 265
三、出境游艇检疫 …… 266
四、监督管理 …… 266

第七章 | 入境、出境人员卫生检疫 …… 268
第一节 入境、出境人员检疫申报 …… 268
一、检疫申报方式 …… 268
二、健康申明卡填报 …… 269
第二节 入境、出境人员现场卫生检疫 …… 269
一、准备工作 …… 269
二、健康申报信息核验 …… 270
三、体温监测 …… 270
四、医学巡查 …… 272
五、现场流行病学调查 …… 273
六、医学排查（医学检查） …… 275
七、采样检测 …… 278
第三节 入境、出境人员卫生检疫后续处置 …… 282
一、传染病检疫判定及分类处置 …… 282
二、疑似病例转诊 …… 283
三、传染病疑似病例后续处置 …… 284
四、入境、出境传染病疫情报告 …… 288
第四节 入境、出境人员检疫个人防护 …… 289
一、基本要求 …… 289
二、不同暴露风险等级时的防护措施选择 …… 289
三、个人防护装备种类及要求 …… 290
四、防护装备的穿戴 …… 291
五、手清洗和消毒的要求和方法 …… 293

第八章 | 进境出境货物物品卫生检疫 …… 327
第一节 进境出境货物物品卫生检疫的一般要求 …… 327
一、制度依据 …… 327
二、申报要求 …… 328
三、风险管理 …… 328
四、检疫处置 …… 328
五、进境出境行李物品、邮包卫生检疫 …… 329
第二节 进境出境集装箱检验检疫 …… 329
一、概述 …… 329
二、制度依据 …… 330
三、进境集装箱检验检疫 …… 330
四、出境集装箱检验检疫 …… 333
五、过境集装箱检验检疫 …… 333
六、进出境集装箱的检疫处理 …… 333
七、监督管理 …… 334
第三节 进境出境一般货物卫生检疫 …… 334
一、入境货物卫生检疫 …… 334

二、出境货物卫生检疫 …… 335
第四节 进境出境废旧物品卫生检疫 …… 336
一、制度依据 …… 336
二、废旧物品申报 …… 336
三、现场检疫查验 …… 336
四、检疫处置 …… 338
第五节 进出境特殊物品卫生检疫 …… 338
一、特殊物品定义 …… 338
二、进出境特殊物品卫生检疫监管制度 …… 339
三、准入与风险评估 …… 339
四、检疫审批 …… 340
五、检疫查验 …… 340
六、检疫处置 …… 342
七、监督管理 …… 342
第六节 进境出境尸体骸骨卫生检疫 …… 343
一、基本要求 …… 343
二、材料核查 …… 343
三、现场检疫查验 …… 344
四、检疫处置 …… 345
五、卫生检疫证书 …… 345

第九章｜传染病监测 …… 346
第一节 概述 …… 346
一、传染病监测的目的和意义 …… 346
二、传染病监测的法律法规依据 …… 346
第二节 国境口岸传染病监测制度 …… 347
一、国境口岸传染病监测 …… 347
二、国境口岸传染病监测工作组织实施 …… 348
三、传染病监测与风险评估 …… 348
四、传染病监测措施 …… 349
五、信息报告及通报 …… 350
第三节 全球传染病疫情监测 …… 350
一、全球传染病疫情监测 …… 350
二、传染病疫情风险评估 …… 351
第四节 口岸病媒生物监测 …… 352
一、国境口岸区域病媒生物监测 …… 352
二、输入性病媒生物监测 …… 352
三、病原生物携带病原体检测 …… 354
第五节 进出境重点人群监测 …… 354
一、法律依据 …… 354
二、健康检查 …… 355

三、出入境预防接种 …… 355
第六节 环境监测 …… 356
一、压舱水监测 …… 356
二、食品饮用水调查 …… 357
三、口岸公共场所卫生监测 …… 357

第十章 | 口岸卫生监督和卫生处理监督 …… 359
第一节 口岸食品卫生监督检查 …… 359
一、监督检查对象 …… 359
二、口岸食品卫生要求 …… 359
三、风险分析和分级管理 …… 360
四、监督检查频次 …… 361
五、监督检查程序内容 …… 361
六、监督检查结果处置 …… 363
第二节 口岸饮用水卫生监督检查 …… 363
一、监督检查对象 …… 363
二、口岸饮用水卫生要求 …… 364
三、监督检查频次 …… 364
四、监督检查程序内容 …… 365
五、监督检查结果处置 …… 365
第三节 口岸公共场所卫生监督检查 …… 365
一、监督检查对象 …… 365
二、口岸公共场所卫生要求 …… 365
三、监督检查频次 …… 366
四、监督检查程序内容 …… 366
五、口岸公共场所卫生监测 …… 366
六、监督检查结果处置 …… 366
第四节 口岸储存场地卫生监督检查 …… 367
一、监督检查对象 …… 367
二、口岸储存场地卫生要求 …… 367
三、监督检查频次 …… 368
四、监督检查程序内容 …… 368
五、监督检查结果处置 …… 368
第五节 口岸食品安全风险监测与监督抽检 …… 369
一、风险监测和监督抽检的对象 …… 369
二、风险监测和监督抽检的频次 …… 369
三、风险监测和监督抽检的程序内容 …… 369
四、风险监测和监督抽检结果处置 …… 369
第六节 口岸卫生监督抽检 …… 370
一、监督抽检对象和频次 …… 370
二、监督抽检程序内容和结果处置 …… 370

第七节　入出境交通工具卫生监督 …… 370
一、入出境航空器卫生监督 …… 370
二、入出境国际航行船舶卫生监督 …… 371
三、入出境列车卫生监督 …… 373
四、入出境车辆卫生监督 …… 374
第八节　口岸食品安全事故应急处置 …… 374
一、食品安全事故分级 …… 374
二、现场应急处置程序内容 …… 375
三、调查结果处置 …… 377
第九节　口岸卫生处理监督管理 …… 378
一、卫生处理相关概念 …… 378
二、制度依据 …… 378
三、卫生处理实施 …… 379
四、卫生处理监督 …… 380
第十节　口岸卫生处理效果评价 …… 381
一、效果评价对象和评价方式 …… 381
二、卫生处理效果评价程序内容 …… 381
三、卫生处理效果评价结果处置 …… 382

第二部分　检验检疫业务通识篇

检验检疫相关法律法规、规章和文件

第十一章 | 检验检疫相关法律法规 …… 387
第一节　与检验检疫相关的其他法律法规 …… 387
一、《中华人民共和国港口法》（节选） …… 387
二、《中华人民共和国反恐怖主义法》（节选） …… 387
三、《中华人民共和国对外贸易法》（节选） …… 388
四、《中华人民共和国货物进出口管理条例》（节选） …… 389
五、《中华人民共和国海商法》（节选） …… 389
六、《中华人民共和国船舶吨税法》（节选） …… 389
七、《中华人民共和国标准化法》（节选） …… 389
八、《中华人民共和国海南自由贸易港法》（节选） …… 390
九、《中华人民共和国外交特权与豁免条例》（节选） …… 390
十、《对外经济贸易部特派员办事处暂行条例》（节选） …… 390
第二节　《中华人民共和国刑法》相关规定 …… 391
一、与出入境检验检疫相关的罪名 …… 391
二、属于妨害国境卫生检疫的行为 …… 392

三、相关的司法解释 …… 394

第十二章 | 检验检疫规章 …… 399
第一节 综合业务类 …… 399
一、《中华人民共和国海关进出口货物申报管理规定》 …… 399
二、《出入境检验检疫封识管理办法》 …… 405
三、《出入境检验检疫查封、扣押管理规定》 …… 407
第二节 货物检验检疫监管综合类 …… 410
一、《保税区检验检疫监督管理办法》 …… 410
二、《沙头角边境特别管理区进出物品检验检疫管理规定》 …… 412
三、《进出口商品复验办法》 …… 415
四、《进出口商品免验办法》 …… 417
五、《中华人民共和国海关风险管理办法》 …… 419
第三节 现行有效与已废止的检验检疫规章目录 …… 422
一、国家质检总局（及国家出入境检验检疫局）发布的规章及修订废止情况 …… 422
二、海关总署、国家质检总局（及国家出入境检验检疫局）发布的涉检验检疫规章（现行有效） …… 431
三、海关总署、国家质检总局参与联合发布的检验检疫规章（现行有效） …… 433
四、检验检疫规章的修订与废止 …… 434
五、暂缓执行的检验检疫规章 …… 435
六、已废止的检验检疫规章 …… 435

第十三章 | 检验检疫文件 …… 439
第一节 部分重要的检验检疫文件 …… 439
一、《关于全面取消〈入/出境货物通关单〉有关事项的公告》（海关总署公告 2018 年第 50 号） …… 439
二、《关于优化出口货物检验检疫监管的公告》（海关总署公告 2018 年第 89 号） …… 439
三、《关于检验检疫单证电子化的公告》（海关总署公告 2018 年第 90 号） …… 440
四、《关于调整进出口货物报关单申报要求的公告》（海关总署公告 2024 年第 30 号） …… 440
五、《关于开展“两步申报”改革优化试点的公告》（海关总署公告 2025 年第 44 号） …… 441
六、《关于开展属地查检业务管理系统及检验检疫证单“云签发”模式试运行的公告》（海关总署公告 2023 年第 27 号） …… 443
七、《关于〈国（境）外引进农业种苗检疫审批单〉等 3 种监管证件实施联网核查的公告》（海关总署 农业农村部 国家林业和草原局公告 2018 年第 141 号） …… 444
八、《关于〈特殊医学用途配方食品注册证书〉等 5 种监管证件实施联网核查的公告》（海关总署 市场监督管理总局公告第 142 号） …… 445
九、《关于〈进口药品通关单〉等 7 种监管证件实施联网核查的公告》（海关总署 国家药品监督管理局公告 2018 年第 148 号） …… 445
十、《关于外国驻华外交机构、领事机构和国际组织驻华代表机构进境物品检验检疫有关事项的公告》（国家质检总局公告 2015 年第 1 号） …… 446

十一、《关于调整对外援助物资检验和验放管理的通知》（商务部 海关总署 国家质检总局公告 2016 年第 89 号） …… 447
十二、《关于修订市场采购贸易监管办法及其监管方式有关事宜的公告》（海关总署公告 2019 年第 221 号） …… 448
十三、《海关监管作业场所（场地）设置规范》（海关总署公告 2019 年第 68 号） …… 449
十四、《海关集约封闭式集装箱查验场地设置规范》（海关总署公告 2018 年第 130 号） …… 475
十五、《海关指定监管场地管理规范》（海关总署公告 2021 年第 4 号） …… 480
十六、《关于调整进口大宗商品重量鉴定监管方式的公告》（海关总署公告 2019 年第 159 号） …… 484
十七、《出入境检验检疫签证管理办法》（国质检通〔2009〕38 号） …… 485
十八、《海关技术性贸易措施工作指南》（署综发〔2019〕37 号） …… 492
十九、《海关技术规范管理办法》（署综发〔2019〕39 号） …… 495
第二节　国家质检总局公布的有效公告清单 …… 497
第三节　国家质检总局公布的其他有效文件清单 …… 518
第四节　国家质检总局公布废止的文件清单 …… 534
第五节　海关总署发布的有效公告及文件清单 …… 593
第六节　海关总署和相关部门公布废止或修改的文件清单 …… 618
第七节　未公布废止但实质已失效的文件清单 …… 626

检验检疫申报业务管理

第十四章｜检验检疫申报的一般要求 …… 635
第一节　出入境检验检疫申报的基本规定 …… 635
一、检验检疫申报的含义 …… 635
二、进出境检验检疫申报的范围 …… 636
三、关检整合申报改革 …… 636
第二节　进境货物整合申报检验检疫业务的一般申报要求 …… 637
一、进境货物检验检疫申报 …… 637
二、进境货物检验检疫申报时应提供的单据 …… 637
第三节　出口货物属地查检的一般申报要求 …… 640
一、出口货物属地查检的申报 …… 641
二、出口货物属地查检申报时应提供的单据 …… 641
第四节　过境货物检验检疫申报范围及要求 …… 641
一、过境货物检验检疫申报范围 …… 641
二、过境货物检验检疫申报要求 …… 641

第十五章｜进出口货物检验检疫申报录入填制规范及操作指南 …… 643
第一节　检验检疫申报录入的一般流程 …… 643
一、申报当事人的规定 …… 643
二、检验检疫申报程序 …… 643
三、“两步申报”改革 …… 644

四、“云签发”改革 …… 647
第二节 “单一窗口”企业货物申报 …… 648
一、关检合并报关单改革 …… 648
二、商品的监管类别名称、监管识别码及其分类代码 …… 651
三、进口报关单整合申报 …… 652
四、出口报关单整合申报 …… 671
五、“两步申报” …… 679
六、修撤单 …… 691
七、属地查检出境检验检疫申报 …… 694
八、属地查检出口危险货物包装申请 …… 703
第三节 进出口货物报关单填制规范 …… 706
一、预录入编号 …… 706
二、海关编号 …… 707
三、境内收发货人 …… 707
四、进出境关别 …… 707
五、进出口日期 …… 707
六、申报日期 …… 708
七、备案号 …… 708
八、境外收发货人 …… 708
九、运输方式 …… 708
十、运输工具名称及航次号 …… 709
十一、提运单号 …… 711
十二、货物存放地点 …… 711
十三、消费使用单位/生产销售单位 …… 712
十四、监管方式 …… 712
十五、征免性质 …… 713
十六、许可证号 …… 713
十七、启运港 …… 713
十八、合同协议号 …… 713
十九、贸易国（地区） …… 713
二十、启运国（地区）/运抵国（地区） …… 713
二十一、经停港/指运港 …… 714
二十二、入境口岸/离境口岸 …… 714
二十三、包装种类 …… 714
二十四、件数 …… 714
二十五、毛重（千克） …… 715
二十六、净重（千克） …… 715
二十七、成交方式 …… 715
二十八、运费 …… 715
二十九、保费 …… 715
三十、杂费 …… 715
三十一、随附单证及编号 …… 715

三十二、标记唛码及备注 …… 717
三十三、项号 …… 718
三十四、商品编号 …… 719
三十五、商品名称及规格型号 …… 719
三十六、数量及单位 …… 721
三十七、单价 …… 721
三十八、总价 …… 721
三十九、币制 …… 721
四十、原产国（地区） …… 721
四十一、最终目的国（地区） …… 722
四十二、境内目的地/境内货源地 …… 722
四十三、征免 …… 722
四十四、特殊关系确认 …… 722
四十五、价格影响确认 …… 723
四十六、支付特许权使用费确认 …… 723
四十七、自报自缴 …… 723
四十八、申报单位 …… 723
四十九、海关批注及签章 …… 723

第四节　检验检疫项目录入指南 …… 724

一、企业资质类别 …… 724
二、企业资质编号 …… 724
三、启运日期 …… 724
四、B/L 号 …… 725
五、目的地检验检疫机关 …… 725
六、关联号码及理由 …… 725
七、使用单位联系人 …… 725
八、使用单位联系电话 …… 725
九、原箱运输 …… 725
十、特殊业务标识 …… 725
十一、所需单证 …… 725
十二、检验检疫签证申报要素 …… 726
十三、监管类别名称 …… 726
十四、检验检疫货物规格 …… 726
十五、产品资质（产品许可、审批、备案） …… 726
十六、货物属性 …… 727
十七、用途 …… 728
十八、生产日期 …… 728
十九、危险货物信息 …… 728

检验检疫作业区域

第十六章 | 检验检疫作业区域 …… 733
第一节 口岸及海关监管场所（场地）基本要求 …… 734
一、国家口岸查验基础设施建设要求 …… 734
二、海关监管作业场所（场地）设置要求 …… 734
三、海关集约封闭式集装箱查验场地设置要求 …… 741
第二节 海关监管场所（场地）功能区 …… 748
一、口岸前置拦截作业区 …… 748
二、查验作业区 …… 750
三、检疫处理区 …… 759
第三节 指定监管场地 …… 761
一、制度依据 …… 762
二、指定监管场地名单 …… 762
第四节 检验检疫隔离检疫场所 …… 762
一、进境动物隔离检疫场 …… 763
二、进境植物繁殖材料隔离检疫圃 …… 765

检验检疫证书证单管理

第十七章 | 检验检疫证单 …… 823
第一节 签发检验检疫证单的意义 …… 823
一、签发检验检疫证单是海关履行法定职责的体现 …… 823
二、签发检验检疫证单是海关服务国际贸易的措施 …… 823
三、签发检验检疫证单是海关履行公约和双边协定义务的要求 …… 823
四、签发检验检疫证单是海关为满足进口国（地区）通关需要的举措 …… 824
五、检验检疫证单是国际贸易中不可或缺的证单 …… 824
第二节 检验检疫证单的种类 …… 824
一、证书类 …… 824
二、凭单类 …… 826
三、两岸直航类 …… 827
第三节 检验检疫证单填制规范 …… 831
一、检验检疫证单的基本结构 …… 831
二、填制要求 …… 832
三、证单打印及排版要求 …… 835
第四节 检验检疫证单的更改、补充和重发 …… 835
一、审批要求 …… 835
二、签发要求 …… 835
第五节 出口检验检疫证书“云签发”模式 …… 836
一、实施依据 …… 836

二、办理流程 …… 836

第十八章｜通用检验检疫证单用例 …… 837
第一节　证书 …… 837
一、格式 1-1 检验证书 …… 837
二、格式 2-1 卫生证书 …… 838
三、格式 2-2 健康证书 …… 839
四、格式 3-1 兽医（卫生）证书 …… 840
五、格式 3-2-1 输俄罗斯出口牛肉兽医卫生证书 …… 841
六、格式 4-1 动物卫生证书 …… 842
七、格式 5-1 植物检疫证书 …… 843
八、格式 5-2 植物转口检疫证书 …… 844
九、格式 6-1 熏蒸/消毒证书 …… 846
十、格式 7-1 检验证书 …… 847
十一、格式 7-2 卫生证书 …… 848
十二、格式 7-3 兽医卫生证书 …… 850
十三、格式 7-5 植物检疫证书 …… 851
第二节　凭单 …… 852
一、编号 3-4 集装箱检验检疫结果单 …… 852
二、编号 4-3 出境货物不合格通知单 …… 853
三、编号 4-8 出境货物检验检疫工作联系单 …… 854
四、编号 5-1 入境货物检验检疫证明 …… 855
五、编号 5-3 出境货物换证凭单 …… 856
六、编号 5-9 进出境邮寄物检疫处理通知单 …… 857

主要参考文献｜ …… 859

第一部分

国境卫生检疫相关规定篇

国境卫生检疫相关法律法规、规章和文件

导读：

本部分主要收录了国境卫生检疫涉及的《中华人民共和国国境卫生检疫法》及其实施细则、《中华人民共和国生物安全法》、《中华人民共和国食品安全法》及其实施条例、《中华人民共和国国境口岸卫生监督办法》、《公共场所卫生管理条例》和《国际卫生条例》等法律法规、规章；收集了13部法律法规中与国境卫生检疫相关的条款；梳理了涉及国境卫生检疫现行有效的14部检验检疫规章的相关法律条款、行政审批和备案、用语定义、特别说明事项及修改后的规章全文；收录了部分重要的国境卫生检疫文件。

第一章｜国境卫生检疫法律法规

按照海关总署职能，构成国境卫生检疫法律体系法律法规的，主要包括《中华人民共和国国境卫生检疫法》及其实施细则、《中华人民共和国生物安全法》、《中华人民共和国食品安全法》及其实施条例、《中华人民共和国国境口岸卫生监督办法》和《公共场所卫生管理条例》等。本章还收录了其他包含国境卫生检疫工作内容的法律及行政法规的条文。

第一节｜《中华人民共和国国境卫生检疫法》

一、《中华人民共和国国境卫生检疫法》概况

《中华人民共和国国境卫生检疫法》（以下简称《国境卫生检疫法》）于 1986 年 12 月 2 日由第六届全国人民代表大会常务委员会第十八次会议通过，自 1987 年 5 月 1 日起施行。此版本以下简称《国境卫生检疫法》（1986）。

《国境卫生检疫法》（1986）公布施行后，历经 3 次修正，1 次修订。

（一）用语定义

《国境卫生检疫法》（1986）第三条规定：

本法规定的传染病是指检疫传染病和监测传染病。检疫传染病指鼠疫、霍乱、黄热病及国务院确定和公布的其他传染病。

2014 年 8 月 27 日，原国家卫生和计划生育委员会、国家质检总局发布联合公告（2014 年第 18 号），经国务院批准，将埃博拉出血热纳入《国境卫生检疫法》（1986）规定的检疫传染病管理。

2020 年 1 月 20 日，国家卫生健康委员会发布公告（2020 年第 1 号），经国务院批准，将新型冠状病毒感染的肺炎纳入《国境卫生检疫法》（1986）规定的检疫传染病管理；2022 年 12 月 26 日，国家卫生健康委员会发布公告（2022 年第 7 号），将新型冠状病毒肺炎更名为新型冠状病毒感染；经国务院批准，自 2023 年 1 月 8 日起，新型冠状病毒感染不再纳入《国境卫生检疫法》（1986）规定的检疫传染病管理。

2024 年 12 月 30 日，国家疾控局、海关总署发布 2024 年第 2 号和第 3 号公告，公布检疫传染病目录和监测传染病目录，自 2025 年 1 月 1 日起施行。详见本书第三章第一节。

（二）行政审批事项

《国境卫生检疫法》（1986）共设立了 1 项行政审批：尸体、骸骨入境、出境许可证核发。（第十四条，2007 年取消）

二、《国境卫生检疫法》（1986）第一次修正

根据2007年12月29日第十届全国人民代表大会常务委员会第三十一次会议《关于修改〈中华人民共和国国境卫生检疫法〉的决定》修改。

（一）修改决定（节选）

第十届全国人民代表大会常务委员会第三十一次会议决定对《国境卫生检疫法》作如下修改：

第十四条第二款修改为：“入境、出境的尸体、骸骨的托运人或者其代理人，必须向国境卫生检疫机关申报，经卫生检查合格后，方准运进或者运出。”

本决定自公布之日起施行。

《国境卫生检疫法》根据本决定作相应修改，重新公布。

（二）修改前内容

第十四条 国境卫生检疫机关对来自疫区的、被检疫传染病污染的或者可能成为检疫传染病传播媒介的行李、货物、邮包等物品，应当进行卫生检查，实施消毒、除鼠、除虫或者其他卫生处理。

入境、出境的尸体、骸骨的托运人或者其代理人，必须向国境卫生检疫机关申报，经卫生检查合格后发给入境、出境许可证，方准运进或者运出。

（三）行政审批事项

本次修正，删除了行政审批项目“尸体、骸骨入境、出境许可证核发”相关的法律条文。

（四）修正背景

国务院行政审批制度改革工作领导小组办公室（简称审改办）与国家质检总局研究后认为，尸体、骸骨在出入境检验检疫方面的要求与其他出入境物品虽有区别，但无须采取行政许可的方式进行管理。出入境的尸体、骸骨的托运人、承运人或者代理人提供死者的身份证明、死亡证明、防腐处理证明等有关文件，由出入境检验检疫部门作例行审核即可，无须事先要求相对人申领许可证。

三、《国境卫生检疫法》（1986）第二次修正

根据2009年8月27日第十一届全国人民代表大会常务委员会第十次会议《关于修改部分法律的决定》修改。

（一）修改决定（节选）

一、对下列法律中关于刑事责任的规定作出修改

（一）将下列法律中的“依照刑法第×条的规定”、“比照刑法第×条的规定”修改为“依照刑法有关规定”

……

24.《中华人民共和国国境卫生检疫法》第二十二条

（二）修改前内容

第二十二条 违反本法规定，引起检疫传染病传播或者有引起检疫传染病传播严重危险的，依照《中华人民共和国刑法》第一百七十八条的规定追究刑事责任。

（三）修正背景

《中华人民共和国刑法》由1979年7月1日第五届全国人民代表大会第二次会议通过，自1980年1月1日起施行。于1997年修订，并分别在1999年、2001年、2002年（2次）、2005年、2006年、2009年、2011年、2015年、2017年、2020年、2023年通过12个修正案。1986年12月2日第六届全国人民代表大会常务委员会第十八次会议通过《国境卫生检疫法》（1986），第二十二条引用的是1979年《中华人民共和国刑法》中相关条款，2009年修订前已与现行《中华人民共和国刑法》

不符，此次修订系根据之前的《中华人民共和国刑法》修订和修正作出的。《中华人民共和国刑法》的相关条款可见第二部分第二节。

四、《国境卫生检疫法》（1986）第三次修正

根据《全国人民代表大会常务委员会关于修改〈中华人民共和国国境卫生检疫法〉等六部法律的决定》（2018 年 4 月 27 日第十三届全国人民代表大会常务委员会第二次会议通过）修改。

（一）修改决定（节选）

一、对《中华人民共和国国境卫生检疫法》作出修改

（一）删去第二条第二款。

（二）删去第二十七条。

（二）修改前原文（节选）①

第二条 在中华人民共和国国际通航的港口、机场以及陆地边境和国界江河的口岸（以下简称国境口岸），设立国境卫生检疫机关，依照本法规定实施传染病检疫、监测和卫生监督。

国务院卫生行政部门主管全国国境卫生检疫工作。

第二十七条 国务院卫生行政部门根据本法制定实施细则，报国务院批准后施行。

五、《国境卫生检疫法》（1986）第一次修订

（一）修改决定

中华人民共和国主席令

第二十七号

《中华人民共和国国境卫生检疫法》已由中华人民共和国第十四届全国人民代表大会常务委员会第十次会议于 2024 年 6 月 28 日修订通过，现予公布，自 2025 年 1 月 1 日起施行。

中华人民共和国主席　习近平

2024 年 6 月 28 日

此版本以下简称《国境卫生检疫法》。

（二）用语定义

《国境卫生检疫法》第三条规定：

“本法所称传染病，包括检疫传染病、监测传染病和其他需要在口岸采取相应卫生检疫措施的新发传染病、突发原因不明的传染病。

“检疫传染病目录，由国务院疾病预防控制部门会同海关总署编制、调整，报国务院批准后公布。监测传染病目录，由国务院疾病预防控制部门会同海关总署编制、调整并公布。

“检疫传染病目录、监测传染病目录应当根据境内外传染病暴发、流行情况和危害程度及时调整。”

2024 年 12 月 30 日，国家疾控局、海关总署发布 2024 年第 2 号公告，公布检疫传染病目录，包括鼠疫、霍乱、黄热病、埃博拉病毒病、天花、脊髓灰质炎、传染性非典型肺炎、肺炭疽、马尔堡

---

① “修改前原文（节选）”仅收录修改决定涉及的条款，下同。

病毒病、拉沙热、中东呼吸综合征；发布2024年第3号公告，公布监测传染病目录包括新型冠状病毒感染、艾滋病、人感染新亚型流感、麻疹、流行性出血热、流行性乙型脑炎、登革热、猴痘、细菌性和阿米巴性痢疾、肺结核、伤寒和副伤寒、流行性脑脊髓膜炎、百日咳、白喉、疟疾、流行性感冒、诺如病毒急性胃肠炎、肠出血性大肠杆菌感染性腹泻、副溶血弧菌感染性腹泻、尼帕病毒病、西尼罗热、寨卡病毒病、基孔肯雅热、奥罗普切病毒病、裂谷热、克里米亚-刚果出血热。以上目录自2025年1月1日起施行。

（三）行政审批事项

本次修订设立了2项行政审批，将其设定依据由《国境卫生检疫法实施细则》上升为《国境卫生检疫法》：

1. 特殊物品出入境卫生检疫审批。(第二十二条)

2. 国境口岸卫生许可核发。(第三十二条)

（四）修订背景

《国境卫生检疫法》（1986）于1986年颁布，分别于2007年、2009年和2018年作了部分修改。《国境卫生检疫法》（1986）的颁布实施，对防止传染病跨境传播、保障公众身体健康和生命安全发挥了重要作用。同时，疫情防控实践中也出现一些新情况新问题，需要通过修法进一步健全完善国境卫生检疫相关制度机制，为维护人民健康和公共卫生安全提供更加有力的法治保障。

党中央高度重视国境卫生检疫工作，习近平总书记对严防境外疫情输入作出一系列重要指示批示，指出要贯彻总体国家安全观，加强入境检疫，增强防控措施的针对性和实效性，筑起应对境外疫情输入风险的坚固防线。

为贯彻落实习近平总书记重要指示批示精神，2020年3月，全国人大常委会成立《国境卫生检疫法》（1986）修改工作专班，并将《国境卫生检疫法（修改）》列入十四届全国人大常委会立法规划第一类项目和2023年度、2024年度立法工作计划。2023年11月，国务院常务会议讨论并原则通过《国境卫生检疫法》（1986）修订草案。2023年12月，国务院向全国人大常委会提出关于提请审议《国境卫生检疫法》（1986）修订草案的议案。2023年12月，十四届全国人大常委会第七次会议对《国境卫生检疫法》（1986）修订草案进行初次审议。2024年6月，十四届全国人大常委会第十次会议对《国境卫生检疫法》（1986）修订草案进行再次审议，会议听取全国人大宪法和法律委员会副主任委员袁曙宏作的关于《国境卫生检疫法》（1986）修订草案审议结果的报告。2024年6月28日，十四届全国人大常委会第十次会议表决通过修订后的《国境卫生检疫法》。

此次修订的《国境卫生检疫法》，深入贯彻落实习近平总书记关于强化公共卫生法治保障的重要指示批示精神和党中央决策部署，统筹疫情防控和经济社会发展，进一步健全国境卫生检疫制度机制，对于筑牢口岸检疫防线，保障人民健康和公共卫生安全，保障国际交通贸易往来具有重要意义。

《国境卫生检疫法》（1986）修订草案由司法部、海关总署拟定。全国人大教育科学文化卫生委员会按照常委会的工作部署，先后赴陕西、广东等地调研，深入国境口岸与一线工作人员面对面了解情况；召开多场座谈会，广泛听取各方面意见建议；加强对修订草案的研究，多次向相关部委反馈修改意见，积极推动修法工作进程。

国务院提请全国人大常委会会议审议的修订草案主要规定了五方面内容：一是坚持党对国境卫生检疫工作的领导；二是进一步完善国境卫生检疫常态化制度，压实各方责任，强化协同联动；三是完善重大传染病疫情口岸应急处置措施，对境外或境内传染病暴发、流行时需要在口岸采取的应急处置措施作了明确规定；四是强化国境卫生检疫保障措施；五是完善有关法律责任的规定，细化了应予处罚的违法情形，丰富了处罚手段，加大了处罚力度。

草案二审稿对常态下防范传染病跨境传播的制度措施进一步予以完善，主要从五方面进行修改：一是完善有关检疫传染病和监测传染病目录的规定；二是加强对国境卫生检疫涉及的商业秘密、个人信息等合法权益的保护；三是完善对进境出境人员实施检疫查验措施的规定；四是完善海关、疾控等有关部门的分工协作机制；五是对有关口岸卫生检疫措施的便利化作出制度安排。

修订后的《国境卫生检疫法》对各方意见进行充分研究和吸收采纳，凝聚立法共识，是立法工作深入践行全过程人民民主重大理念的具体体现。对《国境卫生检疫法》的修订过程，主要把握以下原则。

一是坚持统筹兼顾。贯彻落实党中央关于统筹疫情防控和经济社会发展的决策部署，在完善国境卫生检疫制度措施、构筑防止传染病跨境传播坚固防线的同时，保障国际交通贸易往来，增强相关制度措施的科学性和精准性。

二是坚持问题导向。认真总结《国境卫生检疫法》实施情况，对在疫情防控实践中暴露出的突出问题，补短板、强弱项、堵漏洞，进一步完善国境卫生检疫常规措施和重大传染病疫情口岸应急处置措施，进一步强化国境卫生检疫保障措施。

三是准确把握定位。着重对国境卫生检疫的基本措施和程序作出规定，对技术层面具体操作问题留待相关配套规定进一步细化。

四是注重制度衔接。做好与《中华人民共和国传染病防治法》、《中华人民共和国突发事件应对法》（以下简称《突发事件应对法》）、《中华人民共和国生物安全法》等相关法律的衔接，并与2024年6月1日新修正的《国际卫生条例（2005）》等国际条约的精神保持一致。

《国境卫生检疫法》的修订，为保障人民健康和公共卫生安全筑牢法治防线，具体表现为五大亮点。

一是坚持党对国境卫生检疫工作的领导。落实和体现党的领导要求，明确国境卫生检疫工作坚持中国共产党的领导。

二是加强合法权益保护。新修订的《国境卫生检疫法》明确规定，在中华人民共和国对外开放的口岸，海关依照本法规定履行检疫查验、传染病监测、卫生监督和应急处置等国境卫生检疫职责。在部门职责分工方面，明确海关总署统一管理全国国境卫生检疫工作。国务院卫生健康主管部门、国务院疾病预防控制部门和其他有关部门依据各自职责做好国境卫生检疫相关工作。

同时，新修订的《国境卫生检疫法》明确海关履行国境卫生检疫职责，应当依法保护商业秘密、个人隐私和个人信息，不得侵犯有关单位和个人的合法权益。

三是明确在口岸采取卫生检疫措施的传染病范围。（一）明确本法所称传染病，包括检疫传染病、监测传染病和其他需要在口岸采取相应卫生检疫措施的新发传染病、突发原因不明的传染病；（二）明确检疫传染病目录，由国务院疾病预防控制部门会同海关总署编制、调整，报国务院批准后公布；监测传染病目录，由国务院疾病预防控制部门会同海关总署编制、调整并公布；（三）明确检疫传染病目录、监测传染病目录应当根据境内外传染病暴发、流行情况和危害程度及时调整。

四是完善防范传染病跨境传播制度措施。（一）在检疫查验方面，完善人员、交通运输工具、货物、物品进出境的检疫查验措施和部门分工协作机制，并明确海关总署应当根据境内外传染病监测和风险评估情况，不断优化检疫查验流程；（二）在传染病监测方面，明确海关总署和各地海关的跨境传染病监测职责，明确海关和卫生健康主管部门、疾病预防控制部门互相通报传染病监测信息；（三）在通关便利化方面，明确经国务院批准，海关总署可以根据境内外传染病监测和风险评估情况，对有关口岸的卫生检疫措施作出便利化安排；（四）在重大传染病疫情应对方面，完善口岸应急处置措施及程序。

新修订的《国境卫生检疫法》明确规定，海关可以要求进行体温检测、医学巡查等一般检疫查验措施，还可以根据情况，对有关进境出境人员实施流行病学调查、医学检查等进一步的检疫查验措施。

五是强化国境卫生检疫保障措施。增加“保障措施”一章，对口岸公共卫生能力建设规划的制定和实施，国境卫生检疫经费保障和基础设施建设，国境卫生检疫领域科学研究、技术创新和信息化建设以及加强国境卫生检疫队伍建设等作了明确规定。

此外，对进境出境人员违反本法规定，不如实申报健康状况、相关信息或者拒绝接受检疫查验的，明确由海关责令整改，可以给予警告或者处一万元以下的罚款；情节严重的，处一万元以上五万元以下的罚款。

修订后的《国境卫生检疫法》共有 8 章 57 条。

六、《国境卫生检疫法》全文

中华人民共和国国境卫生检疫法

（1986 年 12 月 2 日第六届全国人民代表大会常务委员会第十八次会议通过，根据 2007 年 12 月 29 日第十届全国人民代表大会常务委员会第三十一次会议《关于修改〈中华人民共和国国境卫生检疫法〉的决定》第一次修正，根据 2009 年 8 月 27 日第十一届全国人民代表大会常务委员会第十次会议《关于修改部分法律的决定》第二次修正，根据 2018 年 4 月 27 日第十三届全国人民代表大会常务委员会第二次会议《关于修改〈中华人民共和国国境卫生检疫法〉等六部法律的决定》第三次修正，2024 年 6 月 28 日第十四届全国人民代表大会常务委员会第十次会议修订）

第一章　总　则

第一条　为了加强国境卫生检疫工作，防止传染病跨境传播，保障公众生命安全和身体健康，防范和化解公共卫生风险，根据宪法，制定本法。

第二条　国境卫生检疫及相关活动，适用本法。

在中华人民共和国对外开放的口岸（以下简称口岸），海关依照本法规定履行检疫查验、传染病监测、卫生监督和应急处置等国境卫生检疫职责。

第三条　本法所称传染病，包括检疫传染病、监测传染病和其他需要在口岸采取相应卫生检疫措施的新发传染病、突发原因不明的传染病。

检疫传染病目录，由国务院疾病预防控制部门会同海关总署编制、调整，报国务院批准后公布①。监测传染病目录，由国务院疾病预防控制部门会同海关总署编制、调整并公布②。

检疫传染病目录、监测传染病目录应当根据境内外传染病暴发、流行情况和危害程度及时调整。

第四条　国境卫生检疫工作坚持中国共产党的领导，坚持风险管理、科学施策、高效处置的原则，健全常态和应急相结合的口岸传染病防控体系。

第五条　海关总署统一管理全国国境卫生检疫工作。国务院卫生健康主管部门、国务院疾病预防控制部门和其他有关部门依据各自职责做好国境卫生检疫相关工作。

口岸所在地县级以上地方人民政府应当将国境卫生检疫工作纳入传染病防治规划，加大对国境卫生检疫工作的支持力度。

---

① 2024 年 12 月 30 日，国家疾控局、海关总署发布《关于公布检疫传染病目录的公告》（国家疾控局 海关总署公告 2024 年第 2 号），公布检疫传染病目录包括：鼠疫、霍乱、黄热病、埃博拉病毒病、天花、脊髓灰质炎、传染性非典型肺炎、肺炭疽、马尔堡病毒病、拉沙热、中东呼吸综合征，自 2025 年 1 月 1 日起施行。

② 2024 年 12 月 30 日，国家疾控局、海关总署发布《关于公布监测传染病目录的公告》（国家疾控局 海关总署公告 2024 年第 3 号），公布监测传染病目录包括：新型冠状病毒感染、艾滋病、人感染新亚型流感、麻疹、流行性出血热、流行性乙型脑炎、登革热、猴痘、细菌性和阿米巴性痢疾、肺结核、伤寒和副伤寒、流行性脑脊髓膜炎、百日咳、白喉、疟疾、流行性感冒、诺如病毒急性胃肠炎、肠出血性大肠杆菌感染性腹泻、副溶血弧菌感染性腹泻、尼帕病毒病、西尼罗热、寨卡病毒病、基孔肯雅热、奥罗普切病毒病、裂谷热、克里米亚—刚果出血热，自 2025 年 1 月 1 日起施行。

海关、卫生健康、疾病预防控制和其他有关部门在国境卫生检疫工作中应当密切配合，建立部门协调机制，强化信息共享和协同联动。

国家依法强化边境管控措施，严密防范非法入境行为导致的传染病输入风险。

第六条 海关依法履行国境卫生检疫职责，有关单位和个人应当予以配合，不得拒绝或者阻碍。

海关履行国境卫生检疫职责，应当依法保护商业秘密、个人隐私和个人信息，不得侵犯有关单位和个人的合法权益。

第七条 国家采取多种措施，加强口岸公共卫生能力建设，不断提升国境卫生检疫工作水平。

第八条 国家加强与其他国家或者地区以及有关国际组织在国境卫生检疫领域的交流合作。

第二章 检疫查验

第九条 进境出境的人员、交通运输工具，集装箱等运输设备、货物、行李、邮包等物品及外包装（以下统称货物、物品），应当依法接受检疫查验，经海关准许，方可进境出境。

享有外交、领事特权与豁免等相关待遇的人员，以及享有外交、领事特权与豁免等相关待遇的机构和人员的物品进境出境，在不影响其依法享有特权与豁免的前提下，应当依法接受检疫查验①。

第十条 进境出境的人员、交通运输工具、货物、物品，应当分别在最先到达的口岸和最后离开的口岸接受检疫查验；货物、物品也可以在海关指定的其他地点接受检疫查验。

来自境外的交通运输工具因不可抗力或者其他紧急原因停靠、降落在境内口岸以外地区的，交通运输工具负责人应当立即向就近的海关报告，接到报告的海关应当立即派员到场处理，必要时可以请求当地人民政府疾病预防控制部门予以协助；除避险等紧急情况外，未经海关准许，该交通运输工具不得装卸货物、物品，不得上下引航员以外的人员。

第十一条 对进境出境人员，海关可以要求如实申报健康状况及相关信息，进行体温检测、医学巡查，必要时可以查阅旅行证件。

除前款规定的检疫查验措施外，海关还可以根据情况对有关进境出境人员实施下列检疫查验措施：

（一）要求提供疫苗接种证明或者其他预防措施证明并进行核查；

（二）进行流行病学调查、医学检查；

（三）法律、行政法规规定的其他检疫查验措施。

进境的外国人拒绝接受本条规定的检疫查验措施的，海关可以作出不准其进境的决定，并同时通知移民管理机构。

第十二条 海关依据检疫医师提供的检疫查验结果，对判定为检疫传染病染疫人、疑似染疫人的，应当立即采取有效的现场防控措施，并及时通知口岸所在地县级以上地方人民政府疾病预防控制部门。接到通知的疾病预防控制部门应当及时组织将检疫传染病染疫人、疑似染疫人接送至县级以上地方人民政府指定的医疗机构或者其他场所实施隔离治疗或者医学观察。有关医疗机构和场所应当及时接收。

对可能患有监测传染病的人员，海关应当发给就诊方便卡，并及时通知口岸所在地县级以上地方人民政府疾病预防控制部门。对持有就诊方便卡的人员，医疗机构应当优先诊治。

第十三条 进境出境交通运输工具负责人应当按照规定向海关如实申报与检疫查验有关的事项。

第十四条 海关可以登临交通运输工具进行检疫查验，对符合规定条件的，可以采取电讯方式

① 《中华人民共和国外交特权与豁免条例》第十八条规定，外交代表的私人行李免受查验，但中国有关机关有重大理由推定其中装有不属于前款规定免税的物品或者中国法律和政府规定禁止运进、运出或者检疫法规规定管制的物品的，可以查验。查验时，须有外交代表或者其授权人员在场。

进行检疫查验。

除避险等紧急情况外，进境的交通运输工具在检疫查验结束前、出境的交通运输工具在检疫查验结束后至出境前，未经海关准许，不得驶离指定的检疫查验地点，不得装卸货物、物品，不得上下引航员以外的人员。

第十五条 进境出境交通运输工具有下列情形之一的，应当实施卫生处理，并接受海关监督；必要时，海关可以会同有关部门对交通运输工具实施隔离：

（一）受到检疫传染病污染；

（二）发现与人类健康有关的病媒生物；

（三）存在传播检疫传染病风险的其他情形。

外国交通运输工具的负责人拒绝实施卫生处理的，除特殊情况外，海关应当责令该交通运输工具在其监督下立即离境。

第十六条 海关依据检疫医师提供的检疫查验结果，对没有传播检疫传染病风险或者已经实施有效卫生处理的交通运输工具，签发进境检疫证或者出境检疫证。

第十七条 已经实施检疫查验的交通运输工具在口岸停留期间，发现检疫传染病染疫人、疑似染疫人或者有人非因意外伤害死亡且死因不明的，交通运输工具负责人应当立即向海关报告，海关应当依照本法规定采取相应的措施。

第十八条 海关对过境的交通运输工具不实施检疫查验，但有证据表明该交通运输工具存在传播检疫传染病风险的除外。

过境的交通运输工具在中国境内不得装卸货物、物品或者上下人员；添加燃料、饮用水、食品和供应品的，应当停靠在指定地点，在海关监督下进行。

第十九条 进境出境货物、物品的收发货人、收寄件人、携运人（携带人）、承运人或者其代理人应当按照规定向海关如实申报与检疫查验有关的事项。

第二十条 对有本法第十五条第一款规定情形的货物、物品，应当实施卫生处理，并接受海关监督；卫生处理完成前，相关货物、物品应当单独存放，未经海关准许不得移运或者提离。

对有本法第十五条第一款规定情形但无法实施有效卫生处理的货物、物品，海关可以决定不准其进境或者出境，或者予以退运、销毁；对境内公共卫生安全可能造成重大危害的，海关可以暂停相关货物的进口。

第二十一条 托运尸体、骸骨进境出境的，托运人或者其代理人应当按照规定向海关如实申报，经检疫查验合格后，方可进境出境。

因患检疫传染病死亡的，尸体应当就近火化。

第二十二条 血液等人体组织、病原微生物、生物制品等关系公共卫生安全的货物、物品进境出境，除纳入药品、兽药、医疗器械管理的外，应当由海关事先实施卫生检疫审批，并经检疫查验合格后方可进境出境。

第二十三条 海关根据检疫查验需要，可以请求有关部门和单位协助查询进境出境的人员、交通运输工具、货物、物品等的相关信息，有关部门和单位应当予以协助。海关对查询所获得的信息，不得用于卫生检疫以外的用途。

第二十四条 海关总署应当根据境内外传染病监测和风险评估情况，不断优化检疫查验流程。

第三章 传染病监测

第二十五条 海关总署会同国务院疾病预防控制部门，建立跨境传播传染病监测制度①，制定口

① 已建立的制度为《国境口岸传染病监测实施办法》（海关总署 国家卫生健康委 国家疾控局公告 2025 年第 40 号，见第三章第一节）。

岸传染病监测规划和方案。

海关总署在国际公共卫生合作框架下，完善传染病监测网络布局，加强对境外传染病疫情的监测。

第二十六条 各地海关应当按照口岸传染病监测规划和方案，结合对进境出境的人员、交通运输工具、货物、物品等实施检疫查验，系统持续地收集、核对和分析相关数据，对可能跨境传播的传染病的发生、流行及影响因素、发展趋势等进行评估。

海关开展传染病监测，应当充分利用现代信息技术，拓宽监测渠道，提升监测效能。

第二十七条 各地海关发现传染病，应当采取相应的控制措施，并及时向海关总署报告，同时向口岸所在地县级以上地方人民政府疾病预防控制部门以及移民管理机构通报。县级以上地方人民政府疾病预防控制部门发现传染病，应当及时向当地海关、移民管理机构通报。

任何单位和个人发现口岸或者进境出境的人员、交通运输工具、货物、物品等存在传播传染病风险的，应当及时向就近的海关或者口岸所在地疾病预防控制机构报告。

第二十八条 海关总署、国务院卫生健康主管部门、国务院疾病预防控制部门应当依据职责及时互相通报传染病相关信息。

国务院有关部门根据我国缔结或者参加的国境卫生检疫国际条约，依据职责与有关国家或者地区、国际组织互相通报传染病相关信息。

第二十九条 海关总署应当根据境外传染病监测情况，对境外传染病疫情风险进行评估，并及时发布相关风险提示信息。

第四章 卫生监督

第三十条 海关依照本法以及有关法律、行政法规和国家规定的卫生标准，对口岸和停留在口岸的进境出境交通运输工具的卫生状况实施卫生监督，履行下列职责：

（一）开展病媒生物监测，监督和指导有关单位和人员对病媒生物的防除；

（二）监督食品生产经营、饮用水供应、公共场所的卫生状况以及从业人员健康状况；

（三）监督固体、液体废弃物和船舶压舱水的处理；

（四）法律、行政法规规定的其他卫生监督职责。

第三十一条 口岸运营单位应当建立健全并严格落实相关卫生制度，保证口岸卫生状况符合法律、行政法规和国家规定的卫生标准的要求。

进境出境交通运输工具负责人应当采取有效措施，保持交通运输工具清洁卫生，保持无污染状态。

第三十二条 在口岸内从事食品生产经营、饮用水供应服务、公共场所经营的，由海关依法实施卫生许可；食品生产经营者取得卫生许可的，无需另行取得食品生产经营许可。

第三十三条 海关实施卫生监督，发现口岸或者进境出境交通运输工具的卫生状况不符合法律、行政法规和国家规定的卫生标准要求的，有权要求有关单位和个人进行整改，必要时要求其实施卫生处理。

第五章 应急处置

第三十四条 发生重大传染病疫情，需要在口岸采取应急处置措施的，适用本章规定。

第三十五条 发生重大传染病疫情，需要在口岸采取应急处置措施的，海关总署、国务院卫生健康主管部门、国务院疾病预防控制部门应当提请国务院批准启动应急响应。海关总署、国务院卫生健康主管部门、国务院疾病预防控制部门和其他有关部门应当依据各自职责，密切配合开展相关的应急处置工作。

口岸所在地县级以上地方人民政府应当为应急处置提供场所、设施、设备、物资以及人力和技术等支持。

第三十六条 根据重大传染病疫情应急处置需要，经国务院决定，可以采取下列措施：

（一）对来自特定国家或者地区的人员实施采样检验；

（二）禁止特定货物、物品进境出境；

（三）指定进境出境口岸；

（四）暂时关闭有关口岸或者暂停有关口岸部分功能；

（五）暂时封锁有关国境；

（六）其他必要的应急处置措施。

采取前款规定的应急处置措施，应当事先公布。

第三十七条 采取本章规定的应急处置措施，应当根据重大传染病疫情防控的实际情况，及时调整或者解除，并予以公布。

第六章　保障措施

第三十八条 海关总署会同国务院有关部门制定并组织实施口岸公共卫生能力建设规划。

国务院有关部门、口岸所在地县级以上地方人民政府、口岸运营单位以及其他有关单位应当积极支持口岸公共卫生能力建设。

第三十九条 国家将国境卫生检疫工作纳入传染病防治体系。

国境卫生检疫工作所需经费纳入预算，口岸重大传染病疫情应急处置所需物资纳入国家公共卫生应急物资保障体系。

第四十条 国境卫生检疫基础设施建设应当统筹兼顾国境卫生检疫日常工作和重大传染病疫情应急处置的需要。

国境卫生检疫基础设施建设应当纳入口岸建设规划。新建、改建、扩建口岸应当统筹建设国境卫生检疫基础设施，有关建设方案应当经海关审核同意。

国境卫生检疫基础设施应当符合规定的建设标准，不符合建设标准的，不得投入使用。国境卫生检疫基础设施建设标准和管理办法由海关总署会同国务院有关部门制定。海关对国境卫生检疫基础设施建设标准的执行实施监督。

第四十一条 国家鼓励、支持国境卫生检疫领域的科学研究、技术创新和信息化建设，推动新技术、新设备、新产品和信息化成果的应用，提高国境卫生检疫工作的技术和信息化水平。

第四十二条 海关应当加强国境卫生检疫技术机构建设，为国境卫生检疫工作提供技术和服务支撑。

第四十三条 国境卫生检疫工作人员应当具备与履行职责相适应的专业知识和业务技能。

海关应当加强国境卫生检疫队伍建设，组织开展继续教育和职业培训，持续提升国境卫生检疫工作人员的专业知识和业务技能水平。

第七章　法律责任

第四十四条 违反本法规定，进境出境人员不如实申报健康状况、相关信息或者拒绝接受检疫查验的，由海关责令改正，可以给予警告或者处一万元以下的罚款；情节严重的，处一万元以上五万元以下的罚款。

第四十五条 违反本法规定，有下列情形之一的，对交通运输工具负责人，由海关责令改正，给予警告，可以并处五万元以下的罚款；情节严重的，并处五万元以上三十万元以下的罚款：

（一）未按照规定向海关申报与检疫查验有关的事项或者不如实申报有关事项；

（二）拒绝接受对交通运输工具的检疫查验或者拒绝实施卫生处理；

（三）未取得进境检疫证或者出境检疫证，交通运输工具擅自进境或者出境；

（四）未经海关准许，交通运输工具驶离指定的检疫查验地点，装卸货物、物品或者上下人员；

（五）已经实施检疫查验的交通运输工具在口岸停留期间，发现检疫传染病染疫人、疑似染疫人或者有人非因意外伤害死亡且死因不明的，未立即向海关报告；

（六）过境的交通运输工具在中国境内装卸货物、物品或者上下人员，或者添加燃料、饮用水、食品和供应品不接受海关监督。

有下列情形之一的，依照前款规定给予处罚：

（一）进境出境货物、物品的收发货人、收寄件人、携运人（携带人）、承运人或者其代理人未按照规定向海关申报与检疫查验有关的事项或者不如实申报有关事项，或者拒绝接受检疫查验、拒绝实施卫生处理，或者未经海关准许移运或者提离货物、物品；

（二）托运尸体、骸骨进境出境的托运人或者其代理人未按照规定向海关申报或者不如实申报，或者未经检疫查验合格擅自进境出境。

第四十六条 违反本法规定，血液等人体组织、病原微生物、生物制品等关系公共卫生安全的货物、物品进境出境未经检疫审批或者未经检疫查验合格擅自进境出境的，由海关责令改正，给予警告，没收违法所得，并处一万元以上五十万元以下的罚款；情节严重的，并处五十万元以上二百万元以下的罚款。

第四十七条 违反本法规定，未经许可在口岸从事食品生产经营、饮用水供应服务、公共场所经营的，由海关依照《中华人民共和国食品安全法》等有关法律、行政法规的规定给予处罚。

违反本法有关卫生监督的其他规定，或者拒绝接受卫生监督的，由海关责令改正，给予警告，可以并处十万元以下的罚款；情节严重的，并处十万元以上三十万元以下的罚款。

第四十八条 使用买卖、出借或者伪造、变造的国境卫生检疫单证的，由海关责令改正，处二万元以上十万元以下的罚款。

第四十九条 海关等有关部门、地方人民政府及其工作人员在国境卫生检疫工作中玩忽职守、滥用职权、徇私舞弊的，由上级机关或者所在单位责令改正，对负有责任的领导人员和直接责任人员依法给予处分。

第五十条 违反本法规定，构成违反治安管理行为的，由公安机关依法给予治安管理处罚；构成犯罪的，依法追究刑事责任。

第八章　附　则

第五十一条 本法中下列用语的含义：

（一）检疫查验，是指对进境出境的人员、交通运输工具、货物、物品、尸体、骸骨等采取检查措施、实施医学措施。

（二）医学巡查，是指检疫医师在口岸进境出境旅客通道，观察进境出境人员是否有传染病临床症状，并对有临床症状的人员进行询问的活动。

（三）医学检查，是指检疫医师对进境出境人员检查医学证明文件，实施必要的体格检查、采样检验的活动。

（四）卫生处理，是指消毒、杀虫、灭鼠、除污等措施。

第五十二条 中华人民共和国缔结或者参加的有关卫生检疫的国际条约同本法有不同规定的，适用该国际条约的规定，但中华人民共和国声明保留的条款除外。

第五十三条 从口岸以外经国务院或者国务院授权的部门批准的地点进境出境的人员、交通运输工具、货物、物品的卫生检疫，我国与有关国家或者地区有双边协议的，按照协议办理；没有协议的，按照国家有关规定办理。

第五十四条 经国务院批准，海关总署可以根据境内外传染病监测和风险评估情况，对有关口岸的卫生检疫措施作出便利化安排。

第五十五条 国境卫生检疫及相关活动，本法未作规定的，适用《中华人民共和国传染病防治法》等有关法律、行政法规的规定。

第五十六条 中国人民解放军、中国人民武装警察部队的人员、交通运输工具和装备物资进境出境的卫生检疫工作，依照本法和国务院、中央军事委员会的有关规定办理。

第五十七条 本法自2025年1月1日起施行。

第二节｜《中华人民共和国国境卫生检疫法实施细则》

一、《中华人民共和国国境卫生检疫法实施细则》概况

《中华人民共和国国境卫生检疫法实施细则》（以下简称《国境卫生检疫法实施细则》）于1989年2月10日由国务院批准，1989年3月6日由中华人民共和国卫生部（以下简称卫生部）① 令第2号发布，自1989年3月6日起施行。

《国境卫生检疫法实施细则》公布施行后，历经3次修订。

（一）用语定义

《国境卫生检疫法实施细则》第二条对《国境卫生检疫法》和本细则的部分用语进行了定义。

查验：指国境卫生检疫机关实施的医学检查和卫生检查。修订后的《国境卫生检疫法》将“查验”修改为“检疫查验”，指对进境出境的人员、交通运输工具、货物、物品、尸体、骸骨等采取检查措施、实施医学措施。

染疫人：指正在患检疫传染病的人，或者经卫生检疫机关初步诊断，认为已经感染检疫传染病或者已经处于检疫传染病潜伏期的人。

染疫嫌疑人：指接触过检疫传染病的感染环境，并且可能传播检疫传染病的人。修订后的《国境卫生检疫法》将“染疫嫌疑人”修改为“疑似染疫人”。

隔离：指将染疫人收留在指定的处所，限制其活动并进行治疗，直到消除传染病传播的危险。

留验：指将染疫嫌疑人收留在指定的处所进行诊察和检验。

就地诊验：指一个人在卫生检疫机关指定的期间，到就近的卫生检疫机关或者其他医疗卫生单位去接受诊察和检验；或者卫生检疫机关、其他医疗卫生单位到该人员的居留地，对其进行诊察和检验。

运输设备：指货物集装箱。

卫生处理：指隔离、留验和就地诊验等医学措施，以及消毒、除鼠、除虫等卫生措施。修订后的《国境卫生检疫法》定义为，消毒、杀虫、灭鼠、除污等措施。

传染病监测：指对特定环境、人群进行流行病学、血清学、病原学、临床症状以及其他有关影响因素的调查研究，预测有关传染病的发生、发展和流行。

卫生监督：指执行卫生法规和卫生标准所进行的卫生检查、卫生鉴定、卫生评价和采样检验。

---

① 2013年3月，根据第十二届全国人民代表大会第一次会议审议的《国务院关于提请审议国务院机构改革和职能转变方案》的议案，将卫生部的职责、国家人口和计划生育委员会的计划生育管理和服务职责整合，组建国家卫生和计划生育委员会，不再保留卫生部。本书涉及的有卫生部及卫生部联合发布的相关法律法规、规章、文件等均使用卫生部说法。

交通工具：指船舶、航空器、列车和其他车辆。修订后的《国境卫生检疫法》将“交通工具”修改为“交通运输工具”。

国境口岸：指国际通航的港口、机场、车站、陆地边境和国界江河的关口。修订后的《国境卫生检疫法》将“国境口岸”修改为“对外开放的口岸”。

（二）行政审批事项

《国境卫生检疫法实施细则》共设立了4项行政审批：

1. 特殊物品出入境卫生检疫审批。（第十一条）

2. 尸体、骸骨入境、出境许可证核发。（第十四条，2007年取消）

3. 国境口岸卫生许可核发。（第一百零七条）

4. 国境口岸从业人员健康证签发。（第一百零七条，2007年取消）

二、《国境卫生检疫法实施细则》第一次修订

根据2010年4月24日国务院令第574号《国务院关于修改〈中华人民共和国国境卫生检疫法实施细则〉的决定》修改。

（一）修改决定（节选）

国务院决定对《国境卫生检疫法实施细则》作如下修改：

将第九十九条修改为：“卫生检疫机关应当阻止患有严重精神病、传染性肺结核病或者有可能对公共卫生造成重大危害的其他传染病的外国人入境。”

本决定自公布之日起施行。

《中华人民共和国国境卫生检疫法实施细则》根据本决定作相应的修订，重新公布。

（二）修改前原文（节选）

第九十九条 卫生检疫机关应当阻止所发现的患有艾滋病、性病、麻风病、精神病、开放性肺结核病的外国人入境。

（三）修订说明

国务院法制办公室负责人表示，1989年起施行的《国境卫生检疫法实施细则》限制患有艾滋病、性病、麻风病的外国人入境。上述规定是基于当时对艾滋病等疾病的认识作出的，随着对艾滋病、性病、麻风病研究的不断深入，人们逐步认识到，限制患有艾滋病、性病、麻风病的外国人入境的做法，不仅对本国疾病防控工作的作用十分有限，而且屡次成为中国举办各类国际活动的一个不便之处。

取消对患有艾滋病、性病、麻风病外国人的入境限制，并不会引起这些疾病在中国境内的高发和传播。科学证明，日常接触不会导致艾滋病、性病、麻风病的传播。中国举办多次大型国际活动的实践表明，允许患有艾滋病、性病、麻风病的外国人入境没有对中国公共卫生安全造成不良后果。

轻度精神病病人不会对社会秩序、公共及他人安全造成危害，没有必要禁止患有轻度精神病的外国人入境。同样，“开放性肺结核病”并不都具有传染性，将禁止入境的“患有肺结核病的外国人”限定为“患有传染性肺结核病的外国人”更为科学。

之前除中国外，其他国家均未限制患有麻风病的外国人入境。此外，2008年6月18日，第8次联合国人权理事会通过了《撤销对麻风病患者和麻风病治愈者及其家属的歧视》决议案，强调麻风病病人应当与普通人享有同等的权利。中国政府签署了该决议案。此次修订，保障了上述病患者的平等权，是中国履行联合国决议案重要义务的举措之一。

三、《国境卫生检疫法实施细则》第二次修订

根据2016年2月6日国务院令第666号《国务院关于修改部分行政法规的决定》修改。

（一）修改决定（节选）

五、将《中华人民共和国国境卫生检疫法实施细则》第五十七条第一款中的“经卫生检疫机关签发尸体、骸骨入境、出境许可证后”修改为“经卫生检疫合格后”。

第一百零七条 第二项修改为：“（二）国境口岸内的涉外宾馆，以及向入境、出境的交通工具提供饮食服务的部门，必须取得卫生检疫机关发放的卫生许可证”。第三项修改为：“（三）国境口岸内涉外的宾馆和入境、出境交通工具上的食品、饮用水从业人员应当持有有效健康证明”。

（二）修改前原文（节选）

第五十七条 入境、出境的尸体、骸骨托运人或者代理人应当申请卫生检疫，并出示死亡证明或者其他有关证件，对不符合卫生要求的，必须接受卫生检疫机关实施的卫生处理。经卫生检疫机关签发尸体、骸骨入境、出境许可证后，方准运进或者运出。

对因患检疫传染病而死亡的病人尸体，必须就近火化，不准移运。

第一百零七条 对饮用水、食品及从业人员的卫生要求是：

（一）国境口岸和交通工具上的食品、饮用水必须符合有关的卫生标准；

（二）国境口岸内的涉外宾馆，以及向入境、出境的交通工具提供饮食服务的部门，营业前必须向卫生检疫机关申请卫生许可证；

（三）国境口岸内涉外的宾馆和入境、出境交通工具上的食品、饮用水从业人员应当持有卫生检疫机关签发的健康证书。该证书自签发之日起12个月内有效。

（三）行政审批事项

本次修订，涉及2项行政审批：

1. 根据2007年12月29日第十届全国人民代表大会常务委员会第三十一次会议《关于修改〈中华人民共和国国境卫生检疫法〉的决定》，删除涉及行政审批“尸体、骸骨入境、出境许可证核发”的相关内容。

2. 根据《国务院关于第四批取消和调整行政审批项目的决定》（国发〔2007〕33号），删除行政审批项目“国境口岸从业人员健康证签发”相关的内容。

四、《国境卫生检疫法实施细则》第三次修订

根据2019年3月2日国务院令第709号《国务院关于修改部分行政法规的决定》修改。

（一）修改决定（节选）

一、删去《国境卫生检疫法实施细则》第十条第三款、第十二条第二款。

第十一条修改为：“入境、出境的微生物、人体组织、生物制品、血液及其制品等特殊物品的携带人、托运人或者邮递人，必须向卫生检疫机关申报并接受卫生检疫，凭卫生检疫机关签发的特殊物品审批单办理通关手续。未经卫生检疫机关许可，不准入境、出境。”

第十四条、第二十一条第二款、第一百零二条第三款、第一百一十二条中的“国务院卫生行政部门”修改为“海关总署”。

第十八条中的“由国务院卫生行政部门决定”修改为“按照有关规定执行”。

第十九条第八项修改为：“（八）执行海关总署、国务院卫生行政部门指定的其他工作”。

第二十二条第二款修改为：“检疫锚地由港务监督机关和卫生检疫机关会商确定，报国务院交通运输主管部门和海关总署备案。”

删去第一百一十三条。

（二）修改前原文（节选）

第十条 入境、出境的集装箱、货物、废旧物等物品在到达口岸的时候，承运人、代理人或者货主，必须向卫生检疫机关申报并接受卫生检疫。对来自疫区的、被传染病污染的以及可能传播检

疫传染病或者发现与人类健康有关的啮齿动物和病媒昆虫的集装箱、货物、废旧物等物品，应当实施消毒、除鼠、除虫或者其他必要的卫生处理。

集装箱、货物、废旧物等物品的货主要求在其他地方实施卫生检疫、卫生处理的，卫生检疫机关可以给予方便，并按规定办理。

海关凭卫生检疫机关签发的卫生处理证明放行。

第十一条 入境、出境的微生物、人体组织、生物制品、血液及其制品等特殊物品的携带人、托运人或者邮递人，必须向卫生检疫机关申报并接受卫生检疫，未经卫生检疫机关许可，不准入境、出境。

海关凭卫生检疫机关签发的特殊物品审批单放行。

第十二条 入境、出境的旅客、员工个人携带或者托运可能传播传染病的行李和物品，应当接受卫生检查。卫生检疫机关对来自疫区或者被传染病污染的各种食品、饮料、水产品等应当实施卫生处理或者销毁，并签发卫生处理证明。

海关凭卫生检疫机关签发的卫生处理证明放行。

第十四条 卫生检疫单、证的种类、式样和签发办法，由国务院卫生行政部门规定。

第十八条 卫生检疫机关根据工作需要，可以设立派出机构。卫生检疫机关的设立、合并或者撤销，由国务院卫生行政部门决定。

第十九条 卫生检疫机关的职责：

（八）执行国务院卫生行政部门指定的其他工作。

第二十一条 卫生检疫机关工作人员、国境口岸卫生监督员在执行任务时，应当穿着检疫制服，佩戴检疫标志；卫生检疫机关的交通工具在执行任务期间，应当悬挂检疫旗帜。

检疫制服、标志、旗帜的式样和使用办法由国务院卫生行政部门会同有关部门制定，报国务院审批。

第二十二条 船舶的入境检疫，必须在港口的检疫锚地或者经卫生检疫机关同意的指定地点实施。

检疫锚地由港务监督机关和卫生检疫机关会商确定，报国务院交通和卫生行政部门备案。

第一百零二条 凡申请出境居住1年以上的中国籍人员，必须持有卫生检疫机关签发的健康证明。中国公民出境、入境管理机关凭卫生检疫机关签发的健康证明办理出境手续。

凡在境外居住1年以上的中国籍人员，入境时必须向卫生检疫机关申报健康情况，并在入境后1个月内到就近的卫生检疫机关或者县级以上的医院进行健康检查。公安机关凭健康证明办理有关手续。健康证明的副本应当寄送到原入境口岸的卫生检疫机关备案。

国际通行交通工具上的中国籍员工，应当持有卫生检疫机关或者县级以上医院出具的健康证明。健康证明的项目、格式由国务院卫生行政部门统一规定，有效期为12个月。

第一百一十二条 国境卫生检疫机关实施卫生检疫的收费标准，由国务院卫生行政部门会同国务院财政、物价部门共同制定。

第一百一十三条 本细则由国务院卫生行政部门负责解释。

（三）修订背景

此次修订，系落实第十三届全国人民代表大会第一次会议《关于国务院机构改革方案的决定》关于“将国家质量监督检验检疫总局的出入境检验检疫管理职责和队伍划入海关总署”的决定。

五、《国境卫生检疫法实施细则》全文

中华人民共和国国境卫生检疫法实施细则

（1989 年 2 月 10 日国务院批准，1989 年 3 月 6 日由卫生部发布，根据 2010 年 4 月 24 日《国务院关于修改〈中华人民共和国国境卫生检疫法实施细则〉的决定》第一次修订，根据 2016 年 2 月 6 日《国务院关于修改部分行政法规的决定》第二次修订，根据 2019 年 3 月 2 日《国务院关于修改部分行政法规的决定》第三次修订）

第一章　一般规定

第一条　根据《中华人民共和国国境卫生检疫法》（以下称《国境卫生检疫法》）的规定，制定本细则。

第二条　《国境卫生检疫法》和本细则所称：

“查验”指国境卫生检疫机关（以下称卫生检疫机关）实施的医学检查和卫生检查。

“染疫人”指正在患检疫传染病①的人，或者经卫生检疫机关初步诊断，认为已经感染检疫传染病或者已经处于检疫传染病潜伏期的人。

“染疫嫌疑人”指接触过检疫传染病的感染环境，并且可能传播检疫传染病的人。

“隔离”指将染疫人收留在指定的处所，限制其活动并进行治疗，直到消除传染病传播的危险。

“留验”指将染疫嫌疑人收留在指定的处所进行诊察和检验。

“就地诊验”指一个人在卫生检疫机关指定的期间，到就近的卫生检疫机关或者其他医疗卫生单位去接受诊察和检验；或者卫生检疫机关、其他医疗卫生单位到该人员的居留地，对其进行诊察和检验。

“运输设备”指货物集装箱。

“卫生处理”指隔离、留验和就地诊验等医学措施，以及消毒、除鼠、除虫等卫生措施。

“传染病监测”指对特定环境、人群进行流行病学、血清学、病原学、临床症状以及其他有关影响因素的调查研究，预测有关传染病的发生、发展和流行。

“卫生监督”指执行卫生法规和卫生标准所进行的卫生检查、卫生鉴定、卫生评价和采样检验。

“交通工具”指船舶、航空器、列车和其他车辆。

“国境口岸”指国际通航的港口、机场、车站、陆地边境和国界江河的关口。

第三条　卫生检疫机关在国境口岸工作的范围，是指为国境口岸服务的涉外宾馆、饭店、俱乐部，为入境、出境交通工具提供饮食、服务的单位和对入境、出境人员、交通工具、集装箱和货物实施检疫、监测、卫生监督的场所。

第四条　入境、出境的人员、交通工具和集装箱，以及可能传播检疫传染病的行李、货物、邮包等，均应当按照本细则的规定接受检疫，经卫生检疫机关许可，方准入境或者出境。

第五条　卫生检疫机关发现染疫人时，应当立即将其隔离，防止任何人遭受感染，并按照本细则第八章的规定处理。

卫生检疫机关发现染疫嫌疑人时，应当按照本细则第八章的规定处理。但对第八章规定以外的其他病种染疫嫌疑人，可以从该人员离开感染环境的时候算起，实施不超过该传染病最长潜伏期的

① 根据《关于公布检疫传染病目录的公告》（国家疾控局 海关总署公告 2024 年第 2 号），检疫传染病包括：鼠疫、霍乱、黄热病、埃博拉病毒病、天花、脊髓灰质炎、传染性非典型肺炎、肺炭疽、马尔堡病毒病、拉沙热、中东呼吸综合征。

就地诊验或者留验以及其他的卫生处理。

第六条 卫生检疫机关应当阻止染疫人、染疫嫌疑人出境，但是对来自国外并且在到达时受就地诊验的人，本人要求出境的，可以准许出境；如果乘交通工具出境，检疫医师应当将这种情况在出境检疫证上签注，同时通知交通工具负责人采取必要的预防措施。

第七条 在国境口岸以及停留在该场所的入境、出境交通工具上，所有非因意外伤害而死亡并死因不明的尸体，必须经卫生检疫机关查验，并签发尸体移运许可证后，方准移运。

第八条 来自国内疫区的交通工具，或者在国内航行中发现检疫传染病、疑似检疫传染病，或者有人非因意外伤害而死亡并死因不明的，交通工具负责人应当向到达的国境口岸卫生检疫机关报告，接受临时检疫。

第九条 在国内或者国外检疫传染病大流行的时候，国务院卫生行政部门应当立即报请国务院决定采取下列检疫措施的一部或者全部：

（一）下令封锁陆地边境、国界江河的有关区域；

（二）指定某些物品必须经过消毒、除虫，方准由国外运进或者由国内运出；

（三）禁止某些物品由国外运进或者由国内运出；

（四）指定第一入境港口、降落机场。对来自国外疫区的船舶、航空器，除因遇险或者其他特殊原因外，没有经第一入境港口、机场检疫的，不准进入其他港口和机场。

第十条 入境、出境的集装箱、货物、废旧物等物品在到达口岸的时候，承运人、代理人或者货主，必须向卫生检疫机关申报并接受卫生检疫。对来自疫区的、被传染病污染的以及可能传播检疫传染病或者发现与人类健康有关的啮齿动物和病媒昆虫的集装箱、货物、废旧物等物品，应当实施消毒、除鼠、除虫或者其他必要的卫生处理。

集装箱、货物、废旧物等物品的货主要求在其他地方实施卫生检疫、卫生处理的，卫生检疫机关可以给予方便，并按规定办理。

第十一条 入境、出境的微生物、人体组织、生物制品、血液及其制品等特殊物品的携带人、托运人或者邮递人，必须向卫生检疫机关申报并接受卫生检疫，凭卫生检疫机关签发的特殊物品审批单办理通关手续。未经卫生检疫机关许可，不准入境、出境。

第十二条 入境、出境的旅客、员工个人携带或者托运可能传播传染病的行李和物品，应当接受卫生检查。卫生检疫机关对来自疫区或者被传染病污染的各种食品、饮料、水产品等应当实施卫生处理或者销毁，并签发卫生处理证明。

第十三条 卫生检疫机关对应当实施卫生检疫的邮包进行卫生检查和必要的卫生处理时，邮政部门应予配合。未经卫生检疫机关许可，邮政部门不得运递。

第十四条 卫生检疫单、证的种类、式样和签发办法，由海关总署规定。

第二章　疫情通报

第十五条 在国境口岸以及停留在国境口岸的交通工具上，发现检疫传染病、疑似检疫传染病，或者有人非因意外伤害而死亡并死因不明时，国境口岸有关单位以及交通工具的负责人，应当立即向卫生检疫机关报告。

第十六条 卫生检疫机关发现检疫传染病、监测传染病①、疑似检疫传染病时，应当向当地卫生

① 根据《关于公布监测传染病目录的公告》（国家疾控局 海关总署公告 2024 年第 3 号），监测传染病包括：新型冠状病毒感染、艾滋病、人感染新亚型流感、麻疹、流行性出血热、流行性乙型脑炎、登革热、猴痘、细菌性和阿米巴性痢疾、肺结核、伤寒和副伤寒、流行性脑脊髓膜炎、百日咳、白喉、疟疾、流行性感冒、诺如病毒急性胃肠炎、肠出血性大肠杆菌感染性腹泻、副溶血弧菌感染性腹泻、尼帕病毒病、西尼罗热、寨卡病毒病、基孔肯雅热、奥罗普切病毒病、裂谷热、克里米亚–刚果出血热。

行政部门和卫生防疫机构通报；发现检疫传染病时，还应当用最快的办法向国务院卫生行政部门报告。

当地卫生防疫机构发现检疫传染病、监测传染病时，应当向卫生检疫机关通报。

第十七条 在国内或者国外某一地区发生检疫传染病流行时，国务院卫生行政部门可以宣布该地区为疫区。

第三章 卫生检疫机关

第十八条 卫生检疫机关根据工作需要，可以设立派出机构。卫生检疫机关的设立、合并或者撤销，按照有关规定执行。

第十九条 卫生检疫机关的职责：

（一）执行《国境卫生检疫法》及其实施细则和国家有关卫生法规；

（二）收集、整理、报告国际和国境口岸传染病的发生、流行和终息情况；

（三）对国境口岸的卫生状况实施卫生监督；对入境、出境的交通工具、人员、集装箱、尸体、骸骨以及可能传播检疫传染病的行李、货物、邮包等实施检疫查验、传染病监测、卫生监督和卫生处理；

（四）对入境、出境的微生物、生物制品、人体组织、血液及其制品等特殊物品以及能传播人类传染病的动物，实施卫生检疫；

（五）对入境、出境人员进行预防接种、健康检查、医疗服务、国际旅行健康咨询和卫生宣传；

（六）签发卫生检疫证件；

（七）进行流行病学调查研究，开展科学实验；

（八）执行海关总署、国务院卫生行政部门指定的其他工作。

第二十条 国境口岸卫生监督员的职责：

（一）对国境口岸和停留在国境口岸的入境、出境交通工具进行卫生监督和卫生宣传；

（二）在消毒、除鼠、除虫等卫生处理方面进行技术指导；

（三）对造成传染病传播、啮齿动物和病媒昆虫扩散、食物中毒、食物污染等事故进行调查，并提出控制措施。

第二十一条 卫生检疫机关工作人员、国境口岸卫生监督员在执行任务时，应当穿着检疫制服，佩戴检疫标志；卫生检疫机关的交通工具在执行任务期间，应当悬挂检疫旗帜。

检疫制服、标志、旗帜的式样和使用办法由海关总署会同有关部门制定，报国务院审批。

第四章 海港检疫

第二十二条 船舶的入境检疫，必须在港口的检疫锚地或者经卫生检疫机关同意的指定地点实施。

检疫锚地由港务监督机关和卫生检疫机关会商确定，报国务院交通运输主管部门和海关总署备案。

第二十三条 船舶代理应当在受入境检疫的船舶到达以前，尽早向卫生检疫机关通知下列事项：

（一）船名、国籍、预定到达检疫锚地的日期和时间；

（二）发航港、最后寄港；

（三）船员和旅客人数；

（四）货物种类。

港务监督机关应当将船舶确定到达检疫锚地的日期和时间尽早通知卫生检疫机关。

第二十四条 受入境检疫的船舶，在航行中，发现检疫传染病、疑似检疫传染病，或者有人非因意外伤害而死亡并死因不明的，船长必须立即向实施检疫港口的卫生检疫机关报告下列事项：

（一）船名、国籍、预定到达检疫锚地的日期和时间；

（二）发航港、最后寄港；

（三）船员和旅客人数；

（四）货物种类；

（五）病名或者主要症状、患病人数、死亡人数；

（六）船上有无船医。

第二十五条 受入境检疫的船舶，必须按照下列规定悬挂检疫信号等候查验，在卫生检疫机关发给入境检疫证前，不得降下检疫信号。

昼间在明显处所悬挂国际通语信号旗：

（一）"Q"字旗表示：本船没有染疫，请发给入境检疫证；

（二）"QQ"字旗表示：本船有染疫或者染疫嫌疑，请即刻实施检疫。

夜间在明显处所垂直悬挂灯号：

（一）红灯三盏表示：本船没有染疫，请发给入境检疫证；

（二）红、红、白、红灯四盏表示：本船有染疫或者染疫嫌疑，请即刻实施检疫。

第二十六条 悬挂检疫信号的船舶，除引航员和经卫生检疫机关许可的人员外，其他人员不准上船，不准装卸行李、货物、邮包等物品，其他船舶不准靠近；船上的人员，除因船舶遇险外，未经卫生检疫机关许可，不准离船；引航员不得将船引离检疫锚地。

第二十七条 申请电讯检疫的船舶，首先向卫生检疫机关申请卫生检查，合格者发给卫生证书。该证书自签发之日起12个月内可以申请电讯检疫。

第二十八条 持有效卫生证书的船舶在入境前24小时，应当向卫生检疫机关报告下列事项：

（一）船名、国籍、预定到达检疫锚地的日期和时间；

（二）发航港、最后寄港；

（三）船员和旅客人数及健康状况；

（四）货物种类；

（五）船舶卫生证书的签发日期和编号、除鼠证书或者免予除鼠证书的签发日期和签发港，以及其他卫生证件。

经卫生检疫机关对上述报告答复同意后，即可进港。

第二十九条 对船舶的入境检疫，在日出后到日落前的时间内实施；凡具备船舶夜航条件，夜间可靠离码头和装卸作业的港口口岸，应实行24小时检疫。对来自疫区的船舶，不实行夜间检疫。

第三十条 受入境检疫船舶的船长，在检疫医师到达船上时，必须提交由船长签字或者有船医附签的航海健康申报书、船员名单、旅客名单、载货申报单，并出示除鼠证书或者免予除鼠证书。

在查验中，检疫医师有权查阅航海日志和其他有关证件；需要进一步了解船舶航行中卫生情况时，检疫医师可以向船长、船医提出询问，船长、船医必须如实回答。用书面回答时，须经船长签字和船医附签。

第三十一条 船舶实施入境查验完毕以后，对没有染疫的船舶，检疫医师应当立即签发入境检疫证；如果该船有受卫生处理或者限制的事项，应当在入境检疫证上签注，并按照签注事项办理。对染疫船舶、染疫嫌疑船舶，除通知港务监督机关外，对该船舶还应当发给卫生处理通知书，该船舶上的引航员和经卫生检疫机关许可上船的人员应当视同员工接受有关卫生处理，在卫生处理完毕以后，再发给入境检疫证。

船舶领到卫生检疫机关签发的入境检疫证后，可以降下检疫信号。

第三十二条 船舶代理应当在受出境检疫的船舶启航以前，尽早向卫生检疫机关通知下列事项：

（一）船名、国籍、预定开航的日期和时间；

（二）目的港、最初寄港；

（三）船员名单和旅客名单；

（四）货物种类。

港务监督机关应当将船舶确定开航的日期和时间尽早通知卫生检疫机关。

船舶的入境、出境检疫在同一港口实施时，如果船员、旅客没有变动，可以免报船员名单和旅客名单；有变动的，报变动船员、旅客名单。

第三十三条 受出境检疫的船舶，船长应当向卫生检疫机关出示除鼠证书或者免予除鼠证书和其他有关检疫证件。检疫医师可以向船长、船医提出有关船员、旅客健康情况和船上卫生情况的询问，船长、船医对上述询问应当如实回答。

第三十四条 对船舶实施出境检疫完毕以后，检疫医师应当按照检疫结果立即签发出境检疫证，如果因卫生处理不能按原定时间启航，应当及时通知港务监督机关。

第三十五条 对船舶实施出境检疫完毕以后，除引航员和经卫生检疫机关许可的人员外，其他人员不准上船，不准装卸行李、货物、邮包等物品。如果违反上述规定，该船舶必须重新实施出境检疫。

第五章 航空检疫

第三十六条 航空器在飞行中，不得向下投掷或者任其坠下能传播传染病的任何物品。

第三十七条 实施卫生检疫机场的航空站，应当在受入境检疫的航空器到达以前，尽早向卫生检疫机关通知下列事项：

（一）航空器的国籍、机型、号码、识别标志、预定到达时间；

（二）出发站、经停站；

（三）机组和旅客人数。

第三十八条 受入境检疫的航空器，如果在飞行中发现检疫传染病、疑似检疫传染病，或者有人非因意外伤害而死亡并死因不明时，机长应当立即通知到达机场的航空站，向卫生检疫机关报告下列事项：

（一）航空器的国籍、机型、号码、识别标志、预定到达时间；

（二）出发站、经停站；

（三）机组和旅客人数；

（四）病名或者主要症状、患病人数、死亡人数。

第三十九条 受入境检疫的航空器到达机场以后，检疫医师首先登机。机长或者其授权的代理人，必须向卫生检疫机关提交总申报单、旅客名单、货物仓单和有效的灭蚊证书，以及其他有关检疫证件；对检疫医师提出的有关航空器上卫生状况的询问，机长或者其授权的代理人应当如实回答。在检疫没有结束之前，除经卫生检疫机关许可外，任何人不得上下航空器，不准装卸行李、货物、邮包等物品。

第四十条 入境旅客必须在指定的地点，接受入境查验，同时用书面或者口头回答检疫医师提出的有关询问。在此期间，入境旅客不得离开查验场所。

第四十一条 对入境航空器查验完毕以后，根据查验结果，对没有染疫的航空器，检疫医师应当签发入境检疫证；如果该航空器有受卫生处理或者限制的事项，应当在入境检疫证上签注，由机长或者其授权的代理人负责执行；对染疫或者有染疫嫌疑的航空器，除通知航空站外，对该航空器应当发给卫生处理通知单，在规定的卫生处理完毕以后，再发给入境检疫证。

第四十二条 实施卫生检疫机场的航空站，应当在受出境检疫的航空器起飞以前，尽早向卫生检疫机关提交总申报单、货物仓单和其他有关检疫证件，并通知下列事项：

（一）航空器的国籍、机型、号码、识别标志、预定起飞时间；

（二）经停站、目的站；

（三）机组和旅客人数。

第四十三条 对出境航空器查验完毕以后，如果没有染疫，检疫医师应当签发出境检疫证或者在必要的卫生处理完毕以后，再发给出境检疫证；如果该航空器因卫生处理不能按原定时间起飞，应当及时通知航空站。

第六章 陆地边境检疫

第四十四条 实施卫生检疫的车站，应当在受入境检疫的列车到达之前，尽早向卫生检疫机关通知下列事项：

（一）列车的车次，预定到达的时间；

（二）始发站；

（三）列车编组情况。

第四十五条 受入境检疫的列车和其他车辆到达车站、关口后，检疫医师首先登车，列车长或者其他车辆负责人，应当口头或者书面向卫生检疫机关申报该列车或者其他车辆上人员的健康情况，对检疫医师提出有关卫生状况和人员健康的询问，应当如实回答。

第四十六条 受入境检疫的列车和其他车辆到达车站、关口，在实施入境检疫而未取得入境检疫证以前，未经卫生检疫机关许可，任何人不准上下列车或者其他车辆，不准装卸行李、货物、邮包等物品。

第四十七条 实施卫生检疫的车站，应当在受出境检疫列车发车以前，尽早向卫生检疫机关通知下列事项：

（一）列车的车次，预定发车的时间；

（二）终到站；

（三）列车编组情况。

第四十八条 应当受入境、出境检疫的列车和其他车辆，如果在行程中发现检疫传染病、疑似检疫传染病，或者有人非因意外伤害而死亡并死因不明的，列车或者其他车辆到达车站、关口时，列车长或者其他车辆负责人应当向卫生检疫机关报告。

第四十九条 受入境、出境检疫的列车，在查验中发现检疫传染病或者疑似检疫传染病，或者因受卫生处理不能按原定时间发车，卫生检疫机关应当及时通知车站的站长。如果列车在原停车地点不宜实施卫生处理，站长可以选择站内其他地点实施卫生处理。在处理完毕之前，未经卫生检疫机关许可，任何人不准上下列车，不准装卸行李、货物、邮包等物品。

为了保证入境直通列车的正常运输，卫生检疫机关可以派员随车实施检疫，列车长应当提供方便。

第五十条 对列车或者其他车辆实施入境、出境检疫完毕后，检疫医师应当根据检疫结果分别签发入境、出境检疫证，或者在必要的卫生处理完毕后，再分别签发入境、出境检疫证。

第五十一条 徒步入境、出境的人员，必须首先在指定的场所接受入境、出境查验，未经卫生检疫机关许可，不准离开指定的场所。

第五十二条 受入境、出境检疫的列车以及其他车辆，载有来自疫区、有染疫或者染疫嫌疑或者夹带能传播传染病的病媒昆虫和啮齿动物的货物，应当接受卫生检查和必要的卫生处理。

第七章　卫生处理

第五十三条　卫生检疫机关的工作人员在实施卫生处理时，必须注意下列事项：

（一）防止对任何人的健康造成危害；

（二）防止对交通工具的结构和设备造成损害；

（三）防止发生火灾；

（四）防止对行李、货物造成损害。

第五十四条　入境、出境的集装箱、行李、货物、邮包等物品需要卫生处理的，由卫生检疫机关实施。

入境、出境的交通工具有下列情形之一的，应当由卫生检疫机关实施消毒、除鼠、除虫或者其他卫生处理：

（一）来自检疫传染病疫区的；

（二）被检疫传染病污染的；

（三）发现有与人类健康有关的啮齿动物或者病媒昆虫，超过国家卫生标准的。

第五十五条　由国外起运经过中华人民共和国境内的货物，如果不在境内换装，除发生在流行病学上有重要意义的事件，需要实施卫生处理外，在一般情况下不实施卫生处理。

第五十六条　卫生检疫机关对入境、出境的废旧物品和曾行驶于境外港口的废旧交通工具，根据污染程度，分别实施消毒、除鼠、除虫，对污染严重的实施销毁。

第五十七条　入境、出境的尸体、骸骨托运人或者代理人应当申请卫生检疫，并出示死亡证明或者其他有关证件，对不符合卫生要求的，必须接受卫生检疫机关实施的卫生处理。经卫生检疫合格后，方准运进或者运出。

对因患检疫传染病而死亡的病人尸体，必须就近火化，不准移运。

第五十八条　卫生检疫机关对已在到达本口岸前的其他口岸实施卫生处理的交通工具不再重复实施卫生处理。但有下列情形之一的，仍需实施卫生处理：

（一）在原实施卫生处理的口岸或者该交通工具上，发生流行病学上有重要意义的事件，需要进一步实施卫生处理的；

（二）在到达本口岸前的其他口岸实施的卫生处理没有实际效果的。

第五十九条　在国境口岸或者交通工具上发现啮齿动物有反常死亡或者死因不明的，国境口岸有关单位或者交通工具的负责人，必须立即向卫生检疫机关报告，迅速查明原因，实施卫生处理。

第六十条　国际航行船舶的船长，必须每隔6个月向卫生检疫机关申请一次鼠患检查，卫生检疫机关根据检查结果实施除鼠或者免予除鼠，并且分别发给除鼠证书或者免予除鼠证书。该证书自签发之日起6个月内有效。

第六十一条　卫生检疫机关只有在下列之一情况下，经检查确认船舶无鼠害的，方可签发免予除鼠证书：

（一）空舱；

（二）舱内虽然装有压舱物品或者其他物品，但是这些物品不引诱鼠类，放置情况又不妨碍实施鼠患检查。

对油轮在实舱时进行检查，可以签发免予除鼠证书。

第六十二条　对船舶的鼠患检查或者除鼠，应当尽量在船舶空舱的时候进行。如果船舶因故不宜按期进行鼠患检查或者蒸熏除鼠，并且该船又开往便于实施鼠患检查或者蒸熏除鼠的港口，可以准许该船原有的除鼠证书或者免予除鼠证书的有效期延长1个月，并签发延长证明。

第六十三条　对国际航行的船舶，按照国家规定的标准，应当用蒸熏的方法除鼠时，如果该船的除鼠证书或者免予除鼠证书尚未失效，除该船染有鼠疫或者鼠疫嫌疑外，卫生检疫机关应当将除鼠理由通知船长。船长应当按照要求执行。

第六十四条 船舶在港口停靠期间，船长应当负责采取下列的措施：

（一）缆绳上必须使用有效的防鼠板，或者其他防鼠装置；

（二）夜间放置扶梯、桥板时，应当用强光照射；

（三）在船上发现死鼠或者捕获到鼠类时，应当向卫生检疫机关报告。

第六十五条 在国境口岸停留的国内航行的船舶如果存在鼠患，船方应当进行除鼠。根据船方申请，也可由卫生检疫机关实施除鼠。

第六十六条 国务院卫生行政部门认为必要时，可以要求来自国外或者国外某些地区的人员在入境时，向卫生检疫机关出示有效的某种预防接种证书或者健康证明。

第六十七条 预防接种的有效期如下：

（一）黄热病疫苗自接种后第10日起，10年内有效。如果前次接种不满10年又经复种，自复种的当日起，10年内有效；

（二）其他预防接种的有效期，按照有关规定执行。

第八章 检疫传染病管理

第一节 鼠 疫

第六十八条 鼠疫的潜伏期为6日。

第六十九条 船舶、航空器在到达时，有下列情形之一的，为染有鼠疫：

（一）船舶、航空器上有鼠疫病例的；

（二）船舶、航空器上发现有感染鼠疫的啮齿动物的；

（三）船舶上曾经有人在上船6日以后患鼠疫的。

第七十条 船舶在到达时，有下列情形之一的，为染有鼠疫嫌疑：

（一）船舶上没有鼠疫病例，但曾经有人在上船后6日以内患鼠疫的；

（二）船上啮齿动物有反常死亡，并且死因不明的。

第七十一条 对染有鼠疫的船舶、航空器应当实施下列卫生处理：

（一）对染疫人实施隔离；

（二）对染疫嫌疑人实施除虫，并且从到达时算起，实施不超过6日的就地诊验或者留验。在此期间，船上的船员除因工作需要并且经卫生检疫机关许可外，不准上岸；

（三）对染疫人、染疫嫌疑人的行李、使用过的其他物品和卫生检疫机关认为有污染嫌疑的物品，实施除虫，必要时实施消毒；

（四）对染疫人占用过的部位和卫生检疫机关认为有污染嫌疑的部位，实施除虫，必要时实施消毒；

（五）船舶、航空器上有感染鼠疫的啮齿动物，卫生检疫机关必须实施除鼠。如果船舶上发现只有未感染鼠疫的啮齿动物，卫生检疫机关也可以实施除鼠。实施除鼠可以在隔离的情况下进行。对船舶的除鼠应当在卸货以前进行；

（六）卸货应当在卫生检疫机关的监督下进行，并且防止卸货的工作人员遭受感染，必要时，对卸货的工作人员从卸货完毕时算起，实施不超过6日的就地诊验或者留验。

第七十二条 对染有鼠疫嫌疑的船舶，应当实施本细则第七十一条第（二）至第（六）项规定的卫生处理。

第七十三条 对没有染疫的船舶、航空器，如果来自鼠疫疫区，卫生检疫机关认为必要时，可以实施下列卫生处理：

（一）对离船、离航空器的染疫嫌疑人，从船舶、航空器离开疫区的时候算起，实施不超过6日的就地诊验或者留验；

（二）在特殊情况下，对船舶、航空器实施除鼠。

第七十四条 对到达的时候载有鼠疫病例的列车和其他车辆，应当实施下列卫生处理：

（一）本细则第七十一条第（一）、第（三）、第（四）、第（六）项规定的卫生处理；

（二）对染疫嫌疑人实施除虫，并且从到达时算起，实施不超过6日的就地诊验或者留验；

（三）必要时，对列车和其他车辆实施除鼠。

第二节 霍 乱

第七十五条 霍乱潜伏期为5日。

第七十六条 船舶在到达的时候载有霍乱病例，或者在到达前5日以内，船上曾经有霍乱病例发生，为染有霍乱。

船舶在航行中曾经有霍乱病例发生，但是在到达前5日以内，没有发生新病例，为染有霍乱嫌疑。

第七十七条 航空器在到达的时候载有霍乱病例，为染有霍乱。

航空器在航行中曾经有霍乱病例发生，但在到达以前该病员已经离去，为染有霍乱嫌疑。

第七十八条 对染有霍乱的船舶、航空器，应当实施下列卫生处理：

（一）对染疫人实施隔离；

（二）对离船、离航空器的员工、旅客，从卫生处理完毕时算起，实施不超过5日的就地诊验或者留验；从船舶到达时算起5日内，船上的船员除因工作需要，并且经卫生检疫机关许可外，不准上岸；

（三）对染疫人、染疫嫌疑人的行李，使用过的其他物品和有污染嫌疑的物品、食品实施消毒；

（四）对染疫人占用的部位，污染嫌疑部位，实施消毒；

（五）对污染或者有污染嫌疑的饮用水，应当实施消毒后排放，并在储水容器消毒后再换清洁饮用水；

（六）人的排泄物、垃圾、废水、废物和装自霍乱疫区的压舱水，未经消毒，不准排放和移下；

（七）卸货必须在卫生检疫机关监督下进行，并且防止工作人员遭受感染，必要时，对卸货工作人员从卸货完毕时算起，实施不超过5日的就地诊验或者留验。

第七十九条 对染有霍乱嫌疑的船舶、航空器应当实施下列卫生处理：

（一）本细则第七十八条第（二）至第（七）项规定的卫生处理；

（二）对离船、离航空器的员工、旅客从到达时算起，实施不超过5日的就地诊验或者留验。在此期间，船上的船员除因工作需要，并经卫生检疫机关许可外，不准离开口岸区域；或者对离船、离航空器的员工、旅客，从离开疫区时算起，实施不超过5日的就地诊验或者留验。

第八十条 对没有染疫的船舶、航空器，如果来自霍乱疫区，卫生检疫机关认为必要时，可以实施下列卫生处理：

（一）本细则第七十八条第（五）、第（六）项规定的卫生处理；

（二）对离船、离航空器的员工、旅客，从离开疫区时算起，实施不超过5日的就地诊验或者留验。

第八十一条 对到达时载有霍乱病例的列车和其他车辆应当实施下列卫生处理：

（一）按本细则第七十八条第（一）、第（三）、第（四）、第（五）、第（七）项规定的卫生处理；

（二）对染疫嫌疑人从到达时算起，实施不超过5日的就地诊验或者留验。

第八十二条 对来自霍乱疫区的或者染有霍乱嫌疑的交通工具，卫生检疫机关认为必要时，可以实施除虫、消毒；如果交通工具载有水产品、水果、蔬菜、饮料及其他食品，除装在密封容器内没有被污染外，未经卫生检疫机关许可，不准卸下，必要时可以实施卫生处理。

第八十三条 对来自霍乱疫区的水产品、水果、蔬菜、饮料以及装有这些制品的邮包，卫生检疫机关在查验时，为了判明是否被污染，可以抽样检验，必要时可以实施卫生处理。

第三节 黄热病

第八十四条 黄热病的潜伏期为6日。

第八十五条 来自黄热病疫区的人员，在入境时，必须向卫生检疫机关出示有效的黄热病预防接种证书。

对无有效的黄热病预防接种证书的人员，卫生检疫机关可以从该人员离开感染环境的时候算起，实施6日的留验，或者实施预防接种并留验到黄热病预防接种证书生效时为止。

第八十六条 航空器到达时载有黄热病病例，为染有黄热病。

第八十七条 来自黄热病疫区的航空器，应当出示在疫区起飞前的灭蚊证书；如果在到达时不出示灭蚊证书，或者卫生检疫机关认为出示的灭蚊证书不符合要求，并且在航空器上发现活蚊，为染有黄热病嫌疑。

第八十八条 船舶在到达时载有黄热病病例，或者在航行中曾经有黄热病病例发生，为染有黄热病。

船舶在到达时，如果离开黄热病疫区没有满6日，或者没有满30日并且在船上发现埃及伊蚊或者其他黄热病媒介，为染有黄热病嫌疑。

第八十九条 对染有黄热病的船舶、航空器，应当实施下列卫生处理：

（一）对染疫人实施隔离；

（二）对离船、离航空器又无有效的黄热病预防接种证书的员工、旅客，实施本细则第八十五条规定的卫生处理；

（三）彻底杀灭船舶、航空器上的埃及伊蚊及其虫卵、幼虫和其他黄热病媒介，并且在没有完成灭蚊以前限制该船与陆地和其他船舶的距离不少于400米；

（四）卸货应当在灭蚊以后进行，如果在灭蚊以前卸货，应当在卫生检疫机关监督下进行，并且采取预防措施，使卸货的工作人员免受感染，必要时，对卸货的工作人员，从卸货完毕时算起，实施6日的就地诊验或者留验。

第九十条 对染有黄热病嫌疑的船舶、航空器，应当实施本细则第八十九条第（二）至第（四）项规定的卫生处理。

第九十一条 对没有染疫的船舶、航空器，如果来自黄热病疫区，卫生检疫机关认为必要时，可以实施本细则第八十九条第（三）项规定的卫生处理。

第九十二条 对到达的时候载有黄热病病例的列车和其他车辆，或者来自黄热病疫区的列车和其他车辆，应当实施本细则第八十九条第（一）、第（四）项规定的卫生处理；对列车、车辆彻底杀灭成蚊及其虫卵、幼虫；对无有效黄热病预防接种证书的员工、旅客，应当实施本细则第八十五条规定的卫生处理。

第四节 就地诊验、留验和隔离

第九十三条 卫生检疫机关对受就地诊验的人员，应当发给就地诊验记录簿，必要的时候，可以在该人员出具履行就地诊验的保证书以后，再发给其就地诊验记录簿。

受就地诊验的人员应当携带就地诊验记录簿，按照卫生检疫机关指定的期间、地点，接受医学检查；如果就地诊验的结果没有染疫，就地诊验期满的时候，受就地诊验的人员应当将就地诊验记录簿退还卫生检疫机关。

第九十四条 卫生检疫机关应当将受就地诊验人员的情况，用最快的方法通知受就地诊验人员的旅行停留地的卫生检疫机关或者其他医疗卫生单位。

卫生检疫机关、医疗卫生单位遇有受就地诊验的人员请求医学检查时，应当视同急诊给予医学检查，并将检查结果在就地诊验记录簿上签注；如果发现其患检疫传染病或者监测传染病、疑似检疫传染病或者疑似监测传染病时，应当立即采取必要的卫生措施，将其就地诊验记录簿收回存查，并且报告当地卫生防疫机构和签发就地诊验记录簿的卫生检疫机关。

第九十五条 受留验的人员必须在卫生检疫机关指定的场所接受留验；但是有下列情形之一的，经卫生检疫机关同意，可以在船上留验：

（一）船长请求船员在船上留验的；

（二）旅客请求在船上留验，经船长同意，并且船上有船医和医疗、消毒设备的。

第九十六条 受留验的人员在留验期间如果出现检疫传染病的症状，卫生检疫机关应当立即对该人员实施隔离，对与其接触的其他受留验的人员，应当实施必要的卫生处理，并且从卫生处理完毕时算起，重新计算留验时间。

第九章 传染病监测

第九十七条 入境、出境的交通工具、人员、食品、饮用水和其他物品以及病媒昆虫、动物，均为传染病监测的对象。

第九十八条 传染病监测内容是：

（一）首发病例的个案调查；

（二）暴发流行的流行病学调查；

（三）传染源调查；

（四）国境口岸内监测传染病的回顾性调查；

（五）病原体的分离、鉴定，人群、有关动物血清学调查以及流行病学调查；

（六）有关动物、病媒昆虫、食品、饮用水和环境因素的调查；

（七）消毒、除鼠、除虫的效果观察与评价；

（八）国境口岸以及国内外监测传染病疫情的收集、整理、分析和传递；

（九）对监测对象开展健康检查和对监测传染病病人、疑似病人、密切接触人员的管理。

第九十九条 卫生检疫机关应当阻止患有严重精神病、传染性肺结核病或者有可能对公共卫生造成重大危害的其他传染病的外国人入境。

第一百条 受入境、出境检疫的人员，必须根据检疫医师的要求，如实填报健康申明卡，出示某种有效的传染病预防接种证书、健康证明或者其他有关证件。

第一百零一条 卫生检疫机关对国境口岸的涉外宾馆、饭店内居住的入境、出境人员及工作人员实施传染病监测，并区别情况采取必要的预防、控制措施。

对来自检疫传染病和监测传染病疫区的人员，检疫医师可以根据流行病学和医学检查结果，发给就诊方便卡。

卫生检疫机关、医疗卫生单位遇到持有就诊方便卡的人员请求医学检查时，应当视同急诊给予医学检查；如果发现其患检疫传染病或者监测传染病，疑似检疫传染病或者疑似监测传染病，应当立即实施必要的卫生措施，并且将情况报告当地卫生防疫机构和签发就诊方便卡的卫生检疫机关。

第一百零二条 凡申请出境居住 1 年以上的中国籍人员，必须持有卫生检疫机关签发的健康证明。中国公民出境、入境管理机关凭卫生检疫机关签发的健康证明办理出境手续。

凡在境外居住1年以上的中国籍人员，入境时必须向卫生检疫机关申报健康情况，并在入境后1个月内到就近的卫生检疫机关或者县级以上的医院进行健康检查。公安机关凭健康证明办理有关手续。健康证明的副本应当寄送到原入境口岸的卫生检疫机关备案。

国际通行交通工具上的中国籍员工，应当持有卫生检疫机关或者县级以上医院出具的健康证明。健康证明的项目、格式由海关总署统一规定，有效期为12个月。

第一百零三条 卫生检疫机关在国境口岸内设立传染病监测点时，有关单位应当给予协助并提供方便。

第十章 卫生监督

第一百零四条 卫生检疫机关依照《国境卫生检疫法》第十八条、第十九条规定的内容，对国境口岸和交通工具实施卫生监督。

第一百零五条 对国境口岸的卫生要求是：

(一) 国境口岸和国境口岸内涉外的宾馆、生活服务单位以及候船、候车、候机厅（室）应当有健全的卫生制度和必要的卫生设施，并保持室内外环境整洁、通风良好；

(二) 国境口岸有关部门应当采取切实可行的措施，控制啮齿动物、病媒昆虫，使其数量降低到不足为害的程度。仓库、货场必须具有防鼠设施；

(三) 国境口岸的垃圾、废物、污水、粪便必须进行无害化处理，保持国境口岸环境整洁卫生。

第一百零六条 对交通工具的卫生要求是：

(一) 交通工具上的宿舱、车厢必须保持清洁卫生，通风良好；

(二) 交通工具上必须备有足够的消毒、除鼠、除虫药物及器械，并备有防鼠装置；

(三) 交通工具上的货舱、行李舱、货车车厢在装货前或者卸货后应当进行彻底清扫，有毒物品和食品不得混装，防止污染；

(四) 对不符合卫生要求的入境、出境交通工具，必须接受卫生检疫机关的督导立即进行改进。

第一百零七条 对饮用水、食品及从业人员的卫生要求是：

(一) 国境口岸和交通工具上的食品、饮用水必须符合有关的卫生标准；

(二) 国境口岸内的涉外宾馆，以及向入境、出境的交通工具提供饮食服务的部门，必须取得卫生检疫机关发放的卫生许可证；

(三) 国境口岸内涉外的宾馆和入境、出境交通工具上的食品、饮用水从业人员应当持有有效健康证明。

第一百零八条 国境口岸有关单位和交通工具负责人应当遵守下列事项：

(一) 遵守《国境卫生检疫法》和本细则及有关卫生法规的规定；

(二) 接受卫生监督员的监督和检查，并为其工作提供方便；

(三) 按照卫生监督员的建议，对国境口岸和交通工具的卫生状况及时采取改进措施。

第十一章 罚 则

第一百零九条 《国境卫生检疫法》和本细则所规定的应当受行政处罚的行为是指：

(一) 应当受入境检疫的船舶，不悬挂检疫信号的；

(二) 入境、出境的交通工具，在入境检疫之前或者在出境检疫之后，擅自上下人员，装卸行李、货物、邮包等物品的；

(三) 拒绝接受检疫或者抵制卫生监督，拒不接受卫生处理的；

(四) 伪造或者涂改检疫单、证、不如实申报疫情的；

(五) 瞒报携带禁止进口的微生物、人体组织、生物制品、血液及其制品或者其他可能引起传染病传播的动物和物品的；

（六）未经检疫的入境、出境交通工具，擅自离开检疫地点，逃避查验的；

（七）隐瞒疫情或者伪造情节的；

（八）未经卫生检疫机关实施卫生处理，擅自排放压舱水，移下垃圾、污物等控制的物品的；

（九）未经卫生检疫机关实施卫生处理，擅自移运尸体、骸骨的；

（十）废旧物品、废旧交通工具，未向卫生检疫机关申报，未经卫生检疫机关实施卫生处理和签发卫生检疫证书而擅自入境、出境或者使用、拆卸的；

（十一）未经卫生检疫机关检查，从交通工具上移下传染病病人造成传染病传播危险的。

第一百一十条 具有本细则第一百零九条所列第（一）至第（五）项行为的，处以警告或者100元以上5000元以下的罚款；

具有本细则第一百零九条所列第（六）至第（九）项行为的，处以1000元以上1万元以下的罚款；

具有本细则第一百零九条所列第（十）、第（十一）项行为的，处以5000元以上3万元以下的罚款。

第一百一十一条 卫生检疫机关在收取罚款时，应当出具正式的罚款收据。罚款全部上交国库。

第十二章 附 则

第一百一十二条 国境卫生检疫机关实施卫生检疫的收费标准，由海关总署会同国务院财政、物价部门共同制定。

第一百一十三条 本细则自发布之日起施行。

第三节｜《中华人民共和国传染病防治法》

一、《中华人民共和国传染病防治法》概况

《中华人民共和国传染病防治法》（以下简称《传染病防治法》）于1989年2月21日第七届全国人民代表大会常务委员会第六次会议通过，自1989年9月1日起施行。此版本以下简称《传染病防治法》（1989）。

《传染病防治法》（1989）公布施行后，历经1次修订、1次修正。

修订后的《国境卫生检疫法》第五十五条规定："国境卫生检疫及相关活动，本法未作规定的，适用《中华人民共和国传染病防治法》等有关法律、行政法规的规定。"

二、《传染病防治法》（1989）第一次修订

（一）修改决定

中华人民共和国主席令

第二十七号

《中华人民共和国传染病防治法》已由中华人民共和国第十届全国人民代表大会常务委员会第十一次会议于2004年8月28日修订通过，现将修订后的《中华人民共和国传染病防治法》公布，自2004年12月1日起施行。

中华人民共和国主席 胡锦涛

2004年8月28日

此版本以下简称《传染病防治法》。

（二）用语定义

《传染病防治法》第三条规定：

“甲类传染病是指：鼠疫、霍乱。

“乙类传染病①是指：传染性非典型肺炎、艾滋病、病毒性肝炎、脊髓灰质炎、人感染高致病性禽流感、麻疹、流行性出血热、狂犬病、流行性乙型脑炎、登革热、炭疽、细菌性和阿米巴性痢疾、肺结核、伤寒和副伤寒、流行性脑脊髓膜炎、百日咳、白喉、新生儿破伤风、猩红热、布鲁氏菌病、淋病、梅毒、钩端螺旋体病、血吸虫病、疟疾。

“丙类传染病②是指：流行性感冒、流行性腮腺炎、风疹、急性出血性结膜炎、麻风病、流行性和地方性斑疹伤寒、黑热病、包虫病、丝虫病，除霍乱、细菌性和阿米巴性痢疾、伤寒和副伤寒以外的感染性腹泻病。”

《传染病防治法》第七十八条规定了本法中有关用语的定义：

传染病病人、疑似传染病病人：指根据国务院卫生行政部门发布的《中华人民共和国传染病防治法规定管理的传染病诊断标准》，符合传染病病人和疑似传染病病人诊断标准的人。

病原携带者：指感染病原体无临床症状但能排出病原体的人。

流行病学调查：指对人群中疾病或者健康状况的分布及其决定因素进行调查研究，提出疾病预防控制措施及保健对策。

疫点：指病原体从传染源向周围播散的范围较小或者单个疫源地。

疫区：指传染病在人群中暴发、流行，其病原体向周围播散时所能波及的地区。

人畜共患传染病：指人与脊椎动物共同罹患的传染病，如鼠疫、狂犬病、血吸虫病等。

自然疫源地：指某些可引起人类传染病的病原体在自然界的野生动物中长期存在和循环的地区。

病媒生物：指能够将病原体从人或者其他动物传播给人的生物，如蚊、蝇、蚤类等。

医源性感染：指在医学服务中，因病原体传播引起的感染。

医院感染：指住院病人在医院内获得的感染，包括在住院期间发生的感染和在医院内获得出院后发生的感染，但不包括入院前已开始或者入院时已处于潜伏期的感染。医院工作人员在医院内获得的感染也属医院感染。

实验室感染：指从事实验室工作时，因接触病原体所致的感染。

菌种、毒种：指可能引起本法规定的传染病发生的细菌菌种、病毒毒种。

消毒：指用化学、物理、生物的方法杀灭或者消除环境中的病原微生物。

疾病预防控制机构：指从事疾病预防控制活动的疾病预防控制中心以及与上述机构业务活动相同的单位。

医疗机构：指按照《医疗机构管理条例》取得医疗机构执业许可证，从事疾病诊断、治疗活动的机构。

三、《传染病防治法》第一次修正

根据2013年6月29日第十二届全国人民代表大会常务委员会第三次会议《关于修改〈中华人

① 根据《关于调整部分法定传染病病种管理工作的通知》（国卫疾控发〔2013〕28号），将人感染H7N9禽流感纳入乙类传染病进行管理；根据国家卫生健康委员会公告2020年第1号，将新型冠状病毒感染的肺炎（国家卫生健康委员会公告2022年第7号，将新型冠状病毒肺炎更名为新型冠状病毒感染）纳入乙类传染病进行管理；根据国家卫生健康委员会公告2023年第7号，将猴痘纳入乙类传染病进行管理。

② 根据《卫生部关于将手足口病纳入法定传染病管理的通知》（卫发明电〔2008〕30号），手足口病纳入丙类传染病进行管理。

民共和国文物保护法〉等十二部法律的决定》修正。

修改决定（节选）

十二、对《中华人民共和国传染病防治法》作出修改

（一）将第三条第五款修改为："国务院卫生行政部门根据传染病暴发、流行情况和危害程度，可以决定增加、减少或者调整乙类、丙类传染病病种并予以公布。"

（二）第四条增加一款，作为第二款："需要解除依照前款规定采取的甲类传染病预防、控制措施的，由国务院卫生行政部门报经国务院批准后予以公布。"

四、《传染病防治法》第二次修订动态

2024 年 9 月 10 日，十四届全国人大常委会第十一次会议听取了关于《传染病防治法》修订草案修改情况的汇报。此前，十四届全国人大常委会第六次会议对传染病防治法修订草案进行了初次审议。

目前，防控传染病疫情工作涉及多部法律，包括全国人大常委会 2024 年 6 月 28 日修订的《国境卫生检疫法》和《中华人民共和国突发事件应对法》，以及同步提请审议的《突发公共卫生事件应对法》草案等。为深入贯彻落实党的二十大精神，不断增强立法的系统性、整体性和协同性，从法律制度上形成防范和化解公共卫生风险的合力，《传染病防治法》有必要做好与和现行有关法律规定的衔接。

《传染病防治法》修订草案二次审议稿共 9 章 111 条，作以下修改：一是发生重大传染病疫情，构成突发公共卫生事件的，国务院和县级以上地方人民政府依照突发公共卫生事件应对法的规定设立应急指挥机构、启动应急响应；二是传染病防治中有关突发公共卫生事件的应对，本法未作规定的，适用突发公共卫生事件应对法等有关法律、行政法规的规定。同时，修订后的《突发事件应对法》和《国境卫生检疫法》也对与《传染病防治法》等有关法律的衔接作了规定。

五、《传染病防治法》全文

中华人民共和国传染病防治法

（1989 年 2 月 21 日第七届全国人民代表大会常务委员会第六次会议通过　2004 年 8 月 28 日第十届全国人民代表大会常务委员会第十一次会议修订　根据 2013 年 6 月 29 日第十二届全国人民代表大会常务委员会第三次会议《关于修改〈中华人民共和国文物保护法〉等十二部法律的决定》修正）

第一章　总　则

第一条　为了预防、控制和消除传染病的发生与流行，保障人体健康和公共卫生，制定本法。

第二条　国家对传染病防治实行预防为主的方针，防治结合、分类管理、依靠科学、依靠群众。

第三条　本法规定的传染病分为甲类、乙类和丙类。

甲类传染病是指：鼠疫、霍乱。

乙类传染病是指：传染性非典型肺炎、艾滋病、病毒性肝炎、脊髓灰质炎、人感染高致病性禽流感、麻疹、流行性出血热、狂犬病、流行性乙型脑炎、登革热、炭疽、细菌性和阿米巴性痢疾、肺结核、伤寒和副伤寒、流行性脑脊髓膜炎、百日咳、白喉、新生儿破伤风、猩红热、布鲁氏菌病、淋病、梅毒、钩端螺旋体病、血吸虫病、疟疾。

丙类传染病是指：流行性感冒、流行性腮腺炎、风疹、急性出血性结膜炎、麻风病、流行性和地方性斑疹伤寒、黑热病、包虫病、丝虫病，除霍乱、细菌性和阿米巴性痢疾、伤寒和副伤寒以外

的感染性腹泻病。

国务院卫生行政部门根据传染病暴发、流行情况和危害程度，可以决定增加、减少或者调整乙类、丙类传染病病种并予以公布。

第四条 对乙类传染病中传染性非典型肺炎、炭疽中的肺炭疽和人感染高致病性禽流感①，采取本法所称甲类传染病的预防、控制措施。其他乙类传染病和突发原因不明的传染病需要采取本法所称甲类传染病的预防、控制措施的，由国务院卫生行政部门及时报经国务院批准后予以公布、实施。

需要解除依照前款规定采取的甲类传染病预防、控制措施的，由国务院卫生行政部门报经国务院批准后予以公布。

省、自治区、直辖市人民政府对本行政区域内常见、多发的其他地方性传染病，可以根据情况决定按照乙类或者丙类传染病管理并予以公布，报国务院卫生行政部门备案。

第五条 各级人民政府领导传染病防治工作。

县级以上人民政府制定传染病防治规划并组织实施，建立健全传染病防治的疾病预防控制、医疗救治和监督管理体系。

第六条 国务院卫生行政部门主管全国传染病防治及其监督管理工作。县级以上地方人民政府卫生行政部门负责本行政区域内的传染病防治及其监督管理工作。

县级以上人民政府其他部门在各自的职责范围内负责传染病防治工作。

军队的传染病防治工作，依照本法和国家有关规定办理，由中国人民解放军卫生主管部门实施监督管理。

第七条 各级疾病预防控制机构承担传染病监测、预测、流行病学调查、疫情报告以及其他预防、控制工作。

医疗机构承担与医疗救治有关的传染病防治工作和责任区域内的传染病预防工作。城市社区和农村基层医疗机构在疾病预防控制机构的指导下，承担城市社区、农村基层相应的传染病防治工作。

第八条 国家发展现代医学和中医药等传统医学，支持和鼓励开展传染病防治的科学研究，提高传染病防治的科学技术水平。

国家支持和鼓励开展传染病防治的国际合作。

第九条 国家支持和鼓励单位和个人参与传染病防治工作。各级人民政府应当完善有关制度，方便单位和个人参与防治传染病的宣传教育、疫情报告、志愿服务和捐赠活动。

居民委员会、村民委员会应当组织居民、村民参与社区、农村的传染病预防与控制活动。

第十条 国家开展预防传染病的健康教育。新闻媒体应当无偿开展传染病防治和公共卫生教育的公益宣传。

各级各类学校应当对学生进行健康知识和传染病预防知识的教育。

医学院校应当加强预防医学教育和科学研究，对在校学生以及其他与传染病防治相关人员进行预防医学教育和培训，为传染病防治工作提供技术支持。

疾病预防控制机构、医疗机构应当定期对其工作人员进行传染病防治知识、技能的培训。

第十一条 对在传染病防治工作中做出显著成绩和贡献的单位和个人，给予表彰和奖励。

对因参与传染病防治工作致病、致残、死亡的人员，按照有关规定给予补助、抚恤。

第十二条 在中华人民共和国领域内的一切单位和个人，必须接受疾病预防控制机构、医疗机构有关传染病的调查、检验、采集样本、隔离治疗等预防、控制措施，如实提供有关情况。疾病预防控制机构、医疗机构不得泄露涉及个人隐私的有关信息、资料。

---

① 根据《国家卫生计生委关于调整部分法定传染病病种管理工作的通知》（国卫疾控发〔2013〕28 号），解除对人感染高致病性禽流感采取的传染病防治法规定的甲类传染病预防、控制措施。

卫生行政部门以及其他有关部门、疾病预防控制机构和医疗机构因违法实施行政管理或者预防、控制措施，侵犯单位和个人合法权益的，有关单位和个人可以依法申请行政复议或者提起诉讼。

第二章　传染病预防

第十三条　各级人民政府组织开展群众性卫生活动，进行预防传染病的健康教育，倡导文明健康的生活方式，提高公众对传染病的防治意识和应对能力，加强环境卫生建设，消除鼠害和蚊、蝇等病媒生物的危害。

各级人民政府农业、水利、林业行政部门按照职责分工负责指导和组织消除农田、湖区、河流、牧场、林区的鼠害与血吸虫危害，以及其他传播传染病的动物和病媒生物的危害。

铁路、交通、民用航空行政部门负责组织消除交通工具以及相关场所的鼠害和蚊、蝇等病媒生物的危害。

第十四条　地方各级人民政府应当有计划地建设和改造公共卫生设施，改善饮用水卫生条件，对污水、污物、粪便进行无害化处置。

第十五条　国家实行有计划的预防接种制度。国务院卫生行政部门和省、自治区、直辖市人民政府卫生行政部门，根据传染病预防、控制的需要，制定传染病预防接种规划并组织实施。用于预防接种的疫苗必须符合国家质量标准。

国家对儿童实行预防接种证制度。国家免疫规划项目的预防接种实行免费。医疗机构、疾病预防控制机构与儿童的监护人应当相互配合，保证儿童及时接受预防接种。具体办法由国务院制定。

第十六条　国家和社会应当关心、帮助传染病病人、病原携带者和疑似传染病病人，使其得到及时救治。任何单位和个人不得歧视传染病病人、病原携带者和疑似传染病病人。

传染病病人、病原携带者和疑似传染病病人，在治愈前或者在排除传染病嫌疑前，不得从事法律、行政法规和国务院卫生行政部门规定禁止从事的易使该传染病扩散的工作。

第十七条　国家建立传染病监测制度。

国务院卫生行政部门制定国家传染病监测规划和方案。省、自治区、直辖市人民政府卫生行政部门根据国家传染病监测规划和方案，制定本行政区域的传染病监测计划和工作方案。

各级疾病预防控制机构对传染病的发生、流行以及影响其发生、流行的因素，进行监测；对国外发生、国内尚未发生的传染病或者国内新发生的传染病，进行监测。

第十八条　各级疾病预防控制机构在传染病预防控制中履行下列职责：

（一）实施传染病预防控制规划、计划和方案；

（二）收集、分析和报告传染病监测信息，预测传染病的发生、流行趋势；

（三）开展对传染病疫情和突发公共卫生事件的流行病学调查、现场处理及其效果评价；

（四）开展传染病实验室检测、诊断、病原学鉴定；

（五）实施免疫规划，负责预防性生物制品的使用管理；

（六）开展健康教育、咨询，普及传染病防治知识；

（七）指导、培训下级疾病预防控制机构及其工作人员开展传染病监测工作；

（八）开展传染病防治应用性研究和卫生评价，提供技术咨询。

国家、省级疾病预防控制机构负责对传染病发生、流行以及分布进行监测，对重大传染病流行趋势进行预测，提出预防控制对策，参与并指导对暴发的疫情进行调查处理，开展传染病病原学鉴定，建立检测质量控制体系，开展应用性研究和卫生评价。

设区的市和县级疾病预防控制机构负责传染病预防控制规划、方案的落实，组织实施免疫、消毒、控制病媒生物的危害，普及传染病防治知识，负责本地区疫情和突发公共卫生事件监测、报告，开展流行病学调查和常见病原微生物检测。

第十九条 国家建立传染病预警制度。

国务院卫生行政部门和省、自治区、直辖市人民政府根据传染病发生、流行趋势的预测，及时发出传染病预警，根据情况予以公布。

第二十条 县级以上地方人民政府应当制定传染病预防、控制预案，报上一级人民政府备案。

传染病预防、控制预案应当包括以下主要内容：

（一）传染病预防控制指挥部的组成和相关部门的职责；

（二）传染病的监测、信息收集、分析、报告、通报制度；

（三）疾病预防控制机构、医疗机构在发生传染病疫情时的任务与职责；

（四）传染病暴发、流行情况的分级以及相应的应急工作方案；

（五）传染病预防、疫点疫区现场控制，应急设施、设备、救治药品和医疗器械以及其他物资和技术的储备与调用。

地方人民政府和疾病预防控制机构接到国务院卫生行政部门或者省、自治区、直辖市人民政府发出的传染病预警后，应当按照传染病预防、控制预案，采取相应的预防、控制措施。

第二十一条 医疗机构必须严格执行国务院卫生行政部门规定的管理制度、操作规范，防止传染病的医源性感染和医院感染。

医疗机构应当确定专门的部门或者人员，承担传染病疫情报告、本单位的传染病预防、控制以及责任区域内的传染病预防工作；承担医疗活动中与医院感染有关的危险因素监测、安全防护、消毒、隔离和医疗废物处置工作。

疾病预防控制机构应当指定专门人员负责对医疗机构内传染病预防工作进行指导、考核，开展流行病学调查。

第二十二条 疾病预防控制机构、医疗机构的实验室和从事病原微生物实验的单位，应当符合国家规定的条件和技术标准，建立严格的监督管理制度，对传染病病原体样本按照规定的措施实行严格监督管理，严防传染病病原体的实验室感染和病原微生物的扩散。

第二十三条 采供血机构、生物制品生产单位必须严格执行国家有关规定，保证血液、血液制品的质量。禁止非法采集血液或者组织他人出卖血液。

疾病预防控制机构、医疗机构使用血液和血液制品，必须遵守国家有关规定，防止因输入血液、使用血液制品引起经血液传播疾病的发生。

第二十四条 各级人民政府应当加强艾滋病的防治工作，采取预防、控制措施，防止艾滋病的传播。具体办法由国务院制定。

第二十五条 县级以上人民政府农业、林业行政部门以及其他有关部门，依据各自的职责负责与人畜共患传染病有关的动物传染病的防治管理工作。

与人畜共患传染病有关的野生动物、家畜家禽，经检疫合格后，方可出售、运输。

第二十六条 国家建立传染病菌种、毒种库。

对传染病菌种、毒种和传染病检测样本的采集、保藏、携带、运输和使用实行分类管理，建立健全严格的管理制度。

对可能导致甲类传染病传播的以及国务院卫生行政部门规定的菌种、毒种和传染病检测样本，确需采集、保藏、携带、运输和使用的，须经省级以上人民政府卫生行政部门批准。具体办法由国务院制定。

第二十七条 对被传染病病原体污染的污水、污物、场所和物品，有关单位和个人必须在疾病预防控制机构的指导下或者按照其提出的卫生要求，进行严格消毒处理；拒绝消毒处理的，由当地卫生行政部门或者疾病预防控制机构进行强制消毒处理。

第二十八条 在国家确认的自然疫源地计划兴建水利、交通、旅游、能源等大型建设项目的，应当事先由省级以上疾病预防控制机构对施工环境进行卫生调查。建设单位应当根据疾病预防控制机构的意见，采取必要的传染病预防、控制措施。施工期间，建设单位应当设专人负责工地上的卫生防疫工作。工程竣工后，疾病预防控制机构应当对可能发生的传染病进行监测。

第二十九条 用于传染病防治的消毒产品、饮用水供水单位供应的饮用水和涉及饮用水卫生安全的产品，应当符合国家卫生标准和卫生规范。

饮用水供水单位从事生产或者供应活动，应当依法取得卫生许可证。

生产用于传染病防治的消毒产品的单位和生产用于传染病防治的消毒产品，应当经省级以上人民政府卫生行政部门审批。具体办法由国务院制定。

第三章 疫情报告、通报和公布

第三十条 疾病预防控制机构、医疗机构和采供血机构及其执行职务的人员发现本法规定的传染病疫情或者发现其他传染病暴发、流行以及突发原因不明的传染病时，应当遵循疫情报告属地管理原则，按照国务院规定的或者国务院卫生行政部门规定的内容、程序、方式和时限报告。

军队医疗机构向社会公众提供医疗服务，发现前款规定的传染病疫情时，应当按照国务院卫生行政部门的规定报告。

第三十一条 任何单位和个人发现传染病病人或者疑似传染病病人时，应当及时向附近的疾病预防控制机构或者医疗机构报告。

第三十二条 港口、机场、铁路疾病预防控制机构以及国境卫生检疫机关发现甲类传染病病人、病原携带者、疑似传染病病人时，应当按照国家有关规定立即向国境口岸所在地的疾病预防控制机构或者所在地县级以上地方人民政府卫生行政部门报告并互相通报。

第三十三条 疾病预防控制机构应当主动收集、分析、调查、核实传染病疫情信息。接到甲类、乙类传染病疫情报告或者发现传染病暴发、流行时，应当立即报告当地卫生行政部门，由当地卫生行政部门立即报告当地人民政府，同时报告上级卫生行政部门和国务院卫生行政部门。

疾病预防控制机构应当设立或者指定专门的部门、人员负责传染病疫情信息管理工作，及时对疫情报告进行核实、分析。

第三十四条 县级以上地方人民政府卫生行政部门应当及时向本行政区域内的疾病预防控制机构和医疗机构通报传染病疫情以及监测、预警的相关信息。接到通报的疾病预防控制机构和医疗机构应当及时告知本单位的有关人员。

第三十五条 国务院卫生行政部门应当及时向国务院其他有关部门和各省、自治区、直辖市人民政府卫生行政部门通报全国传染病疫情以及监测、预警的相关信息。

毗邻的以及相关的地方人民政府卫生行政部门，应当及时互相通报本行政区域的传染病疫情以及监测、预警的相关信息。

县级以上人民政府有关部门发现传染病疫情时，应当及时向同级人民政府卫生行政部门通报。

中国人民解放军卫生主管部门发现传染病疫情时，应当向国务院卫生行政部门通报。

第三十六条 动物防疫机构和疾病预防控制机构，应当及时互相通报动物间和人间发生的人畜共患传染病疫情以及相关信息。

第三十七条 依照本法的规定负有传染病疫情报告职责的人民政府有关部门、疾病预防控制机构、医疗机构、采供血机构及其工作人员，不得隐瞒、谎报、缓报传染病疫情。

第三十八条 国家建立传染病疫情信息公布制度。

国务院卫生行政部门定期公布全国传染病疫情信息。省、自治区、直辖市人民政府卫生行政部门定期公布本行政区域的传染病疫情信息。

传染病暴发、流行时，国务院卫生行政部门负责向社会公布传染病疫情信息，并可以授权省、自治区、直辖市人民政府卫生行政部门向社会公布本行政区域的传染病疫情信息。

公布传染病疫情信息应当及时、准确。

第四章 疫情控制

第三十九条 医疗机构发现甲类传染病时，应当及时采取下列措施：

（一）对病人、病原携带者，予以隔离治疗，隔离期限根据医学检查结果确定；

（二）对疑似病人，确诊前在指定场所单独隔离治疗；

（三）对医疗机构内的病人、病原携带者、疑似病人的密切接触者，在指定场所进行医学观察和采取其他必要的预防措施。

拒绝隔离治疗或者隔离期未满擅自脱离隔离治疗的，可以由公安机关协助医疗机构采取强制隔离治疗措施。

医疗机构发现乙类或者丙类传染病病人，应当根据病情采取必要的治疗和控制传播措施。

医疗机构对本单位内被传染病病原体污染的场所、物品以及医疗废物，必须依照法律、法规的规定实施消毒和无害化处置。

第四十条 疾病预防控制机构发现传染病疫情或者接到传染病疫情报告时，应当及时采取下列措施：

（一）对传染病疫情进行流行病学调查，根据调查情况提出划定疫点、疫区的建议，对被污染的场所进行卫生处理，对密切接触者，在指定场所进行医学观察和采取其他必要的预防措施，并向卫生行政部门提出疫情控制方案；

（二）传染病暴发、流行时，对疫点、疫区进行卫生处理，向卫生行政部门提出疫情控制方案，并按照卫生行政部门的要求采取措施；

（三）指导下级疾病预防控制机构实施传染病预防、控制措施，组织、指导有关单位对传染病疫情的处理。

第四十一条 对已经发生甲类传染病病例的场所或者该场所内的特定区域的人员，所在地的县级以上地方人民政府可以实施隔离措施，并同时向上一级人民政府报告；接到报告的上级人民政府应当即时作出是否批准的决定。上级人民政府作出不予批准决定的，实施隔离措施的人民政府应当立即解除隔离措施。

在隔离期间，实施隔离措施的人民政府应当对被隔离人员提供生活保障；被隔离人员有工作单位的，所在单位不得停止支付其隔离期间的工作报酬。

隔离措施的解除，由原决定机关决定并宣布。

第四十二条 传染病暴发、流行时，县级以上地方人民政府应当立即组织力量，按照预防、控制预案进行防治，切断传染病的传播途径，必要时，报经上一级人民政府决定，可以采取下列紧急措施并予以公告：

（一）限制或者停止集市、影剧院演出或者其他人群聚集的活动；

（二）停工、停业、停课；

（三）封闭或者封存被传染病病原体污染的公共饮用水源、食品以及相关物品；

（四）控制或者扑杀染疫野生动物、家畜家禽；

（五）封闭可能造成传染病扩散的场所。

上级人民政府接到下级人民政府关于采取前款所列紧急措施的报告时，应当即时作出决定。

紧急措施的解除，由原决定机关决定并宣布。

第四十三条 甲类、乙类传染病暴发、流行时，县级以上地方人民政府报经上一级人民政府决定，可以宣布本行政区域部分或者全部为疫区；国务院可以决定并宣布跨省、自治区、直辖市的疫区。县级以上地方人民政府可以在疫区内采取本法第四十二条规定的紧急措施，并可以对出入疫区的人员、物资和交通工具实施卫生检疫。

省、自治区、直辖市人民政府可以决定对本行政区域内的甲类传染病疫区实施封锁；但是，封锁大、中城市的疫区或者封锁跨省、自治区、直辖市的疫区，以及封锁疫区导致中断干线交通或者封锁国境的，由国务院决定。

疫区封锁的解除，由原决定机关决定并宣布。

第四十四条 发生甲类传染病时，为了防止该传染病通过交通工具及其乘运的人员、物资传播，可以实施交通卫生检疫。具体办法由国务院制定。

第四十五条 传染病暴发、流行时，根据传染病疫情控制的需要，国务院有权在全国范围或者跨省、自治区、直辖市范围内，县级以上地方人民政府有权在本行政区域内紧急调集人员或者调用储备物资，临时征用房屋、交通工具以及相关设施、设备。

紧急调集人员的，应当按照规定给予合理报酬。临时征用房屋、交通工具以及相关设施、设备的，应当依法给予补偿；能返还的，应当及时返还。

第四十六条 患甲类传染病、炭疽死亡的，应当将尸体立即进行卫生处理，就近火化。患其他传染病死亡的，必要时，应当将尸体进行卫生处理后火化或者按照规定深埋。

为了查找传染病病因，医疗机构在必要时可以按照国务院卫生行政部门的规定，对传染病病人尸体或者疑似传染病病人尸体进行解剖查验，并应当告知死者家属。

第四十七条 疫区中被传染病病原体污染或者可能被传染病病原体污染的物品，经消毒可以使用的，应当在当地疾病预防控制机构的指导下，进行消毒处理后，方可使用、出售和运输。

第四十八条 发生传染病疫情时，疾病预防控制机构和省级以上人民政府卫生行政部门指派的其他与传染病有关的专业技术机构，可以进入传染病疫点、疫区进行调查、采集样本、技术分析和检验。

第四十九条 传染病暴发、流行时，药品和医疗器械生产、供应单位应当及时生产、供应防治传染病的药品和医疗器械。铁路、交通、民用航空经营单位必须优先运送处理传染病疫情的人员以及防治传染病的药品和医疗器械。县级以上人民政府有关部门应当做好组织协调工作。

第五章　医疗救治

第五十条 县级以上人民政府应当加强和完善传染病医疗救治服务网络的建设，指定具备传染病救治条件和能力的医疗机构承担传染病救治任务，或者根据传染病救治需要设置传染病医院。

第五十一条 医疗机构的基本标准、建筑设计和服务流程，应当符合预防传染病医院感染的要求。

医疗机构应当按照规定对使用的医疗器械进行消毒；对按照规定一次使用的医疗器具，应当在使用后予以销毁。

医疗机构应当按照国务院卫生行政部门规定的传染病诊断标准和治疗要求，采取相应措施，提高传染病医疗救治能力。

第五十二条 医疗机构应当对传染病病人或者疑似传染病病人提供医疗救护、现场救援和接诊治疗，书写病历记录以及其他有关资料，并妥善保管。

医疗机构应当实行传染病预检、分诊制度；对传染病病人、疑似传染病病人，应当引导至相对隔离的分诊点进行初诊。医疗机构不具备相应救治能力的，应当将患者及其病历记录复印件一并转至具备相应救治能力的医疗机构。具体办法由国务院卫生行政部门规定。

第六章　监督管理

第五十三条　县级以上人民政府卫生行政部门对传染病防治工作履行下列监督检查职责：

（一）对下级人民政府卫生行政部门履行本法规定的传染病防治职责进行监督检查；

（二）对疾病预防控制机构、医疗机构的传染病防治工作进行监督检查；

（三）对采供血机构的采供血活动进行监督检查；

（四）对用于传染病防治的消毒产品及其生产单位进行监督检查，并对饮用水供水单位从事生产或者供应活动以及涉及饮用水卫生安全的产品进行监督检查；

（五）对传染病菌种、毒种和传染病检测样本的采集、保藏、携带、运输、使用进行监督检查；

（六）对公共场所和有关单位的卫生条件和传染病预防、控制措施进行监督检查。

省级以上人民政府卫生行政部门负责组织对传染病防治重大事项的处理。

第五十四条　县级以上人民政府卫生行政部门在履行监督检查职责时，有权进入被检查单位和传染病疫情发生现场调查取证，查阅或者复制有关的资料和采集样本。被检查单位应当予以配合，不得拒绝、阻挠。

第五十五条　县级以上地方人民政府卫生行政部门在履行监督检查职责时，发现被传染病病原体污染的公共饮用水源、食品以及相关物品，如不及时采取控制措施可能导致传染病传播、流行的，可以采取封闭公共饮用水源、封存食品以及相关物品或者暂停销售的临时控制措施，并予以检验或者进行消毒。经检验，属于被污染的食品，应当予以销毁；对未被污染的食品或者经消毒后可以使用的物品，应当解除控制措施。

第五十六条　卫生行政部门工作人员依法执行职务时，应当不少于两人，并出示执法证件，填写卫生执法文书。

卫生执法文书经核对无误后，应当由卫生执法人员和当事人签名。当事人拒绝签名的，卫生执法人员应当注明情况。

第五十七条　卫生行政部门应当依法建立健全内部监督制度，对其工作人员依据法定职权和程序履行职责的情况进行监督。

上级卫生行政部门发现下级卫生行政部门不及时处理职责范围内的事项或者不履行职责的，应当责令纠正或者直接予以处理。

第五十八条　卫生行政部门及其工作人员履行职责，应当自觉接受社会和公民的监督。单位和个人有权向上级人民政府及其卫生行政部门举报违反本法的行为。接到举报的有关人民政府或者其卫生行政部门，应当及时调查处理。

第七章　保障措施

第五十九条　国家将传染病防治工作纳入国民经济和社会发展计划，县级以上地方人民政府将传染病防治工作纳入本行政区域的国民经济和社会发展计划。

第六十条　县级以上地方人民政府按照本级政府职责负责本行政区域内传染病预防、控制、监督工作的日常经费。

国务院卫生行政部门会同国务院有关部门，根据传染病流行趋势，确定全国传染病预防、控制、救治、监测、预测、预警、监督检查等项目。中央财政对困难地区实施重大传染病防治项目给予补助。

省、自治区、直辖市人民政府根据本行政区域内传染病流行趋势，在国务院卫生行政部门确定的项目范围内，确定传染病预防、控制、监督等项目，并保障项目的实施经费。

第六十一条　国家加强基层传染病防治体系建设，扶持贫困地区和少数民族地区的传染病防治工作。

地方各级人民政府应当保障城市社区、农村基层传染病预防工作的经费。

第六十二条 国家对患有特定传染病的困难人群实行医疗救助，减免医疗费用。具体办法由国务院卫生行政部门会同国务院财政部门等部门制定。

第六十三条 县级以上人民政府负责储备防治传染病的药品、医疗器械和其他物资，以备调用。

第六十四条 对从事传染病预防、医疗、科研、教学、现场处理疫情的人员，以及在生产、工作中接触传染病病原体的其他人员，有关单位应当按照国家规定，采取有效的卫生防护措施和医疗保健措施，并给予适当的津贴。

第八章 法律责任

第六十五条 地方各级人民政府未依照本法的规定履行报告职责，或者隐瞒、谎报、缓报传染病疫情，或者在传染病暴发、流行时，未及时组织救治、采取控制措施的，由上级人民政府责令改正，通报批评；造成传染病传播、流行或者其他严重后果的，对负有责任的主管人员，依法给予行政处分；构成犯罪的，依法追究刑事责任。

第六十六条 县级以上人民政府卫生行政部门违反本法规定，有下列情形之一的，由本级人民政府、上级人民政府卫生行政部门责令改正，通报批评；造成传染病传播、流行或者其他严重后果的，对负有责任的主管人员和其他直接责任人员，依法给予行政处分；构成犯罪的，依法追究刑事责任：

（一）未依法履行传染病疫情通报、报告或者公布职责，或者隐瞒、谎报、缓报传染病疫情的；

（二）发生或者可能发生传染病传播时未及时采取预防、控制措施的；

（三）未依法履行监督检查职责，或者发现违法行为不及时查处的；

（四）未及时调查、处理单位和个人对下级卫生行政部门不履行传染病防治职责的举报的；

（五）违反本法的其他失职、渎职行为。

第六十七条 县级以上人民政府有关部门未依照本法的规定履行传染病防治和保障职责的，由本级人民政府或者上级人民政府有关部门责令改正，通报批评；造成传染病传播、流行或者其他严重后果的，对负有责任的主管人员和其他直接责任人员，依法给予行政处分；构成犯罪的，依法追究刑事责任。

第六十八条 疾病预防控制机构违反本法规定，有下列情形之一的，由县级以上人民政府卫生行政部门责令限期改正，通报批评，给予警告；对负有责任的主管人员和其他直接责任人员，依法给予降级、撤职、开除的处分，并可以依法吊销有关责任人员的执业证书；构成犯罪的，依法追究刑事责任：

（一）未依法履行传染病监测职责的；

（二）未依法履行传染病疫情报告、通报职责，或者隐瞒、谎报、缓报传染病疫情的；

（三）未主动收集传染病疫情信息，或者对传染病疫情信息和疫情报告未及时进行分析、调查、核实的；

（四）发现传染病疫情时，未依据职责及时采取本法规定的措施的；

（五）故意泄露传染病病人、病原携带者、疑似传染病病人、密切接触者涉及个人隐私的有关信息、资料的。

第六十九条 医疗机构违反本法规定，有下列情形之一的，由县级以上人民政府卫生行政部门责令改正，通报批评，给予警告；造成传染病传播、流行或者其他严重后果的，对负有责任的主管人员和其他直接责任人员，依法给予降级、撤职、开除的处分，并可以依法吊销有关责任人员的执业证书；构成犯罪的，依法追究刑事责任：

（一）未按照规定承担本单位的传染病预防、控制工作、医院感染控制任务和责任区域内的传染病预防工作的；

（二）未按照规定报告传染病疫情，或者隐瞒、谎报、缓报传染病疫情的；

（三）发现传染病疫情时，未按照规定对传染病病人、疑似传染病病人提供医疗救护、现场救援、接诊、转诊的，或者拒绝接受转诊的；

（四）未按照规定对本单位内被传染病病原体污染的场所、物品以及医疗废物实施消毒或者无害化处置的；

（五）未按照规定对医疗器械进行消毒，或者对按照规定一次使用的医疗器具未予销毁，再次使用的；

（六）在医疗救治过程中未按照规定保管医学记录资料的；

（七）故意泄露传染病病人、病原携带者、疑似传染病病人、密切接触者涉及个人隐私的有关信息、资料的。

第七十条 采供血机构未按照规定报告传染病疫情，或者隐瞒、谎报、缓报传染病疫情，或者未执行国家有关规定，导致因输入血液引起经血液传播疾病发生的，由县级以上人民政府卫生行政部门责令改正，通报批评，给予警告；造成传染病传播、流行或者其他严重后果的，对负有责任的主管人员和其他直接责任人员，依法给予降级、撤职、开除的处分，并可以依法吊销采供血机构的执业许可证；构成犯罪的，依法追究刑事责任。

非法采集血液或者组织他人出卖血液的，由县级以上人民政府卫生行政部门予以取缔，没收违法所得，可以并处十万元以下的罚款；构成犯罪的，依法追究刑事责任。

第七十一条 国境卫生检疫机关、动物防疫机构未依法履行传染病疫情通报职责的，由有关部门在各自职责范围内责令改正，通报批评；造成传染病传播、流行或者其他严重后果的，对负有责任的主管人员和其他直接责任人员，依法给予降级、撤职、开除的处分；构成犯罪的，依法追究刑事责任。

第七十二条 铁路、交通、民用航空经营单位未依照本法的规定优先运送处理传染病疫情的人员以及防治传染病的药品和医疗器械的，由有关部门责令限期改正，给予警告；造成严重后果的，对负有责任的主管人员和其他直接责任人员，依法给予降级、撤职、开除的处分。

第七十三条 违反本法规定，有下列情形之一，导致或者可能导致传染病传播、流行的，由县级以上人民政府卫生行政部门责令限期改正，没收违法所得，可以并处五万元以下的罚款；已取得许可证的，原发证部门可以依法暂扣或者吊销许可证；构成犯罪的，依法追究刑事责任：

（一）饮用水供水单位供应的饮用水不符合国家卫生标准和卫生规范的；

（二）涉及饮用水卫生安全的产品不符合国家卫生标准和卫生规范的；

（三）用于传染病防治的消毒产品不符合国家卫生标准和卫生规范的；

（四）出售、运输疫区中被传染病病原体污染或者可能被传染病病原体污染的物品，未进行消毒处理的；

（五）生物制品生产单位生产的血液制品不符合国家质量标准的。

第七十四条 违反本法规定，有下列情形之一的，由县级以上地方人民政府卫生行政部门责令改正，通报批评，给予警告，已取得许可证的，可以依法暂扣或者吊销许可证；造成传染病传播、流行以及其他严重后果的，对负有责任的主管人员和其他直接责任人员，依法给予降级、撤职、开除的处分，并可以依法吊销有关责任人员的执业证书；构成犯罪的，依法追究刑事责任：

（一）疾病预防控制机构、医疗机构和从事病原微生物实验的单位，不符合国家规定的条件和技术标准，对传染病病原体样本未按照规定进行严格管理，造成实验室感染和病原微生物扩散的；

（二）违反国家有关规定，采集、保藏、携带、运输和使用传染病菌种、毒种和传染病检测样本的；

（三）疾病预防控制机构、医疗机构未执行国家有关规定，导致因输入血液、使用血液制品引起经血液传播疾病发生的。

第七十五条 未经检疫出售、运输与人畜共患传染病有关的野生动物、家畜家禽的，由县级以上地方人民政府畜牧兽医行政部门责令停止违法行为，并依法给予行政处罚。

第七十六条 在国家确认的自然疫源地兴建水利、交通、旅游、能源等大型建设项目，未经卫生调查进行施工的，或者未按照疾病预防控制机构的意见采取必要的传染病预防、控制措施的，由县级以上人民政府卫生行政部门责令限期改正，给予警告，处五千元以上三万元以下的罚款；逾期不改正的，处三万元以上十万元以下的罚款，并可以提请有关人民政府依据职责权限，责令停建、关闭。

第七十七条 单位和个人违反本法规定，导致传染病传播、流行，给他人人身、财产造成损害的，应当依法承担民事责任。

第九章 附 则

第七十八条 本法中下列用语的含义：

（一）传染病病人、疑似传染病病人：指根据国务院卫生行政部门发布的《中华人民共和国传染病防治法规定管理的传染病诊断标准》，符合传染病病人和疑似传染病病人诊断标准的人。

（二）病原携带者：指感染病原体无临床症状但能排出病原体的人。

（三）流行病学调查：指对人群中疾病或者健康状况的分布及其决定因素进行调查研究，提出疾病预防控制措施及保健对策。

（四）疫点：指病原体从传染源向周围播散的范围较小或者单个疫源地。

（五）疫区：指传染病在人群中暴发、流行，其病原体向周围播散时所能波及的地区。

（六）人畜共患传染病：指人与脊椎动物共同罹患的传染病，如鼠疫、狂犬病、血吸虫病等。

（七）自然疫源地：指某些可引起人类传染病的病原体在自然界的野生动物中长期存在和循环的地区。

（八）病媒生物：指能够将病原体从人或者其他动物传播给人的生物，如蚊、蝇、蚤类等。

（九）医源性感染：指在医学服务中，因病原体传播引起的感染。

（十）医院感染：指住院病人在医院内获得的感染，包括在住院期间发生的感染和在医院内获得出院后发生的感染，但不包括入院前已开始或者入院时已处于潜伏期的感染。医院工作人员在医院内获得的感染也属医院感染。

（十一）实验室感染：指从事实验室工作时，因接触病原体所致的感染。

（十二）菌种、毒种：指可能引起本法规定的传染病发生的细菌菌种、病毒毒种。

（十三）消毒：指用化学、物理、生物的方法杀灭或者消除环境中的病原微生物。

（十四）疾病预防控制机构：指从事疾病预防控制活动的疾病预防控制中心以及与上述机构业务活动相同的单位。

（十五）医疗机构：指按照《医疗机构管理条例》取得医疗机构执业许可证，从事疾病诊断、治疗活动的机构。

第七十九条 传染病防治中有关食品、药品、血液、水、医疗废物和病原微生物的管理以及动物防疫和国境卫生检疫，本法未规定的，分别适用其他有关法律、行政法规的规定。

第八十条 本法自2004年12月1日起施行。

第四节｜《中华人民共和国传染病防治法实施办法》

一、《中华人民共和国传染病防治法实施办法》概况

《中华人民共和国传染病防治法实施办法》（以下简称《传染病防治法实施办法》）于 1991 年 10 月 4 日由国务院批准，1991 年 12 月 6 日由中华人民共和国卫生部（以下简称卫生部）令第 17 号发布，自 1991 年 12 月 6 日起施行。

《传染病防治法》已于 2004 年 8 月 28 日中华人民共和国第十届全国人民代表大会常务委员会第十一次会议修订通过，由原来的七章四十一条修订为九章八十条。《传染病防治法实施办法》中规定与《传染病防治法》不一致之处，应以《传染病防治法》为准。

修订后的《国境卫生检疫法》第五十五条规定："国境卫生检疫及相关活动，本法未作规定的，适用《中华人民共和国传染病防治法》等有关法律、行政法规的规定。"

二、《传染病防治法实施办法》全文

中华人民共和国传染病防治法实施办法

（1991 年 10 月 4 日国务院批准，1991 年 12 月 6 日卫生部令第 17 号发布，自发布之日起施行）

第一章　总　则

第一条　根据《中华人民共和国传染病防治法》（以下简称《传染病防治法》）的规定，制定本办法。

第二条　国家对传染病实行预防为主的方针，各级政府在制定社会经济发展规划时，必须包括传染病防治目标，并组织有关部门共同实施。

第三条　各级政府卫生行政部门对传染病防治工作实施统一监督管理。

受国务院卫生行政部门委托的其他有关部门卫生主管机构，在本系统内行使《传染病防治法》第三十二条第一款所列职权。

军队的传染病防治工作，依照《传染病防治法》和本办法中的有关规定以及国家其他有关规定，由中国人民解放军卫生主管部门实施监督管理。

第四条　各级各类卫生防疫机构按照专业分工承担传染病监测管理的责任和范围，由省级政府卫生行政部门确定。

铁路、交通、民航、厂（场）矿的卫生防疫机构，承担本系统传染病监测管理工作，并接受本系统上级卫生主管机构和省级政府卫生行政部门指定的卫生防疫机构的业务指导。

第五条　各级各类医疗保健机构承担传染病防治管理的责任和范围，由当地政府卫生行政部门确定。

第六条　各级政府对预防、控制传染病做出显著成绩和贡献的单位和个人，应当给予奖励。

第二章　预　防

第七条　各级政府应当组织有关部门，开展传染病预防知识和防治措施的卫生健康教育。

第八条　各级政府组织开展爱国卫生活动。

铁路、交通、民航部门负责组织消除交通工具的鼠害和各种病媒昆虫的危害。

农业、林业部门负责组织消除农田、牧场及林区的鼠害。

国务院各有关部委消除钉螺危害的分工，按照国务院的有关规定办理。

第九条 集中式供水必须符合国家《生活饮用水卫生标准》。

各单位自备水源，未经城市建设部门和卫生行政部门批准，不得与城镇集中式供水系统连接。

第十条 地方各级政府应当有计划地建设和改造公共卫生设施。

城市应当按照城市环境卫生设施标准修建公共厕所、垃圾粪便的无害化处理场和污水、雨水排放处理系统等公共卫生设施。

农村应当逐步改造厕所，对粪便进行无害化处理，加强对公共生活用水的卫生管理，建立必要的卫生管理制度。饮用水水源附近禁止有污水池、粪堆（坑）等污染源。禁止在饮用水水源附近洗刷便器和运输粪便的工具。

第十一条 国家实行有计划的预防接种制度。

中华人民共和国境内的任何人均应按照有关规定接受预防接种。

各省、自治区、直辖市政府卫生行政部门可以根据当地传染病的流行情况，增加预防接种项目。

第十二条 国家对儿童实行预防接种证制度。

适龄儿童应当按照国家有关规定，接受预防接种。适龄儿童的家长或者监护人应当及时向医疗保健机构申请办理预防接种证。

托幼机构、学校在办理入托、入学手续时，应当查验预防接种证，未按规定接种的儿童应当及时补种。

第十三条 各级各类医疗保健机构的预防保健组织或者人员，在本单位及责任地段内承担下列工作：

（一）传染病疫情报告和管理；

（二）传染病预防和控制工作；

（三）卫生行政部门指定的卫生防疫机构交付的传染病防治和监测任务。

第十四条 医疗保健机构必须按照国务院卫生行政部门的有关规定，严格执行消毒隔离制度，防止医院内感染和医源性感染。

第十五条 卫生防疫机构和从事致病性微生物实验的科研、教学、生产等单位必须做到：

（一）建立健全防止致病性微生物扩散的制度和人体防护措施；

（二）严格执行实验操作规程，对实验后的样品、器材、污染物品等，按照有关规定严格消毒后处理；

（三）实验动物必须按照国家有关规定进行管理。

第十六条 传染病的菌（毒）种分为下列三类：

一类：鼠疫耶尔森氏菌、霍乱弧菌；天花病毒、艾滋病病毒；

二类：布氏菌、炭疽菌、麻风杆菌；肝炎病毒、狂犬病毒、出血热病毒、登革热病毒；斑疹伤寒立克次体；

三类：脑膜炎双球菌、链球菌、淋病双球菌、结核杆菌、百日咳嗜血杆菌、白喉棒状杆菌、沙门氏菌、志贺氏菌、破伤风梭状杆菌；钩端螺旋体、梅毒螺旋体；乙型脑炎病毒、脊髓灰质炎病毒、流感病毒、流行性腮腺炎病毒、麻疹病毒、风疹病毒。

国务院卫生行政部门可以根据情况增加或者减少菌（毒）种的种类。

第十七条 国家对传染病菌（毒）种的保藏、携带、运输实行严格管理：

（一）菌（毒）种的保藏由国务院卫生行政部门指定的单位负责。

（二）一、二类菌（毒）种的供应由国务院卫生行政部门指定的保藏管理单位供应。三类菌

（毒）种由设有专业实验室的单位或者国务院卫生行政部门指定的保藏管理单位供应。

（三）使用一类菌（毒）种的单位，必须经国务院卫生行政部门批准；使用二类菌（毒）种的单位必须经省级政府卫生行政部门批准；使用三类菌（毒）种的单位，应当经县级政府卫生行政部门批准。

（四）一、二类菌（毒）种，应派专人向供应单位领取，不得邮寄；三类菌（毒）种的邮寄必须持有邮寄单位的证明，并按照菌（毒）种邮寄与包装的有关规定办理。

第十八条 对患有下列传染病的病人或者病原携带者予以必要的隔离治疗，直至医疗保健机构证明其不具有传染性时，方可恢复工作：

（一）鼠疫、霍乱；

（二）艾滋病、病毒性肝炎、细菌性和阿米巴痢疾、伤寒和副伤寒、炭疽、斑疹伤寒、麻疹、百日咳、白喉、脊髓灰质炎、流行性脑脊髓膜炎、猩红热、流行性出血热、登革热、淋病、梅毒；

（三）肺结核、麻风病、流行性腮腺炎、风疹、急性出血性结膜炎。

第十九条 从事饮水、饮食、整容、保育等易使传染病扩散工作的从业人员，必须按照国家有关规定取得健康合格证后方可上岗。

第二十条 招用流动人员二百人以上的用工单位，应当向当地政府卫生行政部门指定的卫生防疫机构报告，并按照要求采取预防控制传染病的卫生措施。

第二十一条 被甲类传染病病原体污染的污水、污物、粪便，有关单位和个人必须在卫生防疫人员的指导监督下，按照下列要求进行处理：

（一）被鼠疫病原体污染

1. 被污染的室内空气、地面、四壁必须进行严格消毒，被污染的物品必须严格消毒或者焚烧处理；

2. 彻底消除鼠疫疫区内的鼠类、蚤类；发现病鼠、死鼠应当送检；解剖检验后的鼠尸必须焚化；

3. 疫区内啮齿类动物的皮毛不能就地进行有效的消毒处理时，必须在卫生防疫机构的监督下焚烧。

（二）被霍乱病原体污染

1. 被污染的饮用水，必须进行严格消毒处理；

2. 污水经消毒处理后排放；

3. 被污染的食物要就地封存，消毒处理；

4. 粪便消毒处理达到无害化；

5. 被污染的物品，必须进行严格消毒或者焚烧处理。

第二十二条 被伤寒和副伤寒、细菌性痢疾、脊髓灰质炎、病毒性肝炎病原体污染的水、物品、粪便，有关单位和个人应当按照下列要求进行处理：

（一）被污染的饮用水，应当进行严格消毒处理；

（二）污水经消毒处理后排放；

（三）被污染的物品，应当进行严格消毒处理或者焚烧处理；

（四）粪便消毒处理达到无害化。

死于炭疽的动物尸体必须就地焚化，被污染的用具必须消毒处理，被污染的土地、草皮消毒后，必须将10厘米厚的表层土铲除，并在远离水源及河流的地方深埋。

第二十三条 出售、运输被传染病病原体污染或者来自疫区可能被传染病病原体污染的皮毛、旧衣物及生活用品等，必须按照卫生防疫机构的要求进行必要的卫生处理。

第二十四条 用于预防传染病的菌苗、疫苗等生物制品，由各省、自治区、直辖市卫生防疫机构统一向生物制品生产单位订购，其他任何单位和个人不得经营。

用于预防传染病的菌苗、疫苗等生物制品必须在卫生防疫机构监督指导下使用。

第二十五条 凡从事可能导致经血液传播传染病的美容、整容等单位和个人，必须执行国务院卫生行政部门的有关规定。

第二十六条 血站（库）、生物制品生产单位，必须严格执行国务院卫生行政部门的有关规定，保证血液、血液制品的质量，防止因输入血液、血液制品引起病毒性肝炎、艾滋病、疟疾等疾病的发生。任何单位和个人不准使用国务院卫生行政部门禁止进口的血液和血液制品。

第二十七条 生产、经营、使用消毒药剂和消毒器械、卫生用品、卫生材料、一次性医疗器材、隐形眼镜、人造器官等必须符合国家有关标准，不符合国家有关标准的不得生产、经营和使用。

第二十八条 发现人畜共患传染病已在人、畜间流行时，卫生行政部门与畜牧兽医部门应当深入疫区，按照职责分别对人、畜开展防治工作。

传染病流行区的家畜家禽，未经畜牧兽医部门检疫不得外运。

进入鼠疫自然疫源地捕猎旱獭应按照国家有关规定执行。

第二十九条 狂犬病的防治管理工作按照下列规定分工负责：

（一）公安部门负责县以上城市养犬的审批与违章养犬的处理，捕杀狂犬、野犬。

（二）畜牧兽医部门负责兽用狂犬病疫苗的研制、生产和供应；对城乡经批准的养犬进行预防接种、登记和发放“家犬免疫证”；对犬类狂犬病的疫情进行监测和负责进出口犬类的检疫、免疫及管理。

（三）乡（镇）政府负责辖区内养犬的管理，捕杀狂犬、野犬。

（四）卫生部门负责人用狂犬病疫苗的供应、接种和病人的诊治。

第三十条 自然疫源地或者可能是自然疫源地的地区计划兴建大型建设项目时，建设单位在设计任务书批准后，应当向当地卫生防疫机构申请对施工环境进行卫生调查，并根据卫生防疫机构的意见采取必要的卫生防疫措施后，方可办理开工手续。

兴建城市规划内的建设项目，属于在自然疫源地和可能是自然疫源地范围内的，城市规划主管部门在核发建设工程规划许可证明中，必须有卫生防疫部门提出的有关意见及结论。建设单位在施工过程中，必须采取预防传染病传播和扩散的措施。

第三十一条 卫生防疫机构接到在自然疫源地和可能是自然疫源地范围内兴办大型建设项目的建设单位的卫生调查申请后，应当及时组成调查组到现场进行调查，并提出该地区自然环境中可能存在的传染病病种、流行范围、流行强度及预防措施等意见和结论。

第三十二条 在自然疫源地或者可能是自然疫源地内施工的建设单位，应当设立预防保健组织负责施工期间的卫生防疫工作。

第三十三条 凡在生产、工作中接触传染病病原体的工作人员，可以按照国家有关规定申领卫生防疫津贴。

第三章　疫情报告

第三十四条 执行职务的医疗保健人员、卫生防疫人员为责任疫情报告人。

责任疫情报告人应当按照本办法第三十五条规定的时限向卫生行政部门指定的卫生防疫机构报告疫情，并做疫情登记。

第三十五条 责任疫情报告人发现甲类传染病和乙类传染病中的艾滋病、肺炭疽的病人、病原携带者和疑似传染病病人时，城镇于六小时内，农村于十二小时内，以最快的通讯方式向发病地的卫生防疫机构报告，并同时报出传染病报告卡。

责任疫情报告人发现乙类传染病病人、病原携带者和疑似传染病病人时，城镇于十二小时内，农村于二十四小时内向发病地的卫生防疫机构报出传染病报告卡。

责任疫情报告人在丙类传染病监测区内发现丙类传染病病人时，应当在二十四小时内向发病地的卫生防疫机构报出传染病报告卡。

第三十六条 传染病暴发、流行时，责任疫情报告人应当以最快的通讯方式向当地卫生防疫机构报告疫情。接到疫情报告的卫生防疫机构应当以最快的通讯方式报告上级卫生防疫机构和当地政府卫生行政部门，卫生行政部门接到报告后，应当立即报告当地政府。

省级政府卫生行政部门接到发现甲类传染病和发生传染病暴发、流行的报告后，应当于六小时内报告国务院卫生行政部门。

第三十七条 流动人员中的传染病病人、病原携带者和疑似传染病病人的传染病报告、处理由诊治地负责，其疫情登记、统计由户口所在地负责。

第三十八条 铁路、交通、民航、厂（场）矿的卫生防疫机构，应当定期向所在地卫生行政部门指定的卫生防疫机构报告疫情。

第三十九条 军队的传染病疫情，由中国人民解放军卫生主管部门根据军队有关规定向国务院卫生行政部门报告。

军队的医疗保健和卫生防疫机构，发现地方就诊的传染病病人、病原携带者、疑似传染病病人时，应当按照本办法第三十五条的规定报告疫情，并接受当地卫生防疫机构的业务指导。

第四十条 国境口岸所在地卫生行政部门指定的卫生防疫机构和港口、机场、铁路卫生防疫机构和国境卫生检疫机关在发现国境卫生检疫法规定的检疫传染病①时，应当互相通报疫情。

发现人畜共患传染病时，卫生防疫机构和畜牧兽医部门应当互相通报疫情。

第四十一条 各级政府卫生行政部门指定的卫生防疫机构应当对辖区内各类医疗保健机构的疫情登记报告和管理情况定期进行核实、检查、指导。

第四十二条 传染病报告卡片邮寄信封应当印有明显的“红十字”标志及写明××卫生防疫机构收的字样。

邮电部门应当及时传递疫情报告的电话或者信卡，并实行邮资总付。

第四十三条 医务人员未经县级以上政府卫生行政部门批准，不得将就诊的淋病、梅毒、麻风病、艾滋病病人和艾滋病病原携带者及其家属的姓名、住址和个人病史公开。

第四章　控　制

第四十四条 卫生防疫机构和医疗保健机构传染病的疫情处理实行分级分工管理。

第四十五条 艾滋病的监测管理按照国务院有关规定执行。

第四十六条 淋病、梅毒病人应当在医疗保健机构、卫生防疫机构接受治疗。尚未治愈前，不得进入公共浴池、游泳池。

第四十七条 医疗保健机构或者卫生防疫机构在诊治中发现甲类传染病的疑似病人，应当在二日内作出明确诊断。

第四十八条 甲类传染病病人和病原携带者以及乙类传染病中的艾滋病、淋病、梅毒病人的密切接触者必须按照有关规定接受检疫、医学检查和防治措施。

前款以外的乙类传染病病人及病原携带者的密切接触者，应当接受医学检查和防治措施。

第四十九条 甲类传染病疑似病人或者病原携带者的密切接触者，经留验排除是病人或者病原携带者后，留验期间的工资福利待遇由所属单位按出勤照发。

第五十条 发现甲类传染病病人、病原携带者或者疑似病人的污染场所，卫生防疫机构接到疫

---

① 根据《关于公布检疫传染病目录的公告》（国家疾控局 海关总署公告 2024 年第 2 号），检疫传染病包括：鼠疫、霍乱、黄热病、埃博拉病毒病、天花、脊髓灰质炎、传染性非典型肺炎、肺炭疽、马尔堡病毒病、拉沙热、中东呼吸综合征。

情报告后，应立即进行严格的卫生处理。

第五十一条 地方各级政府卫生行政部门发现本地区发生从未有过的传染病或者国家已宣布消除的传染病时，应当立即采取措施，必要时，向当地政府报告。

第五十二条 在传染病暴发、流行区域，当地政府应当根据传染病疫情控制的需要，组织卫生、医药、公安、工商、交通、水利、城建、农业、商业、民政、邮电、广播电视等部门采取下列预防、控制措施：

（一）对病人进行抢救、隔离治疗；

（二）加强粪便管理，清除垃圾、污物；

（三）加强自来水和其他饮用水的管理，保护饮用水源；

（四）消除病媒昆虫、钉螺、鼠类及其他染疫动物；

（五）加强易使传染病传播扩散活动的卫生管理；

（六）开展防病知识的宣传；

（七）组织对传染病病人、病原携带者、染疫动物密切接触人群的检疫、预防服药、应急接种等；

（八）供应用于预防和控制疫情所必需的药品、生物制品、消毒药品、器械等；

（九）保证居民生活必需品的供应。

第五十三条 县级以上政府接到下一级政府关于采取《传染病防治法》第二十五条规定的紧急措施报告时，应当在二十四小时内做出决定。下一级政府在上一级政府作出决定前，必要时，可以临时采取《传染病防治法》第二十五条第一款第（一）、（四）项紧急措施，但不得超过二十四小时。

第五十四条 撤销采取《传染病防治法》第二十五条紧急措施的条件是：

（一）甲类传染病病人、病原携带者全部治愈，乙类传染病病人、病原携带者得到有效的隔离治疗；病人尸体得到严格消毒处理；

（二）污染的物品及环境已经过消毒等卫生处理；有关病媒昆虫、染疫动物基本消除；

（三）暴发、流行的传染病病种，经过最长潜伏期后，未发现新的传染病病人，疫情得到有效的控制。

第五十五条 因患鼠疫、霍乱和炭疽病死亡的病人尸体，由治疗病人的医疗单位负责消毒处理，处理后应当立即火化。

患病毒性肝炎、伤寒和副伤寒、艾滋病、白喉、炭疽、脊髓灰质炎死亡的病人尸体，由治疗病人的医疗单位或者当地卫生防疫机构消毒处理后火化。

不具备火化条件的农村、边远地区，由治疗病人的医疗单位或者当地卫生防疫机构负责消毒后，可选远离居民点五百米以外、远离饮用水源五十米以外的地方，将尸体在距地面两米以下深埋。

民族自治地方执行前款的规定，依照《传染病防治法》第二十八条第三款的规定办理。

第五十六条 医疗保健机构、卫生防疫机构经县级以上政府卫生行政部门的批准可以对传染病病人尸体或者疑似传染病病人的尸体进行解剖查验。

第五十七条 卫生防疫机构处理传染病疫情的人员，可以凭当地政府卫生行政部门出具的处理疫情证明及有效的身份证明，优先在铁路、交通、民航部门购票，铁路、交通、民航部门应当保证售给最近一次通往目的地的车、船、机票。

交付运输的处理疫情的物品应当有明显标志，铁路、交通、民航部门应当保证用最快通往目的地的交通工具运出。

第五十八条 用于传染病监督控制的车辆，其标志由国务院卫生行政部门会同有关部门统一制定。任何单位和个人不得阻拦依法执行处理疫情任务的车辆和人员。

第五章 监 督

第五十九条 地方各级政府卫生行政部门、卫生防疫机构和受国务院卫生行政部门委托的其他有关部门卫生主管机构推荐的传染病管理监督员，由省级以上政府卫生行政部门聘任并发给证件。

省级政府卫生行政部门聘任的传染病管理监督员，报国务院卫生行政部门备案。

第六十条 传染病管理监督员执行下列任务：

（一）监督检查《传染病防治法》及本办法的执行情况；

（二）进行现场调查，包括采集必需的标本及查阅、索取、翻印复制必要的文字、图片、声像资料等，并根据调查情况写出书面报告；

（三）对违法单位或者个人提出处罚建议；

（四）执行卫生行政部门或者其他有关部门卫生主管机构交付的任务；

（五）及时提出预防和控制传染病措施的建议。

第六十一条 各级各类医疗保健机构内设立的传染病管理检查员，由本单位推荐，经县级以上政府卫生行政部门或受国务院卫生行政部门委托的其他部门卫生主管机构批准并发给证件。

第六十二条 传染病管理检查员执行下列任务：

（一）宣传《传染病防治法》及本办法，检查本单位和责任地段的传染病防治措施的实施和疫情报告执行情况；

（二）对本单位和责任地段的传染病防治工作进行技术指导；

（三）执行卫生行政部门和卫生防疫机构对本单位及责任地段提出的改进传染病防治管理工作的意见；

（四）定期向卫生行政部门指定的卫生防疫机构汇报工作情况，遇到紧急情况及时报告。

第六十三条 传染病管理监督员、传染病管理检查员执行任务时，有关单位和个人必须给予协助。

第六十四条 传染病管理监督员的解聘和传染病管理检查员资格的取消，由原发证机关决定，并通知其所在单位和个人。

第六十五条 县级以上政府卫生行政部门和受国务院卫生行政部门委托的部门，可以成立传染病技术鉴定组织。

第六章 罚 则

第六十六条 有下列行为之一的，由县级以上政府卫生行政部门责令限期改正，可以处五千元以下的罚款；情节较严重的，可以处五千元以上二万元以下的罚款，对主管人员和直接责任人员由其所在单位或者上级机关给予行政处分：

（一）集中式供水单位供应的饮用水不符合国家规定的《生活饮用水卫生标准》的；

（二）单位自备水源未经批准与城镇供水系统连接的；

（三）未按城市环境卫生设施标准修建公共卫生设施致使垃圾、粪便、污水不能进行无害化处理的；

（四）对被传染病病原体污染的污水、污物、粪便不按规定进行消毒处理的；

（五）对被甲类和乙类传染病病人、病原携带者、疑似传染病病人污染的场所、物品未按照卫生防疫机构的要求实施必要的卫生处理的；

（六）造成传染病的医源性感染、医院内感染、实验室感染和致病性微生物扩散的；

（七）生产、经营、使用消毒药剂和消毒器械、卫生用品、卫生材料、一次性医疗器材、隐形眼镜、人造器官等不符合国家卫生标准，可能造成传染病的传播、扩散或者造成传染病的传播、扩散的；

（八）准许或者纵容传染病病人、病原携带者和疑似传染病病人，从事国务院卫生行政部门规定禁止从事的易使该传染病扩散的工作的；

（九）传染病病人、病原携带者故意传播传染病，造成他人感染的；

（十）甲类传染病病人、病原携带者或者疑似传染病病人，乙类传染病中艾滋病、肺炭疽病人拒绝进行隔离治疗的；

（十一）招用流动人员的用工单位，未向卫生防疫机构报告并未采取卫生措施，造成传染病传播、流行的；

（十二）违章养犬或者拒绝、阻挠捕杀违章犬，造成咬伤他人或者导致人群中发生狂犬病的。

前款所称情节较严重的，是指下列情形之一：

（一）造成甲类传染病、艾滋病、肺炭疽传播危险的；

（二）造成除艾滋病、肺炭疽之外的乙、丙类传染病暴发、流行的；

（三）造成传染病菌（毒）种扩散的；

（四）造成病人残疾、死亡的；

（五）拒绝执行《传染病防治法》及本办法的规定，屡经教育仍继续违法的。

第六十七条 在自然疫源地和可能是自然疫源地的地区兴建大型建设项目未经卫生调查即进行施工的，由县级以上政府卫生行政部门责令限期改正，可以处二千元以上二万元以下的罚款。

第六十八条 单位和个人出售、运输被传染病病原体污染和来自疫区可能被传染病病原体污染的皮毛、旧衣物及生活用品的，由县级以上政府卫生行政部门责令限期进行卫生处理，可以处出售金额一倍以下的罚款；造成传染病流行的，根据情节，可以处相当出售金额三倍以下的罚款，危害严重，出售金额不满二千元的，以二千元计算；对主管人员和直接责任人员由所在单位或者上级机关给予行政处分。

第六十九条 单位和个人非法经营、出售用于预防传染病菌苗、疫苗等生物制品的，县级以上政府卫生行政部门可以处相当出售金额三倍以下的罚款，危害严重，出售金额不满五千元的，以五千元计算；对主管人员和直接责任人员由所在单位或者上级机关根据情节，可以给予行政处分。

第七十条 有下列行为之一的单位和个人，县级以上政府卫生行政部门报请同级政府批准，对单位予以通报批评；对主管人员和直接责任人员由所在单位或者上级机关给予行政处分：

（一）传染病暴发、流行时，妨碍或者拒绝执行政府采取紧急措施的；

（二）传染病暴发、流行时，医疗保健人员、卫生防疫人员拒绝执行各级政府卫生行政部门调集其参加控制疫情的决定的；

（三）对控制传染病暴发、流行负有责任的部门拒绝执行政府有关控制疫情决定的；

（四）无故阻止和拦截依法执行处理疫情任务的车辆和人员的。

第七十一条 执行职务的医疗保健人员、卫生防疫人员和责任单位，不报、漏报、迟报传染病疫情的，由县级以上政府卫生行政部门责令限期改正，对主管人员和直接责任人员由其所在单位或者上级机关根据情节，可以给予行政处分。

个体行医人员在执行职务时，不报、漏报、迟报传染病疫情的，由县级以上政府卫生行政部门责令限期改正，限期内不改的，可以处一百元以上五百元以下罚款；对造成传染病传播流行的，可以处二百元以上二千元以下罚款。

第七十二条 县级政府卫生行政部门可以作出处一万元以下罚款的决定；决定处一万元以上罚款的，须报上一级政府卫生行政部门批准。

受国务院卫生行政部门委托的有关部门卫生主管机构可以作出处二千元以下罚款的决定；决定处二千元以上罚款的，须报当地县级以上政府卫生行政部门批准。

县级以上政府卫生行政部门在收取罚款时，应当出具正式的罚款收据。罚款全部上缴国库。

第七章　附　则

第七十三条　《传染病防治法》及本办法的用语含义如下：

传染病病人、疑似传染病病人：指根据国务院卫生行政部门发布的《中华人民共和国传染病防治法规定管理的传染病诊断标准》，符合传染病病人和疑似传染病病人诊断标准的人。

病原携带者：指感染病原体无临床症状但能排出病原体的人。

暴发：指在一个局部地区，短期内，突然发生多例同一种传染病病人。

流行：指一个地区某种传染病发病率显著超过该病历年的一般发病率水平。

重大传染病疫情：指《传染病防治法》第二十五条所称的传染病的暴发、流行。

传染病监测：指对人群传染病的发生、流行及影响因素进行有计划地、系统地长期观察。

疫区：指传染病在人群中暴发或者流行，其病原体向周围传播时可能波及的地区。

人畜共患传染病：指鼠疫、流行性出血热、狂犬病、钩端螺旋体病、布鲁氏菌病、炭疽、流行性乙型脑炎、黑热病、包虫病、血吸虫病。

自然疫源地：指某些传染病的病原体在自然界的野生动物中长期保存并造成动物间流行的地区。

可能是自然疫源地：指在自然界中具有自然疫源性疾病存在的传染源和传播媒介，但尚未查明的地区。

医源性感染：指在医学服务中，因病原体传播引起的感染。

医院内感染：指就诊患者在医疗保健机构内受到的感染。

实验室感染：指从事实验室工作时，因接触病原体所致的感染。

消毒：指用化学、物理、生物的方法杀灭或者消除环境中的致病性微生物。

卫生处理：指消毒、杀虫、灭鼠等卫生措施以及隔离、留验、就地检验等医学措施。

卫生防疫机构：指卫生防疫站、结核病防治研究所（院）、寄生虫病防治研究所（站）、血吸虫病防治研究所（站）、皮肤病性病防治研究所（站）、地方病防治研究所（站）、鼠疫防治站（所）、乡镇预防保健站（所）及与上述机构专业相同的单位。

医疗保健机构：指医院、卫生院（所）、门诊部（所）、疗养院（所）、妇幼保健院（站）及与上述机构业务活动相同的单位。

第七十四条　省、自治区、直辖市政府可以根据《传染病防治法》和本办法制定实施细则。

第七十五条　本办法由国务院卫生行政部门负责解释。

第七十六条　本办法自发布之日起施行。

第五节 | 《中华人民共和国生物安全法》

一、《中华人民共和国生物安全法》概况

《中华人民共和国生物安全法》（以下简称《生物安全法》）于2020年10月17日经第十三届全国人民代表大会常务委员会第二十二次会议通过，由中华人民共和国主席令第56号发布，自2021年4月15日起施行。

用语定义

《生物安全法》第二条规定了“生物安全”的定义：

生物安全：指国家有效防范和应对危险生物因子及相关因素威胁，生物技术能够稳定健康发展，

人民生命健康和生态系统相对处于没有危险和不受威胁的状态，生物领域具备维护国家安全和持续发展的能力。

《生物安全法》第八十五条规定了本法中有关用语的定义：

生物因子：指动物、植物、微生物、生物毒素及其他生物活性物质。

重大新发突发传染病：指我国境内首次出现或者已经宣布消灭再次发生，或者突然发生，造成或者可能造成公众健康和生命安全严重损害，引起社会恐慌，影响社会稳定的传染病。

重大新发突发动物疫情：指我国境内首次发生或者已经宣布消灭的动物疫病再次发生，或者发病率、死亡率较高的潜伏动物疫病突然发生并迅速传播，给养殖业生产安全造成严重威胁、危害，以及可能对公众健康和生命安全造成危害的情形。

重大新发突发植物疫情：指我国境内首次发生或者已经宣布消灭的严重危害植物的真菌、细菌、病毒、昆虫、线虫、杂草、害鼠、软体动物等再次引发病虫害，或者本地有害生物突然大范围发生并迅速传播，对农作物、林木等植物造成严重危害的情形。

生物技术研究、开发与应用：指通过科学和工程原理认识、改造、合成、利用生物而从事的科学研究、技术开发与应用等活动。

病原微生物：指可以侵犯人、动物引起感染甚至传染病的微生物，包括病毒、细菌、真菌、立克次体、寄生虫等。

植物有害生物：指能够对农作物、林木等植物造成危害的真菌、细菌、病毒、昆虫、线虫、杂草、害鼠、软体动物等生物。

人类遗传资源：包括人类遗传资源材料和人类遗传资源信息。人类遗传资源材料是指含有人体基因组、基因等遗传物质的器官、组织、细胞等遗传材料。人类遗传资源信息是指利用人类遗传资源材料产生的数据等信息资料。

微生物耐药：指微生物对抗微生物药物产生抗性，导致抗微生物药物不能有效控制微生物的感染。

生物武器：指类型和数量不属于预防、保护或者其他和平用途所正当需要的、任何来源或者任何方法产生的微生物剂、其他生物剂以及生物毒素；也包括为将上述生物剂、生物毒素使用于敌对目的或者武装冲突而设计的武器、设备或者运载工具。

生物恐怖：指故意使用致病性微生物、生物毒素等实施袭击，损害人类或者动植物健康，引起社会恐慌，企图达到特定政治目的的行为。

二、《生物安全法》第一次修正

根据2024年4月26日第十四届全国人民代表大会常务委员会第九次会议《关于修改〈中华人民共和国农业技术推广法〉、〈中华人民共和国未成年人保护法〉、〈中华人民共和国生物安全法〉的决定》修改。

（一）修改决定（节选）

三、对《中华人民共和国生物安全法》作出修改

（一）将第五十四条第二款、第五十六条、第五十七条、第七十九条、第八十条中的“科学技术主管部门”修改为“卫生健康主管部门”。

（二）将第五十四条第三款修改为：“国务院卫生健康、科学技术、自然资源、生态环境、农业农村、林业草原、中医药主管部门根据职责分工，组织开展生物资源调查，制定重要生物资源申报登记办法。”

（二）修改前内容

第五十四条　国家开展人类遗传资源和生物资源调查。

国务院科学技术主管部门组织开展我国人类遗传资源调查，制定重要遗传家系和特定地区人类遗传资源申报登记办法。

国务院科学技术、自然资源、生态环境、卫生健康、农业农村、林业草原、中医药主管部门根据职责分工，组织开展生物资源调查，制定重要生物资源申报登记办法。

三、《生物安全法》全文

中华人民共和国生物安全法

（2020年10月17日第十三届全国人民代表大会常务委员会第二十二次会议通过，根据2024年4月26日第十四届全国人民代表大会常务委员会第九次会议《关于修改〈中华人民共和国农业技术推广法〉、〈中华人民共和国未成年人保护法〉、〈中华人民共和国生物安全法〉的决定》修正）

第一章　总　则

第一条　为了维护国家安全，防范和应对生物安全风险，保障人民生命健康，保护生物资源和生态环境，促进生物技术健康发展，推动构建人类命运共同体，实现人与自然和谐共生，制定本法。

第二条　本法所称生物安全，是指国家有效防范和应对危险生物因子及相关因素威胁，生物技术能够稳定健康发展，人民生命健康和生态系统相对处于没有危险和不受威胁的状态，生物领域具备维护国家安全和持续发展的能力。

从事下列活动，适用本法：

（一）防控重大新发突发传染病、动植物疫情；

（二）生物技术研究、开发与应用；

（三）病原微生物实验室生物安全管理；

（四）人类遗传资源与生物资源安全管理；

（五）防范外来物种入侵与保护生物多样性；

（六）应对微生物耐药；

（七）防范生物恐怖袭击与防御生物武器威胁；

（八）其他与生物安全相关的活动。

第三条　生物安全是国家安全的重要组成部分。维护生物安全应当贯彻总体国家安全观，统筹发展和安全，坚持以人为本、风险预防、分类管理、协同配合的原则。

第四条　坚持中国共产党对国家生物安全工作的领导，建立健全国家生物安全领导体制，加强国家生物安全风险防控和治理体系建设，提高国家生物安全治理能力。

第五条　国家鼓励生物科技创新，加强生物安全基础设施和生物科技人才队伍建设，支持生物产业发展，以创新驱动提升生物科技水平，增强生物安全保障能力。

第六条　国家加强生物安全领域的国际合作，履行中华人民共和国缔结或者参加的国际条约规定的义务，支持参与生物科技交流合作与生物安全事件国际救援，积极参与生物安全国际规则的研究与制定，推动完善全球生物安全治理。

第七条　各级人民政府及其有关部门应当加强生物安全法律法规和生物安全知识宣传普及工作，引导基层群众性自治组织、社会组织开展生物安全法律法规和生物安全知识宣传，促进全社会生物安全意识的提升。

相关科研院校、医疗机构以及其他企业事业单位应当将生物安全法律法规和生物安全知识纳入教育培训内容，加强学生、从业人员生物安全意识和伦理意识的培养。

新闻媒体应当开展生物安全法律法规和生物安全知识公益宣传，对生物安全违法行为进行舆论监督，增强公众维护生物安全的社会责任意识。

第八条 任何单位和个人不得危害生物安全。

任何单位和个人有权举报危害生物安全的行为；接到举报的部门应当及时依法处理。

第九条 对在生物安全工作中做出突出贡献的单位和个人，县级以上人民政府及其有关部门按照国家规定予以表彰和奖励。

第二章 生物安全风险防控体制

第十条 中央国家安全领导机构负责国家生物安全工作的决策和议事协调，研究制定、指导实施国家生物安全战略和有关重大方针政策，统筹协调国家生物安全的重大事项和重要工作，建立国家生物安全工作协调机制。

省、自治区、直辖市建立生物安全工作协调机制，组织协调、督促推进本行政区域内生物安全相关工作。

第十一条 国家生物安全工作协调机制由国务院卫生健康、农业农村、科学技术、外交等主管部门和有关军事机关组成，分析研判国家生物安全形势，组织协调、督促推进国家生物安全相关工作。国家生物安全工作协调机制设立办公室，负责协调机制的日常工作。

国家生物安全工作协调机制成员单位和国务院其他有关部门根据职责分工，负责生物安全相关工作。

第十二条 国家生物安全工作协调机制设立专家委员会，为国家生物安全战略研究、政策制定及实施提供决策咨询。

国务院有关部门组织建立相关领域、行业的生物安全技术咨询专家委员会，为生物安全工作提供咨询、评估、论证等技术支撑。

第十三条 地方各级人民政府对本行政区域内生物安全工作负责。

县级以上地方人民政府有关部门根据职责分工，负责生物安全相关工作。

基层群众性自治组织应当协助地方人民政府以及有关部门做好生物安全风险防控、应急处置和宣传教育等工作。

有关单位和个人应当配合做好生物安全风险防控和应急处置等工作。

第十四条 国家建立生物安全风险监测预警制度。国家生物安全工作协调机制组织建立国家生物安全风险监测预警体系，提高生物安全风险识别和分析能力。

第十五条 国家建立生物安全风险调查评估制度。国家生物安全工作协调机制应当根据风险监测的数据、资料等信息，定期组织开展生物安全风险调查评估。

有下列情形之一的，有关部门应当及时开展生物安全风险调查评估，依法采取必要的风险防控措施：

（一）通过风险监测或者接到举报发现可能存在生物安全风险；

（二）为确定监督管理的重点领域、重点项目，制定、调整生物安全相关名录或者清单；

（三）发生重大新发突发传染病、动植物疫情等危害生物安全的事件；

（四）需要调查评估的其他情形。

第十六条 国家建立生物安全信息共享制度。国家生物安全工作协调机制组织建立统一的国家生物安全信息平台，有关部门应当将生物安全数据、资料等信息汇交国家生物安全信息平台，实现信息共享。

第十七条 国家建立生物安全信息发布制度。国家生物安全总体情况、重大生物安全风险警示信息、重大生物安全事件及其调查处理信息等重大生物安全信息，由国家生物安全工作协调机制成员单位根据职责分工发布；其他生物安全信息由国务院有关部门和县级以上地方人民政府及其有关部门根据职责权限发布。

任何单位和个人不得编造、散布虚假的生物安全信息。

第十八条 国家建立生物安全名录和清单制度。国务院及其有关部门根据生物安全工作需要，对涉及生物安全的材料、设备、技术、活动、重要生物资源数据、传染病、动植物疫病、外来入侵物种等制定、公布名录或者清单，并动态调整。

第十九条 国家建立生物安全标准制度。国务院标准化主管部门和国务院其他有关部门根据职责分工，制定和完善生物安全领域相关标准。

国家生物安全工作协调机制组织有关部门加强不同领域生物安全标准的协调和衔接，建立和完善生物安全标准体系。

第二十条 国家建立生物安全审查制度。对影响或者可能影响国家安全的生物领域重大事项和活动，由国务院有关部门进行生物安全审查，有效防范和化解生物安全风险。

第二十一条 国家建立统一领导、协同联动、有序高效的生物安全应急制度。

国务院有关部门应当组织制定相关领域、行业生物安全事件应急预案，根据应急预案和统一部署开展应急演练、应急处置、应急救援和事后恢复等工作。

县级以上地方人民政府及其有关部门应当制定并组织、指导和督促相关企业事业单位制定生物安全事件应急预案，加强应急准备、人员培训和应急演练，开展生物安全事件应急处置、应急救援和事后恢复等工作。

中国人民解放军、中国人民武装警察部队按照中央军事委员会的命令，依法参加生物安全事件应急处置和应急救援工作。

第二十二条 国家建立生物安全事件调查溯源制度。发生重大新发突发传染病、动植物疫情和不明原因的生物安全事件，国家生物安全工作协调机制应当组织开展调查溯源，确定事件性质，全面评估事件影响，提出意见建议。

第二十三条 国家建立首次进境或者暂停后恢复进境的动植物、动植物产品、高风险生物因子国家准入制度①。

进出境的人员、运输工具、集装箱、货物、物品、包装物和国际航行船舶压舱水排放等应当符合我国生物安全管理要求。

海关对发现的进出境和过境生物安全风险，应当依法处置。经评估为生物安全高风险的人员、运输工具、货物、物品等，应当从指定的国境口岸进境，并采取严格的风险防控措施。

第二十四条 国家建立境外重大生物安全事件应对制度。境外发生重大生物安全事件的，海关依法采取生物安全紧急防控措施，加强证件核验，提高查验比例，暂停相关人员、运输工具、货物、物品等进境。必要时经国务院同意，可以采取暂时关闭有关口岸、封锁有关国境等措施。

第二十五条 县级以上人民政府有关部门应当依法开展生物安全监督检查工作，被检查单位和个人应当配合，如实说明情况，提供资料，不得拒绝、阻挠。

涉及专业技术要求较高、执法业务难度较大的监督检查工作，应当有生物安全专业技术人员参加。

第二十六条 县级以上人民政府有关部门实施生物安全监督检查，可以依法采取下列措施：

（一）进入被检查单位、地点或者涉嫌实施生物安全违法行为的场所进行现场监测、勘查、检查或者核查；

---

① 已建立的准入制度包括：《高风险特殊物品卫生检疫准入管理办法》（海关总署公告 2023 年第 195 号，详见本书第三章第一节）。

（二）向有关单位和个人了解情况；

（三）查阅、复制有关文件、资料、档案、记录、凭证等；

（四）查封涉嫌实施生物安全违法行为的场所、设施；

（五）扣押涉嫌实施生物安全违法行为的工具、设备以及相关物品；

（六）法律法规规定的其他措施。

有关单位和个人的生物安全违法信息应当依法纳入全国信用信息共享平台。

第三章　防控重大新发突发传染病、动植物疫情

第二十七条　国务院卫生健康、农业农村、林业草原、海关、生态环境主管部门应当建立新发突发传染病、动植物疫情、进出境检疫、生物技术环境安全监测网络，组织监测站点布局、建设，完善监测信息报告系统，开展主动监测和病原检测，并纳入国家生物安全风险监测预警体系。

第二十八条　疾病预防控制机构、动物疫病预防控制机构、植物病虫害预防控制机构（以下统称专业机构）应当对传染病、动植物疫病和列入监测范围的不明原因疾病开展主动监测，收集、分析、报告监测信息，预测新发突发传染病、动植物疫病的发生、流行趋势。

国务院有关部门、县级以上地方人民政府及其有关部门应当根据预测和职责权限及时发布预警，并采取相应的防控措施。

第二十九条　任何单位和个人发现传染病、动植物疫病的，应当及时向医疗机构、有关专业机构或者部门报告。

医疗机构、专业机构及其工作人员发现传染病、动植物疫病或者不明原因的聚集性疾病的，应当及时报告，并采取保护性措施。

依法应当报告的，任何单位和个人不得瞒报、谎报、缓报、漏报，不得授意他人瞒报、谎报、缓报，不得阻碍他人报告。

第三十条　国家建立重大新发突发传染病、动植物疫情联防联控机制。

发生重大新发突发传染病、动植物疫情，应当依照有关法律法规和应急预案的规定及时采取控制措施；国务院卫生健康、农业农村、林业草原主管部门应当立即组织疫情会商研判，将会商研判结论向中央国家安全领导机构和国务院报告，并通报国家生物安全工作协调机制其他成员单位和国务院其他有关部门。

发生重大新发突发传染病、动植物疫情，地方各级人民政府统一履行本行政区域内疫情防控职责，加强组织领导，开展群防群控、医疗救治，动员和鼓励社会力量依法有序参与疫情防控工作。

第三十一条　国家加强国境、口岸传染病和动植物疫情联合防控能力建设，建立传染病、动植物疫情防控国际合作网络，尽早发现、控制重大新发突发传染病、动植物疫情。

第三十二条　国家保护野生动物，加强动物防疫，防止动物源性传染病传播。

第三十三条　国家加强对抗生素药物等抗微生物药物使用和残留的管理，支持应对微生物耐药的基础研究和科技攻关。

县级以上人民政府卫生健康主管部门应当加强对医疗机构合理用药的指导和监督，采取措施防止抗微生物药物的不合理使用。县级以上人民政府农业农村、林业草原主管部门应当加强对农业生产中合理用药的指导和监督，采取措施防止抗微生物药物的不合理使用，降低在农业生产环境中的残留。

国务院卫生健康、农业农村、林业草原、生态环境等主管部门和药品监督管理部门应当根据职责分工，评估抗微生物药物残留对人体健康、环境的危害，建立抗微生物药物污染物指标评价体系。

第四章　生物技术研究、开发与应用安全

第三十四条　国家加强对生物技术研究、开发与应用活动的安全管理，禁止从事危及公众健康、损害生物资源、破坏生态系统和生物多样性等危害生物安全的生物技术研究、开发与应用活动。

从事生物技术研究、开发与应用活动，应当符合伦理原则。

第三十五条　从事生物技术研究、开发与应用活动的单位应当对本单位生物技术研究、开发与应用的安全负责，采取生物安全风险防控措施，制定生物安全培训、跟踪检查、定期报告等工作制度，强化过程管理。

第三十六条　国家对生物技术研究、开发活动实行分类管理。根据对公众健康、工业农业、生态环境等造成危害的风险程度，将生物技术研究、开发活动分为高风险、中风险、低风险三类。

生物技术研究、开发活动风险分类标准及名录由国务院科学技术、卫生健康、农业农村等主管部门根据职责分工，会同国务院其他有关部门制定、调整并公布。

第三十七条　从事生物技术研究、开发活动，应当遵守国家生物技术研究开发安全管理规范。

从事生物技术研究、开发活动，应当进行风险类别判断，密切关注风险变化，及时采取应对措施。

第三十八条　从事高风险、中风险生物技术研究、开发活动，应当由在我国境内依法成立的法人组织进行，并依法取得批准或者进行备案。

从事高风险、中风险生物技术研究、开发活动，应当进行风险评估，制定风险防控计划和生物安全事件应急预案，降低研究、开发活动实施的风险。

第三十九条　国家对涉及生物安全的重要设备和特殊生物因子实行追溯管理。购买或者引进列入管控清单的重要设备和特殊生物因子，应当进行登记，确保可追溯，并报国务院有关部门备案。

个人不得购买或者持有列入管控清单的重要设备和特殊生物因子。

第四十条　从事生物医学新技术临床研究，应当通过伦理审查，并在具备相应条件的医疗机构内进行；进行人体临床研究操作的，应当由符合相应条件的卫生专业技术人员执行。

第四十一条　国务院有关部门依法对生物技术应用活动进行跟踪评估，发现存在生物安全风险的，应当及时采取有效补救和管控措施。

第五章　病原微生物实验室生物安全

第四十二条　国家加强对病原微生物实验室生物安全的管理，制定统一的实验室生物安全标准。病原微生物实验室应当符合生物安全国家标准和要求。

从事病原微生物实验活动，应当严格遵守有关国家标准和实验室技术规范、操作规程，采取安全防范措施。

第四十三条　国家根据病原微生物的传染性、感染后对人和动物的个体或者群体的危害程度，对病原微生物实行分类管理。

从事高致病性或者疑似高致病性病原微生物样本采集、保藏、运输活动，应当具备相应条件，符合生物安全管理规范。具体办法由国务院卫生健康、农业农村主管部门制定。

第四十四条　设立病原微生物实验室，应当依法取得批准或者进行备案。

个人不得设立病原微生物实验室或者从事病原微生物实验活动。

第四十五条　国家根据对病原微生物的生物安全防护水平，对病原微生物实验室实行分等级管理。

从事病原微生物实验活动应当在相应等级的实验室进行。低等级病原微生物实验室不得从事国家病原微生物目录规定应当在高等级病原微生物实验室进行的病原微生物实验活动。

第四十六条 高等级病原微生物实验室从事高致病性或者疑似高致病性病原微生物实验活动，应当经省级以上人民政府卫生健康或者农业农村主管部门批准，并将实验活动情况向批准部门报告。

对我国尚未发现或者已经宣布消灭的病原微生物，未经批准不得从事相关实验活动。

第四十七条 病原微生物实验室应当采取措施，加强对实验动物的管理，防止实验动物逃逸，对使用后的实验动物按照国家规定进行无害化处理，实现实验动物可追溯。禁止将使用后的实验动物流入市场。

病原微生物实验室应当加强对实验活动废弃物的管理，依法对废水、废气以及其他废弃物进行处置，采取措施防止污染。

第四十八条 病原微生物实验室的设立单位负责实验室的生物安全管理，制定科学、严格的管理制度，定期对有关生物安全规定的落实情况进行检查，对实验室设施、设备、材料等进行检查、维护和更新，确保其符合国家标准。

病原微生物实验室设立单位的法定代表人和实验室负责人对实验室的生物安全负责。

第四十九条 病原微生物实验室的设立单位应当建立和完善安全保卫制度，采取安全保卫措施，保障实验室及其病原微生物的安全。

国家加强对高等级病原微生物实验室的安全保卫。高等级病原微生物实验室应当接受公安机关等部门有关实验室安全保卫工作的监督指导，严防高致病性病原微生物泄漏、丢失和被盗、被抢。

国家建立高等级病原微生物实验室人员进入审核制度。进入高等级病原微生物实验室的人员应当经实验室负责人批准。对可能影响实验室生物安全的，不予批准；对批准进入的，应当采取安全保障措施。

第五十条 病原微生物实验室的设立单位应当制定生物安全事件应急预案，定期组织开展人员培训和应急演练。发生高致病性病原微生物泄漏、丢失和被盗、被抢或者其他生物安全风险的，应当按照应急预案的规定及时采取控制措施，并按照国家规定报告。

第五十一条 病原微生物实验室所在地省级人民政府及其卫生健康主管部门应当加强实验室所在地感染性疾病医疗资源配置，提高感染性疾病医疗救治能力。

第五十二条 企业对涉及病原微生物操作的生产车间的生物安全管理，依照有关病原微生物实验室的规定和其他生物安全管理规范进行。

涉及生物毒素、植物有害生物及其他生物因子操作的生物安全实验室的建设和管理，参照有关病原微生物实验室的规定执行。

第六章　人类遗传资源与生物资源安全

第五十三条 国家加强对我国人类遗传资源和生物资源采集、保藏、利用、对外提供等活动的管理和监督，保障人类遗传资源和生物资源安全。

国家对我国人类遗传资源和生物资源享有主权。

第五十四条 国家开展人类遗传资源和生物资源调查。

国务院卫生健康主管部门组织开展我国人类遗传资源调查，制定重要遗传家系和特定地区人类遗传资源申报登记办法。

国务院卫生健康、自然资源、生态环境、卫生健康、农业农村、林业草原、中医药主管部门根据职责分工，组织开展生物资源调查，制定重要生物资源申报登记办法。

第五十五条 采集、保藏、利用、对外提供我国人类遗传资源，应当符合伦理原则，不得危害公众健康、国家安全和社会公共利益。

第五十六条 从事下列活动，应当经国务院卫生健康主管部门批准：

（一）采集我国重要遗传家系、特定地区人类遗传资源或者采集国务院卫生健康主管部门规定的种类、数量的人类遗传资源；

（二）保藏我国人类遗传资源；

（三）利用我国人类遗传资源开展国际科学研究合作；

（四）将我国人类遗传资源材料运送、邮寄、携带出境。

前款规定不包括以临床诊疗、采供血服务、查处违法犯罪、兴奋剂检测和殡葬等为目的采集、保藏人类遗传资源及开展的相关活动。

为了取得相关药品和医疗器械在我国上市许可，在临床试验机构利用我国人类遗传资源开展国际合作临床试验、不涉及人类遗传资源出境的，不需要批准；但是，在开展临床试验前应当将拟使用的人类遗传资源种类、数量及用途向国务院卫生健康主管部门备案。

境外组织、个人及其设立或者实际控制的机构不得在我国境内采集、保藏我国人类遗传资源，不得向境外提供我国人类遗传资源。

第五十七条 将我国人类遗传资源信息向境外组织、个人及其设立或者实际控制的机构提供或者开放使用的，应当向国务院卫生健康主管部门事先报告并提交信息备份。

第五十八条 采集、保藏、利用、运输出境我国珍贵、濒危、特有物种及其可用于再生或者繁殖传代的个体、器官、组织、细胞、基因等遗传资源，应当遵守有关法律法规。

境外组织、个人及其设立或者实际控制的机构获取和利用我国生物资源，应当依法取得批准。

第五十九条 利用我国生物资源开展国际科学研究合作，应当依法取得批准。

利用我国人类遗传资源和生物资源开展国际科学研究合作，应当保证中方单位及其研究人员全过程、实质性地参与研究，依法分享相关权益。

第六十条 国家加强对外来物种入侵的防范和应对，保护生物多样性。国务院农业农村主管部门会同国务院其他有关部门制定外来入侵物种名录和管理办法。

国务院有关部门根据职责分工，加强对外来入侵物种的调查、监测、预警、控制、评估、清除以及生态修复等工作。

任何单位和个人未经批准，不得擅自引进、释放或者丢弃外来物种。

第七章　防范生物恐怖与生物武器威胁

第六十一条 国家采取一切必要措施防范生物恐怖与生物武器威胁。

禁止开发、制造或者以其他方式获取、储存、持有和使用生物武器。

禁止以任何方式唆使、资助、协助他人开发、制造或者以其他方式获取生物武器。

第六十二条 国务院有关部门制定、修改、公布可被用于生物恐怖活动、制造生物武器的生物体、生物毒素、设备或者技术清单，加强监管，防止其被用于制造生物武器或者恐怖目的。

第六十三条 国务院有关部门和有关军事机关根据职责分工，加强对可被用于生物恐怖活动、制造生物武器的生物体、生物毒素、设备或者技术进出境、进出口、获取、制造、转移和投放等活动的监测、调查，采取必要的防范和处置措施。

第六十四条 国务院有关部门、省级人民政府及其有关部门负责组织遭受生物恐怖袭击、生物武器攻击后的人员救治与安置、环境消毒、生态修复、安全监测和社会秩序恢复等工作。

国务院有关部门、省级人民政府及其有关部门应当有效引导社会舆论科学、准确报道生物恐怖袭击和生物武器攻击事件，及时发布疏散、转移和紧急避难等信息，对应急处置与恢复过程中遭受污染的区域和人员进行长期环境监测和健康监测。

第六十五条 国家组织开展对我国境内战争遗留生物武器及其危害结果、潜在影响的调查。

国家组织建设存放和处理战争遗留生物武器设施，保障对战争遗留生物武器的安全处置。

第八章 生物安全能力建设

第六十六条 国家制定生物安全事业发展规划，加强生物安全能力建设，提高应对生物安全事件的能力和水平。

县级以上人民政府应当支持生物安全事业发展，按照事权划分，将支持下列生物安全事业发展的相关支出列入政府预算：

（一）监测网络的构建和运行；

（二）应急处置和防控物资的储备；

（三）关键基础设施的建设和运行；

（四）关键技术和产品的研究、开发；

（五）人类遗传资源和生物资源的调查、保藏；

（六）法律法规规定的其他重要生物安全事业。

第六十七条 国家采取措施支持生物安全科技研究，加强生物安全风险防御与管控技术研究，整合优势力量和资源，建立多学科、多部门协同创新的联合攻关机制，推动生物安全核心关键技术和重大防御产品的成果产出与转化应用，提高生物安全的科技保障能力。

第六十八条 国家统筹布局全国生物安全基础设施建设。国务院有关部门根据职责分工，加快建设生物信息、人类遗传资源保藏、菌（毒）种保藏、动植物遗传资源保藏、高等级病原微生物实验室等方面的生物安全国家战略资源平台，建立共享利用机制，为生物安全科技创新提供战略保障和支撑。

第六十九条 国务院有关部门根据职责分工，加强生物基础科学研究人才和生物领域专业技术人才培养，推动生物基础科学学科建设和科学研究。

国家生物安全基础设施重要岗位的从业人员应当具备符合要求的资格，相关信息应当向国务院有关部门备案，并接受岗位培训。

第七十条 国家加强重大新发突发传染病、动植物疫情等生物安全风险防控的物资储备。

国家加强生物安全应急药品、装备等物资的研究、开发和技术储备。国务院有关部门根据职责分工，落实生物安全应急药品、装备等物资研究、开发和技术储备的相关措施。

国务院有关部门和县级以上地方人民政府及其有关部门应当保障生物安全事件应急处置所需的医疗救护设备、救治药品、医疗器械等物资的生产、供应和调配；交通运输主管部门应当及时组织协调运输经营单位优先运送。

第七十一条 国家对从事高致病性病原微生物实验活动、生物安全事件现场处置等高风险生物安全工作的人员，提供有效的防护措施和医疗保障。

第九章 法律责任

第七十二条 违反本法规定，履行生物安全管理职责的工作人员在生物安全工作中滥用职权、玩忽职守、徇私舞弊或者有其他违法行为的，依法给予处分。

第七十三条 违反本法规定，医疗机构、专业机构或者其工作人员瞒报、谎报、缓报、漏报，授意他人瞒报、谎报、缓报，或者阻碍他人报告传染病、动植物疫病或者不明原因的聚集性疾病的，由县级以上人民政府有关部门责令改正，给予警告；对法定代表人、主要负责人、直接负责的主管人员和其他直接责任人员，依法给予处分，并可以依法暂停一定期限的执业活动直至吊销相关执业证书。

违反本法规定，编造、散布虚假的生物安全信息，构成违反治安管理行为的，由公安机关依法给予治安管理处罚。

第七十四条 违反本法规定，从事国家禁止的生物技术研究、开发与应用活动的，由县级以上人民政府卫生健康、科学技术、农业农村主管部门根据职责分工，责令停止违法行为，没收违法所得、技术资料和用于违法行为的工具、设备、原材料等物品，处一百万元以上一千万元以下的罚款，违法所得在一百万元以上的，处违法所得十倍以上二十倍以下的罚款，并可以依法禁止一定期限内从事相应的生物技术研究、开发与应用活动，吊销相关许可证件；对法定代表人、主要负责人、直接负责的主管人员和其他直接责任人员，依法给予处分，处十万元以上二十万元以下的罚款，十年直至终身禁止从事相应的生物技术研究、开发与应用活动，依法吊销相关执业证书。

第七十五条 违反本法规定，从事生物技术研究、开发活动未遵守国家生物技术研究开发安全管理规范的，由县级以上人民政府有关部门根据职责分工，责令改正，给予警告，可以并处二万元以上二十万元以下的罚款；拒不改正或者造成严重后果的，责令停止研究、开发活动，并处二十万元以上二百万元以下的罚款。

第七十六条 违反本法规定，从事病原微生物实验活动未在相应等级的实验室进行，或者高等级病原微生物实验室未经批准从事高致病性、疑似高致病性病原微生物实验活动的，由县级以上地方人民政府卫生健康、农业农村主管部门根据职责分工，责令停止违法行为，监督其将用于实验活动的病原微生物销毁或者送交保藏机构，给予警告；造成传染病传播、流行或者其他严重后果的，对法定代表人、主要负责人、直接负责的主管人员和其他直接责任人员依法给予撤职、开除处分。

第七十七条 违反本法规定，将使用后的实验动物流入市场的，由县级以上人民政府科学技术主管部门责令改正，没收违法所得，并处二十万元以上一百万元以下的罚款，违法所得在二十万元以上的，并处违法所得五倍以上十倍以下的罚款；情节严重的，由发证部门吊销相关许可证件。

第七十八条 违反本法规定，有下列行为之一的，由县级以上人民政府有关部门根据职责分工，责令改正，没收违法所得，给予警告，可以并处十万元以上一百万元以下的罚款：

（一）购买或者引进列入管控清单的重要设备、特殊生物因子未进行登记，或者未报国务院有关部门备案；

（二）个人购买或者持有列入管控清单的重要设备或者特殊生物因子；

（三）个人设立病原微生物实验室或者从事病原微生物实验活动；

（四）未经实验室负责人批准进入高等级病原微生物实验室。

第七十九条 违反本法规定，未经批准，采集、保藏我国人类遗传资源或者利用我国人类遗传资源开展国际科学研究合作的，由国务院卫生健康主管部门责令停止违法行为，没收违法所得和违法采集、保藏的人类遗传资源，并处五十万元以上五百万元以下的罚款，违法所得在一百万元以上的，并处违法所得五倍以上十倍以下的罚款；情节严重的，对法定代表人、主要负责人、直接负责的主管人员和其他直接责任人员，依法给予处分，五年内禁止从事相应活动。

第八十条 违反本法规定，境外组织、个人及其设立或者实际控制的机构在我国境内采集、保藏我国人类遗传资源，或者向境外提供我国人类遗传资源的，由国务院卫生健康主管部门责令停止违法行为，没收违法所得和违法采集、保藏的人类遗传资源，并处一百万元以上一千万元以下的罚款；违法所得在一百万元以上的，并处违法所得十倍以上二十倍以下的罚款。

第八十一条 违反本法规定，未经批准，擅自引进外来物种的，由县级以上人民政府有关部门根据职责分工，没收引进的外来物种，并处五万元以上二十五万元以下的罚款。

违反本法规定，未经批准，擅自释放或者丢弃外来物种的，由县级以上人民政府有关部门根据职责分工，责令限期捕回、找回释放或者丢弃的外来物种，处一万元以上五万元以下的罚款。

第八十二条 违反本法规定，构成犯罪的，依法追究刑事责任；造成人身、财产或者其他损害的，依法承担民事责任。

第八十三条 违反本法规定的生物安全违法行为，本法未规定法律责任，其他有关法律、行政法规有规定的，依照其规定。

第八十四条 境外组织或者个人通过运输、邮寄、携带危险生物因子入境或者以其他方式危害我国生物安全的，依法追究法律责任，并可以采取其他必要措施。

第十章 附 则

第八十五条 本法下列术语的含义：

（一）生物因子，是指动物、植物、微生物、生物毒素及其他生物活性物质。

（二）重大新发突发传染病，是指我国境内首次出现或者已经宣布消灭再次发生，或者突然发生，造成或者可能造成公众健康和生命安全严重损害，引起社会恐慌，影响社会稳定的传染病。

（三）重大新发突发动物疫情，是指我国境内首次发生或者已经宣布消灭的动物疫病再次发生，或者发病率、死亡率较高的潜伏动物疫病突然发生并迅速传播，给养殖业生产安全造成严重威胁、危害，以及可能对公众健康和生命安全造成危害的情形。

（四）重大新发突发植物疫情，是指我国境内首次发生或者已经宣布消灭的严重危害植物的真菌、细菌、病毒、昆虫、线虫、杂草、害鼠、软体动物等再次引发病虫害，或者本地有害生物突然大范围发生并迅速传播，对农作物、林木等植物造成严重危害的情形。

（五）生物技术研究、开发与应用，是指通过科学和工程原理认识、改造、合成、利用生物而从事的科学研究、技术开发与应用等活动。

（六）病原微生物，是指可以侵犯人、动物引起感染甚至传染病的微生物，包括病毒、细菌、真菌、立克次体、寄生虫等。

（七）植物有害生物，是指能够对农作物、林木等植物造成危害的真菌、细菌、病毒、昆虫、线虫、杂草、害鼠、软体动物等生物。

（八）人类遗传资源，包括人类遗传资源材料和人类遗传资源信息。人类遗传资源材料是指含有人体基因组、基因等遗传物质的器官、组织、细胞等遗传材料。人类遗传资源信息是指利用人类遗传资源材料产生的数据等信息资料。

（九）微生物耐药，是指微生物对抗微生物药物产生抗性，导致抗微生物药物不能有效控制微生物的感染。

（十）生物武器，是指类型和数量不属于预防、保护或者其他和平用途所正当需要的、任何来源或者任何方法产生的微生物剂、其他生物剂以及生物毒素；也包括为将上述生物剂、生物毒素使用于敌对目的或者武装冲突而设计的武器、设备或者运载工具。

（十一）生物恐怖，是指故意使用致病性微生物、生物毒素等实施袭击，损害人类或者动植物健康，引起社会恐慌，企图达到特定政治目的的行为。

第八十六条 生物安全信息属于国家秘密的，应当依照《中华人民共和国保守国家秘密法》和国家其他有关保密规定实施保密管理。

第八十七条 中国人民解放军、中国人民武装警察部队的生物安全活动，由中央军事委员会依照本法规定的原则另行规定。

第八十八条 本法自2021年4月15日起施行。

第六节｜《中华人民共和国食品安全法》

《中华人民共和国食品安全法》（以下简称《食品安全法》）第一百五十二条规定：国境口岸食品的监督管理由出入境检验检疫机构依照本法以及有关法律、行政法规的规定实施。详细介绍见

《海关检验检疫业务实务手册——进出口食品化妆品检验检疫篇》。《食品安全法》原文如下。

中华人民共和国食品安全法

（2009 年 2 月 28 日第十一届全国人民代表大会常务委员会第七次会议通过，2015 年 4 月 24 日第十二届全国人民代表大会常务委员会第十四次会议修订，根据 2018 年 12 月 29 日第十三届全国人民代表大会常务委员会第七次会议《关于修改〈中华人民共和国产品质量法〉等五部法律的决定》第一次修正，根据 2021 年 4 月 29 日第十三届全国人民代表大会常务委员会第二十八次会议《关于修改〈中华人民共和国道路交通安全法〉等八部法律的决定》第二次修正）

第一章　总　则

第一条　为了保证食品安全，保障公众身体健康和生命安全，制定本法。

第二条　在中华人民共和国境内从事下列活动，应当遵守本法：

（一）食品生产和加工（以下称食品生产），食品销售和餐饮服务（以下称食品经营）；

（二）食品添加剂的生产经营；

（三）用于食品的包装材料、容器、洗涤剂、消毒剂和用于食品生产经营的工具、设备（以下称食品相关产品）的生产经营；

（四）食品生产经营者使用食品添加剂、食品相关产品；

（五）食品的贮存和运输；

（六）对食品、食品添加剂、食品相关产品的安全管理。

供食用的源于农业的初级产品（以下称食用农产品）的质量安全管理，遵守《中华人民共和国农产品质量安全法》的规定。但是，食用农产品的市场销售、有关质量安全标准的制定、有关安全信息的公布和本法对农业投入品作出规定的，应当遵守本法的规定。

第三条　食品安全工作实行预防为主、风险管理、全程控制、社会共治，建立科学、严格的监督管理制度。

第四条　食品生产经营者对其生产经营食品的安全负责。

食品生产经营者应当依照法律、法规和食品安全标准从事生产经营活动，保证食品安全，诚信自律，对社会和公众负责，接受社会监督，承担社会责任。

第五条　国务院设立食品安全委员会，其职责由国务院规定。

国务院食品安全监督管理部门依照本法和国务院规定的职责，对食品生产经营活动实施监督管理。

国务院卫生行政部门依照本法和国务院规定的职责，组织开展食品安全风险监测和风险评估，会同国务院食品安全监督管理部门制定并公布食品安全国家标准。

国务院其他有关部门依照本法和国务院规定的职责，承担有关食品安全工作。

第六条　县级以上地方人民政府对本行政区域的食品安全监督管理工作负责，统一领导、组织、协调本行政区域的食品安全监督管理工作以及食品安全突发事件应对工作，建立健全食品安全全程监督管理工作机制和信息共享机制。

县级以上地方人民政府依照本法和国务院的规定，确定本级食品安全监督管理、卫生行政部门和其他有关部门的职责。有关部门在各自职责范围内负责本行政区域的食品安全监督管理工作。

县级人民政府食品安全监督管理部门可以在乡镇或者特定区域设立派出机构。

第七条　县级以上地方人民政府实行食品安全监督管理责任制。上级人民政府负责对下一级人民政府的食品安全监督管理工作进行评议、考核。县级以上地方人民政府负责对本级食品安全监督管理部门和其他有关部门的食品安全监督管理工作进行评议、考核。

第八条 县级以上人民政府应当将食品安全工作纳入本级国民经济和社会发展规划，将食品安全工作经费列入本级政府财政预算，加强食品安全监督管理能力建设，为食品安全工作提供保障。

县级以上人民政府食品安全监督管理部门和其他有关部门应当加强沟通、密切配合，按照各自职责分工，依法行使职权，承担责任。

第九条 食品行业协会应当加强行业自律，按照章程建立健全行业规范和奖惩机制，提供食品安全信息、技术等服务，引导和督促食品生产经营者依法生产经营，推动行业诚信建设，宣传、普及食品安全知识。

消费者协会和其他消费者组织对违反本法规定，损害消费者合法权益的行为，依法进行社会监督。

第十条 各级人民政府应当加强食品安全的宣传教育，普及食品安全知识，鼓励社会组织、基层群众性自治组织、食品生产经营者开展食品安全法律、法规以及食品安全标准和知识的普及工作，倡导健康的饮食方式，增强消费者食品安全意识和自我保护能力。

新闻媒体应当开展食品安全法律、法规以及食品安全标准和知识的公益宣传，并对食品安全违法行为进行舆论监督。有关食品安全的宣传报道应当真实、公正。

第十一条 国家鼓励和支持开展与食品安全有关的基础研究、应用研究，鼓励和支持食品生产经营者为提高食品安全水平采用先进技术和先进管理规范。

国家对农药的使用实行严格的管理制度，加快淘汰剧毒、高毒、高残留农药，推动替代产品的研发和应用，鼓励使用高效低毒低残留农药。

第十二条 任何组织或者个人有权举报食品安全违法行为，依法向有关部门了解食品安全信息，对食品安全监督管理工作提出意见和建议。

第十三条 对在食品安全工作中做出突出贡献的单位和个人，按照国家有关规定给予表彰、奖励。

第二章　食品安全风险监测和评估

第十四条 国家建立食品安全风险监测制度，对食源性疾病、食品污染以及食品中的有害因素进行监测。

国务院卫生行政部门会同国务院食品安全监督管理等部门，制定、实施国家食品安全风险监测计划。

国务院食品安全监督管理部门和其他有关部门获知有关食品安全风险信息后，应当立即核实并向国务院卫生行政部门通报。对有关部门通报的食品安全风险信息以及医疗机构报告的食源性疾病等有关疾病信息，国务院卫生行政部门应当会同国务院有关部门分析研究，认为必要的，及时调整国家食品安全风险监测计划。

省、自治区、直辖市人民政府卫生行政部门会同同级食品安全监督管理等部门，根据国家食品安全风险监测计划，结合本行政区域的具体情况，制定、调整本行政区域的食品安全风险监测方案，报国务院卫生行政部门备案并实施。

第十五条 承担食品安全风险监测工作的技术机构应当根据食品安全风险监测计划和监测方案开展监测工作，保证监测数据真实、准确，并按照食品安全风险监测计划和监测方案的要求报送监测数据和分析结果。

食品安全风险监测工作人员有权进入相关食用农产品种植养殖、食品生产经营场所采集样品、收集相关数据。采集样品应当按照市场价格支付费用。

第十六条 食品安全风险监测结果表明可能存在食品安全隐患的，县级以上人民政府卫生行政部门应当及时将相关信息通报同级食品安全监督管理等部门，并报告本级人民政府和上级人民政府卫生行政部门。食品安全监督管理等部门应当组织开展进一步调查。

第十七条 国家建立食品安全风险评估制度，运用科学方法，根据食品安全风险监测信息、科学数据以及有关信息，对食品、食品添加剂、食品相关产品中生物性、化学性和物理性危害因素进行风险评估。

国务院卫生行政部门负责组织食品安全风险评估工作，成立由医学、农业、食品、营养、生物、环境等方面的专家组成的食品安全风险评估专家委员会进行食品安全风险评估。食品安全风险评估结果由国务院卫生行政部门公布。

对农药、肥料、兽药、饲料和饲料添加剂等的安全性评估，应当有食品安全风险评估专家委员会的专家参加。

食品安全风险评估不得向生产经营者收取费用，采集样品应当按照市场价格支付费用。

第十八条 有下列情形之一的，应当进行食品安全风险评估：

（一）通过食品安全风险监测或者接到举报发现食品、食品添加剂、食品相关产品可能存在安全隐患的；

（二）为制定或者修订食品安全国家标准提供科学依据需要进行风险评估的；

（三）为确定监督管理的重点领域、重点品种需要进行风险评估的；

（四）发现新的可能危害食品安全因素的；

（五）需要判断某一因素是否构成食品安全隐患的；

（六）国务院卫生行政部门认为需要进行风险评估的其他情形。

第十九条 国务院食品安全监督管理、农业行政等部门在监督管理工作中发现需要进行食品安全风险评估的，应当向国务院卫生行政部门提出食品安全风险评估的建议，并提供风险来源、相关检验数据和结论等信息、资料。属于本法第十八条规定情形的，国务院卫生行政部门应当及时进行食品安全风险评估，并向国务院有关部门通报评估结果。

第二十条 省级以上人民政府卫生行政、农业行政部门应当及时相互通报食品、食用农产品安全风险监测信息。

国务院卫生行政、农业行政部门应当及时相互通报食品、食用农产品安全风险评估结果等信息。

第二十一条 食品安全风险评估结果是制定、修订食品安全标准和实施食品安全监督管理的科学依据。

经食品安全风险评估，得出食品、食品添加剂、食品相关产品不安全结论的，国务院食品安全监督管理等部门应当依据各自职责立即向社会公告，告知消费者停止食用或者使用，并采取相应措施，确保该食品、食品添加剂、食品相关产品停止生产经营；需要制定、修订相关食品安全国家标准的，国务院卫生行政部门应当会同国务院食品安全监督管理部门立即制定、修订。

第二十二条 国务院食品安全监督管理部门应当会同国务院有关部门，根据食品安全风险评估结果、食品安全监督管理信息，对食品安全状况进行综合分析。对经综合分析表明可能具有较高程度安全风险的食品，国务院食品安全监督管理部门应当及时提出食品安全风险警示，并向社会公布。

第二十三条 县级以上人民政府食品安全监督管理部门和其他有关部门、食品安全风险评估专家委员会及其技术机构，应当按照科学、客观、及时、公开的原则，组织食品生产经营者、食品检验机构、认证机构、食品行业协会、消费者协会以及新闻媒体等，就食品安全风险评估信息和食品安全监督管理信息进行交流沟通。

第三章 食品安全标准

第二十四条 制定食品安全标准，应当以保障公众身体健康为宗旨，做到科学合理、安全可靠。

第二十五条 食品安全标准是强制执行的标准。除食品安全标准外，不得制定其他食品强制性标准。

第二十六条 食品安全标准应当包括下列内容：

（一）食品、食品添加剂、食品相关产品中的致病性微生物，农药残留、兽药残留、生物毒素、重金属等污染物质以及其他危害人体健康物质的限量规定；

（二）食品添加剂的品种、使用范围、用量；

（三）专供婴幼儿和其他特定人群的主辅食品的营养成分要求；

（四）对与卫生、营养等食品安全要求有关的标签、标志、说明书的要求；

（五）食品生产经营过程的卫生要求；

（六）与食品安全有关的质量要求；

（七）与食品安全有关的食品检验方法与规程；

（八）其他需要制定为食品安全标准的内容。

第二十七条 食品安全国家标准由国务院卫生行政部门会同国务院食品安全监督管理部门制定、公布，国务院标准化行政部门提供国家标准编号。

食品中农药残留、兽药残留的限量规定及其检验方法与规程由国务院卫生行政部门、国务院农业行政部门会同国务院食品安全监督管理部门制定。

屠宰畜、禽的检验规程由国务院农业行政部门会同国务院卫生行政部门制定。

第二十八条 制定食品安全国家标准，应当依据食品安全风险评估结果并充分考虑食用农产品安全风险评估结果，参照相关的国际标准和国际食品安全风险评估结果，并将食品安全国家标准草案向社会公布，广泛听取食品生产经营者、消费者、有关部门等方面的意见。

食品安全国家标准应当经国务院卫生行政部门组织的食品安全国家标准审评委员会审查通过。食品安全国家标准审评委员会由医学、农业、食品、营养、生物、环境等方面的专家以及国务院有关部门、食品行业协会、消费者协会的代表组成，对食品安全国家标准草案的科学性和实用性等进行审查。

第二十九条 对地方特色食品，没有食品安全国家标准的，省、自治区、直辖市人民政府卫生行政部门可以制定并公布食品安全地方标准，报国务院卫生行政部门备案。食品安全国家标准制定后，该地方标准即行废止。

第三十条 国家鼓励食品生产企业制定严于食品安全国家标准或者地方标准的企业标准，在本企业适用，并报省、自治区、直辖市人民政府卫生行政部门备案。

第三十一条 省级以上人民政府卫生行政部门应当在其网站上公布制定和备案的食品安全国家标准、地方标准和企业标准，供公众免费查阅、下载。

对食品安全标准执行过程中的问题，县级以上人民政府卫生行政部门应当会同有关部门及时给予指导、解答。

第三十二条 省级以上人民政府卫生行政部门应当会同同级食品安全监督管理、农业行政等部门，分别对食品安全国家标准和地方标准的执行情况进行跟踪评价，并根据评价结果及时修订食品安全标准。

省级以上人民政府食品安全监督管理、农业行政等部门应当对食品安全标准执行中存在的问题进行收集、汇总，并及时向同级卫生行政部门通报。

食品生产经营者、食品行业协会发现食品安全标准在执行中存在问题的，应当立即向卫生行政部门报告。

第四章　食品生产经营

第一节　一般规定

第三十三条　食品生产经营应当符合食品安全标准，并符合下列要求：

（一）具有与生产经营的食品品种、数量相适应的食品原料处理和食品加工、包装、贮存等场所，保持该场所环境整洁，并与有毒、有害场所以及其他污染源保持规定的距离；

（二）具有与生产经营的食品品种、数量相适应的生产经营设备或者设施，有相应的消毒、更衣、盥洗、采光、照明、通风、防腐、防尘、防蝇、防鼠、防虫、洗涤以及处理废水、存放垃圾和废弃物的设备或者设施；

（三）有专职或者兼职的食品安全专业技术人员、食品安全管理人员和保证食品安全的规章制度；

（四）具有合理的设备布局和工艺流程，防止待加工食品与直接入口食品、原料与成品交叉污染，避免食品接触有毒物、不洁物；

（五）餐具、饮具和盛放直接入口食品的容器，使用前应当洗净、消毒，炊具、用具用后应当洗净，保持清洁；

（六）贮存、运输和装卸食品的容器、工具和设备应当安全、无害，保持清洁，防止食品污染，并符合保证食品安全所需的温度、湿度等特殊要求，不得将食品与有毒、有害物品一同贮存、运输；

（七）直接入口的食品应当使用无毒、清洁的包装材料、餐具、饮具和容器；

（八）食品生产经营人员应当保持个人卫生，生产经营食品时，应当将手洗净，穿戴清洁的工作衣、帽等；销售无包装的直接入口食品时，应当使用无毒、清洁的容器、售货工具和设备；

（九）用水应当符合国家规定的生活饮用水卫生标准；

（十）使用的洗涤剂、消毒剂应当对人体安全、无害；

（十一）法律、法规规定的其他要求。

非食品生产经营者从事食品贮存、运输和装卸的，应当符合前款第六项的规定。

第三十四条　禁止生产经营下列食品、食品添加剂、食品相关产品：

（一）用非食品原料生产的食品或者添加食品添加剂以外的化学物质和其他可能危害人体健康物质的食品，或者用回收食品作为原料生产的食品；

（二）致病性微生物，农药残留、兽药残留、生物毒素、重金属等污染物质以及其他危害人体健康的物质含量超过食品安全标准限量的食品、食品添加剂、食品相关产品；

（三）用超过保质期的食品原料、食品添加剂生产的食品、食品添加剂；

（四）超范围、超限量使用食品添加剂的食品；

（五）营养成分不符合食品安全标准的专供婴幼儿和其他特定人群的主辅食品；

（六）腐败变质、油脂酸败、霉变生虫、污秽不洁、混有异物、掺假掺杂或者感官性状异常的食品、食品添加剂；

（七）病死、毒死或者死因不明的禽、畜、兽、水产动物肉类及其制品；

（八）未按规定进行检疫或者检疫不合格的肉类，或者未经检验或者检验不合格的肉类制品；

（九）被包装材料、容器、运输工具等污染的食品、食品添加剂；

（十）标注虚假生产日期、保质期或者超过保质期的食品、食品添加剂；

（十一）无标签的预包装食品、食品添加剂；

（十二）国家为防病等特殊需要明令禁止生产经营的食品；

（十三）其他不符合法律、法规或者食品安全标准的食品、食品添加剂、食品相关产品。

第三十五条 国家对食品生产经营实行许可制度。从事食品生产、食品销售、餐饮服务，应当依法取得许可①。但是，销售食用农产品和仅销售预包装食品的，不需要取得许可。仅销售预包装食品的，应当报所在地县级以上地方人民政府食品安全监督管理部门备案。

县级以上地方人民政府食品安全监督管理部门应当依照《中华人民共和国行政许可法》的规定，审核申请人提交的本法第三十三条第一款第一项至第四项规定要求的相关资料，必要时对申请人的生产经营场所进行现场核查；对符合规定条件的，准予许可；对不符合规定条件的，不予许可并书面说明理由。

第三十六条 食品生产加工小作坊和食品摊贩等从事食品生产经营活动，应当符合本法规定的与其生产经营规模、条件相适应的食品安全要求，保证所生产经营的食品卫生、无毒、无害，食品安全监督管理部门应当对其加强监督管理。

县级以上地方人民政府应当对食品生产加工小作坊、食品摊贩等进行综合治理，加强服务和统一规划，改善其生产经营环境，鼓励和支持其改进生产经营条件，进入集中交易市场、店铺等固定场所经营，或者在指定的临时经营区域、时段经营。

食品生产加工小作坊和食品摊贩等的具体管理办法由省、自治区、直辖市制定。

第三十七条 利用新的食品原料生产食品，或者生产食品添加剂新品种、食品相关产品新品种，应当向国务院卫生行政部门提交相关产品的安全性评估材料。国务院卫生行政部门应当自收到申请之日起六十日内组织审查；对符合食品安全要求的，准予许可并公布；对不符合食品安全要求的，不予许可并书面说明理由。

第三十八条 生产经营的食品中不得添加药品，但是可以添加按照传统既是食品又是中药材的物质。按照传统既是食品又是中药材的物质目录由国务院卫生行政部门会同国务院食品安全监督管理部门制定、公布。

第三十九条 国家对食品添加剂生产实行许可制度。从事食品添加剂生产，应当具有与所生产食品添加剂品种相适应的场所、生产设备或者设施、专业技术人员和管理制度，并依照本法第三十五条第二款规定的程序，取得食品添加剂生产许可。

生产食品添加剂应当符合法律、法规和食品安全国家标准。

第四十条 食品添加剂应当在技术上确有必要且经过风险评估证明安全可靠，方可列入允许使用的范围；有关食品安全国家标准应当根据技术必要性和食品安全风险评估结果及时修订。

食品生产经营者应当按照食品安全国家标准使用食品添加剂。

第四十一条 生产食品相关产品应当符合法律、法规和食品安全国家标准。对直接接触食品的包装材料等具有较高风险的食品相关产品，按照国家有关工业产品生产许可证管理的规定实施生产许可。食品安全监督管理部门应当加强对食品相关产品生产活动的监督管理。

第四十二条 国家建立食品安全全程追溯制度。

食品生产经营者应当依照本法的规定，建立食品安全追溯体系，保证食品可追溯。国家鼓励食品生产经营者采用信息化手段采集、留存生产经营信息，建立食品安全追溯体系。

国务院食品安全监督管理部门会同国务院农业行政等有关部门建立食品安全全程追溯协作机制。

第四十三条 地方各级人民政府应当采取措施鼓励食品规模化生产和连锁经营、配送。

国家鼓励食品生产经营企业参加食品安全责任保险。

第二节　生产经营过程控制

第四十四条 食品生产经营企业应当建立健全食品安全管理制度，对职工进行食品安全知识培

① 《中华人民共和国国境卫生检疫法》第三十二条规定，“在口岸内从事食品生产经营、饮用水供应服务、公共场所经营的，由海关依法实施卫生许可；食品生产经营者取得卫生许可的，无需另行取得食品生产经营许可。”

训，加强食品检验工作，依法从事生产经营活动。

食品生产经营企业的主要负责人应当落实企业食品安全管理制度，对本企业的食品安全工作全面负责。

食品生产经营企业应当配备食品安全管理人员，加强对其培训和考核。经考核不具备食品安全管理能力的，不得上岗。食品安全监督管理部门应当对企业食品安全管理人员随机进行监督抽查考核并公布考核情况。监督抽查考核不得收取费用。

第四十五条 食品生产经营者应当建立并执行从业人员健康管理制度。患有国务院卫生行政部门规定的有碍食品安全疾病的人员，不得从事接触直接入口食品的工作。

从事接触直接入口食品工作的食品生产经营人员应当每年进行健康检查，取得健康证明后方可上岗工作。

第四十六条 食品生产企业应当就下列事项制定并实施控制要求，保证所生产的食品符合食品安全标准：

（一）原料采购、原料验收、投料等原料控制；

（二）生产工序、设备、贮存、包装等生产关键环节控制；

（三）原料检验、半成品检验、成品出厂检验等检验控制；

（四）运输和交付控制。

第四十七条 食品生产经营者应当建立食品安全自查制度，定期对食品安全状况进行检查评价。生产经营条件发生变化，不再符合食品安全要求的，食品生产经营者应当立即采取整改措施；有发生食品安全事故潜在风险的，应当立即停止食品生产经营活动，并向所在地县级人民政府食品安全监督管理部门报告。

第四十八条 国家鼓励食品生产经营企业符合良好生产规范要求，实施危害分析与关键控制点体系，提高食品安全管理水平。

对通过良好生产规范、危害分析与关键控制点体系认证的食品生产经营企业，认证机构应当依法实施跟踪调查；对不再符合认证要求的企业，应当依法撤销认证，及时向县级以上人民政府食品安全监督管理部门通报，并向社会公布。认证机构实施跟踪调查不得收取费用。

第四十九条 食用农产品生产者应当按照食品安全标准和国家有关规定使用农药、肥料、兽药、饲料和饲料添加剂等农业投入品，严格执行农业投入品使用安全间隔期或者休药期的规定，不得使用国家明令禁止的农业投入品。禁止将剧毒、高毒农药用于蔬菜、瓜果、茶叶和中草药材等国家规定的农作物。

食用农产品的生产企业和农民专业合作经济组织应当建立农业投入品使用记录制度。

县级以上人民政府农业行政部门应当加强对农业投入品使用的监督管理和指导，建立健全农业投入品安全使用制度。

第五十条 食品生产者采购食品原料、食品添加剂、食品相关产品，应当查验供货者的许可证和产品合格证明；对无法提供合格证明的食品原料，应当按照食品安全标准进行检验；不得采购或者使用不符合食品安全标准的食品原料、食品添加剂、食品相关产品。

食品生产企业应当建立食品原料、食品添加剂、食品相关产品进货查验记录制度，如实记录食品原料、食品添加剂、食品相关产品的名称、规格、数量、生产日期或者生产批号、保质期、进货日期以及供货者名称、地址、联系方式等内容，并保存相关凭证。记录和凭证保存期限不得少于产品保质期满后六个月；没有明确保质期的，保存期限不得少于二年。

第五十一条 食品生产企业应当建立食品出厂检验记录制度，查验出厂食品的检验合格证和安全状况，如实记录食品的名称、规格、数量、生产日期或者生产批号、保质期、检验合格证号、销售日期以及购货者名称、地址、联系方式等内容，并保存相关凭证。记录和凭证保存期限应当符合本法第五十条第二款的规定。

第五十二条 食品、食品添加剂、食品相关产品的生产者，应当按照食品安全标准对所生产的食品、食品添加剂、食品相关产品进行检验，检验合格后方可出厂或者销售。

第五十三条 食品经营者采购食品，应当查验供货者的许可证和食品出厂检验合格证或者其他合格证明（以下称合格证明文件）。

食品经营企业应当建立食品进货查验记录制度，如实记录食品的名称、规格、数量、生产日期或者生产批号、保质期、进货日期以及供货者名称、地址、联系方式等内容，并保存相关凭证。记录和凭证保存期限应当符合本法第五十条第二款的规定。

实行统一配送经营方式的食品经营企业，可以由企业总部统一查验供货者的许可证和食品合格证明文件，进行食品进货查验记录。

从事食品批发业务的经营企业应当建立食品销售记录制度，如实记录批发食品的名称、规格、数量、生产日期或者生产批号、保质期、销售日期以及购货者名称、地址、联系方式等内容，并保存相关凭证。记录和凭证保存期限应当符合本法第五十条第二款的规定。

第五十四条 食品经营者应当按照保证食品安全的要求贮存食品，定期检查库存食品，及时清理变质或者超过保质期的食品。

食品经营者贮存散装食品，应当在贮存位置标明食品的名称、生产日期或者生产批号、保质期、生产者名称及联系方式等内容。

第五十五条 餐饮服务提供者应当制定并实施原料控制要求，不得采购不符合食品安全标准的食品原料。倡导餐饮服务提供者公开加工过程，公示食品原料及其来源等信息。

餐饮服务提供者在加工过程中应当检查待加工的食品及原料，发现有本法第三十四条第六项规定情形的，不得加工或者使用。

第五十六条 餐饮服务提供者应当定期维护食品加工、贮存、陈列等设施、设备；定期清洗、校验保温设施及冷藏、冷冻设施。

餐饮服务提供者应当按照要求对餐具、饮具进行清洗消毒，不得使用未经清洗消毒的餐具、饮具；餐饮服务提供者委托清洗消毒餐具、饮具的，应当委托符合本法规定条件的餐具、饮具集中消毒服务单位。

第五十七条 学校、托幼机构、养老机构、建筑工地等集中用餐单位的食堂应当严格遵守法律、法规和食品安全标准；从供餐单位订餐的，应当从取得食品生产经营许可的企业订购，并按照要求对订购的食品进行查验。供餐单位应当严格遵守法律、法规和食品安全标准，当餐加工，确保食品安全。

学校、托幼机构、养老机构、建筑工地等集中用餐单位的主管部门应当加强对集中用餐单位的食品安全教育和日常管理，降低食品安全风险，及时消除食品安全隐患。

第五十八条 餐具、饮具集中消毒服务单位应当具备相应的作业场所、清洗消毒设备或者设施，用水和使用的洗涤剂、消毒剂应当符合相关食品安全国家标准和其他国家标准、卫生规范。

餐具、饮具集中消毒服务单位应当对消毒餐具、饮具进行逐批检验，检验合格后方可出厂，并应当随附消毒合格证明。消毒后的餐具、饮具应当在独立包装上标注单位名称、地址、联系方式、消毒日期以及使用期限等内容。

第五十九条 食品添加剂生产者应当建立食品添加剂出厂检验记录制度，查验出厂产品的检验合格证和安全状况，如实记录食品添加剂的名称、规格、数量、生产日期或者生产批号、保质期、检验合格证号、销售日期以及购货者名称、地址、联系方式等相关内容，并保存相关凭证。记录和凭证保存期限应当符合本法第五十条第二款的规定。

第六十条 食品添加剂经营者采购食品添加剂，应当依法查验供货者的许可证和产品合格证明文件，如实记录食品添加剂的名称、规格、数量、生产日期或者生产批号、保质期、进货日期以及供货者名称、地址、联系方式等内容，并保存相关凭证。记录和凭证保存期限应当符合本法第五十条第二款的规定。

第六十一条 集中交易市场的开办者、柜台出租者和展销会举办者，应当依法审查入场食品经营者的许可证，明确其食品安全管理责任，定期对其经营环境和条件进行检查，发现其有违反本法规定行为的，应当及时制止并立即报告所在地县级人民政府食品安全监督管理部门。

第六十二条 网络食品交易第三方平台提供者应当对入网食品经营者进行实名登记，明确其食品安全管理责任；依法应当取得许可证的，还应当审查其许可证。

网络食品交易第三方平台提供者发现入网食品经营者有违反本法规定行为的，应当及时制止并立即报告所在地县级人民政府食品安全监督管理部门；发现严重违法行为的，应当立即停止提供网络交易平台服务。

第六十三条 国家建立食品召回制度。食品生产者发现其生产的食品不符合食品安全标准或者有证据证明可能危害人体健康的，应当立即停止生产，召回已经上市销售的食品，通知相关生产经营者和消费者，并记录召回和通知情况。

食品经营者发现其经营的食品有前款规定情形的，应当立即停止经营，通知相关生产经营者和消费者，并记录停止经营和通知情况。食品生产者认为应当召回的，应当立即召回。由于食品经营者的原因造成其经营的食品有前款规定情形的，食品经营者应当召回。

食品生产经营者应当对召回的食品采取无害化处理、销毁等措施，防止其再次流入市场。但是，对因标签、标志或者说明书不符合食品安全标准而被召回的食品，食品生产者在采取补救措施且能保证食品安全的情况下可以继续销售；销售时应当向消费者明示补救措施。

食品生产经营者应当将食品召回和处理情况向所在地县级人民政府食品安全监督管理部门报告；需要对召回的食品进行无害化处理、销毁的，应当提前报告时间、地点。食品安全监督管理部门认为必要的，可以实施现场监督。

食品生产经营者未依照本条规定召回或者停止经营的，县级以上人民政府食品安全监督管理部门可以责令其召回或者停止经营。

第六十四条 食用农产品批发市场应当配备检验设备和检验人员或者委托符合本法规定的食品检验机构，对进入该批发市场销售的食用农产品进行抽样检验；发现不符合食品安全标准的，应当要求销售者立即停止销售，并向食品安全监督管理部门报告。

第六十五条 食用农产品销售者应当建立食用农产品进货查验记录制度，如实记录食用农产品的名称、数量、进货日期以及供货者名称、地址、联系方式等内容，并保存相关凭证。记录和凭证保存期限不得少于六个月。

第六十六条 进入市场销售的食用农产品在包装、保鲜、贮存、运输中使用保鲜剂、防腐剂等食品添加剂和包装材料等食品相关产品，应当符合食品安全国家标准。

第三节　标签、说明书和广告

第六十七条 预包装食品的包装上应当有标签。标签应当标明下列事项：

（一）名称、规格、净含量、生产日期；

（二）成分或者配料表；

（三）生产者的名称、地址、联系方式；

（四）保质期；

（五）产品标准代号；

（六）贮存条件；

（七）所使用的食品添加剂在国家标准中的通用名称；

（八）生产许可证编号；

（九）法律、法规或者食品安全标准规定应当标明的其他事项。

专供婴幼儿和其他特定人群的主辅食品，其标签还应当标明主要营养成分及其含量。

食品安全国家标准对标签标注事项另有规定的，从其规定。

第六十八条 食品经营者销售散装食品，应当在散装食品的容器、外包装上标明食品的名称、生产日期或者生产批号、保质期以及生产经营者名称、地址、联系方式等内容。

第六十九条 生产经营转基因食品应当按照规定显著标示。

第七十条 食品添加剂应当有标签、说明书和包装。标签、说明书应当载明本法第六十七条第一款第一项至第六项、第八项、第九项规定的事项，以及食品添加剂的使用范围、用量、使用方法，并在标签上载明“食品添加剂”字样。

第七十一条 食品和食品添加剂的标签、说明书，不得含有虚假内容，不得涉及疾病预防、治疗功能。生产经营者对其提供的标签、说明书的内容负责。

食品和食品添加剂的标签、说明书应当清楚、明显，生产日期、保质期等事项应当显著标注，容易辨识。

食品和食品添加剂与其标签、说明书的内容不符的，不得上市销售。

第七十二条 食品经营者应当按照食品标签标示的警示标志、警示说明或者注意事项的要求销售食品。

第七十三条 食品广告的内容应当真实合法，不得含有虚假内容，不得涉及疾病预防、治疗功能。食品生产经营者对食品广告内容的真实性、合法性负责。

县级以上人民政府食品安全监督管理部门和其他有关部门以及食品检验机构、食品行业协会不得以广告或者其他形式向消费者推荐食品。消费者组织不得以收取费用或者其他牟取利益的方式向消费者推荐食品。

第四节　特殊食品

第七十四条 国家对保健食品、特殊医学用途配方食品和婴幼儿配方食品等特殊食品实行严格监督管理。

第七十五条 保健食品声称保健功能，应当具有科学依据，不得对人体产生急性、亚急性或者慢性危害。

保健食品原料目录和允许保健食品声称的保健功能目录，由国务院食品安全监督管理部门会同国务院卫生行政部门、国家中医药管理部门制定、调整并公布。

保健食品原料目录应当包括原料名称、用量及其对应的功效；列入保健食品原料目录的原料只能用于保健食品生产，不得用于其他食品生产。

第七十六条 使用保健食品原料目录以外原料的保健食品和首次进口的保健食品应当经国务院食品安全监督管理部门注册①。但是，首次进口的保健食品中属于补充维生素、矿物质等营养物质的，应当报国务院食品安全监督管理部门备案。其他保健食品应当报省、自治区、直辖市人民政府食品安全监督管理部门备案。

进口的保健食品应当是出口国（地区）主管部门准许上市销售的产品。

---

① 《全国人民代表大会常务委员会关于授权国务院在海南自由贸易港暂时调整适用〈中华人民共和国食品安全法〉有关规定的决定》调整内容，“海南博鳌乐城国际医疗旅游先行区内指定的医疗机构，对已在境外合法上市的适量保健食品，经海南省人民政府审批，可以临时进口，并在本医疗机构内使用。”自 2024 年 10 月 1 日起施行，期限为五年。

第七十七条 依法应当注册的保健食品，注册时应当提交保健食品的研发报告、产品配方、生产工艺、安全性和保健功能评价、标签、说明书等材料及样品，并提供相关证明文件。国务院食品安全监督管理部门经组织技术审评，对符合安全和功能声称要求的，准予注册；对不符合要求的，不予注册并书面说明理由。对使用保健食品原料目录以外原料的保健食品作出准予注册决定的，应当及时将该原料纳入保健食品原料目录。

依法应当备案的保健食品，备案时应当提交产品配方、生产工艺、标签、说明书以及表明产品安全性和保健功能的材料。

第七十八条 保健食品的标签、说明书不得涉及疾病预防、治疗功能，内容应当真实，与注册或者备案的内容相一致，载明适宜人群、不适宜人群、功效成分或者标志性成分及其含量等，并声明“本品不能代替药物”。保健食品的功能和成分应当与标签、说明书相一致。

第七十九条 保健食品广告除应当符合本法第七十三条第一款的规定外，还应当声明“本品不能代替药物”；其内容应当经生产企业所在地省、自治区、直辖市人民政府食品安全监督管理部门审查批准，取得保健食品广告批准文件。省、自治区、直辖市人民政府食品安全监督管理部门应当公布并及时更新已经批准的保健食品广告目录以及批准的广告内容。

第八十条 特殊医学用途配方食品应当经国务院食品安全监督管理部门注册①。注册时，应当提交产品配方、生产工艺、标签、说明书以及表明产品安全性、营养充足性和特殊医学用途临床效果的材料。

特殊医学用途配方食品广告适用《中华人民共和国广告法》和其他法律、行政法规关于药品广告管理的规定。

第八十一条 婴幼儿配方食品生产企业应当实施从原料进厂到成品出厂的全过程质量控制，对出厂的婴幼儿配方食品实施逐批检验，保证食品安全。

生产婴幼儿配方食品使用的生鲜乳、辅料等食品原料、食品添加剂等，应当符合法律、行政法规的规定和食品安全国家标准，保证婴幼儿生长发育所需的营养成分。

婴幼儿配方食品生产企业应当将食品原料、食品添加剂、产品配方及标签等事项向省、自治区、直辖市人民政府食品安全监督管理部门备案。

婴幼儿配方乳粉的产品配方应当经国务院食品安全监督管理部门注册。注册时，应当提交配方研发报告和其他表明配方科学性、安全性的材料。

不得以分装方式生产婴幼儿配方乳粉，同一企业不得用同一配方生产不同品牌的婴幼儿配方乳粉。

第八十二条 保健食品、特殊医学用途配方食品、婴幼儿配方乳粉的注册人或者备案人应当对其提交材料的真实性负责。

省级以上人民政府食品安全监督管理部门应当及时公布注册或者备案的保健食品、特殊医学用途配方食品、婴幼儿配方乳粉目录，并对注册或者备案中获知的企业商业秘密予以保密。

保健食品、特殊医学用途配方食品、婴幼儿配方乳粉生产企业应当按照注册或者备案的产品配方、生产工艺等技术要求组织生产。

第八十三条 生产保健食品，特殊医学用途配方食品、婴幼儿配方食品和其他专供特定人群的主辅食品的企业，应当按照良好生产规范的要求建立与所生产食品相适应的生产质量管理体系，定

---

① 见《特殊医学用途配方食品注册管理办法》（国家市场监督管理总局令第85号）。《全国人民代表大会常务委员会关于授权国务院在海南自由贸易港暂时调整适用〈中华人民共和国食品安全法〉有关规定的决定》调整内容，“海南博鳌乐城国际医疗旅游先行区内指定的医疗机构，对临床急需的已在境外合法上市的少量罕见病类特殊医学用途配方食品、少量特定全营养特殊医学用途配方食品，经海南省人民政府审批，可以临时进口，并在本医疗机构内使用。”自2024年10月1日起施行，期限为五年。

期对该体系的运行情况进行自查，保证其有效运行，并向所在地县级人民政府食品安全监督管理部门提交自查报告。

第五章　食品检验

第八十四条　食品检验机构按照国家有关认证认可的规定取得资质认定后，方可从事食品检验活动。但是，法律另有规定的除外。

食品检验机构的资质认定条件和检验规范，由国务院食品安全监督管理部门规定。

符合本法规定的食品检验机构出具的检验报告具有同等效力。

县级以上人民政府应当整合食品检验资源，实现资源共享。

第八十五条　食品检验由食品检验机构指定的检验人独立进行。

检验人应当依照有关法律、法规的规定，并按照食品安全标准和检验规范对食品进行检验，尊重科学，恪守职业道德，保证出具的检验数据和结论客观、公正，不得出具虚假检验报告。

第八十六条　食品检验实行食品检验机构与检验人负责制。食品检验报告应当加盖食品检验机构公章，并有检验人的签名或者盖章。食品检验机构和检验人对出具的食品检验报告负责。

第八十七条　县级以上人民政府食品安全监督管理部门应当对食品进行定期或者不定期的抽样检验，并依据有关规定公布检验结果，不得免检。进行抽样检验，应当购买抽取的样品，委托符合本法规定的食品检验机构进行检验，并支付相关费用；不得向食品生产经营者收取检验费和其他费用。

第八十八条　对依照本法规定实施的检验结论有异议的，食品生产经营者可以自收到检验结论之日起七个工作日内向实施抽样检验的食品安全监督管理部门或者其上一级食品安全监督管理部门提出复检申请，由受理复检申请的食品安全监督管理部门在公布的复检机构名录中随机确定复检机构进行复检。复检机构出具的复检结论为最终检验结论。复检机构与初检机构不得为同一机构。复检机构名录由国务院认证认可监督管理、食品安全监督管理、卫生行政、农业行政等部门共同公布。

采用国家规定的快速检测方法对食用农产品进行抽查检测，被抽查人对检测结果有异议的，可以自收到检测结果时起四小时内申请复检。复检不得采用快速检测方法。

第八十九条　食品生产企业可以自行对所生产的食品进行检验，也可以委托符合本法规定的食品检验机构进行检验。

食品行业协会和消费者协会等组织、消费者需要委托食品检验机构对食品进行检验的，应当委托符合本法规定的食品检验机构进行。

第九十条　食品添加剂的检验，适用本法有关食品检验的规定。

第六章　食品进出口

第九十一条　国家出入境检验检疫部门对进出口食品安全实施监督管理。

第九十二条　进口的食品、食品添加剂、食品相关产品应当符合我国食品安全国家标准。

进口的食品、食品添加剂应当经出入境检验检疫机构依照进出口商品检验相关法律、行政法规的规定检验合格。

进口的食品、食品添加剂应当按照国家出入境检验检疫部门的要求随附合格证明材料。

第九十三条　进口尚无食品安全国家标准的食品，由境外出口商、境外生产企业或者其委托的进口商向国务院卫生行政部门提交所执行的相关国家（地区）标准或者国际标准。国务院卫生行政部门对相关标准进行审查，认为符合食品安全要求的，决定暂予适用，并及时制定相应的食品安全国家标准。进口利用新的食品原料生产的食品或者进口食品添加剂新品种、食品相关产品新品种，依照本法第三十七条的规定办理。

出入境检验检疫机构按照国务院卫生行政部门的要求，对前款规定的食品、食品添加剂、食品相关产品进行检验。检验结果应当公开。

第九十四条 境外出口商、境外生产企业应当保证向我国出口的食品、食品添加剂、食品相关产品符合本法以及我国其他有关法律、行政法规的规定和食品安全国家标准的要求，并对标签、说明书的内容负责。

进口商应当建立境外出口商、境外生产企业审核制度，重点审核前款规定的内容；审核不合格的，不得进口。

发现进口食品不符合我国食品安全国家标准或者有证据证明可能危害人体健康的，进口商应当立即停止进口，并依照本法第六十三条的规定召回。

第九十五条 境外发生的食品安全事件可能对我国境内造成影响，或者在进口食品、食品添加剂、食品相关产品中发现严重食品安全问题的，国家出入境检验检疫部门应当及时采取风险预警或者控制措施，并向国务院食品安全监督管理、卫生行政、农业行政部门通报。接到通报的部门应当及时采取相应措施。

县级以上人民政府食品安全监督管理部门对国内市场上销售的进口食品、食品添加剂实施监督管理。发现存在严重食品安全问题的，国务院食品安全监督管理部门应当及时向国家出入境检验检疫部门通报。国家出入境检验检疫部门应当及时采取相应措施。

第九十六条 向我国境内出口食品的境外出口商或者代理商、进口食品的进口商应当向国家出入境检验检疫部门备案。向我国境内出口食品的境外食品生产企业应当经国家出入境检验检疫部门注册。已经注册的境外食品生产企业提供虚假材料，或者因其自身的原因致使进口食品发生重大食品安全事故的，国家出入境检验检疫部门应当撤销注册并公告。

国家出入境检验检疫部门应当定期公布已经备案的境外出口商、代理商、进口商和已经注册的境外食品生产企业名单。

第九十七条 进口的预包装食品、食品添加剂应当有中文标签；依法应当有说明书的，还应当有中文说明书。标签、说明书应当符合本法以及我国其他有关法律、行政法规的规定和食品安全国家标准的要求，并载明食品的原产地以及境内代理商的名称、地址、联系方式。预包装食品没有中文标签、中文说明书或者标签、说明书不符合本条规定的，不得进口。

第九十八条 进口商应当建立食品、食品添加剂进口和销售记录制度，如实记录食品、食品添加剂的名称、规格、数量、生产日期、生产或者进口批号、保质期、境外出口商和购货者名称、地址及联系方式、交货日期等内容，并保存相关凭证。记录和凭证保存期限应当符合本法第五十条第二款的规定。

第九十九条 出口食品生产企业应当保证其出口食品符合进口国（地区）的标准或者合同要求。

出口食品生产企业和出口食品原料种植、养殖场应当向国家出入境检验检疫部门备案。

第一百条 国家出入境检验检疫部门应当收集、汇总下列进出口食品安全信息，并及时通报相关部门、机构和企业：

（一）出入境检验检疫机构对进出口食品实施检验检疫发现的食品安全信息；

（二）食品行业协会和消费者协会等组织、消费者反映的进口食品安全信息；

（三）国际组织、境外政府机构发布的风险预警信息及其他食品安全信息，以及境外食品行业协会等组织、消费者反映的食品安全信息；

（四）其他食品安全信息。

国家出入境检验检疫部门应当对进出口食品的进口商、出口商和出口食品生产企业实施信用管理，建立信用记录，并依法向社会公布。对有不良记录的进口商、出口商和出口食品生产企业，应当加强对其进出口食品的检验检疫。

第一百零一条 国家出入境检验检疫部门可以对向我国境内出口食品的国家（地区）的食品安全管理体系和食品安全状况进行评估和审查，并根据评估和审查结果，确定相应检验检疫要求。

第七章 食品安全事故处置

第一百零二条 国务院组织制定国家食品安全事故应急预案。

县级以上地方人民政府应当根据有关法律、法规的规定和上级人民政府的食品安全事故应急预案以及本行政区域的实际情况，制定本行政区域的食品安全事故应急预案，并报上一级人民政府备案。

食品安全事故应急预案应当对食品安全事故分级、事故处置组织指挥体系与职责、预防预警机制、处置程序、应急保障措施等作出规定。

食品生产经营企业应当制定食品安全事故处置方案，定期检查本企业各项食品安全防范措施的落实情况，及时消除事故隐患。

第一百零三条 发生食品安全事故的单位应当立即采取措施，防止事故扩大。事故单位和接收病人进行治疗的单位应当及时向事故发生地县级人民政府食品安全监督管理、卫生行政部门报告。

县级以上人民政府农业行政等部门在日常监督管理中发现食品安全事故或者接到事故举报，应当立即向同级食品安全监督管理部门通报。

发生食品安全事故，接到报告的县级人民政府食品安全监督管理部门应当按照应急预案的规定向本级人民政府和上级人民政府食品安全监督管理部门报告。县级人民政府和上级人民政府食品安全监督管理部门应当按照应急预案的规定上报。

任何单位和个人不得对食品安全事故隐瞒、谎报、缓报，不得隐匿、伪造、毁灭有关证据。

第一百零四条 医疗机构发现其接收的病人属于食源性疾病病人或者疑似病人的，应当按照规定及时将相关信息向所在地县级人民政府卫生行政部门报告。县级人民政府卫生行政部门认为与食品安全有关的，应当及时通报同级食品安全监督管理部门。

县级以上人民政府卫生行政部门在调查处理传染病或者其他突发公共卫生事件中发现与食品安全相关的信息，应当及时通报同级食品安全监督管理部门。

第一百零五条 县级以上人民政府食品安全监督管理部门接到食品安全事故的报告后，应当立即会同同级卫生行政、农业行政等部门进行调查处理，并采取下列措施，防止或者减轻社会危害：

（一）开展应急救援工作，组织救治因食品安全事故导致人身伤害的人员；

（二）封存可能导致食品安全事故的食品及其原料，并立即进行检验；对确认属于被污染的食品及其原料，责令食品生产经营者依照本法第六十三条的规定召回或者停止经营；

（三）封存被污染的食品相关产品，并责令进行清洗消毒；

（四）做好信息发布工作，依法对食品安全事故及其处理情况进行发布，并对可能产生的危害加以解释、说明。

发生食品安全事故需要启动应急预案的，县级以上人民政府应当立即成立事故处置指挥机构，启动应急预案，依照前款和应急预案的规定进行处置。

发生食品安全事故，县级以上疾病预防控制机构应当对事故现场进行卫生处理，并对与事故有关的因素开展流行病学调查，有关部门应当予以协助。县级以上疾病预防控制机构应当向同级食品安全监督管理、卫生行政部门提交流行病学调查报告。

第一百零六条 发生食品安全事故，设区的市级以上人民政府食品安全监督管理部门应当立即会同有关部门进行事故责任调查，督促有关部门履行职责，向本级人民政府和上一级人民政府食品安全监督管理部门提出事故责任调查处理报告。

涉及两个以上省、自治区、直辖市的重大食品安全事故由国务院食品安全监督管理部门依照前款规定组织事故责任调查。

第一百零七条 调查食品安全事故，应当坚持实事求是、尊重科学的原则，及时、准确查清事故性质和原因，认定事故责任，提出整改措施。

调查食品安全事故，除了查明事故单位的责任，还应当查明有关监督管理部门、食品检验机构、认证机构及其工作人员的责任。

第一百零八条 食品安全事故调查部门有权向有关单位和个人了解与事故有关的情况，并要求提供相关资料和样品。有关单位和个人应当予以配合，按照要求提供相关资料和样品，不得拒绝。

任何单位和个人不得阻挠、干涉食品安全事故的调查处理。

第八章　监督管理

第一百零九条 县级以上人民政府食品安全监督管理部门根据食品安全风险监测、风险评估结果和食品安全状况等，确定监督管理的重点、方式和频次，实施风险分级管理。

县级以上地方人民政府组织本级食品安全监督管理、农业行政等部门制定本行政区域的食品安全年度监督管理计划，向社会公布并组织实施。

食品安全年度监督管理计划应当将下列事项作为监督管理的重点：

（一）专供婴幼儿和其他特定人群的主辅食品；

（二）保健食品生产过程中的添加行为和按照注册或者备案的技术要求组织生产的情况，保健食品标签、说明书以及宣传材料中有关功能宣传的情况；

（三）发生食品安全事故风险较高的食品生产经营者；

（四）食品安全风险监测结果表明可能存在食品安全隐患的事项。

第一百一十条 县级以上人民政府食品安全监督管理部门履行食品安全监督管理职责，有权采取下列措施，对生产经营者遵守本法的情况进行监督检查：

（一）进入生产经营场所实施现场检查；

（二）对生产经营的食品、食品添加剂、食品相关产品进行抽样检验；

（三）查阅、复制有关合同、票据、账簿以及其他有关资料；

（四）查封、扣押有证据证明不符合食品安全标准或者有证据证明存在安全隐患以及用于违法生产经营的食品、食品添加剂、食品相关产品；

（五）查封违法从事生产经营活动的场所。

第一百一十一条 对食品安全风险评估结果证明食品存在安全隐患，需要制定、修订食品安全标准的，在制定、修订食品安全标准前，国务院卫生行政部门应当及时会同国务院有关部门规定食品中有害物质的临时限量值和临时检验方法，作为生产经营和监督管理的依据。

第一百一十二条 县级以上人民政府食品安全监督管理部门在食品安全监督管理工作中可以采用国家规定的快速检测方法对食品进行抽查检测。

对抽查检测结果表明可能不符合食品安全标准的食品，应当依照本法第八十七条的规定进行检验。抽查检测结果确定有关食品不符合食品安全标准的，可以作为行政处罚的依据。

第一百一十三条 县级以上人民政府食品安全监督管理部门应当建立食品生产经营者食品安全信用档案，记录许可颁发、日常监督检查结果、违法行为查处等情况，依法向社会公布并实时更新；对有不良信用记录的食品生产经营者增加监督检查频次，对违法行为情节严重的食品生产经营者，可以通报投资主管部门、证券监督管理机构和有关的金融机构。

第一百一十四条 食品生产经营过程中存在食品安全隐患，未及时采取措施消除的，县级以上人民政府食品安全监督管理部门可以对食品生产经营者的法定代表人或者主要负责人进行责任约谈。食品生产经营者应当立即采取措施，进行整改，消除隐患。责任约谈情况和整改情况应当纳入食品生产经营者食品安全信用档案。

第一百一十五条 县级以上人民政府食品安全监督管理等部门应当公布本部门的电子邮件地址或者电话，接受咨询、投诉、举报。接到咨询、投诉、举报，对属于本部门职责的，应当受理并在法定期限内及时答复、核实、处理；对不属于本部门职责的，应当移交有权处理的部门并书面通知咨询、投诉、举报人。有权处理的部门应当在法定期限内及时处理，不得推诿。对查证属实的举报，给予举报人奖励。

有关部门应当对举报人的信息予以保密，保护举报人的合法权益。举报人举报所在企业的，该企业不得以解除、变更劳动合同或者其他方式对举报人进行打击报复。

第一百一十六条 县级以上人民政府食品安全监督管理等部门应当加强对执法人员食品安全法律、法规、标准和专业知识与执法能力等的培训，并组织考核。不具备相应知识和能力的，不得从事食品安全执法工作。

食品生产经营者、食品行业协会、消费者协会等发现食品安全执法人员在执法过程中有违反法律、法规规定的行为以及不规范执法行为的，可以向本级或者上级人民政府食品安全监督管理等部门或者监察机关投诉、举报。接到投诉、举报的部门或者机关应当进行核实，并将经核实的情况向食品安全执法人员所在部门通报；涉嫌违法违纪的，按照本法和有关规定处理。

第一百一十七条 县级以上人民政府食品安全监督管理等部门未及时发现食品安全系统性风险，未及时消除监督管理区域内的食品安全隐患的，本级人民政府可以对其主要负责人进行责任约谈。

地方人民政府未履行食品安全职责，未及时消除区域性重大食品安全隐患的，上级人民政府可以对其主要负责人进行责任约谈。

被约谈的食品安全监督管理等部门、地方人民政府应当立即采取措施，对食品安全监督管理工作进行整改。

责任约谈情况和整改情况应当纳入地方人民政府和有关部门食品安全监督管理工作评议、考核记录。

第一百一十八条 国家建立统一的食品安全信息平台，实行食品安全信息统一公布制度。国家食品安全总体情况、食品安全风险警示信息、重大食品安全事故及其调查处理信息和国务院确定需要统一公布的其他信息由国务院食品安全监督管理部门统一公布。食品安全风险警示信息和重大食品安全事故及其调查处理信息的影响限于特定区域的，也可以由有关省、自治区、直辖市人民政府食品安全监督管理部门公布。未经授权不得发布上述信息。

县级以上人民政府食品安全监督管理、农业行政部门依据各自职责公布食品安全日常监督管理信息。

公布食品安全信息，应当做到准确、及时，并进行必要的解释说明，避免误导消费者和社会舆论。

第一百一十九条 县级以上地方人民政府食品安全监督管理、卫生行政、农业行政部门获知本法规定需要统一公布的信息，应当向上级主管部门报告，由上级主管部门立即报告国务院食品安全监督管理部门；必要时，可以直接向国务院食品安全监督管理部门报告。

县级以上人民政府食品安全监督管理、卫生行政、农业行政部门应当相互通报获知的食品安全信息。

第一百二十条 任何单位和个人不得编造、散布虚假食品安全信息。

县级以上人民政府食品安全监督管理部门发现可能误导消费者和社会舆论的食品安全信息，应当立即组织有关部门、专业机构、相关食品生产经营者等进行核实、分析，并及时公布结果。

第一百二十一条 县级以上人民政府食品安全监督管理等部门发现涉嫌食品安全犯罪的，应当按照有关规定及时将案件移送公安机关。对移送的案件，公安机关应当及时审查；认为有犯罪事实需要追究刑事责任的，应当立案侦查。

公安机关在食品安全犯罪案件侦查过程中认为没有犯罪事实，或者犯罪事实显著轻微，不需要追究刑事责任，但依法应当追究行政责任的，应当及时将案件移送食品安全监督管理等部门和监察机关，有关部门应当依法处理。

公安机关商请食品安全监督管理、生态环境等部门提供检验结论、认定意见以及对涉案物品进行无害化处理等协助的，有关部门应当及时提供，予以协助。

第九章　法律责任

第一百二十二条　违反本法规定，未取得食品生产经营许可从事食品生产经营活动，或者未取得食品添加剂生产许可从事食品添加剂生产活动的，由县级以上人民政府食品安全监督管理部门没收违法所得和违法生产经营的食品、食品添加剂以及用于违法生产经营的工具、设备、原料等物品；违法生产经营的食品、食品添加剂货值金额不足一万元的，并处五万元以上十万元以下罚款；货值金额一万元以上的，并处货值金额十倍以上二十倍以下罚款。

明知从事前款规定的违法行为，仍为其提供生产经营场所或者其他条件的，由县级以上人民政府食品安全监督管理部门责令停止违法行为，没收违法所得，并处五万元以上十万元以下罚款；使消费者的合法权益受到损害的，应当与食品、食品添加剂生产经营者承担连带责任。

第一百二十三条　违反本法规定，有下列情形之一，尚不构成犯罪的，由县级以上人民政府食品安全监督管理部门没收违法所得和违法生产经营的食品，并可以没收用于违法生产经营的工具、设备、原料等物品；违法生产经营的食品货值金额不足一万元的，并处十万元以上十五万元以下罚款；货值金额一万元以上的，并处货值金额十五倍以上三十倍以下罚款；情节严重的，吊销许可证，并可以由公安机关对其直接负责的主管人员和其他直接责任人员处五日以上十五日以下拘留：

（一）用非食品原料生产食品、在食品中添加食品添加剂以外的化学物质和其他可能危害人体健康的物质，或者用回收食品作为原料生产食品，或者经营上述食品；

（二）生产经营营养成分不符合食品安全标准的专供婴幼儿和其他特定人群的主辅食品；

（三）经营病死、毒死或者死因不明的禽、畜、兽、水产动物肉类，或者生产经营其制品；

（四）经营未按规定进行检疫或者检疫不合格的肉类，或者生产经营未经检验或者检验不合格的肉类制品；

（五）生产经营国家为防病等特殊需要明令禁止生产经营的食品；

（六）生产经营添加药品的食品。

明知从事前款规定的违法行为，仍为其提供生产经营场所或者其他条件的，由县级以上人民政府食品安全监督管理部门责令停止违法行为，没收违法所得，并处十万元以上二十万元以下罚款；使消费者的合法权益受到损害的，应当与食品生产经营者承担连带责任。

违法使用剧毒、高毒农药的，除依照有关法律、法规规定给予处罚外，可以由公安机关依照第一款规定给予拘留。

第一百二十四条　违反本法规定，有下列情形之一，尚不构成犯罪的，由县级以上人民政府食品安全监督管理部门没收违法所得和违法生产经营的食品、食品添加剂，并可以没收用于违法生产经营的工具、设备、原料等物品；违法生产经营的食品、食品添加剂货值金额不足一万元的，并处五万元以上十万元以下罚款；货值金额一万元以上的，并处货值金额十倍以上二十倍以下罚款；情节严重的，吊销许可证：

（一）生产经营致病性微生物，农药残留、兽药残留、生物毒素、重金属等污染物质以及其他危害人体健康的物质含量超过食品安全标准限量的食品、食品添加剂；

（二）用超过保质期的食品原料、食品添加剂生产食品、食品添加剂，或者经营上述食品、食品添加剂；

（三）生产经营超范围、超限量使用食品添加剂的食品；

（四）生产经营腐败变质、油脂酸败、霉变生虫、污秽不洁、混有异物、掺假掺杂或者感官性状异常的食品、食品添加剂；

（五）生产经营标注虚假生产日期、保质期或者超过保质期的食品、食品添加剂；

（六）生产经营未按规定注册的保健食品、特殊医学用途配方食品、婴幼儿配方乳粉，或者未按注册的产品配方、生产工艺等技术要求组织生产；

（七）以分装方式生产婴幼儿配方乳粉，或者同一企业以同一配方生产不同品牌的婴幼儿配方乳粉；

（八）利用新的食品原料生产食品，或者生产食品添加剂新品种，未通过安全性评估；

（九）食品生产经营者在食品安全监督管理部门责令其召回或者停止经营后，仍拒不召回或者停止经营。

除前款和本法第一百二十三条、第一百二十五条规定的情形外，生产经营不符合法律、法规或者食品安全标准的食品、食品添加剂的，依照前款规定给予处罚。

生产食品相关产品新品种，未通过安全性评估，或者生产不符合食品安全标准的食品相关产品的，由县级以上人民政府食品安全监督管理部门依照第一款规定给予处罚。

第一百二十五条 违反本法规定，有下列情形之一的，由县级以上人民政府食品安全监督管理部门没收违法所得和违法生产经营的食品、食品添加剂，并可以没收用于违法生产经营的工具、设备、原料等物品；违法生产经营的食品、食品添加剂货值金额不足一万元的，并处五千元以上五万元以下罚款；货值金额一万元以上的，并处货值金额五倍以上十倍以下罚款；情节严重的，责令停产停业，直至吊销许可证：

（一）生产经营被包装材料、容器、运输工具等污染的食品、食品添加剂；

（二）生产经营无标签的预包装食品、食品添加剂或者标签、说明书不符合本法规定的食品、食品添加剂；

（三）生产经营转基因食品未按规定进行标示；

（四）食品生产经营者采购或者使用不符合食品安全标准的食品原料、食品添加剂、食品相关产品。

生产经营的食品、食品添加剂的标签、说明书存在瑕疵但不影响食品安全且不会对消费者造成误导的，由县级以上人民政府食品安全监督管理部门责令改正；拒不改正的，处二千元以下罚款。

第一百二十六条 违反本法规定，有下列情形之一的，由县级以上人民政府食品安全监督管理部门责令改正，给予警告；拒不改正的，处五千元以上五万元以下罚款；情节严重的，责令停产停业，直至吊销许可证：

（一）食品、食品添加剂生产者未按规定对采购的食品原料和生产的食品、食品添加剂进行检验；

（二）食品生产经营企业未按规定建立食品安全管理制度，或者未按规定配备或者培训、考核食品安全管理人员；

（三）食品、食品添加剂生产经营者进货时未查验许可证和相关证明文件，或者未按规定建立并遵守进货查验记录、出厂检验记录和销售记录制度；

（四）食品生产经营企业未制定食品安全事故处置方案；

（五）餐具、饮具和盛放直接入口食品的容器，使用前未经洗净、消毒或者清洗消毒不合格，或者餐饮服务设施、设备未按规定定期维护、清洗、校验；

（六）食品生产经营者安排未取得健康证明或者患有国务院卫生行政部门规定的有碍食品安全疾

病的人员从事接触直接入口食品的工作；

（七）食品经营者未按规定要求销售食品；

（八）保健食品生产企业未按规定向食品安全监督管理部门备案，或者未按备案的产品配方、生产工艺等技术要求组织生产；

（九）婴幼儿配方食品生产企业未将食品原料、食品添加剂、产品配方、标签等向食品安全监督管理部门备案；

（十）特殊食品生产企业未按规定建立生产质量管理体系并有效运行，或者未定期提交自查报告；

（十一）食品生产经营者未定期对食品安全状况进行检查评价，或者生产经营条件发生变化，未按规定处理；

（十二）学校、托幼机构、养老机构、建筑工地等集中用餐单位未按规定履行食品安全管理责任；

（十三）食品生产企业、餐饮服务提供者未按规定制定、实施生产经营过程控制要求。

餐具、饮具集中消毒服务单位违反本法规定用水，使用洗涤剂、消毒剂，或者出厂的餐具、饮具未按规定检验合格并随附消毒合格证明，或者未按规定在独立包装上标注相关内容的，由县级以上人民政府卫生行政部门依照前款规定给予处罚。

食品相关产品生产者未按规定对生产的食品相关产品进行检验的，由县级以上人民政府食品安全监督管理部门依照第一款规定给予处罚。

食用农产品销售者违反本法第六十五条规定的，由县级以上人民政府食品安全监督管理部门依照第一款规定给予处罚。

第一百二十七条 对食品生产加工小作坊、食品摊贩等的违法行为的处罚，依照省、自治区、直辖市制定的具体管理办法执行。

第一百二十八条 违反本法规定，事故单位在发生食品安全事故后未进行处置、报告的，由有关主管部门按照各自职责分工责令改正，给予警告；隐匿、伪造、毁灭有关证据的，责令停产停业，没收违法所得，并处十万元以上五十万元以下罚款；造成严重后果的，吊销许可证。

第一百二十九条 违反本法规定，有下列情形之一的，由出入境检验检疫机构依照本法第一百二十四条的规定给予处罚：

（一）提供虚假材料，进口不符合我国食品安全国家标准的食品、食品添加剂、食品相关产品；

（二）进口尚无食品安全国家标准的食品，未提交所执行的标准并经国务院卫生行政部门审查，或者进口利用新的食品原料生产的食品或者进口食品添加剂新品种、食品相关产品新品种，未通过安全性评估；

（三）未遵守本法的规定出口食品；

（四）进口商在有关主管部门责令其依照本法规定召回进口的食品后，仍拒不召回。

违反本法规定，进口商未建立并遵守食品、食品添加剂进口和销售记录制度、境外出口商或者生产企业审核制度的，由出入境检验检疫机构依照本法第一百二十六条的规定给予处罚。

第一百三十条 违反本法规定，集中交易市场的开办者、柜台出租者、展销会的举办者允许未依法取得许可的食品经营者进入市场销售食品，或者未履行检查、报告等义务的，由县级以上人民政府食品安全监督管理部门责令改正，没收违法所得，并处五万元以上二十万元以下罚款；造成严重后果的，责令停业，直至由原发证部门吊销许可证；使消费者的合法权益受到损害的，应当与食品经营者承担连带责任。

食用农产品批发市场违反本法第六十四条规定的，依照前款规定承担责任。

第一百三十一条 违反本法规定，网络食品交易第三方平台提供者未对入网食品经营者进行实名登记、审查许可证，或者未履行报告、停止提供网络交易平台服务等义务的，由县级以上人民政府食品安全监督管理部门责令改正，没收违法所得，并处五万元以上二十万元以下罚款；造成严重后果的，责令停业，直至由原发证部门吊销许可证；使消费者的合法权益受到损害的，应当与食品经营者承担连带责任。

消费者通过网络食品交易第三方平台购买食品，其合法权益受到损害的，可以向入网食品经营者或者食品生产者要求赔偿。网络食品交易第三方平台提供者不能提供入网食品经营者的真实名称、地址和有效联系方式的，由网络食品交易第三方平台提供者赔偿。网络食品交易第三方平台提供者赔偿后，有权向入网食品经营者或者食品生产者追偿。网络食品交易第三方平台提供者作出更有利于消费者承诺的，应当履行其承诺。

第一百三十二条　违反本法规定，未按要求进行食品贮存、运输和装卸的，由县级以上人民政府食品安全监督管理等部门按照各自职责分工责令改正，给予警告；拒不改正的，责令停产停业，并处一万元以上五万元以下罚款；情节严重的，吊销许可证。

第一百三十三条　违反本法规定，拒绝、阻挠、干涉有关部门、机构及其工作人员依法开展食品安全监督检查、事故调查处理、风险监测和风险评估的，由有关主管部门按照各自职责分工责令停产停业，并处二千元以上五万元以下罚款；情节严重的，吊销许可证；构成违反治安管理行为的，由公安机关依法给予治安管理处罚。

违反本法规定，对举报人以解除、变更劳动合同或者其他方式打击报复的，应当依照有关法律的规定承担责任。

第一百三十四条　食品生产经营者在一年内累计三次因违反本法规定受到责令停产停业、吊销许可证以外处罚的，由食品安全监督管理部门责令停产停业，直至吊销许可证。

第一百三十五条　被吊销许可证的食品生产经营者及其法定代表人、直接负责的主管人员和其他直接责任人员自处罚决定作出之日起五年内不得申请食品生产经营许可，或者从事食品生产经营管理工作、担任食品生产经营企业食品安全管理人员。

因食品安全犯罪被判处有期徒刑以上刑罚的，终身不得从事食品生产经营管理工作，也不得担任食品生产经营企业食品安全管理人员。

食品生产经营者聘用人员违反前两款规定的，由县级以上人民政府食品安全监督管理部门吊销许可证。

第一百三十六条　食品经营者履行了本法规定的进货查验等义务，有充分证据证明其不知道所采购的食品不符合食品安全标准，并能如实说明其进货来源的，可以免予处罚，但应当依法没收其不符合食品安全标准的食品；造成人身、财产或者其他损害的，依法承担赔偿责任。

第一百三十七条　违反本法规定，承担食品安全风险监测、风险评估工作的技术机构、技术人员提供虚假监测、评估信息的，依法对技术机构直接负责的主管人员和技术人员给予撤职、开除处分；有执业资格的，由授予其资格的主管部门吊销执业证书。

第一百三十八条　违反本法规定，食品检验机构、食品检验人员出具虚假检验报告的，由授予其资质的主管部门或者机构撤销该食品检验机构的检验资质，没收所收取的检验费用，并处检验费用五倍以上十倍以下罚款，检验费用不足一万元的，并处五万元以上十万元以下罚款；依法对食品检验机构直接负责的主管人员和食品检验人员给予撤职或者开除处分；导致发生重大食品安全事故的，对直接负责的主管人员和食品检验人员给予开除处分。

违反本法规定，受到开除处分的食品检验机构人员，自处分决定作出之日起十年内不得从事食品检验工作；因食品安全违法行为受到刑事处罚或者因出具虚假检验报告导致发生重大食品安全事故受到开除处分的食品检验机构人员，终身不得从事食品检验工作。食品检验机构聘用不得从事食品检验工作的人员的，由授予其资质的主管部门或者机构撤销该食品检验机构的检验资质。

食品检验机构出具虚假检验报告，使消费者的合法权益受到损害的，应当与食品生产经营者承担连带责任。

第一百三十九条 违反本法规定，认证机构出具虚假认证结论，由认证认可监督管理部门没收所收取的认证费用，并处认证费用五倍以上十倍以下罚款，认证费用不足一万元的，并处五万元以上十万元以下罚款；情节严重的，责令停业，直至撤销认证机构批准文件，并向社会公布；对直接负责的主管人员和负有直接责任的认证人员，撤销其执业资格。

认证机构出具虚假认证结论，使消费者的合法权益受到损害的，应当与食品生产经营者承担连带责任。

第一百四十条 违反本法规定，在广告中对食品作虚假宣传，欺骗消费者，或者发布未取得批准文件、广告内容与批准文件不一致的保健食品广告的，依照《中华人民共和国广告法》的规定给予处罚。

广告经营者、发布者设计、制作、发布虚假食品广告，使消费者的合法权益受到损害的，应当与食品生产经营者承担连带责任。

社会团体或者其他组织、个人在虚假广告或者其他虚假宣传中向消费者推荐食品，使消费者的合法权益受到损害的，应当与食品生产经营者承担连带责任。

违反本法规定，食品安全监督管理等部门、食品检验机构、食品行业协会以广告或者其他形式向消费者推荐食品，消费者组织以收取费用或者其他牟取利益的方式向消费者推荐食品的，由有关主管部门没收违法所得，依法对直接负责的主管人员和其他直接责任人员给予记大过、降级或者撤职处分；情节严重的，给予开除处分。

对食品作虚假宣传且情节严重的，由省级以上人民政府食品安全监督管理部门决定暂停销售该食品，并向社会公布；仍然销售该食品的，由县级以上人民政府食品安全监督管理部门没收违法所得和违法销售的食品，并处二万元以上五万元以下罚款。

第一百四十一条 违反本法规定，编造、散布虚假食品安全信息，构成违反治安管理行为的，由公安机关依法给予治安管理处罚。

媒体编造、散布虚假食品安全信息的，由有关主管部门依法给予处罚，并对直接负责的主管人员和其他直接责任人员给予处分；使公民、法人或者其他组织的合法权益受到损害的，依法承担消除影响、恢复名誉、赔偿损失、赔礼道歉等民事责任。

第一百四十二条 违反本法规定，县级以上地方人民政府有下列行为之一的，对直接负责的主管人员和其他直接责任人员给予记大过处分；情节较重的，给予降级或者撤职处分；情节严重的，给予开除处分；造成严重后果的，其主要负责人还应当引咎辞职：

（一）对发生在本行政区域内的食品安全事故，未及时组织协调有关部门开展有效处置，造成不良影响或者损失；

（二）对本行政区域内涉及多环节的区域性食品安全问题，未及时组织整治，造成不良影响或者损失；

（三）隐瞒、谎报、缓报食品安全事故；

（四）本行政区域内发生特别重大食品安全事故，或者连续发生重大食品安全事故。

第一百四十三条 违反本法规定，县级以上地方人民政府有下列行为之一的，对直接负责的主管人员和其他直接责任人员给予警告、记过或者记大过处分；造成严重后果的，给予降级或者撤职处分：

（一）未确定有关部门的食品安全监督管理职责，未建立健全食品安全全程监督管理工作机制和信息共享机制，未落实食品安全监督管理责任制；

（二）未制定本行政区域的食品安全事故应急预案，或者发生食品安全事故后未按规定立即成立事故处置指挥机构、启动应急预案。

第一百四十四条 违反本法规定，县级以上人民政府食品安全监督管理、卫生行政、农业行政等部门有下列行为之一的，对直接负责的主管人员和其他直接责任人员给予记大过处分；情节较重的，给予降级或者撤职处分；情节严重的，给予开除处分；造成严重后果的，其主要负责人还应当引咎辞职：

（一）隐瞒、谎报、缓报食品安全事故；

（二）未按规定查处食品安全事故，或者接到食品安全事故报告未及时处理，造成事故扩大或者蔓延；

（三）经食品安全风险评估得出食品、食品添加剂、食品相关产品不安全结论后，未及时采取相应措施，造成食品安全事故或者不良社会影响；

（四）对不符合条件的申请人准予许可，或者超越法定职权准予许可；

（五）不履行食品安全监督管理职责，导致发生食品安全事故。

第一百四十五条 违反本法规定，县级以上人民政府食品安全监督管理、卫生行政、农业行政等部门有下列行为之一，造成不良后果的，对直接负责的主管人员和其他直接责任人员给予警告、记过或者记大过处分；情节较重的，给予降级或者撤职处分；情节严重的，给予开除处分：

（一）在获知有关食品安全信息后，未按规定向上级主管部门和本级人民政府报告，或者未按规定相互通报；

（二）未按规定公布食品安全信息；

（三）不履行法定职责，对查处食品安全违法行为不配合，或者滥用职权、玩忽职守、徇私舞弊。

第一百四十六条 食品安全监督管理等部门在履行食品安全监督管理职责过程中，违法实施检查、强制等执法措施，给生产经营者造成损失的，应当依法予以赔偿，对直接负责的主管人员和其他直接责任人员依法给予处分。

第一百四十七条 违反本法规定，造成人身、财产或者其他损害的，依法承担赔偿责任。生产经营者财产不足以同时承担民事赔偿责任和缴纳罚款、罚金时，先承担民事赔偿责任。

第一百四十八条 消费者因不符合食品安全标准的食品受到损害的，可以向经营者要求赔偿损失，也可以向生产者要求赔偿损失。接到消费者赔偿要求的生产经营者，应当实行首负责任制，先行赔付，不得推诿；属于生产者责任的，经营者赔偿后有权向生产者追偿；属于经营者责任的，生产者赔偿后有权向经营者追偿。

生产不符合食品安全标准的食品或者经营明知是不符合食品安全标准的食品，消费者除要求赔偿损失外，还可以向生产者或者经营者要求支付价款十倍或者损失三倍的赔偿金；增加赔偿的金额不足一千元的，为一千元。但是，食品的标签、说明书存在不影响食品安全且不会对消费者造成误导的瑕疵的除外。

第一百四十九条 违反本法规定，构成犯罪的，依法追究刑事责任。

第十章 附 则

第一百五十条 本法下列用语的含义：

食品，指各种供人食用或者饮用的成品和原料以及按照传统既是食品又是中药材的物品，但是不包括以治疗为目的的物品。

食品安全，指食品无毒、无害，符合应当有的营养要求，对人体健康不造成任何急性、亚急性或者慢性危害。

预包装食品，指预先定量包装或者制作在包装材料、容器中的食品。

食品添加剂，指为改善食品品质和色、香、味以及为防腐、保鲜和加工工艺的需要而加入食品中的人工合成或者天然物质，包括营养强化剂。

用于食品的包装材料和容器，指包装、盛放食品或者食品添加剂用的纸、竹、木、金属、搪瓷、陶瓷、塑料、橡胶、天然纤维、化学纤维、玻璃等制品和直接接触食品或者食品添加剂的涂料。

用于食品生产经营的工具、设备，指在食品或者食品添加剂生产、销售、使用过程中直接接触食品或者食品添加剂的机械、管道、传送带、容器、用具、餐具等。

用于食品的洗涤剂、消毒剂，指直接用于洗涤或者消毒食品、餐具、饮具以及直接接触食品的工具、设备或者食品包装材料和容器的物质。

食品保质期，指食品在标明的贮存条件下保持品质的期限。

食源性疾病，指食品中致病因素进入人体引起的感染性、中毒性等疾病，包括食物中毒。

食品安全事故，指食源性疾病、食品污染等源于食品，对人体健康有危害或者可能有危害的事故。

第一百五十一条 转基因食品和食盐的食品安全管理，本法未作规定的，适用其他法律、行政法规的规定。

第一百五十二条 铁路、民航运营中食品安全的管理办法由国务院食品安全监督管理部门会同国务院有关部门依照本法制定。

保健食品的具体管理办法由国务院食品安全监督管理部门依照本法制定。

食品相关产品生产活动的具体管理办法由国务院食品安全监督管理部门依照本法制定。

国境口岸食品的监督管理由出入境检验检疫机构依照本法以及有关法律、行政法规的规定实施。

军队专用食品和自供食品的食品安全管理办法由中央军事委员会依照本法制定。

第一百五十三条 国务院根据实际需要，可以对食品安全监督管理体制作出调整。

第一百五十四条 本法自2015年10月1日起施行。

第七节 | 《中华人民共和国食品安全法实施条例》

《中华人民共和国食品安全法实施条例》（以下简称《食品安全法实施条例》）共十章八十六条。详细介绍见《海关检验检疫业务实务手册——进出口食品化妆品检验检疫篇》。《食品安全法实施条例》原文如下。

中华人民共和国食品安全法实施条例

（2009年7月20日中华人民共和国国务院令第557号公布，根据2016年2月6日《国务院关于修改部分行政法规的决定》修订，2019年3月26日国务院第42次常务会议修订通过，2019年10月11日中华人民共和国国务院令第721号公布，自2019年12月1日起施行）

第一章 总 则

第一条 根据《中华人民共和国食品安全法》（以下简称食品安全法），制定本条例。

第二条 食品生产经营者应当依照法律、法规和食品安全标准从事生产经营活动，建立健全食品安全管理制度，采取有效措施预防和控制食品安全风险，保证食品安全。

第三条 国务院食品安全委员会负责分析食品安全形势，研究部署、统筹指导食品安全工作，提出食品安全监督管理的重大政策措施，督促落实食品安全监督管理责任。县级以上地方人民政府食品安全委员会按照本级人民政府规定的职责开展工作。

第四条 县级以上人民政府建立统一权威的食品安全监督管理体制，加强食品安全监督管理能力建设。

县级以上人民政府食品安全监督管理部门和其他有关部门应当依法履行职责，加强协调配合，做好食品安全监督管理工作。

乡镇人民政府和街道办事处应当支持、协助县级人民政府食品安全监督管理部门及其派出机构依法开展食品安全监督管理工作。

第五条 国家将食品安全知识纳入国民素质教育内容，普及食品安全科学常识和法律知识，提高全社会的食品安全意识。

第二章 食品安全风险监测和评估

第六条 县级以上人民政府卫生行政部门会同同级食品安全监督管理等部门建立食品安全风险监测会商机制，汇总、分析风险监测数据，研判食品安全风险，形成食品安全风险监测分析报告，报本级人民政府；县级以上地方人民政府卫生行政部门还应当将食品安全风险监测分析报告同时报上一级人民政府卫生行政部门。食品安全风险监测会商的具体办法由国务院卫生行政部门会同国务院食品安全监督管理等部门制定。

第七条 食品安全风险监测结果表明存在食品安全隐患，食品安全监督管理等部门经进一步调查确认有必要通知相关食品生产经营者的，应当及时通知。

接到通知的食品生产经营者应当立即进行自查，发现食品不符合食品安全标准或者有证据证明可能危害人体健康的，应当依照食品安全法第六十三条的规定停止生产、经营，实施食品召回，并报告相关情况。

第八条 国务院卫生行政、食品安全监督管理等部门发现需要对农药、肥料、兽药、饲料和饲料添加剂等进行安全性评估的，应当向国务院农业行政部门提出安全性评估建议。国务院农业行政部门应当及时组织评估，并向国务院有关部门通报评估结果。

第九条 国务院食品安全监督管理部门和其他有关部门建立食品安全风险信息交流机制，明确食品安全风险信息交流的内容、程序和要求。

第三章 食品安全标准

第十条 国务院卫生行政部门会同国务院食品安全监督管理、农业行政等部门制定食品安全国家标准规划及其年度实施计划。国务院卫生行政部门应当在其网站上公布食品安全国家标准规划及其年度实施计划的草案，公开征求意见。

第十一条 省、自治区、直辖市人民政府卫生行政部门依照食品安全法第二十九条的规定制定食品安全地方标准，应当公开征求意见。省、自治区、直辖市人民政府卫生行政部门应当自食品安全地方标准公布之日起30个工作日内，将地方标准报国务院卫生行政部门备案。国务院卫生行政部门发现备案的食品安全地方标准违反法律、法规或者食品安全国家标准的，应当及时予以纠正。

食品安全地方标准依法废止的，省、自治区、直辖市人民政府卫生行政部门应当及时在其网站上公布废止情况。

第十二条 保健食品、特殊医学用途配方食品、婴幼儿配方食品等特殊食品不属于地方特色食品，不得对其制定食品安全地方标准。

第十三条 食品安全标准公布后，食品生产经营者可以在食品安全标准规定的实施日期之前实施并公开提前实施情况。

第十四条 食品生产企业不得制定低于食品安全国家标准或者地方标准要求的企业标准。食品生产企业制定食品安全指标严于食品安全国家标准或者地方标准的企业标准的，应当报省、自治区、直辖市人民政府卫生行政部门备案。

食品生产企业制定企业标准的，应当公开，供公众免费查阅。

第四章　食品生产经营

第十五条　食品生产经营许可的有效期为5年。

食品生产经营者的生产经营条件发生变化，不再符合食品生产经营要求的，食品生产经营者应当立即采取整改措施；需要重新办理许可手续的，应当依法办理。

第十六条　国务院卫生行政部门应当及时公布新的食品原料、食品添加剂新品种和食品相关产品新品种目录以及所适用的食品安全国家标准。

对按照传统既是食品又是中药材的物质目录，国务院卫生行政部门会同国务院食品安全监督管理部门应当及时更新。

第十七条　国务院食品安全监督管理部门会同国务院农业行政等有关部门明确食品安全全程追溯基本要求，指导食品生产经营者通过信息化手段建立、完善食品安全追溯体系。

食品安全监督管理等部门应当将婴幼儿配方食品等针对特定人群的食品以及其他食品安全风险较高或者销售量大的食品的追溯体系建设作为监督检查的重点。

第十八条　食品生产经营者应当建立食品安全追溯体系，依照食品安全法的规定如实记录并保存进货查验、出厂检验、食品销售等信息，保证食品可追溯。

第十九条　食品生产经营企业的主要负责人对本企业的食品安全工作全面负责，建立并落实本企业的食品安全责任制，加强供货者管理、进货查验和出厂检验、生产经营过程控制、食品安全自查等工作。食品生产经营企业的食品安全管理人员应当协助企业主要负责人做好食品安全管理工作。

第二十条　食品生产经营企业应当加强对食品安全管理人员的培训和考核。食品安全管理人员应当掌握与其岗位相适应的食品安全法律、法规、标准和专业知识，具备食品安全管理能力。食品安全监督管理部门应当对企业食品安全管理人员进行随机监督抽查考核。考核指南由国务院食品安全监督管理部门制定、公布。

第二十一条　食品、食品添加剂生产经营者委托生产食品、食品添加剂的，应当委托取得食品生产许可、食品添加剂生产许可的生产者生产，并对其生产行为进行监督，对委托生产的食品、食品添加剂的安全负责。受托方应当依照法律、法规、食品安全标准以及合同约定进行生产，对生产行为负责，并接受委托方的监督。

第二十二条　食品生产经营者不得在食品生产、加工场所贮存依照本条例第六十三条规定制定的名录中的物质。

第二十三条　对食品进行辐照加工，应当遵守食品安全国家标准，并按照食品安全国家标准的要求对辐照加工食品进行检验和标注。

第二十四条　贮存、运输对温度、湿度等有特殊要求的食品，应当具备保温、冷藏或者冷冻等设备设施，并保持有效运行。

第二十五条　食品生产经营者委托贮存、运输食品的，应当对受托方的食品安全保障能力进行审核，并监督受托方按照保证食品安全的要求贮存、运输食品。受托方应当保证食品贮存、运输条件符合食品安全的要求，加强食品贮存、运输过程管理。

接受食品生产经营者委托贮存、运输食品的，应当如实记录委托方和收货方的名称、地址、联系方式等内容。记录保存期限不得少于贮存、运输结束后2年。

非食品生产经营者从事对温度、湿度等有特殊要求的食品贮存业务的，应当自取得营业执照之日起30个工作日内向所在地县级人民政府食品安全监督管理部门备案。

第二十六条 餐饮服务提供者委托餐具饮具集中消毒服务单位提供清洗消毒服务的，应当查验、留存餐具饮具集中消毒服务单位的营业执照复印件和消毒合格证明。保存期限不得少于消毒餐具饮具使用期限到期后6个月。

第二十七条 餐具饮具集中消毒服务单位应当建立餐具饮具出厂检验记录制度，如实记录出厂餐具饮具的数量、消毒日期和批号、使用期限、出厂日期以及委托方名称、地址、联系方式等内容。出厂检验记录保存期限不得少于消毒餐具饮具使用期限到期后6个月。消毒后的餐具饮具应当在独立包装上标注单位名称、地址、联系方式、消毒日期和批号以及使用期限等内容。

第二十八条 学校、托幼机构、养老机构、建筑工地等集中用餐单位的食堂应当执行原料控制、餐具饮具清洗消毒、食品留样等制度，并依照食品安全法第四十七条的规定定期开展食堂食品安全自查。

承包经营集中用餐单位食堂的，应当依法取得食品经营许可，并对食堂的食品安全负责。集中用餐单位应当督促承包方落实食品安全管理制度，承担管理责任。

第二十九条 食品生产经营者应当对变质、超过保质期或者回收的食品进行显著标示或者单独存放在有明确标志的场所，及时采取无害化处理、销毁等措施并如实记录。

食品安全法所称回收食品，是指已经售出，因违反法律、法规、食品安全标准或者超过保质期等原因，被召回或者退回的食品，不包括依照食品安全法第六十三条第三款的规定可以继续销售的食品。

第三十条 县级以上地方人民政府根据需要建设必要的食品无害化处理和销毁设施。食品生产经营者可以按照规定使用政府建设的设施对食品进行无害化处理或者予以销毁。

第三十一条 食品集中交易市场的开办者、食品展销会的举办者应当在市场开业或者展销会举办前向所在地县级人民政府食品安全监督管理部门报告。

第三十二条 网络食品交易第三方平台提供者应当妥善保存入网食品经营者的登记信息和交易信息。县级以上人民政府食品安全监督管理部门开展食品安全监督检查、食品安全案件调查处理、食品安全事故处置确需了解有关信息的，经其负责人批准，可以要求网络食品交易第三方平台提供者提供，网络食品交易第三方平台提供者应当按照要求提供。县级以上人民政府食品安全监督管理部门及其工作人员对网络食品交易第三方平台提供者提供的信息依法负有保密义务。

第三十三条 生产经营转基因食品应当显著标示，标示办法由国务院食品安全监督管理部门会同国务院农业行政部门制定。

第三十四条 禁止利用包括会议、讲座、健康咨询在内的任何方式对食品进行虚假宣传。食品安全监督管理部门发现虚假宣传行为的，应当依法及时处理。

第三十五条 保健食品生产工艺有原料提取、纯化等前处理工序的，生产企业应当具备相应的原料前处理能力。

第三十六条 特殊医学用途配方食品生产企业应当按照食品安全国家标准规定的检验项目对出厂产品实施逐批检验。

特殊医学用途配方食品中的特定全营养配方食品应当通过医疗机构或者药品零售企业向消费者销售。医疗机构、药品零售企业销售特定全营养配方食品的，不需要取得食品经营许可，但是应当遵守食品安全法和本条例关于食品销售的规定。

第三十七条 特殊医学用途配方食品中的特定全营养配方食品广告按照处方药广告管理，其他类别的特殊医学用途配方食品广告按照非处方药广告管理。

第三十八条 对保健食品之外的其他食品，不得声称具有保健功能。

对添加食品安全国家标准规定的选择性添加物质的婴幼儿配方食品，不得以选择性添加物质命名。

第三十九条 特殊食品的标签、说明书内容应当与注册或者备案的标签、说明书一致。销售特殊食品，应当核对食品标签、说明书内容是否与注册或者备案的标签、说明书一致，不一致的不得销售。省级以上人民政府食品安全监督管理部门应当在其网站上公布注册或者备案的特殊食品的标签、说明书。

特殊食品不得与普通食品或者药品混放销售。

第五章 食品检验

第四十条 对食品进行抽样检验，应当按照食品安全标准、注册或者备案的特殊食品的产品技术要求以及国家有关规定确定的检验项目和检验方法进行。

第四十一条 对可能掺杂掺假的食品，按照现有食品安全标准规定的检验项目和检验方法以及依照食品安全法第一百一十一条和本条例第六十三条规定制定的检验项目和检验方法无法检验的，国务院食品安全监督管理部门可以制定补充检验项目和检验方法，用于对食品的抽样检验、食品安全案件调查处理和食品安全事故处置。

第四十二条 依照食品安全法第八十八条的规定申请复检的，申请人应当向复检机构先行支付复检费用。复检结论表明食品不合格的，复检费用由复检申请人承担；复检结论表明食品合格的，复检费用由实施抽样检验的食品安全监督管理部门承担。

复检机构无正当理由不得拒绝承担复检任务。

第四十三条 任何单位和个人不得发布未依法取得资质认定的食品检验机构出具的食品检验信息，不得利用上述检验信息对食品、食品生产经营者进行等级评定，欺骗、误导消费者。

第六章 食品进出口

第四十四条 进口商进口食品、食品添加剂，应当按照规定向出入境检验检疫机构报检，如实申报产品相关信息，并随附法律、行政法规规定的合格证明材料。

第四十五条 进口食品运达口岸后，应当存放在出入境检验检疫机构指定或者认可的场所；需要移动的，应当按照出入境检验检疫机构的要求采取必要的安全防护措施。大宗散装进口食品应当在卸货口岸进行检验。

第四十六条 国家出入境检验检疫部门根据风险管理需要，可以对部分食品实行指定口岸进口。

第四十七条 国务院卫生行政部门依照食品安全法第九十三条的规定对境外出口商、境外生产企业或者其委托的进口商提交的相关国家（地区）标准或者国际标准进行审查，认为符合食品安全要求的，决定暂予适用并予以公布；暂予适用的标准公布前，不得进口尚无食品安全国家标准的食品。

食品安全国家标准中通用标准已经涵盖的食品不属于食品安全法第九十三条规定的尚无食品安全国家标准的食品。

第四十八条 进口商应当建立境外出口商、境外生产企业审核制度，重点审核境外出口商、境外生产企业制定和执行食品安全风险控制措施的情况以及向我国出口的食品是否符合食品安全法、本条例和其他有关法律、行政法规的规定以及食品安全国家标准的要求。

第四十九条 进口商依照食品安全法第九十四条第三款的规定召回进口食品的，应当将食品召回和处理情况向所在地县级人民政府食品安全监督管理部门和所在地出入境检验检疫机构报告。

第五十条 国家出入境检验检疫部门发现已经注册的境外食品生产企业不再符合注册要求的，应当责令其在规定期限内整改，整改期间暂停进口其生产的食品；经整改仍不符合注册要求的，国家出入境检验检疫部门应当撤销境外食品生产企业注册并公告。

第五十一条 对通过我国良好生产规范、危害分析与关键控制点体系认证的境外生产企业，认证机构应当依法实施跟踪调查。对不再符合认证要求的企业，认证机构应当依法撤销认证并向社会公布。

第五十二条 境外发生的食品安全事件可能对我国境内造成影响，或者在进口食品、食品添加剂、食品相关产品中发现严重食品安全问题的，国家出入境检验检疫部门应当及时进行风险预警，并可以对相关的食品、食品添加剂、食品相关产品采取下列控制措施：

（一）退货或者销毁处理；

（二）有条件地限制进口；

（三）暂停或者禁止进口。

第五十三条 出口食品、食品添加剂的生产企业应当保证其出口食品、食品添加剂符合进口国家（地区）的标准或者合同要求；我国缔结或者参加的国际条约、协定有要求的，还应当符合国际条约、协定的要求。

第七章 食品安全事故处置

第五十四条 食品安全事故按照国家食品安全事故应急预案实行分级管理。县级以上人民政府食品安全监督管理部门会同同级有关部门负责食品安全事故调查处理。

县级以上人民政府应当根据实际情况及时修改、完善食品安全事故应急预案。

第五十五条 县级以上人民政府应当完善食品安全事故应急管理机制，改善应急装备，做好应急物资储备和应急队伍建设，加强应急培训、演练。

第五十六条 发生食品安全事故的单位应当对导致或者可能导致食品安全事故的食品及原料、工具、设备、设施等，立即采取封存等控制措施。

第五十七条 县级以上人民政府食品安全监督管理部门接到食品安全事故报告后，应当立即会同同级卫生行政、农业行政等部门依照食品安全法第一百零五条的规定进行调查处理。食品安全监督管理部门应当对事故单位封存的食品及原料、工具、设备、设施等予以保护，需要封存而事故单位尚未封存的应当直接封存或者责令事故单位立即封存，并通知疾病预防控制机构对与事故有关的因素开展流行病学调查。

疾病预防控制机构应当在调查结束后向同级食品安全监督管理、卫生行政部门同时提交流行病学调查报告。

任何单位和个人不得拒绝、阻挠疾病预防控制机构开展流行病学调查。有关部门应当对疾病预防控制机构开展流行病学调查予以协助。

第五十八条 国务院食品安全监督管理部门会同国务院卫生行政、农业行政等部门定期对全国食品安全事故情况进行分析，完善食品安全监督管理措施，预防和减少事故的发生。

第八章 监督管理

第五十九条 设区的市级以上人民政府食品安全监督管理部门根据监督管理工作需要，可以对由下级人民政府食品安全监督管理部门负责日常监督管理的食品生产经营者实施随机监督检查，也可以组织下级人民政府食品安全监督管理部门对食品生产经营者实施异地监督检查。

设区的市级以上人民政府食品安全监督管理部门认为必要的，可以直接调查处理下级人民政府食品安全监督管理部门管辖的食品安全违法案件，也可以指定其他下级人民政府食品安全监督管理部门调查处理。

第六十条 国家建立食品安全检查员制度，依托现有资源加强职业化检查员队伍建设，强化考核培训，提高检查员专业化水平。

第六十一条 县级以上人民政府食品安全监督管理部门依照食品安全法第一百一十条的规定实

施查封、扣押措施，查封、扣押的期限不得超过30日；情况复杂的，经实施查封、扣押措施的食品安全监督管理部门负责人批准，可以延长，延长期限不得超过45日。

第六十二条 网络食品交易第三方平台多次出现入网食品经营者违法经营或者入网食品经营者的违法经营行为造成严重后果的，县级以上人民政府食品安全监督管理部门可以对网络食品交易第三方平台提供者的法定代表人或者主要负责人进行责任约谈。

第六十三条 国务院食品安全监督管理部门会同国务院卫生行政等部门根据食源性疾病信息、食品安全风险监测信息和监督管理信息等，对发现的添加或者可能添加到食品中的非食品用化学物质和其他可能危害人体健康的物质，制定名录及检测方法并予以公布。

第六十四条 县级以上地方人民政府卫生行政部门应当对餐具饮具集中消毒服务单位进行监督检查，发现不符合法律、法规、国家相关标准以及相关卫生规范等要求的，应当及时调查处理。监督检查的结果应当向社会公布。

第六十五条 国家实行食品安全违法行为举报奖励制度，对查证属实的举报，给予举报人奖励。举报人举报所在企业食品安全重大违法犯罪行为的，应当加大奖励力度。有关部门应当对举报人的信息予以保密，保护举报人的合法权益。食品安全违法行为举报奖励办法由国务院食品安全监督管理部门会同国务院财政等有关部门制定。

食品安全违法行为举报奖励资金纳入各级人民政府预算。

第六十六条 国务院食品安全监督管理部门应当会同国务院有关部门建立守信联合激励和失信联合惩戒机制，结合食品生产经营者信用档案，建立严重违法生产经营者黑名单制度，将食品安全信用状况与准入、融资、信贷、征信等相衔接，及时向社会公布。

第九章　法律责任

第六十七条 有下列情形之一的，属于食品安全法第一百二十三条至第一百二十六条、第一百三十二条以及本条例第七十二条、第七十三条规定的情节严重情形：

（一）违法行为涉及的产品货值金额2万元以上或者违法行为持续时间3个月以上；

（二）造成食源性疾病并出现死亡病例，或者造成30人以上食源性疾病但未出现死亡病例；

（三）故意提供虚假信息或者隐瞒真实情况；

（四）拒绝、逃避监督检查；

（五）因违反食品安全法律、法规受到行政处罚后1年内又实施同一性质的食品安全违法行为，或者因违反食品安全法律、法规受到刑事处罚后又实施食品安全违法行为；

（六）其他情节严重的情形。

对情节严重的违法行为处以罚款时，应当依法从重从严。

第六十八条 有下列情形之一的，依照食品安全法第一百二十五条第一款、本条例第七十五条的规定给予处罚：

（一）在食品生产、加工场所贮存依照本条例第六十三条规定制定的名录中的物质；

（二）生产经营的保健食品之外的食品的标签、说明书声称具有保健功能；

（三）以食品安全国家标准规定的选择性添加物质命名婴幼儿配方食品；

（四）生产经营的特殊食品的标签、说明书内容与注册或者备案的标签、说明书不一致。

第六十九条 有下列情形之一的，依照食品安全法第一百二十六条第一款、本条例第七十五条的规定给予处罚：

（一）接受食品生产经营者委托贮存、运输食品，未按照规定记录保存信息；

（二）餐饮服务提供者未查验、留存餐具饮具集中消毒服务单位的营业执照复印件和消毒合格证明；

（三）食品生产经营者未按照规定对变质、超过保质期或者回收的食品进行标示或者存放，或者未及时对上述食品采取无害化处理、销毁等措施并如实记录；

（四）医疗机构和药品零售企业之外的单位或者个人向消费者销售特殊医学用途配方食品中的特定全营养配方食品；

（五）将特殊食品与普通食品或者药品混放销售。

第七十条 除食品安全法第一百二十五条第一款、第一百二十六条规定的情形外，食品生产经营者的生产经营行为不符合食品安全法第三十三条第一款第五项、第七项至第十项的规定，或者不符合有关食品生产经营过程要求的食品安全国家标准的，依照食品安全法第一百二十六条第一款、本条例第七十五条的规定给予处罚。

第七十一条 餐具饮具集中消毒服务单位未按照规定建立并遵守出厂检验记录制度的，由县级以上人民政府卫生行政部门依照食品安全法第一百二十六条第一款、本条例第七十五条的规定给予处罚。

第七十二条 从事对温度、湿度等有特殊要求的食品贮存业务的非食品生产经营者，食品集中交易市场的开办者、食品展销会的举办者，未按照规定备案或者报告的，由县级以上人民政府食品安全监督管理部门责令改正，给予警告；拒不改正的，处1万元以上5万元以下罚款；情节严重的，责令停产停业，并处5万元以上20万元以下罚款。

第七十三条 利用会议、讲座、健康咨询等方式对食品进行虚假宣传的，由县级以上人民政府食品安全监督管理部门责令消除影响，有违法所得的，没收违法所得；情节严重的，依照食品安全法第一百四十条第五款的规定进行处罚；属于单位违法的，还应当依照本条例第七十五条的规定对单位的法定代表人、主要负责人、直接负责的主管人员和其他直接责任人员给予处罚。

第七十四条 食品生产经营者生产经营的食品符合食品安全标准但不符合食品所标注的企业标准规定的食品安全指标的，由县级以上人民政府食品安全监督管理部门给予警告，并责令食品经营者停止经营该食品，责令食品生产企业改正；拒不停止经营或者改正的，没收不符合企业标准规定的食品安全指标的食品，货值金额不足1万元的，并处1万元以上5万元以下罚款，货值金额1万元以上的，并处货值金额5倍以上10倍以下罚款。

第七十五条 食品生产经营企业等单位有食品安全法规定的违法情形，除依照食品安全法的规定给予处罚外，有下列情形之一的，对单位的法定代表人、主要负责人、直接负责的主管人员和其他直接责任人员处以其上一年度从本单位取得收入的1倍以上10倍以下罚款：

（一）故意实施违法行为；

（二）违法行为性质恶劣；

（三）违法行为造成严重后果。

属于食品安全法第一百二十五条第二款规定情形的，不适用前款规定。

第七十六条 食品生产经营者依照食品安全法第六十三条第一款、第二款的规定停止生产、经营，实施食品召回，或者采取其他有效措施减轻或者消除食品安全风险，未造成危害后果的，可以从轻或者减轻处罚。

第七十七条 县级以上地方人民政府食品安全监督管理等部门对有食品安全法第一百二十三条规定的违法情形且情节严重，可能需要行政拘留的，应当及时将案件及有关材料移送同级公安机关。公安机关认为需要补充材料的，食品安全监督管理等部门应当及时提供。公安机关经审查认为不符合行政拘留条件的，应当及时将案件及有关材料退回移送的食品安全监督管理等部门。

第七十八条 公安机关对发现的食品安全违法行为，经审查没有犯罪事实或者立案侦查后认为不需要追究刑事责任，但依法应当予以行政拘留的，应当及时作出行政拘留的处罚决定；不需要予以行政拘留但依法应当追究其他行政责任的，应当及时将案件及有关材料移送同级食品安全监督管理等部门。

第七十九条 复检机构无正当理由拒绝承担复检任务的，由县级以上人民政府食品安全监督管理部门给予警告，无正当理由1年内2次拒绝承担复检任务的，由国务院有关部门撤销其复检机构资质并向社会公布。

第八十条 发布未依法取得资质认定的食品检验机构出具的食品检验信息，或者利用上述检验信息对食品、食品生产经营者进行等级评定，欺骗、误导消费者的，由县级以上人民政府食品安全监督管理部门责令改正，有违法所得的，没收违法所得，并处10万元以上50万元以下罚款；拒不改正的，处50万元以上100万元以下罚款；构成违反治安管理行为的，由公安机关依法给予治安管理处罚。

第八十一条 食品安全监督管理部门依照食品安全法、本条例对违法单位或者个人处以30万元以上罚款的，由设区的市级以上人民政府食品安全监督管理部门决定。罚款具体处罚权限由国务院食品安全监督管理部门规定。

第八十二条 阻碍食品安全监督管理等部门工作人员依法执行职务，构成违反治安管理行为的，由公安机关依法给予治安管理处罚。

第八十三条 县级以上人民政府食品安全监督管理等部门发现单位或者个人违反食品安全法第一百二十条第一款规定，编造、散布虚假食品安全信息，涉嫌构成违反治安管理行为的，应当将相关情况通报同级公安机关。

第八十四条 县级以上人民政府食品安全监督管理部门及其工作人员违法向他人提供网络食品交易第三方平台提供者提供的信息的，依照食品安全法第一百四十五条的规定给予处分。

第八十五条 违反本条例规定，构成犯罪的，依法追究刑事责任。

第十章 附 则

第八十六条 本条例自2019年12月1日起施行。

第八节｜《中华人民共和国国境口岸卫生监督办法》

一、《中华人民共和国国境口岸卫生监督办法》概况

《中华人民共和国国境口岸卫生监督办法》（以下简称《国境口岸卫生监督办法》）于1981年12月30日由国务院批准，1982年2月4日由中华人民共和国卫生部、中华人民共和国交通部、中国民用航空总局、中华人民共和国铁道部发布，自1982年2月4日起施行。

《国境口岸卫生监督办法》公布施行后，历经两次修订。

二、《国境口岸卫生监督办法》第一次修订

根据2011年1月8日国务院令第588号《国务院关于废止和修改部分行政法规的决定》修订。

（一）修改决定（节选）

六、对下列行政法规中引用法律、行政法规名称或者条文不对应的规定作出修改

（一）对下列行政法规中引用法律、行政法规名称作出修改。

……

73. 将《国境口岸卫生监督办法》第一条修改为：“为了加强国境口岸和国际航行交通工具的卫生监督工作，改善国境口岸和交通工具的卫生面貌，控制和消灭传染源，切断传播途径，防止传染病由国外传入和由国内传出，保障人民身体健康，制定本办法。”

（二）修改前原文（节选）

第一条 为了加强国境口岸和国际航行交通工具的卫生监督工作，改善国境口岸和交通工具的卫生面貌，控制和消灭传染源，切断传播途径，防止传染病由国外传入和由国内传出，保障人民身体健康，根据《中华人民共和国国境卫生检疫条例》第三条的规定，制定本办法。

三、《国境口岸卫生监督办法》第二次修订

根据2019年3月2日国务院令第709号《国务院关于修改部分行政法规的决定》修订。

（一）修改决定（节选）

三、将《国境口岸卫生监督办法》第十七条修改为："供应国境口岸和交通工具上的食品必须符合《中华人民共和国食品安全法》的规定和食品安全标准。"

第二十一条中的"国境口岸卫生检疫机关在当地人民政府的领导下，对国境口岸和交通工具进行卫生监督"修改为"国境口岸卫生检疫机关对国境口岸和交通工具进行卫生监督"。

第二十二条修改为："国境口岸卫生检疫机关设国境口岸卫生监督员1至5名，执行卫生监督任务，发给统一式样的执法证件。"

（二）修改前原文（节选）

第十七条 供应国境口岸和交通工具上的食品必须符合《中华人民共和国食品卫生管理条例》的规定和食品卫生标准。

第二十一条 国境口岸卫生检疫机关在当地人民政府的领导下，对国境口岸和交通工具进行卫生监督，其主要职责是：

（一）监督和指导国境口岸有关部门和交通工具的负责人对病媒昆虫、啮齿动物进行防除；

（二）对停留在国境口岸出入国境的交通工具上的食品、饮用水实施检验，并对运输、供应、贮存设施等系统进行卫生监督；

（三）对国境口岸和交通工具上的所有非因意外伤害致死的尸体，实施检查、监督和卫生处理；

（四）监督国境口岸有关部门和交通工具的负责人对粪便、垃圾、污水进行清除和无害化处理；

（五）对与检疫传染病、监测传染病有流行病学意义的环境因素实施卫生监督；

（六）监督国境口岸周围内采取防蚊措施的执行；

（七）开展卫生宣传教育，普及卫生知识，提高国境口岸和交通工具上的人员遵守和执行本办法的自觉性。

第二十二条 国境口岸卫生检疫机关设国境口岸卫生监督员1至5名，执行卫生监督任务，由思想品质好、工作认真负责的国境口岸卫生检疫机关领导干部、检疫医师以上的业务人员兼任。国境口岸卫生监督员，经卫生检疫机关推荐，省、市、自治区卫生行政主管部门审核，由中华人民共和国卫生部委任，并发给《国境口岸卫生监督员证件》。

四、《国境口岸卫生监督办法》全文

中华人民共和国国境口岸卫生监督办法

（1981年12月30日国务院批准，1982年2月4日卫生部、交通部、中国民用航空总局、铁道部发布，根据2011年1月8日国务院令第588号《国务院关于废止和修改部分行政法规的决定》第一次修订，根据2019年3月2日国务院令第709号《国务院关于修改部分行政法规的决定》第二次修订）

第一章　总　则

第一条 为了加强国境口岸和国际航行交通工具的卫生监督工作，改善国境口岸和交通工具的

卫生面貌，控制和消灭传染源，切断传播途径，防止传染病由国外传入和由国内传出，保障人民身体健康，制定本办法。

第二条 本办法适用于对外开放的港口、机场、车站、关口（下称国境口岸）和停留在这些处所的国际航行的船舶、飞机和车辆（下称交通工具）。

第二章 国境口岸的卫生要求

第三条 国境口岸应当建立卫生清扫制度，消灭蚊蝇孳生场所，设置污物箱，定期进行清理，保持环境整洁。

第四条 国境口岸的生活垃圾应当日产日清，设置的固定垃圾场，应当定期清除；生活污水不得任意排放，应当做到无害化处理，以防止污染环境和水源。

第五条 对国境口岸的建筑物，有关部门应当采取切实可行的措施，控制病媒昆虫、啮齿动物，使其数量降低到不足为害的程度。

第六条 候船室、候机室、候车室、候检室应当做到地面整洁、墙壁无尘土、窗明几净、通风良好，并备有必要的卫生设施。

第七条 国境口岸的餐厅、食堂、厨房、小卖部应当建立和健全卫生制度，经常保持整洁，做到墙壁、天花板、桌椅清洁无尘土；应当有防蚊、防蝇、防鼠和冷藏设备，做到室内无蚊、无蝇、无鼠、无蟑螂。

第八条 国境口岸的厕所和浴室应当有专人管理，及时打扫，保持整洁，做到无蝇、无臭味。

第九条 国境口岸的仓库、货场应当保持清洁、整齐；发现鼠类有反常死亡时，应当及时向卫生检疫机关或地方卫生防疫部门报告。

第十条 做好国境口岸水源保护，在水源周围直径30米内，不得修建厕所、渗井等污染水源设施。

第三章 交通工具的卫生要求

第十一条 交通工具上必须备有急救药物、急救设备及消毒、杀虫、灭鼠药物。必要时，船舶上还需安排临时隔离室。

第十二条 交通工具上的病媒昆虫和啮齿动物的防除：

（一）船舶、飞机、列车上，应当备有足够数量有效的防鼠装置；保持无鼠或鼠类数量保持不足为害的程度。

（二）应当保持无蚊、无蝇、无其他有害昆虫，一旦发现应当采取杀灭措施。

第十三条 交通工具上的厕所、浴室必须保持整洁，无臭味。

第十四条 交通工具上的粪便、垃圾、污水处理的卫生要求：

（一）生活垃圾应当集中放在带盖的容器内，禁止向港区、机场、站区随意倾倒，应当由污物专用车（船）集中送往指定地点进行无害化处理。必要时，粪便、污水须经过卫生处理后方能排放；

（二）来自鼠疫疫区交通工具上的固体垃圾必须进行焚化处理，来自霍乱疫区交通工具上的粪便、压舱水、污水，必要时实施消毒。

第十五条 交通工具的货舱、行李车、邮政车和货车的卫生要求：

（一）货舱、行李车、邮政车、货车应当消灭蚊、蝇、蟑螂、鼠等病媒昆虫和有害动物及其孳生条件；在装货前或卸货后应当进行彻底清扫，做到无粪便、垃圾；

（二）凡装载有毒物品和食品的货车，应当分开按指定地点存放，防止污染，货物卸空后应当进行彻底洗刷；

（三）来自疫区的行李、货物，要严格检查，防止带有病媒昆虫和啮齿动物。

第十六条 交通工具上的客舱、宿舱、客车的卫生要求：

（一）客舱、宿舱和客车应当随时擦洗，保持无垃圾尘土，通风良好；

（二）卧具每次使用后必须换洗。卧具上不得有虱子、跳蚤、臭虫等病媒昆虫。

第四章 食品、饮用水及从业人员的卫生要求

第十七条 供应国境口岸和交通工具上的食品必须符合《中华人民共和国食品安全法》的规定和食品安全标准。

第十八条 凡供应国境口岸和交通工具上的饮用水必须符合我国规定的“生活饮用水卫生标准”①。供应饮用水的运输工具、储存容器及输水管道等设备都应当经常冲洗干净，保持清洁。

第十九条 供应食品、饮用水的从业人员的卫生要求：

（一）患有肠道传染病的患者或带菌者，以及活动性结核病、化脓性渗出性皮肤病患者，不得从事食品和饮用水供应工作；

（二）从事食品、饮用水供应工作的人员，应当每年进行一次健康检查，新参加工作的人员，应当首先进行健康检查，经检查合格者，发给健康证；

（三）从事食品、饮用水供应工作的人员，要养成良好卫生习惯，工作时要着装整洁，严格遵守卫生操作制度。

第五章 国境口岸和交通工具的负责人的责任

第二十条 国境口岸和交通工具的负责人在卫生工作方面的责任是：

（一）应当经常抓好卫生工作，接受卫生监督人员的监督和检查，并为其开展工作提供方便条件；

（二）应当模范地遵守本办法和其他卫生法令、条例和规定；

（三）应当按照卫生监督人员的建议，对国境口岸和交通工具的不卫生状况，及时采取措施，加以改进；

（四）在发现检疫传染病②和监测传染病③时，应当向国境卫生检疫机关或地方防疫部门报告，并立即采取防疫措施。

第六章 卫生监督机关的职责

第二十一条 国境口岸卫生检疫机关对国境口岸和交通工具进行卫生监督，其主要职责是：

（一）监督和指导国境口岸有关部门和交通工具的负责人对病媒昆虫、啮齿动物进行防除；

（二）对停留在国境口岸出入国境的交通工具上的食品、饮用水实施检验，并对运输、供应、贮存设施等系统进行卫生监督；

（三）对国境口岸和交通工具上的所有非因意外伤害致死的尸体，实施检查、监督和卫生处理；

（四）监督国境口岸有关部门和交通工具的负责人对粪便、垃圾、污水进行清除和无害化处理；

（五）对与检疫传染病、监测传染病有流行病学意义的环境因素实施卫生监督；

---

① 见《生活饮用水卫生标准》（GB 5749—2022）。

② 根据《关于公布检疫传染病目录的公告》（国家疾控局 海关总署公告 2024 年第 2 号），检疫传染病包括：鼠疫、霍乱、黄热病、埃博拉病毒病、天花、脊髓灰质炎、传染性非典型肺炎、肺炭疽、马尔堡病毒病、拉沙热、中东呼吸综合征。

③ 根据《关于公布监测传染病目录的公告》（国家疾控局 海关总署公告 2024 年第 3 号），检测传染病包括：新型冠状病毒感染、艾滋病、人感染新亚型流感、麻疹、流行性出血热、流行性乙型脑炎、登革热、猴痘、细菌性和阿米巴性痢疾、肺结核、伤寒和副伤寒、流行性脑脊髓膜炎、百日咳、白喉、疟疾、流行性感冒、诺如病毒急性胃肠炎、肠出血性大肠杆菌感染性腹泻、副溶血弧菌感染性腹泻、尼帕病毒病、西尼罗热、寨卡病毒病、基孔肯雅热、奥罗普切病毒病、裂谷热、克里米亚-刚果出血热。

（六）监督国境口岸周围内采取防蚊措施的执行；

（七）开展卫生宣传教育，普及卫生知识，提高国境口岸和交通工具上的人员遵守和执行本办法的自觉性。

第二十二条 国境口岸卫生检疫机关设国境口岸卫生监督员1至5名，执行卫生监督任务，发给统一式样的执法证件。

第二十三条 国境口岸卫生监督员持其证件，有权对国境口岸和交通工具的负责人，进行卫生监督、检查和技术指导；配合有关部门，对卫生工作情况不良或引起传染病传播的单位或个人，提出改进意见，协同有关部门采取必要措施，进行处理。

第七章 奖励和惩罚

第二十四条 国境口岸卫生检疫机关，对贯彻执行本办法和国家有关卫生法令、条例、规定，做出显著成绩的单位和个人，应当给予表扬和奖励。

第二十五条 国境口岸卫生检疫机关，对违犯本办法和有关卫生法令、条例、规定的单位和个人，应当根据不同情况，给予警告、罚款，直至提请司法机关依法惩处。

第八章 附 则

第二十六条 本办法自发布之日起施行。

第九节｜《公共场所卫生管理条例》

一、《公共场所卫生管理条例》概况

《公共场所卫生管理条例》是为创造良好的公共场所卫生条件，预防疾病，保障人体健康而制定的，由国务院于1987年4月1日发表并实施。

《公共场所卫生管理条例》公布施行后，历经3次修订。

国境口岸及出入境交通工具的卫生监督管理工作适用于本条例。

二、《公共场所卫生管理条例》第一次修订

根据2016年2月6日国务院令第666号《国务院关于修改部分行政法规的决定》修订。

（一）修改决定（节选）

二、将《公共场所卫生管理条例》第八条修改为：“除公园、体育场（馆）、公共交通工具外的公共场所，经营单位应当及时向卫生行政部门申请办理‘卫生许可证’。‘卫生许可证’两年复核一次。”

（二）修改前原文（节选）

第八条 经营单位须取得“卫生许可证”后，方可向工商行政管理部门申请登记，办理营业执照。在本条例实施前已开业的，须经卫生防疫机构验收合格后，补发“卫生许可证”。“卫生许可证”两年复核一次。

三、《公共场所卫生管理条例》第二次修订

根据2019年4月23日国务院令第714号《国务院关于修改部分行政法规的决定》修订。

（一）修改决定（节选）

三、将《公共场所卫生管理条例》第三条第二款、第十八条中的“卫生部”修改为“国务院卫生行政部门”。

第四条第一款修改为：“国家对公共场所实行‘卫生许可证’制度。”

删去第十二条第三项。

（二）修改前原文（节选）

第三条　公共场所的下列项目应符合国家卫生标准和要求：

（一）空气、微小气候（湿度、温度、风速）；

（二）水质；

（三）采光、照明；

（四）噪音；

（五）顾客用具和卫生设施。

公共场所的卫生标准和要求，由卫生部负责制定。

第四条　国家对公共场所以及新建、改建、扩建的公共场所的选址和设计实行“卫生许可证”制度。

“卫生许可证”由县以上卫生行政部门签发。

第十二条　卫生防疫机构对公共场所的卫生监督职责：

（一）对公共场所进行卫生监测和卫生技术指导；

（二）监督从业人员健康检查，指导有关部门对从业人员进行卫生知识的教育和培训；

（三）对新建、扩建、改建的公共场所的选址和设计进行卫生审查，并参加竣工验收。

第十八条　本条例的实施细则由卫生部负责制定。

四、《公共场所卫生管理条例》第三次修订

根据2024年12月6日国务院令第797号《国务院关于修改和废止部分行政法规的决定》修订。

（一）修改决定（节选）

十七、将《公共场所卫生管理条例》第二条第一项修改为：“（一）宾馆、旅店、招待所；”。

第三条第二款中的“国务院卫生行政部门”修改为“国务院疾病预防控制部门”。

第四条第二款中的“县以上卫生行政部门”修改为“设区的市级、县级人民政府疾病预防控制部门”。

第八条修改为：“除公园、体育场（馆）、公共交通工具和本条第二款规定的实行卫生备案管理的公共场所外，经营单位应当在营业前向设区的市级、县级人民政府疾病预防控制部门申请办理‘卫生许可证’。

“录像厅（室）、音乐厅、展览馆、博物馆、美术馆、图书馆、书店的经营单位应当在营业之日起30天内向设区的市级、县级人民政府疾病预防控制部门办理卫生备案。”

第十四条第一款第四项修改为：“（四）未取得‘卫生许可证’擅自营业，或者未办理卫生备案的。”。

（二）修改前原文（节选）

第二条　本条例适用于下列公共场所：

（一）宾馆、饭馆、旅店、招待所、车马店、咖啡馆、酒吧、茶座；

（二）公共浴室、理发店、美容店；

（三）影剧院、录像厅（室）、游艺厅（室）、舞厅、音乐厅；

（四）体育场（馆）、游泳场（馆）、公园；

（五）展览馆、博物馆、美术馆、图书馆；
（六）商场（店）、书店；
（七）候诊室、候车（机、船）室、公共交通工具。
第三条 公共场所的下列项目应符合国家卫生标准和要求：
（一）空气、微小气候（湿度、温度、风速）；
（二）水质；
（三）采光、照明；
（四）噪音；
（五）顾客用具和卫生设施。
公共场所的卫生标准和要求，由国务院卫生行政部门负责制定。
第四条 国家对公共场所实行“卫生许可证”制度。
“卫生许可证”由县以上卫生行政部门签发。
第八条 除公园、体育场（馆）、公共交通工具外的公共场所，经营单位应当及时向卫生行政部门申请办理“卫生许可证”。“卫生许可证”两年复核一次。
第十四条 凡有下列行为之一的单位或者个人，卫生防疫机构可以根据情节轻重，给予警告、罚款、停业整顿、吊销“卫生许可证”的行政处罚：
（一）卫生质量不符合国家卫生标准和要求，而继续营业的；
（二）未获得“健康合格证”，而从事直接为顾客服务的；
（三）拒绝卫生监督的；
（四）未取得“卫生许可证”，擅自营业的。
罚款一律上交国库。

五、《公共场所卫生管理条例》全文

公共场所卫生管理条例

（1987 年 4 月 1 日由国务院发布，根据 2016 年 2 月 6 日《国务院关于修改部分行政法规的决定》第一次修订，根据 2019 年 4 月 23 日《国务院关于修改部分行政法规的决定》第二次修订，根据 2024 年 12 月 6 日国务院令第 797 号《国务院关于修改和废止部分行政法规的决定》第三次修订）

第一章　总　则

第一条 为创造良好的公共场所卫生条件，预防疾病，保障人体健康，制定本条例。
第二条 本条例适用于下列公共场所：
（一）宾馆、旅店、招待所；
（二）公共浴室、理发店、美容店；
（三）影剧院、录像厅（室）、游艺厅（室）、舞厅、音乐厅；
（四）体育场（馆）、游泳场（馆）、公园；
（五）展览馆、博物馆、美术馆、图书馆；
（六）商场（店）、书店；
（七）候诊室、候车（机、船）室、公共交通工具。
第三条 公共场所的下列项目应符合国家卫生标准和要求：
（一）空气、微小气候（湿度、温度、风速）；

（二）水质；

（三）采光、照明；

（四）噪音；

（五）顾客用具和卫生设施。

公共场所的卫生标准和要求，由国务院疾病预防控制部门负责制定。

第四条 国家对公共场所实行“卫生许可证”制度。

“卫生许可证”由设区的市级、县级人民政府疾病预防控制部门签发。

第二章 卫生管理

第五条 公共场所的主管部门应当建立卫生管理制度，配备专职或者兼职卫生管理人员，对所属经营单位（包括个体经营者，下同）的卫生状况进行经常性检查，并提供必要的条件。

第六条 经营单位应当负责所经营的公共场所的卫生管理，建立卫生责任制度，对本单位的从业人员进行卫生知识的培训和考核工作。

第七条 公共场所直接为顾客服务的人员，持有“健康合格证”方能从事本职工作。患有痢疾、伤寒、病毒性肝炎、活动期肺结核、化脓性或者渗出性皮肤病以及其他有碍公共卫生的疾病的，治愈前不得从事直接为顾客服务的工作。

第八条 除公园、体育场（馆）、公共交通工具和本条第二款规定的实施卫生备案管理的公共场所外，经营单位应当在营业前向设区的市级、县级人民政府疾病预防控制部门申请办理“卫生许可证”。

录像厅（室）、音乐厅、展览馆、博物馆、美术馆、图书馆、书店的经营单位应当在营业之日起30天内向设区的市级、县级人民政府疾病预防控制部门办理卫生备案。

第九条 公共场所因不符合卫生标准和要求造成危害健康事故的，经营单位应妥善处理，并及时报告卫生防疫机构。

第三章 卫生监督

第十条 各级卫生防疫机构，负责管辖范围内的公共场所卫生监督工作。

民航、铁路、交通、厂（场）矿卫生防疫机构对管辖范围内的公共场所，施行卫生监督，并接受当地卫生防疫机构的业务指导。

第十一条 卫生防疫机构根据需要设立公共场所卫生监督员，执行卫生防疫机构交给的任务。公共场所卫生监督员由同级人民政府发给证书。

民航、铁路、交通、工矿企业卫生防疫机构的公共场所卫生监督员，由其上级主管部门发给证书。

第十二条 卫生防疫机构对公共场所的卫生监督职责：

（一）对公共场所进行卫生监测和卫生技术指导；

（二）监督从业人员健康检查，指导有关部门对从业人员进行卫生知识的教育和培训；

第十三条 卫生监督员有权对公共场所进行现场检查，索取有关资料，经营单位不得拒绝或隐瞒。卫生监督员对所提供的技术资料有保密的责任。

公共场所卫生监督员在执行任务时，应佩戴证章、出示证件。

第四章 罚 则

第十四条 凡有下列行为之一的单位或者个人，卫生防疫机构可以根据情节轻重，给予警告、罚款、停业整顿、吊销“卫生许可证”的行政处罚：

（一）卫生质量不符合国家卫生标准和要求，而继续营业的；

（二）未获得“健康合格证”，而从事直接为顾客服务的；

（三）拒绝卫生监督的；

（四）未取得“卫生许可证”擅自营业，或者未办理卫生备案的。

罚款一律上交国库。

第十五条 违反本条例的规定造成严重危害公民健康的事故或中毒事故的单位或者个人，应当对受害人赔偿损失。

违反本条例致人残疾或者死亡，构成犯罪的，应由司法机关依法追究直接责任人员的刑事责任。

第十六条 对罚款、停业整顿及吊销“卫生许可证”的行政处罚不服的，在接到处罚通知之日起15天内，可以向当地人民法院起诉。但对公共场所卫生质量控制的决定应立即执行。对处罚的决定不履行又逾期不起诉的，由卫生防疫机构向人民法院申请强制执行。

第十七条 公共场所卫生监督机构和卫生监督员必须尽职尽责，依法办事。对玩忽职守，滥用职权，收取贿赂的，由上级主管部门给予直接责任人员行政处分。构成犯罪的，由司法机关依法追究直接责任人员的刑事责任。

第五章　附　则

第十八条 本条例的实施细则由国务院卫生行政部门负责制定。

第十九条 本条例自发布之日起施行。

第十节｜《国际卫生条例（2005）》

一、《国际卫生条例（2005）》概况

《国际卫生条例（2005）》［The International Health Regulations（2005），简称IHR（2005）］是包括世界卫生组织（World Health Organization，简称WHO）所有会员在内的196个国家及地区达成的为实现全球卫生安全作出共同努力的一项国际协议。

在《国际卫生条例（2005）》中，各缔约方同意建立发现、评估和报告公共卫生事件的能力。世界卫生组织在实施《国际卫生条例（2005）》方面发挥协调作用，与各合作伙伴一道协助国家建立能力。全球能力、预警和反应司负责主持世界卫生组织协调《国际卫生条例（2005）》的实施工作。

《国际卫生条例（2005）》的目的是针对包括生物、核辐射、化学等有损人群健康的可能性事件等公共卫生危害的跨境传播，采取适当的公共卫生应对措施，同时防止采取不必要的旅行和贸易限制措施，尽量减少对国际交通和贸易的干扰。

《国际卫生条例（2005）》提供了针对人员、行李、货物、集装箱、交通工具、物品和邮包的公共卫生应对建议；对机场、港口、陆地过境点采取的特定措施进行了规定；对交通工具及交通工具运营者、旅行者、货物、集装箱和集装箱装卸区提出了特别条款；规定了相关卫生文件和收费相关要求。

《国际卫生条例（2005）》规定了国际关注的突发公共卫生事件（Public Health Emergency of International Concern，简称PHEIC）的确定，以及采取相应的临时建议的程序。

2024年6月1日，世界卫生大会通过一揽子《国际卫生条例（2005）》修正案，以确保所有国家（地区）建立起全面、健全的公共卫生制度，加强全球对大流行病等突发公共卫生事件的防范、

监测和应对能力。本次修正案引入“大流行病突发事件”的定义，旨在促进更有效的国际合作，以应对有可能成为或已经成为大流行病的事件。“大流行病突发事件”定义建立在现有《国际卫生条例（2005）》机制基础之上，代表更高级别的警报。

二、《国际卫生条例（2005）》与海关职责

《国境卫生检疫法》第五十二条规定：“中华人民共和国缔结或者参加的有关卫生检疫的国际条约同本法有不同规定的，适用该国际条约的规定，但中华人民共和国声明保留的条款除外。”我国对2007年6月15日生效的《国际卫生条例（2005）》没有声明保留的条款。

《国际卫生条例（2005）》规定口岸主管当局（我国为海关）所履行的职责如下。

1. 负责检测从受染地区离开或到达的行李、货物、集装箱、交通工具、物品、邮包和骸骨，以便其始终保持无感染或污染源（包括媒介和宿主）的状态。

2. 尽量切实可行地确保旅行者在入境口岸使用的设施维持合乎卫生的状态并保持无感染或污染源（包括媒介和宿主）。

3. 按本条例要求负责监督对行李、货物、集装箱、交通工具、物品、邮包和骸骨采取的任何灭鼠、消毒、灭虫或除污措施或对人员采取的任何卫生措施。

4. 尽可能事先告知交通工具运营者对交通工具采取控制措施的意向，并应在有条件的情况下提供有关使用方法的书面信息。

5. 负责监督清除和安全处理交通工具中任何受污染的水或食品、人或动物排泄物、废水和任何其他污染物。

6. 采取与本条例相符的一切可行措施，检测和控制船舶排放的污水、垃圾、压舱水和其他有可能引起疾病的物质，因这些均可污染港口、河流、运河、海峡、湖泊或其它国际水道的水域。

7. 负责监督在入境口岸向旅行者、行李、货物、集装箱、交通工具、物品、邮包和骸骨提供服务的人员，必要时包括实施检查和医学检查。

8. 具备有效的应急措施以应对突发公共卫生事件。

9. 《国际卫生条例》国家归口单位按本条例采取的相关公共卫生措施，应随时能够同世界卫生组织《国际卫生条例》联络点保持联系。

三、《国际卫生条例（2005）》与口岸核心能力建设

《国际卫生条例（2005）》明确提出，各缔约方应当“发展、加强和保持口岸公共卫生核心能力”，其附件1明确了指定机场、港口和陆地过境点的核心能力要求。中国政府高度重视此项工作，2016年，中共中央、国务院印发的《“健康中国2030”规划纲要》中要求“持续巩固和提升口岸核心能力”。

为贯彻落实《“健康中国2030”规划纲要》有关要求，履行《国际卫生条例（2005）》缔约国义务，海关总署持续组织开展全国口岸公共卫生核心能力达标考核工作。截至2025年1月，全国共有268个口岸达到口岸公共卫生核心能力建设标准。

由海关总署牵头制定的《口岸公共卫生核心能力建设技术规范》（GB 42301—2022）于2024年1月1日起执行。该标准为我国首个口岸公共卫生核心能力建设强制性国家标准，标准的实施标志着我国口岸公共卫生核心能力建设拥有了国家层面的执行标准。

第十一节｜与国境卫生检疫相关的其他法律法规

一、《中华人民共和国海关法》（节选）

第二十七条 进口货物的收货人经海关同意，可以在申报前查看货物或者提取货样。需要依法检疫的货物，应当在检疫合格后提取货样。

二、《中华人民共和国民用航空法》（节选）

根据2018年12月29日第十三届全国人民代表大会常务委员会第七次会议通过的《全国人民代表大会常务委员会关于修改〈中华人民共和国劳动法〉等七部法律的决定》修正。

（一）修改决定（节选）

六、对《中华人民共和国民用航空法》作出修改

（二）删去第一百零三条中的“检疫”。

（二）修改后内容（节选）

第一百零三条 公共航空运输企业从事国际航空运输的民用航空器及其所载人员、行李、货物应当接受边防、海关等主管部门的检查；但是，检查时应当避免不必要的延误。

第一百八十条 中华人民共和国国务院民用航空主管部门和其他主管机关，有权在外国民用航空器降落或者飞出时查验本法第九十条规定的文件。

外国民用航空器及其所载人员、行李、货物，应当接受中华人民共和国有关主管机关依法实施的入境出境、海关、检疫等检查。

三、《中华人民共和国海南自由贸易港法》（节选）

第十二条 海南自由贸易港应当高标准建设口岸基础设施，加强口岸公共卫生安全、国门生物安全、食品安全、商品质量安全管控。

第十三条 在境外与海南自由贸易港之间，货物、物品可以自由进出，海关依法进行监管，列入海南自由贸易港禁止、限制进出口货物、物品清单的除外。

前款规定的清单，由国务院商务主管部门会同国务院有关部门和海南省制定。

第十四条 货物由海南自由贸易港进入境内其他地区（以下简称内地），原则上按进口规定办理相关手续。物品由海南自由贸易港进入内地，按规定进行监管。对海南自由贸易港前往内地的运输工具，简化进口管理。

货物、物品以及运输工具由内地进入海南自由贸易港，按国内流通规定管理。

货物、物品以及运输工具在海南自由贸易港和内地之间进出的具体办法由国务院有关部门会同海南省制定。

第十六条 海南自由贸易港实行通关便利化政策，简化货物流转流程和手续。除依法需要检验检疫或者实行许可证件管理的货物外，货物进入海南自由贸易港，海关按照有关规定径予放行，为市场主体提供通关便利服务。

第三十四条 海南自由贸易港实行严格的进出境环境安全准入管理制度，加强检验检疫能力建设，防范外来物种入侵，禁止境外固体废物输入；提高医疗废物等危险废物处理处置能力，提升突发生态环境事件应急准备与响应能力，加强生态风险防控。

四、《中华人民共和国外交特权与豁免条例》（节选）

第十八条 使馆运进的公务用品、外交代表运进的自用物品，按照中国政府的有关规定免纳关税和其他捐税。

外交代表的私人行李免受查验，但中国有关机关有重大理由推定其中装有不属于前款规定免税的物品或者中国法律和政府规定禁止运进、运出或者检疫法规规定管制的物品的①，可以查验。查验时，须有外交代表或者其授权人员在场。

五、《艾滋病防治条例》（节选）

第十六条 出入境检验检疫机构应当在出入境口岸加强艾滋病防治的宣传教育工作，对出入境人员有针对性地提供艾滋病防治咨询和指导。

第二十二条 国家建立健全艾滋病监测网络。

国务院卫生主管部门制定国家艾滋病监测规划和方案。省、自治区、直辖市人民政府卫生主管部门根据国家艾滋病监测规划和方案，制定本行政区域的艾滋病监测计划和工作方案，组织开展艾滋病监测和专题调查，掌握艾滋病疫情变化情况和流行趋势。

疾病预防控制机构负责对艾滋病发生、流行以及影响其发生、流行的因素开展监测活动。

出入境检验检疫机构负责对出入境人员进行艾滋病监测，并将监测结果及时向卫生主管部门报告。

第二十五条 省级以上人民政府卫生主管部门根据医疗卫生机构布局和艾滋病流行情况，按照国家有关规定确定承担艾滋病检测工作的实验室。

国家出入境检验检疫机构按照国务院卫生主管部门规定的标准和规范，确定承担出入境人员艾滋病检测工作的实验室。

第三十三条 医疗卫生机构和出入境检验检疫机构应当按照国务院卫生主管部门的规定，遵守标准防护原则，严格执行操作规程和消毒管理制度，防止发生艾滋病医院感染和医源性感染。

第三十七条 进口人体血液制品，应当依照药品管理法的规定，经国务院药品监督管理部门批准，取得进口药品注册证书。

禁止进出口用于临床医疗的人体血液、血浆、组织、器官、细胞、骨髓等。但是，出于人道主义、救死扶伤目的，可以进出口临床急需、捐献配型的特殊血型血液、骨髓造血干细胞、外周血造血干细胞、脐带血造血干细胞，由中国红十字会总会办理出入境手续；具体办法由国务院卫生主管部门会同国家出入境检验检疫机构制定②。

依照前款规定进出口的特殊血型血液、骨髓造血干细胞、外周血造血干细胞、脐带血造血干细胞，应当依照国境卫生检疫法律、行政法规的有关规定，接受出入境检验检疫机构的检疫。未经检疫或者检疫不合格的，不得进出口。

第三十八条 艾滋病病毒感染者和艾滋病病人应当履行下列义务：

（一）接受疾病预防控制机构或者出入境检验检疫机构的流行病学调查和指导；

（二）将感染或者发病的事实及时告知与其有性关系者；

（三）就医时，将感染或者发病的事实如实告知接诊医生；

---

① 《国境卫生检疫法》第九条规定，进境出境的人员、交通运输工具，集装箱等运输设备、货物、行李、邮包等物品及外包装（以下统称货物、物品），应当依法接受检疫查验，经海关准许，方可进境出境。享有外交、领事特权与豁免等相关待遇的人员，以及享有外交、领事特权与豁免等相关待遇的机构和人员的物品进境出境，在不影响其依法享有特权与豁免的前提下，应当依法接受检疫查验。

② 见《特殊血液出入境管理办法》（国卫医急发〔2022〕34号），详见第三章第一节。

（四）采取必要的防护措施，防止感染他人。

艾滋病病毒感染者和艾滋病病人不得以任何方式故意传播艾滋病。

第三十九条 疾病预防控制机构和出入境检验检疫机构进行艾滋病流行病学调查时，被调查单位和个人应当如实提供有关情况。

未经本人或者其监护人同意，任何单位或者个人不得公开艾滋病病毒感染者、艾滋病病人及其家属的姓名、住址、工作单位、肖像、病史资料以及其他可能推断出其具体身份的信息。

第四十条 县级以上人民政府卫生主管部门和出入境检验检疫机构可以封存有证据证明可能被艾滋病病毒污染的物品，并予以检验或者进行消毒。经检验，属于被艾滋病病毒污染的物品，应当进行卫生处理或者予以销毁；对未被艾滋病病毒污染的物品或者经消毒后可以使用的物品，应当及时解除封存。

第五十三条 县级以上人民政府卫生主管部门违反本条例规定，有下列情形之一的，由本级人民政府或者上级人民政府卫生主管部门责令改正，通报批评；造成艾滋病传播、流行或者其他严重后果的，对负有责任的主管人员和其他直接责任人员依法给予行政处分；构成犯罪的，依法追究刑事责任：

（一）未履行艾滋病防治宣传教育职责的；

（二）对有证据证明可能被艾滋病病毒污染的物品，未采取控制措施的；

（三）其他有关失职、渎职行为。

出入境检验检疫机构有前款规定情形的，由其上级主管部门依照本条规定予以处罚。

第五十五条 医疗卫生机构未依照本条例规定履行职责，有下列情形之一的，由县级以上人民政府卫生主管部门责令限期改正，通报批评，给予警告；造成艾滋病传播、流行或者其他严重后果的，对负有责任的主管人员和其他直接责任人员依法给予降级、撤职、开除的处分，并可以依法吊销有关机构或者责任人员的执业许可证件；构成犯罪的，依法追究刑事责任：

（一）未履行艾滋病监测职责的；

（二）未按照规定免费提供咨询和初筛检测的；

（三）对临时应急采集的血液未进行艾滋病检测，对临床用血艾滋病检测结果未进行核查，或者将艾滋病检测阳性的血液用于临床的；

（四）未遵守标准防护原则，或者未执行操作规程和消毒管理制度，发生艾滋病医院感染或者医源性感染的；

（五）未采取有效的卫生防护措施和医疗保健措施的；

（六）推诿、拒绝治疗艾滋病病毒感染者或者艾滋病病人的其他疾病，或者对艾滋病病毒感染者、艾滋病病人未提供咨询、诊断和治疗服务的；

（七）未对艾滋病病毒感染者或者艾滋病病人进行医学随访的；

（八）未按照规定对感染艾滋病病毒的孕产妇及其婴儿提供预防艾滋病母婴传播技术指导的。

出入境检验检疫机构有前款第（一）项、第（四）项、第（五）项规定情形的，由其上级主管部门依照前款规定予以处罚。

第五十六条 医疗卫生机构违反本条例第三十九条第二款规定，公开艾滋病病毒感染者、艾滋病病人或者其家属的信息的，依照传染病防治法的规定予以处罚。

出入境检验检疫机构、计划生育技术服务机构或者其他单位、个人违反本条例第三十九条第二款规定，公开艾滋病病毒感染者、艾滋病病人或者其家属的信息的，由其上级主管部门责令改正，通报批评，给予警告，对负有责任的主管人员和其他直接责任人员依法给予处分；情节严重的，由原发证部门吊销有关机构或者责任人员的执业许可证件。

第五十九条 对不符合本条例第三十七条第二款规定进出口的人体血液、血浆、组织、器官、细胞、骨髓等，进出口口岸出入境检验检疫机构应当禁止出入境或者监督销毁。提供、使用未经出入境检验检疫机构检疫的进口人体血液、血浆、组织、器官、细胞、骨髓等的，由县级以上人民政府卫生主管部门没收违法物品以及违法所得，并处违法物品货值金额3倍以上5倍以下的罚款；对负有责任的主管人员和其他直接责任人员由其所在单位或者上级主管部门依法给予处分。

未经国务院药品监督管理部门批准，进口血液制品的，依照药品管理法的规定予以处罚。

第六十三条 本条例下列用语的含义：

艾滋病，是指人类免疫缺陷病毒（艾滋病病毒）引起的获得性免疫缺陷综合征。

对吸毒成瘾者的药物维持治疗，是指在批准开办戒毒治疗业务的医疗卫生机构中，选用合适的药物，对吸毒成瘾者进行维持治疗，以减轻对毒品的依赖，减少注射吸毒引起艾滋病病毒的感染和扩散，减少毒品成瘾引起的疾病、死亡和引发的犯罪。

标准防护原则，是指医务人员将所有病人的血液、其他体液以及被血液、其他体液污染的物品均视为具有传染性的病原物质，医务人员在接触这些物质时，必须采取防护措施。

有易感染艾滋病病毒危险行为的人群，是指有卖淫、嫖娼、多性伴、男性同性性行为、注射吸毒等危险行为的人群。

艾滋病监测，是指连续、系统地收集各类人群中艾滋病（或者艾滋病病毒感染）及其相关因素的分布资料，对这些资料综合分析，为有关部门制定预防控制策略和措施提供及时可靠的信息和依据，并对预防控制措施进行效果评价。

艾滋病检测，是指采用实验室方法对人体血液、其他体液、组织器官、血液衍生物等进行艾滋病病毒、艾滋病病毒抗体及相关免疫指标检测，包括监测、检验检疫、自愿咨询检测、临床诊断、血液及血液制品筛查工作中的艾滋病检测。

行为干预措施，是指能够有效减少艾滋病传播的各种措施，包括：针对经注射吸毒传播艾滋病的美沙酮维持治疗等措施；针对经性传播艾滋病的安全套推广使用措施，以及规范、方便的性病诊疗措施；针对母婴传播艾滋病的抗病毒药物预防和人工代乳品喂养等措施；早期发现感染者和有助于危险行为改变的自愿咨询检测措施；健康教育措施；提高个人规范意识以及减少危险行为的针对性同伴教育措施。

六、《突发公共卫生事件应急条例》（节选）

第三十八条 交通工具上发现根据国务院卫生行政主管部门的规定需要采取应急控制措施的传染病病人、疑似传染病病人，其负责人应当以最快的方式通知前方停靠点，并向交通工具的营运单位报告。交通工具的前方停靠点和营运单位应当立即向交通工具营运单位行政主管部门和县级以上地方人民政府卫生行政主管部门报告。卫生行政主管部门接到报告后，应当立即组织有关人员采取相应的医学处置措施。

交通工具上的传染病病人密切接触者，由交通工具停靠点的县级以上各级人民政府卫生行政主管部门或者铁路、交通、民用航空行政主管部门，根据各自的职责，依照传染病防治法律、行政法规的规定，采取控制措施。

涉及国境口岸和入出境的人员、交通工具、货物、集装箱、行李、邮包等需要采取传染病应急控制措施的，依照国境卫生检疫法律、行政法规的规定办理。

七、《中华人民共和国疫苗管理法》（节选）

第二条 在中华人民共和国境内从事疫苗研制、生产、流通和预防接种及其监督管理活动，适用本法。本法未作规定的，适用《中华人民共和国药品管理法》、《中华人民共和国传染病防治法》等法律、行政法规的规定。

本法所称疫苗，是指为预防、控制疾病的发生、流行，用于人体免疫接种的预防性生物制品，包括免疫规划疫苗和非免疫规划疫苗。

第二十条 应对重大突发公共卫生事件急需的疫苗或者国务院卫生健康主管部门认定急需的其他疫苗，经评估获益大于风险的，国务院药品监督管理部门可以附条件批准疫苗注册申请。

出现特别重大突发公共卫生事件或者其他严重威胁公众健康的紧急事件，国务院卫生健康主管部门根据传染病预防、控制需要提出紧急使用疫苗的建议，经国务院药品监督管理部门组织论证同意后可以在一定范围和期限内紧急使用。

第三十七条 疾病预防控制机构、接种单位、疫苗上市许可持有人、疫苗配送单位应当遵守疫苗储存、运输管理规范，保证疫苗质量。

疫苗在储存、运输全过程中应当处于规定的温度环境，冷链储存、运输应当符合要求，并定时监测、记录温度。

疫苗储存、运输管理规范由国务院药品监督管理部门、国务院卫生健康主管部门共同制定。

第三十八条 疫苗上市许可持有人在销售疫苗时，应当提供加盖其印章的批签发证明复印件或者电子文件；销售进口疫苗的，还应当提供加盖其印章的进口药品通关单复印件或者电子文件。

疾病预防控制机构、接种单位在接收或者购进疫苗时，应当索取前款规定的证明文件，并保存至疫苗有效期满后不少于五年备查。

第四十条 疾病预防控制机构、接种单位应当建立疫苗定期检查制度，对存在包装无法识别、储存温度不符合要求、超过有效期等问题的疫苗，采取隔离存放、设置警示标志等措施，并按照国务院药品监督管理部门、卫生健康主管部门、生态环境主管部门的规定处置。疾病预防控制机构、接种单位应当如实记录处置情况，处置记录应当保存至疫苗有效期满后不少于五年备查。

第九十八条 国家鼓励疫苗生产企业按照国际采购要求生产、出口疫苗。

出口的疫苗应当符合进口国（地区）的标准或者合同要求。

第九十九条 出入境预防接种及所需疫苗的采购，由国境卫生检疫机关商国务院财政部门另行规定。

八、《病原微生物实验室生物安全管理条例》（节选）

第十一条 运输高致病性病原微生物菌（毒）种或者样本，应当具备下列条件：

（一）运输目的、高致病性病原微生物的用途和接收单位符合国务院卫生主管部门或者兽医主管部门的规定；

（二）高致病性病原微生物菌（毒）种或者样本的容器应当密封，容器或者包装材料还应当符合防水、防破损、防外泄、耐高（低）温、耐高压的要求；

（三）容器或者包装材料上应当印有国务院卫生主管部门或者兽医主管部门规定的生物危险标识、警告用语和提示用语。

运输高致病性病原微生物菌（毒）种或者样本，应当经省级以上人民政府卫生主管部门或者兽医主管部门批准。在省、自治区、直辖市行政区域内运输的，由省、自治区、直辖市人民政府卫生主管部门或者兽医主管部门批准；需要跨省、自治区、直辖市运输或者运往国外的，由出发地的省、自治区、直辖市人民政府卫生主管部门或者兽医主管部门进行初审后，分别报国务院卫生主管部门或者兽医主管部门批准。

出入境检验检疫机构在检验检疫过程中需要运输病原微生物样本的，由国务院出入境检验检疫部门批准，并同时向国务院卫生主管部门或者兽医主管部门通报。

通过民用航空运输高致病性病原微生物菌（毒）种或者样本的，除依照本条第二款、第三款规定取得批准外，还应当经国务院民用航空主管部门批准。

有关主管部门应当对申请人提交的关于运输高致性病原微生物菌（毒）种或者样本的申请材料进行审查，对符合本条第一款规定条件的，应当即时批准。

第二十二条 三级、四级实验室，需要从事病原微生物目录规定的应当在三级、四级实验室进行的高致病性病原微生物实验活动或者疑似高致病性病原微生物实验活动的，应当依照国务院卫生主管部门或者兽医主管部门的规定报省级以上人民政府卫生主管部门或者兽医主管部门批准。实验活动结果以及工作情况应当向原批准部门报告。

实验室申报或者接受与高致病性病原微生物有关的科研项目，应当符合科研需要和生物安全要求，具有相应的生物安全防护水平。与动物间传染的高致病性病原微生物有关的科研项目，应当经国务院兽医主管部门同意；与人体健康有关的高致病性病原微生物科研项目，实验室应当将立项结果告知省级以上人民政府卫生主管部门。

第二十三条 出入境检验检疫机构、医疗卫生机构、动物疾病预防控制机构在实验室开展检测、诊断工作时，发现高致病性病原微生物或者疑似高致病性病原微生物，需要进一步从事这类高致病性病原微生物相关实验活动的，应当在具备相应条件的实验室中进行；依照本条例需要经批准的，应当取得批准。

专门从事检测、诊断的实验室应当严格依照国务院卫生主管部门或者兽医主管部门的规定，建立健全规章制度，保证实验室生物安全。

第二十四条 省级以上人民政府卫生主管部门或者兽医主管部门应当自收到需要从事高致病性病原微生物相关实验活动的申请之日起15日内作出是否批准的决定。

对出入境检验检疫机构为了检验检疫工作的紧急需要，申请在实验室对高致病性病原微生物或者疑似高致病性病原微生物开展进一步实验活动的，省级以上人民政府卫生主管部门或者兽医主管部门应当自收到申请之时起2小时内作出是否批准的决定；2小时内未作出决定的，实验室可以从事相应的实验活动。

省级以上人民政府卫生主管部门或者兽医主管部门应当为申请人通过电报、电传、传真、电子数据交换和电子邮件等方式提出申请提供方便。

第五十八条 卫生主管部门或者兽医主管部门对符合法定条件的实验室不颁发从事高致病性病原微生物实验活动的资格证书，或者对出入境检验检疫机构为了检验检疫工作的紧急需要，申请在实验室对高致病性病原微生物或者疑似高致病性病原微生物开展进一步检测活动，不在法定期限内作出是否批准决定的，由其上级行政机关或者监察机关责令改正，给予警告；造成传染病传播、流行或者其他严重后果的，对直接负责的主管人员和其他直接责任人员依法给予撤职、开除的行政处分；构成犯罪的，依法追究刑事责任。

九、《中华人民共和国人类遗传资源管理条例》（节选）

第二条 本条例所称人类遗传资源包括人类遗传资源材料和人类遗传资源信息。

人类遗传资源材料是指含有人体基因组、基因等遗传物质的器官、组织、细胞等遗传材料。

人类遗传资源信息是指利用人类遗传资源材料产生的数据等信息资料。

第二十七条 利用我国人类遗传资源开展国际合作科学研究，或者因其他特殊情况确需将我国人类遗传资源材料运送、邮寄、携带出境的，应当符合下列条件，并取得国务院卫生健康主管部门出具的人类遗传资源材料出境证明：

（一）对我国公众健康、国家安全和社会公共利益没有危害；

（二）具有法人资格；

（三）有明确的境外合作方和合理的出境用途；

（四）人类遗传资源材料采集合法或者来自合法的保藏单位；

（五）通过伦理审查。

利用我国人类遗传资源开展国际合作科学研究，需要将我国人类遗传资源材料运送、邮寄、携带出境的，可以单独提出申请，也可以在开展国际合作科学研究申请中列明出境计划一并提出申请，由国务院卫生健康主管部门合并审批。

将我国人类遗传资源材料运送、邮寄、携带出境的，凭人类遗传资源材料出境证明办理海关手续。

第三十八条 违反本条例规定，未经批准将我国人类遗传资源材料运送、邮寄、携带出境的，由海关依照法律、行政法规的规定处罚。人类遗传资源主管部门应当配合海关开展鉴定等执法协助工作。海关应当将依法没收的人类遗传资源材料移送省、自治区、直辖市人民政府人类遗传资源主管部门进行处理。

十、《国际航行船舶进出中华人民共和国口岸检查办法》（节选）

根据2019年3月2日国务院令第709号《国务院关于修改部分行政法规的决定》修订。

（一）修改决定（节选）

十、将《国际航行船舶进出中华人民共和国口岸检查办法》第三条修改为："中华人民共和国港务监督机构（以下简称港务监督机构）、中华人民共和国海关（以下简称海关）、中华人民共和国出入境边防检查机关是负责对船舶进出中华人民共和国口岸实施检查的机关（以下统称检查机关）。"

第十条中的"卫生检疫机关"修改为"海关"。

第十一条中的"动植物检疫机关"修改为"海关"。

（二）修改后内容

第三条 中华人民共和国港务监督机构（以下简称港务监督机构）、中华人民共和国海关（以下简称海关）、中华人民共和国出入境边防检查机关是负责对船舶进出中华人民共和国口岸实施检查的机关（以下统称检查机关）。

第十条 海关对船舶实施电讯检疫。持有卫生证书的船舶，其船方或其代理人可以向海关申请电讯检疫。

对来自疫区的船舶，载有检疫传染病[①]染疫人、疑似检疫传染病染疫人、非意外伤害而死亡且死因不明尸体的船舶，未持有卫生证书或者证书过期或者卫生状况不符合要求的船舶，海关应当在锚地实施检疫。

第十一条 海关对来自动植物疫区的船舶和船舶装载的动植物、动植物产品及其他检疫物，可以在锚地实施检疫。

十一、《中华人民共和国外国籍船舶航行长江水域管理规定》（节选）

根据2019年3月2日国务院令第709号《国务院关于修改部分行政法规的决定》修订。

（一）修改决定（节选）

四、将《中华人民共和国外国籍船舶航行长江水域管理规定》第五条第二款中的"应当接受卫生检疫和港务监督、边防检查、海关、动植物检疫等部门的检查"修改为"应当接受港务监督、边防检查、海关等部门的检查"。

（二）修改后内容

第五条 船舶进入长江水域及其港口，必须经中华人民共和国港务监督批准。

---

① 根据《关于公布检疫传染病目录的公告》（国家疾控局 海关总署公告2024年第2号），检疫传染病包括：鼠疫、霍乱、黄热病、埃博拉病毒病、天花、脊髓灰质炎、传染性非典型肺炎、肺炭疽、马尔堡病毒病、拉沙热、中东呼吸综合征。

经批准进入长江水域及其港口的船舶，应当接受港务监督、边防检查、海关等部门的检查，并办理有关手续。必要时，上述有关部门有权进行随船监督。

十二、《中华人民共和国对外国籍船舶管理规则》（节选）

第三十六条 船舶排放压舱水、洗舱水、舱底水，必须向港务监督申请批准。如果船舶来自有疫情的港口，应经过卫生检疫机关卫生处理。装运危险货物和其他有害污染物船舱的污水、洗舱水，应经有关卫生部门鉴定合格后，方可在指定地点排放。

十三、《外国民用航空器飞行管理规则》（节选）

根据2019年3月2日国务院令第709号《国务院关于修改部分行政法规的决定》修订。

（一）修改决定（节选）

二、删去《外国民用航空器飞行管理规则》第三十八条中的“检疫”。

（二）修改前内容

第三十八条 飞入或者飞出中华人民共和国国界的外国民用航空器，必须在指定的设有海关、检疫和边防检查站的机场降落或者起飞。

第二章 | 国境卫生检疫规章

原国家出入境检验检疫局共颁布了25部与检验检疫工作相关的部门规章，国家质检总局共颁布了87部与检验检疫工作相关的部门规章；经国家质检总局、海关总署对上述部门规章的多次修订和废止，现行有效的共53部，国家质检总局公告暂缓执行1部；出入境检验检疫管理职责和队伍划入海关总署后，海关总署颁布了7部与检验检疫工作相关的部门规章。上述60部现行有效部门规章中，涉及国境卫生检疫的11部；海关总署、国家质检总局参与联合发布的部门规章中，涉及国境卫生检疫的3部。

本章主要梳理了涉及国境卫生检疫现行有效检验检疫规章的相关法律法规条款、审批和备案、用语定义及特别说明事项。本章在引用法律法规条款时，仅根据需要部分摘选，原文请见第一章。

第一节 | 货物物品卫生检疫类

一、《出入境特殊物品卫生检疫管理规定》

国家质检总局令第160号公布，根据国家质检总局令第184号，海关总署令第238号、第240号、第243号修改。自2015年3月1日起施行。

（一）相关法律法规条款

《国境卫生检疫法》第二十二条：“血液等人体组织、病原微生物、生物制品等关系公共卫生安全的货物、物品进境出境，除纳入药品、兽药、医疗器械管理的外，应当由海关事先实施卫生检疫审批，并经检疫查验合格后方可进境出境。”

《国境卫生检疫法实施细则》第十一条：“入境、出境的微生物、人体组织、生物制品、血液及其制品等特殊物品的携带人、托运人或者邮递人，必须向卫生检疫机关申报并接受卫生检疫，凭卫生检疫机关签发的特殊物品审批单办理通关手续。未经卫生检疫机关许可，不准入境、出境。”

《艾滋病防治条例》第三十七条：“进口人体血液制品，应当依照药品管理法的规定，经国务院药品监督管理部门批准，取得进口药品注册证书。

“禁止进出口用于临床医疗的人体血液、血浆、组织、器官、细胞、骨髓等。但是，出于人道主义、救死扶伤目的，可以进出口临床急需、捐献配型的特殊血型血液、骨髓造血干细胞、外周血造血干细胞、脐带血造血干细胞，由中国红十字会总会办理出入境手续；具体办法由国务院卫生主管部门会同国家出入境检验检疫机构制定。

“依照前款规定进出口的特殊血型血液、骨髓造血干细胞、外周血造血干细胞、脐带血造血干细胞，应当依照国境卫生检疫法律、行政法规的有关规定，接受出入境检验检疫机构的检疫。未经检疫或者检疫不合格的，不得进出口。”

《中华人民共和国人类遗传资源管理条例》第二十七条：“利用我国人类遗传资源开展国际合作科学研究，或者因其他特殊情况确需将我国人类遗传资源材料运送、邮寄、携带出境的，应当符合下列条件，并取得国务院卫生健康主管部门出具的人类遗传资源材料出境证明：

“（一）对我国公众健康、国家安全和社会公共利益没有危害；

“（二）具有法人资格；

“（三）有明确的境外合作方和合理的出境用途；

“（四）人类遗传资源材料采集合法或者来自合法的保藏单位；

“（五）通过伦理审查。

“利用我国人类遗传资源开展国际合作科学研究，需要将我国人类遗传资源材料运送、邮寄、携带出境的，可以单独提出申请，也可以在开展国际合作科学研究申请中列明出境计划一并提出申请，由国务院卫生健康主管部门合并审批。

“将我国人类遗传资源材料运送、邮寄、携带出境的，凭人类遗传资源材料出境证明办理海关手续。”

（二）行政审批和备案

特殊物品出入境卫生检疫审批。

（三）规章全文

出入境特殊物品卫生检疫管理规定

第一章　总　则

第一条　为了规范出入境特殊物品卫生检疫监督管理，防止传染病传入、传出，防控生物安全风险，保护人体健康，根据《中华人民共和国国境卫生检疫法》及其实施细则、《艾滋病防治条例》《病原微生物实验室生物安全管理条例》和《人类遗传资源管理暂行办法》① 等法律法规规定，制定本规定。

第二条　本规定适用于入境、出境的微生物、人体组织、生物制品、血液及其制品等特殊物品的卫生检疫监督管理。

第三条　海关总署统一管理全国出入境特殊物品的卫生检疫监督管理工作；主管海关负责所辖地区的出入境特殊物品卫生检疫监督管理工作。

第四条　出入境特殊物品卫生检疫监督管理遵循风险管理原则，在风险评估的基础上根据风险等级实施检疫审批、检疫查验和监督管理。

海关总署可以对输出国家或者地区的生物安全控制体系进行评估。

第五条　出入境特殊物品的货主或者其代理人，应当按照法律法规规定和相关标准的要求，输入、输出以及生产、经营、使用特殊物品，对社会和公众负责，保证特殊物品安全，接受社会监督，承担社会责任。

第二章　检疫审批

第六条　直属海关负责辖区内出入境特殊物品的卫生检疫审批（以下简称特殊物品审批）工作。

① 该文已废止，现行人类遗传资源管理按照《中华人民共和国人类遗传资源管理条例》实施。

第七条 申请特殊物品审批应当具备下列条件：

（一）法律法规规定须获得相关部门批准文件的，应当获得相应批准文件；

（二）具备与出入境特殊物品相适应的生物安全控制能力。

第八条 入境特殊物品的货主或者其代理人应当在特殊物品交运前向目的地直属海关申请特殊物品审批。

出境特殊物品的货主或者其代理人应当在特殊物品交运前向其所在地直属海关申请特殊物品审批。

第九条 申请特殊物品审批的，货主或者其代理人应当按照以下规定提供相应材料：

（一）《入/出境特殊物品卫生检疫审批申请表》；

（二）出入境特殊物品描述性材料，包括特殊物品中英文名称、类别、成分、来源、用途、主要销售渠道、输出输入的国家或者地区、生产商等；

（三）入境用于预防、诊断、治疗人类疾病的生物制品、人体血液制品，应当提供国务院药品监督管理部门发给的进口药品注册证书①；

（四）入境、出境特殊物品含有或者可能含有病原微生物的，应当提供病原微生物的学名（中文和拉丁文）、生物学特性的说明性文件（中英文对照件）以及生产经营者或者使用者具备相应生物安全防控水平的证明文件；

（五）出境用于预防、诊断、治疗的人类疾病的生物制品、人体血液制品，应当提供药品监督管理部门出具的销售证明②；

（六）出境特殊物品涉及人类遗传资源管理范畴的，应当取得人类遗传资源管理部门出具的批准文件，海关对有关批准文件电子数据进行系统自动比对验核；

（七）使用含有或者可能含有病原微生物的出入境特殊物品的单位，应当提供与生物安全风险等级相适应的生物安全实验室资质证明，BSL-3 级以上实验室必须获得国家认可机构的认可；

（八）出入境高致病性病原微生物菌（毒）种或者样本的，应当提供省级以上人民政府卫生主管部门的批准文件。

第十条 申请人为单位的，首次申请特殊物品审批时，除提供本规定第九条所规定的材料以外，还应当提供下列材料：

（一）单位基本情况，如单位管理体系认证情况、单位地址、生产场所、实验室设置、仓储设施设备、产品加工情况、生产过程或者工艺流程、平面图等；

（二）实验室生物安全资质证明文件。

申请人为自然人的，应当提供身份证复印件。

出入境病原微生物或者可能含有病原微生物的特殊物品，其申请人不得为自然人。

第十一条 直属海关对申请人提出的特殊物品审批申请，应当根据下列情况分别作出处理：

（一）申请事项依法不需要取得特殊物品审批的，应当即时告知申请人不予受理；

（二）申请事项依法不属于本单位职权范围的，应当即时作出不予受理的决定，并告知申请人向有关行政机关或者其他直属海关申请；

（三）申请材料存在可以当场更正的错误的，应当允许申请人当场更正；

（四）申请材料不齐全或者不符合法定形式的，应当当场或者自收到申请材料之日起 5 日内一次

---

① 《海关总署决定公布第一批取消的证明事项》（见海关总署网站政府信息公开专栏）取消验核。根据《关于明确部分货物、物品不再按进出境特殊物品监管的公告》（海关总署公告 2025 年第 65 号，见第三章第一节），纳入药品、兽药、医疗器械管理的货物、物品不再按进出境特殊物品进行监管。

② 根据《关于明确部分货物、物品不再按进出境特殊物品监管的公告》（海关总署公告 2025 年第 65 号），纳入药品、兽药、医疗器械管理的货物、物品不再按进出境特殊物品进行监管。

性告知申请人需要补正的全部内容。逾期不告知的，自收到申请材料之日起即为受理；

（五）申请事项属于本单位职权范围，申请材料齐全、符合法定形式，或者申请人按照本单位的要求提交全部补正申请材料的，应当受理行政许可申请。

第十二条 直属海关对申请材料应当及时进行书面审查。并可以根据情况采取专家资料审查、现场评估、实验室检测等方式对申请材料的实质内容进行核实。

第十三条 申请人的申请符合法定条件、标准的，直属海关应当自受理之日起20日内签发《入/出境特殊物品卫生检疫审批单》（以下简称《特殊物品审批单》）。

申请人的申请不符合法定条件、标准的，直属海关应当自受理之日起20日内作出不予审批的书面决定并说明理由，告知申请人享有依法申请行政复议或者提起行政诉讼的权利。直属海关20日内不能作出审批或者不予审批决定的，经本行政机关负责人批准，可以延长10日，并应当将延长期限的理由告知申请人。

第十四条 《特殊物品审批单》有效期如下：

（一）含有或者可能含有高致病性病原微生物的特殊物品，有效期为3个月。

（二）含有或者可能含有其它病原微生物的特殊物品，有效期为6个月。

（三）除上述规定以外的其它特殊物品，有效期为12个月。

《特殊物品审批单》在有效期内可以分批核销使用。超过有效期的，应当重新申请。

第三章 检疫查验

第十五条 入境特殊物品到达口岸后，货主或者其代理人应当凭《特殊物品审批单》及其他材料向入境口岸海关报检。

出境特殊物品的货主或者其代理人应当在出境前凭《特殊物品审批单》及其他材料向其所在地海关报检。

报检材料不齐全或者不符合法定形式的，海关不予入境或者出境。

第十六条 受理报检的海关应当按照下列要求对出入境特殊物品实施现场查验，并填写《入/出境特殊物品卫生检疫现场查验记录》：

（一）检查出入境特殊物品名称、成分、批号、规格、数量、有效期、运输储存条件、输出/输入国和生产厂家等项目是否与《特殊物品审批单》的内容相符；

（二）检查出入境特殊物品包装是否安全无破损，不渗、不漏，存在生物安全风险的是否具有符合相关要求的生物危险品标识。

入境口岸查验现场不具备查验特殊物品所需安全防护条件的，应当将特殊物品运送到符合生物安全等级条件的指定场所实施查验。

第十七条 对需实验室检测的入境特殊物品，货主或者其代理人应当按照口岸海关的要求将特殊物品存放在符合条件的储存场所，经检疫合格后方可移运或者使用。口岸海关不具备检测能力的，应当委托有相应资质的实验室进行检测。

含有或者可能含有病原微生物、毒素等生物安全危害因子的入境特殊物品的，口岸海关实施现场查验后应当及时电子转单给目的地海关。目的地海关应当实施后续监管。

第十八条 邮寄、携带的出入境特殊物品，未取得《特殊物品审批单》的，海关应当予以截留并出具截留凭证，截留期限不超过7天。

邮递人或者携带人在截留期限内取得《特殊物品审批单》后，海关按照本规定第十六条规定进行查验，经检疫查验合格的予以放行。

第十九条 携带自用且仅限于预防或者治疗疾病用的血液制品或者生物制品出入境的，不需办理卫生检疫审批手续，出入境时应当向海关出示医院的有关证明；允许携带量以处方或者说明书确定的一个疗程为限。

第二十条 口岸海关对经卫生检疫符合要求的出入境特殊物品予以放行。有下列情况之一的，由口岸海关签发《检验检疫处理通知书》，予以退运或者销毁：

（一）名称、批号、规格、生物活性成分等与特殊物品审批内容不相符的；

（二）超出卫生检疫审批的数量范围的；

（三）包装不符合特殊物品安全管理要求的；

（四）经检疫查验不符合卫生检疫要求的；

（五）被截留邮寄、携带特殊物品自截留之日起7日内未取得《特殊物品审批单》的，或者取得《特殊物品审批单》后，经检疫查验不合格的。口岸海关对处理结果应当做好记录、归档。

第四章 监督管理

第二十一条 出入境特殊物品单位，应当建立特殊物品安全管理制度，严格按照特殊物品审批的用途生产、使用或者销售特殊物品。

出入境特殊物品单位应当建立特殊物品生产、使用、销售记录。记录应当真实，保存期限不得少于2年。

第二十二条 海关对出入境特殊物品实施风险管理，根据出入境特殊物品可能传播人类疾病的风险对不同风险程度的特殊物品划分为不同的风险等级，并采取不同的卫生检疫监管方式。

出入境特殊物品的风险等级及其对应的卫生检疫监管方式由海关总署统一公布。

第二十三条 需实施后续监管的入境特殊物品，其使用单位应当在特殊物品入境后30日内，到目的地海关申报，由目的地海关实施后续监管。

第二十四条 海关对入境特殊物品实施后续监管的内容包括：

（一）使用单位的实验室是否与《特殊物品审批单》一致；

（二）入境特殊物品是否与《特殊物品审批单》货证相符。

第二十五条 在后续监管过程中发现下列情形的，由海关撤回《特殊物品审批单》，责令其退运或者销毁：

（一）使用单位的实验室与《特殊物品审批单》不一致的；

（二）入境特殊物品与《特殊物品审批单》货证不符的。

海关对后续监管过程中发现的问题，应当通报原审批的直属海关。情节严重的应当及时上报海关总署。

第二十六条 海关工作人员应当秉公执法、忠于职守，在履行职责中，对所知悉的商业秘密负有保密义务。

第五章 法律责任

第二十七条 违反本规定，有下列情形之一的，由海关按照《中华人民共和国国境卫生检疫法实施细则》第一百一十条规定处以警告或者100元以上5000元以下的罚款：

（一）拒绝接受检疫或者抵制卫生检疫监督管理的；

（二）伪造或者涂改卫生检疫单、证的；

（三）瞒报携带禁止进口的微生物、人体组织、生物制品、血液及其制品或者其他可能引起传染病传播的动物和物品的。

第二十八条 违反本规定，有下列情形之一的，有违法所得的，由海关处以3万元以下的罚款：

（一）以欺骗、贿赂等不正当手段取得特殊物品审批的；

（二）未经海关许可，擅自移运、销售、使用特殊物品的；

（三）未向海关报检或者提供虚假材料，骗取检验检疫证单的；

（四）未在相应的生物安全等级实验室对特殊物品开展操作的或者特殊物品使用单位不具备相应等级的生物安全控制能力的；未建立特殊物品使用、销售记录或者记录与实际不符的；

（五）未经海关同意，擅自使用需后续监管的入境特殊物品的。

第二十九条 出入境特殊物品的货主或者其代理人拒绝、阻碍海关及其工作人员依法执行职务的，依法移送有关部门处理。

第三十条 海关工作人员徇私舞弊、滥用职权、玩忽职守，违反相关法律法规的，依法给予行政处分；情节严重，构成犯罪的，依法追究刑事责任。

第三十一条 对违反本办法，引起检疫传染病①传播或者有引起检疫传染病传播严重危险的，依照《中华人民共和国刑法》的有关规定追究刑事责任。

第六章　附　则

第三十二条 本规定下列用语的含义：

微生物是指病毒、细菌、真菌、放线菌、立克次氏体、螺旋体、衣原体、支原体等医学微生物菌（毒）种及样本以及寄生虫、环保微生物菌剂②。

人体组织是指人体细胞、细胞系、胚胎、器官、组织、骨髓、分泌物、排泄物等。

人类遗传资源是指含有人体基因组，基因及其产物的器官、组织、细胞、血液、制备物、重组脱氧核糖核酸（DNA）构建体等遗传材料及相关的信息资料。

生物制品是指用于人类医学、生命科学相关领域的疫苗、抗毒素、诊断用试剂、细胞因子、酶及其制剂以及毒素、抗原、变态反应原、抗体、抗原-抗体复合物、核酸、免疫调节剂、微生态制剂等生物活性制剂。

血液是指人类的全血、血浆成分和特殊血液成分。

血液制品是指各种人类血浆蛋白制品。

出入境特殊物品单位是指从事特殊物品生产、使用、销售、科研、医疗、检验、医药研发外包的法人或者其他组织。

第三十三条 进出口环保用微生物菌剂卫生检疫监督管理按照《进出口环保用微生物菌剂环境安全管理办法》（环境保护部、国家质检总局令第10号）的规定执行。

第三十四条 进出境特殊物品应当实施动植物检疫的，按照进出境动植物检疫法律法规的规定执行。

第三十五条 本规定由海关总署负责解释。

第三十六条 本规定自2015年3月1日起施行，国家质检总局2005年10月17日发布的《出入境特殊物品卫生检疫管理规定》（国家质检总局令第83号）同时废止。

二、《进出口环保用微生物菌剂环境安全管理办法》

中华人民共和国环境保护部（以下简称环境保护部）、国家质检总局令第10号公布。自2010年5月1日起施行。

（一）用语定义

环保用微生物菌剂：指从自然界分离纯化或者经人工选育等现代生物技术手段获得的，主要用

---

① 根据《关于公布检疫传染病目录的公告》（国家疾控局 海关总署公告2024年第2号），检疫传染病包括：鼠疫、霍乱、黄热病、埃博拉病毒病、天花、脊髓灰质炎、传染性非典型肺炎、肺炭疽、马尔堡病毒病、拉沙热、中东呼吸综合征。

② 《关于明确部分货物、物品不再按进出境特殊物品监管的公告》（海关总署公告2025年第65号）明确，进出口环保微生物菌剂不再按进出境特殊物品进行监管。

于水、大气、土壤、固体废物污染检测、治理和修复的一种或者多种微生物菌种。(第二条)

(二) 特别说明

《关于明确部分货物、物品不再按进出境特殊物品监管的公告》(海关总署公告 2025 年第 65 号) 明确，进出口环保微生物菌剂不再按进出境特殊物品进行监管。

(三) 规章全文

进出口环保用微生物菌剂环境安全管理办法

第一章　总　则

第一条　为加强进出口环保用微生物菌剂环境安全管理，维护环境安全，根据《中华人民共和国国境卫生检疫法》及其实施细则、《中华人民共和国环境保护法》等有关规定，制定本办法。

第二条　本办法适用于进出口环保用微生物菌剂环境安全管理。

本办法所称环保用微生物菌剂，是指从自然界分离纯化或者经人工选育等现代生物技术手段获得的，主要用于水、大气、土壤、固体废物污染检测、治理和修复的一种或者多种微生物菌种。

第三条　国家对进出口环保用微生物菌剂的环境安全管理，实行检测和环境安全评价制度。

第四条　环保用微生物菌剂进出口经营者，应当是依法成立的从事生产或者使用微生物菌剂的企业事业法人，并具备微生物菌剂安全生产、使用、储藏、运输和应急处置的能力。

进口环保用微生物菌剂，应当按照本办法的规定申请获得《微生物菌剂样品环境安全证明》，并凭该样品环境安全证明依法办理卫生检疫审批和现场查验。

第五条　环境保护部对进出口环保用微生物菌剂环境安全实施监督管理。省、自治区、直辖市环境保护行政主管部门依照本办法对辖区内进出口环保用微生物菌剂环境安全实施监督管理。

国家质量监督检验检疫总局统一管理全国进出口环保用微生物菌剂的卫生检疫监督管理工作；国家质量监督检验检疫总局设在各地的出入境检验检疫机构对辖区内进出口环保用微生物菌剂实施卫生检疫监督管理。

第六条　环境保护部会同国家质量监督检验检疫总局设立环保用微生物环境安全评价专家委员会，负责对微生物菌剂样品的环境安全性进行评审。

第二章　样品入境

第七条　进口经营者应当向微生物菌剂使用活动所在地省、自治区、直辖市环境保护行政主管部门提交下列材料，先行申请办理环保用微生物菌剂样品入境手续：

(一) 进口经营者与境外经营者签订的微生物菌剂进口合同或者合同意向书的复印件；

(二) 进口经营者主管人员和专业技术人员具备的微生物生产、应用和安全操作的专业学历或者资格证书复印件；

(三) 微生物菌剂生产、使用、储藏、运输、处理的环境安全控制措施和突发环境事件应急预案；

(四) 出口国政府主管部门出具的微生物菌剂环境安全证明；

(五) 微生物菌剂在出口国的生产和应用情况；

(六) 拟进口用于检测和环境安全评价样品的最低数量和规格；

(七) 微生物菌剂环境安全性的其他证明资料。

前款所列材料，应当用中文或者中、英文对照文本，一式三份。

第八条 省、自治区、直辖市环境保护行政主管部门应当自受理进口样品申请之日起30日内，对申请材料进行审查，材料齐备、内容属实的，核发《环保用微生物菌剂样品入境通知单》。

必要时，省、自治区、直辖市环境保护行政主管部门可以组织专家进行技术审查，审查合格的，核发《环保用微生物菌剂样品入境通知单》。

《环保用微生物菌剂样品入境通知单》必须注明进口样品的数量和规格。《环保用微生物菌剂样品入境通知单》一式两份，一份用于样品检疫审批，一份用于样品环境安全评价数量核销。

第九条 直属检验检疫局凭《环保用微生物菌剂样品入境通知单》，签发样品卫生检疫审批单。

样品入境口岸检验检疫机构凭样品卫生检疫审批单，对样品的数量、规格、外包装情况进行现场查验。对样品查验合格的，准予入境。

第三章 样品环境安全评价

第十条 进口经营者，应当委托微生物检测和环境安全评价机构对样品进行检测和环境安全评价。

接受委托的检测和环境安全评价机构，应当是从事微生物研究的合格实验室（GLP），或者中国合格评定国家认可委员会认可的国家级专业机构。

第十一条 样品检测和环境安全评价机构应当按照环境保护部制定的《环保用微生物菌剂检测规程》和《环保用微生物菌剂使用环境安全评价导则》，对进口微生物菌剂进行检测和环境安全评价，出具样品检测和环境安全评价报告，并对检测数据和评价结论的真实性、准确性负责。

检测和环境安全评价报告，应当包括下列内容：

（一）微生物菌剂的微生物学检测鉴定；

（二）微生物菌剂的安全性试验；

（三）微生物菌剂的评价；

（四）微生物菌剂的卫生学安全评价；

（五）微生物菌剂及各类终产物的生态安全评价；

（六）微生物菌剂的生产或者使用环境评价。

检测和环境安全评价报告，还应当附具下列内容：

（一）微生物菌剂出口国已有的环境安全评价资料；

（二）检测和环境安全评价机构及其代理机构资质信息。

样品检测和环境安全评价报告，一式三份。

第十二条 样品检测和环境安全评价结束后，检测和环境安全评价机构应当将微生物菌剂样品全部安全销毁，不得保留或者移作他用。

第十三条 进口经营者应当将样品全数交验。检测和环境安全评价机构应当根据《环保用微生物菌剂样品入境通知单》，核对样品数量和规格；对数量和规格与《环保用微生物菌剂样品入境通知单》中不一致的，不得出具样品检测和环境安全评价报告。

第四章 样品环境安全证明

第十四条 进口经营者，应当向环保用微生物菌剂使用活动所在地省、自治区、直辖市环境保护行政主管部门提交样品检测和环境安全评价报告。

第十五条 省、自治区、直辖市环境保护行政主管部门应当自收到进口经营者提交的样品检测和环境安全评价报告之日起30日内进行审核，签署审核意见，连同申报材料、检测和环境安全评价报告一式三份报环境保护部。

环境保护部自收到申报材料之日起5个工作日内，将申报材料提交环保用微生物环境安全评价专家委员会。

第十六条 环保用微生物环境安全评价专家委员会应当自收到申报材料之日起15个工作日内完成评审，提出《环保用微生物菌剂样品环境安全性评审意见》，报环境保护部。

第十七条 《环保用微生物菌剂样品环境安全性评审意见》，应当包括下列内容：

（一）进口经营者申报的微生物菌剂主要成分与检测机构的检测结果是否一致；

（二）微生物菌剂中是否含有对人体健康和生态环境构成危险或者较大风险的微生物菌种（群）；

（三）微生物菌剂是否已经在出口国进行安全生产和使用；

（四）项目负责人和工作人员是否具备微生物生产、应用和安全操作专业学历或者资格；

（五）微生物菌剂生产、使用、储藏、运输和处理的环境安全控制措施和事故处置应急预案是否可行。

第十八条 环境保护部依据《环保用微生物菌剂样品环境安全性评审意见》，对检测和环境安全评价合格的微生物菌剂，出具《环保用微生物菌剂样品环境安全证明》。

第十九条 同一进口经营者的同一商品（项目）名称微生物菌剂，应当申请一个《环保用微生物菌剂样品环境安全证明》。

已获得《环保用微生物菌剂样品环境安全证明》的同一微生物菌剂，有两个以上商品（项目）名称的，应当报环境保护部备案。

第二十条 《环保用微生物菌剂样品环境安全证明》有效期为三年。

有效期届满后仍然需要进口该微生物菌剂的，进口经营者需要重新办理《环保用微生物菌剂样品环境安全证明》。

第二十一条 任何单位和个人不得转让、伪造、涂改或者变造《环保用微生物菌剂样品环境安全证明》。

第五章 出入境卫生检疫审批与报检查验

第二十二条 进出口经营者按照《出入境特殊物品卫生检疫管理规定》① 的规定，向直属检验检疫局提出卫生检疫审批申请。进口经营者还应当提供环境保护部出具的《环保用微生物菌剂样品环境安全证明》。

直属检验检疫局对准予进出口的，出具《出入境特殊物品卫生检疫审批单》。

第二十三条 口岸检验检疫机构凭《出入境特殊物品卫生检疫审批单》受理环保用微生物菌剂报检，实施现场检疫查验，并按照有关规定抽样送专业的环保微生物菌剂符合检测实验室进行检验，经符合性检验及卫生学检验合格的，方可放行。

第二十四条 口岸检验检疫机构对首次送检的环保用微生物菌剂，应当在20个工作日内完成检验；对首次检验已经合格的，应当在10个工作日内完成检验。

第六章 后续监管

第二十五条 进出口经营者应当采取环保用微生物菌剂生产、使用、储藏、运输和处理的环境安全控制措施，制定事故处置应急预案。

进出口经营者应当保留环保用微生物菌剂生产、使用、储藏、运输和处理记录。

第二十六条 进出口经营者应当于每年1月31日前，将上一年度环保用微生物菌剂生产或者使

① 《关于明确部分货物、物品不再按进出境特殊物品监管的公告》（海关总署公告2025年第65号）明确，进出口环保微生物菌剂不再按进出境特殊物品进行监管。

用环境安全管理情况和本年度环保用微生物菌剂进出口计划，报省、自治区、直辖市环境保护行政主管部门备案。

第二十七条 环保用微生物菌剂在进出口、生产或者使用过程中，出现异常情况，或者有新的科学依据证明对人体健康和生态环境构成危害的，环境保护部应当撤销其《环保用微生物菌剂样品环境安全证明》，监督进口单位销毁该微生物菌剂，并向国家质量监督检验检疫总局通报有关情况。

第二十八条 进出口经营者应当向环保用微生物菌剂生产或者使用活动所在地省、自治区、直辖市环境保护行政主管部门备案。变更环保用微生物菌剂生产或者使用活动所在地的，应当分别向变更前和变更后生产或者使用活动所在地省、自治区、直辖市环境保护行政主管部门办理备案变更。

第七章　罚　则

第二十九条 违反本办法规定，样品检测和环境安全评价结束后，未将微生物菌剂样品全部安全销毁的，由检测和环境安全评价机构所在地省、自治区、直辖市环境行政主管部门责令改正；拒不改正的，可以处一万元以上三万元以下的罚款，并由环境保护主管部门指定有能力的单位代为销毁，所需费用由违法者承担。

检测和环境安全评价机构出具虚假样品检测和环境安全评价结论的，环境保护部不再受理该评价机构做出的样品检测和环境安全评价报告。

第三十条 伪造或者涂改检疫单、证的，检验检疫机构可以给予警告或者处以5000元以下的罚款。

违反本办法规定，转让、伪造、涂改或者变造《环保用微生物菌剂样品环境安全证明》的，或者隐瞒有关情况、提供虚假材料的，由环境保护部撤销《环保用微生物菌剂样品环境安全证明》，直属检验检疫局吊销《出入境特殊物品卫生检疫审批单》；构成犯罪的，依法追究刑事责任。

第三十一条 违反本办法规定，未妥善保存微生物菌剂生产、使用、储藏、运输和处理记录，或者未执行微生物菌剂生产、使用、储藏、运输和处理的环境安全控制措施和事故处置应急预案的，由省、自治区、直辖市环境保护行政主管部门责令改正；拒不改正的，处一万元以上三万元以下罚款。

第八章　附　则

第三十二条 有关国际公约、双边或者多边协议、进口国法律的规定以及合同约定，需要对出口环保用微生物菌剂样品进行环境安全评价和环境安全证明的，参照本办法第三、四章执行。

第三十三条 进出口环保用微生物菌剂涉及动植物安全的，应当符合《中华人民共和国进出境动植物检疫法》等法律法规规定，并办理进境动植物检疫特许审批。

第三十四条 进口经营者委托代理进口申请的，其代理人除提交第七条规定的申请材料外，还应当提供与进口经营者签订的协议以及营业执照原件。

第三十五条 《环保用微生物菌剂样品入境通知单》和《环保用微生物菌剂样品环境安全证明》的格式与内容，由环境保护部统一制定①。

第三十六条 本办法自2010年5月1日起施行。

三、《出入境尸体骸骨卫生检疫管理办法》

国家质检总局令第189号公布，根据海关总署令第238号、第240号修改，自2017年5月1日起施行。

① 见《关于印发进出口环保用微生物菌剂相关表格的通知》（环办函〔2011〕25号）

（一）相关法律法规条款

《国境卫生检疫法》第二十一条："托运尸体、骸骨进境出境的，托运人或者其代理人应当按照规定向海关如实申报，经检疫查验合格后，方可进境出境。

"因患检疫传染病死亡的，尸体应当就近火化。"

《国境卫生检疫法实施细则》第五十七条："入境、出境的尸体、骸骨托运人或者代理人应当申请卫生检疫，并出示死亡证明或者其他有关证件，对不符合卫生要求的，必须接受卫生检疫机关实施的卫生处理。经卫生检疫合格后，方准运进或者运出。

"对因患检疫传染病而死亡的病人尸体，必须就近火化，不准移运。"

（二）用语定义

尸体：指人死亡后的遗体及以殡葬为目的的人体器官组织。（第二十二条）

棺柩：指盛放有尸体的固定形态的坚固密闭容器。（第二十二条）

骸骨：指以殡葬为目的的人体骨骼。（第二十二条）

（三）规章原文

出入境尸体骸骨卫生检疫管理办法

第一章　总　则

第一条　为了规范国境口岸入出境尸体、骸骨卫生检疫工作，防止传染病传入传出，根据《中华人民共和国国境卫生检疫法》及其实施细则、《中华人民共和国传染病防治法》及其实施办法等法律法规的规定，制定本办法。

第二条　海关总署统一管理全国入出境尸体、骸骨卫生检疫工作。

主管海关负责所辖地区的入出境尸体、骸骨卫生检疫工作。

第三条　本办法所称入出境尸体、骸骨包括：

（一）需要入境或者出境进行殡葬的尸体、骸骨；

（二）入出境及过境途中死亡人员的尸体、骸骨。

因医学科研需要，由境外运进或者由境内运出的尸体、骸骨，按照出入境特殊物品管理。

除上述情形外，不得由境内运出或者由境外运入尸体和骸骨。

第四条　海关对入出境尸体、骸骨实施卫生检疫工作包括：材料核查、现场查验、检疫处置、签发卫生检疫证书等。符合卫生检疫要求的，准予入出境。

第二章　申　报

第五条　尸体、骸骨入境前①，托运人或者其代理人应当向入境口岸海关申报，按照要求提供以下材料：

（一）尸体、骸骨入出境卫生检疫申报单；

（二）死者身份证明（如：护照、海员证、通行证、身份证或者使领馆等相关部门出具的证明）；

（三）出境国家或者地区官方机构签发的死亡报告或者医疗卫生部门签发的死亡诊断书；

（四）入殓证明；

---

① 《关于明确尸体骸骨入境前申报相关事宜的公告》（海关总署公告2022年第24号，见第三章第一节。）将申报时间调整为尸体、骸骨在境外启运前。

（五）防腐证明；

（六）托运人或者其代理人身份证明（如：护照、通行证或者身份证等）①。

第六条 需要运送尸体、骸骨出境的，托运人或者其代理人应当取得国务院殡葬主管部门认可的从事国际运尸服务单位②出具的尸体、骸骨入出境入殓证明、防腐证明和尸体、骸骨入出境卫生监管申报单。

第七条 需要运送尸体、骸骨出境的，原则上应当从入殓地所在口岸出境。尸体、骸骨出境前，托运人或者其代理人应当向出境口岸海关申报，并按照要求提供以下材料：

（一）尸体、骸骨入出境卫生检疫申报单；

（二）死者有效身份证明；

（三）县级及以上医疗机构出具的死亡证明书或者公安、司法部门出具的死亡鉴定书或者其他相应的公证材料；

（四）本办法第六条所列证明文件；

（五）托运人或者其代理人身份证明③。

第八条 需要从异地口岸运送尸体、骸骨出境的，托运人或者其代理人应当向入殓地所在地海关申请检疫查验，检疫查验合格的，海关签发《尸体/棺柩/骸骨入/出境卫生检疫证书》。

运送尸体、骸骨出境时，托运人或者其代理人应当凭下列材料向出境口岸海关申报：

（一）死者有效身份证明；

（二）托运人或者其代理人身份证明④。

第九条 在入出境或者过境途中发生人员死亡，需要运送尸体入境的，托运人或者其代理人应当向海关申报并提交以下材料：

（一）尸体、骸骨入出境卫生检疫申报单；

（二）死者有效身份证明；

（三）有效死亡证明或者由公安机关出具的死亡鉴定书。

第十条 从事运送尸体、骸骨入出境的单位应当取得国务院殡葬主管部门准予从事国际运尸业务的证明文件。

托运人或者代理人运送尸体、骸骨入出境的，应当委托符合本条第一款规定的单位从事运尸业务。

尸体、骸骨入出境时，应当提供运送尸体、骸骨入出境的单位的法人证书及国务院殡葬主管部门准予从事国际运尸业务的证明文件⑤等资料。

第三章 现场查验

第十一条 入境尸体、骸骨由入境口岸海关进行材料核查并实施现场查验；出境尸体、骸骨由入殓地海关进行材料核查并实施现场查验，出境口岸海关负责在出境现场核查是否与申报内容相符，检查外部包装是否完整、破损、渗漏等。

---

① 《海关总署决定公布第一批取消的证明事项》（见海关总署网站政府信息公开专栏）取消验核。

② 根据《民政部、海关总署、国家出入境检验检疫局关于遗体运输入出境事宜有关问题的通知》（民事发〔1998〕11号），中国殡葬协会国际运尸网络服务中心为从事国际运尸服务的单位。

③ 《海关总署决定公布第一批取消的证明事项》（见海关总署网站政府信息公开专栏）取消验核。

④ 《海关总署决定公布第一批取消的证明事项》（见海关总署网站政府信息公开专栏）取消验核。

⑤ 《海关总署决定公布第一批取消的证明事项》（见海关总署网站政府信息公开专栏）取消验核准予从事国际运尸业务的证明文件。

第十二条　疑似或者因患检疫传染病①、炭疽、国家公布按甲类传染病②管理的疾病以及国务院规定的其他新发烈性传染病死亡的尸体、骸骨，禁止入出境。

因患检疫传染病而死亡的尸体，必须就近火化。

第十三条　口岸海关对入出境尸体、骸骨实施现场查验，填写入出境尸体、骸骨现场查验工作记录。

第十四条　海关对未入殓尸体的现场查验内容包括：

（一）检查尸体腐烂程度，所有腔道、孔穴是否用浸泡过消毒、防腐药剂的棉球堵塞，有无体液外流；

（二）对死因不明的尸体，注意检查有否皮疹（斑疹、丘疹、疱疹、脓疱）、表皮脱落、溃疡、渗液、出血点和色素沉着，异常排泄物、分泌物、腔道出血等现象；

（三）对入出境或者过境途中死亡人员的尸体，口岸海关应当实施检疫，并根据检疫结果及申报人要求采取相应的处理及卫生控制措施，未经海关许可不得移运。

第十五条　海关对已入殓尸体的棺柩现场查验内容包括：

（一）检查入出境棺柩包装是否密闭，有无破损、渗漏及异味。棺柩若无渗液、漏气等特殊原因或者无流行病学意义，原则上不开棺检疫查验；

（二）出境棺柩的现场查验应当在尸体入殓时同时进行，要求尸体经防腐处理，包装密闭无破损、渗漏及异味。

第十六条　海关对骸骨的现场查验内容包括：

（一）检查骸骨的包装容器是否密闭，有无渗漏；

（二）包装容器非密闭的，检查骸骨是否干爽，是否带肌腱，有无异味、病媒昆虫等。

第十七条　根据申报材料核查、流行病学调查以及现场查验情况，对需要进一步调查死亡原因的尸体，海关可以采取标本送有资质的实验室进行检验。

第四章　检疫处置

第十八条　海关发现有下列情况之一的，可以判定为卫生检疫查验不合格：

（一）外部包装不密闭、破损，有渗漏、异味及病媒昆虫的；

（二）入出境尸体未经防腐处理、包装入殓的；

（三）入境途中死亡且死因不明的。

第十九条　对卫生检疫查验不合格的尸体、骸骨，海关按照以下规定进行检疫处置：

（一）禁止入出境的尸体、骸骨，必须就地火化后，以骨灰的形式入出境；

（二）有渗液、漏气的棺柩，必须进行卫生处理，托运人或者其代理人应当采取改换包装、重新防腐处理、冷冻运输等措施；

（三）骸骨的包装容器不密闭，有异味散发、渗漏或者病媒昆虫的，必须进行卫生处理，并更换包装；

（四）入出境途中不明原因死亡的，应当进行死因鉴定。无法作出死因鉴定的，尸体及棺柩一并火化，以骨灰的形式入出境；

（五）无死亡报告或者死亡医学诊断书的尸体，且托运人或者其代理人未能在规定期限内补交的，按照死因不明处置，以骨灰的形式入出境；

---

① 根据《关于公布检疫传染病目录的公告》（国家疾控局 海关总署公告 2024 年第 2 号），检疫传染病包括：鼠疫、霍乱、黄热病、埃博拉病毒病、天花、脊髓灰质炎、传染性非典型肺炎、肺炭疽、马尔堡病毒病、拉沙热、中东呼吸综合征。

② 根据《传染病防治法》，甲类传染病是指：鼠疫、霍乱。

（六）经卫生处理后仍不符合卫生检疫要求的应当就近火化，以骨灰的形式入出境。

有前款规定情形应当火化但是托运人或者其代理人不同意火化的，禁止入出境。

第二十条 尸体、骸骨符合入出境卫生检疫要求的，海关签发《尸体/棺柩/骸骨入/出境卫生检疫证书》，准予入出境。

第二十一条 对入境后再出境的尸体、骸骨，出境口岸海关应当查验入境口岸海关签发的《尸体/棺柩/骸骨入/出境卫生检疫证书》及相关材料。

第五章　附　则

第二十二条 本办法下列用语的含义：

尸体是指人死亡后的遗体及以殡葬为目的的人体器官组织。

棺柩是指盛放有尸体的固定形态的坚固密闭容器。

骸骨是指以殡葬为目的的人体骨骼。

第二十三条 本办法由海关总署负责解释。

第二十四条 本办法自2017年5月1日起施行。

四、《尸体出入境和尸体处理的管理规定》

卫生部、中华人民共和国科学技术部（以下简称科技部）、中华人民共和国公安部（以下简称公安部）、中华人民共和国民政部（以下简称民政部）、中华人民共和国司法部（以下简称司法部）、中华人民共和国商务部（以下简称商务部）、海关总署、国家工商行政管理总局、国家质检总局令第47号公布，自2006年8月1日起施行。

国家质检总局令第134号公布该规定列入《国家质量监督检验检疫总局现行有效规章目录》。

国家卫生和计划生育委员会公告2018年第1号确认该规定列入《国家卫生计生委现行有效部门规章目录》。

（一）用语定义

尸体：指人去世后的遗体及其标本（含人体器官组织、人体骨骼及其标本）。（第二条）

（二）特别说明

本规定第三条关于殡葬遗体入境或出境检疫，应按照《出入境尸体骸骨卫生检疫管理办法》（国家质检总局令第189号公布，根据海关总署令第238号、第240号修改）执行。

本规定第四条关于医学科研用尸体入境或出境检疫，应按照《出入境特殊物品卫生检疫管理规定》（国家质检总局令第160号公布，根据国家质检总局令第184号，海关总署令第238号、第240号、第243号修改）执行。

（三）规章原文

尸体出入境和尸体处理的管理规定

第一条 为保护社会公共利益，维护社会公共道德，防止传染病由境外传入或者由境内传出，根据《中华人民共和国国境卫生检疫法》、《中华人民共和国海关法》和《殡葬管理条例》等有关法律法规的规定，制定本规定。

第二条 本规定所称尸体，是指人去世后的遗体及其标本（含人体器官组织、人体骨骼及其标本）。

第三条 需要入境或者出境对遗体进行殡葬的，应当按照民政部、公安部、外交部、铁道部、交通部、卫生部、海关总署、民用航空局《关于尸体运输管理的若干规定》（民事发〔1993〕2号）

和民政部、海关总署、国家出入境检验检疫局《关于遗体运输入出境事宜有关问题的通知》（民事发〔1998〕11号）以及国家其他有关规定，向民政部门、海关、出入境检验检疫机构办理有关殡葬和出入境手续①。

第四条 因医学科研需要，由境内运出或者由境外运进尸体，应当按照国务院办公厅转发的《人类遗传资源管理暂行办法》② 和卫生部、质检总局《关于加强医用特殊物品出入境卫生检疫管理的通知》（卫科教发〔2003〕230号）③ 的规定，办理相关审批手续。

第五条 除第三条、第四条规定情形外，尸体不得由境内运出或者由境外运进。

第六条 对属于殡葬遗体出入境的，出入境检验检疫机构应当对申报资料进行认真核查，并对承运物进行卫生监管，合格者签发《尸体/棺柩/骸骨/骨灰入/出境许可证》。对因医学科研原因出入境的尸体，出入境检验检疫机构凭中国人类遗传资源管理办公室核发的《人类遗传资源材料出口、出境证明》或者卫生部和省、自治区、直辖市卫生行政部门出具的《医用特殊物品准出入境证明》，按照规定实施卫生检疫审批，并依法实施卫生检疫查验和卫生处理；对符合条件的，签发《出入境货物通关单》。

第七条 申请办理尸体出入境的单位和个人应主动、如实地向海关申报进出口尸体的相关情况，包括尸体来源等，并提交有关进出口证件。对属于殡葬遗体出入境的，海关凭出入境检验检疫机构签发的《尸体/棺柩/骸骨/骨灰入/出境许可证》办理验放手续。对属医学科研原因出入境的，海关凭出入境检验检疫机构签发的《出入境货物通关单》办理验放手续；对涉及我国人类遗传资源的出境尸体，海关加验中国人类遗传资源管理办公室核发的《人类遗传资源材料出口、出境证明》。对经海关查验可能为尸体的，无论是否列入《出入境检验检疫机构实施检验检疫的进出境商品目录》，海关一律验凭出入境检验检疫机构签发的《出入境货物通关单》或者《尸体/棺柩/骸骨/骨灰入/出境许可证》放行。

第八条 严禁进行尸体买卖，严禁利用尸体进行商业性活动。

第九条 除医疗机构、医学院校、医学科研机构以及法医鉴定科研机构因临床、医学教学和科研需要外，任何单位和个人不得接受尸体捐赠。前款规定情况下使用完毕的尸体，由接受尸体的单位负责对尸体进行殡葬意义上的最终处理。

第十条 违反上述规定的，由有关主管部门按照相关规定查处；构成犯罪的，依法追究刑事责任。

第十一条 本规定由各部门按照各自职责进行解释。

第十二条 本规定自2006年8月1日起施行。

五、《中华人民共和国海关进出境行李物品监管办法》

海关总署令第276号公布，自2025年4月1日起实施。

（一）相关法律法规条款

《国境卫生检疫法》第九条：“进境出境的人员、交通运输工具，集装箱等运输设备、货物、行李、邮包等物品及外包装（以下统称货物、物品），应当依法接受检疫查验，经海关准许，方可进境出境。

“享有外交、领事特权与豁免等相关待遇的人员，以及享有外交、领事特权与豁免等相关待遇的

① 殡葬遗体出入境手续应按照《出入境尸体骸骨卫生检疫管理办法》（见本节）规定执行。

② 该文已废止，现行人类遗传资源管理按照《中华人民共和国人类遗传资源管理条例》实施。

③ 该文已被《关于公布继续有效规范性文件和废止部分规范性文件的公告》（国家质检总局公告2017年第54号）废止；因医学科研需要，由境内运出或者由境外运进尸体，应按照《出入境特殊物品卫生检疫管理规定》（见本节）执行。

机构和人员的物品进境出境，在不影响其依法享有特权与豁免的前提下，应当依法接受检疫查验。”

《国境卫生检疫法》第十九条：“进境出境货物、物品的收发货人、收寄件人、携运人（携带人）、承运人或者其代理人应当按照规定向海关如实申报与检疫查验有关的事项。”

《国境卫生检疫法》第二十二条：“血液等人体组织、病原微生物、生物制品等关系公共卫生安全的货物、物品进境出境，除纳入药品、兽药、医疗器械管理的外，应当由海关事先实施卫生检疫审批，并经检疫查验合格后方可进境出境。”

《国境卫生检疫法实施细则》第十一条：“入境、出境的微生物、人体组织、生物制品、血液及其制品等特殊物品的携带人、托运人或者邮递人，必须向卫生检疫机关申报并接受卫生检疫，凭卫生检疫机关签发的特殊物品审批单办理通关手续。未经卫生检疫机关许可，不准入境、出境。”

《国境卫生检疫法实施细则》第十二条：“入境、出境的旅客、员工个人携带或者托运可能传播传染病的行李和物品，应当接受卫生检查。卫生检疫机关对来自疫区或者被传染病污染的各种食品、饮料、水产品等应当实施卫生处理或者销毁，并签发卫生处理证明。”

《中华人民共和国进出境动植物检疫法》（以下简称《进出境动植物检疫法》）第二十八条：“携带、邮寄植物种子、种苗及其他繁殖材料进境的，必须事先提出申请，办理检疫审批手续。”

《进出境动植物检疫法》第二十九条：“禁止携带、邮寄进境的动植物、动植物产品和其他检疫物的名录，由国务院农业行政主管部门制定并公布。

“携带、邮寄前款规定的名录所列的动植物、动植物产品和其他检疫物进境的，作退回或者销毁处理。”

《进出境动植物检疫法》第三十条：“携带本法第二十九条规定的名录以外的动植物、动植物产品和其他检疫物进境的，在进境时向海关申报并接受口岸动植物检疫机关检疫。携带动物进境的，必须持有输出国家或者地区的检疫证书等证件。”

《进出境动植物检疫法》第三十三条：“携带、邮寄出境的动植物、动植物产品和其他检疫物，物主有检疫要求的，由口岸动植物检疫机关实施检疫。”

《中华人民共和国进出境动植物检疫法实施条例》（以下简称《进出境动植物检疫实施条例》）第五条：“享有外交、领事特权与豁免的外国机构和人员公用或者自用的动植物、动植物产品和其他检疫物进境，应当依照进出境动植物检疫法和本条例的规定实施检疫。”

《进出境动植物检疫实施条例》第十二条：“携带、邮寄植物种子、种苗及其他繁殖材料进境的，必须事先提出申请，办理检疫审批手续；因特殊情况无法事先办理的，携带人或者邮寄人应当在口岸补办检疫审批手续，经审批机关同意并经检疫合格后方准进境。”

《进出境动植物检疫法实施条例》第四十条：“携带、邮寄植物种子、种苗及其他繁殖材料进境，未依法办理检疫审批手续的，由口岸动植物检疫机关作退回或者销毁处理。邮件作退回处理的，由口岸动植物检疫机关在邮件及发递单上批注退回原因；邮件作销毁处理的，由口岸动植物检疫机关签发通知单，通知寄件人。”

《进出境动植物检疫法实施条例》第四十一条：“携带动植物、动植物产品和其他检疫物进境的，进境时必须向海关申报并接受口岸动植物检疫机关检疫。海关应当将申报或者查获的动植物、动植物产品和其他检疫物及时交由口岸动植物检疫机关检疫。未经检疫的，不得携带进境。”

《进出境动植物检疫法实施条例》第四十二条：“口岸动植物检疫机关可以在港口、机场、车站的旅客通道、行李提取处等现场进行检查，对可能携带动植物、动植物产品和其他检疫物而未申报的，可以进行查询并抽检其物品，必要时可以开包（箱）检查。”

《进出境动植物检疫法实施条例》第四十三条：“携带动物进境的，必须持有输出动物的国家或者地区政府动植物检疫机关出具的检疫证书，经检疫合格后放行；携带犬、猫等宠物进境的，还必须持有疫苗接种证书。没有检疫证书、疫苗接种证书的，由口岸动植物检疫机关作限期退回或者没收销毁处理。作限期退回处理的，携带人必须在规定的时间内持口岸动植物检疫机关签发的截留凭证，领取并携带出境；逾期不领取的，作自动放弃处理。

“携带植物、动植物产品和其他检疫物进境，经现场检疫合格的，当场放行；需要作实验室检疫或者隔离检疫的，由口岸动植物检疫机关签发截留凭证。截留检疫合格的，携带人持截留凭证向口岸动植物检疫机关领回；逾期不领回的，作自动放弃处理。

“禁止携带、邮寄进出境动植物检疫法第二十九条规定的名录所列动植物、动植物产品和其他检疫物进境。”

《进出境动植物检疫法实施条例》第四十五条：“携带、邮寄进境的动植物、动植物产品和其他检疫物，经检疫不合格又无有效方法作除害处理的，作退回或者销毁处理，并签发《检疫处理通知单》交携带人、寄件人。”

《农业转基因生物安全管理条例》第四十九条：“违反本条例规定，进口、携带、邮寄农业转基因生物未向口岸出入境检验检疫机构报检的，由口岸出入境检验检疫机构比照进出境动植物检疫法的有关规定处罚。”

《中华人民共和国外交特权与豁免条例》第十八条：“外交代表的私人行李免受查验，但中国有关机关有重大理由推定其中装有不属于前款规定免税的物品或者中国法律和政府规定禁止运进、运出或者检疫法规规定管制的物品的，可以查验。查验时，须有外交代表或者其授权人员在场。”

（二）用语定义

行李物品：指进出境人员携带的物品，包括随身携带、分离运输的物品等（第三十五条）。

分离运输行李物品：指进出境人员以分离托运方式运进或者运出的本人行李物品（第三十五条）。

（三）规章全文

中华人民共和国海关进出境行李物品监管办法

第一章　总　则

第一条　为了规范海关对进出境行李物品的监管，维护国家安全，便利口岸通关，根据《中华人民共和国海关法》、《中华人民共和国关税法》、《中华人民共和国进出境动植物检疫法》、《中华人民共和国国境卫生检疫法》及有关法律、行政法规，制定本办法。

第二条　海关对进出境行李物品的监管，适用本办法。

第三条　进出境行李物品应当通过设立海关的地点进境或者出境。

在特殊情况下，进出境行李物品需要经过未设立海关的地点临时进境或者出境的，经国务院或者国务院授权的机关批准后，按照本办法规定办理海关手续。

第四条　进出境人员可以自行向海关办理行李物品进出境手续，也可以委托他人办理。

第五条　进出境行李物品应当符合合理自用的要求；超过合理自用数量的，按照货物办理海关手续。

第六条　进出境人员携带进出境的行李物品应当符合法律、行政法规、国务院的规定或者国务院有关部门依据法律、行政法规的授权作出的规定。

进出境人员不得携带违反国家禁止性管理规定的行李物品进出境。

进出境人员携带国家限制性管理规定的行李物品进出境的，应当符合限额、限量要求，依法提交许可证件以及其他证明材料。

第七条　海关加强现代科学技术创新应用，提升进出境行李物品监管信息化、数字化、智能化、标准化、便利化水平。

第二章 申 报

第八条 进出境人员携带行李物品进出境，应当如实向海关申报①。

海关在申报台等指定地点接受进出境人员的书面申报。

第九条 进境人员有下列情形之一的，应当向海关书面申报：

（一）携带禁止进境物品的；

（二）携带限制进境物品超过限额、限量要求或者应当提交许可证件以及其他证明材料的；

（三）携带动植物、动植物产品和其他检疫物的；

（四）携带血液等人体组织、病原微生物、生物制品等关系公共卫生安全的物品的；

（五）携带受到检疫传染病污染或者存在传播检疫传染病风险的物品的；

（六）携带超过规定数额货币现钞的；

（七）携带超过规定免税数额或者限量要求物品的；

（八）携带货物、货样、广告品的；

（九）以分离运输方式运进行李物品的；

（十）携带其他依法需要书面申报行李物品的。

第十条 出境人员有下列情形之一的，应当向海关书面申报：

（一）携带禁止出境物品的；

（二）携带限制出境物品超过限额、限量要求或者应当提交许可证件以及其他证明材料的；

（三）携带货物、货样、广告品的；

（四）携带血液等人体组织、病原微生物、生物制品等关系公共卫生安全的物品的；

（五）携带受到检疫传染病污染或者存在传播检疫传染病风险的物品的；

（六）携带超过规定数额货币现钞的；

（七）携带其他依法需要书面申报行李物品的。

第十一条 进出境人员向海关书面申报的，应当填写纸质申报单或者电子申报数据。

进出境人员应当在申报台等指定地点向海关出示本人有效进出境证件，递交纸质申报单或者确认电子申报数据，提交许可证件以及其他证明材料，并接受海关验核。

有第九条、第十条所列情形，在海关采取查验措施前，未按上述规定完成书面申报手续的，视为未向海关申报。

第十二条 通过海关实施“红绿通道”申报模式的地点进出境时，携带行李物品的进出境人员按照本办法应当向海关书面申报的，以及不明海关规定或者不知如何选择通道的，应当选择“红色通道”。其他进出境人员，可以选择“绿色通道”。

第十三条 暂时进出境的行李物品，可以在进出境时向海关书面申报登记并按照规定提供担保，经海关核准后批注放行。复带相关行李物品出境或者进境时，海关凭批注记录验放。

第三章 查 验

第十四条 海关依法对进出境行李物品实施查验。

查验进出境行李物品的时间和场所，由海关根据实际情况确定。

第十五条 对于查验过程中易损毁、易造成人身伤害的物品，进出境行李物品的携带人或者其代理人应当在查验前主动声明。

---

① 具体申报要求见《关于进出境人员行李物品申报有关事宜的公告》（海关总署公告2025年第43号）。见本书第三章第一节。

第十六条 海关可以使用设备、工具、工作犬等对进出境行李物品实施查验，并依法取样。

第十七条 海关查验进出境行李物品时，进出境人员或者其代理人应当到场，按照海关要求搬移、开拆和重封行李物品，并如实回答海关工作人员的询问。海关认为必要时，在有见证人在场的情况下，可以径行查验。

第十八条 海关对进出境行李物品加施的封识、封志，任何人不得擅自开启或者损毁。

第四章 处 置

第十九条 海关按照《中华人民共和国关税法》、《进境物品关税、增值税、消费税征收办法》以及其他有关法律、行政法规的规定，对准许进境的行李物品征收税款。

第二十条 进出境行李物品在依法缴清税款或者提供担保、提交许可证件以及其他证明材料后，海关予以放行；但依法需检疫的，还应当经检疫合格。

第二十一条 进境人员携带的行李物品符合《中华人民共和国进出境动植物检疫法实施条例》第四十三条规定情形的，海关予以截留并出具相关凭证。截留期限不超过七日，但需要作实验室检疫、隔离检疫的，按照有关法律、行政法规和海关总署规定办理。

第二十二条 进境人员携带的行李物品有下列情形之一的，应当实施检疫处理，并接受海关监督：

（一）受到检疫传染病污染的；

（二）发现与人类健康有关的病媒生物的；

（三）存在传播检疫传染病风险的其他情形的；

（四）发现具有动植物检疫风险的活体有害生物，且可能造成扩散的；

（五）其他依法应当实施检疫处理的。

第二十三条 有下列情形之一，无法当场办结海关手续的，进出境人员应当在三个月内予以办结：

（一）应当缴纳进境行李物品税款的；

（二）应当提交许可证件以及其他证明材料的；

（三）应当按照货物办理海关手续的；

（四）对进出境物品的属性、内容、价值等存疑，需要进行检测、鉴定等处理的；

（五）需要作退回等处理，无法立即实施的。

前款第四项的作业时间不计入时限。

第二十四条 符合本办法第二十三条规定的下列行李物品，进出境人员应当在七日内办结海关手续：

（一）危险化学品；

（二）鲜活、易腐、易失效等不宜长期保存的行李物品；

（三）血液等人体组织、病原微生物、生物制品等关系公共卫生安全的行李物品；

（四）其他海关总署规定的行李物品。

第二十五条 进境人员携带的行李物品有下列情形之一的，且已经海关依法处理的，经海关同意可以退回：

（一）未缴纳进境行李物品税款的；

（二）未能按照货物办理海关手续的；

（三）未能提交许可证件以及其他证明材料的；

（四）属于禁止进境物品的；

（五）经检疫不合格又无有效处理方法的；

（六）其他依法可以退回的。

第二十六条 进出境人员对行李物品声明放弃的，经海关同意可以作放弃处置，但依法不得放弃的除外。

经海关截留检疫合格后，进境人员未在截留期限内领取进境行李物品的，作自动放弃处理。

第二十七条 进境人员携带的行李物品有下列情形之一的，由海关依法进行拍卖、变卖、销毁等处置：

（一）经海关同意放弃或者自动放弃的；

（二）属于禁止进境物品且无法退回的；

（三）经检疫不合格又无有效处理方法且无法退回的；

（四）未在规定时限内办结海关手续的；

（五）在海关监管区内超过三个月无人认领的。

上述行李物品不宜长期保存的，海关可以根据实际情况提前处理。

第五章 分离运输、过境的行李物品

第二十八条 进境人员以分离运输方式运进行李物品的，应当在人员进境时向海关申报。经海关同意的，应当自本人进境之日起六个月内办结海关手续。

出境人员以分离运输方式运出行李物品的，应当在本人出境前办结海关手续。

第二十九条 进出境人员申报分离运输行李物品时，应当向海关提交本人有效的进出境证件、分离运输行李物品清单等材料。

第三十条 过境人员不离开海关监管区的，可以免填行李物品申报单，未经海关同意，不得将行李物品留在境内。必要时，海关可以查验其行李物品。

前款规定的人员不得携带禁止进境物品，但经主管部门批准或者同意的除外。

第三十一条 过境人员获准离开海关监管区的，海关按照进境人员予以监管。

第六章 附 则

第三十二条 任何人不得扰乱海关监管作业现场秩序，未经海关允许不得在海关监管作业现场录音、录像、拍照。

非进出境人员凭有效证件经工作人员通道进出海关监管作业现场，不得携带进出境物品及免税品，应当接受海关检查。

第三十三条 对违反本办法规定的行为，由海关依法予以处理。

第三十四条 法律、行政法规、国务院的规定或者国务院有关部门依据法律、行政法规的授权作出的规定，对下列进出境行李物品另有规定的，从其规定：

（一）享有外交、领事特权与豁免的人员携带进出境的①；

（二）非居民长期旅客（含常驻人员）、境外登山团体和个人、回国高层次留学人才、来华工作海外科技专家等特定人员携带进出境的；

---

① 《国境卫生检疫法》第九条规定，进境出境的人员、交通运输工具，集装箱等运输设备、货物、行李、邮包等物品及外包装（以下统称货物、物品），应当依法接受检疫查验，经海关准许，方可进境出境。享有外交、领事特权与豁免等相关待遇的人员，以及享有外交、领事特权与豁免等相关待遇的机构和人员的物品进境出境，在不影响其依法享有特权与豁免的前提下，应当依法接受检疫查验。

《中华人民共和国外交特权与豁免条例》第十八条规定，外交代表的私人行李免受查验，但中国有关机关有重大理由推定其中装有不属于前款规定免税的物品或者中国法律和政府规定禁止运进、运出或者检疫法规规定管制的物品的，可以查验。查验时，须有外交代表或者其授权人员在场。

（三）进出海南自由贸易港以及其他海关会同有关部门监管的特殊区域的；

（四）其他根据法律、行政法规以及相关部门根据法律、行政法规授权规定的。

前款第一项享有外交、领事特权与豁免的人员应当主动出示护照、签证或者相关证明文件，海关核实后给予相应礼遇。

第三十五条 本办法下列用语的含义是：

“行李物品”，是指进出境人员携带的物品，包括随身携带、分离运输的物品等。

“分离运输行李物品”，是指进出境人员以分离托运方式运进或者运出的本人行李物品。

第三十六条 本办法所称的“超过”不包括本数。

第三十七条 本办法由中华人民共和国海关总署负责解释。

第三十八条 本办法自2025年4月1日起施行。1989年11月1日海关总署令第9号公布、根据2010年11月26日海关总署令第198号、2017年12月20日海关总署令第235号修改的《中华人民共和国海关对进出境旅客行李物品监管办法》，1991年9月2日海关总署令第25号公布、根据2010年11月26日海关总署令第198号修改的《中华人民共和国海关关于过境旅客行李物品管理规定》，1992年9月10日海关总署令第35号公布、根据2010年11月26日海关总署令第198号修改的《中华人民共和国海关对进出境旅客旅行自用物品的管理规定》，1995年12月25日海关总署令第55号公布、根据2010年11月26日海关总署令第198号修改的《中华人民共和国海关关于进出境旅客通关的规定》，1996年8月10日海关总署令第58号公布、根据2010年11月26日海关总署令第198号、2017年12月20日海关总署令第235号修改的《中华人民共和国海关对中国籍旅客进出境行李物品的管理规定》，2012年8月2日原国家质量监督检验检疫总局令第146号公布、根据2018年4月28日海关总署令第238号、2018年5月29日海关总署令第240号、2018年11月23日海关总署令第243号修改的《出入境人员携带物检疫管理办法》同时废止。

第二节｜口岸卫生检疫类

一、《国境口岸突发公共卫生事件出入境检验检疫应急处理规定》

国家质检总局令第57号公布，根据海关总署令第238号修改，自2003年11月7日起施行。

（一）相关法律法规条款

《国境卫生检疫法》第三十五条：“发生重大传染病疫情，需要在口岸采取应急处置措施的，海关总署、国务院卫生健康主管部门、国务院疾病预防控制部门应当提请国务院批准启动应急响应。海关总署、国务院卫生健康主管部门、国务院疾病预防控制部门和其他有关部门应当依据各自职责，密切配合开展相关的应急处置工作。

“口岸所在地县级以上地方人民政府应当为应急处置提供场所、设施、设备、物资以及人力和技术等支持。”

《国境卫生检疫法》第三十六条：“根据重大传染病疫情应急处置需要，经国务院决定，可以采取下列措施：

“（一）对来自特定国家或者地区的人员实施采样检验；

“（二）禁止特定货物、物品进境出境；

“（三）指定进境出境口岸；

“（四）暂时关闭有关口岸或者暂停有关口岸部分功能；

“（五）暂时封锁有关国境；

“（六）其他必要的应急处置措施。

“采取前款规定的应急处置措施，应当事先公布。”

《国境卫生检疫法》第三十七条：“采取本章规定的应急处置措施，应当根据重大传染病疫情防控的实际情况，及时调整或者解除，并予以公布。”

《国境卫生检疫法实施细则》第十六条：“卫生检疫机关发现检疫传染病、监测传染病、疑似检疫传染病时，应当向当地卫生行政部门和卫生防疫机构通报；发现检疫传染病时，还应当用最快的办法向国务院卫生行政部门报告。”

《突发公共卫生事件应急条例》第三十八条：“涉及国境口岸和入出境的人员、交通工具、货物、集装箱、行李、邮包等需要采取传染病应急控制措施的，依照国境卫生检疫法律、行政法规的规定办理。”

（二）用语定义

突发公共卫生事件（以下简称“突发事件”）：指突然发生，造成或可能造成出入境人员和国境口岸公众健康严重损害的重大传染病疫情、群体性不明原因疾病、重大食物中毒以及其他严重影响公众健康的事件。(第二条)

（三）规章原文

国境口岸突发公共卫生事件出入境检验检疫应急处理规定

第一章　总　则

第一条　为有效预防、及时缓解、控制和消除突发公共卫生事件的危害，保障出入境人员和国境口岸公众身体健康，维护国境口岸正常的社会秩序，依据《中华人民共和国国境卫生检疫法》及其实施细则和《突发公共卫生事件应急条例》，制定本规定。

第二条　本规定所称突发公共卫生事件（以下简称突发事件）是指突然发生，造成或可能造成出入境人员和国境口岸公众健康严重损害的重大传染病疫情、群体性不明原因疾病、重大食物中毒以及其他严重影响公众健康的事件，包括：

（一）发生鼠疫、霍乱、黄热病、肺炭疽、传染性非典型肺炎病例的；

（二）乙类、丙类传染病较大规模的暴发、流行或多人死亡的；

（三）发生罕见的或者国家已宣布消除的传染病等疫情的；

（四）传染病菌种、毒种丢失的；

（五）发生临床表现相似的但致病原因不明且有蔓延趋势或可能蔓延趋势的群体性疾病的；

（六）中毒人数10人以上或者中毒死亡的；

（七）国内外发生突发事件，可能危及国境口岸的。

第三条　本规定适用于在涉及国境口岸和出入境人员、交通工具、货物、集装箱、行李、邮包等范围内，对突发事件的应急处理。

第四条　国境口岸突发事件出入境检验检疫应急处理，应当遵循预防为主、常备不懈的方针，贯彻统一领导、分级负责、反应及时、措施果断、依靠科学、加强合作的原则。

第五条　海关对参加国境口岸突发事件出入境检验检疫应急处理做出贡献的人员应给予表彰和奖励。

第二章　组织管理

第六条　海关建立国境口岸突发事件出入境检验检疫应急指挥体系。

第七条 海关总署统一协调、管理国境口岸突发事件出入境检验检疫应急指挥体系，并履行下列职责：

（一）研究制订国境口岸突发事件出入境检验检疫应急处理方案；

（二）指挥和协调全国海关做好国境口岸突发事件出入境检验检疫应急处理工作，组织调动本系统的技术力量和相关资源；

（三）检查督导全国海关有关应急工作的落实情况，督察各项应急处理措施落实到位；

（四）协调与国家相关行政主管部门的关系，建立必要的应急协调联系机制；

（五）收集、整理、分析和上报有关情报信息和事态变化情况，为国家决策提供处置意见和建议；向全国海关传达、部署上级机关有关各项命令；

（六）鼓励、支持和统一协调开展国境口岸突发事件出入境检验检疫监测、预警、反应处理等相关技术的国际交流与合作。

海关总署成立国境口岸突发事件出入境检验检疫应急处理专家咨询小组，为应急处理提供专业咨询、技术指导，为应急决策提供建议和意见。

第八条 直属海关负责所辖区域内的国境口岸突发事件出入境检验检疫应急处理工作，并履行下列职责：

（一）在本辖区组织实施国境口岸突发事件出入境检验检疫应急处理预案；

（二）调动所辖关区的力量和资源，开展应急处置工作；

（三）及时向海关总署报告应急工作情况、提出工作建议；

（四）协调与当地人民政府及其卫生行政部门以及口岸管理部门、边检等相关部门的联系。

直属海关成立国境口岸突发事件出入境检验检疫应急处理专业技术机构，承担相应工作。

第九条 隶属海关应当履行下列职责：

（一）组建突发事件出入境检验检疫应急现场指挥部，根据具体情况及时组织现场处置工作；

（二）与直属海关突发事件出入境检验检疫应急处理专业技术机构共同开展现场应急处置工作，并随时上报信息；

（三）加强与当地人民政府及其相关部门的联系与协作。

第三章 应急准备

第十条 海关总署按照《突发公共卫生事件应急条例》的要求，制订全国国境口岸突发事件出入境检验检疫应急预案。

主管海关根据全国国境口岸突发事件出入境检验检疫应急预案，结合本地口岸实际情况，制订本地国境口岸突发事件出入境检验检疫应急预案，并报上一级海关和当地政府备案。

第十一条 海关应当定期开展突发事件出入境检验检疫应急处理相关技能的培训，组织突发事件出入境检验检疫应急演练，推广先进技术。

第十二条 海关应当根据国境口岸突发事件出入境检验检疫应急预案的要求，保证应急处理人员、设施、设备、防治药品和器械等资源的配备、储备，提高应对突发事件的处理能力。

第十三条 海关应当依照法律、行政法规、规章的规定，开展突发事件应急处理知识的宣传教育，增强对突发事件的防范意识和应对能力。

第四章 报告与通报

第十四条 海关总署建立国境口岸突发事件出入境检验检疫应急报告制度，建立重大、紧急疫情信息报告系统。

有本规定第二条规定情形之一的，直属海关应当在接到报告1小时内向海关总署报告，并同时向当地政府报告。

海关总署对可能造成重大社会影响的突发事件，应当及时向国务院报告。

第十五条 隶属海关获悉有本规定第二条规定情形之一的，应当在1小时内向直属海关报告，并同时向当地政府报告。

第十六条 海关总署和主管海关应当指定专人负责信息传递工作，并将人员名单及时向所辖系统内通报。

第十七条 国境口岸有关单位和个人发现有本规定第二条规定情形之一的，应当及时、如实地向所在口岸的海关报告，不得隐瞒、缓报、谎报或者授意他人隐瞒、缓报、谎报。

第十八条 接到报告的海关应当依照本规定立即组织力量对报告事项调查核实、确证，采取必要的控制措施，并及时报告调查情况。

第十九条 海关总署应当将突发事件的进展情况，及时向国务院有关部门和直属海关通报。

接到通报的直属海关，应当及时通知本关区内的有关隶属海关。

第二十条 海关总署建立突发事件出入境检验检疫风险预警快速反应信息网络系统。

主管海关负责将发现的突发事件通过网络系统及时向上级报告，海关总署通过网络系统及时通报。

第五章 应急处理

第二十一条 突发事件发生后，发生地海关经上一级海关批准，应当对突发事件现场采取下列紧急控制措施：

（一）对现场进行临时控制，限制人员出入；对疑为人畜共患的重要疾病疫情，禁止病人或者疑似病人与易感动物接触；

（二）对现场有关人员进行医学观察，临时隔离留验；

（三）对出入境交通工具、货物、集装箱、行李、邮包等采取限制措施，禁止移运；

（四）封存可能导致突发事件发生或者蔓延的设备、材料、物品；

（五）实施紧急卫生处理措施。

第二十二条 海关应当组织专家对突发事件进行流行病学调查、现场监测、现场勘验，确定危害程度，初步判断突发事件的类型，提出启动国境口岸突发事件出入境检验检疫应急预案的建议。

第二十三条 海关总署国境口岸突发事件出入境检验检疫应急预案应当报国务院批准后实施；主管海关的国境口岸突发事件出入境检验检疫应急预案的启动，应当报上一级海关批准后实施，同时报告当地政府。

第二十四条 国境口岸突发事件出入境检验检疫技术调查、确证、处置、控制和评价工作由直属海关应急处理专业技术机构实施。

第二十五条 根据突发事件应急处理的需要，国境口岸突发事件出入境检验检疫应急处理指挥体系有权调集海关人员、储备物资、交通工具以及相关设施、设备；必要时，海关总署可以依照《中华人民共和国国境卫生检疫法》第六条①的规定，提请国务院下令封锁有关的国境或者采取其他紧急措施。

第二十六条 参加国境口岸突发事件出入境检验检疫应急处理的工作人员，应当按照预案的规定，采取卫生检疫防护措施，并在专业人员的指导下进行工作。

第二十七条 出入境交通工具上发现传染病病人、疑似传染病病人，其负责人应当以最快的方

---

① 根据2024年6月28日第十四届全国人民代表大会常务委员会第十次会议修订的《中华人民共和国国境卫生检疫法》，已修改为第三十六条。

式向当地口岸海关报告，海关接到报告后，应当立即组织有关人员采取相应的卫生检疫处置措施。

对出入境交通工具上的传染病病人密切接触者，应当依法予以留验和医学观察；或依照卫生检疫法律、行政法规的规定，采取控制措施。

第二十八条 海关应当对临时留验、隔离人员进行必要的检查检验，并按规定作详细记录；对需要移送的病人，应当按照有关规定将病人及时移交给有关部门或机构进行处理。

第二十九条 在突发事件中被实施留验、就地诊验、隔离处置、卫生检疫观察的病人、疑似病人和传染病病人密切接触者，在海关采取卫生检疫措施时，应当予以配合。

第六章 法律责任

第三十条 在国境口岸突发事件出入境检验检疫应急处理工作中，口岸有关单位和个人有下列情形之一的，依照有关法律法规的规定，予以警告或者罚款，构成犯罪的，依法追究刑事责任：

（一）向海关隐瞒、缓报或者谎报突发事件的；

（二）拒绝海关进入突发事件现场进行应急处理的；

（三）以暴力或其他方式妨碍海关应急处理工作人员执行公务的。

第三十一条 海关未依照本规定履行报告职责，对突发事件隐瞒、缓报、谎报或者授意他人隐瞒、缓报、谎报的，对主要负责人及其他直接责任人员予以行政处分；构成犯罪的，依法追究刑事责任。

第三十二条 突发事件发生后，海关拒不服从上级海关统一指挥，贻误采取应急控制措施时机或者违背应急预案要求拒绝上级海关对人员、物资的统一调配的，对单位予以通报批评；造成严重后果的，对主要负责人或直接责任人员予以行政处分，构成犯罪的，依法追究刑事责任。

第三十三条 突发事件发生后，海关拒不履行出入境检验检疫应急处理职责的，对上级海关的调查不予配合或者采取其他方式阻碍、干涉调查的，由上级海关责令改正，对主要负责人及其他直接责任人员予以行政处分；构成犯罪的，依法追究刑事责任。

第三十四条 海关工作人员在突发事件应急处理工作中滥用职权、玩忽职守、徇私舞弊的，对主要负责人及其他直接责任人员予以行政处分；构成犯罪的，依法追究刑事责任。

第七章 附 则

第三十五条 本规定由海关总署负责解释。

第三十六条 本规定自发布之日起施行。

二、《国境口岸食品卫生监督管理规定》

国家质检总局令第88号公布，根据国家质检总局令第174号，海关总署令第238号、第240号修改，自2006年4月1日起施行。

（一）相关法律法规条款

《国境卫生检疫法》第三十条：“海关依照本法以及有关法律、行政法规和国家规定的卫生标准，对口岸和停留在口岸的进境出境交通运输工具的卫生状况实施卫生监督，履行下列职责：

“（一）开展病媒生物监测，监督和指导有关单位和人员对病媒生物的防除；

“（二）监督食品生产经营、饮用水供应、公共场所的卫生状况以及从业人员健康状况；

“（三）监督固体、液体废弃物和船舶压舱水的处理；

“（四）法律、行政法规规定的其他卫生监督职责。”

《国境卫生检疫法》第三十二条：“在口岸内从事食品生产经营、饮用水供应服务、公共场所经营的，由海关依法实施卫生许可；食品生产经营者取得卫生许可的，无需另行取得食品生产经营许可。”

《食品安全法》第一百五十二条：“国境口岸食品的监督管理由出入境检验检疫机构依照本法以及有关法律、行政法规的规定实施。”

（二）特别说明

本规章的附件1至3，已根据《关于〈出入境口岸食品卫生监督管理规定〉部分附件内容进行修改的公告》（海关总署公告2018年第37号）重新发布。

（三）规章原文

国境口岸食品卫生监督管理规定

第一章　总　则

第一条　为加强国境口岸食品卫生监督管理，保证国境口岸食品卫生安全，保障公众健康，根据《中华人民共和国国境卫生检疫法》及其实施细则、《中华人民共和国食品安全法》及其实施条例等有关法律法规的规定，制定本规定。

第二条　本规定适用于对在国境口岸从事食品生产经营单位以及为出入境交通工具提供食品、饮用水服务的口岸食品生产经营单位（以下简称食品生产经营单位）的卫生监督管理。

第三条　海关总署主管全国国境口岸食品卫生监督管理工作。

主管海关负责本辖区国境口岸食品卫生监督管理工作。

第四条　海关对食品生产经营单位实行卫生许可管理。

海关对口岸食品卫生监督管理实行风险分析和分级管理。

第五条　主管海关按照国家有关食品卫生标准对国境口岸食品进行卫生监督管理。尚未制定国家标准的，可以按照相关标准进行卫生监督管理。

第二章　食品生产经营单位的许可管理

第六条　食品生产经营单位在新建、扩建、改建时应当接受其所在地海关的卫生监督。

第七条　食品生产经营单位从事口岸食品生产经营活动前，应当向其所在地海关申请办理《中华人民共和国国境口岸卫生许可证》（以下简称《卫生许可证》）。

第八条　申请《卫生许可证》的食品生产经营单位应当具备以下卫生条件：

（一）具备与食品生产经营活动相适应的经营场所、卫生环境、卫生设施及设备；

（二）餐饮业应当制定符合餐饮加工、经营过程卫生安全要求的操作规范以及保证所加工、经营餐饮质量的管理制度和责任制度；

（三）具有健全的卫生管理组织和制度；

（四）从业人员未患有有碍食品卫生安全的传染病；

（五）从业人员具备与所从事的食品生产经营工作相适应的食品卫生安全常识。

第九条　食品生产经营单位在申请办理《卫生许可证》时，须向海关提交以下材料：

（一）《卫生许可证》申请书；

（二）生产经营场所平面图和生产工艺流程图；

（三）生产原料组成成分、生产设备资料、卫生设施和产品包装材料说明；

（四）食品生产单位提交生产用水卫生检验报告；

（五）产品卫生标准、产品标识，生产产品的卫生检验结果以及安全卫生控制措施。

第十条　主管海关按规定要求对申请材料进行审核，确定材料是否齐全、是否符合有关规定要求，作出受理或者不受理的决定，并出具书面凭证。对提交的材料不齐全或者不规范的，应当当场或者在受理后5日内一次告知申请人补正。逾期不告知的，自收到申请材料之日起即为受理。

主管海关受理食品生产经营单位申请后，对申请材料进行审核，并按照海关总署的规定进行现场卫生许可考核及量化评分。

主管海关根据材料审核、现场考核及评分的结果，自受理之日起20日内，对食品生产经营单位作出准予许可或者不予许可的决定，并应当自作出决定之日起10日内向申请人颁发或者送达卫生许可证件。

《卫生许可证》有效期为4年。食品生产经营单位需要延续《卫生许可证》有效期的，应当在《卫生许可证》期满前30日内向主管海关提出申请。

第十一条 在《卫生许可证》有效期内，食品生产经营单位变更生产经营项目、变更法人、变更单位名称、迁移厂址、改建、扩建、新建项目时，应当向作出卫生许可决定的海关申报。

第十二条 食品生产经营单位在停业时，应当到作出卫生许可决定的海关办理注销手续，缴销《卫生许可证》。

第十三条 取得《卫生许可证》的食品生产经营单位在向异地食品生产经营单位提供食品及食品用产品时，可到该地的海关备案。

第三章　从业人员卫生管理

第十四条 从业人员每年必须进行健康检查，取得健康证明。新参加工作和临时参加工作的从业人员上岗前必须进行健康检查。

第十五条 海关负责监督、指导和协助本口岸食品生产经营单位的人员培训和考核工作。

从业人员应当具备食品卫生常识和食品法律、法规知识。

第四章　食品卫生监督管理

第十六条 食品生产经营单位应当健全本单位的食品卫生管理制度，配备专职或者兼职的食品卫生管理人员，加强对所生产经营食品的检验工作。

第十七条 食品生产经营单位应当建立进货检查验收制度。采购食品及原料时，应当按照国家有关规定索取检验合格证或者化验单，查阅卫生许可证。

向出入境交通工具提供食品的单位应当建立进货检查验收制度，同时应当建立销售食品及原料单位的卫生档案。

海关定期对采购的食品及原料进行抽查，并对其卫生档案进行审核。

卫生档案应当包括下列资料：

（一）营业执照（复印件）；

（二）生产许可证（复印件）；

（三）卫生许可证（复印件）；

（四）使用进口原材料者，需提供进口食品卫生证书（复印件）；

（五）供货合同或者意向书；

（六）相关批次的检验合格证或者化验单；

（七）产品清单及其他需要的有关资料。

第十八条 海关根据法律、法规、规章以及卫生规范的要求对食品生产经营单位进行监督检查，监督检查主要包括：

（一）卫生许可证、从业人员健康证及卫生知识培训情况；

（二）卫生管理组织和管理制度情况；

（三）环境卫生、个人卫生、卫生设施、设备布局和工艺流程情况；

（四）食品生产、采集、收购、加工、贮存、运输、陈列、供应、销售等情况；

（五）食品原料、半成品、成品等的感官性状及食品添加剂使用情况以及索证情况；

（六）食品卫生检验情况；

（七）对食品的卫生质量、餐具、饮具及盛放直接入口食品的容器进行现场检查，进行必要的采样检验；

（八）供水的卫生情况；

（九）使用洗涤剂和消毒剂的卫生情况；

（十）医学媒介生物防治情况。

第十九条 海关对食品生产经营单位进行日常卫生监督，应当由2名以上口岸卫生监督员根据现场检查情况，规范填写评分表。评分表须经被监督单位负责人或者有关人员核实无误后，由口岸卫生监督员和被监督单位负责人或者有关人员共同签字，修改之处由被监督单位负责人或者有关人员签名或者印章覆盖。被监督单位负责人或者有关人员拒绝签字的，口岸卫生监督员应当在评分表上注明拒签事由。

第二十条 海关应当根据食品卫生检验的有关规定采集样品，并及时送检。采样时应当向被采样单位或者个人出具采样凭证。

第二十一条 向出入境交通工具供应食品、饮用水的食品生产经营单位，供应食品、饮用水前应当向海关申报，经海关对供货产品登记记录、相关批次的检疫合格证和检验报告以及其他必要的有关资料等审核无误后，方可供应食品和饮用水。

第二十二条 航空食品生产经营单位应当积极推行生产企业良好操作规范（GMP）、危害分析与关键控制点（HACCP）等质量控制与保证体系，提高食品卫生安全水平。

第五章 风险分析与分级管理

第二十三条 海关依照有关法律、行政法规和标准的规定，结合现场监督情况，对国境口岸食品实行风险分析和分级管理。

第二十四条 海关应当组织技术力量，对口岸食源性疾病发生、流行以及分布进行监测，对口岸食源性疾病流行趋势进行预测，并提出预防控制对策，开展风险分析。

第二十五条 海关根据对口岸食品生产经营单位进行卫生许可审查和日常卫生监督检查的结果，对不同类型的食品生产经营单位实施分级管理。

在确保口岸食品安全的基础上，可以依据风险分析，分级分类管理的原则，采用随机抽查的方式进行监督检查，监督频次应当符合以下要求：

（一）卫生许可审查和日常卫生监督检查均为良好的单位，评为A级单位，海关对A级单位监督频次每6个月不少于1次；

（二）卫生许可审查和日常卫生监督检查有一个良好的，评为B级单位，海关对B级单位监督频次每3个月不少于1次；

（三）卫生许可审查和日常卫生监督检查均为一般的，评为C级单位，海关对C级单位监督频次每月不少于1次；

（四）卫生许可审查结论为差，或者卫生许可审查结论为良好，但是日常卫生监督较差的，评为D级单位，海关对D级单位不予卫生许可，或者次年不予续延卫生许可；

（五）未开展量化分级管理的食品生产经营单位监督频次每2个月不少于1次。

第二十六条 海关对不同级别的单位进行动态监督管理，根据风险分析和日常监督情况，每年1次进行必要的升级或者降级调整。

第二十七条 主管海关应当根据海关总署发布的食品预警通报，及时采取有效的措施，防止相关食品向国境口岸及出入境交通工具供应。

第二十八条 国境口岸发生食物中毒、食品污染、食源性疾患等事故时，海关应当启动《国境口岸食物中毒应急处理预案》，及时处置，并根据预案要求向相关部门通报。

第六章 罚 则

第二十九条 口岸食品生产经营单位有下列情况之一的，海关依照《中华人民共和国国境卫生检疫法》及其实施细则、《中华人民共和国食品安全法》及其实施条例等法律法规的相关规定予以行政处罚：

（一）未取得《卫生许可证》或者伪造《卫生许可证》从事食品生产经营活动的；

（二）涂改、出借《卫生许可证》的；

（三）允许未取得健康证明的从业人员上岗的，或者对患有有碍食品卫生安全的传染病的从业人员不按规定调离的；

（四）拒不接受海关卫生监督的；

（五）其他违反法律法规或者有关规定的。

第三十条 从业人员有下列情况之一的，由海关依照《中华人民共和国国境卫生检疫法》及其实施细则、《中华人民共和国食品安全法》及其实施条例等法律法规的相关规定予以行政处罚：

（一）未取得健康证明而从事食品生产经营活动的；

（二）伪造体检报告的；

（三）其他违反法律法规或者有关规定的。

第三十一条 海关工作人员滥用职权，徇私舞弊，玩忽职守的，根据情节轻重，给予行政处分或者依法追究刑事责任。

第七章 附 则

第三十二条 本规定由海关总署负责解释。

第三十三条 本规定自2006年4月1日起施行。

三、《口岸艾滋病预防控制管理办法》

国家质检总局令第96号公布，根据国家质检总局令第139号，海关总署令第238号、第247号修改，自2007年12月1日起施行。

（一）相关法律法规条款

《艾滋病防治条例》第二十二条："出入境检验检疫机构负责对出入境人员进行艾滋病监测，并将监测结果及时向卫生主管部门报告。"

（二）规章原文

口岸艾滋病预防控制管理办法

第一章 总 则

第一条 为了做好国境口岸艾滋病的预防、控制工作，保障人体健康和口岸公共卫生，依据《中华人民共和国国境卫生检疫法》及其实施细则和《艾滋病防治条例》等法律法规的规定，制定本办法。

第二条 本办法适用于口岸艾滋病的检疫、监测、疫情报告及控制、宣传教育等工作。

第三条 海关总署主管全国口岸艾滋病预防控制工作，负责制定口岸艾滋病预防控制总体规划，对全国口岸艾滋病预防控制工作进行组织、协调和管理。

第四条 直属海关负责制定所辖口岸区域艾滋病预防控制的工作计划，对口岸艾滋病预防控制工作进行组织、协调和管理，实施检疫、监测、疫情报告及控制、开展宣传教育。

第五条 海关应当配合当地政府做好艾滋病预防控制工作，与地方各级卫生行政主管部门、疾病预防控制机构、公安机关、移民管理部门等建立协作机制，将口岸监控艾滋病的措施与地方的预防控制行动计划接轨，共同做好口岸艾滋病预防控制及病毒感染者和艾滋病病人的管理工作。

第六条 海关应当在出入境口岸加强艾滋病防治的宣传教育工作，对入出境人员有针对性地提供艾滋病防治的咨询和指导，并设立咨询电话，向社会公布。

第二章　口岸检疫

第七条 任何单位和个人不得歧视艾滋病病毒感染者、艾滋病病人及其家属。艾滋病病毒感染者、艾滋病病人及其家属合法权益受法律保护。

第八条 海关对已发现的艾滋病病毒感染者、艾滋病病人应当进行流行病学调查，提供艾滋病防治咨询服务。

第九条 患有艾滋病或者感染艾滋病病毒的入境人员，在入境时应当配合接受海关的流行病学调查和相应的医学指导。

第十条 海关应当加强对入出境人员以及入出境微生物、人体组织、生物制品、血液及其制品等物品（以下简称特殊物品）的检疫和监督管理工作。

第十一条 申请出境1年以上的中国公民以及在国际通航的交通工具上工作的中国籍员工，应当持有海关或者县级以上医院出具的有效健康检查证明。

第十二条 申请来华居留的境外人员，应当到海关进行健康体检，凭海关出具的有效健康检查证明到公安机关办理居留手续。

第三章　口岸监测

第十三条 海关总署应当建立健全口岸艾滋病监测网络。直属海关根据口岸艾滋病流行趋势，设立口岸艾滋病监测点，并报海关总署备案。

直属海关按照监测工作规范组织开展艾滋病的监测工作，根据疫情变化情况和流行趋势，加强入出境重点人群的艾滋病监测。

第十四条 海关总署根据口岸艾滋病预防控制工作的需要，确定艾滋病筛查实验室和确证实验室。艾滋病筛查和确证实验室应当按照国家菌（毒）种和实验室生物安全管理的有关规定开展工作。

海关承担艾滋病检测工作的实验室应当符合国务院卫生主管部门的标准和规范并经验收合格，方可开展艾滋病病毒抗体及相关检测工作。

第十五条 海关为自愿接受艾滋病咨询和检测的人员提供咨询和筛查检测，发现艾滋病病毒抗体阳性的，应当及时将样本送艾滋病确证实验室进行确证。

第十六条 海关应当按照国家有关规定，严格执行标准操作规程、生物安全管理制度及消毒管理制度，防止艾滋病医源性感染的发生。

第四章　疫情报告及控制

第十七条 海关及其工作人员发现艾滋病病毒感染者和艾滋病病人时，应当按照出入境口岸卫生检疫信息报告的相关规定报告疫情。

第十八条 海关应当按照有关法律法规的规定及时向当地卫生行政部门通报口岸艾滋病疫情信息。

第十九条 海关为掌握或者控制艾滋病疫情进行相关调查时，被调查单位和个人必须提供真实信息，不得隐瞒或者编造虚假信息。

未经本人或者其监护人同意，海关及其工作人员不得公开艾滋病病毒感染者、艾滋病病人的相关信息。

第二十条 海关应当对有证据证明可能被艾滋病病毒污染的物品，进行封存、检验或者消毒。经检验，属于被艾滋病病毒污染的物品，应当进行卫生处理或者予以销毁。

第五章 保障措施

第二十一条 口岸艾滋病预防控制经费由海关总署纳入预算，设立海关艾滋病防治专项经费项目，用于艾滋病实验室建设及口岸艾滋病的预防控制工作。

第二十二条 海关负责所辖口岸艾滋病预防控制专业队伍建设，配备合格的专业人员，开展专业技能的培训。

第二十三条 艾滋病预防控制资金要保证专款专用，提高资金使用效益，严禁截留或者挪作他用。

第六章 法律责任

第二十四条 任何单位和个人违反本办法规定，不配合海关进行艾滋病疫情调查和控制的，海关应当责令其改正；情节严重的，根据《中华人民共和国国境卫生检疫法》及其实施细则的有关规定予以处罚；构成犯罪的，依法追究刑事责任。

第二十五条 海关未依照本办法的规定履行艾滋病预防控制管理和监督保障职责的，根据《艾滋病防治条例》的有关规定，由上级机关责令改正，通报批评。

第二十六条 海关工作人员违反本办法规定有下列情形，造成艾滋病传播、流行以及其他严重后果的，由其所在单位依法给予行政处分；构成犯罪的，依法追究刑事责任：

（一）未依法履行艾滋病疫情监测、报告、通报或者公布职责，或者隐瞒、谎报、缓报和漏报艾滋病疫情的；

（二）发生或者可能发生艾滋病传播时未及时采取预防控制措施的；

（三）未依法履行监督检查职责，发现违法行为不及时查处的；

（四）未按照技术规范和要求进行艾滋病病毒相关检测的；

（五）故意泄露艾滋病病毒感染者、艾滋病病人涉及个人隐私的有关信息、资料的；

（六）其他失职、渎职行为。

第七章 附 则

第二十七条 本办法由海关总署负责解释。

第二十八条 本办法自2007年12月1日起施行。此前规定与本办法不一致的，以本办法为准。

四、《国境口岸卫生许可管理办法》

国家质检总局令第182号公布，根据国家质检总局令第196号，海关总署令第238号、第240号修改，自2016年7月1日起施行。

（一）相关法律法规条款

《国境卫生检疫法》第三十二条："在口岸内从事食品生产经营、饮用水供应服务、公共场所经营的，由海关依法实施卫生许可；食品生产经营者取得卫生许可的，无需另行取得食品生产经营许可。”

《国境卫生检疫法实施细则》第一百零七条：“对饮用水、食品及从业人员的卫生要求是：

“（一）国境口岸和交通工具上的食品、饮用水必须符合有关的卫生标准；

“（二）国境口岸内的涉外宾馆，以及向入境、出境的交通工具提供饮食服务的部门，必须取得卫生检疫机关发放的卫生许可证；

“（三）国境口岸内涉外的宾馆和入境、出境交通工具上的食品、饮用水从业人员应当持有有效健康证明。”

（二）行政审批和备案

国境口岸卫生许可核发。

（三）用语定义

国境口岸：指人员、行李、货物、集装箱、交通工具、物品和邮包入境或出境的国际关口，以及为入境或出境的人员、行李、货物、集装箱、交通工具、物品和邮包提供服务的单位和区域。（第五十条）

入/出境交通工具食品供应：指除航空配餐食品供应以外，为其他国际通行交通工具（如船舶、列车等）供应食品的行为。（第五十条）

（四）规章原文

国境口岸卫生许可管理办法

第一章　总　则

第一条　为规范国境口岸卫生许可工作，加强口岸卫生监督管理，保护出入境人员健康，维护口岸卫生安全，根据《中华人民共和国国境卫生检疫法》及其实施细则、《中华人民共和国食品安全法》及其实施条例、《公共场所卫生管理条例》《中华人民共和国国境口岸卫生监督办法》等法律法规的规定，制定本办法。

第二条　本办法适用于国境口岸从事食品生产（含航空配餐）、食品销售（含入/出境交通工具食品供应）、餐饮服务（食品摊贩除外）、饮用水供应、公共场所①经营的单位或者个人（以下统称生产经营者）。

第三条　海关总署统一管理全国国境口岸卫生许可管理工作。

主管海关负责所辖区域内的国境口岸卫生许可及监督管理工作。

第四条　生产经营者对其生产经营食品的安全、公共卫生安全负责，应当依照法律、法规以及食品和公共卫生安全标准从事生产经营活动。

第五条　生产经营者应当向所在地海关申请国境口岸卫生许可（以下简称卫生许可），取得国境口岸卫生许可证（以下简称卫生许可证）后方可从事相关经营或者服务活动，并依法接受海关监督。

第六条　海关实施卫生许可应当符合法律、法规和规章规定的权限、范围、条件和程序，遵循公开、公平、公正、便民的原则。

第七条　海关应当加强对卫生许可过程的监督检查，建立卫生许可档案管理制度及行政许可结

① 2024 年 12 月 6 日修订的《公共场所卫生管理条例》确定的“公共场所”包括：（一）宾馆、旅店、招待所；（二）公共浴室、理发店、美容店；（三）影剧院、录像厅（室）、游艺厅（室）、舞厅、音乐厅；（四）体育场（馆）、游泳场（馆）、公园；（五）展览馆、博物馆、美术馆、图书馆；（六）商场（店）、书店；（七）候诊室、候车（机、船）室、公共交通工具。

果公示制度。

第八条 任何单位和个人有权监督、举报卫生许可实施过程中的违法行为，海关应当及时核实、处理。

第二章 许可要求

第九条 从事国境口岸食品生产、食品销售、餐饮服务的，应当符合国家食品安全标准及下列要求：

（一）具有与生产经营的食品品种、数量相适应的食品原料处理和食品加工、包装、贮存、销售等场所，保持该场所环境整洁，并与有毒、有害场所以及其他污染源保持规定的距离；使用的原、辅材料等应当符合相应的国家标准、行业标准及有关规定；

（二）具有与生产经营的食品品种、数量相适应的生产经营设备或者设施，有相应的消毒、更衣、盥洗、采光、照明、通风、防腐、防尘、防蝇、防鼠、防虫、洗涤以及处理废水、存放垃圾和废弃物的设备或者设施；

（三）具有合理的设备布局和工艺流程，防止待加工食品与直接入口食品、原料与成品交叉污染，避免食品接触有毒物、不洁物；

（四）贮存、运输和装卸食品的容器、工具和设备应当安全、无害、保持清洁，防止食品污染，并符合保证食品安全所需的温度等特殊要求，不得将食品与有毒、有害物品一同贮存、运输；

（五）具有经过食品安全培训、符合相关条件的食品安全管理人员；

（六）建立与本单位实际相适应的保证食品安全的规章制度，包括环境清洁卫生管理制度、食品安全自查管理制度、食品进货查验记录制度、从业人员健康管理制度。从事食品生产的，还应当建立生产加工过程食品安全管理制度、出厂检验记录制度、不合格产品管理制度；从事餐饮服务的，还应当建立设施设备卫生管理制度、清洗消毒制度、加工操作规程、食品添加剂的管理制度；

（七）用水应当符合国家规定的生活饮用水卫生标准。

第十条 从事饮用水供应的，应当符合下列要求：

（一）建立生活饮用水卫生管理制度，包括从业人员卫生培训、专（兼）职卫生管理人员、供水设备设施维护、卫生管理档案等有关内容；

（二）水质应当符合国家规定的生活饮用水卫生标准；

（三）供水设备应当运转正常，并按照规定的期限清洗、消毒；

（四）供水设施在规定的卫生防护距离内不得有污染源，生活饮用水水箱必须专用，与非饮用水不得相通，必须安全密闭、有必要的卫生防护设施；

（五）与生活饮用水直接接触的供水设备及用品，应当符合国家相关产品标准，无毒无害，不得污染水质；

（六）具备感官指标和余氯、PH值等常用理化指标检测能力；

（七）自备水源供水设施与城镇公共供水管网不得有任何连接；

（八）二次供水设施与城镇公共供水管网不得直接连接，在特殊情况下需要连通时必须设置不承压水箱；

（九）集中式供水应当有水质消毒设备。

第十一条 从事国境口岸公共场所经营的，应当符合下列要求：

（一）有固定的营业场所，根据经营规模、项目设置清洗、消毒、保洁、盥洗等设施设备和公共卫生间，并保证各项设施运转正常，禁止挪作他用；

（二）设立卫生管理人员，具体负责本公共场所的卫生工作；

（三）建立卫生管理制度，包括从业人员卫生培训、卫生设施设备维护、公共场所危害健康事故应急、卫生管理档案等内容；

（四）水质符合国家规定的要求；

（五）应当配备有效的医学媒介生物控制措施及废弃物存放专用设施；

（六）室内空气质量和微小气候及提供的用品、用具应当符合国家卫生标准和要求，采用集中空调通风系统的，应当符合集中空调通风系统相关规定的要求；

（七）应当设置醒目的禁止吸烟警语和标志。

第十二条 生产经营者还应当符合法律、法规规定的其他要求。

第三章 许可程序

第一节 申 请

第十三条 每个具有独立固定经营场所的国境口岸食品生产、食品销售、餐饮服务、饮用水供应、公共场所经营单位应当作为一个卫生许可证发证单元，单独申请卫生许可。

第十四条 从事国境口岸食品生产、食品销售、餐饮服务的，申请卫生许可时，应当提供以下材料：

（一）卫生许可证申请书；

（二）有关负责人或者经营者的身份证明①（委托他人代为办理的，应当同时提交委托书及受委托人身份证明）；

（三）其他材料：

从事食品生产的，应当提交场所及其周围环境平面图、生产加工各功能区间布局平面图、生产工艺流程图、设备布局图；食品生产设备设施清单；食品生产的执行标准。航空配餐企业还应当提供符合冷链运输要求的专用食品运输车辆、冷冻冷藏设施的证明材料。

从事食品销售，应当提交与食品销售相适应的经营设施空间布局平面图、经营设施设备清单。从事入/出境交通工具食品供应的，还应当提供符合冷链运输要求的专用食品运输车辆、冷冻冷藏设施的证明材料。利用自动售货设备进行食品销售的，申请人还应当提交自动售货设备的产品合格证明、具体放置地点，经营者名称、住所、联系方式、食品经营许可证的公示方法等材料。

从事餐饮服务的，应当提交经营场所和设备布局、加工流程、卫生设施等示意图；有送餐服务的，应当提供符合保温或者冷链运输要求的专用食品运输设施的证明材料。

第十五条 从事饮用水供应的，申请卫生许可时，应当提供以下材料：

（一）卫生许可证申请书；

（二）有关负责人或者经营者的身份证明②（委托他人代为办理的，应当同时提交委托书及受委托人身份证明）；

（三）涉及饮用水卫生安全产品的卫生许可批件③；

（四）设计图纸及相关文字说明，如平面布局图、设备布局图、管网平面布局图、管网系统图等；

（五）自备水源的应当提供制水工艺流程文件。

第十六条 从事国境口岸公共场所经营的，申请卫生许可时，应当提供以下材料：

（一）卫生许可证申请书；

---

① 《海关总署决定公布第一批取消的证明事项》（见海关总署网站政府信息公开专栏）取消验核申请人身份证明材料。

② 《海关总署决定公布第一批取消的证明事项》（见海关总署网站政府信息公开专栏）取消验核申请人身份证明材料。

③ 海关总署决定公布第一批取消的证明事项》（见海关总署网站政府信息公开专栏）规定，海关通自主验核，行政管理相对人可不再提交。

（二）有关负责人或者经营者的身份证明①（委托他人代为办理的，应当同时提交委托书及受委托人身份证明）；

（三）营业场所平面图和卫生设施平面布局图。

第十七条 法律、法规有其他要求的，应当按照要求提交相应的材料。

第十八条 申请国境口岸卫生许可的申请人（以下简称申请人）可以当面提交或者通过信函、电报、电传、传真、电子数据交换和电子邮件等方式提交材料，并对材料的真实性负责。

第二节 受 理

第十九条 海关对申请人提出的卫生许可申请，应当分别作出下列处理：

（一）申请事项依法不需要取得行政许可的，应当即时告知申请人不受理；

（二）申请事项依法不属于海关职权范围的，应当即时作出不予受理的决定，并告知申请人向有关行政机关申请；

（三）申请材料存在可以当场更正的错误的，应当允许申请人当场更正；

（四）申请材料不齐全或者不符合法定形式的，应当当场或者自收到申请材料之日起5日内一次性告知申请人需要补正的全部内容。逾期不告知的，自收到申请材料之日起即为受理；

（五）申请事项属于海关职权范围，申请材料齐全、符合法定形式，或者申请人按照海关的要求提交全部补正申请材料的，应当受理卫生许可申请。

第二十条 海关应当以书面形式决定是否受理卫生许可申请。

（一）海关受理卫生许可申请的，应当向申请人出具行政许可申请受理决定书；

（二）不属于海关职权范围的，出具行政许可不予受理决定书；

（三）申请材料不齐全或者不符合法定形式的，出具行政许可申请材料补正告知书。

第二十一条 海关不得要求申请人重复提供申请材料。

第三节 审 查

第二十二条 海关应当对申请人提交的申请材料内容的完整性、有效性进行审查。

第二十三条 申请材料经审查合格，确有必要需现场审查的，受理的海关应当在5个工作日内成立由2名以上经培训合格的海关卫生监督工作人员组成的卫生许可现场审查组，依据相应的法律法规及卫生安全标准，对企业的卫生状况、设备设施、质量安全控制能力以及相关条件进行现场审查，并填写现场审查监督笔录。

第二十四条 现场审查不合格且无法整改的，现场审查组应当提出不予许可意见；现场审查不合格且可以整改的，现场审查组可以要求申请人限时整改。

对食品生产经营单位的现场审查不计入行政许可时限，但最长不超过1个月，且应当告知申请人。

第四节 决定与送达

第二十五条 海关应当根据申请材料审查和现场审查结果，对符合条件的，作出准予行政许可的决定，应当向申请人颁发卫生许可证；对不符合条件的，作出不予行政许可的决定，海关应当向申请人送达不予行政许可决定书，同时说明理由，告知申请人享有依法申请行政复议或者提出行政诉讼的权利。

第二十六条 对送达申请人的各种文书，应一式二份，一份送申请人，一份由海关存档。送达

---

① 《海关总署决定公布第一批取消的证明事项》（见海关总署网站政府信息公开专栏）取消验核申请人身份证明材料。

应填写送达回证，多个文书可用一个送达回证。

第二十七条 对于已办结的卫生许可事项，海关应当将有关卫生许可材料及时归档。

第五节 期限与公示

第二十八条 海关应当自受理申请之日起20个工作日内作出行政许可决定。因特殊原因需要延长许可期限的，经本机构负责人批准，可以延长10个工作日，并应当将延长期限的理由告知申请人。对准予行政许可决定的，检验检疫部门应当自作出决定之日起10个工作日内向申请人颁发卫生许可证。

第二十九条 海关应当将许可事项、依据、条件、程序、期限以及需提交材料的目录和卫生许可证申请书示范文本等在受理办公现场公示，并定期公示卫生许可结果。

第六节 变更、延续、补发

第三十条 有以下情形之一的，生产经营者应当向作出行政许可决定的海关（以下称原发证机构）提出变更申请：

（一）名称、法定代表人（负责人或者经营者）、经营范围或者地址门牌号改变（实际经营场所未改变）；

（二）功能布局、工艺流程、设施设备改变，可能影响食品安全的。

原发证机构应当对申请变更内容进行审核。准予变更的，颁发新的卫生许可证，原卫生许可证号及有效期限不变。

第三十一条 生产经营者需要延续卫生许可证的，应当在卫生许可证有效期届满30日前向原发证机构书面提出延续申请。逾期提出延续申请的，按照新申请卫生许可证办理。

第三十二条 申请延续卫生许可证应当提供以下材料：

（一）卫生许可证申请书；

（二）原申请提交材料是否发生变化的说明材料（有变化的，应当补充相关材料）。

第三十三条 原发证机构受理卫生许可证延续申请后，应当对原许可的经营场所、功能布局、工艺流程、设施设备等是否有变化，以及是否符合相关规定进行审核。准予延续的，颁发新的卫生许可证。

第三十四条 生产经营者在领取变更、延续后的新卫生许可证时，应当将原卫生许可证交回原发证机构。

第三十五条 生产经营者遗失、毁损卫生许可证的，应当于遗失、毁损后60日内公开声明，并向原发证机构申请补发。

第七节 终止、撤销、注销

第三十六条 海关受理行政许可申请后，作出行政许可决定前，有下列情形之一的，应当终止办理卫生许可：

（一）申请事项依法不需要取得卫生许可的；

（二）申请事项依法不属于本海关职权范围的；

（三）申请人未在规定期限内补正有关申请材料的；

（四）申请人撤回卫生许可申请的；

（五）其他依法应当终止办理卫生许可的。

第三十七条 有下列情形之一的，海关应当依法撤销被许可人取得的卫生许可：

（一）海关工作人员滥用职权、玩忽职守作出准予卫生许可决定的；

（二）超越法定职权作出卫生许可决定的；

（三）违反法定程序作出卫生许可决定的；

（四）对不具备申请资格或者不符合法定条件的申请人准予卫生许可的；

（五）申请人以欺骗、贿赂等非法手段骗取卫生许可证的；

（六）依法可以撤销卫生许可的其他情形。

第三十八条 有下列情形之一的，海关应当依法办理卫生许可的注销手续，并予以公示：

（一）卫生许可有效期届满未延续的；

（二）法人或者其他组织依法终止的；

（三）被许可人申请注销卫生许可的；

（四）卫生许可依法被撤销、撤回，或者卫生许可证件依法被吊销的；

（五）因不可抗力导致卫生许可事项无法实施的；

（六）法律、法规规定的应当注销卫生许可的其他情形。

第三十九条 因卫生许可所依据的法律、法规、规章修改或者废止，或者准予行政许可所依据的客观情况发生重大变化等原因，确需变更或者撤回被许可人取得的行政许可，由准予行政许可的海关作出变更或者撤回行政许可的决定。

第四章 监督管理

第四十条 卫生许可证样式由海关总署统一规定，有效期为4年。

第四十一条 在国境口岸范围内开展临时性生产经营活动的应当申请办理临时卫生许可，临时卫生许可证有效期不超过半年。

第四十二条 卫生许可证统一使用电脑打印，卫生许可证统一15位数字编号，格式为：发证机构代码（4位）+年份号（后2位）+分类号（5位）+证书流水号（4位）。

分类号第一位数字代表食品生产，第二位代表食品流通（含交通工具食品供应），第三位代表餐饮服务，第四位代表生活饮用水供应，第五位代表公共场所，从事的经营类别以数字“1”表示，不从事的经营类别以数字“0”表示。证书流水号是指不分类的证书流水号。

第四十三条 卫生许可证不得涂改、出租、出借、非法转让、倒卖。

生产经营者应当按照许可范围依法经营，并在经营场所醒目位置悬挂或者摆放卫生许可证。

第四十四条 上级海关发现下级海关违反规定实施卫生许可的，应当责令下级海关限期纠正或者直接予以纠正。

第四十五条 海关及其工作人员履行卫生许可职责，应当自觉接受生产经营者以及社会的监督。

海关接到有关违反规定实施卫生许可的举报，应当及时进行核实；情况属实的，应当立即纠正。

第五章 法律责任

第四十六条 食品生产经营者有违反食品安全法律法规行为的，由海关依照《食品安全法》及其实施条例的规定进行处罚。

食品生产经营者超范围从事生产经营活动的，由海关依据情节轻重处以两千元以上三万元以下罚款。

第四十七条 食品生产、食品流通、餐饮服务、饮用水供应经营者有下列行为的，应当承担以下法律责任：

（一）申请人提供虚假材料或者隐瞒真实情况的，海关不予受理或者不予许可，并给予警告，申请人在一年内不得再次申请卫生许可。

（二）申请人以欺骗、贿赂等不正当手段取得卫生许可的，海关应当依法给予行政处罚，申请人在三年内不得再次申请卫生许可；涉嫌构成犯罪的，移交司法机关追究刑事责任。

（三）对涂改、出租、出借、非法转让、倒卖有效卫生许可证的，直接吊销卫生许可证，负责的主管人员自处罚决定作出之日起五年内不得从事食品生产、食品流通、餐饮服务、饮用水供应经营单位的管理工作。

第四十八条 公共场所经营者有下列行为的，实施相应的处罚：

（一）对未依法取得卫生许可证擅自营业或者超范围经营的，由海关责令限期改正，给予警告，并处以五百元以上五千元以下罚款；有下列情形之一的，处以五千元以上三万元以下罚款：

1. 擅自营业曾受过海关处罚的；

2. 擅自营业时间在3个月以上的；

3. 以涂改、出租、出借、非法转让、倒卖、伪造的卫生许可证擅自营业的；

4. 提供虚假材料、隐瞒经营活动真实情况或者拒绝提供真实材料的。

（二）有下列情形之一的，由海关责令限期改正，给予警告，并可处以二千元以下罚款；逾期不改正，造成公共场所卫生质量不符合卫生标准和要求的，处以二千元以上二万元以下罚款；情节严重的，可以依法责令停业整顿，直至吊销卫生许可证：

1. 未按照规定对公共场所的空气、微小气候、水质、采光、照明、噪声、顾客用品用具等进行卫生检测的；

2. 未按照规定对顾客用品用具进行清洗、消毒、保洁，或者重复使用一次性用品用具的。

（三）经营者对发生的危害健康事故未立即采取处置措施，导致危害扩大，或者隐瞒、缓报、谎报的，由海关处以五千元以上三万元以下罚款；情节严重的，可以依法责令停业整顿，直至吊销卫生许可证。构成犯罪的，依法追究刑事责任。

第四十九条 海关及其工作人员违反本办法规定，在卫生许可工作中滥用职权、玩忽职守、徇私舞弊的，依法追究相关法律责任。

第六章 附 则

第五十条 本办法所称的国境口岸，是指人员、行李、货物、集装箱、交通工具、物品和邮包入境或出境的国际关口，以及为入境或出境的人员、行李、货物、集装箱、交通工具、物品和邮包提供服务的单位和区域。

本办法所称入/出境交通工具食品供应，是指除航空配餐食品供应以外，为其他国际通行交通工具（如船舶、列车等）供应食品的行为。

第五十一条 本办法自2016年7月1日起施行。生产经营者在本办法施行前已经取得《国境口岸食品生产经营单位卫生许可证》《国境口岸服务行业卫生许可证》的，该许可证在有效期内继续有效。此前相关规定与本办法不一致的，以本办法为准。

五、《伊斯兰教朝觐事务管理办法》

国家宗教局、外交部、公安部、文化和旅游部、国家卫生健康委、海关总署、市场监管总局、中国民航局令第14号公布。自2020年12月1日起施行。

（一）相关法律法规条款

《国境卫生检疫法》第二十六条：“各地海关应当按照口岸传染病监测规划和方案，结合对进境出境的人员、交通运输工具、货物、物品等实施检疫查验，系统持续地收集、核对和分析相关数据，对可能跨境传播的传染病的发生、流行及影响因素、发展趋势等进行评估。

“海关开展传染病监测，应当充分利用现代信息技术，拓宽监测渠道，提升监测效能。”

《国境卫生检疫法》第二十七条：“各地海关发现传染病，应当采取相应的控制措施，并及时向海关总署报告，同时向口岸所在地县级以上地方人民政府疾病预防控制部门以及移民管理机构通报。县级以上地方人民政府疾病预防控制部门发现传染病，应当及时向当地海关、移民管理机构通报。

“任何单位和个人发现口岸或者进境出境的人员、交通运输工具、货物、物品等存在传播传染病风险的，应当及时向就近的海关或者口岸所在地疾病预防控制机构报告。”

《国境卫生检疫法实施细则》第十九条，“卫生检疫机关的职责：……（五）对入境、出境人员进行预防接种、健康检查、医疗服务、国际旅行健康咨询和卫生宣传；……”

《国境卫生检疫法实施细则》第九十八条，“传染病监测内容是：……（八）国境口岸以及国内外监测传染病疫情的收集、整理、分析和传递；……”

（二）规章全文

伊斯兰教朝觐事务管理办法

第一章　总　则

第一条　为了保障公民宗教信仰自由，坚持我国宗教中国化方向，规范伊斯兰教朝觐事务管理，维护朝觐活动正常秩序，根据《中华人民共和国出境入境管理法》、《中华人民共和国国境卫生检疫法》、《宗教事务条例》等法律法规，制定本办法。

第二条　信仰伊斯兰教的中国公民前往沙特阿拉伯麦加朝觐，由中国伊斯兰教协会负责组织。其他任何组织或者个人不得组织朝觐活动。

第三条　国家宗教事务局负责归口管理全国伊斯兰教朝觐事务。地方各级人民政府宗教事务部门负责归口管理本地伊斯兰教朝觐事务。

第四条　人民政府外事、公安、移民管理、卫生健康、文化旅游、海关、市场监管、民航等有关部门在各自职责范围内负责伊斯兰教朝觐事务管理工作。

第五条　信仰伊斯兰教的中国公民的朝觐活动，应当有组织、有计划、有秩序和依法进行。

第六条　地方各级人民政府宗教事务部门在当地人民政府领导下，牵头协调开展非法朝觐活动综合治理工作，做好政策法规宣传和教育引导，依法制止非法朝觐活动。

人民政府公安、文化旅游、市场监管等部门应当对有关中介机构、旅行社及相关企业进行监督管理，依法制止利用商务、旅游、探亲等进行的非法朝觐活动，依法查处非法朝觐活动组织者。

第二章　朝觐人员确定

第七条　中国公民每年朝觐数额，根据国际通行做法，结合我国经济社会发展状况确定。

第八条　朝觐名额分配和朝觐人员确定应当遵循公开、公平、公正原则。

国家工作人员和伊斯兰教协会人员等不得利用职权或者职务上的影响干涉朝觐报名排队和朝觐人员确定。

第九条　省级人民政府宗教事务部门应当综合考虑本地经济发展水平、伊斯兰教协会组织能力、群众生活条件及朝觐需求等因素，每年向国家宗教事务局申报拟参加朝觐名额。

第十条　国家宗教事务局征求中国伊斯兰教协会意见后，确定年度全国朝觐总名额及各省、自治区、直辖市朝觐名额。

第十一条　地方各级人民政府宗教事务部门应当将本地全部朝觐名额逐级进行分配。

第十二条　公民申请朝觐，应当具备以下基本条件：

（一）爱国守法，品行端正；

（二）未参加过朝觐；

（三）身体健康，心智健全，无不适宜乘坐飞机、汽车长途旅行的病症，能够独立完成朝觐期间各项宗教活动；

（四）有能力支付朝觐相关费用，并保证不因朝觐费用支出而影响家庭正常生产生活；

（五）不具有《中华人民共和国出境入境管理法》第十二条规定不准出境的情形。

第十三条 公民申请朝觐，在户籍所在地的朝觐报名网站上报名；户籍所在地尚未建立朝觐报名网站的，到户籍所在地县级人民政府宗教事务部门报名。

报名人员符合朝觐条件的，按照报名时间先后顺序排队。

第十四条 县级人民政府宗教事务部门按照分配的名额和报名人员排队顺序，确定拟朝觐人员初选名单，并逐级报省级人民政府宗教事务部门备案。

每年朝觐人数在100人以下的省、自治区、直辖市，可以由省级人民政府宗教事务部门征求报名人员所在地设区的市级、县级人民政府宗教事务部门意见后，确定拟朝觐人员初选名单。

人民政府宗教事务部门确定拟朝觐人员初选名单后，应当将名单进行公示，公示期为5个工作日。公示期间被发现不符合参加朝觐条件的，不能取得朝觐名额。

第十五条 取得朝觐名额的人员应当提交本人书面保证书，声明朝觐期间如因自身原因导致不良后果，本人自愿承担相关责任及费用。其中，年龄超过70周岁的人员，该保证书同时需要其直系亲属签字。

第十六条 人民政府宗教事务部门和伊斯兰教协会应当提示取得朝觐名额的人员投保人身意外伤害保险。

第十七条 伊斯兰教协会和伊斯兰教教职人员应当向信仰伊斯兰教的公民宣传国家有关政策法规和正确的朝觐知识，引导其理性对待朝觐，不参加非法朝觐，不攀比朝觐、负债朝觐、重病朝觐。

第三章 朝觐费用管理

第十八条 取得朝觐名额的人员应当交纳朝觐费用。朝觐费用包括为境内外组织服务机构收取的代收代缴性费用和伊斯兰教协会收取的综合服务性费用。

第十九条 中国伊斯兰教协会根据与境内外组织服务机构签署的合同等，确定该会年度代收代缴性费用项目和标准；省、自治区、直辖市伊斯兰教协会根据朝觐人员境内城际交通、食宿、置装等需要，确定本地其他代收代缴性费用项目和标准。综合服务性费用由中国伊斯兰教协会按照非营利原则统一确定数额。

除前款规定外，任何组织或者个人不得借朝觐名义收取任何费用。

第二十条 朝觐费用由取得朝觐名额人员所在地县（市、区、旗）伊斯兰教协会收取，并逐级上交至中国伊斯兰教协会。

县（市、区、旗）未设立伊斯兰教协会的，由所在地县级人民政府宗教事务部门代为收取。

每年朝觐人数在100人以下的省、自治区、直辖市，也可由省、自治区、直辖市伊斯兰教协会收取或者省级人民政府宗教事务部门代为收取。

第二十一条 代收代缴性费用应当根据合同等收取，按实际发生情况，多退少补。综合服务性费用为一次性收取，透支不补。

第二十二条 朝觐费用收取与使用应当遵循据实核算、公开透明、专款专用原则。

伊斯兰教协会应当按照国家有关财务、会计制度，制定并落实朝觐经费管理制度，按年度单独核算收支。

人民政府有关部门可以组织对年度朝觐费用收支情况进行专项检查和审计。

第四章 境内组织工作

第二十三条 取得朝觐名额人员应当在所在地海关国际旅行卫生保健中心或者省级人民政府卫生健康行政部门指定的医疗机构接受健康体检和预防接种，所需费用由本人承担并自行交纳。

健康体检和预防接种工作应当严格执行标准，人民政府宗教事务部门应当配合做好相关组织实施工作。

体检不合格的，不得参加朝觐。负责收取朝觐费用的伊斯兰教协会或者代为收取朝觐费用的人民政府宗教事务部门应当在15个工作日内退还朝觐费用。

第二十四条 人民政府宗教事务部门应当组织对朝觐人员开展政策法规、爱国主义、民族团结、外事纪律、安全防范、卫生防疫、道德礼仪、海关及出入境规定、领事保护和协助常识、归国后注意事项等方面的教育培训。

伊斯兰教协会应当对朝觐人员开展宗教知识、中国伊斯兰教传统等方面的教育培训。

第二十五条 中国伊斯兰教协会组织成立中国朝觐工作总团（以下简称总团）。

每年朝觐人数超过100人的省、自治区、直辖市伊斯兰教协会组织成立地方朝觐工作省区团（以下简称省区团）。省区团可以根据需要下设分团。

每年朝觐人数在100人以下的省、自治区、直辖市，统一由中国伊斯兰教协会组织，成立地方朝觐工作综合团（以下简称综合团）。

第二十六条 省区团、综合团应当配备带队人员，带队人员与朝觐人员的比例一般为1∶45。带队人员从地方人民政府宗教事务部门、伊斯兰教协会以及伊斯兰教经学院等选派。省级人民政府宗教事务部门应当将带队人员情况报国家宗教事务局备案。

第二十七条 省区团、综合团应当配备教务人员，教务人员与朝觐人员的比例不高于1∶200。教务人员由省、自治区、直辖市伊斯兰教协会从本地伊斯兰教教职人员中推荐。省级人民政府宗教事务部门应当将教务人员情况报国家宗教事务局备案。

第二十八条 省区团、综合团应当配备医务人员，医务人员与朝觐人员的比例一般为1∶200。医务人员由省级人民政府卫生健康行政部门会同同级人民政府宗教事务部门从二级甲等以上医疗机构选派。省级人民政府宗教事务部门、卫生健康行政部门应当将选派医务人员情况报国家宗教事务局和国家卫生健康委员会备案。

第二十九条 带队人员、教务人员、医务人员等朝觐工作人员应当参加国家宗教事务局或者省级人民政府宗教事务部门组织的教育培训。教务人员还应当参加中国伊斯兰教协会组织的培训，医务人员还应当参加由国家宗教事务局会同国家卫生健康委员会组织的培训。

第三十条 朝觐工作人员应当按照职责做好相应工作，遵守外事纪律和有关规定。

中国伊斯兰教协会和省、自治区、直辖市伊斯兰教协会应当建立并完善朝觐人员和朝觐工作人员数据库。

总团、省区团、综合团应当对朝觐工作人员的工作进行考核鉴定。

第三十一条 中国伊斯兰教协会负责办理朝觐人员的朝觐签证，统筹协调朝觐飞机航班。

第三十二条 省、自治区、直辖市伊斯兰教协会负责组织本地朝觐人员集体乘坐交通工具，配合边检、海关、机场、航空公司做好出入境监管和安全检查。

第三十三条 省、自治区、直辖市伊斯兰教协会在省级人民政府宗教事务部门、公安部门等指导下，负责组织在境内统一接送朝觐人员，维护社会正常秩序。

第五章 境外组织工作

第三十四条 朝觐境外组织工作实行总团统一领导下的省区团、综合团和分团分级负责制，团长为第一责任人。

第三十五条 总团应当履行以下职责：

（一）建立健全境外朝觐组织工作制度；

（二）组织开展对朝觐人员的爱国主义和安全教育，加强对朝觐人员的管理，抵御宗教极端思想渗透，防范发生危害国家安全的行为，主动排查安全隐患，落实安全责任，预防和处置突发事件；

（三）组织安排朝觐人员境外餐饮、住宿、交通、参观、教务等活动；

（四）组织开展对朝觐人员的卫生健康教育，改善医疗服务条件，落实疫情防控措施，做好诊疗救治工作；

（五）及时将朝觐人员和朝觐地突发的传染病疫情通报中国海关；

（六）统一负责对外联络、宣传，开展对外交往；

（七）做好其他需要办理或者协调的事项。

总团应当接受国家宗教事务局、中国驻沙特阿拉伯使领馆的指导监督和中国伊斯兰教协会的管理。

第三十六条 省区团、综合团和分团应当按照总团的安排和部署，做好本团朝觐组织工作，并加强互助合作。

第三十七条 朝觐人员应当遵守中国法律以及有关国家法律，遵守朝觐工作管理规章制度，反对宗教极端思想，展现良好形象。

第三十八条 中国伊斯兰教协会应当制定并落实朝觐人员境外住房租赁及分配办法，确保程序合规、工作透明、价格合理、分配公平。

第六章　法律责任

第三十九条 国家工作人员和伊斯兰教协会人员等在朝觐事务管理中，滥用职权、玩忽职守、徇私舞弊，应当给予处分的，依法依规给予处分；构成犯罪的，依法追究刑事责任。

第四十条 擅自组织公民朝觐或者为非法朝觐活动提供条件的，依照有关法律和《宗教事务条例》进行处罚；构成犯罪的，依法追究刑事责任。

第七章　附　则

第四十一条 人民政府有关部门、中国伊斯兰教协会以及地方伊斯兰教协会应当结合实际制定具体实施办法。

第四十二条 本办法自2020年12月1日起施行。

第三节｜运输工具、集装箱检验检疫管理类

一、《国际航行船舶出入境检验检疫管理办法》

国家质检总局令第38号公布，根据国家质检总局令第196号，海关总署令第238号、第240号、第262号、第274号修改，自2003年3月1日起施行。

（一）相关法律法规条款

《国境卫生检疫法》第九条：“进境出境的人员、交通运输工具，集装箱等运输设备、货物、行李、邮包等物品及外包装（以下统称货物、物品），应当依法接受检疫查验，经海关准许，方可进境出境。

“享有外交、领事特权与豁免等相关待遇的人员，以及享有外交、领事特权与豁免等相关待遇的机构和人员的物品进境出境，在不影响其依法享有特权与豁免的前提下，应当依法接受检疫查验。”

《国境卫生检疫法》第十条：“进境出境的人员、交通运输工具、货物、物品，应当分别在最先到达的口岸和最后离开的口岸接受检疫查验；货物、物品也可以在海关指定的其他地点接受检疫查验。

“来自境外的交通运输工具因不可抗力或者其他紧急原因停靠、降落在境内口岸以外地区的，交通运输工具负责人应当立即向就近的海关报告，接到报告的海关应当立即派员到场处理，必要时可以请求当地人民政府疾病预防控制部门予以协助；除避险等紧急情况外，未经海关准许，该交通运输工具不得装卸货物、物品，不得上下引航员以外的人员。”

《国境卫生检疫法》第十三条：“进境出境交通运输工具负责人应当按照规定向海关如实申报与检疫查验有关的事项。”

《国境卫生检疫法》第十四条：“海关可以登临交通运输工具进行检疫查验，对符合规定条件的，可以采取电讯方式进行检疫查验。

“除避险等紧急情况外，进境的交通运输工具在检疫查验结束前、出境的交通运输工具在检疫查验结束后至出境前，未经海关准许，不得驶离指定的检疫查验地点，不得装卸货物、物品，不得上下引航员以外的人员。”

《国境卫生检疫法》第十五条：“进境出境交通运输工具有下列情形之一的，应当实施卫生处理，并接受海关监督；必要时，海关可以会同有关部门对交通运输工具实施隔离：

“（一）受到检疫传染病污染；

“（二）发现与人类健康有关的病媒生物；

“（三）存在传播检疫传染病风险的其他情形。

“外国交通运输工具的负责人拒绝实施卫生处理的，除特殊情况外，海关应当责令该交通运输工具在其监督下立即离境。”

《国境卫生检疫法》第十六条：“海关依据检疫医师提供的检疫查验结果，对没有传播检疫传染病风险或者已经实施有效卫生处理的交通运输工具，签发进境检疫证或者出境检疫证。”

《国境卫生检疫法》第十七条：“已经实施检疫查验的交通运输工具在口岸停留期间，发现检疫传染病染疫人、疑似染疫人或者有人非因意外伤害死亡且死因不明的，交通运输工具负责人应当立即向海关报告，海关应当依照本法规定采取相应的措施。”

《国境卫生检疫法》第十八条：“海关对过境的交通运输工具不实施检疫查验，但有证据表明该交通运输工具存在传播检疫传染病风险的除外。

“过境的交通运输工具在中国境内不得装卸货物、物品或者上下人员；添加燃料、饮用水、食品和供应品的，应当停靠在指定地点，在海关监督下进行。”

《国境卫生检疫法实施细则》第二十二条：“船舶的入境检疫，必须在港口的检疫锚地或者经卫生检疫机关同意的指定地点实施。

“检疫锚地由港务监督机关和卫生检疫机关会商确定，报国务院交通运输主管部门和海关总署备案。”

《进出境动植物检疫法》第三十四条：“来自动植物疫区的船舶、飞机、火车抵达口岸时，由口岸动植物检疫机关实施检疫。发现有本法第十八条规定的名录所列的病虫害的，作不准带离运输工具、除害、封存或者销毁处理。”

《进出境动植物检疫法》第三十八条：“进境供拆船用的废旧船舶，由口岸动植物检疫机关实施检疫，发现有本法第十八条规定的名录所列的病虫害的，作除害处理。”

《进出境动植物检疫法实施条例》第四十六条：“口岸动植物检疫机关对来自动植物疫区的船舶、

飞机、火车，可以登船、登机、登车实施现场检疫。有关运输工具负责人应当接受检疫人员的询问并在询问记录上签字，提供运行日志和装载货物的情况，开启舱室接受检疫。

“口岸动植物检疫机关应当对前款运输工具可能隐藏病虫害的餐车、配餐间、厨房、储藏室、食品舱等动植物产品存放、使用场所和泔水、动植物性废弃物的存放场所以及集装箱箱体等区域或者部位，实施检疫；必要时，作防疫消毒处理。”

《进出境动植物检疫法实施条例》第四十九条：“进境拆解的废旧船舶，由口岸动植物检疫机关实施检疫。发现病虫害的，在口岸动植物检疫机关监督下作除害处理。发现有禁止进境的动植物、动植物产品和其他检疫物的，在口岸动植物检疫机关的监督下作销毁处理。”

《中华人民共和国进出口商品检验法实施条例》（以下简称《进出口商品检验法实施条例》）第三十条：“对装运出口的易腐烂变质食品、冷冻品的集装箱、船舱、飞机、车辆等运载工具，承运人、装箱单位或者其代理人应当在装运前向出入境检验检疫机构申请清洁、卫生、冷藏、密固等适载检验。未经检验或者经检验不合格的，不准装运。”

（二）行政审批和备案

1. 国境口岸卫生许可核发（从事船舶食品、饮用水供应单位许可）。

2. 进出境动植物检疫除害处理单位核准（从事船舶进出境动植物检疫除害处理单位许可）。

（三）用语定义

国际航行船舶（以下简称“船舶”）：指进出中华人民共和国国境口岸的外国籍船舶和航行国际航线的中华人民共和国国籍船舶。（第二条）

（四）规章全文

国际航行船舶出入境检验检疫管理办法

第一章　总　则

第一条　为加强国际航行船舶出入境检验检疫管理，便利国际航行船舶进出我国口岸，根据《中华人民共和国国境卫生检疫法》及其实施细则、《中华人民共和国进出境动植物检疫法》及其实施条例、《中华人民共和国进出口商品检验法》及其实施条例以及《国际航行船舶进出中华人民共和国口岸检查办法》的规定，制定本办法。

第二条　本办法所称国际航行船舶（以下简称船舶）是指进出中华人民共和国对外开放的口岸（以下简称口岸）的外国籍船舶和航行国际航线的中华人民共和国国籍船舶。

第三条　海关总署主管船舶进出口岸的检验检疫工作。主管海关负责所辖地区的船舶进出口岸的检验检疫和监督管理工作。

第四条　国际航行船舶进出口岸应当按照本办法规定实施检验检疫。

第二章　入境检验检疫

第五条　入境的船舶应当在最先到达口岸的指定地点接受检疫，办理入境检验检疫手续。

第六条　船方或者其代理人应当在船舶预计到达口岸24小时前（航程不足24小时的，在驶离上一口岸时）向海关申报，填报入境检疫申报书。如船舶动态或者申报内容有变化，船方或者其代理人应当及时向海关更正。

第七条 受入境检疫的船舶，在航行中发现检疫传染病[①]染疫人、疑似染疫人，或者有人非因意外伤害而死亡并死因不明的，船方必须立即向入境口岸海关报告。

第八条 海关对申报内容进行审核，确定以下检疫方式，并及时通知船方或者其代理人。

（一）锚地检疫；

（二）电讯检疫；

（三）靠泊检疫；

（四）随船检疫。

第九条 海关对存在下列情况之一的船舶应当实施锚地检疫：

（一）来自动植物疫区，国家有明确要求的；

（二）发现检疫传染病染疫人、疑似染疫人，或者有人非因意外伤害而死亡并死因不明的；

（三）装载的货物为活动物的；

（四）发现有啮齿动物异常死亡的；

（五）废旧船舶；

（六）未持有有效的《船舶免予卫生控制措施证书/船舶卫生控制措施证书》的；

（七）船方申请锚地检疫的；

（八）海关工作需要的。

第十条 持有有效卫生证书，并且没有第九条所列情况的船舶，经船方或者其代理人申请，海关可以实施电讯检疫。

船舶在收到海关同意电讯检疫的批复后，即视为已实施电讯检疫。船方或者其代理人必须在船舶到达口岸24小时内办理入境检验检疫手续。

第十一条 对未持有有效卫生证书，且没有第九条所列情况或者因天气、潮水等原因无法实施锚地检疫的船舶，经船方或者其代理人申请，海关可以实施靠泊检疫。

第十二条 海关对旅游船、军事船、要人访问所乘船舶等特殊船舶以及遇有特殊情况的船舶，如船上有病人需要救治、特殊物资急需装卸、船舶急需抢修等，经船方或者其代理人申请，可以实施随船检疫。

第十三条 接受入境检疫的船舶，必须按照规定悬挂检疫信号，在海关签发入境检疫证书或者通知检疫完毕以前，不得解除检疫信号。除引航员和经海关许准许的人员外，其他人员不准上船；不准装卸集装箱等运输设备、货物、行李、邮包等物品及外包装；其他船舶不准靠近；船上人员，除因船舶遇险外，未经海关许可，不得离船；检疫完毕之前，未经海关准许，引航员不得擅自将船舶引离检疫锚地。

第十四条 办理入境检验检疫手续时，船方或者其代理人应当向海关提交《航海健康申报书》《总申报单》《货物申报单》《船员名单》《旅客名单》《船用物品申报单》《压舱水报告单》及载货清单，并应检验检疫人员的要求提交《船舶免予卫生控制措施证书/船舶卫生控制措施证书》《预防接种证书》《健康证书》以及《航海日志》等有关资料。

第十五条 海关实施登临检疫时，应当在船方人员的陪同下，根据检验检疫工作规程实施检疫查验。

第十六条 海关对经检疫判定没有传播检疫传染病风险的入境船舶，签发《船舶入境卫生检疫证》；对经检疫判定受到检疫传染病污染、发现与人类健康有关的病媒生物或者存在其他传播检疫传染病风险应当实施卫生除害处理的或者有其他限制事项的入境船舶，在实施相应的卫生除害处理或

---

① 根据《关于公布检疫传染病目录的公告》（国家疾控局 海关总署公告2024年第2号），检疫传染病包括：鼠疫、霍乱、黄热病、埃博拉病毒病、天花、脊髓灰质炎、传染性非典型肺炎、肺炭疽、马尔堡病毒病、拉沙热、中东呼吸综合征。

者注明应当接受的卫生除害处理事项后，签发《船舶入境检疫证》；对来自动植物疫区经检疫判定合格的船舶，应船舶负责人或者其代理人要求签发《运输工具检疫证书》；对须实施卫生除害处理的，应当向船方出具《检验检疫处理通知书》，并在处理合格后，应船方要求签发《运输工具检疫处理证书》。

第三章 出境检验检疫

第十七条 出境的船舶应当在最后离开的口岸接受检验检疫，办理出境检验检疫手续。

第十八条 出境的船舶，船方或者其代理人应当在船舶离境前4小时内向海关申报，办理出境检验检疫手续。已办理手续但出现人员、货物的变化或者因其他特殊情况24小时内不能离境的，须重新办理手续。

船舶在口岸停留时间不足24小时的，经海关同意，船方或者其代理人在办理入境手续时，可以同时办理出境手续。

第十九条 对装运出口易腐烂变质食品、冷冻品的船舱，必须在装货前申请适载检验，取得检验证书。未经检验合格的，不准装运。

装载植物、动植物产品和其他检疫物出境的船舶，应当符合国家有关动植物防疫和检疫的规定，取得《运输工具检疫证书》。对需实施除害处理的，作除害处理并取得《运输工具检疫处理证书》后，方可装运。

第二十条 办理出境检验检疫手续时，船方或者其代理人应当向海关提交《航海健康申报书》《总申报单》《货物申报单》《船员名单》《旅客名单》及载货清单等有关资料（入境时已提交且无变动的可免于提供）。

第二十一条 经审核船方提交的出境检验检疫资料或者经登临检验检疫，符合有关规定的，海关签发交通运输工具出境卫生检疫证书，并在船舶出口岸手续联系单上签注。

第四章 检疫处理

第二十二条 对有下列情况之一的船舶，应当实施卫生除害处理，并接受海关监督：

（一）受到检疫传染病污染的；

（二）存在传播检疫传染病风险的其他情形的；

（三）发现有与人类健康有关的病媒生物；

（四）发现有动物一类、二类传染病、寄生虫病或者植物危险性病、虫、杂草的或者一般性病虫害超过规定标准的；

（五）装载可能造成传染病传播的散装废旧物品或者腐败变质有碍公共卫生物品的；

（六）装载活动物入境和拟装运活动物出境的；

（七）携带尸体、棺柩、骸骨入境的；

（八）废旧船舶；

（九）海关总署要求实施卫生除害处理的其他船舶。

第二十三条 对船上的检疫传染病染疫人、疑似染疫人，应当立即采取有效的现场防控措施，并及时通知口岸所在地县级以上地方人民政府疾病预防控制部门。

第二十四条 对船上的染疫动物实施退回或者扑杀、销毁，对可能被传染的动物实施隔离。发现禁止进境的动植物、动植物产品和其他检疫物的，必须作封存或者销毁处理。

第二十五条 对国家明确规定应当实施卫生除害处理的船舶压舱水需要排放的，应当在排放前实施相应的卫生除害处理。对船上的生活垃圾、泔水、动植物性废弃物，应当放置于密封有盖的容器中，在移下前应当实施必要的卫生除害处理①。

第二十六条 对船上的伴侣动物，船方应当在指定区域隔离。确实需要带离船舶的伴侣动物、船用动植物及其产品，按照有关检疫规定办理。

第五章 监督管理

第二十七条 海关对航行或者停留于口岸的船舶实施监督管理，对卫生状况符合法律、行政法规和国家规定的卫生标准要求的和可能导致传染病传播或者病虫害传播扩散的因素提出整改意见，并监督指导采取必要的检疫处理措施。

第二十八条 海关接受船方或者其代理人的申请，办理《船舶免予卫生控制措施证书/船舶卫生控制措施证书》(或者延期证书) 等有关证书。

第二十九条 船舶在口岸停留期间，未经海关准许，不得擅自排放船舶压舱水、移下垃圾和污物等，任何单位和个人不得擅自将船上自用的动植物、动植物产品及其他检疫物带离船舶。船舶在国内停留及航行期间，未经许可不得擅自启封动用海关在船上封存的物品。

第三十条 海关对船舶上的动植物性铺垫材料进行监督管理，未经海关许可不得装卸。

第三十一条 船舶应当具备并按照规定使用消毒、除虫、除鼠药械及装置。

第三十二条 来自国内疫区的船舶，或者在国内航行中发现检疫传染病染疫人、疑似染疫人，或者有人非因意外伤害而死亡并死因不明的，船舶负责人应当向到达口岸海关报告，接受临时检疫。

第三十三条 海关对在口岸内从事船舶食品生产经营、饮用水供应服务的单位以及从事船舶进出境动植物检疫除害处理的单位实行许可管理；对从事船舶代理、船舶物料服务的单位实行备案管理。

第六章 附 则

第三十四条 航行港澳小型船舶的检验检疫按照海关总署的有关规定执行。

第三十五条 往来边境地区的小型船舶、停靠非对外开放口岸的船舶以及国际海运过鲜船舶的检验检疫参照本办法执行。

第三十六条 违反本办法规定的，按照国家有关法律法规的规定处罚。

第三十七条 本办法由海关总署负责解释。

第三十八条 本办法自2003年3月1日起施行。原国家动植物检疫局1995年5月8日发布的《国际航行船舶进出中华人民共和国口岸动植物检疫实施办法》(试行) 和原国家商品检验局1994年12月29日发布的《装运出口商品船舱检验管理办法》同时废止。其他有关规定与本办法不一致的，以本办法为准。

二、《出入境邮轮检疫管理办法》

国家质检总局令第185号公布，根据海关总署令第238号、第240号、第262号、第274号修改，自2017年1月1日起施行。

---

① 根据《关于加强对来自动物疫区运输工具监督管理的公告》(海关总署公告2021年第94号)，进境运输工具负责人应切实履行生物安全主体责任，自行或委托相关单位，对从进境运输工具上卸下的动植物性废弃物、泔水严格实施动植物检疫除害处理。

规章全文

出入境邮轮检疫管理办法

第一章　总　则

第一条　为了规范出入境邮轮检疫监管工作，防止疫病疫情传播，促进邮轮经济发展，根据《中华人民共和国国境卫生检疫法》及其实施细则、《中华人民共和国动植物检疫法》及其实施条例、《中华人民共和国食品安全法》及其实施条例、《中华人民共和国传染病防治法》及其实施办法、《突发公共卫生事件应急条例》《国际航行船舶进出中华人民共和国口岸检查办法》等法律法规的规定，制定本办法。

第二条　本办法适用于对进出中华人民共和国对外开放的口岸（以下简称口岸）的外国籍邮轮和航行国际航线的中华人民共和国籍邮轮及相关经营、服务单位的检疫监督管理。

第三条　海关总署统一管理全国出入境邮轮检疫监管工作。

主管海关负责所辖口岸的出入境邮轮检疫监管工作。

第二章　风险管理

第四条　海关对出入境邮轮实施风险管理。

第五条　海关总署根据邮轮卫生状况、运营方及其代理人检疫风险控制能力、信用等级、现场监管情况及其他相关因素，制定邮轮检疫风险评估技术方案，确定邮轮检疫风险等级划分标准。

第六条　邮轮运营方负责建立并运行邮轮公共卫生安全体系，包括：

（一）食品安全控制计划；

（二）饮用水安全控制计划；

（三）娱乐用水安全控制计划；

（四）病媒生物监测计划；

（五）邮轮公共场所卫生制度；

（六）废弃物管理制度；

（七）胃肠道疾病的监测与控制体系；

（八）突发公共卫生事件应对工作机制。

第七条　邮轮运营方负责建立邮轮有害生物综合管理措施（IPM）计划，开展相关监测、防治和报告工作，控制有害生物扩散。

第八条　邮轮运营方或者其代理人按照自愿原则，可以向母港所在地海关提出风险评估申请，申请时应当提交以下资料：

（一）邮轮检疫风险评估申请书；

（二）邮轮的通风系统、生活用水供应系统、饮用水净化系统、污水处理系统的结构图。

第九条　海关总署负责组织邮轮风险评估工作，确定邮轮检疫风险等级，并对外公布。

主管海关根据风险等级确定邮轮检疫方式、卫生监督内容及频次并实施动态分类管理。

第三章　入境检疫查验

第十条　在邮轮入境前24小时或者离开上一港口后，邮轮负责人或者其代理人应当向入境口岸海关申报，提交沿途寄港、靠泊计划、人员健康情况、《船舶免予卫生控制措施/卫生控制措施证书》等信息。

如申报内容有变化，邮轮负责人或者其代理人应当及时向海关更正。

第十一条 入境邮轮应当依法接受检疫查验。

邮轮负责人或者其代理人应当向最先到达的入境口岸海关申请办理入境检疫手续，经海关准许，方可入境。

接受入境检疫的邮轮，在检疫完成以前，未经海关准许，不准上下人员，不准装卸集装箱等运输设备、货物、行李、邮包等物品及外包装（以下统称货物、物品）。

第十二条 入境邮轮应当按照规定悬挂检疫信号，在指定地点等候检疫。在海关签发入境检疫证书或者通知检疫完毕之前，不得解除检疫信号。

检验检疫人员登轮检疫时，邮轮负责人或者其代理人应当配合开展工作。

第十三条 海关根据入境邮轮申报信息及邮轮检疫风险等级确定检疫方式，及时通知邮轮负责人或者其代理人，检疫方式有：

（一）靠泊检疫；

（二）随船检疫；

（三）锚地检疫；

（四）电讯检疫。

第十四条 有下列情形之一的，海关可以对入境邮轮实施随船检疫：

（一）首次入境，且入境前4周内停靠过海关总署公告、警示通报列明的发生疫情国家或者地区；

（二）首次入境，且公共卫生体系风险不明的；

（三）为便利通关需要，邮轮负责人或者其代理人申请，海关认为有必要的。

参加随船检疫人员应当为邮轮检疫在岗人员，且具有医学专业背景或者接受过系统性船舶卫生检疫业务培训的。

第十五条 有下列情形之一的，海关应当对入境邮轮实施锚地检疫：

（一）邮轮上报告有疑似检疫传染病①染疫人，且根据要求需对密切接触者采取集中隔离观察的；

（二）海关总署公告、警示通报有明确要求的；

（三）海关总署评定检疫风险较高的；

（四）有本办法第十四条第一款第（一）（二）项规定的情形而未实施随船检疫的；

（五）邮轮负责人或者其代理人申请，海关认为有必要的。

第十六条 邮轮经风险评估，检疫风险较低的，经邮轮负责人或者其代理人申请，海关可以实施电讯检疫。

第十七条 有本办法第十四条、第十五条、第十六条规定以外的其他情形或者在紧急情况下，海关对邮轮实施靠泊检疫。

第十八条 海关工作人员对入境邮轮实施的检疫查验

内容包括：

（一）在登临前，检查邮轮是否悬挂检疫信号；

（二）核查《船舶免于卫生控制措施证书/船舶卫生控制措施证书》、食品从业人员健康证明、来自黄热病疫区交通运输工具上船员和旅客的预防接种证书；

（三）检查邮轮医疗设施、航海日志、医疗日志，询问船员、旅客的健康监测情况，可以要求邮

---

① 根据《关于公布检疫传染病目录的公告》（国家疾控局 海关总署公告2024年第2号），检疫传染病包括：鼠疫、霍乱、黄热病、埃博拉病毒病、天花、脊髓灰质炎、传染性非典型肺炎、肺炭疽、马尔堡病毒病、拉沙热、中东呼吸综合征。

轮运营方或者其代理人签字确认；

（四）检查食品饮用水安全、病媒生物控制、废弃物处置和卫生状况；

（五）检查公共卫生安全体系其他相关内容。

第十九条 完成入境检疫后，对没有传播检疫传染病风险的邮轮，检验检疫人员应当立即签发《船舶入境卫生检疫证》；对需要实施检疫处理措施的邮轮，经检疫处理合格后，予以签发《船舶入境检疫证》。

邮轮负责人收到《船舶入境卫生检疫证》或者《船舶入境检疫证》，方可解除入境邮轮检疫信号，准予人员上下以及货物、物品装卸等。

第二十条 入境旅客、邮轮员工及其他人员应当接受检疫。

入境邮轮在中国境内停留期间，旅客、邮轮员工及其他人员不得将动植物、动植物产品和其他检疫物带离邮轮；需要带离时，应当向口岸海关申报。

第四章 出境检疫查验

第二十一条 出境邮轮在离港前4个小时，邮轮负责人或者其代理人应当向出境口岸海关申报邮轮出境检疫信息。

第二十二条 海关对出境邮轮实施检疫，未完成检疫事项的邮轮不得出境。

出境检疫完毕后，海关工作人员对出境邮轮应当签发交通运输工具出境卫生检疫证书。

海关可以根据风险评估情况确定是否实施登临检疫。

第二十三条 对邮轮实施出境检疫完毕后，除引航员和经海关准许的人员外，其他人员不得上下邮轮，不准装卸货物、物品。违反上述规定，该邮轮必须重新实施出境检疫。

第五章 检疫处理

第二十四条 有下列情形之一的，邮轮运营方应当按照海关要求，组织实施检疫处理：

（一）海关总署发布公告或者警示通报等有明确要求的；

（二）发现存在与人类健康有关的病媒生物或者有毒有害物质的；

（三）发现有《中华人民共和国进出境动植物检疫法》第十八条规定的名录中所列病虫害的；

（四）法律、法规规定的其他应当实施检疫处理的情形。

邮轮上泔水、动植物性废弃物及其存放场所、容器应当实施检疫处理。

检疫处理工作应当依法实施并接受海关监督。

第二十五条 邮轮上有禁止进境的动植物、动植物产品和其他检疫物的，在中国境内停留期间，不得卸离或者带离邮轮。发现有害生物扩散风险或者潜在风险的，邮轮运营方应当主动采取防范措施，并及时向海关报告。

第二十六条 经检疫处理合格的，且需下一港跟踪的邮轮，出发港海关应当及时将有关信息报送至下一港海关。

第六章 突发公共卫生事件处置

第二十七条 发生下列情形之一，邮轮负责人或者其代理人应当及时采取有效的应急处置措施，立即向口岸海关进行突发公共卫生事件报告：

（一）航行途中有人员发生疑似传染病死亡或者不明原因死亡的；

（二）发现传染病染疫人或者疑似染疫人，且可能构成公共卫生风险的；

（三）航行过程中6小时内出现6例及以上的消化道疾病病例，或者邮轮上有1%及以上的船员或者旅客患消化道疾病的；

（四）邮轮航行途中24小时内出现2‰以上的船员或者旅客患呼吸道传染病的；

（五）发生群体性不明原因疾病的；

（六）邮轮负责人或者其代理人认为应当报告的其他情形。

第二十八条 突发公共卫生事件报告内容应当包括：

（一）事件的基本情况，包括启运港、靠泊港和沿途寄港、停靠日期、病名或者主要症状、总人数、患病人数、死亡人数等；

（二）患病人员的监测日志、医疗记录和调查记录等；

（三）邮轮上所采取的应急处置措施及所取得的效果；

（四）法律法规要求的其他信息和资料。

第二十九条 邮轮发生突发公共卫生事件时，应当遵循统一指挥、职责明确、科学高效、反应及时、优先救治的原则。海关应当对人员医疗救治工作给予检疫便利。

第三十条 邮轮运营方应当建立完善的突发公共卫生事件处置能力，包括配备具有处置突发事件能力的专业人员、建立应急处置预案、定期开展培训和演练等。

发生突发公共卫生事件时，邮轮运营方及其代理人应当配合海关做好应急处置工作。

第三十一条 海关应当建立突发公共卫生事件的应急处置机制，做好联防联控工作，定期开展培训和演练，指导、协调邮轮运营方做好邮轮突发公共卫生事件的现场处置工作。

第三十二条 邮轮发生突发公共卫生事件时，应当按照口岸突发公共卫生事件应急处置相关规定处理。

第七章 监督管理

第三十三条 海关总署可以根据邮轮检疫风险等级确定监督管理的重点、方式和频次。

海关可以以抽查、专项检查、全项目检查等方式进行监管。必要时，可以实施采样检测。

第三十四条 检验检疫人员按照下列要求对出入境邮轮实施卫生监督：

（一）公共卫生安全管理制度是否完善；

（二）食品饮用水安全；

（三）客舱、甲板、餐厅、酒吧、影剧院、游泳池、浴池等公共场卫生状况是否保持良好；

（四）是否保持无感染源或者污染源，包括无病媒生物和宿主，并确保医学媒介生物控制措施的有效运行；

（五）保持废弃物密闭储存，或者具备无害化处理能力；

（六）保留完整规范的医疗记录、药品消耗及补充记录；

（七）是否建立完善的压舱水排放报告机制。

第三十五条 检验检疫人员按照下列要求对出入境邮轮食品安全实施监督管理：

（一）邮轮上的食品从业人员应当持有有效的健康证明，并经过职业培训，能够按照食品安全控制要求进行操作；

（二）应当建立食品进货查验制度，并保存相关档案。

第三十六条 海关对境外直供邮轮的进境食品，可以参照过境检疫模式进行监管：

（一）境外直供邮轮的动植物源性食品和水果的入境口岸、运输路线、出境口岸等相关事项，应当向配送地直属海关备案；

（二）境外直供邮轮的动植物源性食品和水果应当使用集装箱装载，按照规定的路线运输，集装箱在配送邮轮前不得开箱；

（三）境外直供邮轮食品在配送时应当接受开箱检疫。开箱时，应当由检验检疫人员现场监督，经查验铅封、核对货物种类和数量、实施检疫后方可配送邮轮。

境外直供邮轮食品不得用于其他用途。

第三十七条 对经监督管理不合格的邮轮，海关应当通知邮轮负责人或者其代理人进行整改，整改符合要求后，邮轮方可出入境。

第八章 法律责任

第三十八条 发生突发公共卫生事件时，邮轮运营方或者其代理人未按照海关要求及时报告的，由海关视情节轻重给予警告，或者处以3万元以下罚款。

第三十九条 有下列违法行为之一的，依法追究刑事责任；尚不构成犯罪或者犯罪情节显著轻微依法不需要判处刑罚的，由海关处2万元以上5万元以下的罚款：

（一）引起重大动植物疫情的；

（二）伪造、变造动植物检疫单证、印章、标志、封识的。

引起重大动植物疫情危险，情节严重的依法追究刑事责任。

第九章 附 则

第四十条 定班客轮可以参照本办法实施管理。

第四十一条 本办法由海关总署负责解释。

第四十二条 本办法自2017年1月1日起施行。

三、《海南出入境游艇检疫管理办法》

国家质检总局令第153号公布，根据海关总署令第238号、第240号、第274号修改，自2013年8月1日起施行。

（一）用语定义

游艇：仅限于用于游览观光、休闲娱乐等活动的具备机械推进动力装置的船舶。（第三十八条）

艇方：指游艇所有人或者其使用人。（第三十八条）

艇上人员：包括游艇上的操作人员以及乘坐游艇的所有人员。（第三十八条）

游艇俱乐部：包括为出入境游艇提供游艇靠泊、保管及使用服务的依法成立的游艇俱乐部、游艇会以及其他组织。（第三十八条）

（二）规章全文

海南出入境游艇检疫管理办法

第一章 总 则

第一条 为防止疫病疫情传入传出，规范海南出入境游艇检疫，根据《中华人民共和国国境卫生检疫法》及其实施细则、《中华人民共和国进出境动植物检疫法》及其实施条例、《国际卫生条例》等法律法规和国务院有关规定，制定本办法。

第二条 本办法适用于从海南出境、入境游艇的检疫和监督管理工作。

第三条 海关总署主管全国出入境游艇检疫监督管理工作。

海口海关负责海南出入境游艇检疫和监督管理工作。

第四条 海南出入境游艇检疫监督管理遵循先行先试、监管有效、简化手续、方便快捷的原则。

第二章　入境检疫

第五条　入境游艇应当在最先到达的口岸接受检疫。

海关可以对入境游艇实施电讯检疫、锚地检疫、靠泊检疫或者随船检疫。

第六条　艇方或者其代理人应当在游艇到达口岸前，向入境口岸海关申报下列事项：

（一）游艇名称、国籍、预定抵达检疫地点的日期和时间；

（二）发航港、最后寄港；

（三）游艇操作人员和其他艇上人员数量及健康状况；

（四）依法应当向海关申报并接受检疫的动植物、动植物产品和其他检疫物。

第七条　艇方或者其代理人应当在游艇到达检疫地点前12小时将确定到达的日期和时间通知海关。

第八条　无重大疫病疫情时，已取得《船舶免予卫生控制措施证书/船舶卫生控制措施证书》的，艇方或者其代理人可以向海关申请电讯检疫。

未持有上述证书的，海关可以先予实施电讯检疫，艇方或者其代理人在游艇到达检疫地点后应当申请补办。

第九条　有下列情形之一的游艇，艇方或者其代理人应当主动向海关报告，由海关在检疫锚地或者海关指定的地点实施检疫：

（一）来自动植物疫区，国家有明确要求的；

（二）发现检疫传染病①染疫人、疑似染疫人，或者有人非因意外伤害而死亡并死因不明的；

（三）发现有啮齿动物异常死亡的。

第十条　除实施电讯检疫的以及本办法第九条规定的检疫以外的其他游艇，由海关在口岸开放码头或者经海关同意的游艇停泊水域或者码头实施靠泊检疫。

需要办理口岸临时开放手续的，按照相关规定执行。

第十一条　受入境检疫的游艇应当按照规定悬挂检疫信号等候查验，在检疫完毕并签发船舶入境检疫证后，方可解除检疫信号、上下人员、装卸行李等物品。

不具备悬挂检疫信号条件的，入境时应当在检疫地点等候查验，并尽早通知海关实施检疫。

第十二条　办理入境检疫手续时，艇方或者其代理人应当向海关提交《出/入境游艇检疫总申报单》《船舶免予卫生控制措施证书/船舶卫生控制措施证书》、游艇操作人员及随艇人员名单等相关资料，必要时提供游艇航行等相关记录。来自黄热病疫区的，还应当提供艇上人员《预防接种证书》。

不能提供《船舶免予卫生控制措施证书/船舶卫生控制措施证书》的，艇方或者其代理人在游艇入境后应当向海关申请补办。

第十三条　海关依法对入境游艇上的检疫传染病染疫人、疑似染疫人采取有效的现场防控措施，并及时通知口岸所在地县级以上地方人民政府疾病预防控制部门。

第十四条　入境游艇有下列情形之一的，应当实施卫生除害处理，并接受海关监督：

（一）受到检疫传染病污染的；

（二）发现有与人类健康有关的病媒生物的；

（三）存在传播检疫传染病风险的其他情形的；

---

①　根据《关于公布检疫传染病目录的公告》（国家疾控局 海关总署公告2024年第2号），检疫传染病包括：鼠疫、霍乱、黄热病、埃博拉病毒病、天花、脊髓灰质炎、传染性非典型肺炎、肺炭疽、马尔堡病毒病、拉沙热、中东呼吸综合征。

（四）发现有动物一类、二类传染病、寄生虫病①或者进境植物检疫性有害生物②的。

第十五条 入境游艇在中国境内停留期间，艇上人员不得将所装载的动植物、动植物产品和其他检疫物带离游艇；需要带离时，应当向海关报检，相关程序及要求按照《出入境人员携带物检疫管理办法》③及其他法律法规的相关规定执行。

游艇上装载有禁止进境的动植物、动植物产品和其他检疫物的，海关应当做封存或者销毁处理。

第十六条 携带犬、猫（以下简称宠物）入境的，每人每次限带1只，携带人应当向海关提供输出国家或者地区官方动物检疫机构出具的有效检疫证书和疫苗接种证书。宠物应当具有芯片或者其他有效身份证明。

第十七条 来自非狂犬病发生国家或者地区的宠物，经查验证书符合要求且现场检疫合格的，可以办理宠物入境随行手续。

来自狂犬病发生国家或者地区的宠物，应当在海关指定的隔离场所隔离30天。

工作犬，如导盲犬、搜救犬等，携带人提供相应证明且现场检疫合格的，可以免于隔离检疫。

海关对隔离检疫的宠物实行监督检查。

第十八条 入境宠物有下列情形之一的，禁止带离游艇：

（一）入境宠物无输出国家或者地区官方动物检疫机构出具的有效检疫证书和疫苗接种证书的；

（二）数量超过限额的；

（三）现场检疫不合格的。

第十九条 入境游艇经检疫查验合格的，由海关签发船舶入境检疫证等证单。

第三章 出境检疫

第二十条 游艇出境时，应当在出境3小时前向出境口岸海关申报并办理出境检疫手续。办理出境检疫手续后出现人员变动或者其他特殊情况24小时内不能出境的，须重新办理。

游艇在入境口岸停留不足24小时出境的，经海关同意，在办理入境手续时，可以同时办理出境手续。

第二十一条 办理出境检疫手续时，艇方或者其代理人应当向海关提交《出/入境游艇检疫总申报单》、游艇操作人员及随艇人员名单等有关资料。入境时已提交且无变动的，经艇方或者其代理人书面声明，可以免予提供。

第二十二条 出境游艇经检疫查验合格的，由海关签发交通运输工具出境卫生检疫证书等证单。

第四章 监督管理

第二十三条 游艇入境后，发现检疫传染病染疫人、疑似染疫人或者突发公共卫生事件，或者有人非因意外伤害而死亡并死因不明的，艇方或者其代理人应当及时向到达的口岸海关报告，接受临时检疫。

第二十四条 游艇在境内航行、停留期间，不得擅自启封、动用海关在艇上封存的物品。

游艇上的生活垃圾、泔水、动植物性废弃物等，艇方应当放置于密封的容器中，在离艇前应当实施必要的检疫处理。

---

① 见《中华人民共和国进境动物检疫疫病名录》（农业农村部 海关总署公告第256号），见《海关检验检疫业务实务手册——进出境动植物检疫篇》第三章第一节。

② 见农业部公告第862号，农业部 国家质检总局公告第1147号、第1472号、第1600号、第1831号、第1902号和农业农村部 海关总署公告第413号，见《海关检验检疫业务实务手册——进出境动植物检疫篇》第三章第一节。

③《出入境人员携带物检疫管理办法》已被《中华人民共和国海关进出境行李物品监管办法》（海关总署令第276号）废止，详见本章第一节。

第二十五条 海关对游艇实施卫生监督，对卫生状况不符合法律、行政法规和国家规定的卫生标准要求的和可能导致传染病传播或者检疫性有害生物传播扩散的因素提出改进意见，并监督指导采取必要的检疫处理措施。

第二十六条 海关对游艇专用停泊水域或者码头、游艇俱乐部实施卫生监督，游艇俱乐部和艇方或者其代理人应当予以配合。

第二十七条 游艇停泊水域或者码头，满足下列条件的，经海关同意，可以在该水域或者码头实施检疫：

(一) 具备管理和回收游艇废弃物、垃圾等的能力；

(二) 具备对废弃物、垃圾等进行无害化处理的能力；

(三) 具备相关的口岸检验检疫设施，满足海关查验和检疫处理的需求。

第二十八条 游艇在境内停留期间发生重大传染病疫情或者突发公共卫生事件等，海关应当及时启动应急预案，科学应对，妥善处置，防止疫病疫情扩散传播。

第二十九条 海关根据需要可以在游艇码头等场所设立工作点，实行驻点服务。

第五章 法律责任

第三十条 未经检疫查验，从游艇上移下传染病染疫人造成传染病传播危险的，由海关处以5000元以上3万元以下的罚款。

第三十一条 有下列违法行为之一的，由海关处以3000元以上3万元以下的罚款：

(一) 未经海关许可擅自将随艇进境、过境动植物、动植物产品和其他检疫物卸离游艇或者运递的；

(二) 擅自调离或者处理在海关指定的隔离场所中隔离检疫的动植物的；

(三) 擅自开拆、损毁检验检疫封识或者标志的；

(四) 擅自抛弃随艇过境的动物尸体、排泄物、铺垫材料或者其他废弃物，或者未按规定处理游艇上的泔水、动植物性废弃物的；

(五) 艇上人员违反本办法规定，携带无官方动物检疫证书，或者检疫发现有疫病疫情的宠物上岸的。

第三十二条 出入境人员拒绝、阻碍海关及其工作人员依法执行职务的，依法移送有关部门处理。

第三十三条 受行政处罚的当事人应当在出境前履行海关作出的行政处罚决定。当事人向指定的银行缴纳罚款确有困难，经当事人提出，海关及其执法人员可以当场收缴罚款。当场收缴罚款的，必须向当事人出具罚款收据。

执法人员当场收缴的罚款，应当自收缴罚款之日起2日内，交至行政机关；在水上当场收缴的罚款，应当自抵岸之日起2日内交至行政机关；行政机关应当在2日内将罚款缴付指定的银行。

第三十四条 海关工作人员应当秉公执法、忠于职守，不得滥用职权、玩忽职守、徇私舞弊；违法失职的，依法追究责任。

第六章 附 则

第三十五条 本办法所称：

“游艇”仅限于用于游览观光、休闲娱乐等活动的具备机械推进动力装置的船舶。

“艇方”是指游艇所有人或者其使用人。

“艇上人员”包括游艇上的操作人员以及乘坐游艇的所有人员。

“游艇俱乐部”包括为出入境游艇提供游艇靠泊、保管及使用服务的依法成立的游艇俱乐部、游艇会以及其他组织。

第三十六条 经海关总署批准，其他地区出入境游艇检疫监督管理工作可以参照本办法执行。

第三十七条 本办法由海关总署负责解释。

第三十八条 本办法自2013年8月1日起施行。

四、《进出境集装箱检验检疫管理办法》

国家出入境检验检疫局令第17号公布，根据海关总署令第238号、第262号修改，自2000年2月1日起施行。

（一）相关法律法规条款

《国境卫生检疫法》第九条："进境出境的人员、交通运输工具，集装箱等运输设备、货物、行李、邮包等物品及外包装（以下统称货物、物品），应当依法接受检疫查验，经海关准许，方可进境出境。"

《国境卫生检疫法实施细则》第十条："入境、出境的集装箱、货物、废旧物等物品在到达口岸的时候，承运人、代理人或者货主，必须向卫生检疫机关申报并接受卫生检疫。对来自疫区的、被传染病污染的以及可能传播检疫传染病或者发现与人类健康有关的啮齿动物和病媒昆虫的集装箱、货物、废旧物等物品，应当实施消毒、除鼠、除虫或者其他必要的卫生处理。

"集装箱、货物、废旧物等物品的货主要求在其他地方实施卫生检疫、卫生处理的，卫生检疫机关可以给予方便，并按规定办理。

"海关凭卫生检疫机关签发的卫生处理证明放行。"

《国境卫生检疫法实施细则》第五十四条："入境、出境的集装箱、行李、货物、邮包等物品需要卫生处理的，由卫生检疫机关实施。"

《进出境动植物检疫法实施条例》第四十六条："口岸动植物检疫机关对来自动植物疫区的船舶、飞机、火车，可以登船、登机、登车实施现场检疫。有关运输工具负责人应当接受检疫人员的询问并在询问记录上签字，提供运行日志和装载货物的情况，开启舱室接受检疫。

"口岸动植物检疫机关应当对前款运输工具可能隐藏病虫害的餐车、配餐间、厨房、储藏室、食品舱等动植物产品存放、使用场所和泔水、动植物性废弃物的存放场所以及集装箱箱体等区域或者部位，实施检疫；必要时，作防疫消毒处理。"

《进出口商品检验法实施条例》第三十条："对装运出口的易腐烂变质食品、冷冻品的集装箱、船舱、飞机、车辆等运载工具，承运人、装箱单位或者其代理人应当在装运前向出入境检验检疫机构申请清洁、卫生、冷藏、密固等适载检验。未经检验或者经检验不合格的，不准装运。"

（二）用语定义

进出境集装箱：指国际标准化组织所规定的集装箱，包括出境、进境和过境的实箱及空箱。（第二条）

（三）特别说明

本办法第十八条规定的卫生除害处理范围，被《关于发布〈出入境检疫处理管理工作规定〉的公告》（质检总局公告2017年第115号）和《关于做好〈出入境检疫处理管理工作规定〉实施有关工作的公告》（质检总局公告2018年第30号）中的相关规定取代。

（四）规章全文

进出境集装箱检验检疫管理办法

第一章　总　则

第一条　为加强进出境集装箱检验检疫管理工作，根据《中华人民共和国进出口商品检验法》、《中华人民共和国进出境动植物检疫法》、《中华人民共和国国境卫生检疫法》、《中华人民共和国食品安全法》及有关法律法规的规定，制定本办法。

第二条　本办法所称进出境集装箱是指国际标准化组织所规定的集装箱，包括出境、进境和过境的实箱及空箱。

第三条　海关总署主管全国进出境集装箱的检验检疫管理工作。主管海关负责所辖地区进出境集装箱的检验检疫和监督管理工作。

第四条　集装箱进出境前、进出境时或过境时，承运人、货主或其代理人（以下简称报检人），必须向海关报检。海关按照有关规定对报检集装箱实施检验检疫。

第五条　过境应检集装箱，由进境口岸海关实施查验，离境口岸海关不再检验检疫。

第二章　进境集装箱的检验检疫

第六条　进境集装箱应按有关规定实施下列检验检疫：

（一）所有进境集装箱应实施卫生检疫；

（二）来自动植物疫区的，装载动植物、动植物产品和其他检验检疫物的，以及箱内带有植物性包装物或辅垫材料的集装箱，应实施动植物检疫；

（三）法律、行政法规、国际条约规定或者贸易合同约定的其他应当实施检验检疫的集装箱，按有关规定、约定实施检验检疫。

第七条　进境集装箱报检人应当向进境口岸海关报检，未经海关许可，不得提运或拆箱。

第八条　进境集装箱报检时，应提供集装箱数量、规格、号码、到达或离开口岸的时间、装箱地点和目的地、货物的种类、数量和包装材料等单证或情况。

第九条　海关受理进境集装箱报检后，对报检人提供的相关材料进行审核，并将审核结果通知报检人。

第十条　在进境口岸结关的以及国家有关法律法规规定必须在进境口岸查验的集装箱，在进境口岸实施检验检疫或作卫生除害处理。

指运地结关的集装箱，进境口岸海关受理报检后，检查集装箱外表（必要时进行卫生除害处理），办理调离和签封手续，并通知指运地海关，到指运地进行检验检疫。

第十一条　进境集装箱及其装载的应检货物经检验检疫合格的，准予放行；经检验检疫不合格的，按有关规定处理。

第十二条　过境集装箱经查验发现有可能中途撒漏造成污染的，报检人应按进境口岸海关的要求，采取密封措施；无法采取密封措施的，不准过境。发现被污染或危险性病虫害的，应作卫生除害处理或不准过境。

第三章　出境集装箱的检验检疫

第十三条　出境集装箱应按有关规定实施下列检验检疫：

（一）所有出境集装箱应实施卫生检疫；

（二）装载动植物、动植物产品和其他检验检疫物的集装箱应实施动植物检疫；

（三）装运出口易腐烂变质食品、冷冻品的集装箱应实施适载检验；

（四）输入国要求实施检验检疫的集装箱，按要求实施检验检疫；

（五）法律、行政法规、国际条约规定或贸易合同约定的其他应当实施检验检疫的集装箱按有关规定、约定实施检验检疫。

第十四条 出境集装箱应在装货前向所在地海关报检，未经海关许可，不准装运。

第十五条 装载出境货物的集装箱，出境口岸海关凭启运地海关出具的检验检疫证单验证放行。法律、法规另有规定的除外。

第十六条 在出境口岸装载拼装货物的集装箱，由出境口岸海关实施检验检疫。

第四章 进出境集装箱的卫生除害处理

第十七条 进出境集装箱有下列情况之一的，应当作卫生除害处理①：

（一）来自检疫传染病或监测传染病疫区的；

（二）被传染病污染的或可能传播检疫传染病的；

（三）携带有与人类健康有关的病媒昆虫或啮齿动物的；

（四）检疫发现有国家公布的一、二类动物传染病、寄生虫病名录及植物危险性病、虫、杂草名录中所列病虫害和对农、林、牧、渔业有严重危险的其它病虫害的；发现超过规定标准的一般性病虫害的；

（五）装载废旧物品或腐败变质有碍公共卫生物品的；

（六）装载尸体、棺柩、骨灰等特殊物品的；

（七）输入国家或地区要求作卫生除害处理的；

（八）国家法律、行政法规或国际条约规定必须作卫生除害处理的。

第十八条 对集装箱及其所载货物实施卫生除害处理时应当避免造成不必要的损害。

第十九条 用于集装箱卫生除害处理的方法、药物须经海关总署认可。

第五章 监督管理

第二十条 进出境集装箱卫生除害处理工作应当依法实施并接受海关监督。

第二十一条 海关对装载法检商品的进出境集装箱实施监督管理。监督管理的具体内容包括查验集装箱封识、标志是否完好，箱体是否有损伤、变形、破口等。

第六章 附 则

第二十二条 进出境集装箱装载的应检货物按有关规定实施检验检疫。

第二十三条 海关在对进出境集装箱实施检验检疫工作时，有关单位和个人应当提供必要的工作条件及辅助人力、用具等。

第二十四条 违反本办法规定的，依照国家有关法律法规予以处罚。

第二十五条 本办法由海关总署负责解释。

---

① 卫生除害处理范围被《关于发布〈出入境检疫处理管理工作规定〉的公告》（国家质检总局公告 2017 年第 115 号，见《海关检验检疫业务实务手册——进出境动植物检疫篇》第三章第一节）和《关于做好〈出入境检疫处理管理工作规定〉实施有关工作的公告》（国家质检总局公告 2018 年第 30 号，见《海关检验检疫业务实务手册——进出境动植物检疫篇》第三章第一节）中的相关规定取代。

第二十六条 本办法自2000年2月1日起施行。原国家商检局发布的《集装箱检验办法》、原国家动植物检疫局发布的《进出境集装箱动植物检疫管理的若干规定》、原国家卫生检疫局发布的《关于实施〈进境、出境集装箱卫生管理规定〉的要求》同时废止。

第三章 | 国境卫生检疫文件

第一节 | 部分重要的国境卫生检疫规范性文件

一、《关于加强国境卫生检疫行政执法与刑事司法衔接工作的通知》（署法发〔2020〕56号）

该文于2020年3月20日发布，原文如下：

最高人民法院 最高人民检察院 公安部 司法部 海关总署关于进一步加强国境卫生检疫工作 依法惩治妨害国境卫生检疫违法犯罪的意见》（署法发〔2020〕50号，以下简称《意见》）① 对做好行政执法和刑事司法衔接提出明确要求。海关作为国境卫生检疫行政执法部门，要严格履行法定职责，进一步加大行政执法力度，对违反国境卫生检疫法及其实施细则、尚不构成犯罪的行为，要依法给予行政处罚；对符合妨害国境卫生检疫罪立案追诉标准的案件，要依照《行政执法机关移送涉嫌犯罪案件的规定》等有关规定，及时移送公安机关，保证行政执法与刑事司法的有效衔接和综合运用，最大限度发挥依法严惩相关违法犯罪的法治效能。为切实做好有关工作，现就相关事项通知如下：

一、各海关查处国境卫生检疫所涉违法行为，对现有证据不足以证明有关违法行为符合妨害国境卫生检疫罪刑事案件立案追诉标准的，应当依照国境卫生检疫法及其实施细则给予行政处罚；对有证据证明该违法行为涉嫌构成妨害国境卫生检疫罪的，应当依照有关规定办理移送公安机关相关手续，不得以行政处罚代替刑事处罚。

二、各海关在办理妨害国境卫生检疫行政处罚案件中，发现有证据证明拟作行政处罚的违法行为符合妨害国境卫生检疫罪刑事案件立案追诉标准的，应当及时移送公安机关，同时中止行政处罚案件的办理。有关案件经公安机关立案侦查、人民检察院审查起诉，最终被人民法院以妨害国境卫生检疫罪作出刑事处罚后，海关对中止办理的行政处罚案件作终结处理；有关案件公安机关决定不予立案、人民检察院作出不起诉决定或者人民法院作出无罪判决或者免予刑事处罚的，海关应当恢复行政处罚案件的办理，依法作出行政处罚决定。

三、各海关对有关案件作出行政处罚决定后，发现涉案违法行为符合妨害国境卫生检疫罪刑事案件立案追诉标准的，应当移送公安机关，并随附行政处罚决定书。已经执行的行政处罚决定，不停止执行。尚未执行的行政处罚决定中止执行，涉案违法行为最终以妨害国境卫生检疫罪定罪处罚的，海关终结执行有关处罚决定；未被定罪处罚的，海关恢复执行。

---

① 见本书“检验检疫业务通识篇”第十一章第二节。

四、各海关要认真贯彻落实《意见》有关精神和要求，加强与公安机关的沟通协调和办案协作，就办理个案涉及的刑事案件立案追诉标准适用、证据固定和保全等问题及时听取公安机关的意见和建议，提高办案质量和执法能力。要积极协助配合公安机关做好案件侦办。对社会影响大、舆论关注度高的重大案件，要会同公检法机关按照依法处置、舆论引导、社会面管控“三同步”要求，及时澄清事实真相，做好舆论引导和舆情应对。

（本文发布于海关总署网站政府信息公开专栏）

二、《关于公布检疫传染病目录的公告》（国家疾控局 海关总署公告 2024 年第 2 号）

该公告于 2024 年 12 月 30 日发布。原文如下：

经国务院批准，根据 2024 年 6 月 28 日修订的《中华人民共和国国境卫生检疫法》相关规定，公布检疫传染病目录，自 2025 年 1 月 1 日起施行。

特此公告。

检疫传染病目录

鼠疫、霍乱、黄热病、埃博拉病毒病、天花、脊髓灰质炎、传染性非典型肺炎、肺炭疽、马尔堡病毒病、拉沙热、中东呼吸综合征。

三、《关于公布监测传染病目录的公告》（国家疾控局 海关总署公告 2024 年第 3 号）

该公告于 2024 年 12 月 30 日发布。原文如下：

根据 2024 年 6 月 28 日修订的《中华人民共和国国境卫生检疫法》相关规定，公布监测传染病目录，自 2025 年 1 月 1 日起施行。

特此公告。

监测传染病目录

新型冠状病毒感染、艾滋病、人感染新亚型流感、麻疹、流行性出血热、流行性乙型脑炎、登革热、猴痘、细菌性和阿米巴性痢疾、肺结核、伤寒和副伤寒、流行性脑脊髓膜炎、百日咳、白喉、疟疾、流行性感冒、诺如病毒急性胃肠炎、肠出血性大肠杆菌感染性腹泻、副溶血弧菌感染性腹泻、尼帕病毒病、西尼罗热、寨卡病毒病、基孔肯雅热、奥罗普切病毒病、裂谷热、克里米亚—刚果出血热。

四、《国境口岸传染病监测实施办法》（海关总署 国家卫生健康委 国家疾控局公告 2025 年第 40 号）

该公告于 2025 年 3 月 20 日发布。原文如下：

为依法科学规范做好国境口岸传染病监测工作，根据新修订的《中华人民共和国国境卫生检疫法》相关规定，海关总署会同国家卫生健康委、国家疾控局制定了《国境口岸传染病监测实施办法》，现予以发布。

特此公告。

国境口岸传染病监测实施办法

第一章　总　则

第一条　为有效防范和化解传染病跨境传播风险，建立跨境传播传染病监测制度，根据《中华人民共和国国境卫生检疫法》等法律、行政法规的规定，制定本办法。

第二条　“国境口岸传染病监测”是指开展全球传染病疫情信息监测，结合对进境出境的人员、交通运输工具，集装箱等运输设备、货物、行李、邮包及外包装（以下统称货物、物品）等实施检疫查验，进行传染病病原学、流行病学调查，系统持续地收集、核对和分析相关数据，对可能跨境传播的传染病的发生、流行及影响因素、发展趋势等进行评估，根据境外传染病疫情风险及时发布相关风险提示信息。

第三条　本办法适用于《中华人民共和国国境卫生检疫法》第三条规定的传染病，即检疫传染病、监测传染病和其他需要在口岸采取相应卫生检疫措施的新发传染病、突发原因不明的传染病。

第四条　海关总署会同国家疾控局，统筹规划全国国境口岸传染病监测工作。各地海关负责本辖区国境口岸传染病监测工作的组织实施，各地疾控部门依职责做好国境口岸传染病监测相关工作。

第五条　国境口岸传染病监测的内容有：

（一）全球传染病疫情信息的收集、整理和分析。

（二）对可能跨境传播本办法第三条规定的传染病风险的进境出境人员，开展流行病学调查、症状体征监测、病原学监测。

（三）重点国家、重点航线、重点口岸等的专项传染病监测。

第二章　监测管理

第六条　海关总署会同国家疾控局，制定国境口岸传染病监测规划和方案，依据各自职责指导各地海关、疾控部门开展国境口岸传染病监测工作。

第七条　海关总署在国际公共卫生合作框架下，完善传染病监测网络布局，加强对境外传染病疫情的监测，根据境外传染病监测情况，对境外传染病疫情风险进行评估，并及时发布相关风险提示信息。

第八条　各直属海关会同所在地疾控部门制定国境口岸传染病监测规划和工作方案，组织实施并进行监督管理。陆路边境口岸直属海关根据相关协议，组织开展跨境传染病联合监测工作。

各地海关根据本辖区国境口岸传染病监测情况，会同当地疾控部门，进行日常风险评估和专题风险评估等。

第九条　各有关单位、部门应当加强口岸传染病监测数据、信息的管理，属于保密范围的口岸传染病监测数据、资料、成果，应当按照国家有关保密的规定进行管理。

第三章　监测措施

第十条　对可能跨境传播本办法第三条规定的呼吸道传染病风险的进境出境人员，采取下列监测措施：

（一）流行病学调查：重点调查与相关病例及野生动物、禽鸟接触史等，途经国家和地区呼吸道传染病的流行情况。

（二）症状体征监测：重点关注发热、咳嗽、咳痰、流涕、呼吸困难、咽痛（特别是咽、喉部出现灰白色假膜）、皮疹等症状。

（三）病原学监测：对可疑病例采集口咽拭子，如疑似感染流感以外其他呼吸道传染病的，采集血液，并根据情况采集唾液、深部痰液、咽漱液、鼻咽拭子等，如可疑病例咽、喉部出现灰白色假膜，应当在假膜边缘蘸取标本，开展快速检测、实验室检测。

第十一条 对可能跨境传播本办法第三条规定的消化道传染病风险的进境出境人员，采取下列监测措施：

（一）流行病学调查：重点调查发病前3天可疑病例食用的食品、饮用水情况和密切接触人员发病情况等，初步判断发病时间、传播途径及传染源。

（二）症状体征监测：重点关注呕吐、腹泻、腹痛等特征性症状。

（三）病原学监测：对可疑病例采集肛拭子、粪便和呕吐物（如有）以及怀疑被污染的食品和饮用水，开展快速检测、实验室检测。

第十二条 对可能跨境传播本办法第三条规定的虫媒传播传染病风险的进境出境人员，采取下列监测措施：

（一）流行病学调查：重点调查蚊虫叮咬史、啮齿动物接触史等，途经国家和地区的主要虫媒传播传染病流行情况。

（二）症状体征监测：重点关注热度、热型、皮疹、肌肉关节痛等特征性症状。

（三）病原学监测：对可疑病例采集血液、唾液、尿液等生物样本，开展快速检测、实验室检测；对捕获的病媒生物开展鉴定，并送至实验室开展携带病原体检测。

第十三条 对可能跨境传播本办法第三条规定的接触传播传染病风险的进境出境人员，采取下列监测措施：

（一）流行病学调查：重点调查与相关病例接触史等，途经地区的主要接触传染病流行情况。

（二）症状体征监测：重点关注发热、淋巴结肿大、皮疹、出血等症状体征。

（三）病原学监测：对可疑病例采集血液、皮疹、疱液、痂皮等样本，开展快速检测、实验室检测。

第十四条 海关发现需要在口岸采取相应卫生检疫措施的新发传染病、突发原因不明的传染病时，参照本办法第十、十一、十二、十三条采取相关措施。

第四章 信息报告及通报

第十五条 海关总署、国务院卫生健康主管部门、国务院疾控部门依据职责及时互相通报传染病相关信息。

第十六条 各地海关发现本办法第三条规定的传染病，应当及时采取相应的控制措施，并向海关总署报告。

第十七条 各地海关、口岸所在地县级以上地方人民政府卫生健康部门和疾控部门发现本办法第三条规定的传染病，应当及时相互通报。

第十八条 任何单位和个人发现口岸或者进境出境的人员、交通运输工具、货物、物品等存在传播传染病风险的，应当及时向就近的海关或者口岸所在地疾控机构报告。

第五章 保障措施

第十九条 各相关单位和部门要认真落实本办法相关规定，加强组织领导，规范开展国境口岸传染病监测工作。

第二十条 各相关单位和部门按照工作部署，强化科技赋能，加强信息系统间数据互联互通，进一步提升国境口岸传染病监测工作信息化和智能化水平。

第二十一条 各相关单位和部门统筹加强人才培养和卫生检疫技术机构建设，持续提升传染病检测技术能力，加强关地联合检测、科研攻关合作，推进实验室检测技术和资源共享，为口岸传染病监测工作提供技术支撑。

第二十二条 各相关单位和部门要统筹做好国境口岸传染病监测经费保障工作，在年度预算内做好国境口岸传染病监测经费安排，保障工作顺利开展。

第二十三条 本办法自发布之日起施行。《国境口岸传染病监测试行办法》（一九八〇年六月十八日卫生部发布）同时废止。

五、《卫生检疫风险预警及快速反应管理实施细则》（国质检卫〔2002〕42号）

该公告于2002年3月1日发布，国家质检总局公告2017年第54号公布为有效规范性文件。原文如下。

卫生检疫风险预警及快速反应管理实施细则

第一章 总 则

第一条 为了防止传染病由国外传入或者由国内传出，保护人体健康，根据《中华人民共和国国境卫生检疫法》、《中华人民共和国传染病防治法》及国家质量监督检验检疫总局（以下简称国家质检总局）《出入境检验检疫风险预警及快速反应管理规定》（总局令第1号）①，制定本细则。

第二条 本细则适用于卫生检疫风险预警及快速反应（以下简称卫检快速反应）管理。

本细则所称“卫检快速反应”是指我国为防止传染病由国外传入或者由国内传出而依法采取的卫生检疫处理措施和预防性安全措施。

本细则中风险预警与卫检快速反应的内容包括风险预警信息收集、风险评估、风险预警及快速反应措施等。

第三条 本细则中卫检快速反应涉及的对象和范围包括：

（一）传染病染疫人、染疫嫌疑人；

（二）传染病传播媒介；

（三）来自疫区的交通工具、货物；

（四）废旧物品、特殊物品；

（五）被传染病病原体污染的物品；

（六）入境交通工具上的垃圾、污水、压舱水等；

（七）其他卫检快速反应有关的具有流行病学意义的事件。

第四条 国家质检总局统一管理卫检快速反应工作，卫生检疫监管司（以下简称卫生司）具体组织实施，卫检快速反应办公室设在卫生司（办公室分工见附一），负责卫检快速反应的日常工作。

第五条 各直属出入境检验检疫局（以下简称各直属检验检疫局）卫生检疫（监管）处负责所辖地区的卫检快速反应工作。

第二章 风险预警信息收集与评估

第六条 风险预警信息是指与卫检快速反应对象和范围有关的卫生检疫监管信息包括：

（一）世界卫生组织发布的疫情信息；

---

① 《出入境检验检疫风险预警及快速反应管理规定》已被《中华人民共和国海关风险管理办法》（海关总署令第271号，详见本书第十二章第二节）废止。

（二）国外官方机构发布的疫情信息；

（三）各出入境检验检疫机构在实施检疫查验、疾病监测、卫生监督、卫生处理工作中发现的本细则第三条第（一）至第（七）项规定的信息。

第七条 国家质检总局对风险预警信息按其风险程度实行分级管理，其中：

Ⅰ级：高度风险，指国外或者国内检疫传染病①暴发；发现检疫传染病染疫人、染疫嫌疑人；来自检疫传染病疫区的交通工具；来自检疫传染病疫区的、被检疫传染病污染的集装箱、货物、行李、废旧物、垃圾、污水、压舱水等物品；可能传播检疫传染病或者危害人类健康的啮齿动物和病媒昆虫；来自高风险地区的隐匿或可能隐匿生物化学毒素的邮件、邮包等。

Ⅱ级：中度风险，指患有监测传染病②的人；来自国外监测传染病流行区的人或者与监测传染病人密切接触的人；来自监测传染病流行区，被监测传染病污染的集装箱、货物、行李、废旧物、垃圾、污水、压舱水等，可能传播监测传染病的啮齿动物和病媒昆虫。

Ⅲ级：低度风险，指Ⅰ级、Ⅱ级以外的其他危害。

第八条 各直属检验检疫局应按照下列表格准确填写信息：

（一）出入境人员传染病报告卡（附三）；

（二）HIV 抗体检测确认报告（附四）；

（三）医学媒介生物疫情报表（附五）；

（四）出入境染疫/染疫嫌疑物品案例报告卡（附六）；

（五）出入境人员健康检查月统计表（附七）；

（六）本条款尚未列出的其他需要报告的流行病学事件。

第九条 风险预警信息收集、传递，通过 CIQ2000 网络实施。国家质检总局信息中心（以下简称信息中心）内部网站设立卫生检疫风险预警信息专用邮箱，地址：HQ2002@ AQIQ. GOV. CN，各直属检验检疫局卫生检疫（监管）处按照信息中心分配的内网邮箱收集所辖地区卫检快速反应信息（邮箱地址表及使用说明见附二），并以最快速度上报，最迟不得超过 24 小时。

第十条 成立卫检快速反应专家委员会，承担风险分析工作，任务是：拟订各类疫情的防治预案；风险评估即通过科学方法对风险预警信息进行评估，根据评估结果，提出有效的管理及控制措施。

第十一条 卫检快速反应办公室负责收集、整理风险预警信息，以最快速度填报《国家质检总局卫生检疫风险预警及快速反应信息表》（见附八），最迟不得超过 24 小时，并酌情下发各直属检验检疫局。

第三章 风险预警及快速反应措施

第十二条 对于经风险评估确定具有风险，可以造成传染病传播或者存在传播风险的情况，国家质检总局将按照风险等级决定采取风险预警措施或者快速反应措施。

第十三条 风险预警措施包括：

（一）通过风险预警邮箱及时发布风险预警信息，各直属检验检疫局应及时反馈有关情况。

（二）国家质检总局以国家公告形式对外发布。各地出入境检验检疫机构按照公告要求对出入境

---

① 根据《关于公布检疫传染病目录的公告》（国家疾控局 海关总署公告 2024 年第 2 号），检疫传染病包括：鼠疫、霍乱、黄热病、埃博拉病毒病、天花、脊髓灰质炎、传染性非典型肺炎、肺炭疽、马尔堡病毒病、拉沙热、中东呼吸综合征。

② 根据《关于公布监测传染病目录的公告》（国家疾控局 海关总署公告 2024 年第 3 号），监测传染病包括：新型冠状病毒感染、艾滋病、人感染新亚型流感、麻疹、流行性出血热、流行性乙型脑炎、登革热、猴痘、细菌性和阿米巴性痢疾、肺结核、伤寒和副伤寒、流行性脑脊髓膜炎、百日咳、白喉、疟疾、流行性感冒、诺如病毒急性胃肠炎、肠出血性大肠杆菌感染性腹泻、副溶血弧菌感染性腹泻、尼帕病毒病、西尼罗热、寨卡病毒病、基孔肯雅热、奥罗普切病毒病、裂谷热、克里米亚-刚果出血热。

人员、交通工具、行李、货物、集装箱、邮包等迅速加强检验检疫，控制风险。

（三）在国境口岸发布风险警示通告，包括国际疫情通报、为出入境人员提供疫情信息等。

第十四条 对风险已经明确，或经风险评估确认有风险的出入境人员、交通工具、集装箱、行李、货物、邮包等，国家质检总局可采取快速反应措施，快速反应措施包括：疫情控制应急预案措施、其他检验检疫措施和警示解除。

第十五条 对已经明确存在本细则第七条Ⅰ级风险的，应立即上报国家质检总局，并通报卫生行政管理部门，采取以下措施：

（一）国家质检总局报请国务院批准下令封锁有关的国境口岸。

（二）立即隔离检疫传染病染疫人，隔离期限根据医学检查结果确定；对检疫传染病染疫嫌疑人实施留验，留验期限根据传染病的潜伏期确定。

（三）对出入境交通工具、集装箱、行李、货物、邮包、废旧物品、垃圾、污水、压舱水等实施卫生处理，禁止某些物品由国外运进或由国内运出。

（四）对具有高度风险的邮包等物品，会同邮政、卫生、公安等部门紧急采取严格有效的检验检疫措施。

第十六条 对已经存在本细则第七条规定的Ⅱ级、Ⅲ级风险的，采取的措施包括：

（一）向出入境人员发放就诊方便卡或实施留验，并及时通知卫生行政部门，各地医疗机构对持卡人应当优先诊治，将信息及时反馈就近的出入境检验检疫机构。

（二）对出入境交通工具、行李、货物、集装箱等加强卫生检查，对废旧物品、垃圾、污水等实施卫生处理。

第十七条 经过风险评估，风险已不存在或降低到不能造成传染病传播的程度时，国家质检总局发布警示解除公告。

第四章　监督管理

第十八条 卫检快速反应办公室建立卫检快速反应数据库，记录并保存有关卫生检疫监管的预警信息、风险评估措施、风险预警措施及快速反应措施等内容，提高风险预警的科学性和先进性。

第十九条 国家质检总局对卫检快速反应进行动态管理，在有科学证据表明风险已经发生变化时，将调整风险管理措施并通知有关方面。

第二十条 各直属检验检疫局在疫情管理和疫情报告的过程中按保密规定执行，认真贯彻落实卫检快速反应措施。国家质检总局对各直属检验检疫局的实施情况进行检查和评估，并定期通报各直属检验检疫局执行本细则的情况。

第二十一条 各直属检验检疫局应加强对下属分支机构实施卫生检疫快速反应措施的督导，严格管理，及时向国家质检总局汇报有关情况，反馈执行过程中发现的问题，提出有关建议。有条件的直属检验检疫局（简称直属局）要组织下属分支机构使用内部网络报告疫情，实现口岸机构、直属局、国家质检总局疫情信息的互联畅通。

第五章　附　则

第二十二条 本细则由国家质检总局负责解释。

第二十三条 本细则自印发之日起施行。

附件：（略）

六、《出入境交通工具电讯卫生检疫管理办法》（国家质检总局公告 2016 年第 78 号）

该公告于 2016 年 8 月 15 日发布，公告原文如下。

为规范全国口岸出入境交通工具的电讯卫生检疫管理工作，通过风险评估，科学有效防止疫情通过口岸传播和扩散，保护人体健康，维护国门安全，便利口岸通关，服务经贸发展，依据《中华人民共和国国境卫生检疫法》及其实施细则、《国际卫生条例（2005）》等有关法律法规的规定，制定《出入境交通工具电讯卫生检疫管理办法》。

特此公告。

附件：《出入境交通工具电讯卫生检疫管理办法》

附件

出入境交通工具电讯卫生检疫管理办法

第一章　总　则

第一条　为规范全国口岸出入境交通工具的电讯卫生检疫（简称电讯检疫）管理，通过风险评估，科学有效防止传染病疫情通过口岸传播和扩散，保护人体健康，维护国门安全，便利口岸通关，服务经贸发展，依据《中华人民共和国国境卫生检疫法》及其实施细则、《国际卫生条例（2005）》等有关法律法规的规定，制定本办法。

第二条　本办法适用于出入中华人民共和国国境的船舶、航空器、列车等交通工具的电讯检疫和管理。

第三条　所有出入境交通工具应当实施卫生检疫。根据交通工具运营者或其代理人申请，经检验检疫机构进行风险评估，可以对符合条件的出入境交通工具，实施电讯检疫。

第四条　电讯检疫是指出入境的交通工具通过无线通讯或其他便捷通讯方式，按要求向出入境检验检疫机构（以下称检验检疫机构）申报规定内容。经检验检疫机构进行风险评估，认为其符合检疫要求，准予其无疫通行，不实施登交通工具检疫。

第五条　检验检疫机构根据所提供材料、诚信档案、既往卫生检疫和卫生监督结果，开展风险评估。

第六条　口岸运营者应当为检验检疫机构开展电讯检疫提供必需的场地、通道和功能用房，给予必要的支持和保障。口岸核心能力建设达标的口岸方可开展电讯检疫业务。

第七条　质检总局主管全国口岸出入境交通工具的电讯检疫管理。各检验检疫机构负责所辖口岸出入境交通工具电讯检疫的监督管理和具体实施。

第二章　船舶电讯检疫

第八条　出入境船舶申请电讯检疫的，船舶运营者或其代理人应当在船舶预计抵达或驶离口岸24小时前向检验检疫机构申报。入境船舶航程不足24小时的，在驶离上一口岸时申请入境电讯检疫。出境船舶在港时间不足24小时的，可在抵达本口岸时申请出境电讯检疫。

船舶运营者或其代理人可采用电子化、信息化及书面等方式申请电讯检疫。如船舶动态或者申报内容有变化，应当及时向检验检疫机构更正。

第九条　国际航行船舶申请出入境电讯检疫应申报以下信息：

（一）船名、国籍、呼号、国际海事组织编号、预定抵离时间；

（二）发航港、最后寄港、4周内寄港；

（三）船员和旅客人数；

（四）载货清单、船载主要物品清单；

（五）航海健康申报书、相关卫生证书等。

第十条 入境船舶有以下情形之一的，检验检疫机构不给予电讯检疫：

（一）申报资料不全的；

（二）来自或经停受染地区的；

（三）本航次发现受染人或受染嫌疑人的；

（四）本航次有人非因意外伤害而死亡并死因不明的；

（五）本航次发现啮齿动物反常死亡或死因不明，或在船上发现活鼠、鼠迹、新鲜鼠粪的；

（六）本航次发现可疑的核与辐射、生物、化学污染源或危害事实的；

（七）未持有有效《船舶免予卫生控制措施证书/船舶卫生控制措施证书》的；

（八）船上载有散装废旧物品的；

（九）入境船舶为废旧船舶的；

（十）来自动植物疫区，国家有明确要求的，或装载的货物为活动物的。

第十一条 出境船舶有以下情形之一的，检验检疫机构不给予电讯检疫：

（一）申报资料不全的；

（二）国内航行或在港期间发现受染人或受染嫌疑人的；

（三）国内航行或在港期间有人非因意外伤害而死亡并死因不明的；

（四）国内航行或在港期间船上发现啮齿动物反常死亡或死因不明，或在船上发现活鼠、鼠迹、新鲜鼠粪的；

（五）国内航行或在港期间发现可疑的核与辐射、生物、化学污染源或危害事实的；

（六）未持有有效《船舶免予卫生控制措施证书/船舶卫生控制措施证书》的。

第十二条 船舶在收到检验检疫机构给予电讯检疫批准和回复后，入境船舶解除检疫信号，在抵达后可以直接上下人员、装卸货物，出境船舶可以直接离港。

船舶运营者或其代理人应当在船舶抵达口岸24小时内，或离开口岸1小时前办理检验检疫手续。

对实施电讯检疫的船舶，检验检疫机构可以根据实际情况对其实施抽查和卫生监督。

检验检疫机构对不予实施电讯检疫的出入境船舶，应确定其他检疫方式，及时通知船舶运营者或其代理人。

第三章 航空器电讯检疫

第十三条 出入境航空器申请电讯检疫的，入境航空器在预计降落30分钟前，出境航空器在离境关闭舱门15分钟前向检验检疫机构申报。

航空器运营者或其代理人可采用电子化、信息化及书面等方式申请电讯检疫。如航班动态或者申报内容有变化，应当及时向检验检疫机构更正。

第十四条 出入境航空器申请电讯检疫应申报以下信息：

（一）航班号、国籍、机身识别号、机型、预定抵离时间；

（二）始发机场、经停机场；

（三）总申报单、旅客名单、货物舱单；

（四）必要时，提交有效灭蚊证书等其他检疫有关证书、文件。

第十五条 入境航空器有以下情形之一的，检验检疫机构不给予电讯检疫：

（一）申报资料不全的；

（二）来自或经停受染地区的；

（三）本航次发现受染人或受染嫌疑人的；

（四）本航次有人非因意外伤害而死亡并死因不明的；

（五）本航次发现啮齿动物反常死亡或死因不明，或发现活鼠、鼠迹、新鲜鼠粪的；

（六）本航次发现可疑的核与辐射、生物、化学污染源或危害事实的；

（七）入境维修的航空器。

第十六条 出境航空器有以下情形之一的，检验检疫机构不给予电讯检疫：

（一）申报资料不全的；

（二）出境前发现受染人或受染嫌疑人的；

（三）出境前有人非因意外伤害而死亡并死因不明的；

（四）出境前发现啮齿动物反常死亡或死因不明，或发现活鼠、鼠迹、新鲜鼠粪的；

（五）出境前发现可疑的核与辐射、生物、化学污染源或危害事实的。

第十七条 出入境航空器在收到检验检疫机构给予电讯检疫批准回复后，入境航空器在抵港后可以直接上下人员、装卸货物，出境航空器可以直接起飞离港。

对实施电讯检疫的航空器，检验检疫机构可以根据实际情况对其进行抽查和卫生监督。

检验检疫机构对不予实施电讯检疫的出入境航空器，确定其他检疫方式，及时通知航空器运营者或其代理人。

第四章 列车电讯检疫

第十八条 出入境列车申请电讯检疫的，列车运营者或其代理人应当在列车预计抵达或离开口岸30分钟前申报。

列车运营者或其代理人可采用电子化、信息化及书面等方式申请电讯检疫。如列车动态或者申报内容有变化，应当及时向检验检疫机构更正。

第十九条 出入境列车申请电讯检疫应申报以下信息：

（一）车次、国籍、预定抵离时间；

（二）本车次起点站、停靠车站；

（三）总申报单、旅客名单、货物舱单、其他检疫有关证书、文件。

第二十条 入境列车有以下情形之一的，检验检疫机构不给予电讯检疫：

（一）申报资料不全的；

（二）来自或经停受染地区的；

（三）本车次发现受染人或受染嫌疑人的；

（四）本车次发现有人非因意外伤害而死亡并死因不明的；

（五）本车次发现啮齿动物反常死亡或死因不明，或发现活鼠、鼠迹、新鲜鼠粪的；

（六）本车次发现可疑的核与辐射、生物、化学污染源或危害事实的；

（七）载有散装废旧物品的；

（八）来自动植物疫区，国家有明确要求的，或装载的货物为活动物的。

第二十一条 出境列车有以下情形之一的，检验检疫机构不给予电讯检疫：

（一）申报资料不全的；

（二）本车次发现受染人或受染嫌疑人的；

（三）本车次列车上发现有人非因意外伤害而死亡并死因不明的；

（四）本车次列车上发现啮齿动物反常死亡或死因不明，或发现活鼠、鼠迹、新鲜鼠粪的；

（五）本车次发现可疑的核与辐射、生物、化学污染源或危害事实的；

（六）载有散装废旧物品的。

第二十二条 出入境列车在收到检验检疫机构给予电讯检疫批复后，入境列车在抵站后可以直接上下人员、装卸货物，出境列车可直接离境。

列车运营者或其代理人必须在列车抵达口岸2小时内，或离开口岸30分钟前办理检验检疫手续。

对实施电讯检疫的列车，检验检疫机构可以根据实际情况对其进行抽查和卫生监督。

检验检疫机构对不予实施电讯检疫的出入境列车，确定其他检疫方式，及时通知运营者或其代理人。

第五章 日常管理

第二十三条 检验检疫机构对出入境交通工具的运营者及其代理人实施诚信管理，建立信息档案，内容包括：

（一）营业执照；

（二）运营航线信息；

（三）运营交通工具信息。

相关信息改变时，应及时变更。

第二十四条 检验检疫机构根据口岸抽查、卫生监督、诚信管理对已实施电讯检疫的出入境交通工具实施监督抽查，抽查比例不高于20%。对交通工具存在不符合电讯检疫要求情况的，停止受理该交通工具的电讯检疫申请6个月。

第二十五条 电讯检疫入境档案保存3年，出境档案保存2年，电子数据应长期保存，涉及重大疫情和案件、典型案例等事项的档案，作长期或永久保存。

第六章 附 则

第二十六条 本管理办法由国家质检总局负责解释。

第二十七条 本办法所涉及的主要术语定义：

本办法所指传染病包括《国境卫生检疫法》规定的检疫传染病①、《国际卫生条例（2005）》附件2中的可能构成国际关注的突发公共卫生事件的疾病以及国务院规定按照检疫传染病管理的其他传染病。

受染是指人员、行李、货物、集装箱、交通工具、物品、邮包或尸体（骸骨）受到感染或污染或携带感染源或污染源以至于构成公共卫生风险。

受染嫌疑是指人员、行李、货物、集装箱、交通工具、船用物品或尸体（骸骨）已经暴露或可能暴露于公共卫生风险，并且有可能引起疾病传播。

受染地区是指世界卫生组织依据《国际卫生条例（2005）》建议采取卫生措施的某个特定地理区域，或国家质检总局发布的传染病疫情公告、警示通报所列国家或某个特定地理区域。

无疫通行是指允许船舶进入港口、离岸或登岸、卸载货物或储备用品；允许航空器着陆后登机或下机、卸载货物或储备用品；允许陆地运输车辆到达后上车或下车、卸载货物或储备用品。

第二十八条 本办法自2016年9月1日起施行。

---

① 根据《关于公布检疫传染病目录的公告》（国家疾控局 海关总署公告2024年第2号），检疫传染病包括：鼠疫、霍乱、黄热病、埃博拉病毒病、天花、脊髓灰质炎、传染性非典型肺炎、肺炭疽、马尔堡病毒病、拉沙热、中东呼吸综合征。

七、《关于进一步调整水空运进出境运输工具监管相关事项的公告》（海关总署公告2020年第107号）

该公告于2020年9月15日发，公告原文如下。

为贯彻落实“放管服”改革要求，优化口岸营商环境、促进物流便利化，海关总署决定进一步规范和精简水空运进出境运输工具电子数据申报要求，现就有关事项公告如下：

一、关于申报时限、数据项、填制规范

相关企业应当严格按照有关规定，以及本公告关于水空运进出境运输工具申报时限、数据项、填制规范（见附件1至15）的要求，向海关申报水空运进出境运输工具电子数据。

二、关于简化进出境船舶境内续驶申报

进出境船舶在办理进境申报手续时，应规范填报航次摘要、船上非旅客人员名单、船上非旅客人员物品清单数据项；境内续驶时相关情况如无变化，则无需填报。

三、关于调整境内沿海港口空箱调运申报

国际集装箱班轮公司在境内沿海港口之间调运其周转空箱及租用空箱的，运输工具负责人只需向调出地海关申报沿海空箱调运申报单电子数据，无需再向调入地海关申报。

四、关于推行进出境运输工具电子结关

进出境运输工具在货物、物品装卸完毕或者旅客全部完成上下以后，运输工具负责人应当向海关提交结关申请；海关审核无误的，反馈运输工具结关电子通知，准予运输工具驶离。

进出境运输改营境内运输、进境后停驶等仅进境（港）的运输工具，在货物、物品卸载完毕或者旅客全部下船（机）以后，运输工具负责人应当向海关提交运输工具结关电子申请；海关审核无误的，反馈运输工具结关电子通知，准予运输工具解除海关监管。

以租赁或其他贸易方式进口的运输工具，在运输工具完成报关放行手续以后，运输工具负责人应当向海关提交运输工具结关电子申请；海关审核无误的，反馈运输工具结关电子通知，准予运输工具解除海关监管。

五、关于简化短途定期客运航线船舶申报

航程在4小时以内的进出境水路定期客运航线船舶，运输工具负责人无需向海关申报每航次的抵港航行计划、抵港预报动态、进境预申报单、离港航行计划，仅需向海关申报每航次的抵港确报、离港确报及进境（港）申报单、出境（港）申报单等电子数据，并在每日航班开航前申报进出境（港）当日航行计划、在每日最后一次出境（港）航次执行后提交结关申请电子数据。

本公告自2020年12月1日起施行。海关总署公告2018年第127号同时废止。

特此公告。

附件：1.《海关总署关于水空运进出境运输工具申报时限的规定》

附件：2~15（略）

附1

海关总署关于水空运进出境运输工具申报时限的规定

一、进出境船舶（包括来往香港、澳门小型船舶）

（一）进出境船舶负责人应当在下列时限，以电子数据形式向海关申报运输工具动态：

1. 航行计划。

航程在4小时以内的水路定期客运航线（以下简称“短途定期客运航线”）进境（港）船舶，在预计抵达境内第一目的港当日零时前；出境（港）船舶，在预计驶离出发港当日零时前。

其他载有货物、物品的进境（港）船舶，在原始舱单主要数据传输以前；出境（港）船舶，在预配舱单主要数据传输以前。

其他未载有货物、物品的进境（港）船舶，在预计抵港的24小时以前；出境（港）船舶，在预计驶离的4小时以前。

2. 预报动态。

短途定期客运航线进出境（港）船舶，不设置预报动态。

其他进境（港）船舶，在抵港以前；出境（港）船舶，不设置预报动态。

3. 确报动态。

进境（港）船舶，在抵港后2小时以内；出境（港）船舶，在驶离后2小时以内。

4. 航次取消。

进出境（港）船舶，在航行计划或预报动态后、确报动态前。

（二）进出境船舶负责人应当在下列时限，以电子数据形式向海关申报运输工具申报单：

1.《中华人民共和国海关船舶进境预申报单》电子数据。

在进境船舶预计进境的24小时以前。

航程24小时以内的进境船舶，在驶离上一港以前。

2.《中华人民共和国海关船舶进境申报单》《中华人民共和国海关船舶进港申报单》电子数据。

在进境（港）船舶抵港后2小时以内。

船舶负责人也可以在进境（港）船舶抵港前提前向海关办理申报手续。

3.《中华人民共和国海关船舶出境申报单》《中华人民共和国海关船舶出港申报单》电子数据。

在出境（港）船舶预计驶离前4小时以内。

出境（港）船舶在口岸停泊时间不足24小时的，船舶负责人也可以在海关接收《中华人民共和国海关船舶进境申报单》或《中华人民共和国海关船舶进港申报单》电子数据后，申报《中华人民共和国海关船舶出境申报单》或《中华人民共和国海关船舶出港申报单》电子数据。

二、进出境航空器

（一）进出境航空器负责人应当在下列时限，以电子数据形式向海关申报运输工具动态：

1. 当日飞行计划。

进境航空器，在预计抵达境内第一目的港当日零时前；出境航空器，在预计驶离出发港当日零时前。

2. 预报动态。

进境航程超过4小时的进境航空器，在抵达境内第一目的港的4小时以前；进境航程在4小时以内的进境航空器，在起飞时。

出境航空器，在驶离设立海关地点的2小时以前。

3. 确报动态。

进境航空器，在抵达境内第一目的港的30分钟以内；出境航空器，在驶离设立海关地点后30分钟以内。

4. 航班取消。

进出境航空器，在当日飞行计划后、确报动态前。

（二）进出境航空器负责人应当在下列时限，以电子数据形式向海关申报运输工具申报单：

1.《中华人民共和国海关航空器进境（港）申报单》电子数据。

在进境航空器抵达境内第一目的港的30分钟以内；航空器负责人也可以在运输工具进境（港）

确报前提前向海关办理申报手续。

2.《中华人民共和国海关航空器出境（港）申报单》电子数据。

在出境航空器驶离设立海关地点前30分钟以内。

八、《关于优化调整健康申报模式的公告》（海关总署公告2023年第151号）

该公告于2023年10月26日发布，公告全文如下。

根据《中华人民共和国国境卫生检疫法》及其实施细则的有关规定，海关总署决定自2023年11月1日零时起，出入境人员免于填报《中华人民共和国出/入境健康申明卡》，但有发热、咳嗽、呼吸困难、呕吐、腹泻、皮疹、不明原因皮下出血等传染病症状，或已经诊断患有传染性疾病的出入境人员须主动向海关进行健康申报，并配合海关做好体温检测、流行病学调查、医学排查、采样检测等卫生检疫工作。如有隐瞒或逃避检疫的，将承担相应法律责任；引起检疫传染病传播或者有传播严重危险的，承担相应刑事责任。

特此公告。

九、《进口废旧物品卫生检疫管理规定》（〔88〕卫防字第47号）

该规定于1988年5月14日由卫生部〔88〕卫防字第47号发布。国家质检总局公告2017年第54号公布为有效规范性文件。

第一条 根据《中华人民共和国国境卫生检疫法》第四条①的规定，为保证人体健康，对进口的废旧物品实施卫生管理。

第二条 本规定实施卫生检疫管理的废旧物品为附件所列物品。

第三条 国境卫生检疫机关必须对进口的废旧物品实施卫生检查或者卫生处理。

第四条 国家不允许进口的废旧物品禁止入境。对这类废旧物品，国境卫生检疫机关与有关部门应就地销毁或令其立即离境。

第五条 进口废旧物品的货主、承运人或者代理人必须向国境卫生检疫机关申报下列事项：

（一）废旧物品的名称、数量；

（二）废旧物品的来源地、经途港；

（三）废旧物品的用途；

（四）废旧物品的接收单位和地址；

（五）入境前是否实施过卫生处理；

（六）预定入境的口岸、日期和时间；

（七）申报人签字。

第六条 进口废旧物品必须经国境卫生检疫机关实施卫生检查或者卫生处理，取得卫生证书后方准入境。

第七条 入境前已实施卫生处理的进口废旧物品，货主、承运人或者代理人应向国境卫生检疫机关交验卫生处理证件，经检查认为满意，予以签发卫生证书后方准入境。否则，重新实施卫生处理。

第八条 凡违反本规定，逃避卫生检查、隐瞒真实情况造成传染病发生和传播的单位或者个人，依照《中华人民共和国国境卫生检疫法》第二十条、第二十二条②处理。

第九条 进口废旧物品实施卫生处理，根据国家规定收取费用。

---

① 《中华人民共和国国境卫生检疫法》已由2024年6月28日第十四届全国人民代表大会常务委员会第十次会议修订。

② 《中华人民共和国国境卫生检疫法》已由2024年6月28日第十四届全国人民代表大会常务委员会第十次会议修订。

第十条 本规定的解释权属中华人民共和国卫生部。

第十一条 本规定自颁发之日起施行。

附：实施卫生检疫管理的废旧物品种类和名称

附

实施卫生检疫管理的废旧物品种类和名称

一、废纸、旧轮胎、废旧交通工具、旧电器、废塑料、动物皮、毛、骨、人头发、废棉、废五金、布絮、皮絮、废木料。

二、旧家俱、旧玩具、旧茶餐具、旧地毯、旧床上用品。

三、粪便、垃圾。

四、禁止进口的废旧物品

废旧服装、旧麻包。

五、卫生部规定的其它种类和名称。

十、《关于明确部分货物、物品不再按进出境特殊物品监管的公告》（海关总署公告2025年第65号）

该公告于2025年4月22日发布，公告全文如下。

根据新修订的《中华人民共和国国境卫生检疫法》第二十二条规定，海关对纳入药品、兽药、医疗器械管理的货物、物品，以及进出口环保微生物菌剂不再按进出境特殊物品进行监管。

特此公告。

十一、《关于禁止特殊物品过境相关事宜的公告》（海关总署公告2019年第180号）

该公告于2019年11月21日发布，公告全文如下。

为筑牢口岸检疫防线，保障我国生物安全，根据《中华人民共和国国境卫生检疫法》及其实施细则规定，微生物、人体组织、生物制品、血液及其制品等特殊物品生物安全风险较高，禁止过境。

本公告自发布之日起正式施行。

特此公告。

十二、《关于出入境特殊物品卫生检疫审批有关事宜的公告》（海关总署公告2021年第52号）

该公告于2021年7月8日发布，公告全文如下。

为落实国务院促外贸稳增长的部署要求，全力保障企业复工复产，现将海关出入境特殊物品卫生检疫审批有关事项公告如下：

《出入境特殊物品卫生检疫管理规定》第九条第五项规定“出境用于预防、诊断、治疗的人类疾病的生物制品、人体血液制品，应当提供药品监督管理部门出具的销售证明”中所指的“销售证明”，包含药品监督管理部门出具的《医疗器械出口备案表》和《医疗器械产品出口销售证明》，两者均可作为企业办理出入境特殊物品卫生检疫审批相关申请材料①。

---

① 根据《关于明确部分货物、物品不再按进出境特殊物品监管的公告》（海关总署公告2025年第65号），纳入医疗器械管理的货物、物品不再按进出境特殊物品进行监管。

本公告自公布之日起实施。

十三、《高风险特殊物品卫生检疫准入管理办法》（海关总署公告2023年第195号）

该公告于2023年12月26日发布，自2025年1月1日起施行。公告全文如下。

为做好高风险特殊物品进境生物安全管理工作，海关总署制定了《高风险特殊物品卫生检疫准入管理办法》，现予以发布。

特此公告。

高风险特殊物品卫生检疫准入管理办法

第一章 总 则

第一条 为了防范和应对进境特殊物品生物安全风险，根据《中华人民共和国生物安全法》、《中华人民共和国国境卫生检疫法》及其实施细则、《出入境特殊物品卫生检疫管理规定》等法律法规，制定本办法。

第二条 本办法适用于海关对首次进境或者暂停后恢复进境的高风险特殊物品卫生检疫准入管理，国家另有规定的除外。

第三条 高风险特殊物品卫生检疫准入管理坚持以科学为依据，遵循风险预防、分类管理、公开透明的原则。

第四条 海关总署统一管理高风险特殊物品卫生检疫准入工作。

第五条 海关总署负责制定和公布《实施准入管理的高风险特殊物品名录》（以下简称《准入管理名录》），并动态调整。

第六条 列入《准入管理名录》的高风险特殊物品在办理进境卫生检疫审批前应获得准入资格。

第七条 海关运用信息化手段提升高风险特殊物品准入管理水平。

第二章 准入条件与程序

第八条 申请准入的高风险特殊物品应当符合中国法律法规，中国缔结或者参加的国际条约、协定有特殊要求的，还应当符合国际条约、协定的要求。

第九条 申请人应当指定中国境内的代理人办理高风险特殊物品准入相关事项。代理人应当持有申请人的委托证明，履行申请人义务。

申请人与代理人均不得为自然人。

第十条 本办法实施后，申请人首次向我国输出列入《准入管理名录》的高风险特殊物品，应当向海关总署提出准入申请，并提交以下申请材料：

（一）高风险特殊物品准入申请表；

（二）申请人合法生产经营凭证，如所在国家（地区）主管部门颁发的营业执照等；

（三）申请准入的高风险特殊物品产品说明书、安全技术说明书或其他包含生物安全信息的证明材料。对于在境外已上市的高风险特殊物品，应当提供上市或销售等相关证明材料。

第十一条 海关总署向申请人发放评估问卷。申请人应当在6个月内反馈评估问卷，并随附问卷要求的文件资料。

第十二条 申请材料、评估问卷及随附问卷要求的文件资料（以下统称准入材料）应当使用中文表述。准入材料原件是外文的，应当提供中文译本。

申请人对准入材料的真实性、完整性、有效性负责。

准入材料不符合要求的，申请人可以修改、补充相关材料。

第十三条 海关总署组织专家通过资料审查、现场检查、视频检查等形式及其组合，实施准入评估。

准入评估内容包括：

（一）申请人及其所在国家（地区）生物安全状况；

（二）申请人及其所在国家（地区）生物安全管理体系和运行情况；

（三）高风险特殊物品的生物安全风险特征；

（四）高风险特殊物品在境外生产、保藏、贮存、包装、运输、销售、使用、进出节的生物安全风险情况及历史合规情况；

（五）与高风险特殊物品相关的其他生物安全风险情况。

申请人应当为准入评估提供必要的协助。准入评估过程中，海关总署可以根据需要，要求申请人提供必要的补充材料。

第十四条 有下列情形之一的，海关总署应当终止准入评估，并通知申请人：

（一）申请人收到评估问卷之日起6个月内未反馈；

（二）申请人收到海关总署要求补充材料的通知之日起3个月内未按照要求提供；

（三）申请人不配合完成现场检查或者视频检查；

（四）申请人主动申请终止准入评估；

（五）其他需要终止的情形。

前款第一项、第二项情形，申请人因合理理由申请延期的，经海关总署同意，按照海关总署重新确定的期限递交相关材料。

第十五条 准入评估完成后，海关总署向申请人通报准入风险评估结果。需要整改的，海关总署同时通报整改事项。

申请人应当在规定期限内向海关总署提交整改报告。海关总署对整改情况进行审查，并通报审查结果。

第十六条 海关总署根据准入评估结果决定是否给予准入资格。对获得准入资格的高风险特殊物品，海关总署给予相应高风险特殊物品及其申请人准入编号，纳入《获得准入资格的高风险特殊物品清单》（以下简称《准入清单》），准入资格有效期为5年。

《准入清单》由海关总署公布，并动态调整。

对获得准入资格的高风险特殊物品，有进口需求的单位可凭相应准入编号向海关申请办理卫生检疫审批，海关在受理卫生检疫审批时核实验证准入结果。

第三章 动态管理

第十七条 出现下列情形之一时，海关总署应当实施回顾性审查：

（一）获得准入资格的高风险特殊物品申请人或其所在国家（地区）发生生物安全事件，可能影响进境高风险特殊物品生物安全的；

（二）获得准入资格的高风险特殊物品申请人或其所在国家（地区）生物安全管理体系发生重大变化，可能影响进境高风险特殊物品生物安全的；

（三）发现进境高风险特殊物品可能存在严重生物安全风险的；

（四）我国生物安全法律法规等发生变化，对进境高风险特殊物品生物安全提出更高或者特别要求的；

（五）其他需要开展回顾性审查的情形。

第十八条 在准入资格有效期内，高风险特殊物品准入信息发生变化的，申请人应当按照以下方式及时办理：

（一）高风险特殊物品生产过程或生产环境等发生重大变化的，应当通过准入申请途径重新申请准入；

（二）高风险特殊物品说明书增加安全性风险相关内容的，申请人名称或法定代表人、高风险特殊物品名称或包装标签内容等发生改变的，以及准入材料中与高风险特殊物品生物安全直接相关的信息发生变化的，应当向海关总署提交准入事项变更信息对照表及与变更信息有关的证明材料申请变更。海关总署应当对变更事项进行评估，评估认为应当变更的，予以变更；评估认为不应当变更的，可通过准入申请途径重新申请准入；

（三）申请人联系方式、代理人主体、准入材料中其他信息发生变化的，应当提交变化的信息，经海关总署确认后变更。

第十九条 高风险特殊物品需要延续准入的，应当在准入有效期届满前3至6个月内，向海关总署提出延续准入申请。

延续准入申请材料包括：

（一）高风险特殊物品延续准入申请表；

（二）承诺持续符合准入要求的声明。

海关总署对符合准入要求的高风险特殊物品延续准入资格，有效期延长5年，并可以根据需要实施回顾性审查。

第二十条 获得准入资格的高风险特殊物品有下列情形之一的，海关总署应当依据法律法规对相关高风险特殊物品采取暂停进境的控制措施，并予以公布：

（一）申请人或其所在国家（地区）突发重大生物安全事件，可能造成进境高风险特殊物品生物安全风险的；

（二）高风险特殊物品被发现不符合准入要求的；

（三）未按照要求及时提交材料申请变更的。

如需恢复向中国境内输出高风险特殊物品，申请人应当向海关总署提出申请，根据被暂停原因提供整改报告。海关总署对整改情况进行评估，符合要求的，可以解除暂停进境措施。

第二十一条 获得准入资格的高风险特殊物品有下列情形之一的，海关总署将其调出《准入清单》，并予以公布：

（一）因申请人原因导致进境高风险特殊物品存在不合格情况，造成生物安全危害的；

（二）因申请人原因导致进境高风险特殊物品存在严重生物安全风险的；

（三）准入有效期届满，未申请延续准入资格，或者虽申请但是未获得延续准入资格的；

（四）申请人主体资格依法终止的；

（五）其他应当调出的情形。

因申请人或代理人故意提供虚假材料或者以其他欺骗手段获得准入资格的，海关总署将获得准入资格的高风险特殊物品调出《准入清单》，并且3年内不受理该申请人或代理人的高风险特殊物品准入申请。

第二十二条 海关总署根据风险管理需要，可以要求高风险特殊物品从指定的口岸进境。

第四章　附　则

第二十三条 本办法中“高风险特殊物品”，是指含有或者可能含有病原微生物，具有传染病传播风险的特殊物品。

本办法中“申请人”，是指向中国境内申请输出高风险特殊物品的境外生产、保藏单位。

第二十四条 出于人道主义、救死扶伤目的，用于患者、临床急需的特殊血液出入境按照有关规定执行。

第二十五条 海关总署与申请人所在国家（地区）主管部门签订议定书的，按照相关议定书执行。

第二十六条 准入材料涉及商业秘密、未披露信息或者保密商务信息的，海关按照国家有关规定承担保密义务。

第二十七条 本办法由海关总署负责解释。

第二十八条 本办法自实施之日起设立1年过渡期。过渡期内，列入《准入管理名录》的高风险特殊物品未获得准入资格前，可以按照海关现行规定直接办理进境卫生检疫审批手续。

第二十九条 本办法自2025年1月1日起施行。

附件：实施准入管理的高风险特殊物品名录

附件

实施准入管理的高风险特殊物品名录

序号	检验检疫编码	检验检疫名称
1	3002909001410	人血（商品化含《人间传染的病原微生物名录》内三类病原微生物的人全血）
2	3002909001411	人血（商品化含《人间传染的病原微生物名录》内四类病原微生物的人全血）
3	3002909001412	人血（商品化经过血液传播病原体筛查为阴性的人全血）

说明：

1. 以上为首批纳入《实施准入管理的高风险特殊物品名录》的高风险特殊物品，后续根据实际情况由海关总署对该名录进行动态调整。

2. 列入《实施准入管理的高风险特殊物品名录》的产品不包括进口用于临床医疗的人体血液、血浆、组织、器官、细胞、骨髓等。

十四、《特殊血液出入境管理办法》（国卫医急发〔2022〕34号）

该文件于2022年12月27日由国家卫生健康委、海关总署、中国红十字会总会、中央军委后勤保障部发布，自2023年1月1日起施行。全文如下。

为弘扬救死扶伤的人道主义精神，保障人民生命健康权益，规范特殊血液出入境管理，根据《艾滋病防治条例》有关规定，国家卫生健康委、海关总署、中国红十字会总会和中央军委后勤保障部共同制定了《特殊血液出入境管理办法》。现印发给你们，请遵照执行。

附件：特殊血液出入境管理办法

附件

特殊血液出入境管理办法

第一章 总 则

第一条 为加强特殊血液出入境管理，发扬救死扶伤的人道主义精神，保障公众生命健康权益，根据《中华人民共和国国境卫生检疫法》、《中华人民共和国红十字会法》、《艾滋病防治条例》、《血站管理办法》等，制定本办法。

第二条 本办法所称的特殊血液指出于人道主义、救死扶伤目的，用于患者、临床急需但无法在本国（地区）境内获得、需跨境获取的、捐献配型的特殊血型血液、骨髓造血干细胞、外周血造血干细胞和脐带血造血干细胞。

第三条 国家卫生健康委负责指导全国血站和医疗机构规范开展特殊血液出入境申请和后续使用工作。省级卫生健康行政部门负责本行政区域内特殊血液入境后监督管理工作。

海关依据相关法律法规规定，对特殊血液出入境依法实施卫生检疫。

中国红十字会总会负责办理特殊血液出入境手续。

第四条 血液中心、移植医疗机构、境外骨髓库作为申请主体向中国红十字会总会递交特殊血液出入境申请材料，由中国红十字会总会向海关申请办理特殊物品出入境卫生检疫审批及通关手续。

中国红十字会总会不接受个人或本办法之外其他机构的特殊血液出入境申请。

第五条 特殊血液出入境应当接受海关检疫。未经检疫或者检疫不合格的，不得出入境。

第六条 血液中心、用血医疗机构、移植医疗机构应当按照相关法律法规和规范性文件要求，规范开展特殊血液出入境申请、运输、临床使用和医疗废弃物处理等工作，如实填报申请材料；特殊血液只能用于申请材料中的患者，不得变更或扩大使用范围。

第七条 血液中心、用血医疗机构、移植医疗机构负责人是特殊血液出入境申请和使用第一责任人，应当履行法定职责，严格审核、把关申请和使用工作，确保如实填报申请材料，做好后续使用管理。未依照本办法规定，在申请和使用特殊血液过程中，提供虚假信息或变更、扩大使用范围的，依照相关法律法规规定处理。

对违反本办法的，引起检疫传染病①传播或者有引起检疫传染病传播严重危险的，依照相关法律法规规定，追究相应责任。

第二章　特殊血型血液出入境办理流程

第八条 本办法所称的特殊血型血液指患者临床治疗急需但无法在本国（地区）境内获得、需跨境获取的捐献的稀有血型血液及配型、检测用血样。

稀有血型仅限于 Rh 血型系统中的 CCDEE、Rhnull、Rhmod、D－－、D..，以及 MNS、PIPK、Lutheran、Kell、Lewis、Duffy、Kidd、Diego、Yt、Xg、Scianna、Dombrock、Colton、Landsteiner－Wiener（LW）、Chido/Rodgers（CH/RG）、H、Kx、Gerbich、Cromer、Knops、Indian、Ok、Raph、John Milton Hagen（JMH）、I、Globoside、Gill、Rh－associated glycoprotein（RHAG）、FORS、JR、LAN、Vel、CD59、Augustine、KANNO、Sid、CTL2、PEL、MAM 等血型系统，在中国人群中红细胞抗原表型频率，包括组合抗原表型频率小于千分之一。

第九条 血液中心申请特殊血型血液入境，应当向中国红十字会总会提交《特殊血液入境申请表》，包括以下内容：

（一）境内（本办法中不包括香港特别行政区、澳门特别行政区和我国台湾地区，下同）用血医疗机构出具的患者病情说明；

（二）拟入境的特殊血型血液及其标本生物安全情况说明及检测报告；

（三）境内无法获得该血型血液的说明；

（四）境外特殊血型血液捐献者相关材料；

---

① 根据《关于公布检疫传染病目录的公告》（国家疾控局 海关总署公告 2024 年第 2 号），检疫传染病包括：鼠疫、霍乱、黄热病、埃博拉病毒病、天花、脊髓灰质炎、传染性非典型肺炎、肺炭疽、马尔堡病毒病、拉沙热、中东呼吸综合征。

（五）特殊物品描述文件，包括特殊物品中英文名称、成分、来源、用途、输出输入的国家或地区等；

（六）申请单位承诺；

（七）法律法规规定的办理海关特殊物品出入境卫生检疫审批及通关手续所需的其他材料。

第十条 血液中心申请特殊血型血液出境，应当向中国红十字会总会提交《特殊血液出境申请表》，包括以下内容：

（一）境外用血医疗机构出具的患者病情说明；

（二）拟出境的特殊血型血液及其标本生物安全情况说明及检测报告；

（三）申请国或地区境内无法获得该血型血液的说明；

（四）特殊物品描述文件，包括特殊物品中英文名称、成分、来源、用途、输出输入的国家或地区等；

（五）申请单位承诺；

（六）法律法规规定的办理海关特殊物品出入境卫生检疫审批及通关手续所需的其他材料。

第十一条 中国红十字会总会对收到申请材料的完整性、规范性进行形式审查，2个工作日内将符合要求的申请材料提交海关办理特殊物品出入境卫生检疫审批及通关手续，不符合要求的材料应当通知申请单位予以完善。

第十二条 海关对中国红十字会总会提交的特殊血型血液出入境卫生检疫审批材料进行审核，在收到全部材料后3个工作日内按规定办理特殊物品出入境卫生检疫审批，做好特殊血型血液出入境的海关监管工作。

特殊血型血液入境后由申请单位在3个工作日内通报所在地省级卫生健康行政部门。

第三章　造血干细胞出入境办理流程

第十三条 本办法所称的造血干细胞指患者临床治疗急需但无法在本国（地区）境内获得、需跨境获取后进行移植治疗的捐献配型的骨髓造血干细胞、外周血造血干细胞、脐带血造血干细胞。配型、检测用血样可申请办理出入境。

第十四条 申请造血干细胞入境，境内移植医疗机构应当向中国红十字会总会递交《特殊血液入境申请表》，包括以下内容：

（一）境内移植医疗机构出具的患者病情说明；

（二）患者移植计划；

（三）拟入境的造血干细胞及其标本生物安全情况说明及检测报告；

（四）境外造血干细胞捐献者相关材料；

（五）境内无法获得配型相合造血干细胞的说明；

（六）特殊物品描述文件，包括特殊物品中英文名称、成分、来源、用途、输出输入的国家或地区等；

（七）申请单位承诺；

（八）法律法规规定的办理海关特殊物品出入境卫生检疫审批及通关手续所需的其他材料。

第十五条 申请造血干细胞出境，境外骨髓库或境外移植医疗机构应当向中国红十字会总会递交《特殊血液出境申请表》，包括以下内容：

（一）境外骨髓库或境外移植医疗机构出具的患者病情说明；

（二）患者移植计划；

（三）拟出境的造血干细胞及其标本生物安全情况说明及检测报告；

（四）造血干细胞捐献者相关材料；

（五）申请国或地区境内无法获得配型相合造血干细胞的说明；

（六）特殊物品描述文件，包括特殊物品中英文名称、成分、来源、用途、输出输入的国家或地区等；

（七）申请单位承诺；

（八）法律法规规定的办理海关特殊物品出入境卫生检疫审批及通关手续所需的其他材料。

第十六条 中国红十字会总会对收到申请材料的完整性、规范性进行形式审查，2个工作日内将符合要求的申请材料提交海关办理特殊物品出入境卫生检疫审批及通关手续，不符合要求的材料应当通知申请单位予以完善。

第十七条 海关对中国红十字会总会提交的造血干细胞出入境卫生检疫审批材料进行审核，在收到全部材料后3个工作日内按规定办理特殊物品出入境卫生检疫审批，做好造血干细胞出入境的海关监管工作。

造血干细胞入境后由申请单位在3个工作日内通报所在地省级卫生健康行政部门。

第四章 附 则

第十八条 本办法中，中国红十字会总会负责的有关工作由中国造血千细胞捐献者资料库管理中心执行。

第十九条 本办法所称的血液中心、脐带血造血干细胞库指《血站管理办法》中规定的血液中心、脐带血造血干细胞库。移植医疗机构包括境内移植医疗机构和境外移植医疗机构，境内医疗机构开展造血干细胞移植的，应当按照《医疗技术临床应用管理办法》向核发其《医疗机构执业许可证》的卫生健康行政部门备案。

第二十条 其他用途的血液、干细胞出入境按照有关规定执行。

第二十一条 骨髓造血干细胞和外周血造血干细胞出入境相关材料由中国红十字会总会保存，脐带血造血干细胞出境相关资料由提供脐带血的脐带血造血干细胞库保存，其他特殊血液出入境相关材料由申请单位保存。用血医疗机构、境内移植医疗机构应当按照《医疗机构病历管理规定》保存有关资料。

第二十二条 申请单位所在地省级卫生健康行政部门应当监督指导特殊血液申请和使用单位做好入境特殊血液使用及医疗废物处理等工作。

第二十三条 军队血站和医疗机构开展特殊血液出入境申请和后续使用工作遵照本办法执行，由中央军委后勤保障部卫生局负责指导和监督管理。

第二十四条 特殊血液出入境过程中如出现本办法未尽事宜，由国家卫生健康委、海关总署、中国红十字会总会和中央军委后勤保障部依法依规办理。

第二十五条 本办法自2023年1月1日起施行。

十五、《关于明确尸体骸骨入境前申报相关事宜的公告》（海关总署公告2022年第24号）

该公告于2022年3月14日发布，公告全文如下。

为进一步规范尸体、骸骨卫生检疫管理，有效防范生物安全风险，防止传染病跨境传播，根据《中华人民共和国生物安全法》《中华人民共和国国境卫生检疫法》及其实施细则、《出入境尸体骸骨卫生检疫管理办法》等相关规定，现将尸体、骸骨入境申报事宜公告如下：

尸体、骸骨在境外启运前，托运人或者其代理人应当向入境口岸海关申报。

特此公告。

十六、《关于进出境人员行李物品申报有关事宜的公告》（海关总署公告 2025 年第 43 号）

该公告于 2025 年 3 月 31 日发布，公告全文如下。

为便利进出境人员办理行李物品申报手续，现就有关事项公告如下：

一、进出境人员携带应向海关书面申报物品的，应当填写《中华人民共和国海关进出境人员行李物品申报单》（以下称《申报单》，式样见附件），向海关书面申报，选择“红色通道”通关。

二、进出境人员未携带应向海关书面申报物品的，无需填报《申报单》，选择“绿色通道”通关。

三、进境人员有下列情形之一的，应当如实填报纸质《申报单》或电子申报数据，并接受海关验核，办理相应手续：

（一）携带禁止进境物品的；

（二）携带限制进境物品超过限额、限量要求或者应当提交许可证件以及其他证明材料的；

（三）携带动植物、动植物产品和其他检疫物的；

（四）携带血液等人体组织、病原微生物、生物制品等关系公共卫生安全的物品的；

（五）携带受到检疫传染病污染或者存在传播检疫传染病风险的物品的；

（六）携带超过规定数额货币现钞的；

（七）携带超过规定免税数额或者限量要求物品的；

（八）携带货物、货样、广告品的；

（九）以分离运输方式运进行李物品的；

（十）携带其他依法需要书面申报行李物品的。

四、出境人员有下列情形之一的，应当如实填报纸质《申报单》或电子申报数据，并接受海关验核，办理相应手续：

（一）携带禁止出境物品的；

（二）携带限制出境物品超过限额、限量要求或者应当提交许可证件以及其他证明材料的；

（三）携带货物、货样、广告品的；

（四）携带血液等人体组织、病原微生物、生物制品等关系公共卫生安全的物品的；

（五）携带受到检疫传染病污染或者存在传播检疫传染病风险的物品的；

（六）携带超过规定数额货币现钞的；

（七）携带其他依法需要书面申报行李物品的。

五、进出境人员可以通过微信或支付宝“海关进出境人员指尖服务”小程序、互联网网页（npc. chinaport. gov. cn）等渠道预先填写行李物品电子申报数据，进出境时，在申报台等指定地点确认相关数据，并接受海关验核，办理相应手续。

六、携带暂时进出境的行李物品，需要向海关书面申报登记的，参照本公告第三条至第五条执行。

本公告自 2025 年 4 月 1 日起施行。海关总署公告 2007 年第 72 号（关于在全国各对外开放口岸实行新的进出境旅客申报制度的公告）同时废止。

特此公告。

附件：中华人民共和国海关进出境人员行李物品申报单（式样）

中华人民共和国海关进出境人员行李物品申报单（式样）

正面

中华人民共和国海关进出境人员行李物品申报单	
请仔细阅读申报单背面的填单须知后填报	
姓　　名	性别　□男　□女
出生日期　年　月　日	国籍（地区）
进出境证件类型　□普通护照　□往来港澳通行证　□往来台湾通行证　□港澳居民来往内地通行证　□台湾居民来往大陆通行证　□公务护照　□外交护照　□边民证　□其他	
进出境证件号码	
进境人员填写	出境人员填写
来自何地	前往何地
进境航班号/车次/船名	出境航班号/车次/船名
进境日期　年　月　日	出境日期　年　月　日
携带有下列物品的，请在“□”划√	携带有下列物品的，请在“□”划√
□1. 禁止进境物品； □2. 限制进境物品超过限额、限量要求或者应当提交许可证件以及其他证明材料； □3. 动植物、动植物产品和其他检疫物； □4. 血液等人体组织、病原微生物、生物制品等关系公共卫生安全的物品； □5. 受到检疫传染病污染或者存在传播检疫传染病风险的物品； □6. 超过规定数额货币现钞； □7. 超过规定免税数额或者限量要求物品； □8. 货物、货样、广告品； □9. 以分离运输方式运进行李物品； □10. 需办理暂时进境手续的行李物品； □11. 其他依法需要书面申报的行李物品。	□1. 禁止出境物品； □2. 限制出境物品超过限额、限量要求或者应当提交许可证件以及其他证明材料； □3. 货物、货样、广告品； □4. 血液等人体组织、病原微生物、生物制品等关系公共卫生安全的物品； □5. 受到检疫传染病污染或者存在传播检疫传染病风险的物品； □6. 超过规定数额货币现钞； □7. 需办理暂时出境手续的行李物品； □8. 其他依法需要书面申报的行李物品。

携带有上述物品的，请详细填写如下清单

品名/币种	型号	数量	金额	海关批注

我已经阅读本申报单背面所列事项，并保证所有申报属实。
进出境人员签名：____________

背面

重要提示

一、免税限额限量相关规定

（一）对进境居民旅客携带在境外获取个人合理自用的总值5000元人民币以内（含5000元）的行李物品，进境非居民旅客携带拟留在境内的总值2000元人民币以内（含2000元）的行李物品，海关予以免税放行；对进境居民旅客以分离运输方式运进的行李物品，连同其进境时海关已验放的行李物品合并计算总值。同时，在设有进境免税店的口岸，允许进境居民旅客在口岸进境免税店增加一定数量的免税购物额，连同其在境外获取的个人合理自用行李物品总计不超过8000元人民币的，海关予以免税放行。对自香港、澳门进境，年满18周岁的居民旅客，携带在境外获取的个人合理自用行李物品，总值在12000元人民币以内（含12000元）的，海关予以免税放行；同时，在设有进境免税店的口岸，允许上述旅客在口岸进境免税店购买一定数量的免税商品，连同在境外获取的个人合理自用行李物品总值在15000元人民币以内（含15000元）的，海关予以免税放行。对经海关核准的复进境行李物品，海关予以免税放行，不计入上述规定的免税数额。

（二）对经常出入境人员、不满18周岁的未成年人，海关仅免税放行其旅途必需物品。对进境运输工具工作人员，海关仅免税放行其服务期间必需物品。

（三）进境人员携带烟草制品、酒精饮料的，除符合前两款规定外，还需符合以下《进境行李物品免税限量表》规定的免税限量标准：

进境行李物品免税限量表

序号	品种	免税限量标准
1	烟草制品	(1) 进境旅客，香烟（含加热卷烟）400支，或者雪茄20支，或者烟丝500克；电子烟烟具2个，电子烟烟弹（液态雾化物）或者烟弹与烟具组合销售的产品（包括一次性电子烟等）6个，合计烟液容量不超过12毫升。其中，自香港特别行政区、澳门特别行政区进境的旅客，香烟（含加热卷烟）200支，或者雪茄10支，或者烟丝250克；电子烟烟具1个，电子烟烟弹（液态雾化物）或者烟弹与烟具组合销售的产品（包括一次性电子烟等）3个，合计烟液容量不超过6毫升。 (2) 经常出入境人员，香烟（含加热卷烟）40支，或者雪茄2支，或者烟丝40克；电子烟烟具1个，电子烟烟弹（液态雾化物）或者烟弹与烟具组合销售的产品（包括一次性电子烟等）1个，合计烟液容量不超过2毫升；限一天一次。
2	酒精饮料	(1) 进境旅客，12度以上的酒精饮料1.5升。其中，自香港特别行政区、澳门特别行政区进境的旅客，12度以上的酒精饮料0.75升。 (2) 经常出入境人员，不准免税带进12度以上的酒精饮料。

注：不满18周岁的未成年人，不适用上述免税规定。

（四）个人自用进境印刷品及音像制品在下列规定数量以内的，海关予以免税验放：1. 单行本发行的图书、报纸、期刊类出版物每人每次10册（份）以下；2. 单碟（盘）发行的音像制品每人每次20盘以下；3. 成套发行的图书类出版物，每人每次3套以下；4. 成套发行的音像制品，每人每次3套以下。

二、携带人民币、外币现钞进出境相关规定

（一）人民币：每人每次进出境携带的人民币不得超出20000元。

（二）外币现钞：当天多次往返、短期内多次往返的出入境人员，携带外币现钞入境须向海关书面申报；其他入境人员携带外币现钞入境，超过等值5000美元的应当向海关书面申报。

出境人员携出金额在等值5000美元以上至10000美元（含10000美元）的，应向银行申领《携带外汇出境许可证》（以下简称《携带证》）并向海关申报，海关凭《携带证》验放；出境人员携出金额在等值10000美元以上的，应向外汇管理局申领《携带证》并向海关申报，海关凭《携带证》验放。

其他规定详见《携带外币现钞出入境管理暂行办法》(汇发〔2003〕102号)。

三、禁止和限制进出境物品相关规定

(一)《中华人民共和国禁止进出境物品表》和《中华人民共和国限制进出境物品表》(海关总署令第43号);

(二)《中华人民共和国禁止携带、寄递进境的动植物及其产品和其他检疫物名录》(农业农村部、海关总署公告第470号)①;

(三)《关于〈中华人民共和国禁止进出境物品表〉和〈中华人民共和国限制进出境物品表〉有关问题解释的公告》(海关总署公告2013年第46号)。

四、其他提示

(一)本申报单所称"居民旅客"是指出境居留后仍回到境内其通常定居地的旅客,"非居民旅客"是指进境居留后仍回到境外其通常定居地的旅客。

(二)本申报单所称"经常出入境人员"是指15日以内进境超过1次的人员;"当天多次往返的出入境人员"是指一天内出境或入境超过一次的人员;"短期内多次往返的出入境人员"是指15天内出境或入境超过一次的人员。

(三)如需办理行李物品暂时进出境、分离运输行李等业务,请妥善保管本申报单。

(四)未按规定向海关书面申报或申报不实的,将承担相应法律责任。

十七、《关于进一步优化出入境检疫处理监督工作的公告》(海关总署公告2022年第77号)

该公告于2022年8月23日发布,原文如下。

为深入贯彻落实《国务院关于印发优化口岸营商环境促进跨境贸易便利化工作方案的通知》(国发〔2018〕37号)关于"鼓励竞争,破除垄断"工作要求,持续优化口岸营商环境,促进贸易便利化,激发市场活力,进一步减轻企业负担,根据《国务院办公厅关于全面实行行政许可事项清单管理的通知》(国办发〔2022〕2号),海关总署现就进一步优化出入境检疫处理监督工作相关事宜公告如下:

一、海关对从事进出境动植物检疫除害处理业务的单位实施核准,并加强监督管理。出入境卫生检疫卫生处理实施单位无须取得海关核准,前期已经获得出入境卫生检疫卫生处理核准的,予以撤回,不影响现行业务开展。

二、出入境卫生检疫卫生处理实施单位应当具备现场消毒、除虫、除鼠能力,配备操作人员和专用设备;操作人员应当经过专业培训,掌握消毒、除虫、除鼠和个人防护基本知识及技能。

三、进出境动植物检疫除害处理单位和出入境卫生检疫卫生处理实施单位应当承担相应的主体责任。海关依法加强对进出境动植物检疫除害处理和出入境卫生检疫卫生处理现场作业的监督,相关单位应当予以配合。

四、进出境动植物检疫除害处理单位和出入境卫生检疫卫生处理实施单位应严格按照相关技术规范和标准开展工作,确保工作质量和生产安全。

本公告自发布之日起实施。

特此公告。

① 见《海关检验检疫业务实务手册—进出境动植物检疫篇》第三章第一节。

第二节｜有效的检验检疫文件清单

本节以《关于公布继续有效规范性文件和废止部分规范性文件的公告》（国家质检总局公告2017年第54号）为基础，梳理出涉及检验检疫工作的文件：

一是有效公告类文件，包含2017—2018年国家质检总局发布的与检验检疫工作相关的有效公告，详见本书“检验检疫业务通识篇”第十三章第二节。

二是其他有效文件（截至2016年12月底），详见本书“检验检疫业务通识篇”第十三章第三节。

同时，梳理了2018年后海关总署发布的与检验检疫工作相关的有效公告清单，详见本书“检验检疫业务通识篇”第十三章第五节。

第三节｜已废止的检验检疫文件清单

本节收集了国家质检总局以公告形式宣布废止的检验检疫文件清单，清单列明了废止文件的公告，以及该文件在公告清单中的序号，以便核对，详见本书“检验检疫业务通识篇”第十三章第四节。

收集了海关总署宣布废止或修改的检验检疫文件清单，详见本书“检验检疫业务通识篇”第十三章第六节。

收集了虽未经宣布废止但因后续文件变更或业务调整、实际已失效的检验检疫文件清单，详见本书“检验检疫业务通识篇”第十三章第七节。

上述清单按照被废止文件发文时间排序，可以用来检索文件的有效性。

国境卫生检疫相关资质管理要求

导读：

本部分主要通过对国境卫生检疫相关政策中进出口货物及行政相对人的资质管理要求进行梳理和介绍，使读者较为全面地了解在进出口贸易过程中海关对哪些与卫生检疫相关的货物及行政相对人有资质管理方面的要求，同时了解相关资质要求的法律依据、办理流程和审核要点。

第四章 | 国境卫生检疫相关行政许可管理要求

第一节 | 特殊物品出入境卫生检疫审批管理

一、事项名称

特殊物品出入境卫生检疫审批。

二、事项类型

行政许可。

三、设定及实施依据

1.《国境卫生检疫法》。

第二十二条 血液等人体组织、病原微生物、生物制品等关系公共卫生安全的货物、物品进境出境，除纳入药品、兽药、医疗器械管理的外，应当由海关事先实施卫生检疫审批，并经检疫查验合格后方可进境出境。

2.《国境卫生检疫法实施细则》。

第十一条 入境、出境的微生物、人体组织、生物制品、血液及其制品等特殊物品的携带人、托运人或者邮递人，必须向卫生检疫机关申报并接受卫生检疫，凭卫生检疫机关签发的特殊物品审批单办理通关手续。未经卫生检疫机关许可，不准入境、出境。

3.《出入境特殊物品卫生检疫管理规定》。

第四条 出入境特殊物品卫生检疫监督管理遵循风险管理原则，在风险评估的基础上根据风险等级实施检疫审批、检疫查验和监督管理。

海关总署可以对输出国家或者地区的生物安全控制体系进行评估。

第六条 直属海关负责辖区内出入境特殊物品的卫生检疫审批（以下简称特殊物品审批）工作。

四、实施机构

各直属海关卫生检疫处负责。

五、法定办结时限

自出具“受理决定书”起20个工作日。

六、承诺办结时限

自受理之日起20个工作日内作出是否准予许可的决定。20个工作日内不能作出决定的，经本行政机关负责人批准，延长10个工作日。

七、结果名称

入/出境特殊物品卫生检疫审批单。

八、结果样本

见本章附件1。

九、收费标准

不收费。

十、收费依据

无。

十一、申请条件

1. 法律法规规定须获得相关部门批准文件的，应当获得相应批准文件。
2. 具备与进出境特殊物品相适应的生物安全控制能力。

十二、申请材料

在线上填写申请材料，无须提交纸本申请材料。

申请特殊物品审批的，货主或者其代理人应当按照以下规定提供相应材料：

1. 入/出境特殊物品卫生检疫审批申请表（见本章附件2、样表见本章附件3）；
2. 进出境特殊物品描述性材料，包括特殊物品中英文名称、类别、成分、来源、用途、主要销售渠道、输出输入的国家或者地区、生产商等；
3. 入境、出境特殊物品含有或者可能含有病原微生物的，应当提供病原微生物的学名（中文和拉丁文）、生物学特性的说明性文件（中英文对照件），以及生产经营者或者使用者具备相应生物安全防控水平的证明文件（见本章附件4）；
4. 出境特殊物品涉及人类遗传资源管理范畴的，应当取得人类遗传资源管理部门出具的批准文件，海关对有关批准文件电子数据进行系统自动比对验核；
5. 使用含有或者可能含有病原微生物的进出境特殊物品的单位，应当提供与生物安全风险等级相适应的生物安全实验室资质证明，BSL-3级以上实验室必须获得国家认可机构的认可；
6. 进出境高致病性病原微生物菌（毒）种或者样本的，应当提供省级以上人民政府卫生主管部门的批准文件。

申请人为单位的，首次申请特殊物品审批时，除提供上述所规定的材料以外，还应当提供单位基本情况，如单位管理体系认证情况、单位地址、生产场所、实验室设置、仓储设施设备、产品加工情况、生产过程或者工艺流程、平面图等。生物安全实验室应提供实验室生物安全资质证明文件。

申请人为自然人的，应当提供身份证复印件。出入境病原微生物或者可能含有病原微生物的特殊物品，其申请人不得为自然人。

十三、办理流程

1. 申请（网上办理，全天）。
2. 受理（申请人发现申请错误需要补正的，可以在海关受理前自行撤回修改）。
3. 初审（必要时组织风险评估）。
4. 复核和决定（受理之日起 20 个工作日，不含风险评估和实验室检测时间）。
5. 办结。

办理流程如图 4-1 所示。

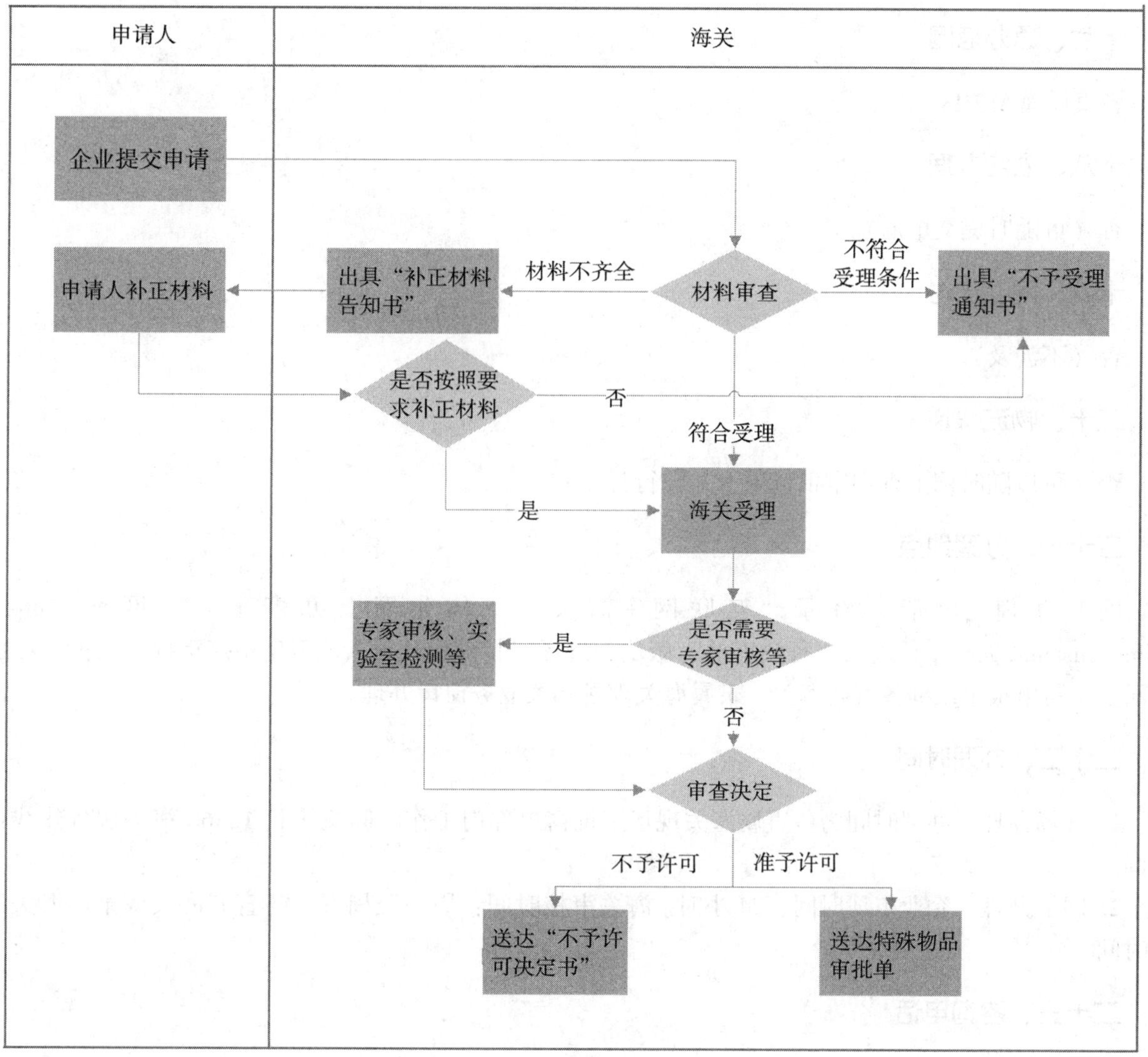

图 4-1　办理流程

十四、办理形式

网上办理或现场办理。

十五、到办理现场次数

网上办理 0 次或现场办理 1 次。

十六、审查标准

1. 申请表的内容是否如实、准确。

2. 上传的文件是否如实、清晰（证书、证明、备案及批准文件等必须是原件的扫描件或者加盖印章并签注“与原件核对无误”的复印件扫描件）。

3. 上传的文件是否符合要求（法律法规规定须获得相关部门批准文件的，应当获得相应批准文件）。

4. 相关单位是否具备与进出境特殊物品相适应的生物安全控制能力。

十七、通办范围

各直属海关关区。

十八、预约办理

否（可随时提交申请）。

十九、网上支付

否（不涉及）。

二十、物流快递

否（可以随时网上查询审批结果，并自行打印）。

二十一、办理地点

网上办理：申请人登录“互联网+海关”一体化网上办事平台（网址：http//online.customs.gov.cn）进入“行政审批”版块，选择“特殊物品出入境卫生检疫审批”功能，按要求网上填写申报单或到各直属海关、隶属海关现场相关业务窗口办理。

二十二、办理时间

1. 现场办理。办理时间为各直属海关现场审批窗口部门工作时间或拨打 12360 海关服务热线可查询。

2. 网上办理。企业申请时间：24 小时。海关审核时间：周一至周五，各直属海关或隶属海关工作时间。

二十三、咨询电话

各直属海关咨询电话或 12360 海关服务热线。

二十四、监督电话

各直属海关咨询电话或 12360 海关服务热线。

第二节｜国境口岸卫生许可证核发

一、事项名称

国境口岸卫生许可证核发。

二、事项类型

行政许可。

三、设定及实施依据

1.《国境卫生检疫法》。

第三十二条 在口岸内从事食品生产经营、饮用水供应服务、公共场所经营的，由海关依法实施卫生许可；食品生产经营者取得卫生许可的，无需另行取得食品生产经营许可。

2.《国境卫生检疫法实施细则》。

第一百零七条 对饮用水、食品及从业人员的卫生要求是：（一）国境口岸和交通工具上的食品、饮用水必须符合有关的卫生标准；（二）国境口岸内的涉外宾馆，以及向入境、出境的交通工具提供饮食服务的部门，必须取得卫生检疫机关发放的卫生许可证；（三）国境口岸内涉外的宾馆和入境、出境交通工具上的食品、饮用水从业人员应当持有有效健康证明。

3.《食品安全法》。

第一百五十二条 铁路、民航运营中食品安全的管理办法由国务院食品药品监督管理部门会同国务院有关部门依照本法制定。

保健食品的具体管理办法由国务院食品药品监督管理部门依照本法制定。

食品相关产品生产活动的具体管理办法由国务院质量监督部门依照本法制定。

国境口岸食品的监督管理由出入境检验检疫机构依照本法以及有关法律、行政法规的规定实施。

军队专用食品和自供食品的食品安全管理办法由中央军事委员会依照本法制定。

4.《公共场所卫生管理条例》。

第四条 国家对公共场所实行“卫生许可证”制度。

“卫生许可证”由设区的市级、县级人民政府疾病预防控制部门部门签发。

5.《中华人民共和国传染病防治法》。

第二十九条 用于传染病防治的消毒产品、饮用水供水单位供应的饮用水和涉及饮用水卫生安全的产品，应当符合国家卫生标准和卫生规范。

饮用水供水单位从事生产或者供应活动，应当依法取得卫生许可证。

生产用于传染病防治的消毒产品的单位和生产用于传染病防治的消毒产品，应当经省级以上人民政府卫生行政部门审批。具体办法由国务院制定。

6.《国务院关于在自由贸易试验区开展“证照分离”改革全覆盖试点的通知》（国发〔2019〕25号）。

7.《关于开展“证照分离”改革全覆盖试点的公告》（海关总署公告2019第182号附件3口岸卫生许可证核发涉及公共场所）。

8.《关于开展“证照分离”改革全覆盖试点的公告》（海关总署公告2019第182号附件5口岸卫生许可证核发涉及食品、饮用水）。

9.《海关总署决定公布第一批取消的证明事项》（见海关总署网站政府信息公开专栏）。

10.《国务院办公厅关于全面推行证明事项和涉企经营许可事项告知承诺制的指导意见》（国办发〔2020〕42号）。

11.《国务院关于深化“证照分离”改革进一步激发市场主体发展活力的通知》（国发〔2021〕7号）。

12. 海关总署关于印发《海关深化“证照分离”改革进一步激发市场主体发展活力的实施方案》的通知（署法发〔2021〕60号）。

四、实施机构

各直属海关、隶属海关负责口岸卫生许可证核发的部门。

五、法定办结时限

除可以当场作出行政许可决定的外，行政机关应当自受理行政许可申请之日起20日内作出行政许可决定。20日内不能作出决定的，经本行政机关负责人批准，可以延长10日，并应当将延长期限的理由告知申请人。

六、承诺办结时限

1. 海关自受理申请之日起13个工作日内作出行政许可决定。因特殊原因需要延长许可期限的，经本行政机关负责人批准，可以延长10个工作日，并应当将延长期限的理由告知申请人。

2. 自作出准予行政许可的决定之日起10个工作日内向申请人颁发“国境口岸卫生许可证”。

七、结果名称

“中华人民共和国×××海关准予行政许可决定书”“国境口岸卫生许可证”“中华人民共和国×××海关不予行政许可决定书”。

八、结果样本

1. “中华人民共和国×××海关准予行政许可决定书”。
2. “国境口岸卫生许可证”。
3. “中华人民共和国×××海关不予行政许可决定书”。

九、收费标准

无。

十、收费依据

无。

十一、申请条件

（一）从事国境口岸食品生产、食品销售、餐饮服务的，申请卫生许可的条件

1. 具有与生产经营的食品品种、数量相适应的食品原料处理和食品加工、包装、贮存、销售等场所，保持该场所环境整洁，并与有毒、有害场所以及其他污染源保持规定的距离；使用的原、辅材料等应当符合相应的国家标准、行业标准及有关规定；

2. 具有与生产经营的食品品种、数量相适应的生产经营设备或者设施，有相应的消毒、更衣、盥洗、采光、照明、通风、防腐、防尘、防蝇、防鼠、防虫、洗涤以及处理废水、存放垃圾和废弃物的设备或者设施；

3. 具有合理的设备布局和工艺流程，防止待加工食品与直接入口食品、原料与成品交叉污染，避免食品接触有毒物、不洁物；

4. 贮存、运输和装卸食品的容器、工具和设备应当安全、无害，保持清洁，防止食品污染，并符合保证食品安全所需的温度等特殊要求，不得将食品与有毒、有害物品一同贮存、运输；

5. 具有经过食品安全培训、符合相关条件的食品安全管理人员；

6. 建立与本单位实际相适应的保证食品安全的规章制度，包括环境清洁卫生管理制度、食品安全自查管理制度、食品进货查验记录制度、从业人员健康管理制度。从事食品生产的，还应当建立生产加工过程食品安全管理制度、出厂检验记录制度、不合格产品管理制度；从事餐饮服务的，还应当建立设施设备卫生管理制度、清洗消毒制度、加工操作规程、食品添加剂的管理制度；

7. 用水应当符合国家规定的生活饮用水卫生标准。

（二）从事饮用水供应的，申请国境口岸卫生许可的条件

1. 建立生活饮用水卫生管理制度，包括从业人员卫生培训、专（兼）职卫生管理人员、供水设备设施维护、卫生管理档案等有关内容；

2. 水质应当符合国家规定的生活饮用水卫生标准；

3. 供水设备应当运转正常，并按照规定的期限清洗、消毒；

4. 供水设施在规定的卫生防护距离内不得有污染源，生活饮用水水箱必须专用，与非饮用水不得相通，必须安全密闭、有必要的卫生防护设施；

5. 与生活饮用水直接接触的供水设备及用品，应当符合国家相关产品标准，无毒无害，不得污染水质；

6. 具备感官指标和余氯、PH 值等常用理化指标检测能力；

7. 自备水源供水设施与城镇公共供水管网不得有任何连接；

8. 二次供水设施与城镇公共供水管网不得直接连接，在特殊情况下需要连通时必须设置不承压水箱；

9. 集中式供水应当有水质消毒设备。

（三）从事国境口岸公共场所经营的，申请国境口岸卫生许可的条件

1. 有固定的营业场所，根据经营规模、项目设置清洗、消毒、保洁、盥洗等设施设备和公共卫生间，并保证各项设施运转正常，禁止挪作他用；

2. 设立卫生管理人员，具体负责本公共场所的卫生工作；

3. 建立卫生管理制度，包括从业人员卫生培训、卫生设施设备维护、公共场所危害健康事故应急、卫生管理档案等内容；

4. 水质符合国家规定的要求；

5. 应当配备有效的医学媒介生物控制措施及废弃物存放专用设施；

6. 室内空气质量和微小气候及提供的用品、用具应当符合国家卫生标准和要求，采用集中空调通风系统的，应当符合集中空调通风系统相关规定的要求；

7. 应当设置醒目的禁止吸烟警语和标志。

十二、申请材料

（一）从事国境口岸食品生产、食品销售、餐饮服务的，申请卫生许可时应提交的材料

1. 首次申请。

（1）“国境口岸卫生许可证”申请书；

（2）其他材料。

① 从事食品生产的，应当提交场所及其周围环境平面图、生产加工各功能区间布局平面图、生产工艺流程图、设备布局图；食品生产设备设施清单；食品生产的执行标准。航空配餐企业还应当提供符合冷链运输要求的专用食品运输车辆、冷冻冷藏设施的证明材料。

②从事食品销售，应当提交与食品销售相适应的经营设施空间布局平面图、经营设施设备清单。从事入/出境交通工具食品供应的，还应当提供符合冷链运输要求的专用食品运输车辆、冷冻冷藏设施的证明材料。利用自动售货设备进行食品销售的，申请人还应当提交自动售货设备的产品合格证明、具体放置地点，经营者名称、住所、联系方式、食品经营许可证的公示方法等材料。

③从事餐饮服务的，应当提交经营场所和设备布局、加工流程、卫生设施等示意图；有送餐服务的，应当提供符合保温或者冷链运输要求的专用食品运输设施的证明材料。

2. 变更申请。

（1）“国境口岸卫生许可证”申请书。

（2）变更具体内容的说明材料。仅限以下情形：名称、法定代表人（负责人或者经营者）、经营范围（见本章附件5）或者地址门牌号改变（实际经营场所未改变）或者功能布局、工艺流程、设施设备改变，可能影响食品安全。

3. 延续申请。

（1）“国境口岸卫生许可证”申请书（需在原“国境口岸卫生许可证”有效期届满30日前向原发证机构书面提出申请）；

（2）原申请提交材料是否发生变化的说明材料（有变化的，应当补充相关材料）。

4. 注销申请。

“国境口岸卫生许可证”申请书。取得准予注销许可后，应交回原“国境口岸卫生许可证”。

（二）从事饮用水供应的，申请卫生许可时应提交的材料

1. 首次申请。

（1）“国境口岸卫生许可证”申请书；

（2）涉及饮用水卫生安全产品的卫生许可批件；

（3）设计图纸及相关文字说明，如平面布局图、设备布局图、管网平面布局图、管网系统图等；

（4）自备水源的应当提供制水工艺流程文件。

2. 变更申请。

（1）“国境口岸卫生许可证”申请书；

（2）变更具体内容的说明材料。仅限以下情形：名称、法定代表人（负责人或者经营者）、经营范围或者地址门牌号改变（实际经营场所未改变）或者功能布局、工艺流程、设施设备改变，可能影响食品安全。

3. 延续申请。

（1）“国境口岸卫生许可证”申请书（需在原“国境口岸卫生许可证”有效期届满30日前向原发证机构书面提出申请）；

（2）原申请提交材料是否发生变化的说明材料（有变化的，应当补充相关材料）。

4. 注销申请。

“国境口岸卫生许可证”申请书。取得准予注销许可后，应交回原“国境口岸卫生许可证”。

（三）从事国境口岸公共场所经营的，申请卫生许可时应提交的材料

1. 首次申请。

（1）国境口岸卫生许可证申请书；

（2）营业场所平面图和卫生设施平面布局图；

（3）经申请人签章的《公共场所卫生许可告知承诺书》。（申请人选择按“告知承诺制”申请时需提供，适用于全国自由贸易试验区范围内口岸区域公共场所经营单位）。

2. 变更申请。

（1）“国境口岸卫生许可证”申请书；

（2）变更具体内容的说明材料。仅限以下情形：名称、法定代表人（负责人或者经营者）、经营范围或者地址门牌号改变（实际经营场所未改变）或者功能布局、工艺流程、设施设备改变，可能影响食品安全。

（3）经申请人签章的《公共场所卫生许可告知承诺书》。

3. 延续申请（公共场所卫生许可的获证企业办理延续申请的，可选择适用告知承诺许可模式）。

（1）“国境口岸卫生许可证”申请书（需在原“国境口岸卫生许可证”有效期届满 30 日前向原发证机构书面提出申请）；

（2）原申请提交材料是否发生变化的说明材料（有变化的，应当补充相关材料）；

（3）经申请人签章的《公共场所卫生许可告知承诺书》。

4. 注销申请。

（1）“国境口岸卫生许可证”申请书。

（2）取得准予注销许可后，应交回原“国境口岸卫生许可证”。

十三、办理流程

（一）许可的申请、受理、核查、决定

1. 普通程序。适用于国境口岸从事食品生产（含航空配餐）、食品销售（含入/出境交通工具食品供应）、餐饮服务（食品摊贩除外）、饮用水供应、公共场所经营单位或者个人国境口岸卫生许可。

（1）申请人向所在地海关递交申请材料，海关当场或在 5 个工作日内决定是否受理；对申请材料不齐全或者不符合法定形式的，应当场或者在签收申请材料后 5 日内一次告知申请人需补正的全部内容，逾期不告知的，自收到申请材料之日起即为受理。海关应当以书面形式决定是否受理卫生许可申请。

（2）海关受理申请后，申请材料经审查合格，确有必要需现场核查的，受理的海关应在 5 个工作日内成立由 2 名以上经培训合格的海关卫生监督工作人员组成的卫生许可现场核查组。现场核查不合格且无法整改的，现场核查组应当提出不予许可意见；现场核查不合格且可以整改的，现场核查组可以要求申请人限时整改。对食品生产经营单位的现场核查不计入行政许可时限，但最长不超过 1 个月，且应告知申请人。

（3）受理的海关应当根据申请材料审查和现场核查结果，对符合条件的，作出准予行政许可的决定，应向申请人颁发卫生许可证；对不符合条件的，作出不予行政许可的决定，海关应向申请人送达不予行政许可决定书，同时说明理由，告知申请人享有依法申请行政复议或者提出行政诉讼的权利。

2. 公共场所卫生许可“告知承诺制”申请程序。

具体办理流程见《国境口岸公共场所卫生许可“告知承诺制”审批管理规定》（见本章附件 6）。

（二）许可的变更

申请人向原发证海关递交申请材料，原发证海关对申请变更内容进行审核。变更申请材料齐全、说明材料真实有效，准予变更的，颁发新的“国境口岸卫生许可证”，原“国境口岸卫生许可证”号及有效期限不变。

（三）许可的延续

在“国境口岸卫生许可证”有效期届满 30 日前，申请人向原发证海关书面提出延续申请。原发证海关应对原许可的经营场所、功能布局、工艺流程、设施设备等是否有变化，以及是否符合相关规定进行审核。准予延续的，颁发新的卫生许可证。

（四）许可的注销

符合下列情形之一的，海关直接注销国境口岸卫生许可，并予以公示：

1. 卫生许可有效期届满未延续的；
2. 法人或者其他组织依法终止的；
3. 卫生许可依法被撤销、撤回或者卫生许可证件依法被吊销的；
4. 因不可抗力导致卫生许可事项无法实施的；
5. 法律、法规规定的应当注销卫生许可的其他情形。

被许可人申请注销卫生许可的，原发证海关需对其申请进行审核后注销国境口岸卫生许可，并予以公示。

口岸卫生许可证核发通用业务流程如图 4-2 所示。

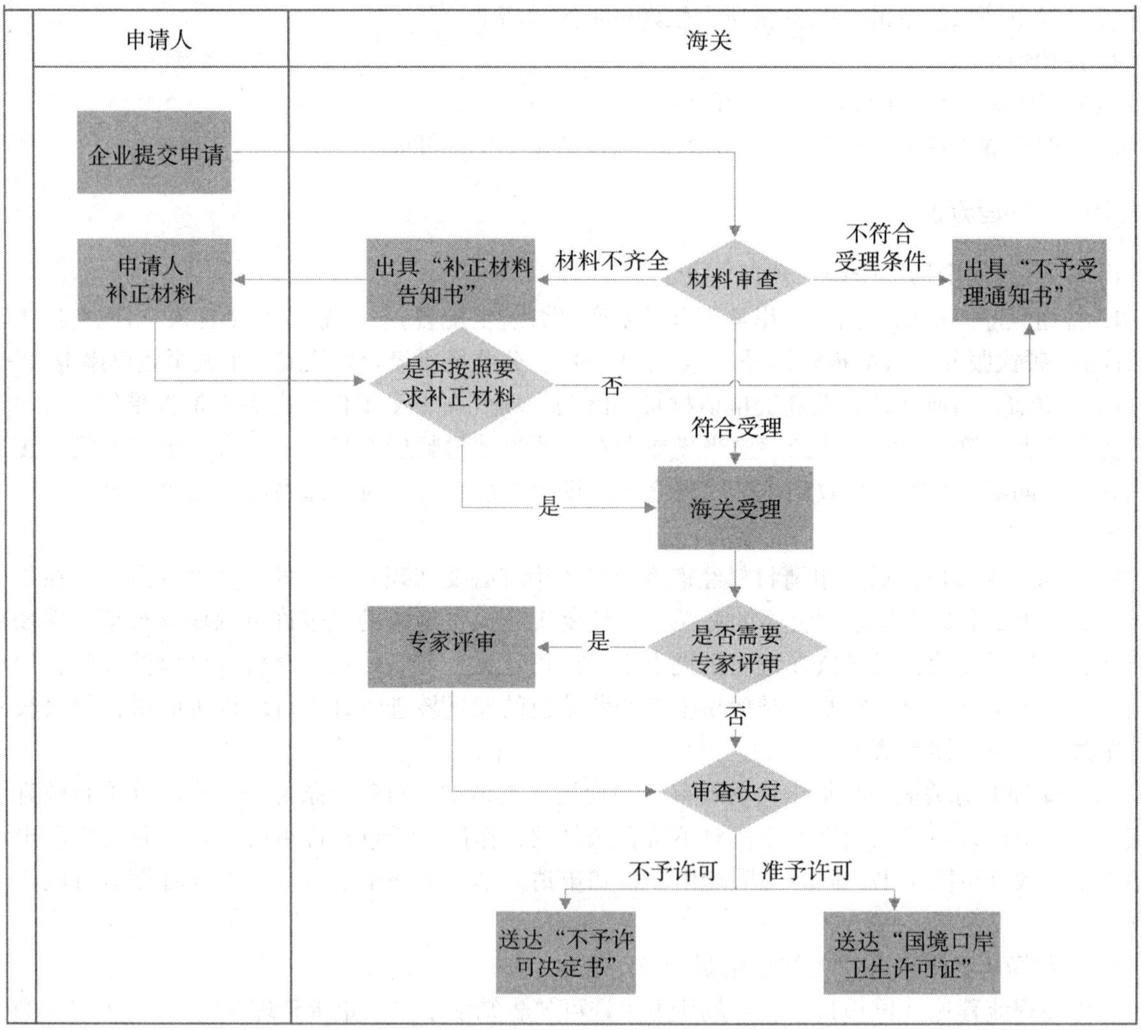

图 4-2　口岸卫生许可证核发通用业务流程图

口岸卫生许可证核发（适用于公共场所卫生许可证核发）业务流程如图 4-3 所示。

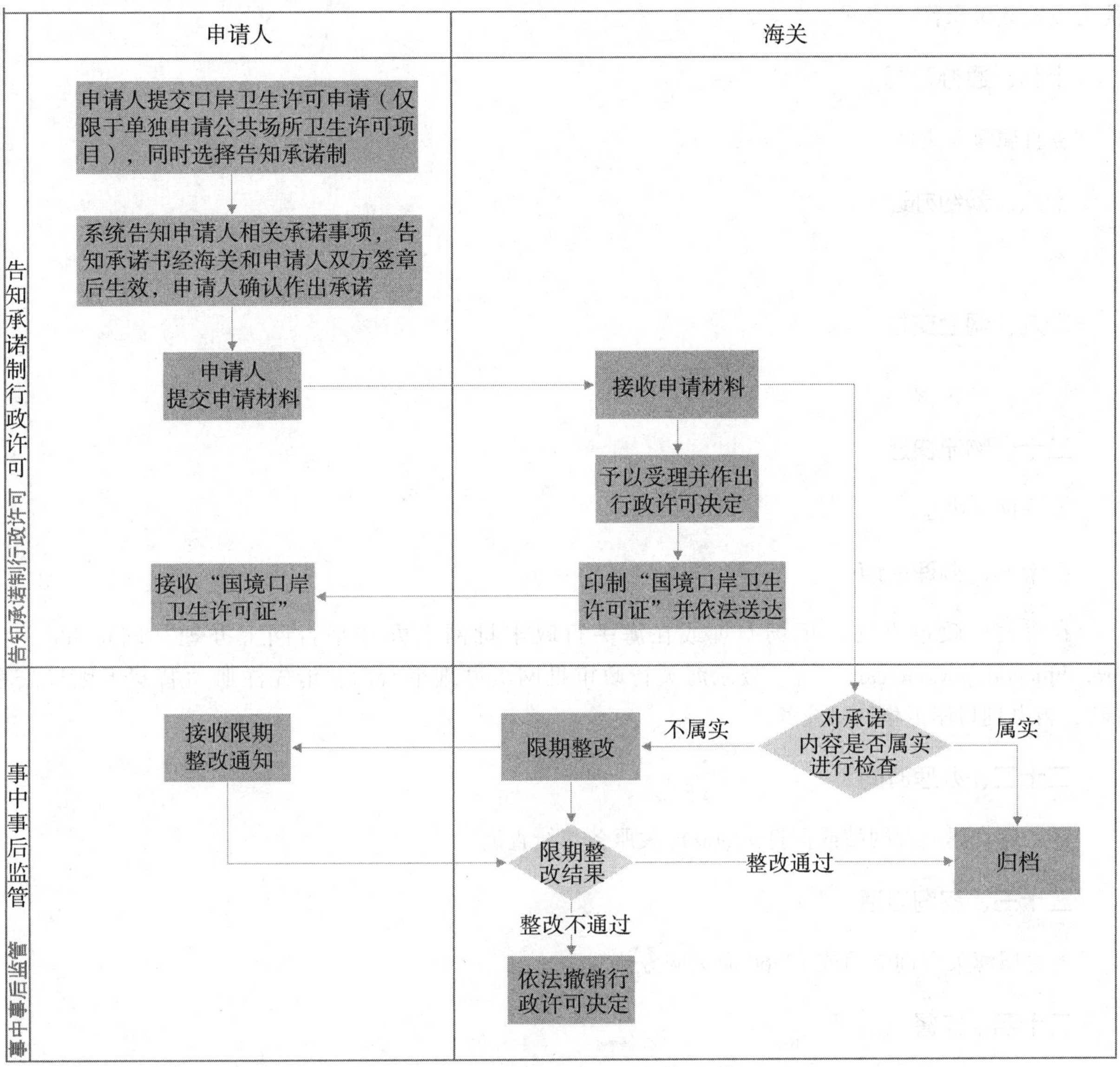

图 4-3　口岸卫生许可证核发（适用于公共场所卫生许可证核发）业务流程图

十四、办理形式

海关行政审批一个窗口现场办理/海关行政审批网上办理平台（网址 http：//pre. chinaport. gov. cn/car）。

注：登陆海关行政审批网上办理平台后，请先注册“智慧卫生检疫系统”，办理口岸卫生许可业务。

十五、到办理现场次数

窗口办理 1 次或网上办理 0 次。

十六、审查标准

1. 申请材料填写准确、完整、真实、有效。

2. 依据相应的法律法规及卫生安全标准，现场审查企业的卫生状况、设备设施、质量安全控制能力以及相关条件。

十七、通办范围

各直属海关关区。

十八、预约办理

否。

十九、网上支付

否。

二十、物流快递

支持物流快递。

二十一、办理地点

在海关行政审批窗口现场办理或在海关行政审批网上办理平台网上办理（网址 http://pre.chinaport.gov.cn/car）。注：登录海关行政审批网上办理平台后，请先注册“智慧卫生检疫系统”，再办理口岸卫生许可业务。

二十二、办理时间

详见各直属海关网站或拨打 12360 海关服务热线查询。

二十三、咨询电话

各直属海关咨询电话或 12360 海关服务热线。

二十四、监督电话

各直属海关监督电话或 12360 海关服务热线。

第三节｜国境口岸卫生许可证核发

［适用于全国自由贸易试验区范围内口岸区域音乐厅、展览馆、博物馆、美术馆、图书馆、书店、录像厅（室）］

一、事项名称

国境口岸卫生许可证核发。

二、事项类型

备案管理。

三、设定及实施依据

1.《中华人民共和国国境卫生检疫法》。

第三十二条 在口岸内从事食品生产经营、饮用水供应服务、公共场所经营的，由海关依法实施卫生许可；食品生产经营者取得卫生许可的，无需另行取得食品生产经营许可。

2.《国务院关于深化“证照分离”改革进一步激发市场主体发展活力的通知》（国发〔2021〕7号）。

3. 海关总署关于印发《海关深化“证照分离”改革进一步激发市场主体发展活力的实施方案》的通知（署法发〔2021〕60号）。

四、实施机构

各直属海关、隶属海关负责口岸卫生许可证核发的部门。

五、法定办结时限

5个工作日。

六、承诺办结时限

5个工作日。

七、结果名称

国境口岸公共场所备案告知函。

八、结果样本

无。

九、收费标准

无。

十、收费依据

无。

十一、申请条件

1. 全国自由贸易试验区范围内口岸区域的公共场所［仅限音乐厅、展览馆、博物馆、美术馆、图书馆、书店、录像厅（室）］。

2. 有固定的营业场所，根据经营规模、项目设置清洗、消毒、保洁、盥洗等设施设备和公共卫生间，并保证各项设施运转正常，禁止挪作他用；设立卫生管理人员，具体负责本公共场所的卫生工作；建立卫生管理制度，包括从业人员卫生培训、卫生设施设备维护、公共场所危害健康事故应急、卫生管理档案等内容；水质符合国家规定的要求；应当配备有效的医学媒介生物控制措施及废弃物存放专用设施；室内空气质量和微小气候及提供的用品、用具应当符合国家卫生标准和要求，采用集中空调通风系统的，应当符合集中空调通风系统相关规定的要求；应当设置醒目的禁止吸烟警语和标志。

十二、申请材料

填写完整的《国境口岸公共场所备案申请表》（见本章附件 8）。

十三、办理流程

（一）申请备案

1. 申请人向所在地主管海关提出申请并递交材料。

2. 主管海关对申请人提出的申请进行审核，对材料齐全、符合法定条件的，当场办理备案手续（提供备案号），并于 5 日内核发《国境口岸公共场所备案告知函》（以下简称《备案告知函》）（见本章附件 9）。

（二）备案变更

国境口岸公共场所的单位名称、法定代表人发生变更的，申请人应当自发生变更之日起 15 日内，向原发证海关递交申请材料，原发证海关对申请变更内容进行审核。变更申请材料齐全、证明材料真实有效的，准予变更，当场办理备案变更手续（提供备案号），并于 5 日内核发《备案告知函》。

国境口岸公共场所的经营项目、经营场所地址发生变化的，应当重新申请公共场所备案。

（三）备案注销

申请人需要注销的，向主管海关提出书面申请，经主管海关审核后，办理注销手续。

十四、办理形式

海关行政审批一个窗口现场办理。

十五、到办理现场次数

窗口办理 1 次。

十六、审查标准

申请材料填写准确、完整、真实、有效。

十七、通办范围

各直属海关关区。

十八、预约办理

否。

十九、网上支付

否。

二十、物流快递

无。

二十一、办理地点

在海关行政审批窗口现场办理。

二十二、办理时间

详见各直属海关网站或拨打 12360 海关服务热线查询。

二十三、咨询电话

各直属海关咨询电话或 12360 海关服务热线。

二十四、监督电话

各直属海关监督电话或 12360 海关服务热线。

附件 1

《入/出境特殊物品卫生检疫审批单》样表

中华人民共和国海关

出/入境特殊物品卫生检疫审批单

审批单号：[redacted]100064

申请单位			
单位性质	生产，销售		
单位名称	[redacted]科技股份有限公司	组织机构代码	[redacted]
单位地址	[redacted]一期D区四层	联系人	[redacted]
E-mail	[redacted]	联系电话	[redacted]
特殊物品信息			
出/入境方式	出境	发货人	[redacted]科技股份有限公司
运输存储条件	常温	运输方式	货运
特殊物品监管级别	D级	是否后续监管	否
查验拆检注意事项			
审批意见及检疫要求			
审批意见：	符合特殊物品卫生检疫行政许可要求		
检疫要求：	（一）检查出入境特殊物品名称、成分、批号、规格、数量、有效期、运输存储条件、输出/输入 国和生产厂家等项目是否与《特殊物品审批单》的内容相符。 （二）检查出入境特殊物品包装是否安全无破损、不渗、 不漏，存在生物安全风险的是否具有符合相关要求的生物危险品标识。		
审批有效期：	2021年01月28日-2022年01月28日		
签发时间：2021年01月28日		审批机构(盖章)：中国海关	
备注：			

审批单流水号：[redacted]008243

审批单号：[redacted]00064

出/入境特殊物品卫生检疫审批单（附表）													
中文名称	英文名称	使用单位/生产商	使用地址	物品类别	物品种类	数量	重量	生产厂家	原产国	规格	成份列表	用途	是否分批核销
[redacted]检测试剂（胶体金法）	[redacted] Antigen Test Kit (Colloidal Gold)	[redacted]股份有限公司	[redacted]期D区四层	生物制品	诊断试剂	250000人份	3400千克	[redacted]股份有限公司	中国	1人份/袋，10/20/25/40/50/100人份/盒（或按客户要求定制	硝酸纤维素膜，塑料卡，吸水纸，结合垫，样品垫	[redacted]诊断	否

附件 2

中华人民共和国海关

CUSTOMS OF THE PEOPLE'S REPUBLIC OF CHINA

出入境特殊物品卫生检疫审批申请表

APPLICATION OF IMPORT / EXPORT SPECIAL ARTICLES FOR VERIFICATION OF HEALTH AND QUARANTINE

申请流水号 No：__________

单位名称（盖章）
Applicant（Stamp）____________________
组织机构代码
Code of Representative ____________________
单位地址
Address ____________________
邮政编码
Postal Code ____________________
联系人
Linkman ____________
联系电话
Tel. ____________
传真
Fax ____________
发货人
Consigner ____________________
收货人
Consignee ____________________
合同号
Compact No. ____________________
特殊物品种类
Class of special articles ____________
特殊物品类别
Sort of special articles ____________
总数
Quantity ____________
重量
Weight ____________
总货值
Total Amount（USD）____________
生产厂家
Manufacturer ____________
生产批号
Produce mark ____________
输出/输入国家和地区
Country & region from or to ____
启运地
Port of loading ____
目的地
Port of destination ____________
批准部委
Authorized ministries and commissions ____________
许可证（批文）编号
Licence No. ____________
入境 / 出境口岸
Port of entry / departure ____________
入境 / 出境日期
Date of arrival / departure ____________
入境后的生产、加工、使用、存放地址
The place of manufacture, machining, use or hold after entry ____________________
用途说明
Purpose describe ____________________
储存条件：☐ 常温　☐ 冷藏　☐ 冷冻　☐ 其他
Deposited condition：☐Normal temperature　☐ Refrigeration ☐ Freeze　☐ Others ____________
含有或可能含有的微生物
Microbe which contain or likely contain ____________
微生物危险性等级
Risk lever ____________
使用单位实验室：
The lab of using unit ____________
是否 P3 实验室：☐ 是　☐ 否
Is it a P3 lab：☐ Yes　☐ No
随附文件 Attachment：
☐1. 准出入证明（原件、复印件）；Licence（original and copy）
☐2. 特殊物品描述性文件（中英文对照）；Descriptive Document（Chinese-English）
☐3. 检验报告；Test Report
☐4. 国内使用单位实验室生物安全等级证明（原件、复印件）；Licence for BSL of the lab（original and copy）
■5. 其他；Others：____________________

本表所填内容真实，保证严格遵守出入境特殊物品卫生检疫的有关规定，特此声明。
I declare that all above is true, and I will scrupulously abide by all the rules of the import / export special articles of health and quarantine.
签名/盖章 Signature/official stamp：　　　　日期 Date：

中华人民共和国海关

CUSTOMS OF THE PEOPLE'S REPUBLIC OF CHINA

出入境特殊物品卫生检疫审批申请表（附表）

APPLICATION OF IMPORT/EXPORT SPECIAL ARTICLES FOR VERIFICATION OF HEALTH AND QUARANTINE (ATTACHMENT)

申请流水号 No：__________

中文名称 Chinese name	英文名称 English name	数量 Quantity	重量 Weight	主要成分列项 List of component	用途 Purpose

附件 3

出入境特殊物品卫生检疫审批申请单样表

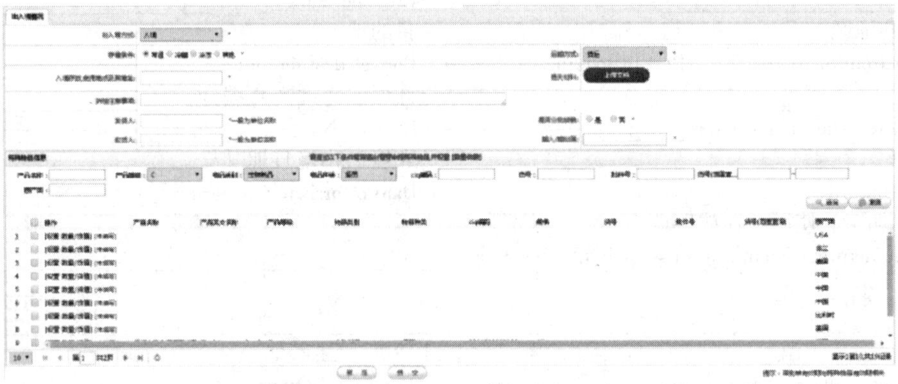

填写说明

根据网站申请表必填项提示及下拉菜单，填写或选择申请内容，根据进出口产品种类选择相应的随附文件。

“数量”指特殊物品的最小包装单位数量，如疫苗的最小包装单位为“支”，细胞的最小单位为“株”，选择下拉菜单的相应内容，如下拉菜单中无对应单位，可选“其他”并在备注中详细说明。

“总货值”以美元计算，如该批货物的价值是以其他币种计算，请以申报日汇率折算成美元；如该批货物为非贸易性质，则在该栏中填“0”。

由于“出入境口岸”有临时变动的可能，此项在核销时填写。若为出境则选择办理出境特殊物品申报的隶属海关，若为入境则选择首次抵达地的隶属海关。

如果 D 级产品药监局证书截止日期为红色，代表该产品已过期，注册证已过期的产品，如生产日期在注册证有效期内的，仍可申报审批。

附件 4

生产经营者或者使用者具备相应生物安全防控水平的证明文件

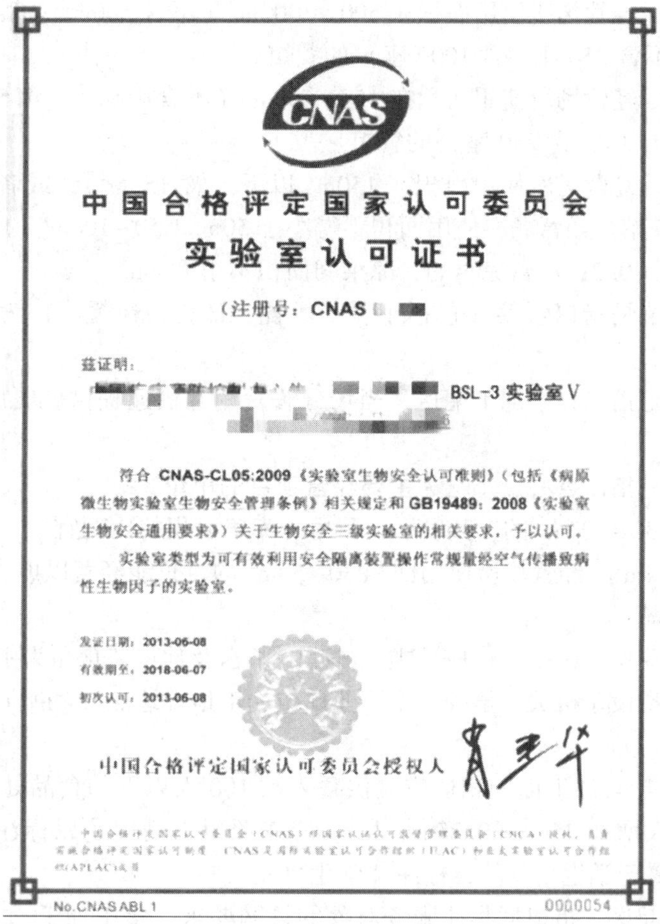
CNAS

中国合格评定国家认可委员会

实验室认可证书

（注册号：CNAS [redacted]）

兹证明：

[redacted] BSL-3 实验室Ⅴ

符合 CNAS-CL05:2009《实验室生物安全认可准则》（包括《病原微生物实验室生物安全管理条例》相关规定和 GB19489：2008《实验室生物安全通用要求》）关于生物安全三级实验室的相关要求，予以认可。

实验室类型为可有效利用安全隔离装置操作常规量经空气传播致病性生物因子的实验室。

发证日期：2013-06-08

有效期至：2018-06-07

初次认可：2013-06-08

中国合格评定国家认可委员会授权人

中国合格评定国家认可委员会（CNAS）经国家认证认可监督管理委员会（CNCA）授权，负责实施合格评定国家认可制度。CNAS是国际实验室认可合作组织（ILAC）和亚太实验室认可合作组织（APLAC）成员

No.CNAS ABL 1 0000054

附件 5

口岸卫生许可经营范围

第一类：食品生产（2 项）

第 1 项：航空配餐。凉菜的加注“含凉菜”，不供应的加注“不含凉菜”；供应自制裱花蛋糕的加注“含裱花蛋糕”，不供应加注“不含裱花蛋糕”；供应生食海产品的加注“含生食海产品”，不供应的加注“不含生食海产品”。

第 2 项：生产预包装食品。

第二类：食品流通（3 项）

第 1 项：交通工具食品供应。预包装食品供应（含温度要求的加注“含有温度要求”，不含温度要求的加注“不含温度要求”）、散装食品（含温度要求的加注“含有温度要求”，不含温度要求的加注“不含温度要求”）。

第 2 项：食品销售。预包装食品销售（含温度要求的加注“含有温度要求”，不含温度要求的加注“不含温度要求”）、散装食品销售（含温度要求的加注“含有温度要求”，不含温度要求的加注“不含温度要求”）。

第3项：新出现的食品流通经营方式归入已有业态；确难以归入的，可新设业态，报总署备案。

第三类：餐饮服务（11项）

第1项：特大型餐馆。经营场所使用面积在3000m^2以上（不含3000m^2），或者就餐座位数在1000座以上（不含1000座）的餐馆。

第2项：大型餐馆。经营场所使用面积在500~3000m^2（不含500m^2，含3000m^2），或者就餐座位数在250~1000座（不含250座，含1000座）的餐馆。

第3项：中型餐馆。经营场所使用面积在150~500m^2（不含150m^2，含500m^2），或者就餐座位数在75~250座（不含75座，含250座）的餐馆。

第4项：小型餐馆。经营场所使用面积在150m^2以下（含150m^2），或者就餐座位数在75人以下（含75座）以下的餐馆。经营场所使用面积不得小于50m^2。50~100m^2的，其餐厅、厨房、库房面积的比例宜为1：0.8：0.2；经营凉菜的，凉菜间面积不小于4m^2。

第1项~第4项餐馆是指以饭菜（包括中餐、西餐、日餐、韩餐等）为主要经营项目的单位，包括火锅店、烧烤店等。

第5项：快餐店。是指以集中加工配送、当场分餐食用并快速提供就餐服务为主要加工供应形式的单位。

第6项：小吃店。是指以点心、小吃为主要经营项目的单位。

经营场所使用面积30~100m^2的，其餐厅、厨房、库房面积的比例宜为1：0.8：0.2；经营凉菜的，凉菜间面积不小于4m^2。经营场所使用面积30~50m^2的，只能经营以煎、炸、烙、烤、蒸、煮、涮等简单方法制作的食品。

第7项：饮品供应单位。是指以供应酒类、咖啡、茶水及预包装食品为主的单位。

第8项：食堂。是指设于机关、学校、企事业单位、工地等地点（场所），供内部职工、学生等就餐的单位。

食堂每餐供应量应与其加工面积相适应，供餐人数100人以下的食品处理区面积不小于30m^2。100人以上每增加100人增加25m^2（0.25m^2/人）。应按照以下规定予以标注：①属于工地食堂的，标注“工地食堂”；②属于学生食堂的，标注“学生食堂”。

第9项：集体用餐配送。指根据集体服务对象的订购要求，集中加工、分送食品但不提供就餐场所的餐饮服务。

应当标注“不含凉菜、不含裱花蛋糕、不含生食水产品，单班最大生产份数×××份”。

第10项：中央厨房。指由餐饮连锁企业建立的，具有独立场所及设备设施，集中完成食品成品或半成品加工制作，并直接配送给本餐饮连锁企业所属餐饮服务提供者的单位。

应标注“制售热加工即食食品、半成品（热加工、生制）”“一次性餐饮具”“不含凉菜，不含生食水产品，不含乳及乳制品”。

第11项：餐饮具清洗消毒服务。指具有固定的餐饮具清洗消毒专用场所的企业为使用单位提供经统一回收和集中清洗、消毒、包装及配送的餐饮具的活动。

上述11个项别中除第7项的饮品供应单位、第9项的集体用餐配送单位、第10项的中央厨房、第11项的餐饮具清洗消毒服务外，按照以下规定予以标注：

（1）供应凉菜的标注“含凉菜”，不供应的标注“不含凉菜”。

（2）供应自制裱花蛋糕的标注“含裱花蛋糕”，不供应的标注“不含裱花蛋糕”。

（3）供应生食水产品或海产品的标注“含生食水（海）产品”，不供应的标注“不含生食水（海)产品”。

餐馆、快餐店按照以下规定予以标注：

（1）单纯经营火锅或者烧烤的，标注“单纯火锅”或者“单纯烧烤”。

（2）全部使用半成品加工的，标注“全部使用半成品加工”。

小吃店、饮品店：如有现场制售食品，应标注“现场制售×××”。

新出现的餐饮服务经营方式归入已有业态；确难以归入的，可新设业态，报总署备案。

第四类：饮用水供应（2项）

第1项：生活饮用水供应（含二次供水）。

第2项：交通工具饮用水供应。

第五类：公共场所经营（8项）

第1项：候车（机、船）室。口岸区域内向旅客提供候车、候机、候船及相关综合性服务的场所。

第2项：住宿业。口岸区域内向消费者提供住宿及相关综合性服务的住宿场所。

第3项：商场（店）。口岸区域内各类综合性或专业性商场、商店等，不包括各类集贸市场。

第4项：游泳场所。口岸区域内供消费者进行游泳健身、娱乐等经营活动的室内外水面（域）及其设施设备。包括人工游泳场（馆）和天然游泳场。

第5项：沐浴场所。口岸区域内从事经营服务的沐浴场所。包括浴场（含会馆、会所、俱乐部所设的浴场）、桑拿中心（含住宿业、娱乐城对外开放的桑拿部）、浴室（含浴池、洗浴中心）、温泉浴、足浴等。

第6项：美容美发场所。口岸区域内从事经营服务的美容美发场所。但不包括开展医疗美容项目的场所和无固定服务场所的流动摊点。

第7项：文化娱乐场所。口岸区域内以营利为目的，并向公众开放、进行文化娱乐活动的场所。包括影剧院、游艺厅（室）、台球厅、歌舞厅、音乐厅、卡拉OK（KTV）、网吧等场所。

第8项：体育健身场所。口岸区域内各类经营性体育运动场馆和健身场所，不含露天体育场。

备注：

1. 经营范围中严格按照上述规定内容填写项别，备注中列明具体需标注内容。

例1：经营范围：中型餐馆。

备注：中餐［含凉菜、含生食水（海）产品、不含裱花蛋糕］、火锅。

例2：经营范围：文化娱乐场所、食品流通。

备注：卡拉OK（KTV），预包装食品销售。

2. 每个具有独立经营场所的经营单位作为一个卫生许可发证单元。

以一家口岸区域内的综合性酒店为例，该酒店客房200间，共有2家餐厅（自营1家，外包1家），一家内部职工食堂。酒店内有商品部、桑拿中心、游泳健身3个经营项目。

该酒店应办理7个卫生许可证，其中外包经营项目应由其承包方法人办理卫生许可证。

附件6

国境口岸公共场所卫生许可“告知承诺制”审批管理规定

根据国务院“证照分离”改革要求，为优化口岸卫生许可审批程序，完善管理方式，提高行政效率，强化事中事后监管，海关总署决定对国境口岸卫生许可中单纯涉及公共场所的卫生许可项目实施“告知承诺制”审批，现将有关事项规定如下：

一、告知承诺定义

告知承诺，是指公民、法人和其他组织提出行政审批申请，行政审批机关一次性告知其审批条件和需要提交的材料，申请人以书面形式承诺其符合审批条件，由行政审批机关作出行政审批决定的方式。

二、适用范围

本规定适用于全国范围内口岸区域的公共场所卫生许可审批。

三、告知承诺书格式文本

各主管海关应当在办公场所和门户网站上公示告知承诺书格式文本（见本章附件 7），方便公民、法人和其他组织索取或者下载。

四、告知承诺制的操作程序

（一）告知。

对实行告知承诺的口岸公共场所卫生许可，申请人在提出申请时，主管海关应同时提供告知承诺书，向申请人告知下列内容：

1. 口岸公共场所卫生许可所依据的主要法律、法规、规章的名称和相关条款；
2. 准予行政审批应当具备的条件、标准和技术要求；
3. 需要申请人提交材料的名称、方式和期限；
4. 申请人作出承诺的时限和法律效力，以及逾期不作出承诺、作出不实承诺和违反承诺的法律后果；
5. 主管海关认为应当告知的其他内容。

（二）承诺。

申请人收到告知承诺书，愿意作出承诺的，应当签署告知承诺书，填写申请人基本信息，并对下列内容作出确认和承诺：

1. 所填写的基本信息真实、准确；
2. 已经知晓主管海关告知的全部内容；
3. 自身能够满足主管海关告知的条件、标准和技术要求；
4. 能够在约定期限内，提交主管海关告知的相关材料；
5. 愿意承担不实承诺、违反承诺的法律责任；
6. 所作承诺是申请人真实意思的表示。

申请人应当将经签章的告知承诺书当面递交给主管海关。

（三）告知承诺书的生效和保存。

告知承诺书经申请人签章后生效。

（四）申请。

申请人应当按照告知承诺书的约定，向主管海关提交相关申请材料。

告知承诺书约定申请人在递交告知承诺书时提交部分材料的，申请人应当在递交告知承诺书时一并提交；约定在行政审批决定作出后一定期限内提交相关材料的，申请人应当按照约定期限提交。

（五）受理、决定。

主管海关收到经申请人签章的告知承诺书以及告知承诺书约定的材料后，应当当场作出受理及行政审批决定，并在 10 个工作日内印制《国境口岸卫生许可证》，依法送达申请人。

（六）申请人不愿意承诺的办理。

对于申请人不选择告知承诺方式的，主管海关应当按照《国境口岸卫生许可管理办法》的规定，实施行政审批。

（七）后续监管。

作出准予行政审批决定后，被审批人在告知承诺书约定的期限内未提交材料或者提交的材料不符合要求的，主管海关应当依法撤销行政审批决定。

通过告知承诺领证的企业与通过一般审批程序领证的企业平等对待，在实施首次现场监督时对被审批人的承诺内容是否属实进行检查。发现被审批人实际情况与承诺内容不符的，主管海关应当要求其限期整改，整改时间不超过 30 天；逾期拒不整改或者整改后仍不符合条件的，主管海关应当依法撤销行政审批决定。

（八）诚信档案。

主管海关应当建立申请人、被审批人诚信档案。

被审批人在规定期限内未提交材料，或者提交的材料不符合要求的，以及主管海关在审查、后续监管中发现申请人、被审批人作出不实承诺或者违反承诺的，主管海关应当记入诚信档案，并对该申请人、被审批人不再适用告知承诺的审批方式。

附件 7

公共场所卫生许可告知承诺书

×××海关（以下称主管海关）就国境口岸区域内候机（船、车）室、商店、书店等公共场所（不涉及食品生产、经营、餐饮服务）卫生许可告知如下：

一、许可依据

（一）《中华人民共和国国境卫生检疫法》及其实施细则；

（二）《中华人民共和国行政许可法》；

（三）《公共场所卫生管理条例》；

（四）《公共场所卫生管理条例实施细则》（卫生部令第 80 号）；

（五）《国境口岸卫生许可管理办法》（国家质检总局令第 182 号公布，根据国家质检总局令第 196 号，海关总署令第 238 号、240 号修正）；

（六）《公共场所集中空调通风系统卫生管理办法》（卫监督发〔2006〕53 号）；

（七）《文化娱乐场所卫生标准》（GB9664-1996）①；

（八）《生活饮用水卫生标准》（GB5749-2022）；

（九）《公共场所卫生监测技术规范》（GB/T18204-2013）；

（十）《国务院办公厅关于全面推行证明事项和涉企经营许可事项告知承诺制的指导意见》（国办发〔2020〕42 号）。

（十一）《国务院关于深化“证照分离”改革进一步激发市场主体发展活力的通知》（国发〔2021〕7 号）。

二、许可条件

（一）有固定的营业场所，根据经营规模、项目设置清洗、消毒、保洁、盥洗等设施设备和公共卫生间，并保证各项设施运转正常，禁止挪作他用；

（二）设立卫生管理人员，具体负责本公共场所的卫生工作；

（三）建立卫生管理制度，包括从业人员卫生培训、卫生设施设备维护、公共场所危害健康事故应急、卫生管理档案等内容；

（四）水质符合国家规定的要求；

（五）应当配备有效的医学媒介生物控制措施及废弃物存放专用设施；

（六）室内空气质量和微小气候及提供的用品、用具应当符合国家卫生标准和要求，采用集中空调通风系统的，应当符合集中空调通风系统相关规定的要求；

① 公共场所系列卫生标准由 GB/T 18204《公共场所卫生检验方法》、GB 37487《公共场所卫生管理规范》、GB 37488《公共场所卫生指标及限值要求》、GB 37489《公共场所设计卫生规范》和 GB/T 37678《公共场所卫生学评价规范》5 项标准组成。上述标准部分代替 GB 9664—1996《文化娱乐场所卫生标准》中有关经常性卫生管理要求内容。

（七）应当设置醒目的禁止吸烟警语和标志。

三、许可办理

（一）受理材料。

实行告知承诺的公共场所经营者提出申请时应提供以下有关资料：

1. 卫生许可证申请书；

2. 有关负责人或者经营者的身份证明（委托他人代为办理的，应当同时提交委托书及受委托人身份证明）；

3. 营业场所平面图和卫生设施平面布局图；

4. 经申请人签章的“公共场所卫生许可告知承诺书”。

（二）受理期限。

经营者在递交“公共场所卫生许可告知承诺书”的同时，上述材料因故不能提供的，应在10个工作日内完成递交，逾期不交的，视为放弃告知承诺。

（三）审批时限。

主管海关自受理之日应当场作出行政许可决定，并出具行政许可决定书。

四、监督与法律责任

（一）申请人未取得“国境口岸卫生许可证”，不得开展未经许可的公共场所经营活动。

（二）申请人取得“国境口岸卫生许可证”后，应接受主管海关的监督和检查，并在经营中遵守公共场所卫生许可的法律、法规、规章、标准及规范性文件的规定。

（三）主管海关在实施首次现场监督时，要重点核实承诺内容是否属实，发现被审批人实际情况与承诺内容不符的，主管海关应当要求其限期整改，整改时间不超过30天；逾期拒不整改或者整改后仍不符合条件的，主管海关应当依法撤销行政审批决定。

（四）集中空调通风系统未达到卫生要求的，主管海关可以撤销行政许可。

（五）“国境口岸卫生许可证”应悬挂在明显处。

（六）申请人若需延续、变更、补领、注销“国境口岸卫生许可证”，应及时到主管海关办理相关手续。

五、其他事项

（一）本告知承诺文书一式两份，一份由主管海关归档，一份由申请人留存。

（二）提交的材料应采用A4纸张；内容用黑色钢笔或墨水笔填写，不得涂改或使用修正液；字迹应清晰可辨，有□的在符合条件的□内打√。

（三）提交材料中未注明提交复印件的，应当提交原件；注明提交复印件的，应当写上“与原件一致”并加盖公章或签字。

（四）申请人对告知内容不明确的，应及时与主管海关联系，联系地址×××，邮政编码×××，联系电话×××。

承诺内容

×××海关：

我（单位全称：________________________________）

申请从事________________________________（填写经营范围），经营场所位于____________________________（填写地址），☐法定代表人（☐负责人、☐业主）为__________，联系人为__________，联系电话为___________________，邮政编码为___________，经营面积为__________平方米，从业人员为___________人。

根据告知承诺审批方式的有关规定，我承诺如下：

1. 本人对以上告知内容已经全面知晓和完全理解，承诺已经达到海关告知的许可条件。

2. 本人承诺在未取得“国境口岸卫生许可证”前，不开展公共场所经营活动。

3. 本人承诺在经营中遵守相关的法律、法规、规章、标准及规范性文件的规定。

4. 本人承诺接受海关的监督和检查，如有违法行为，承担相应的法律责任。

5. 本人承诺以上陈述真实、合法、有效，是本人真实意思表示；承诺所填写的内容和提交的材料真实、准确、完整。

承诺人（签字或盖章）：

委托代理人（签字或盖章）：

年　　月　　日

附件 8

国境口岸公共场所备案申请表

国境口岸公共场所名称	
备案类型	☐申请备案　☐备案变更　☐备案注销
原备案号	（变更、注销备案时填写）
统一社会信用代码 （证件号码）	
法定代表人（负责人） 身份证号码及联系电话	
申请经营项目（经营范围）	☐音乐厅　☐展览馆　☐博物馆　☐美术馆 ☐图书馆　☐书店　☐录像厅（室）
经营场所地址	
经营面积	________ m^2
从业人员数	________人
是否采用集中空调通风系统	☐是　☐否
变更、注销情况说明	（变更、注销备案时填写，写明所变更、注销的内容）
本申请表所填写的内容、所附的资料均证实、合法。如有不实之处，我单位愿负相应法律责任，并承担由此产生的一切后果。 法定代表人/负责人（签字）：　　　　单位（公章）： 年　　月　　日	
注：备案对象为全国自由贸易试验区范围内口岸区域的公共场所［仅限音乐厅、展览馆、博物馆、美术馆、图书馆、书店、录像厅（室）］。从事上述经营项目以外的国境口岸公共场所不实施备案管理改革，按相关要求办理许可手续。	

附件 9

国境口岸公共场所备案告知函

×××公司：

经审核，你单位提交的国境口岸公共场所备案申请材料符合有关要求，准予备案，具体备案内容为：

备案号：GZ+年份+4 位关区号+4 位流水号（例：GZ202122000001）

国境口岸公共场所名称：×××公司

统一社会信用代码（证件号码）：9135××××××××××××××

法定代表人（负责人）：×××

申请经营项目（经营范围）：书店

经营场所地址：中国（福建）自由贸易试验区厦门片区××路××号

经营面积：300m^2

从业人员数：10 人

是否采用集中空调通风系统：是

你单位应当注意如下事项：单位名称、法定代表人、经营项目、经营场所地址发生变化的，应当向原备案海关办理备案变更手续。变更经营项目、经营场所地址的，应当重新申请公共场所备案。

我单位将加强日常监管，向社会公布卫生状况存在严重问题的公共场所，发现违法违规行为将依法查处，并建立“企业黑名单”向社会公开。

×××海关（公章）

××××年××月××日

进出境特殊物品涉检申报业务管理

导读：

本部分通过对出入境特殊物品报关过程中涉检申报管理相关内容进行梳理和介绍，使读者全面了解海关对进出境特殊物品在申报环节的管理要求，包括检疫审批、申报时限地点和应提供的单据等；同时对审核报关单及随附单证所应关注的要点进行梳理，包括法规依据、审单要点和检疫要求等。

第五章｜进出境特殊物品检验检疫申报及管理

《国境卫生检疫法》第二十二条对进出境特殊物品的卫生检疫审批和检疫查验作出了规定。《出入境特殊物品卫生检疫管理规定》（国家质检总局令第 160 号公布，根据海关总署令第 238 号、第 240 号、第 243 号修改）正在修订之中。相关的具体管理要求请以海关规定为准。

一、产品范围

特殊物品是指血液等人体组织、病原微生物、生物制品等关系公共卫生安全的的货物、物品。

纳入药品、兽药、医疗器械管理的货物、物品，以及进出口环保微生物菌剂不再按进出境特殊物品进行监管。

二、文件依据

1.《出入境特殊物品卫生检疫管理规定》（国家质检总局令第 160 号公布，根据国家质检总局令第 184 号，海关总署令第 238 号、第 240 号、第 243 号修改）。

2.《关于明确部分货物、物品不再按进出境特殊物品监管的公告》（海关总署公告 2025 年第 65 号）。

三、管理要求

（1）进出境特殊物品卫生检疫监督管理遵循风险管理原则，在风险评估的基础上根据风险等级实施检疫审批、检疫查验和监督管理。海关总署可以对输出国家或者地区的生物安全控制体系进行评估。

（2）进境特殊物品的货主或者其代理人应当在特殊物品交运前向目的地直属海关申请特殊物"入/出境特殊物品卫生检疫审批单"。出境特殊物品的货主或者其代理人应当在特殊物品交运前向其所在地直属海关申请特殊物品审批。

（3）"入/出境特殊物品卫生检疫审批单"有效期如下：

①含有或者可能含有高致病性病原微生物的特殊物品，有效期为 3 个月。

②含有或者可能含有其他病原微生物的特殊物品，有效期为 6 个月。

③除上述规定以外的其他特殊物品，有效期为 12 个月。

（4）"入/出境特殊物品卫生检疫审批单"在有效期内可以分批核销使用。超过有效期的，应当重新申请。

（5）需实施后续监管的入境特殊物品，其使用单位应当在特殊物品入境后 30 日内，到目的地海关申报，由目的地海关实施后续监管。

四、申报要求

（1）进境特殊物品到达口岸后，货主或者其代理人应当凭"入/出境特殊物品卫生检疫审批单"

及其他材料向入境口岸海关申报。核对“入/出境特殊物品卫生检疫审批单”与申报产品的一致性并核对有效期。材料不齐全或者不符合法定形式的，海关不予入境。

（2）出境特殊物品的货主或者其代理人应当在出境前凭“入/出境特殊物品卫生检疫审批单”及其他材料向其所在地海关申请出口申报前监管。核对“入/出境特殊物品卫生检疫审批单”与申报产品的一致性并核对有效期。材料不齐全或者不符合法定形式的，海关不予出境。

（3）特殊物品如属于动植物检疫生物制品，还应按动植物检疫生物材料要求申报。

（4）产品资质应选取“203-出入境特殊物品卫生检疫审批”（在“中国国际贸易单一窗口”等作业系统中“产品资质”选项的名称）并填写许可证编号等信息。

国境卫生检疫现场作业

导读：

本部分通过对海关总署及原国家质检总局相关规章制度的梳理，介绍了进出境运输工具、集装箱检验检疫，进出境货物卫生检疫，进出境人员卫生检疫，口岸卫生监督和卫生处理，出入境邮轮检疫，海南游艇检疫等卫生检疫现场作业要求的基本内容。

第六章 | 入境、出境交通工具检验检疫

对入境、出境交通工具及集装箱实施检验、检疫，是检验检疫工作的重要内容。

《国境卫生检疫法》第九条规定，“进境出境的人员、交通运输工具，集装箱等运输设备、货物、行李、邮包等物品及外包装（以下统称货物、物品），应当依法接受检疫查验，经海关准许，方可进境出境。”第十条规定：“进境出境的人员、交通运输工具、货物、物品，应当分别在最先到达的口岸和最后离开的口岸接受检疫查验；……除避险等紧急情况外，未经海关准许，该交通运输工具不得装卸货物、物品，不得上下引航员以外的人员。”

《进出境动植物检疫法》第二条规定：“进出境的动植物、动植物产品和其他检疫物，装载动植物、动植物产品和其他检疫物的装载容器、包装物，以及来自动植物疫区的运输工具，依照本法规定实施检疫。”

《食品安全法》第三十三条规定：“贮存、运输和装卸食品的容器、工具和设备应当安全、无害，保持清洁，防止食品污染，并符合保证食品安全所需的温度、湿度等特殊要求，不得将食品与有毒、有害物品一同贮存、运输。”

《中华人民共和国进出口商品检验法》（以下简称《进出口商品检验法》）第十八条规定：“对装运出口易腐烂变质食品的船舱和集装箱，承运人或者装箱单位必须在装货前申请检验。”

为便于学习和使用，本章对涉及卫生检疫和动植物检疫的主要内容进行了综合性的阐述。在实际应用时，涉及特定动植物、动植物产品的具体要求应同时参考《海关检验检疫业务实务手册——进出境动植物检疫篇》相关章节，涉及食品安全的具体要求应同时参考《海关检验检疫业务实务手册——进出口食品化妆品检验检疫篇》相关章节，涉及检验鉴定的相关内容详见《海关检验检疫业务实务手册——进出口商品检验篇》相关章节。

第一节 | 入境、出境船舶检疫

船舶作为一种运输工具，由于其通过能力大、运量大、运费低等优点，在国际货物运输中，运用最为广泛。入境、出境邮轮和游艇检疫属于船舶检疫，但有其特殊规定，在本章中单独列出。

一、基本要求

国际航行船舶（以下简称“船舶”）是指进出中华人民共和国国境口岸的外国籍船舶和航行国际航线的中华人民共和国国籍船舶。

口岸，是指国家批准可以进出国际航行船舶的港口。

船方，是指船舶所有人或者经营人。

（一）制度依据

1.《国际航行船舶出入境检验检疫管理办法》（国家质检总局令第 38 号公布，根据国家质检总局令第 196 号，海关总署令第 238 号、第 240 号、第 262 号、第 274 号修改）。

2.《出入境交通工具电讯卫生检疫管理办法》（国家质检总局公告 2016 年第 78 号）。

3.《关于进一步调整水空运进出境运输工具监管相关事项的公告》（海关总署公告 2020 年第 107 号）。

4.《关于加强对来自动物疫区运输工具监督管理的公告》（海关总署公告 2021 年第 94 号）。

5.《关于规范动植物检疫处置方式行政裁量有关事项的公告》（海关总署公告 2024 年第 202 号）。

（二）检疫基本要求

1. 人员要求

检疫人员须全面学习国境卫生检疫、动植物检疫政策法规和其他相关规定，熟悉卫生检疫、动植物检疫、检验鉴定等领域的相关知识，掌握船舶检疫查验专业技能和操作程序。

2. 资料准备

收集世界疫情资料，掌握世界疫情最新动态；参照世界卫生组织（WHO）、世界动物卫生组织（WOAH）、国际植物保护公约组织（IPPC）发布的信息和海关总署公布的公告和警示通报等，有针对性地拟定检疫计划和措施。

3. 查验准备

做好出勤准备，根据施检船舶的预报情况，查阅相关资料和记录，结合世界疫情动态，明确查验重点，落实检疫措施；要检查出勤携带的物品，包括各项检疫查验证单记录、采样器械、查验工具、取证设备、个人防护用品等。

4. 建立档案

建立完备档案库，包括入出境船舶信息、检疫查验原始记录、签证记录等，做好归档统计。

（三）入境检验检疫

1. 检疫地点

入境的船舶必须在最先到达口岸的指定地点接受检疫，办理入境检验检疫手续。

2. 检疫申报

船方或者其代理人应当在船舶预计到达口岸 24 小时前（航程不足 24 小时的，在驶离上一口岸时）向海关申报“中华人民共和国海关船舶进境预申报单”电子数据，在抵达设立海关的地点时，向海关申报“中华人民共和国海关船舶进境申报单”电子数据。如船舶动态或者申报内容有变化，船方或者其代理人应当及时向海关更正。

受入境检疫的船舶，在航行中发现检疫传染病染疫人、疑似染疫人，或者有人非因意外伤害而死亡并死因不明的，船方必须立即向入境口岸海关报告。

根据《关于公布检疫传染病目录的公告》（国家疾控局 海关总署公告 2024 年第 2 号），检疫传染病包括：鼠疫、霍乱、黄热病、埃博拉病毒病、天花、脊髓灰质炎、传染性非典型肺炎、肺炭疽、马尔堡病毒病、拉沙热、中东呼吸综合征。

3. 检疫方式

海关对申报内容进行审核，确定检疫方式。对于需实施运输工具登临检查的，海关在接收运输工具申报单电子数据后，以电子指令形式向运输工具负责人下达运输工具登临检查通知。运输工具负责人应当根据海关要求，配合海关对运输工具实施检验、检疫；海关需要指定地点（锚地、泊位）登临检查的，运输工具负责人应当将运输工具停泊在指定地点。

（1）锚地检疫。

海关对存在下列情况之一的船舶实施锚地检疫：

①来自动植物疫区，国家有明确要求的。

②发现检疫传染病染疫人、疑似染疫人，或者有人非因意外伤害而死亡并死因不明的。

③装载的货物为活动物的。

④发现有啮齿动物异常死亡的。

⑤废旧船舶。

⑥未持有有效的“船舶免予卫生控制措施证书/船舶卫生控制措施证书”的。

⑦船方申请锚地检疫的。

⑧海关工作需要的。

（2）靠泊检疫。

海关对存在下列情况之一的船舶实施靠泊检疫：

①对未持有有效“卫生证书”，且不需要实施靠泊检疫的。

②来自或者途经除检疫传染病外的重点关注传染病受染国家（地区）等其他需要登临检疫情形的。

因天气、潮水等原因无法实施锚地检疫的船舶，经船方或者其代理人申请，海关可以实施靠泊检疫。

（3）电讯检疫。

持有我国海关签发的有效“卫生证书”，并且不符合实施锚地检疫、靠泊检疫情况的船舶，经船方或者其代理人申请，海关可实施电讯检疫。对往来香港、澳门地区的小型货船、游艇、帆船，无传染病疫情的常态下且无异常申报的，可实施电讯检疫。

船舶在收到海关同意电讯检疫的批复后，即视为已实施电讯检疫。船方或者其代理人必须在船舶抵达口岸 24 小时内办理入境检验检疫手续。

（4）随船检疫。

海关对旅游船、军事船、要人访问所乘船舶等特殊船舶以及遇有特殊情况的船舶，如船上有病人需要救治、特殊物资急需装卸、船舶急需抢修等，经船方或者其代理人申请，可以实施随船检疫。

4. 检疫实施要求

（1）监管要求。

接受入境检疫的船舶，必须按照规定悬挂检疫信号，在海关签发入境检疫证书或者通知检疫完毕以前，不得解除检疫信号。除引航员和经海关许可的人员外，其他人员不准上船；不准装卸集装箱等运输设备、货物、行李、邮包等物品及外包装；其他船舶不准靠近；船上人员，除因船舶遇险外，未经海关许可，不得离船；检疫完毕之前，未经海关许可，引航员不得擅自将船舶引离检疫锚地。

（2）资料要求。

办理入境检验检疫手续时，船方或者其代理人应当向海关提交“航海健康申报书”“总申报单”“货物申报单”“船员名单”“旅客名单”“船用物品申报单”“压舱水报告单”及载货清单，并应检验检疫人员的要求提交“船舶免予卫生控制措施证书/船舶卫生控制措施证书”“黄热病预防接种证书”“健康证书”及“航海日志”等有关资料。

（3）查验要求。

海关实施登临检疫时，应当在船方人员的陪同下，根据检验检疫工作规程实施检疫查验。

5. 检疫结果处置

对经检疫判定没有染疫的入境船舶，签发“船舶入境卫生检疫证”；

对经检疫判定染疫、疑似染疫或者来自传染病疫区应当实施卫生处理的或者有其他限制事项的入境船舶，在实施相应的卫生除害处理或者注明应当接受的卫生处理后，签发“船舶入境检疫证”；

对来自动植物疫区经检疫判定合格的船舶，应船舶负责人或者其代理人要求签发“运输工具检疫证书”；

对须实施卫生处理或动植物检疫处理的，应当向船方出具“检验检疫处理通知书”，并在处理合格后，应船方要求签发“运输工具检疫处理证书”。

（四）出境检验检疫

1. 检疫地点

出境的船舶在离境口岸接受检验检疫，办理出境检验检疫手续。

2. 检疫申报

出境的船舶，船方或者其代理人应当在船舶预计驶离前4小时内向海关申报，办理出境检验检疫手续。已办理手续但出现人员、货物的变化或者因其他特殊情况24小时内不能离境的，须重新办理手续。

船舶在口岸停留时间不足24小时的，经海关同意，船方或者其代理人在办理入境手续时，可以同时办理出境手续。

3. 检验检疫实施要求

（1）装运要求。

对装运出口易腐烂变质食品、冷冻品的船舱，必须在装货前申请适载检验，取得检验证书。未经检验合格的，不准装运。适载检验有关内容详见《海关检验检疫业务实务手册——进出口商品检验篇》第九章第五节。

装载植物、动植物产品和其他检疫物出境的船舶，应当符合国家有关动植物防疫和其他检疫的规定，取得“运输工具检疫证书”。对需实施除害处理的，做除害处理并取得“运输工具检疫处理证书”后，方可装运。动植物检疫除害处理有关内容详见《海关检验检疫业务实务手册——进出境动植物检疫篇》第十五章第一节。

（2）资料要求

办理出境检验检疫手续时，船方或者其代理人应当向海关提交“航海健康申报书”“总申报单”“货物申报单”“船员名单”“旅客名单”及载货清单等有关资料（入境时已提交且无变动的可免于提供）。

4. 检疫结果处置

经审核船方提交的出境检验检疫资料或者经登轮检验检疫，符合有关规定的，海关签发“交通工具出境卫生检疫证书”，并在船舶出口岸手续联系单上签注。

（五）检疫处理

1. 船舶处理

《国境卫生检疫法》第十五条规定，进境出境交通运输工具有下列情形之一的，应当实施卫生处理：

（一）受到检疫传染病污染；

（二）发现与人类健康有关的病媒生物；

（三）存在传播检疫传染病风险的其他情形。

《国际航行船舶出入境检验检疫管理办法》第二十二条规定，对有下列情况之一的船舶，应当实施卫生除害处理，并接受海关监督：

（一）受到检疫传染病污染的；

（二）存在传播检疫传染病风险的其他情形的；

（三）发现与人类健康有关的病媒生物的；

（四）发现有动物一类、二类传染病、寄生虫病或者植物危险性病、虫、杂草的或者一般性病虫害超过规定标准的；

（五）装载可能造成传染病传播的散装废旧物品或者腐败变质有碍公共卫生物品的；

（六）装载活动物入境和拟装运活动物出境的；

（七）携带尸体、棺柩、骸骨入境的；

（八）废旧船舶；

（九）海关总署要求实施卫生除害处理的其他船舶。

《出入境检疫处理管理工作规定》（国家质检总局公告 2017 年第 115 号，见《海关检验检疫业务实务手册——进出境动植物检疫篇》第三章第一节）第五条规定，具有以下情况之一的，应当实施检疫处理：

（1）法律法规明确规定应当实施检疫处理的情况。

（2）海关总署发布或与其他部门联合发布的公告、警示通报等规范性文件有明确规定需要实施检疫处理的。

应实施卫生处理的，其卫生处理监督详见本书第十章第九节有关内容。

应实施动植物检疫除害处理的，详见《海关检验检疫业务实务手册——进出境动植物检疫篇》第十五章第一节。

2. 船上卫生检疫传染病染疫人/疑似染疫人处置

对船上的检疫传染病染疫人应当实施隔离，对疑似染疫人实施不超过该检疫传染病潜伏期的留验或者就地诊验。

3. 船上动植物检疫染疫动物/可能被传染的动物处置

对船上的染疫动物实施退回或者扑杀、销毁，对可能被传染的动物实施隔离。发现禁止进境的动植物、动植物产品和其他检疫物的，必须做封存或者销毁处理。

4. 压舱水及废弃物处置

对来自霍乱疫区且国家明确规定应当实施卫生处理的压舱水需要排放的，应当在排放前实施相应的卫生处理。

对船上的生活垃圾、泔水、动植物性废弃物，应当放置于密封有盖的容器中，在移下前应当实施必要的动植物检疫处理。对来自动物疫区船舶，负责人应切实履行生物安全主体责任，自行或委托相关单位，对从进境运输工具上卸下的动植物性废弃物、泔水严格实施动植物检疫除害处理。

5. 船上伴侣动物处置

对船上的伴侣动物，船方应当在指定区域隔离。确实需要带离船舶的伴侣动物、船用动植物及其产品，按照有关检疫规定办理。

（六）监督管理

1. 船舶监管

海关对航行或者停留于口岸的船舶实施监督管理，对卫生状况不良和可能导致传染病传播或者病虫害传播扩散的因素提出改进意见，并监督指导采取必要的检疫处理措施。

船舶应当具备并按照规定使用消毒、除虫、除鼠药械及装置。

海关对船舶上的动植物性铺垫材料进行监督管理，未经海关许可不得装卸。

船舶在口岸停留期间，未经海关许可，不得擅自排放压舱水、移下垃圾和污物等，任何单位和个人不得擅自将船上自用的动植物、动植物产品及其他检疫物带离船舶。

船舶在国内停留及航行期间，未经许可不得擅自启封动用海关在船上封存的物品。

2. 临时检疫

来自国内疫区的船舶，或者在国内航行中发现检疫传染病、疑似检疫传染病，或者有人非因意外伤害而死亡并死因不明的，船舶负责人应当向到达口岸海关报告，接受临时检疫。

3. 相关证书的签发

海关接受船方或者其代理人的申请，办理“船舶免予卫生控制措施证书/船舶卫生控制措施证书”“交通工具卫生证书”等有关证书。

4. 相关单位的管理

海关对从事船舶食品、饮用水供应的单位，以及从事船舶动植物检疫处理的单位实行许可管理；对从事船舶代理、船舶物料服务的单位实行备案管理。

二、进境船舶检疫

（一）船舶进境卫生检疫

1. 确定检疫方式

船舶检疫部门根据申报信息确定船舶检疫方式，检疫方式包括电讯检疫、锚地检疫、靠泊检疫和随船检疫。

2. 实施检疫

接受进境检疫的船舶，必须按照规定悬挂检疫信号，在检疫部门签发入境检疫证书或者通知检疫完毕以前，不得解除检疫信号。昼间，船舶在明显处悬挂国际通语信号旗：“Q”字旗（一面黄色旗）表示本船没有染疫，请发给入境检疫证；或“QQ”字旗（两面黄色旗）表示本船有染疫或者疑似染疫，请即刻实施检疫。夜间，船舶在明显处垂直悬挂灯光信号：红灯三盏表示本船没有染疫，请发给入境检疫证；或红、红、白、红灯四盏表示本船有染疫或者疑似染疫，请即刻实施检疫。

船舶靠港后，除引航员和经检疫部门许可的人员外，其他人员不准上船；不准装卸货物、行李、邮包等物品；其他船舶不准靠近；船上人员，除因船舶遇险外，未经检疫部门许可，不得离船；检疫完毕之前，未经检疫部门许可，引航员不得擅自将船舶引离检疫锚地。

（1）电讯检疫。

检疫人员对船舶电讯检疫申请进行审核，符合规定要求的，同意实施电讯检疫，船舶即可靠港作业。在船舶抵港前，检疫人员认为有必要，可通过无线电话等方式对某些内容进行口头询问。船舶入境后，由船方或其代理人提交相应证单，检疫人员审核后，向船舶签发编号的“入境卫生检疫证”。

（2）登轮检疫。

登轮检疫包括靠泊检疫、锚地检疫和随船检疫。

①人员与物品准备。

现场检疫时应有两名以上工作人员，配备进出境船舶检疫查验记录单等业务证单、检查仪器设备、采样工具、手电筒、取证设备和个人防护物品等。

②检疫信号。

检疫人员在登轮前检查船舶检疫信号，如果船舶没有按规定悬挂检疫信号，违反相关要求，应及时取证，作为处罚证据。

③文件审查。

审查“航海健康申报书”“船员名单”“旅客名单”“载货申报单”“健康证明书”“预防接种证书”“船舶卫生控制证书/免予卫生控制证书”“交通工具卫生证书”“靠港清单”“船用物品申报单”“船舶垃圾装载记录”“压舱水装卸记录”“航海日志”和“压舱水报告单”及载货清单等。

④船舶流行病学调查。

根据船舶航线和提供的有关资料应进一步开展流行病学调查。

A. 调查和分析船舶与疫区的接触关系：利用国外疫情资料、船舶航线、港口地理等，结合“航海健康申报书”提供的信息，分析和查明船舶与疫区的接触关系。如果船舶曾经到过鼠疫疫区港口，要进一步了解是否靠过码头装卸货物，装卸货时是否发现老鼠。如果船舶曾经到过黄热病疫区港口，应了解船舶停泊疫区港口时，与岸上居住区、码头、驳船之间的距离是否在400m之外。

B. 调查和分析船上人员与疫区接触情况：船舶在到达或停留疫区港口期间，有无人员上岸、留宿、餐饮，船方有无在疫区港口更换船员，换掉的船员是否患病，患何种病。

C. 载货情况：在疫区港口有无装卸货物或补给用品。来自鼠疫疫区的船舶应进一步检查有无易于匿藏和诱引鼠类的货物，如粮食、原木、棉花、芝麻、花生、鱼肉等；来自霍乱疫区的，应查明有无水产品、蔬菜、水果、饮料等食品。发现具有《国境卫生检疫法实施细则》第十条所指的情况时，应按规定处理，同时应了解所载集装箱、货物存放情况。

D. 载水和食品情况：应查明船上有无装自霍乱疫区的饮用水、压舱水，如有应填报载水清单并查清载水港口及日期、水量、存水量、存水舱别、现在使用的情况；查明有无载自霍乱疫区的食品，如有，应填报装载港及日期、品种、数量、现存情况。

E. 防鼠灭蚊情况：如来自鼠疫疫区的船舶，应查明在疫区港口期间是否进行过鼠患检查和熏蒸除鼠，采取了何种防鼠措施；如来自黄热病疫区的船舶，应查明在疫区港口期间是否采取防蚊措施，当地检疫机构是否实施灭蚊，以及签发灭蚊证书等情况。

F. 个人行李和物品：船员及旅客个人携带的行李和物品，来自疫区或者被传染病污染的，应当实施卫生处理，采取禁止携带下船、放行或销毁等措施。携带特殊物品入境的，按照进出境特殊物品相关规定实施查验。

G. 调查船上人员患病情况：查明航行中船上人员是否患病及其处理情况，必要时应取得船长或船医签字的书面记录。

⑤船员及旅客的检疫排查。

对船员及旅客实施体温监测、医学巡查，要求其进行健康申报。若船舶来自疫区并未超过潜伏期，或者在航行中出现发热、出疹、淋巴结肿大、黄疸、呕吐、腹泻等病人，或载有非意外伤害而死亡的尸体，或发现啮齿动物反常死亡且死因不明等情况时，应对船员及旅客逐一测量体温，询问健康状况，检疫排查按照入境、出境人员卫生检疫查验要求实施。

⑥船舶卫生检查。

登轮检疫时，应从口岸和船舶航线的实际情况出发，对进境船舶进行卫生检查。特别是对来自疫区有流行病学意义的船舶，检疫人员在船方人员陪同下，实施船舶卫生检查，并确定卫生检查重点：

A. 以检查船舶鼠患、虫患、载水、食品饮用水、固液体废弃物等为重点。

B. 来自鼠疫疫区的船舶应以检查鼠患为重点，并做好检查记录。

C. 来自霍乱疫区的船舶应以检查载水、食品饮用水、废弃物和病媒生物为重点，必要时采取样品，进行霍乱弧菌检验。

D. 来自黄热病、登革热疫区的船舶以检查伊蚊为重点，并捕捉采集蚊虫样本开展携带病原体检测。

船舶卫生检查方法按照交通工具卫生监督相关要求实施。

⑦结果判定。

根据流行病学调查的资料、医学检查和卫生检查的结果，判定船舶是否染疫，并按有关规定处理。

A. 对于来自非疫区、没有染疫的船舶，签发“船舶入境卫生检疫证”。

B. 对于来自鼠疫、霍乱、黄热病等疫区，或有染疫或疑似染疫的船舶，向船方出具“检验检疫处理通知书”按要求实施卫生处理，采取必要卫生控制措施后，签发“船舶入境检疫证”。

C. 有效采取卫生控制措施，应通知船舶解除检疫信号，准予船舶作业。

（二）船舶进境动植物检疫

船舶货舱的动植物性残留物，生活舱内储存的肉类、粮食、蔬菜、水果等食品、食品原料，船员、旅客生活产生的泔水、生活垃圾等废弃物，船员饲养的宠物、种植的花草都可能成为病虫害滋生、传播的中间体，甚至船舶本身都可能成为病虫害滋生、传播的载体。因此，对于装载动植物、动植物产品和其他检疫物入境、出境、过境的船舶，船舱内带有植物性包装物或铺垫材料的，以及来自动植物疫区的进境船舶，均应实施动植物检疫。

1. 登轮前准备

（1）动植物检疫单证、资料。

（2）各类检查和处理的用具、药械。

船舶检疫应当配备检疫专用包，包内应准备常用物品：手电筒、美工刀、镊子、毛刷、毛笔、虫样管、凿子、规格筛、样品袋、蓝大褂、工作手套等用品；封条、杀虫剂、消毒剂及其器械等检疫处理药品和用具。

（3）查明待检船舶的情况。

查明待检船舶的类型、起航港、装载的货物、船用食品的购买地和储备情况；

查阅待检船舶以前检查记录，是否截获过动植物病虫害，是否进行过消毒、除虫、灭害、封存等检疫处理。

2. 登轮检疫

检疫人员在确保安全的情况下登轮，登轮后分别进行了解情况、现场检查采样、实施检疫处理、出具相关单证等步骤。

（1）了解、核对船舶情况。

审核“中华人民共和国海关船舶进境申报单”电子数据，必要时查看航海日志，了解以下几方面情况：

①货舱内是否装载或曾经装载动植物产品。

②是否在动植物疫区国家购买动植物产品或原产于动植物疫区的产品。

③有无狗、鸟等宠物，以及花卉、盆景等观赏植物。

④是否在动植物疫病疫区装载压舱水，压舱水是否需要排放。

⑤有无垫舱木料，是否卸上岸，来自什么地方。

（2）现场检查、采样。

在船方人员陪同下，对船舶的食品舱、餐厅、厨房以及其他认为必要的地方（放置动植物产品残渣、生活垃圾桶以及其他检疫物的地方）进行检查，对船员及旅客生活舱实施抽检，检查时应该注意：

①核查申报内容是否属实。

②食品舱内粮食、蔬菜、水果有无病虫害，是否需要采样。

③冷藏、冷冻库内有无来自疫区的动物产品，有无来自地中海实蝇疫区的水果和茄科类蔬菜。

④储存垃圾的容器是否密封无渗涌。

⑤船员、旅客生活舱有无宠物，是否健康，供观赏的花卉盆景有无病虫害。

⑥货舱内有无垫舱木、动植物性残留物。

A. 食品舱检查。

船舶食品舱大致分为干货库、保鲜库、冷藏库三部分。干货库一般为常温，内部用木板或金属材料做成货架，存放各种豆类、粮谷、调料、脱水蔬菜、干果等；保鲜库温度一般在0～10℃之间，主要存放新鲜蔬菜、水果等易腐烂变质的物品；冷藏库温度通常在0℃以下，用来存放各种鱼、肉及其他制品。现场要根据不同的动植物产品实施重点检查。

B. 货舱检查。

货舱检查重点是垫舱木等木质铺垫材料、动植物性残留物、舱壁、缝隙拐角等。

a. 垫舱木。

垫舱木可能携带天牛、吉丁虫、小蠹、长蠹等林木害虫，来自松材线虫疫区垫舱木中的害虫可能成为这种检疫性病害的传播体。许多口岸在垫舱木料中截获过松材线虫、双钩异翅长蠹等危险性有害生物。检查方法是：

查看有无树皮，铲下树皮后检查有无小蠹类害虫的虫道和虫体；

观察垫舱木上有无虫蛀孔，边上有无虫蛀屑，发现虫蛀孔或虫蛀屑要进行剖查或者采样回室内做进一步检查，处于生命活跃期的天牛、吉丁虫、长蠹、小蠹、树蜂、白蚁等害虫都可能咬出虫孔，排出虫蛀屑；

挑选来自松材线虫疫区的有一定厚度，虫蛀孔、横切面有蓝色放射状纹的针叶木采样，送技术中心检测线虫。

b. 动植物性残留物、舱壁、缝隙拐角。

动植物性残留物、舱壁、缝隙拐角等处是多种植物病虫害滋生、繁衍、隐载的理想场所，检查方法是：

收集货舱内动植物性残留物，将清扫收集的杂物用 1.5~2.0mm 圆孔筛查筛下物中是否存在有害生物；

蛾类成虫喜欢幽暗环境，空舱条件下常伏于船舱壁上，见光后飞散躲藏，难以发现，检查时要在打开舱盖的第一时间，检查船舱壁的四周，及时捕捉。

3. 处置方式行政裁量

（1）发现规定的病虫害或禁止进境物时，一律不得擅自带离运输工具。

（2）经检疫发现有《进出境动植物检疫法》第十八条规定的名录所列病虫害的，无论采取熏蒸、消毒或者其他除害处理方式，只要能达到有效防止动植物疫情或外来有害生物传入效果即可。

（3）发现禁止进境物的，无论采取封存或者销毁措施，只要能够防止疫情扩散即可。

（4）有两种或两种以上处理方式可以选择时，可以听取运输工具经营方或其代理人意见。

4. 动植物检疫除害处理（通用要求）

动植物检疫除害处理按照《出入境检疫处理管理工作规定》（国家质检总局公告 2017 年第 115 号，见《海关检验检疫业务实务手册——进出境动植物检疫篇》第三章第一节）有关规定实施。检疫处理措施应符合船舶的特殊环境，既达到杜绝有害生物传播、扩散的目的，又不危害人员健康，损坏船体结构和设备器械。

实施检疫处理时还需注意以下有关要求：

（1）狗、鸟等宠物发生动物一类、二类传染病和寄生虫病时做扑杀、销毁处理。

（2）来自禽流感疫区自养自用的禽类，必须装入完好的笼具中，其废弃物、泔水等须做无害化处理，不得擅自抛弃。

（3）来自疫区的动植物、动植物产品和其他检疫物做封存或者销毁处理。

（4）发现植物检疫性有害生物或一般性病虫害超过规定标准的，船舱、库房采用熏蒸、药剂喷洒或清扫处理，粮食、水果、蔬菜等食品原料采用微波加热、沸水浸泡、低温冷冻等方法处理，垫舱木料等采用熏蒸或焚烧的方法处理。

（5）泔水、生活垃圾、动植物性废弃物应当放置于密封有盖的容器中，实施药物喷洒、浸泡等除害处理。

船上自用的动植物、动植物产品、垫舱木等禁止携带离船或卸离船舶。

5. 动植物检疫除害处理（特殊要求）

（1）货运船舶。

货运船舶按照前述方法实施检疫处理，军舰、游轮等特殊船舶参照执行。

（2）入境修理船舶。

入境修理船舶除按照前述方法实施检疫处理外，还应实施以下检疫处理：

①对船上的动植物及其产品，属禁止进境物或国家禁止携带、邮寄进境动植物及其产品名录内的，做销毁处理；对上述范围以外的动植物及其产品，船员要求带离的，按相关动植物及其产品检疫要求实施检疫，经检疫合格或处理后合格的，签证予以放行。

②船上遗弃的宠物，扑杀后销毁或深埋；对船主申明需要的宠物（只限狗、猫），凭官方动物健康证书、狂犬病免疫证书受理报检并实施现场检疫，参照入境、出境旅客携带动物的要求实施检疫监督；对船主申明需要但又不能递交两证的，或狗、猫以外其他动物的，按遗弃宠物方式进行处理。

③拔除船上的花卉盆景并消毒土壤。

④监督船方将船上泔水、动植物性废弃物等做焚烧销毁、深埋或其他有效方法除害处理。

6. 监督管理

（1）防止船上自用的狗、鸟、花卉、盆景等动植物，肉类、水果、蔬菜等动植物产品以及我国《中华人民共和国禁止携带、寄递进境的动植物及其产品和其他检疫物名录》（农业农村部 海关总署公告第470号，见《海关检验检疫业务实务手册——进出境动植物检疫篇》第三章第一节）、《中华人民共和国进境植物检疫禁止进境物名录》（农业部公告第72号，见《海关检验检疫业务实务手册——进出境动植物检疫篇》第三章第一节）中的动植物、动植物产品被擅自带离船舶。

（2）防止船方启封、动用封存的肉类、水果、茄科蔬菜等封存物品。

（3）船舶自用的动植物性铺垫材料未经许可不得装卸。

7. 签发证书

经检疫合格的入境船舶签发“船舶入境卫生检疫证”。

经检疫发现病媒生物、有害生物、被检疫传染病污染物品等需要检疫处理的情形时，签发“检验检疫处理通知书”。

根据《关于公布检疫传染病目录的公告》（国家疾控局 海关总署公告2024年第2号），检疫传染病包括：鼠疫、霍乱、黄热病、埃博拉病毒病、天花、脊髓灰质炎、传染性非典型肺炎、肺炭疽、马尔堡病毒病、拉沙热、中东呼吸综合征。

对发现病虫害等有害生物，经海关监督船方实施消毒、杀虫等检疫处理达到效果的，根据船方要求签发“运输工具检疫证书”；船上遗弃的宠物，一律签发“出入境人员携带物截留/处理凭证”。

8. 后续监管

船舶在口岸停留期间，口岸海关应定期进行巡查、监督，对擅自启用封存的动植物产品、排放压舱水、移下生活垃圾和污物，擅自将动植物性铺垫材料卸上岸以及擅自携带《中华人民共和国禁止携带、寄递进境的动植物及其产品和其他检疫物名录》《中华人民共和国进境植物检疫禁止进境物名录》中的动植物、动植物产品上岸的，依据《进出境动植物检疫法》及其实施条例进行处罚。

（三）特殊船舶卫生检疫

1. 小型船舶卫生检疫查验

小型船舶是指总吨位在1000t以下，具有固定航线、固定时间、固定船员、固定载货等特点，来往港澳和江河沿海的船舶。对其可以简化卫生检疫查验手续，重点应注意以下几个方面：

（1）小型船舶卫生检疫查验本着简化手续、方便进出的原则开展，口岸检疫部门对挂靠小型船舶办理登记备案，核发“船舶入/出境签证簿”，每航次靠泊时，供审核及签发。

（2）符合条件的船舶应办理电讯检疫。

（3）审核重点为“船舶免予卫生控制措施证书/船舶卫生控制措施证书”“船员健康证”“预防接种证书”等航行证书。

（4）检查重点应放在对船舶鼠患虫患检查、卫生状况检查以及垃圾管理等方面。

2. 入境、出境军舰卫生检疫查验

入境、出境军舰是指我国邀请的来访军舰，或者出国访问后回国的我国军舰。在实施入境、出境卫生检疫查验时，给予一定礼遇，一般手续从简。检疫前，检疫部门可通过接待部门了解舰船国籍、人员、健康情况，以及来港、寄港、发航时间等。检疫人员登舰时首先向舰长和医生了解人员的健康状况、食品、饮用水装载情况等，审阅“航海健康申报书”。一般情况下，对舰上人员不进行视诊。如有疑似病人可在医生陪同下进行医学检查。检疫结束时，根据检疫结果签证，并实施检疫处置。

3. 入境、出境子母船卫生检疫查验

子母船即载（或拖）有数艘小货船的特大货船组合体，大船为母船，按正规要求配足船员，子船是母船的货物，卸下子船视为卸货。入境卫生检疫查验应在卸下子船前实施，并且只给母船签发入境检疫证；母船装上小船视为装货，出境卫生检疫查验在装载小船后实施，也只给母船签发出境检疫证。

4. 入境、出境避风船卫生检疫查验

避风船的目的港并非要到避风的港口，而是由于避风或其他不可抗力等原因的影响，为了安全起见不得不改变航向到就近的港口避风。如果船舶不是来自疫区，船上人员不下船登陆，可不进行检疫，但应根据需要做好船舶在港期间的卫生控制措施。对来自疫区的船舶，或有人员上下、卸货、排放垃圾，需进行入境卫生检疫查验。

（四）特殊情况卫生检疫

1. 随船检疫

即在船舶抵达码头前的航程中，检疫人员根据需要提前登轮办理卫生检疫手续，对船舶和人员实施检疫查验。随船检疫适用于来自非疫区的无染疫或无疑似染疫的船舶，为避免因水位变化影响，或满足游船、客船等航行班期需要，为船舶争取靠港时间而实施的检疫方式。随船检疫方法按照船舶检疫查验程序开展。虽然随船检疫可节省船方时间和减少经济损失，但随船检疫中若发现染疫或疑似染疫情况需要卫生处理时比较被动，公共卫生风险传入危险也增大，另外，检疫人员在登轮作业时存在安全风险，所以应尽量减少实施随船检疫。

2. 临时检疫

即来自国内疫区的船舶，或者船舶在国内航行中发现检疫传染病、疑似检疫传染病，或者有人非因意外伤害而死亡并死因不明的情况，船舶停靠口岸的检疫部门接到疫情报告后，对船舶实施临时检疫。临时检疫期间，应对船舶或港区实行暂时封锁，限制封锁区域内人员活动。船上人员在检疫结束前不得下船；在填报“航海健康申报书”时要填附表，如果船舶为非国际航行的，可能不具有“航海健康申报书”，可以一般正式书面报告填报“航海健康申报书”要求的项目，要求船长和船医签字。

三、出境船舶检疫

（一）船舶出境卫生检疫

1. 出境船舶在最后离境的口岸接受检疫，办理出境检疫手续

（1）船方或代理人应在船舶离境前 4 小时内向口岸检疫部门申报，办理出境手续。已办理手续但出现人员、货物的变化或者因其他特殊情况 24 小时内不能离境的，须重新办理手续。船舶在口岸停留时间不足 24 小时的，经口岸检疫部门同意，船方或者其代理人在办理入境手续时，可以同时办理出境手续。

（2）经审核船方提交的出境检疫资料或者经登轮检疫，符合有关规定的，口岸检疫部门签发“交通工具出境卫生检疫证书”，并在船舶出口岸手续联系单上签注。

2. 资料的整理、登记、统计、归档

完成入境、出境船舶检疫查验工作后，须将每航次船舶的各项检查、采取的卫生控制措施等资料进行统计和归档。

3. 违法违规处理

入境、出境船舶及其代理人必须遵守检验检疫有关法律法规的要求。对入境、出境船舶发生的各种违法违规行为，检疫部门按相关法律法规进行处理。

（二）船舶出境动植物检疫

装载动物出境的船舶，海关应当监督其在装载前进行消毒处理。船舶负责人申请出证的，海关应当签发“运输工具检疫证书”或“运输工具检疫处理证书”。

经检疫符合国家有关动植物防疫和检疫规定，以及经检疫发现危险性病虫害或超过规定标准一般性病虫害但已做除害处理的装载植物、动植物产品和其他检疫物出境船舶，船舶负责人申请出证的，海关应当签发“运输工具检疫证书”或“运输工具检疫处理证书”。

需实施检疫查验的，可参照入境动植物检疫查验相关内容实施。

四、两岸直航船舶检疫

往来于海峡两岸的船舶，按照本节的相关规定进行检疫，并按照规定签发海峡两岸直航交通工具检验检疫专用证单。证单详细介绍见本书“检验检疫通识篇”第十八章第二节。

第二节｜入境、出境航空器检疫

随着航空运输业的快速发展，乘坐航空器出行是人们最方便、最快捷的方式，世界各国（地区）已被密集的航线连接到一起，航空器在便利出行的同时，也给传染病的传播带来新的途径，依法对入境、出境航空器开展检疫查验，对维护口岸公共卫生安全、防止传染病传入传出具有重要意义。

一、基本要求

（一）制度依据

1.《出入境交通工具电讯卫生检疫管理办法》（国家质检总局公告 2016 年第 78 号）。

2.《关于进一步调整水空运进出境运输工具监管相关事项的公告》（海关总署公告 2020 年第 107 号）。

3.《关于加强对来自动物疫区运输工具监督管理的公告》（海关总署公告 2021 年第 94 号）。

4.《关于规范动植物检疫处置方式行政裁量有关事项的公告》（海关总署公告 2024 年第 202 号）。

（二）检疫基本要求

1. 人员要求

检疫人员须全面学习国境卫生检疫、进出境动植物检疫政策法规和其他相关规定，熟悉卫生检疫、动植物检疫、检验鉴定等领域的相关知识，掌握航空器检疫查验专业技能和操作程序。

2. 资料准备

收集世界疫情资料，掌握世界疫情最新动态；参照世界卫生组织（WHO）、世界动物卫生组织

（WOAH）、国际植物保护公约组织（IPPC）发布的信息和海关总署公布的公告和警示通报等，有针对性地拟定检疫计划和措施。

3. 查验准备

做好出勤准备，根据施检航空器的预报情况，查阅相关资料和记录，结合世界疫情动态，明确查验重点，落实检疫措施；检查出勤携带的物品，包括各项检疫查验证单记录、采样器械、查验工具、取证设备、个人防护用品等。

4. 建立档案

建立完备的档案库，包括入境、出境航空器档案、检疫查验原始记录、签证记录，实现档案资料计算机信息化管理，便于对入境、出境航空器追踪督查，重大业务问题及时按程序上报。

（三）入境检验检疫

1. 检疫地点

入境的航空器必须在最先抵达口岸的指定地点接受检疫，办理入境检验检疫手续。

（1）特定机位。

特定机位，应为远离航站楼的停机坪机位，具体位置由海关与机场运营企业共同商定，特定机位需符合海关监管要求；有利于检疫传染病染疫人或疑似染疫人隔离控制和快速转移；有利于病媒生物控制、防止逃逸；能最大限度降低检疫传染病传播风险。

根据《关于公布检疫传染病目录的公告》（国家疾控局 海关总署公告 2024 年第 2 号），检疫传染病包括：鼠疫、霍乱、黄热病、埃博拉病毒病、天花、脊髓灰质炎、传染性非典型肺炎、肺炭疽、马尔堡病毒病、拉沙热、中东呼吸综合征。

（2）普通机位。

普通机位是指满足海关监管要求的停机坪机位或廊桥机位。

2. 检疫申报

承运人或机场管理部门提供航空器抵达信息（国籍、机型、航班号、始发站、经停站、终停站、预达时间、停靠机位等）。在航空器抵达境内第一目的港的 30 分钟以内，由承运人或航空公司代理人向口岸海关申报“中华人民共和国海关空运运输工具申报单”电子数据。装载动物的，还应提供“动物卫生证书”等动物检验检疫所要求的有关资料。

受入境检疫的航空器，在航行中发现检疫传染病、疑似检疫传染病，或者有人非因意外伤害而死亡并死因不明的，机长必须立即向入境口岸海关报告。

3. 检疫方式

海关对申报内容进行审核，确定检疫方式。对于需实施运输工具登临检查的，海关在接收申报的电子数据后，以电子指令形式向运输工具负责人下达运输工具登临检查通知。机长应当根据海关要求，配合海关对运输工具实施检验、检疫；海关需要指定地点（特定机位、机坪等）登临检查的，机长应当将航空器停泊在指定地点。

（1）指定机位检疫。

海关对存在下列情况之一的航空器应当实施特定机位检疫：

①来自或经停检疫传染病及按检疫传染病管理的受染国家（地区）。

②来自动植物疫区，国家有明确要求的。

③机上有检疫传染病染疫人或疑似染疫人。

④有人非意外伤害死亡并死因不明的。

⑤发现啮齿动物反常死亡或死因不明，或在机上发现活鼠、鼠迹、新鲜鼠粪的。

⑥来自黄热病受染国家（地区）的航空器但申报无有效灭蚊证书的。

⑦入境维修的航空器。

⑧航空公司申请特定机位检疫的。

⑨海关工作需要的（如重点关注的传染病疫情防控有要求的）。

（2）普通机位检疫。

对来自或途经除检疫传染病外的重点关注传染病受染国家（地区）、机上有除检疫传染病染疫人或疑似染疫人外的健康异常人员等情形的，承运人或航空公司代理人申请，海关可以实施普通机位检疫。

（3）电讯检疫。

不存在上述条款所列条件且申报材料齐全的入境航空器，经承运人或航空公司代理人申请，可实施电讯检疫。

（4）随航检疫。

存在以下情况之一的，经航空器运营企业申请，可实施随航检疫：

①国外发生重大疫情或战争，需紧急转移成批驻外人员回国。

②某些前往国外疫区的大规模群体活动，如伊斯兰教徒朝觐、团体旅游等。

③国与国之间成批运送伤病员或其他严重疾病病人及疑似染疫人。

④进行有关流行病学科学研究调查等活动的。

需实施随航检疫的入境、出境航空器，应提前与航空器运营企业商定具体实施要求，并报直属海关同意后方可实施。

4. 检疫实施要求

（1）监管要求。

接受入境检疫的航空器，在检疫没有结束之前，除经海关许可外，任何人不得上下航空器，不准装卸货物、行李、邮包等物品。

（2）资料要求。

办理入境检验检疫手续时，承运人或者其代理人应当向海关提交“总申报单”的卫生部分，“旅客名单”及载货清单等，并应检验检疫人员的要求提交“航空器灭蚊证书”“交通工具卫生证书”“黄热病预防接种证书”“健康申明卡”等有关资料。

（3）查验要求。

海关实施登机检疫时，应当在机组人员的陪同下，根据检验检疫工作规程实施检疫查验。

5. 检疫结果处置

对经检疫判定没有染疫的入境航空器，签发“航空器入境检疫证”；

对经检疫判定染疫、疑似染疫或者在重大传染病疫情应急处置期间应当实施卫生处理或者有其他限制事项的入境航空器，在实施相应的卫生处理后，签发“航空器入境卫生检疫证”；

对来自动植物疫区经检疫判定合格的航空器，应航空公司要求签发“运输工具检疫证书”；

对须实施卫生处理或动植物检疫处理的，应当向航空公司出具“检验检疫处理通知书”，并在处理合格后，应航空公司要求签发“运输工具检疫处理证书”。

（四）出境检验检疫

1. 检疫地点

出境的航空器在离境口岸接受检验检疫，办理出境检验检疫手续。

2. 检疫申报

出境的航空器，航空公司或其代理人应当在航空器驶离设立海关地点前30分钟以内向海关申报，办理出境检验检疫手续。已办理手续但出现人员、货物变化的，须重新办理手续。

3. 检疫实施要求

对于出境航空器申报资料不全的；出境前发现染疫人或疑似染疫人的；出境前有人非因意外伤

害而死亡并死因不明的；出境前发现啮齿动物反常死亡或死因不明，或发现活鼠、鼠迹、新鲜鼠粪的；出境前发现可疑的核与辐射、生物、化学污染源或危害事实等情形的，海关实施登机卫生检疫。

装载植物、动植物产品和其他检疫物出境的航空器，应当符合国家有关动植物检疫的规定，取得“运输工具检疫证书”。对需实施动植物检疫处理的，做动植物检疫处理并取得“运输工具检疫处理证书”后，方可装运。

4. 检疫结果处置

经审核航空公司提交的出境检验检疫资料或者经登机检验检疫，符合有关规定的，海关签发“交通工具出境卫生检疫证书”。

（五）检疫处理

1. 航空器处理

《国境卫生检疫法》第十五条规定，进境出境交通运输工具有下列情形之一的，应当实施卫生处理：

（一）受到检疫传染病污染；

（二）发现与人类健康有关的病媒生物；

（三）存在传播检疫传染病风险的其他情形。

《出入境检疫处理管理工作规定》（国家质检总局公告 2017 年第 115 号，见《海关检验检疫业务实务手册——进出境动植物检疫篇》第三章第一节）第五条规定具有以下情况之一的，应当实施检疫处理：

（1）法律法规明确规定应当实施检疫处理的情况。

（2）海关总署发布或与其他部门联合发布的公告、警示通报等规范性文件有明确规定需要实施检疫处理的。

应实施卫生处理的，详见本书第十章第九节有关内容。

应实施动植物检疫除害处理的，详见《海关检验检疫业务实务手册——进出境动植物检疫篇》第十五章第一节。

2. 航空器上检疫传染病染疫人/疑似染疫人处置

对航空器上的传染病染疫人/疑似染疫人，按照《口岸传染病排查处置技术方案》要求进行现场排查和处置。

二、进境航空器检疫

进境检疫时，检疫人员提前 15 分钟到达进境航空器预停位置。

（一）一般进境航空器卫生检疫

1. 客运航空器卫生检疫

（1）航空器落地后，检疫人员首先登机，向机长或乘务长索取总申报单、旅客名单、货物仓单各一份，查阅申报单中卫生申报栏目内容，并要求机长在总申报单上签字。

（2）向乘务长询问该机飞行中是否有病例发生，旅客在飞行途中是否有因饮食不适而引起腹泻、呕吐等症状；机舱内是否携有鼠、蚊、蝇、蜚蠊等病媒生物。

（3）来自黄热病疫区的航空器，要求出示有效的灭蚊证书。

（4）对机组人员及旅客的检疫查验。对机组人员及旅客实施体温监测、医学巡查，要求其做好健康申报。若航空器来自疫区，或者在飞行中出现发热、出疹、淋巴结肿大、黄疸、呕吐、腹泻等病人，或载有非意外伤害而死亡的尸体，或发现啮齿动物反常死亡且死因不明等情况时，应对机组人员及旅客逐个测量体温，询问健康状况。机组人员及旅客的检疫查验按照入境、出境人员卫生检疫查验有关要求实施。经查验，确认该机内无病例发生，也未携带与人类健康有关的病媒生物时，可同意本次航班旅客下机。

（5）航空器卫生检查。结合口岸和航班实际情况，实施卫生检查。特别是对来自疫区的有流行病学意义的航空器，检疫人员应在机组人员陪同下，针对重点风险点实施卫生检查：

①检查机组人员预防接种证书。对来自黄热病疫区又未超过黄热病潜伏期的机组人员要求出示有效的黄热病预防接种证书，对未持有有效黄热病预防接种证的人，应实施就地诊验。

②检查机组人员中国籍员工和饮食服务人员的健康证。

③检查食品、饮用水卫生状况，以及固液体废弃物的处理情况。

④检查客货舱内被污染的物品，如对呕吐物的检查重点应在座椅上下、卫生间内等，如发现，应采样送检，并做好消毒等卫生处理。

⑤检查客货舱内是否携带病媒生物，如发现，应采样送检，并做好除虫、除鼠等卫生处理；其中发现有啮齿动物活动时，应通知航空器负责人，立即对航空器进行除鼠，在完成除鼠之前，航空器不能继续飞行。

航空器具体卫生检查方法按照交通工具卫生监督相关规定实施。

（6）根据流行病学调查资料、医学检查和卫生检查的结果，判定航空器是否染疫，并按有关规定处理。检疫完毕后签发入境检疫证，允许机组人员离机。若检疫发现航空器有染疫或疑似染疫，需进一步按照染疫或疑似染疫航空器卫生检疫相关要求实施进一步的卫生检疫查验。

2. 货运航空器卫生检疫

货机入境、出境卫生检疫查验按照入境、出境航空器卫生检疫查验要求实施，检疫时注意以下几点：

货机抵达后，检疫人员登机向机长或其代理人索取并审查总申报单、货物舱单，来自黄热病疫区的应出示灭蚊证书。

检疫完毕后，检疫人员签发检疫证书，允许货机上下人员，开展装卸货作业。

检疫人员做好检疫查验记录，及时将货物舱单移交其他部门，以按要求对货物实施检疫查验。

（二）进境染疫或疑似染疫航空器卫生检疫

染疫或疑似染疫航空器根据《国境卫生检疫法实施细则》第六十九条、第七十七条、第八十六条、第八十七条及海关总署相关规范进行判定。其检疫查验除按照前述航空器检疫查验要求执行外，还应重点覆盖以下几方面内容：

（1）了解情况。了解航空器及染疫或疑似染疫人的基本情况，内容包括：

①国籍、机型、号码、识别标志、预定到达或离境时间。

②始发港、经停港或目的港。

③机组和旅客人数。

④患病人数、死亡人数。

⑤病人的座位。

⑥病人的主要症状。

⑦病人是否来自疫区。

⑧病人是否有随行人员。

⑨病人是否经过治疗及治疗情况。

（2）通知地面指挥中心，对进境航空器要指定停靠点；出境航空器暂停人员上下，未经检疫部门许可，不得起飞。

（3）隔离航空器。航空器降落在指定地点后即刻宣布该航空器可能染疫，做好隔离措施，使航空器处于隔离状态。

（4）准备好检疫单证记录、采样用具、检疫查验设备、个人防护用品等。

(5) 机组人员及旅客的检疫排查。对机组人员及旅客逐一测量，询问健康状况，进行医学巡查，要求其做好健康申报，确定有症状旅客、疑似病人和其密切接触者，检疫排查按照入境、出境人员卫生检疫查验有关要求实施。其中，旅客的检疫处置应注意以下几点：

①同机其他人员先从就近舱门下机（尽量不经过病人污染区），下机后，实施医学排查和流行病学调查。

②密切接触者下机后，实施医学排查和流行病学调查，根据需要送往指定医院实施留验或实施就地诊验（通常情况下有症状旅客、疑似病人的同排及前后各一排旅客均视为密切接触者）。

③将有症状旅客、疑似病人按级别做好个人防护，最后下机（危重病人根据情况而定），走检疫专用通道，送指定传染病医院实施检疫排查。

(6) 采样。在卫生处理之前采样，采样物包括：

①病人的吐泻物；

②可能被污染的食品及饮料；

③可能被污染的环境样品。

(7) 对航空器及旅客通道进行消毒，必要时实施除虫、除鼠。

(8) 处理合格后，签发检疫证书，填写记录并存档。

(三) 进境航空器动植物检疫

1. 口岸现场检疫（装载动物时的特殊要求）

检疫人员在航空器停靠前到达停靠的机位；

待航空器停靠后，对舷梯做防疫消毒处理，并在下方摆放消毒垫；

登机后，对动物进行临床检疫，在此期间任何人未经许可不得上下；

动物和其他货物同一航空器抵港时，未经防疫消毒和许可，任何人不得接触和移动动物；

动物卸离后，将现场检疫情况进行记录，并由航空公司的代表在检疫记录单上签字。

2. 口岸现场检疫（通用要求）

(1) 向机长（乘务长）或其代理人询问相关情况。

①配餐食品的来源、品种、剩余数量。

②泔水、动植物性废弃物的存放点。

③是否有供人食用的动植物性食品、水果、茄科蔬菜等食品。

④客舱、货舱是否发现动物和昆虫。

⑤承运活动物的是否发现大量动物死亡。

(2) 旅客全部离开后，检疫人员对客舱进行巡查。

①检查发现航空器上有禁止进境的动植物、动植物产品和其他检疫物的，必须做封存或者卫生除害处理。做封存处理的，航空器在中国境内停留或者运行期间，未经口岸海关许可，不得启封动用。

②检查航空器配餐间，对航班需要继续使用的动植物产品做封存处理，对其他动植物产品做销毁处理，并向航空公司出具“运输工具检疫处理证书”。

③检查航空器可能隐藏病虫害的餐车、配餐间、厨房、储藏室、食品舱等动植物产品存放、使用场所等区域或者部位，如发现病虫害，捕获后，经机长（乘务长）或其代理人确认，送实验室检疫、鉴定。

④检查航空器上的泔水、动物性废弃物的存放场所。泔水、动物性废弃物应当放置于密封有盖的容器中，若对四周造成污染的，应在检疫人员的监督下对其存放场所、容器做除害处理。泔水、动物性废弃物，在移下前应当实施必要的防疫消毒除害等卫生处理。来自动物疫区航空器，其负责人应切实履行生物安全主体责任，自行或委托相关单位，对从进境运输工具上卸下的动植物性废弃

物、泔水严格实施动植物检疫除害处理。

（3）检疫人员对货舱进行检查。

检查货舱壁、缝隙边角以及货舱内的铺垫物、残留物、遗弃物等，如发现虫体、杂草等，捕获后，经机长（乘务长）或其代理人确认，送实验室检疫、鉴定。

（4）将航空器现场检疫情况进行记录，并由航空公司代表在检疫记录单上签字。

3. 扦样与标本采集

发现有动植物性残留物，即做现场检疫，必要时扦取样品带回实验室检验。

发现有害生物时，即采集标本带回实验室检验，虫体多时要一并测其虫口密度。

4. 实验室检测

将现场检疫所扦取样品或截获的有害生物进行室内分离、培养和鉴定。

5. 结果评定和处置

符合要求的，判定为合格，对航空器放行。否则，判定为不合格，填写记录并按规定及时报送有关部门。

6. 检疫监督

（1）监督清洁人员不得随意抛弃机上的动植物性废弃物。

（2）监督机组或其他客机人员，不得将动植物、动植物产品和其他检疫物带离航空器。

（3）监督专业具有资质的除害处理单位对航空器上的动植物性废弃物及其存放场所、容器做除害处理。

7. 动植物检疫处理

（1）处置方式行政裁量。

①发现规定的病虫害或禁止进境物时，一律不得擅自带离运输工具。

②经检疫发现有《进出境动植物检疫法》第十八条规定的名录所列病虫害的，无论采取熏蒸、消毒或者其他除害处理方式，只要能达到有效防止动植物疫情或外来有害生物传入效果即可。

③发现禁止进境物的，无论采取封存或者销毁措施，只要能够防止疫情扩散即可。

④有两种或两种以上处理方式可以选择时，可以听取运输工具经营方或其代理人意见。

（2）通用要求。

①来自动植物疫区的航空器抵达口岸时，检疫人员登机检疫时发现《中华人民共和国进境动物检疫疫病名录》（农业农村部 海关总署公告第470号，见《海关检验检疫业务实务手册——进出境动植物检疫篇》第三章第一节）和《中华人民共和国进境植物检疫性有害生物名录》（农业部公告第72号，见《海关检验检疫业务实务手册——进出境动植物检疫篇》第三章第一节）所列的病虫害的，做不准带离运输工具、除害、封存或者销毁处理。

②对航空器检疫中发现病虫害的部位做除害处理。

③对航空器上的动植物性废弃物及其存放场所、容器，应当在口岸海关的监督下做除害处理。

（3）装载动物时的特殊要求。

①对上下航空器的人员、接触动物的人员、航空器货舱以及被污染的场地，做防疫消毒处理。

②对饲喂动物的饲料、饲养用的铺垫材料以及排泄物等做防疫消毒、除害处理。

③对用于笼舍运输的垫板、固定板等做防疫消毒处理。

更多具体内容详见《海关检验检疫业务实务手册——进出境动植物检疫篇》有关章节。

8. 签发证书

经过检疫或防疫消毒处理合格的航空器，签发“运输工具检疫证书”或者“运输工具检疫处理证书”。

三、出境航空器检疫

出境检疫时，检疫人员应在出境航空器起飞前 1 小时内登机检疫。

（一）出境航空器卫生检疫

卫生检疫重点为：

1. 配餐卫生、客货舱卫生。发现配餐卫生不合格的，根据需要采样送检，责令更换或取消供应。发现病媒生物的应立即进行杀灭。

2. 检查中国籍机组人员健康证书，检查乘务员健康证书。乘务员不能提供有效健康证书的，不能从事机上饮食服务工作。

3. 检查预防接种证书。飞往黄热病疫区的机组及乘务员应具备有效预防接种证书。

全部检查合格后，签发“交通工具出境卫生检疫证”。

（二）出境航空器动植物检疫

1. 现场检疫

检疫人员对装载动物出境的航空器货舱进行检疫并做防疫消毒处理；对装载植物、动植物产品和其他检疫物出境的航空器货舱进行检疫。若发现植物检疫性有害生物或者一般性害虫超过规定标准的，做除害处理后方可准运。

2. 签发证书

经检疫或者防疫消毒处理合格的航空器，承运人或代理人要求出证的，由口岸海关签发“运输工具检疫证书”或者“运输工具消毒证书”。

四、特殊情况检疫实施

（一）航空器电讯检疫

申请电讯检疫的航空器应来自非传染病流行区。航空器在预计降落 30 分钟前向检疫部门申报，申报内容包括航班号、识别标志、机型、国籍、最大起飞质量、出发站、经停站、预达时间、机组人数、旅客人数等信息，有无除晕机外的发热、呕吐、腹泻、咯血等症状或体征旅客，有无非意外伤害死亡并死因不明的旅客，有无发现病媒生物，是否运有活动物（伴侣动物除外）或有不明原因动物死亡，以及其他应申报内容。检疫人员对电讯检疫申请进行审核，内容和有关资料符合规定要求，来自非传染病疫区，无疑似染疫的可以实施电讯检疫。航空器抵港前，检疫人员认为有必要，可通过无线电话等方式对某些内容进行口头询问。出入境航空器在收到海关给予的电讯检疫批准回复后，入境航空器在抵港后可直接上下人员、装卸货物，出境航空器可以直接起飞离港。对实施电讯检疫的航空器，海关可以根据实际情况对其进行登机抽查和卫生监督。

（二）专机入境、出境卫生检疫

专机是指国家领导人或外国政要乘坐的专用航空器，其卫生检疫原则上给予礼遇。非疫情状态下，经申请，可实施电讯检疫，由专机代理部门负责办理检疫申请和机上人员健康申报等手续。

需要登临检查的，在与有关部门沟通后，在机上国家领导人下机后实施登临检查。具体要求参见海关通关礼遇工作规范。

（三）随机入境、出境卫生检疫

随机入境、出境检疫适用范围：国外发生重大疫情或战争，需紧急转移成批驻外人员回国；某些前往国外疫区的大规模群体活动，如团体旅游等；国与国之间成批运送伤病员或其他严重疾病病人及疑似染疫人；进行有关流行病学科研究调查等活动。随机检疫方法与入境、出境航空器检疫相同。

（四）过境航空器卫生检疫

对过境的航空器海关一般不实施卫生检疫查验，但有证据表明该航空器具存在传播检疫传染病风险的除外。过境的航空器在中国境内不得装卸货物、物品或者上下人员。过境的航空器需要添加燃料、饮用水、食品和供应品的，应当停靠在指定地点，在海关监督下进行。

根据《关于公布检疫传染病目录的公告》（国家疾控局 海关总署公告 2024 年第 2 号），检疫传染病包括：鼠疫、霍乱、黄热病、埃博拉病毒病、天花、脊髓灰质炎、传染性非典型肺炎、肺炭疽、马尔堡病毒病、拉沙热、中东呼吸综合征。

（五）过境航空器动植物检疫

需在中国境内停留的装载过境动植物检疫对象的航空器，承运人或代理人应将装载过境动物航空器的国籍、航班号、始发站、停靠机位、预达时间、目的地通知口岸海关。

1. 过境检疫监督（装载动物）

检疫人员在航空器停靠前，到达航空器停靠机位，对航空器进行检疫监督。对航空器和装载容器外表进行防疫消毒；对动物进行检疫，检疫合格的准予过境，检疫不合格的不准过境。过境动物的饲料受病虫害污染的，做除害、不准过境或销毁处理。过境动物的尸体、排泄物、铺垫材料及其他废弃物，不得擅自抛弃。

航空器在停靠期间，检疫人员对上下航空器人员、可能污染的场地做防疫消毒处理。

监督上下航空器人员，不得携带动植物、动植物产品和其他检疫物离机。

2. 过境检疫监督（装载植物、动植物产品和其他检疫物）

检疫人员在航空器停靠前，到达航空器停靠机位，对航空器进行检疫监督。航空器在停靠期间，交通员工和其他人员不得将机上的动植物、动植物产品和其他检疫物带离航空器；带离时，应向口岸海关申报。

装载过境植物、动植物产品和其他检疫物的航空器和包装容器外表必须完好，不得有货物散漏。经口岸海关检查，发现航空器或者包装物、装载容器有可能造成途中散漏的，承运人或者押运人应当按照口岸海关的要求，采取密封措施；无法采取密封措施的，不准过境。

检疫发现有植物检疫性有害生物的，必须进行除害处理。除害处理合格的准予过境，不合格的不准过境。

动植物、动植物产品和其他检疫物过境期间，未经海关批准，不得拆开包装或者卸离航空器。

五、两岸直航航空器检疫

往来于海峡两岸的航空器，按照本节的相关规定进行检疫，并按照规定签发海峡两岸直航交通工具检验检疫专用证单。证单详细介绍见本书“检验检疫通识篇”第十八章第二节。

第三节｜入境、出境陆路交通工具检疫

一、基本要求

（一）制度依据

1.《关于加强对来自动物疫区运输工具监督管理的公告》（海关总署公告 2021 年第 94 号）。

2.《关于规范动植物检疫处置方式行政裁量有关事项的公告》（海关总署公告 2024 年第 202 号）。

（二）检疫基本要求

1. 人员要求

检疫人员须全面学习国境卫生检疫、进出境动植物检疫政策法规和其他相关规定，熟悉卫生检疫、动植物检疫、检验鉴定等领域的相关知识，掌握陆路交通工具检疫查验专业技能和操作程序。

2. 资料准备

收集世界疫情资料，掌握世界疫情最新动态；参照世界卫生组织（WHO）、世界动物卫生组织（WOAH）、国际植物保护公约组织（IPPC）发布的信息和海关总署公布的公告和警示通报等，有针对性地拟定检疫计划和措施。

3. 查验准备

做好出勤准备，根据施检陆路交通工具的预报情况，查阅相关资料和记录，结合世界疫情动态，明确查验重点，落实检疫措施；检查出勤携带的物品，包括各项检疫查验证单、采样器械、检疫查验器材、取证设备、个人防护用品等。

4. 建立档案

建立完备的档案库，包括入境、出境陆路交通工具信息、检疫查验原始记录、签证记录，做好归档统计。

（三）入境检验检疫

1. 检疫申报

在非疫情状态的常态检疫申报实行“异常申报”制度。有以下情况的入出境列车及车辆，需进行现场检疫申报：车上有疑似传染病病人或有发热、腹泻、呕吐等传染病症状人员；车上有人员异常死亡；车上载有特殊物品、废旧物品、尸体骸骨等应检疫物品；车上发现异常死亡啮齿动物；车上有蚊、蝇、蜚蠊等病媒生物的；来自动植物疫区，国家有明确要求的；海关总署及国家有关部门有明确要求的。

在疫情状态下，所有入出境列车及车辆均需按海关有关要求实施检疫申报。

2. 检疫方式

（1）列车检疫方式。

①电讯检疫：根据列车运营者申请，依照海关电讯检疫的有关规定，对符合条件的入出境列车实施电讯检疫。入出境列车在收到海关给予电讯检疫批复后，入境列车在抵站后可以直接上下人员、装卸货物，出境列车可直接离境。

②登车检疫：海关根据风险评估结果，判定是否需要登车检疫。

③随车检疫：为了保证入境直通列车的正常运输，根据公共卫生风险评估结果，海关可以派员实施随车检疫。随车检疫人员在列车上开展体温监测、医学巡查、医学检查、病媒监测、微小气候检测、食品及饮用水的快速检测等检疫查验和卫生监督工作。列车长或者其他车辆负责人应当配合随车检疫人员开展工作并提供便利。

④入境货车直通：来自或途经传染病流行地区或者其他国际关注突发公共卫生事件发生地区的，或者装载的集装箱、货物、邮包涉及安全、卫生以及有不明液体渗漏情况的入境货运列车，由入境第一口岸实施检疫查验，并妥善处置后予以放行。

（2）汽车检疫方式。

包括登车检疫、通道检疫（不登车检疫）、电讯检疫。

3. 检疫实施要求

（1）监管要求。

接受入境检疫的列车及车辆，在检疫没有结束之前，除经海关许可外，任何人不得上下列车、车辆不准装卸货物、行李、邮包等物品。

（2）检疫查验实施。

申报有异常情况的司乘人员或进境人员体温监测或医学巡查发现有异常情况的，应当实施登车检疫。

非疫情状态下无异常申报及无异常检疫发现的车辆，原则上不登车检疫。

根据列车运营者申请，依照海关电讯检疫的有关规定，对符合条件的入出境列车实施电讯检疫。

4. 检疫结果处置

经检疫查验合格的入境汽车，海关应入境汽车承运人、代理人或者货主申请可签发“运输工具检疫证书”。

入境列车经海关检疫判定没有染疫的，应列车长或者其他车辆负责人要求可签发“运输工具检疫证书”；对经检疫判定染疫、疑似染疫或者来自传染病疫区应当实施检疫处理的入境列车，应当向列车负责人或代理人出具“检验检疫处理通知书”，并在处理合格后，签发“运输工具检疫处理证书”。

（四）出境检验检疫

1. 检疫地点

出境的列车、汽车在离境口岸接受检验检疫，办理出境检验检疫手续。

2. 检疫申报

出境的列车、汽车，列车长、汽车承运人、代理人或者货主应当在列车、汽车离境前及时向海关申报，办理出境检验检疫手续。已办理手续但出现人员、货物变化的，须重新办理手续。

3. 检疫实施要求

对涉及安全、卫生风险的出境货运列车，由启运地海关实施卫生检疫措施，并经最后离开的口岸查验合格，准予出境。

4. 检疫结果处置

经检疫查验合格的出境汽车，海关应出境汽车承运人、代理人或者货主申请可签发“交通工具出境卫生检疫证书”。

出境列车经海关审核列车负责人或代理人提交的出境检疫资料或者经登车检疫，符合有关规定的，应列车长或者其他车辆负责人要求可签发“交通工具出境卫生检疫证书”。对需检疫处理的，实施相应的检疫处理措施，消除公共卫生风险后，应列车长或者其他车辆负责人要求可签发“交通工具出境卫生检疫证书”。

二、入境、出境车辆检疫

在车辆抵达口岸前或到达口岸指定检疫地点时，承运人（司乘人员）、货主或其代理人应按规定进行申报，申报信息应包括：车辆起始地、途径地、目的地；车型、车牌号；所载货物种类、数量；旅客数量、健康状况；司机及旅客携带行李物品的情况。

集装箱装卸口岸的情况、集装箱是否来自疫区、装载货物的数量、种类、包装材料情况、入境前是否采取过检疫处理措施等。装载动植物、动植物产品及其他检疫物的，货主或其代理人还应按规定办理货物的申报手续。

检疫人员应及时了解当日车辆入境、出境情况，提前到达入境、出境车辆预停位置，做好检疫准备。

（一）入境、出境车辆卫生检疫

1. 检疫查验

（1）检疫人员登车审核车辆申报材料，询问车辆行驶途中是否有病例发生；旅客是否有因饮食不适而引起腹泻、呕吐等症状；车厢内是否携有蚊、蝇、蜚蠊及啮齿动物等。

（2）检查汽车及车载货物的一般卫生状况，按照交通工具卫生监督要求实施。

（3）检查司乘人员的健康状况，按照入境、出境人员卫生检疫查验要求实施。

（4）检查司乘人员行李物品情况，按照入境、出境旅客携带物卫生检疫查验要求实施。

2. 检疫处置

（1）来自非染病疫区、未发现司乘人员健康状况异常、汽车及装载物品符合卫生要求的车辆，签发“交通工具卫生检疫证”，准予入境、出境。

（2）不符合上述条款者，要求车辆在指定检疫地点停靠，禁止人员、货物上下，使车辆处于隔离状态。对染疫或疑似染疫的司乘人员及入境、出境旅客，按照入境、出境人员卫生检疫查验要求进行处置。对车辆在指定地点进行消毒，必要时实施除虫、除鼠，对车上废弃物、排泄物、呕吐物、食物等，进行彻底消毒后深埋、焚烧，或按医疗废物进行集中处理。必要时对随车货物、邮包等实施消毒处理。

（3）发现传染病疫情或其他重大卫生事件，按疫情报告程序逐级上报主管部门。

（二）入境、出境车辆动植物检疫

进境车辆，在口岸进行防疫消毒处理。装载进境动植物、动植物产品和其他检疫物的车辆，经检疫发现病虫害的，连同货物一并做除害处理；装运供应香港、澳门地区动物的回空车辆，实施整车防疫消毒。

装载动物出境的运输工具，装载前应当在监督下进行消毒处理。装载动植物、动植物产品和其他检疫物出境的运输工具，应当符合国家有关动植物防疫和检疫的规定。发现危险性病虫害或者超过规定标准的一般性病虫害的，做除害处理后方可装运。

1. 入境车辆检疫

入境车辆包括来自动植物疫区和装载出境动物的入境回空车辆、运载集装箱的重车、运载集装箱的空车等。

（1）检疫申报。

略。

（2）口岸现场检疫。

对车辆车体、轮胎进行检疫，检查是否被国家公布的动物检疫疫病、植物检疫性有害生物以及其他有害生物污染；是否携带动植物残留物；是否携带土壤、动物尸体等国家禁止进境物。

（3）扦样与标本采集。

发现有动植物性残留物，即做现场检疫，必要时扦取样品带回实验室检验。

发现有害生物时，即采集标本带回实验室检验。

（4）实验室检验。

将现场检疫所扦取样品或截获的有害生物进行室内分离、培养和鉴定。

（5）结果判定和处置。

按照上述动植物检疫查验程序，符合要求的，判定为合格，对车辆放行。否则，判定为不合格，填写记录并按规定及时报送。

（6）处置方式行政裁量。

①发现规定的病虫害或禁止进境物时，一律不得擅自带离运输工具。

②经检疫发现有《进出境动植物检疫法》第十八条规定的名录所列病虫害的，无论采取熏蒸、消毒或者其他除害处理方式，只要能达到有效防止动植物疫情或外来有害生物传入效果即可。

③发现禁止进境物的，无论采取封存或者销毁措施，只要能够防止疫情扩散即可。

④有两种或两种以上处理方式可以选择时，可以听取运输工具经营方或其代理人意见。

（7）防疫消毒和检疫除害处理。

来自动植物疫区和装载出境动物的入境回空车辆均需要经过防疫消毒处理。根据车辆状况，以及所具备的条件等实际情况，选择消毒方法，制定合适的消毒方案。

查验发现有下列情况之一的，需实施检疫除害处理：

①检疫发现有国家公布动物检疫疫病及植物检疫性有害生物和对农、林、牧、渔业有严重危险的其他有害生物的；

②发现超过规定标准的一般性病虫害的；

③携带动物尸体、动植物残留物等情况的。

（8）签发证书。

需要检疫除害处理的，按照规定签发检验检疫处理通知书。

必须做销毁或退运处理的，按照规定签发检验检疫证书。

2. 入境小客车检疫

入境小客车包括经旅客查验通道入境的营运性车辆、非营运性车辆及特殊车辆（押运车、救援车辆等）。

（1）检疫申报。

入境小客车无须提前申报，可直接驶入口岸区域。经过防疫消毒后抵达口岸查验区域。

小客车司机必须如实申报出入境次数，如果入境时车辆上载有疑似染疫的旅客或携带有禁止入境的携带物，司机应一并向查验人员进行申报。

（2）口岸现场检疫。

口岸作业现场通过抽查、布控等方式核查入境车辆是否装载动植物检疫法规定的禁止进境物。

（3）动植物检疫处理。

发现有植物检疫性有害生物以及土壤、动物尸体、动植物性残留物，应做除害、退回或销毁处理。必要时还可对截获物采样送实验室进行检测。

（4）签发证书。

如截获旅客携带的禁止进境物，应开具“出入境人员携带物截留处理凭证”，同时由旅客签名确认。

3. 出境车辆检疫

出境车辆指装载动物出境的运输工具，装载前应当在海关监督下进行消毒处理。

（1）检疫申报。

车辆出境前，车辆承运人、代理人或货主应按规定进行申报，并提供集装箱配载清单等相关资料。

（2）装载前检疫。

装载动物出境的运输工具，装载前应当在海关监督下进行消毒处理。装载植物、动植物产品和其他检疫物出境的运输工具，应当符合国家有关动植物防疫和检疫的规定。发现危险性病虫害或者超过规定标准的一般性病虫害的，做除害处理后方可装运。

对运载集装箱的出境车辆的动植物检疫查验，可采用现场检疫抽查，或与运输工具检疫查验的监督管理相结合的方式进行。检查车体、轮胎、集装箱箱内有无植物检疫性有害生物、土壤、动物尸体、动植物残留物等，若有发现，要采样作分类；核查集装箱号，查看集装箱箱体是否完整。

（3）结果判定和处置。

对判定检疫合格的车辆予以放行。

对判定检疫不合格的车辆，必须经检疫除害处理或调换等方式达到检疫要求后再予以放行。

（4）出境核查

对口岸装载的出境车辆进行审核，核查其中有无未经检疫的出境车辆，对逃避检疫的出境车辆交由相关部门予以立案查处。

（三）特殊情况检疫实施

1. 特殊入境、出境车辆的卫生检疫

（1）国家元首、外交使节、重要代表团等乘坐的入出境客运汽车和车队。

可按地方政府部门申请，给予礼遇。由其随行人员或接待部门代为申报，了解受礼遇车辆的卫生状况；检疫人员在专车或车队入境、出境时，对受礼遇人员的健康状况进行医学观察。

（2）参加国际汽车拉力赛等比赛的车队。

由接待部门或组织者申报车载旅客或司乘人员健康状况及车辆卫生状况，检疫人员根据需要安排检疫查验，办理检疫手续。

（3）被引渡和遣送人员的入境、出境汽车。

由公安机关代为申报，发现异常情况及时采取处理措施；重点对被引渡或被遣送人员实施检疫查验。

（4）国内外赠送或被盗追回移交的入出境汽车。

重点检查车内卫生状况。

（5）跨境学童车辆。

在非疫情状态下，对乘客全部为往返深港走读学童的车辆，经团队申请并经海关风险评估后，可给予便利通关措施。对于学童不下车经旅检大厅出入境的，需实施登车检疫，对学童进行体温监测和医学巡查。对申报有异常的，实施登车检疫。

2. 其他入境、出境车辆的动植物检疫

边境口岸出入境的摩托车、三轮车、平板车的检疫参照入境小汽车的模式实施。

三、入境、出境列车检疫

在列车抵达口岸前或到达口岸指定检疫地点时，其有关负责人（列车长、承运人、货主或其代理人）应当按规定进行申报，内容需注明到发站、到达时间、人数和货物配载情况等。装载动植物、动植物产品及其他检疫物的，货主或其代理人还应按规定办理货物的申报手续。

出入境列车申请电讯检疫的，列车运营者或其代理人应当在列车预计抵达或离开口岸 30 分钟前申报。具体要求参看船舶、航空器电讯检疫。

（一）入境、出境列车卫生检疫

1. 入境、出境普通列车卫生检疫

入境、出境普通列车检疫查验参照车辆检疫查验程序开展，重点应查验以下内容：

（1）列车途经的车站及有无患病旅客上下列车。

（2）列车运行中是否有旅客患病，如果有患者，应详细了解其发病时间、主要症状、治疗情况等。

（3）列车餐车、厨房、食品库、车厢的环境卫生、饮用水卫生、食品卫生和废弃物处理情况。

2. 入境、出境专列卫生检疫

专列指国家领导人或重要代表团乘坐专用列车或执行某一特殊使命的进出境专用列车（如军用专列）等。检疫人员提前到达查验现场，向接待单位说明卫生检疫要求和注意事项。专列到达后，检疫查验参照普通列车的检疫查验，但可根据情况给予一定礼遇。对于出境专列，检疫人员应向随行人员介绍前往国家的疫情情况和需采取的防护措施，根据需要提供预防接种或给予预防性投药等服务。

（二）入境、出境列车动植物检疫

装载动植物、动植物产品和其他检疫物入境、出境、过境的列车，车厢内带有植物性包装物或铺垫材料的进境列车，以及来自动植物疫区的进境列车（含空车和实车）均应实施动植物检疫。

1. 入境列车检疫

（1）口岸现场检疫。

①总体要求：

A. 防疫消毒：口岸海关应对可能隐藏病虫害的列车厢体、餐车、厨房、储藏室、行李车、邮政车、装有动植物产品的食品间及垃圾箱等部位、动植物产品存放和使用场所、动植物性废物的存放场所等区域或者部位实施检疫，并做防疫消毒处理。

列车工作人员自用的动植物产品，不得随意丢弃和带离；需要带离时，应向口岸海关申报。

对回空车辆（如：满洲里口岸在俄罗斯境内换装后的回空车辆等），口岸海关要对其实施整车防疫消毒。

B. 检疫处理：来自动植物疫区的列车经检疫发现有国家公布的动物检疫疫病及植物检疫性有害生物的，必须做熏蒸、消毒或者其他无害化处理；发现有禁止入境的动植物、动植物产品和其他检疫物的，必须做封存或者销毁处理；做封存处理的，在中国境内停留或者运行期间，未经口岸海关许可，不得启封运用；对运输工具上的泔水、动植物性废弃物及其存放场所、窗口，应当在口岸海关的监督下做除害处理。对来自动物疫区的列车，其负责人应切实履行生物安全主体责任，自行或委托相关单位，对从进境运输工具上卸下的动植物性废弃物、泔水严格实施动植物检疫除害处理。

②装载动物入境列车检验检疫要求：

A. 防疫消毒：进境动物运达口岸时，口岸海关要对上下运载动物列车的人员做防疫消毒，未经防疫消毒和许可，任何人不得上下运输工具。同时对运载动物的列车厢体、铺垫材料、外包装物、装载器具等做有效消毒处理，对动物的粪便及动物性废弃物做销毁处理。须在口岸实施现场隔离检疫的，海关应在卸运动物的场地设立简易隔离标志，并对场地进行消毒，闲杂人员不得靠近列车。

B. 现场查验：检疫人员在卸运动物前登车，检查运输记录、审核动物检疫证书、核对货证，对动物进行临诊观察和检查。对动物的临诊观察包括精神状态、被毛、站立或俯卧姿势，天然孔或排泄物有无异常，有无重大动物疫病临床症状。

C. 检疫处理：如发现国家规定的一类传染病症状或不明原因的大批死亡，拒绝卸货，经进一步确认为一类传染病时做“不准入境，全群退回”或“全群扑杀、销毁”处理。如发现个别动物死亡或临诊不正常，在确认为非一类传染病后，准予卸货，将死亡动物销毁。

③装载动物产品的入境列车检验检疫要求：

A. 防疫消毒：列车入境时，口岸海关要及时对列车厢体及动物产品的装载窗口、包装外表、铺垫材料和污染场地等进行消毒处理，未经同意任何单位和个人不得擅自将动物产品卸离运输工具。

B. 现场检疫：当允许卸离列车时，检疫人员应查验产品有无腐败变质，容器、包装是否完好。发现散包、容器破裂的，由货主或其代理人负责整理完好，方可卸离列车，同时查询该批货物的启运时间、始发站，途经国家或地区，查看运行日志。核对车号、封识与所附单证是否一致。核对单证与货物的名称、数（重）置、产地、包装、唛头标记是否相符。

C. 检疫处理：凡来自禁止进口的国家或货证不符的，根据情况做销毁或退回处理。货物卸离列车后，还须对污染场地等进行消毒处理。

④装载植物及其产品的入境列车检验检疫要求：

A. 防疫消毒：植物、植物产品和其他检疫物，未经口岸海关同意不得卸离运输工具。当允许卸离时，对货物、运输工具和装卸现场采取必要的防疫措施。

因口岸条件限制等原因，经海关总署或海关总署授权的口岸海关批准，运往指定地点进行检疫处理，列车和包装窗口在运输装卸过程中要符合植物检疫要求，防止散漏。

B. 检疫处理：经检疫发现植物检疫性有害生物时，按规定出具处理通知单进行除害处理。

对土壤、植物残留物、废弃物等，由承运人、货主或其代理人清扫干净并在指定地点做无害化处理，不得随意抛弃。

对能够通过清扫、喷洒药剂、熏蒸等办法达到除害目的的，用指定方法处理合格后，准予入境。

对疫情严重，又难以采取清扫、喷洒药剂、熏蒸等除害办法处理的，做退回处理。

对现场检疫截获的植物检疫性有害生物做初步鉴定并做记录，样本装入指形管，带回实验室做进一步检验和鉴定。

（2）扦样与标本采集。

发现有动植物性残留物，即做现场检疫，必要时扦取样品带回实验室检验；

发现有害生物时，即采集标本带回实验室检验，虫体多时要一并测其虫口密度。

（3）实验室检验。

将现场检疫所扦取样品或截获的有害生物进行室内分离、培养和鉴定。

（4）结果评定和处置。

按照上述动植物检疫查验程序，符合要求的，判定为合格，对列车放行。否则，判定为不合格，填写记录并按规定及时报送有关部门。

（5）签发证书。

来自动植物疫区的列车经检疫或者消毒处理合格后，货主或者其代理人要求出证的，由口岸海关签发“运输工具检疫证书”或者“运输工具消毒证书”。

必须做销毁或退运处理的，签发相应的检验检疫证书。

2. 出境列车检疫

（1）动植物检疫防疫消毒。

装载出境动物的列车，须在海关监督下消毒处理合格后，签发“运输工具检疫处理证书”，准予装运。

装载出境植物、动植物产品和其他检疫物的列车，经海关查验合格后方可装运。

（2）动植物检疫除害处理。

装载植物、植物产品出境的列车，如发现有植物检疫性有害生物或一般性病虫害超过规定标准的，应更换运输工具或经除害处理合格后方可启运。

3. 过境列车检疫

（1）动植物检疫防疫消毒。

来自动植物疫区的过境列车入境时，口岸海关应对列车和装载器具进行外表防疫消毒。

（2）现场检疫。

运载动物过境的列车，口岸海关对动物进行检疫，检疫合格的准予过境；过境动物的尸体、排泄物、铺垫材料及其他废弃物，不得擅自抛弃。

装载过境植物、植物产品和其他检疫物的列车和包装窗口必须完好，不得有货物散漏。列车装载的动植物、动植物产品和其他检疫物过境期间未经口岸海关批准，任何人不得拆开包装或者带离运输工具。

4. 国际旅客列车的检疫

（1）动植物检疫防疫消毒。

进境的国际旅客列车车体，由口岸海关做防疫消毒处理。

（2）动植物检疫除害处理。

入境、出境国际旅客列车上的垃圾、动植物性废弃物，依照相关规定处理，不得擅自抛弃。

第四节｜入境、出境邮轮检疫

一、基本要求

（一）邮轮检疫范围

《出入境邮轮检疫管理办法》（国家质检总局令第185号公布，根据海关总署令第238号、第240号、第262号、第274号修改）规定：

（1）海关对进出中华人民共和国国境口岸的外国籍邮轮和航行国际航线的中华人民共和国籍邮轮及相关经营、服务单位实施检疫监督管理。

（2）定班客轮参照邮轮实施检疫管理。

（二）风险管理

（1）海关对出入境邮轮实施风险管理。海关总署根据邮轮卫生状况、运营方及其代理人检疫风险控制能力、信用等级、现场监管情况及其他相关因素，制定邮轮检疫风险评估技术方案，确定邮轮检疫风险等级划分标准。

（2）邮轮运营方负责建立并运行邮轮公共卫生安全体系，包括食品、饮用水、娱乐用水安全控制计划，病媒生物监测计划，邮轮公共场所卫生、废弃物管理制度，胃肠道疾病的监测与控制体系，突发公共卫生事件应对工作机制。

（3）邮轮运营方负责建立邮轮有害生物综合管理措施（IPM）计划，开展相关监测、防治和报告工作，控制有害生物扩散。

（4）邮轮运营方或者其代理人按照自愿原则，可以向母港所在地海关提出风险评估申请，申请时应当提交邮轮检疫风险评估申请书，邮轮的通风系统、生活用水供应系统、饮用水净化系统、污水处理系统的结构图。

（5）海关总署负责组织邮轮风险评估工作，确定邮轮检疫风险等级，并对外公布。主管海关根据风险等级确定邮轮检疫方式、卫生监督内容及频次并实施动态分类管理。

二、入境邮轮检疫

（一）申报要求

（1）在邮轮入境前24小时或者离开上一港口后，邮轮负责人或者其代理人应当向入境口岸海关申报，提交沿途寄港、靠泊计划、人员健康情况、“船舶免予卫生控制措施证书/船舶卫生控制措施证书”等信息。如申报内容有变化，应当及时向海关更正。

（2）入境邮轮在中国境内停留期间，旅客、邮轮员工及其他人员不得将动植物、动植物产品和其他检疫物带离邮轮；需要带离时，应当向口岸海关申报。

（3）隶属海关应当告知相关邮轮公司、邮轮运营方、代理公司、旅行社等配合做好以下工作：

①船上健康宣传。出入境邮轮在启航/抵港前，以及在航行过程中，应使用中文、英文等常用的语言进行广播，使用闭路电视循环播放，采取每日将纸质宣传材料送达旅客及船员房间，以及摆放在显著位置供旅客自取等方式，告知旅客及船员，如出现发热、乏力、干咳等不适症状，或者近期有流行病疫区旅行/居住史，或者接触过有流行病症状的患者，要主动向医疗中心、客房服务人员、团队领队、船员本部门负责人等报告。具备条件的邮轮应同时宣传相关的免费医疗政策以鼓励申报。

对于申报船上有健康异常人员的出入境邮轮，邮轮运营方应在海关实施登临卫生检疫前，电话通知该旅客或船员配合海关实施卫生检疫，同时使用中文、英文等语言播放广播告知全船旅客简要情况，以避免不必要的恐慌和隐瞒。

②填报健康申明卡。向邮轮公司、邮轮运营方、代理公司提前发放“中华人民共和国出/入境健康申明卡”，入境邮轮在航行期间通过客房服务将“中华人民共和国出/入境健康申明卡”发放至每一名旅客的房间，或通过船上宣传使用的有效方式告知旅客通过“海关旅客指尖服务”小程序健康申报模块进行电子申报，并及时提醒旅客如实申报。团队游领队应提醒督促本团旅客如实申报。

③船员健康管理。具备全船测温条件的邮轮在抵港当天对每名船员完成一次体温测量，并做好记录，以备海关关员核验。不具备全船测温条件的邮轮在航行期间对每名船员做好宣贯，要求其自感发烧等不适症状则立即至邮轮医疗中心测量体温，并保存相关记录或船员书面承诺，以备海关关员核验。

④邮轮紧急处置措施。邮轮发现有上述症状的人员时，经船医诊疗判断为重点关注人员后，应立即由邮轮医疗中心将其转移至隔离病房进行诊疗。该人员的密切接触者，以及经船医诊疗判断为其他传染性呼吸道疾病的患者，应在各自舱房进行医学观察，关闭其所在舱房的空调。船上其他人员应及时采取必要的个人防护措施，开展卫生处理，以及启动其他邮轮 OPRP（疫情暴发预防和应对方案）的相应措施，并及时向入境口岸隶属海关进行特殊报告。

（二）查验地点

邮轮负责人或者其代理人应当向最先到达的入境口岸海关申请办理入境检疫手续，在海关指定的地点接受检疫。

（三）检疫方式

海关根据入境邮轮申报信息及邮轮检疫风险等级确定检疫方式，及时通知邮轮负责人或者其代理人。检疫方式有：随船检疫、锚地检疫、电讯检疫、靠泊检疫。

1. 随船检疫

有下列情形之一的，海关可以对入境邮轮实施随船检疫：

（1）首次入境，且入境前 4 周内停靠过海关总署公告、警示通报列明的发生疫情的国家或者地区。

（2）首次入境，且公共卫生体系风险不明的。

（3）为便利通关需要，邮轮负责人或者其代理人申请，海关认为有必要的。

2. 锚地检疫

有下列情形之一的，海关应当对入境邮轮实施锚地检疫：

（1）来自检疫传染病受染地区，邮轮上报告有疑似检疫传染病病例，且根据要求需对密切接触者采取集中隔离观察的。

（2）海关总署公告、警示通报有明确要求的。

（3）海关总署评定检疫风险较高的。

（4）有“1. 随船检疫”第（1）、（2）情形而未实施随船检疫的。

（5）邮轮负责人或者其代理人申请，海关认为有必要的。

根据《关于公布检疫传染病目录的公告》（国家疾控局 海关总署公告 2024 年第 2 号），检疫传染病包括：鼠疫、霍乱、黄热病、埃博拉病毒病、天花、脊髓灰质炎、传染性非典型肺炎、肺炭疽、马尔堡病毒病、拉沙热、中东呼吸综合征。

3. 电讯检疫

邮轮经风险评估，检疫风险较低的，经邮轮负责人或者其代理人申请，海关可以实施电讯检疫。

4. 靠泊检疫

除随船检疫、锚地检疫、电讯检疫以外的其他情形或者在紧急情况下，海关对邮轮实施靠泊检疫。

（四）检疫查验

1. 邮轮检疫查验

（1）在登轮前，检查邮轮是否悬挂检疫信号。

（2）核查“船舶免于卫生控制措施证书/船舶卫生控制措施证书”、食品从业人员健康证明、来自黄热病疫区交通工具上船员和旅客的预防接种证书。

（3）检查邮轮医疗设施、航海日志、医疗日志，询问船员、旅客的健康监测情况，可以要求邮轮运营方或者其代理人签字确认。

（4）检查食品饮用水安全、病媒生物控制、废弃物处置和卫生状况。

（5）检查公共卫生安全体系其他相关内容。

2. 入境旅客、邮轮员工检疫查验

入境旅客、邮轮员工及其他人员应当接受检疫。入境人员应按照海关规定如实申报健康申明卡相关内容，配合海关开展体温监测、医学巡查、流行病学调查、医学排查和采样检测工作。

3. 后续处置

完成入境检疫后，对未发现染疫的邮轮，海关检验检疫人员应当立即签发“船舶入境卫生检疫证”；对需要实施检疫处理措施的邮轮，经检疫处理合格后，予以签发“船舶入境检疫证”。

邮轮上的入境人员发现染疫人、疑似染疫人的，参照人员卫生检疫的有关规定进行处置。

（五）监管要求

入境邮轮应当按照规定悬挂检疫信号，在指定地点等候检疫。在海关签发入境检疫证书或者通知检疫完毕之前，不得解除检疫信号。

接受入境检疫的邮轮，在检疫完成以前，未经海关许可，不准上下人员，不准装卸货物、行李、邮包等物品。邮轮负责人收到“船舶入境卫生检疫证”或者“船舶入境检疫证”，方可解除入境邮轮检疫信号，准予人员上下、货物装卸等。

邮轮上有禁止进境的动植物、动植物产品和其他检疫物的，在中国境内停留期间，不得卸离或者带离邮轮。发现有害生物扩散风险或者潜在风险的，邮轮运营方应当主动采取防范措施，并及时向海关报告。

三、出境邮轮检疫

（一）申报要求

出境邮轮在离港前 4 个小时，邮轮负责人或者其代理人应当向出境口岸海关申报邮轮出境检疫信息。

（二）检疫查验

（1）海关对出境邮轮实施检疫，未完成检疫事项的邮轮不得出境。

出境检疫完毕后，海关工作人员对出境邮轮应当签发“交通工具出境卫生检疫证书”。

海关可以根据风险评估情况确定是否实施登轮检疫。

（2）对邮轮实施出境检疫完毕后，除引航员和经海关许可的人员外，其他人员不得上下邮轮，不准装卸行李、邮包、货物等物品。违反上述规定，该邮轮必须重新实施出境检疫。出境检疫完毕后超过 24 小时仍未开航的出境邮轮，应当重新实施出境检疫。

四、检疫处理和突发公共卫生事件处置

（一）检疫处理

（1）有下列情形之一的，邮轮运营方应当按照海关要求，组织实施检疫处理：

①法律规定须实施卫生处理的：受到检疫传染病污染；发现与人类健康有关的病媒生物；存在

传播检疫传染病风险的其他情形。

②海关总署发布公告或者警示通报等有明确要求的。

③发现有《进出境动植物检疫法》第十八条规定的名录中所列病虫害的。

④法律、法规规定的其他应当实施检疫处理的情形。

根据《关于公布检疫传染病目录的公告》（国家疾控局 海关总署公告 2024 年第 2 号），检疫传染病包括：鼠疫、霍乱、黄热病、埃博拉病毒病、天花、脊髓灰质炎、传染性非典型肺炎、肺炭疽、马尔堡病毒病、拉沙热、中东呼吸综合征。

（2）邮轮上泔水、动植物性废弃物及其存放场所、容器应当实施动植物检疫除害处理。邮轮上有禁止进境的动植物、动植物产品和其他检疫物的，在中国境内停留期间，不得卸离或者带离邮轮。发现有害生物扩散风险或者潜在风险的，邮轮运营方应当主动采取防范措施，并及时向海关报告。动植物检疫除害处理工作应当由获得许可的单位实施。

（3）检疫处理应接受海关监督。经检疫处理合格的，且需下一港跟踪的邮轮，出发港海关应当及时将有关信息报送至下一港海关。

（二）突发公共卫生事件处置

（1）发生下列情形之一，邮轮负责人或者其代理人应当及时采取有效的应急处置措施，立即向口岸海关进行突发公共卫生事件报告：

①航行途中有人员发生疑似传染病死亡或者不明原因死亡的。

②发现传染病染疫人或者疑似染疫人，且可能构成公共卫生风险的。

③航行过程中 6 小时内出现 6 例及以上的消化道疾病病例，或者邮轮上有 1% 及以上的船员或者旅客患消化道疾病的。

④邮轮航行途中 24 小时内出现 2‰以上的船员或者旅客患呼吸道传染病的。

⑤发生群体性不明原因疾病的。

⑥邮轮负责人或者其代理人认为应当报告的其他情形。

（2）突发公共卫生事件报告内容应当包括：

①事件的基本情况，包括启运港、靠泊港和沿途寄港、停靠日期、病名或者主要症状、总人数、患病人数、死亡人数等。

②患病人员的监测日志、医疗记录和调查记录等。

③邮轮上所采取的应急处置措施及所取得的效果。

④法律法规要求的其他信息和资料。

（3）邮轮发生突发公共卫生事件时，应当遵循统一指挥、职责明确、科学高效、反应及时、优先救治的原则。海关应当对人员医疗救治工作给予检疫便利。

（4）邮轮运营方应当建立完善的突发公共卫生事件处置能力，包括配备具有处置突发事件能力的专业人员、建立应急处置预案、定期开展培训和演练等。

发生突发公共卫生事件时，邮轮运营方及其代理人应当配合海关做好应急处置工作。

（5）海关应当建立突发公共卫生事件的应急处置机制，做好联防联控工作，定期开展培训和演练，指导、协调邮轮运营方做好邮轮突发公共卫生事件的现场处置工作。

（6）邮轮发生突发公共卫生事件时，应当依法对染疫人员实施隔离，隔离期限根据医学检查结果确定；对疑似染疫人员依法实施就地诊验或者留验，就地诊验或者留验期限自该人员离开感染环境的时间算起，不超过该传染病的最长潜伏期。

邮轮上发生突发公共卫生事件时，邮轮运营方可以提出申请，经海关同意，在邮轮上实施隔离留验；对不具备隔离留验条件的，应当转送至指定医疗机构。

五、监督管理

（1）海关总署可以根据邮轮检疫风险等级确定监督管理的重点、方式和频次。

海关可以以抽查、专项检查、全项目检查等方式进行监管。必要时，可以实施采样检测。

（2）海关检验检疫人员按照下列要求对出入境邮轮实施卫生监督：

①公共卫生安全管理制度是否完善。

②食品饮用水安全。

③客舱、甲板、餐厅、酒吧、影剧院、游泳池、浴池等公共场卫生状况是否保持良好。

④是否保持无感染源或者污染源，包括无病媒生物和宿主，并确保病媒生物控制措施的有效运行。

⑤保持废弃物密闭储存，或者具备无害化处理能力。

⑥保留完整规范的医疗记录、药品消耗及补充记录。

⑦是否建立完善的压舱水排放报告机制。

（3）中国籍邮轮上的食品生产经营单位、公共场所应当取得海关颁发的“国境口岸卫生许可证”后方可从事生产经营活动。

（4）海关检验检疫人员按照下列要求对出入境邮轮食品安全实施监督管理：

①邮轮上的食品从业人员应当持有效的健康证明，并经过职业培训，能够按照食品安全控制要求进行操作。

②邮轮运营方应当向持有效“国境口岸卫生许可证”的食品生产经营单位采购食品或者餐饮服务。

③应当建立食品进货查验制度，并保存相关档案。

（5）海关对境外直供邮轮的进境食品，可以参照过境检疫模式进行监管：

①境外直供邮轮的动植物源性食品和水果的入境口岸、运输路线、出境口岸等相关事项，应当向配送地直属海关备案。

②境外直供邮轮的动植物源性食品和水果应当使用集装箱装载，按照规定的路线运输，集装箱在配送邮轮前不得开箱。

③境外直供邮轮食品在配送时应当接受开箱检疫。开箱时，应当由检验检疫人员现场监督，经查验铅封、核对货物种类和数量、实施检疫后方可配送邮轮。

境外直供邮轮食品不得用于其他用途。

（6）对经监督管理不合格的邮轮，海关应当通知邮轮负责人或者其代理人进行整改，整改符合要求后，邮轮方可出入境。

第五节｜入境、出境游艇检疫

一、基本要求

（1）“游艇”仅指用于游览观光、休闲娱乐等活动的具备机械推进动力装置的船舶。

（2）本部分内容根据《海南出入境游艇检疫管理办法》（国家质检总局令第 153 号公布，根据海关总署令第 238 号、第 240 号、第 274 号修改）编写，适用于对从海南出境、入境的游艇实施检疫和监督管理。在该管理办法中明确，经海关总署批准，其他地区出入境游艇的检疫和监督管理工作可以参照执行。

二、入境游艇检疫

（一）申报要求

（1）艇方或者其代理人应当在游艇抵达口岸前，向入境口岸海关申报下列事项：

①游艇名称、国籍、预定抵达检疫地点的日期和时间。

②发航港、最后寄港。

③游艇操作人员和其他艇上人员数量及健康状况。

④依法应当向海关申报并接受检疫的动植物、动植物产品和其他检疫物。

（2）艇方或者其代理人应当在游艇到达检疫地点前12小时将确定到达的日期和时间通知海关。

（3）入境游艇在中国境内停留期间，艇上人员不得将所装载的动植物、动植物产品和其他检疫物带离游艇；需要带离时，所需办理内容参考《海关检验检疫业务实务手册——进出境动植物检疫篇》第十七章第一节的内容。

（4）携带犬、猫（以下简称“宠物”）入境的，所需办理内容参考《海关检验检疫业务实务手册——进出境动植物检疫篇》第十七章第二节的内容。

（二）查验地点和检疫方式

入境游艇必须在最先抵达的口岸接受检疫。

海关可以对入境游艇实施电讯检疫、锚地检疫、靠泊检疫或者随船检疫。

1. 电讯检疫

无重大疫病疫情时，已取得“交通工具卫生证书”“船舶免予卫生控制措施证书/船舶卫生控制措施证书”的，艇方或者其代理人可以向海关申请电讯检疫。

未持有上述证书的，海关可以先予实施电讯检疫，艇方或者其代理人在游艇抵达检疫地点后应当申请补办。

2. 锚地检疫或指定地点检疫

有下列情形之一的游艇，艇方或者其代理人应当主动向海关报告，由海关在检疫锚地或者海关指定的地点实施检疫：

（1）来自受染地区的。

（2）来自动植物疫区，国家有明确要求的。

（3）有受染病人、疑似受染病人，或者有人非因意外伤害而死亡并死因不明的。

（4）发现有啮齿动物异常死亡的。

3. 靠泊检疫

除实施电讯检疫、锚地检疫、指定地点检疫以外的其他游艇，由海关在口岸开放码头或者经海关同意的游艇停泊水域或者码头实施靠泊检疫。

需要办理口岸临时开放手续的，按照相关规定执行。

（三）检疫查验及后续处置

（1）受入境检疫的游艇应当按照规定悬挂检疫信号等候查验，在检疫完毕并签发“船舶入境检疫证书”后，方可解除检疫信号、上下人员、装卸行李等物品。

不具备悬挂检疫信号条件的，入境时应当在检疫地点等候查验，并尽早通知海关实施检疫。

（2）办理入境检疫手续时，艇方或者其代理人应当向海关提交“出/入境游艇检疫总申报单”“船舶免予卫生控制措施证书/船舶卫生控制措施证书”、游艇操作人员及随艇人员名单等相关资料，必要时提供游艇航行等相关记录。来自黄热病疫区的，还应当提供艇上人员“预防接种证书”。

不能提供“船舶免予卫生控制措施证书/船舶卫生控制措施证书”的，艇方或者其代理人在游艇入境后应当向海关申请补办。

（3）海关依法对入境游艇上的受染病人实施隔离，对疑似受染病人实施不超过受染传染病潜伏期的留验或者就地诊验。

（4）入境游艇有下列情形之一的，应当实施检疫处理：

①来自受染地区的。

②被受染病人、疑似受染病人污染的。

③发现有与人类健康有关的病媒生物，超过国家卫生标准的。

④发现有动物一类、二类传染病和寄生虫病或者进境植物检疫性有害生物的。

（5）入境游艇在中国境内停留期间，艇上人员不得将所装载的动植物、动植物产品和其他检疫物带离游艇；需要带离时，应当向海关报检，相关程序及要求参考《海关检验检疫业务实务手册——进出境动植物检疫篇》第十七章第一节的内容。

游艇上装载有禁止进境的动植物、动植物产品和其他检疫物的，海关应当做封存或者销毁处理。

（6）携带犬、猫（以下简称宠物）入境的，每人每次限带 1 只，携带人应当向海关提供输出国家或者地区官方动物检疫机构出具的有效检疫证书和疫苗接种证书。宠物应当具有芯片或者其他有效身份证明。

（7）来自非狂犬病发生国家或者地区的宠物，经查验证书符合要求且现场检疫合格的，可以办理宠物入境随行手续。

来自狂犬病发生国家或者地区的宠物，应当在海关指定的隔离场所隔离 30 天。

工作犬，如导盲犬、搜救犬等，携带人提供相应证明且现场检疫合格的，可以免于隔离检疫。

海关对隔离检疫的宠物实行监督检查。

（8）入境宠物有下列情形之一的，禁止带离游艇：

①入境宠物无输出国家或者地区官方动物检疫机构出具的有效检疫证书和疫苗接种证书的。

②数量超过限额的。

③现场检疫不合格的。

（9）入境游艇经检疫查验合格的，由海关签发“船舶入境检疫证书”等证单。

三、出境游艇检疫

（1）游艇出境时，应当在出境 3 小时前向出境口岸海关申报并办理出境检疫手续。办理出境检疫手续后出现人员变动或者其他特殊情况 24 小时内不能出境的，须重新办理。

游艇在入境口岸停留不足 24 小时出境的，经海关同意，在办理入境手续时，可以同时办理出境手续。

（2）办理出境检疫手续时，艇方或者其代理人应当向海关提交“出/入境游艇检疫总申报单”、游艇操作人员及随艇人员名单等有关资料。入境时已提交且无变动的，经艇方或者其代理人书面声明，可以免予提供。

（3）出境游艇经检疫查验合格的，由海关签发“交通工具出境卫生检疫证书”等证单。

四、监督管理

（1）游艇入境后，发现受染病人或者突发公共卫生事件，或者有人非因意外伤害而死亡并死因不明的，艇方或者其代理人应当及时向到达的口岸海关报告，接受临时检疫。

（2）游艇在境内航行、停留期间，不得擅自启封、动用海关在艇上封存的物品。

游艇上的生活垃圾、泔水、动植物性废弃物等，艇方应当放置于密封的容器中，在离艇前应当实施必要的检疫处理。

（3）海关对游艇实施卫生监督，对卫生状况不良和可能导致传染病传播或者检疫性有害生物传播扩散的因素提出改进意见，并监督指导采取必要的检疫处理措施。

（4）海关对游艇专用停泊水域或者码头、游艇俱乐部实施卫生监督，游艇俱乐部和艇方或者其代理人应当予以配合。

（5）游艇停泊水域或者码头，满足下列条件的，经海关同意，可以在该水域或者码头实施检疫：

①具备管理和回收游艇废弃物、垃圾等的能力。

②具备对废弃物、垃圾等进行无害化处理的能力。

③具备相关的口岸检验检疫设施，满足海关查验和检疫处理的需求。

（6）游艇在境内停留期间发生传染病疫情或者突发公共卫生事件等，海关应当及时启动应急预案，科学应对，妥善处置，防止疫病疫情扩散传播。

第七章 | 入境、出境人员卫生检疫

《国境卫生检疫法》规定，所有入境人员均应在最先到达的国境口岸、出境人员在最后离境的国境口岸接受卫生检疫；享有外交、领事特权与豁免等相关待遇的人员进境出境，在不影响其依法享有特权与豁免的前提下，应当依法接受卫生检疫。

第一节 | 入境、出境人员检疫申报

入境、出境人员的检疫申报（健康申报）是入出境人员应履行的法律义务，是检疫机构获取入出境人员健康信息，防范传染病跨境传播的重要手段，是评判传染病疫情风险的关键信息，是有效开展入境、出境人员卫生检疫工作的重要保障。相关单位和入境、出境人员拒绝申报、不如实申报、故意隐瞒疫情、逃避检疫的，将承担相应的法律责任。

一、检疫申报方式

（一）按申报对象和申报性质分

1. 交通工具申报：交通工具运营者在对交通工具进行检疫申报时，通过“航海健康申报书”“总申报单”的卫生部分等交通工具申报中涉及入境、出境人员的相关信息，以及旅客名单和船员名单，健康证明和预防接种情况，有无健康异常的入境、出境人员情况，有无异常死亡情况等。申报属于集合申报。

2. 入境、出境人员个人申报：交通员工和入境、出境旅客通过填报“出/入境健康申明卡”所提供涉及人员基本信息、旅行史、健康状况及其他流行病学相关信息。

（二）按申报的时间节点分

1. 境外申报：根据疫情防控工作需要，可以要求入境旅客在启航国办理出境手续时进行健康申报。

2. 航行（行驶）途中申报：入境、出境交通工具运营者在船舶、航空器航行途中，或入境、出境列车、车辆在行驶过程中，发现染疫人、染疫嫌疑人，或有人非因意外死亡的，应当通过通信方式立即向海关报告相关信息。

3. 口岸申报：入境、出境旅客或交通员工在入境、出境旅客通过过程中，在入境、出境通关大厅通过纸质或电子化的形式进行的健康申报。

（三）按申报形式分

1. 电子申报：是目前最常见的入境、出境人员卫生检疫申报方式。入境、出境人员可以通过“海关旅客指尖服务”小程序健康申报模块或“中国海关互联网+”网站进行电子申报；入境、出境

交通工具可以通过“单一窗口”进行电子申报。

2. 书（纸）面申报：对于无法使用电子申报的情形，如外籍人员由于语言障碍或无法通过“海关旅客指尖服务”小程序或“中国海关互联网+”网站进行电子申报的，可以通过不同版本语言的“出/入境健康申明卡”进行书面申报。

3. 口头申报：对于在航行（行驶）途中突然发现染疫人、染疫嫌疑人，或有人非因意外死亡的，可以通过电话的形式进行口头申报。

（四）按申报目的分

1. 常态化申报：当国内外未发生重大传染病疫情时，海关出于便利通关的考虑，可以对出入境人员免于填报“出/入境健康申明卡”。《关于优化调整健康申报模式的公告》（海关总署公告 2023 年第 151 号）规定，自 2023 年 11 月 1 日零时起，出入境人员免于填报《中华人民共和国出/入境健康申明卡》，但有发热、咳嗽、呼吸困难、呕吐、腹泻、皮疹、不明原因皮下出血等传染病症状，或已经诊断患有传染性疾病的出入境人员须主动向海关进行健康申报，并配合海关做好体温检测、流行病学调查、医学排查、采样检测等卫生检疫工作。

2. 应急（全面）申报：当国内外发生重大传染病疫情时，为了防止疫情经口岸传播，海关总署根据情况启动健康申报制度。出入境人员必须向海关卫生检疫部门进行健康申报，逐人如实填写“出/入境健康申明卡”，经海关设立的专用通道通行，并配合做好体温监测、医学巡查、医学排查等卫生检疫工作。

二、健康申明卡填报

入出境人员通过“中国海关旅客指尖服务”小程序、“掌上海关”APP 和“互联网+海关”网页等渠道进行电子健康申报。对电子化申报确有困难的，可使用纸质最新版《中华人民共和国出/入境健康申明卡》进行申报。

第二节 | 入境、出境人员现场卫生检疫

一、准备工作

1. 检疫人员根据入境交通工具代理人或负责人的申报，了解旅客及交通工具员工数量、来自地区等情况。并根据海关总署疫情公告，查询是否有来自疫区的旅客，对可能遇到的疫情做出分析判断，提前做好各项处理的物资准备工作。

2. 准备现场医学检查和采样等所需的各种器具、材料，以及足够数量、在有效期内的相关快速检测试剂；准备现场卫生处理和医疗急救所需的药品和器械；对有关体温监测设备进行检查和校准，确保设备工作稳定正常，如：水银体温计、红外线体温监测仪、各类放射性物质监测仪和手持式核生化三合一探测器。

3. 针对不同传播途径传播的传染病、不同环境中使用的个人防护装备要求不同，关员在开展流行病学调查、体格检查、样本采集、现场快速检测、病例转运、实施卫生处理等排查处置工作时，应根据传染病致病因子的种类、传播途径，以及实施的不同操作等因素，开展综合风险评估，根据风险评估结果，按照有关个人防护作业指引，采取相应等级的个人防护。必要时，根据检疫排查的结果，升级个人防护等级。

4. 准备足量的符合海关总署要求的空白业务单证表格，如：“中华人民共和国出/入境健康申明卡”“就诊方便卡”“口岸传染病可疑病例流行病学调查表”“采样知情同意书”“口岸传染病可疑病

例医学排查记录表”“口岸传染病疑似病例转诊单”等。

二、健康申报信息核验

（一）健康申明卡收验要求

1. 收验健康申明卡岗位工作人员应穿戴医用外科口罩、医用一次性乳胶手套、一次性反穿隔离衣或白大衣，在旅检通道、交通工具及口岸指定区域逐人收验。在客流量较大、空气流通较差的工作场所，可视情况提高防护等级，注意避免交叉感染。

2. 收验时，应同时观察旅客有无乏力、咳嗽等情况，及时发现可疑有症状人员。

3. 收验过程实施视频记录。

（二）填写完整性核验

核对健康申明卡所列全部内容，要求清晰完整，没有缺项漏项。做到收验健康申明卡每项必核、有疑必问。如不清晰、不完整，指导其按照健康申明卡填报要求按规范填写。

（三）重点申报项目核验

1. 首先核验疾病症状申报内容，如有申报，应立即将其引导至医学排查室进行流行病学调查和医学排查。

2. 核验“旅行史”“居住史”“接触史”相关申报内容。如有重点关注的旅行、居住、接触史的，应重点排查。

3. 密切关注总署根据境外疫情形势变化，对照国务院联防联控机制发布的高中低风险国家名录，有针对性地核查“旅行史”“居住史”“接触史”的相关情况。

（四）异常情况发现与处置

1. 对发现申报有症状或有流行病学史的，应及时引导其进入医学排查室开展排查，并根据排查情况开展后续处置。

2. 对旅客不配合健康申报的，应向其告知如拒绝健康申报、采取不如实填报健康申明卡等方式隐瞒疫情的，将根据《国境卫生检疫法》及其实施细则进行行政处罚；引起疫情传播或者有传播严重危险的，将根据《中华人民共和国刑法》第三百三十二条按“妨害国境卫生检疫罪”进行刑事处罚。对仍然不配合的，报属地联防联控机制按要求处置。

三、体温监测

（一）监测准备

1. 确保红外热成像体温监测系统测温探头正面朝向客流，正面测量旅客头面部温度，全覆盖测量旅客体温。

2. 应规范调试测温仪器参数，规范测试维保仪器，确保仪器状态良好，运行正常。

3. 设立体温监测岗，对出入境人员开展体温监测。工作人员上岗前，做好个人防护，对测温仪、手持测温仪等进行测试。在测温工作中，关注仪器使用状态。

4. 测温人员应穿戴医用外科口罩、医用一次性乳胶手套。客流量较大、空气流通较差的工作场所可视情况提高防护等级。

5. 口岸现场应根据人员流量及测温环境的变化，通过动态设置及调整蛇形通道、做好人员引导、分批安排人员通关等多种方式，让出入境人员有序通过测温仪覆盖的区域，便于测温系统有效监测人员体温，避免因人群密集所致报警激增等异常情况。

6. 测温系统报警温度阈值统一设置为下限 37℃、上限 42℃。

（二）通道体温监测

1. 旅检口岸在入境、出境通道设有入境、出境人员体温监测通道（以下简称“测温通道”），安装固定式红外热成像体温监测系统（以下简称“测温系统”），对入境、出境人员开展非接触式体温监测。

2. 测温通道的测温环境应保持相对稳定，能有效排除温度、光照、热源等对测温工作的干扰。对测温通道长度不足，或人员流量大的口岸，可通过设置蛇形通道，增加人员通过测温区域的时间，保证有效测温时间充足，以及报警后有足够的拦截响应时间。口岸应合理设置及调整测温通道的位置，常态下可引导客流从相对集中的区域通过，便于测温系统全覆盖监测人员体温，提高工作效能。人员流量大、密度高时，应分流人员，避免因人群密集所致报警激增等异常情况。

3. 测温系统的测温探头及恒温黑体应吊装固定，测温探头数量应满足对测温通道的100%覆盖，相连两个测温探头边缘测温区域应有一定重合，防止出现测温盲区。测温探头应正对恒温黑体发热面，确保测温探头正对人员面部，能直接监测人员头面部温度。

4. 测温系统发出超温报警的，关员立即调取可见光报警截图，判定是否为有效报警，根据光标指向拦截超温报警人员，引导至医学排查室进行体温复测。关员应做好佩戴口罩、手套等个人防护，同时做好被拦截人员的个人防护。

5. 对发现仪器大范围报警，外环境天气变化大明显影响测温仪测温效果的，可在现场对超温报警人员用手持测温仪快速检测，并简单问询。

（三）手持测温仪监测

使用手持测温仪的，优先测量额头正中位置。环境温度较低、额温普遍低于36℃时，可测颈部或手腕，取高值。

（四）体温复测

1. 对旅客规范测温，严格“逢警必处”，测温设备报警时应拦截排查，进行体温复测。

2. 原则上使用水银温度计复测体温。对无法使用水银温度计进行复测体温的，可以使用手持测温仪复测体温。

3. 水银温度计复测体温工作要点

（1）待疑似发热人员平复情绪后，测量腋下温度；

（2）测量体温前，应对水银温度计进行复位（甩到35℃以下）；

（3）应要求疑似发热人员确保腋下干爽后夹紧水银温度计；

（4）测量时间要达到5分钟。

4. 手持测温仪测复测体温工作要点

对因孩童哭闹、入出境人员病情较重、不下机（船、车）人员机（船、车）上测温、当事人强烈拒绝等原因，无法实施水银温度计测量体温的情况，可采用手持测温仪复测温度，每分钟测量1次，测2次后取最高值作为复测温度，或采取采信患病旅客医疗监护设备测温结果、由监护人测温等多种方式实施复测，并在值班日志注明。

5. 结果处置

（1）体温复测结果≥37.3℃的，判定为发热人员。引导至（负压）临时留验室或相对封闭区域开展流行病学调查和医学排查。

（2）发现成片误警、报警延迟或不报警等异常情况，以及出现其他仪器故障时，立即报告值班科长，联系调试、维修。

6. 归档要求

（1）关员应于体温复测结束后，及时根据判定结果，对所有报警图片进行分类归档。体温复测结果在旅通系统登记。

（2）报警截图保存时间不少于2年，视频保存不少于3个月，对于传染病病例应长期保存。

四、医学巡查

医学巡查是口岸检疫发现可疑病例，尤其是没有发热症状的可疑病例、隐性感染者和无症状但有流行病学意义人员的重要检疫监测措施。

（一）准备工作

1. 口岸海关应根据全球疫情流行情况，结合本口岸实际，确定医学巡查重点人员、重点交通工具、重点区域和重点时段，以提高医学巡查的针对性和有效性。如以明显行动迟缓、明显躲避测温、衣着行李提示来自涉疫地区等人员为重点人群，以来自或途经总署疫情公告、警示通报、疫情日报等所涉传染病流行国家（地区）、存在异常申报的交通工具为重点交通工具，以持护照人员通道、旅行团集结地等为重点区域，以高风险交通工具入出境时间、入出境人流高峰等为重点时段。

2. 隶属海关应安排专人开展医学巡查，配置医学巡查箱。医学巡查关员应为医学及相关专业背景或从事卫生检疫岗位工作 1 年以上。

（二）医学巡查要点

医学巡查关员通过观察入出境人员体态、步态和仪容等情况，以及体温检测、医学问询等选查手段，评估其是否有患传染病风险，并对符合以下情况之一的入出境人员（可疑病例）实施拦截：

1. 有以下异常面容体态的入出境人员。

（1）面部潮红，口唇干燥或有疱疹，大汗淋漓，多见于发热性疾病，如登革热、流感、黄热病等；

（2）面容枯槁、苍白或灰暗，眼窝凹陷、目光暗淡、表情抑郁、头发干枯无光泽，多见于肺结核、慢性肝病、艾滋病等；

（3）发冷、寒战，着衣过多常见于发热性疾病的体温骤升期，如疟疾发冷期；

（4）眼窝深陷、口唇干裂、皮肤皱缩，湿冷且弹性消失，指纹皱瘪，酷似“洗衣手”等脱水症状可见于霍乱。

2. 有以下皮肤病变的入出境人员。

（1）紫绀可见于哮喘、心肌梗死等，黄染可见于急性肝炎、黄热病等；

（2）皮疹可见于伤寒、斑疹伤寒、猩红热等；

（3）全身弥漫性充血性点状皮疹和退疹后明显的脱屑常见于猩红热；

（4）颜面、颈部、上胸部弥漫性潮红（即三红征）常见于登革热、流行性出血热等；

（5）黑色、紫红色或深蓝色的皮肤斑块或溃疡常见于晚期艾滋病；

（6）眉毛稀疏、脱落，“鹰爪”“狮面”常见于麻风病；

（7）同时有各病程阶段的皮疹、水疱、结痂等，可见于猴痘。

3. 有呼吸道传染病症状的入出境人员，如咳嗽、咳痰、咯血、气急、喘息、呼吸困难可见于肺部感染、肺结核等。

4. 有消化道传染病症状的入出境人员，如呕吐、腹痛、腹泻可见于霍乱、痢疾等肠道疾病。

5. 有其他异常情况的入出境人员。

6. 来自黄热病流行国家（地区）的入出境人员需持有效的黄热病预防接种证书，医学巡查关员可抽查入出境人员黄热病预防接种证书（黄皮书），可通过护照持有情况、肤色、语言、衣着特点等实施针对性抽查。

（三）医学巡查结果处置

1. 医学巡查关员将发现的可能存在涉疫风险需进一步排查的人员引入医学排查室；对确有异常的，规范开展流调排查，并根据检疫排查结果给予分类处置。

2. 对来自黄热病流行国家（地区）但未持有效预防接种证书的入境无症状人员，给予健康建议，对其实施自离开黄热病流行国家（地区）之日起不超过6日的指定地点留验，工作人员做好留验期间的电话随访。对出境人员告知其海关总署相关规定和染病风险，给予健康建议。

（四）健康宣教与人道主义救助

在开展医学巡查工作的同时，应结合现场工作需要开展如下工作：

1. 健康宣教：医学巡查关员应主动开展健康宣教，解答入出境人员健康咨询问题，并结合全球传染病疫情流行形势，发放相关健康宣传资料。

2. 人道主义救助：在海关工作区域实施医学巡查时，如遇入出境人员外伤、猝死、晕厥等突发事件的，应立即联系口岸联防联控机制，并根据现场情况提供力所能及的人道主义救助，必要时拨打120。

五、现场流行病学调查

流行病学调查是人员卫生检疫排查的重要环节，其目的是找出人员暴露与疾病之间的联系，是开展检疫处置的重要基础。

（一）调查准备

流行病学调查人员应为医学及相关专业背景或从事卫生检疫岗位工作2年以上。需具备相应的专业能力，包括熟练掌握人员卫生检疫文件、规范、作业指导书，熟练掌握总署发布的有效期内的传染病公告及警示通报，熟悉近一个月的全球传染病疫情日报，熟悉重点传染病的临床症状及疾病发展过程，岗位培训合格，做好个人防护等。

（二）调查要求

1. 对体温监测、医学巡查、健康申报、其他单位部门通报等方式发现健康异常的人员应开展流行病学调查；对发现其他可能有涉疫风险的情形结合实际加强流行病学调查。

2. 可通过语音、视频等远程流调，避免接触入出境人员及其个人物品，发生接触的必须按要求做好“一人一手消”及作业面消毒。

3. 对需要开展流调的入出境人员规范开展流行病学调查，完整填写《口岸传染病流行病学调查表》，录入旅通系统。对有埃博拉、猴痘相关接触史、暴露史以及特定国家（地区）旅居史的，还需要按要求开展埃博拉、猴痘专项流调，填写专门流调表。

4. 尽量开展开放式流调，避免被调查对象只回答是或者否。用被调查对象能听懂、理解的方式进行询问，避免使用专业术语和诱导性用语进行提问。询问要覆盖流调表所有内容，重点询问旅居史、暴露史、发病情况、服药史、接触史等重点信息，对发现有异常的详细了解具体情况并记录。

5. 对确认发热人员或有其他传染病症状或体征人员，关员在做好个人防护前提下，按照《口岸传染病排查处置基本技术方案》的规定，进行流行病学调查，包括初步流行病学调查及针对性问询。

（三）一般流行性调查重点内容

1. 旅居史：不同传染病潜伏期不同，旅居史调查时长不同，一般性流调应尽量问询4周内旅居情况。4周之内分别停留或到过的国家和地区（依时间点和不同国别逐一详细登记4周时间内完整居留信息），所到的国家和地区应详细到州或地级市。有无同行人员及其相关信息。4周内入出境时间、口岸及入出境时有无传染病症状或体征。

2. 暴露史

（1）户外活动史。询问停留期间主要为室内活动或室外活动，如有室外活动，具体活动的区域是什么，如山川、森林、山洞、草坪、户外河流、海洋等。

（2）传染病接触史。有无传染病患者、继发传染病患者接触史，如有无进出医院、诊所，身边朋友及家人有无患病，同车厢或相邻座位人员有无患病，如有患病其症状及诊断是什么等。

（3）有无野生动物、禽鸟类接触史。如有无山川、森林、山洞等野外活动史，有无接触老鼠、骆驼、蝙蝠、果子狸、野禽等动物；有无进出海鲜市场、禽鸟市场、宠物市场，有无购买或宰杀鸡、鸭、鹅、鸟等。

（4）有无蚊虫叮咬史。询问其居住环境的蚊虫孳生情况。

（5）既往病史、预防接种史及就诊史、药物过敏史等。应针对性问询其来源、旅行、途经及目的地流行或暴发的传染病的疫苗预防接种情况，针对性询问新型冠状病毒感染、霍乱、黄热病、麻疹、水痘、流感等预防接种史。

（6）职业暴露史。应详细询问职业及主要从事的工作活动。注意特殊的职业，如伐木工人、猎人、野外探险家、相关动物产业从业者、厨师、实验室工作者、医务工作者等。

（7）服药或正在进行治疗的情况。是否服用退烧药、抗生素、抗病毒药等其他药物。

（8）是否具有特殊行为及危险暴露史。如野外旅居史、登山、探险、户外游泳、森林伐木、捕捉野生动物、病原实验室工作、同性性行为等。

（9）是否去过传染病相关感染环境，如医院、诊所、病原实验室等。

（10）饮食情况。如是否在外用餐，餐厅的卫生条件，食用的主要食物，生食或熟食，冷食或热食，食用的时间、频次、数量，共餐人员是否出现传染病症状等。

（11）密切接触者信息：航班号、车船号、车厢号、座位号、联系方式及住址等；随行人员及其他密切接触者的排查信息。

（四）针对性问询

关员根据症状、旅居史、接触史做出初步判断后，应尽可能全方位地开展针对性问询，获取与暴露相关及与疾病相关的信息，如人员所去的地理区域、气候和季节状况、开展的活动、经历的危险区域、采取的预防措施、以往的治疗手段、同行者是否生病、当地流行的疾病等因素，进而作出流调结论。

1. 根据总署疫情公告、全球疫情流行情况结合旅居史开展针对性问询，重点询问特异性症状、来自这个国家（地区）的哪个位置、城市或农村、停留时间、住宿环境情况、当地风俗习惯、是否去过高风险暴露场所（医院、农场、丛林等）等等。

2. 根据总署警示通报或其他口岸检出重点阳性病例开展针对性问询。

3. 根据口岸重点传染病特点开展针对性问询。

4. 根据典型症状开展针对性问询，传染病典型症状见附表。

5. 根据发病季节开展针对性问询，主要考虑季节气候因素（如雨季/旱季、寒冷/炎热）、当地停留的时间（时间越长，风险越大）、返回的日期（用于判断潜伏期）等。

6. 根据暴露史开展针对性问询，如：进食未煮熟的或外来的食物可能导致肠道感染、肝炎、旋毛虫病等；饮用未过滤的水、牛奶或乳酪可能导致沙门氏菌、志贺氏菌、肝炎和布鲁氏菌病等；在公开水域游泳可能引发血吸虫病、布氏锥虫病、钩端螺旋体病等；有不洁性接触可能导致 HIV 感染、梅毒、肝炎、淋病、猴痘等；昆虫叮咬可传播疟疾、登革热（蚊）、斑疹伤寒、克里米亚-刚果出血热、布鲁氏菌病、土拉菌病（蜱）、美洲锥虫病、非洲锥虫病（采采蝇）等；动物接触或叮咬可导致狂犬病、Q 热、土拉菌热、布鲁氏菌病、病毒性出血热、鼠疫等；暴露于感染者可感染新型冠状病毒、拉沙热、马尔堡出血热、埃博拉病毒病、肝炎、伤寒、脑膜炎球菌血症等。

7. 根据人员职业（如厨师、猎人、伐木工人、相关动物产业从业者、医护人员、实验室工作人员、兽医等）开展针对性问询。

如炭疽多见于畜牧业及皮毛加工业者；布鲁氏菌病多见于牧民、兽医、屠宰工人、皮毛肉类加工业者；森林脑炎多见于采伐工人等森林作业者；鹦鹉热、禽流感多见于家禽饲养、鸟类贸易、兽医、禽类屠宰、销售等职业。

8. 根据新发传染病特点开展针对性问询，重点询问是否去过高风险暴露场所（医院、农场、丛林等)、是否有动物接触史和蚊虫叮咬史、是否有同性性行为等，并进行针对性采样。

9. 根据传染病潜伏期的长短，针对性问询旅行途经地、居住地、接触人员及环境情况。

10. 根据不同年龄高发传染病情况进行针对性问询。

(五) 调查结果处置

综合分析问询结果，根据按临床特征划分的传染病的各类综合征及其特征，以及针对性呼吸道传染病、消化道传染病、虫媒传染病、接触传播传染病、检疫传染病、口岸重点关注传染病、部分口岸关注传染病、其他常见传染病等流行病学调查要点中的旅行史、接触史、症状体征等信息初步作出判断，并在信息化作业系统中规范填写口岸传染病可疑病例流行病学调查表。

根据《关于公布检疫传染病目录的公告》(国家疾控局 海关总署公告2024年第2号)，检疫传染病包括：鼠疫、霍乱、黄热病、埃博拉病毒病、天花、脊髓灰质炎、传染性非典型肺炎、肺炭疽、马尔堡病毒病、拉沙热、中东呼吸综合征。

六、医学排查(医学检查)

对于交通工具运营者(航空公司、船方、列车或车辆司乘人员)报告、入境人员主动申报、体温监测发现、医学巡查发现及其他方式通报或发现(如口岸区域内报告、境外官方机构通报、境外监测哨点通报、密切接触者排查等)的需要进行医学排查的人员，关员应在医学排查室内开展医学排查，必要时进行医学检查(体格检查)。关员应根据人员的临床症状、来源国家及地区、旅行史、暴露史、诊疗史等，结合当前全球传染病疫情流行态势尤其是在人员来自或旅行的国家及地区的流行情况及近期口岸传染病检出情况等有针对性地开展医学排查。

(一) 医学排查对象

1. 可疑病例

(1) 定义：可疑病例是指具有下列一种或多种症状和/或体征的人员，包括发热、畏寒、呼吸困难、咳嗽、咯血、胸痛、盗汗、恶心、呕吐、腹泻(24小时内腹泻3次或3次以上，或大便性状发生改变)、呕血、便血、头痛、肌肉痛、关节痛等；皮疹、黄疸(自然光线下皮肤和巩膜的黄染)、黏膜出血、不正常的潮红(颜面、颈部、胸部)、出血点或面色苍白、淋巴结(腺)肿大、颈项强直、无辅助设备状态下无力行走等。

(2) 可疑病例有如下发现方式：体温监测发现；交通工具运营者报告；医学巡查发现；旅客主动申报；口岸区域内报告；境外官方机构通报；境外监测哨点通报；密切接触者排查；其他方式通报或发现。

2. 疑似病例

疑似病例是指检疫人员对口岸发现的可疑病例进行流行病学调查、医学检查、现场快速检测等医学排查措施后，判定为疑似患有某种传染病、需要进一步排查诊治的人员。

3. 国境口岸重点关注的传染病

(1) 口岸重点关注的呼吸道传染病：新型冠状病毒感染(COVID-19)、传染性非典型肺炎(SARS)、人感染高致病性禽流感(H5N1)、甲型H1N1流感、人感染H7N9禽流感、肺鼠疫、肺炭疽、传染性肺结核、流行性脑脊髓膜炎、中东呼吸综合征(MERS)。

(2) 口岸重点关注的消化道传染病：霍乱、细菌性痢疾、肠出血性大肠杆菌O157:H7感染性腹泻、诺如病毒感染、副溶血弧菌感染。

(3) 口岸重点关注的虫媒传染病：黄热病、登革热、疟疾、流行性乙型脑炎(日本脑炎)、西尼罗热、基孔肯雅热、寨卡病毒病、裂谷热。

(4) 口岸关注的其他重要传染病：埃博拉病毒病、马尔堡出血热、拉沙热、流行性出血热、猴痘。

国境口岸重点关注的传染病名单由海关总署根据全球传染病疫情的形势进行动态调整。

4. 口岸关注的其他传染病：麻疹、尼帕病毒病、脊髓灰质炎、伤寒和副伤寒、阿米巴痢疾、隐孢子虫病、贾第鞭毛虫病、丝虫病、蜱传脑炎、锥虫病、黑热病、回归热、斑疹伤寒等。国境口岸关注的其他传染病随着全球传染病疫情的形势和我国传染病防控工作的需要由海关总署进行动态调整。

（二）先期处置

如果是航行（行驶）中的出入境交通工具上报告可疑病例，可进行以下处置：

1. 通过电讯或代理联络等适当形式问询基本情况，对已完成健康申报的病例通过基本信息调取申报信息，记录可疑病例姓名、性别、国籍、出发地、证件号码、发病时间、症状、人数、旅行史，接触史、用药情况等。

2. 根据问询情况，为交通工具工作人员提出处置建议。包括：

对可疑病例进行适当防护，如戴口罩、手套等，安置在相对独立的区域与其他乘客分开，提供专用卫生间，不具备条件时应注意收集可疑病例的呕吐物、排泄物和分泌物，防止污染；交通工具工作人员采取适当的防护措施，实施消毒、除虫等措施。

3. 及时向上级报告。

4. 做好登交通工具处置前准备。

（1）通过指挥部门通知交通工具运营者将交通工具停放在指定位置，未经检疫人员许可，任何人不准上下交通工具。

（2）准备防护用品、医疗器具、卫生处理药械、单证和通讯设备等。

（3）检疫人员按要求做好个人防护，具体要求参照本章第四节。

（三）初步排查

将病例引导至医学排查室开展流行病学调查，辅以必要的简单体格检查，目的是判断是否需要对可疑病例进一步开展口岸医学排查，初步流行病学调查步骤如下：

1. 体温测量。

检疫人员用水银体温计测量可疑病例的腋下体温，判定是否发热（体温达到或高于 37. 3℃即为发热）。

2. 初步流行病学调查。

包括 4 周之内到过的国家和地区，所到地有无类似症状的传染病流行、流行情况；有无传染病患者、继发传染病患者接触史；有无野生动物、禽鸟类接触史；有无感染环境暴露史；有无蚊虫叮咬史；预防接种史；过敏史；既往病史及就诊史等。对发热以外的症状进行询问。

3. 简单体格检查。

必要时，可进行简单体格检查。

4. 初步判断意见。

结合初步流行病学调查情况和症状体征，对照国际、国内疫区分布及疫情发生情况，作出初步判断。判断结果包括：

（1）排除传染病可能；

（2）怀疑为经呼吸道途径传播的传染病；

发热伴有以下一个或多个呼吸道症状：咳嗽、咳痰、咳血、胸痛、盗汗（夜间或午后无明显原因的出汗）、呼吸困难等，和/或肺部听诊有干湿啰音。

（3）怀疑为经消化道途径传播的传染病；

有以下一个或多个消化道症状：恶心、呕吐、腹痛、腹泻（24 小时内大便 3 次或者 3 次以上，或大便性状发生改变）、呕血、便血等，伴或不伴发热，和/或查体发现有脱水征，包括口唇干燥、皮肤弹性差、少尿等。

（4）怀疑为经蚊媒传播的传染病；

发热伴有以下一个或多个症状：头痛、肌肉痛、关节痛、瘀点、瘀斑、皮疹、黄疸（自然光线下皮肤、巩膜的黄染）等，和/或查体时发现三红征（面红、颈红、胸红，即醉酒貌）、淋巴结肿大等。

（5）怀疑为其他途径传播的传染病；

（6）难以判定为何种途径传播的传染病。

（四）进一步口岸医学排查

1. 排除传染病可能的。

经过流行病学调查和/或体格检查，排除传染病可能的，给予健康建议，予以放行。

2. 怀疑为呼吸道、消化道或蚊媒传染病的。

根据怀疑的传播途径分别进行进一步排查和处置，包括：

（1）详细的流行病学调查，填写《口岸传染病可疑病例流行病学调查表》。

（2）详细询问可疑病例的症状、既往病史等，进行体格检查，根据需要填写《采样知情同意书》后采样，开展现场快速检测等医学措施，并填写《口岸传染病可疑病例医学排查记录表》。

（3）综合判断：根据流行病学调查结果、症状和体征、快速检测结果等资料，结合可疑病例前4周途径国家（地区）的传染病流行情况，对照“口岸传染病疑似病例筛查”（见本章附件1）、“口岸呼吸道传染病排查要点”（见本章附件2）、“口岸消化道传染病排查要点”（见本章附件3）、“口岸虫媒传染病排查要点”（见本章附件4），综合判断可疑病例是否属于某种传染病的疑似病例。

（4）处置：

怀疑检疫传染病。对照当前国际、国内检疫传染病分布及疫情发生情况，判定为染疫人、疑似染疫人的，应当立即采取有效的现场防控措施，并及时通知口岸所在地县级以上地方人民政府疾病预防控制部门，由疾病预防控制部门及时组织将检疫传染病染疫人、疑似染疫人接送至县级以上地方人民政府指定的医疗机构或者其他场所实施隔离治疗或者医学观察。

根据《关于公布检疫传染病目录的公告》（国家疾控局 海关总署公告2024年第2号），检疫传染病包括：鼠疫、霍乱、黄热病、埃博拉病毒病、天花、脊髓灰质炎、传染性非典型肺炎、肺炭疽、马尔堡病毒病、拉沙热、中东呼吸综合征。

怀疑为国境口岸重点关注传染病名单中除检疫传染病以外传染病。告知其引发传染病传播风险说服其入院诊治，视情况转诊，上报上级海关，并通报当地卫生行政部门。拒绝转交医疗机构的，检疫人员要详细记录其个人信息、有效联系方式、下一站旅行目的地等信息，发放就诊方便卡，嘱其尽快前往医院就诊，并根据要求将有关信息转交当地卫生部门。

怀疑为除上述传染病以外的其他传染病。发放就诊方便卡，嘱其尽快前往医院就诊，并根据要求将有关信息转交当地卫生部门。

同时要求交通工具运营者或口岸运营者对疑似病例可能污染的区域、物品等实施消毒、除虫、除鼠等卫生处理措施。

3. 怀疑为其他途径传播的传染病的。

按照相应途径传染病的排查技术进行排查，对于发现有皮下出血点、结膜出血等出血热症状和体征的可疑病例，应在严格防护下立即将可疑病例转送至指定医院进行进一步诊疗。

4. 难以判定为何种途径传播的传染病的。

按照呼吸道传播传染病判定标准，根据“口岸传染病可疑病例流行病学调查表”“口岸传染病可疑病例医学排查记录表”开展进一步的排查；并划分密切接触者和一般接触者，对于一般接触者给予健康建议后放行；对于疑似病例和密切接触者则转移至现场隔离留验室，做进一步处置；确实无法排除传染病可能的，送指定医院进一步诊治。所有转送医院的疑似病例，都必须填写“口岸传染病疑似病例转诊单”。

5. 对入境人员中发现的患有严重精神病、传染性肺结核或者有可能对公共卫生造成重大危害的其他传染病，按照《国境卫生检疫法》等法律法规要求进行处置。

6. 对出境人员中检疫异常的，除染疫人、疑似染疫人应当阻止出境外，其余人员可准许其出境，并将相关信息通报交通工具运营者。

7. 在检疫过程中发现隐瞒或者妨害国境卫生检疫的违法行为的，应当进行取证，并及时将线索移交相关部门处置。

（五）追踪调查和信息共享应用

1. 与地方卫生行政或疾控部门建立信息共享机制。

积极协调地方相关部门，大力推广海关健康码“一码通关”模式。海关将所有入境人员的健康申报信息通过海关健康码“一码通关”等适当方式通报地方相关部门，地方按同样方式将相关人员的后续诊断、实验室检验、治疗和处置情况反馈海关，海关根据反馈信息完善填写《口岸传染病可疑病例医学排查记录表》。

2. 发放就诊方便卡人员的后续追踪。

及时追踪持就诊方便卡人员到医院的诊治信息。

3. 密切接触者信息。

追踪密切接触者一个潜伏期后有无发病及治疗情况。

4. 信息共享与应用。

充分利用入境人员健康申报及后续诊断和处置信息，做好数据分析和风险评估研判。

（六）存档要求

所有文字资料保存不少于 2 年，视频资料保存不少于 3 个月，信息化作业系统资料长期保存。

1. 个案基础资料。

包括《口岸传染病可疑病例流行病学调查表》《口岸传染病可疑病例医学排查记录表》原件，身份证件、境外或当地诊断治疗记录、检验报告等资料的复印件和典型症状照片（如果有）等。

2. 排查处置资料。

包括传染病个案的“采样知情同意书”“采样送检记录”“个案移交记录”“口岸传染病疑似病例转诊单”原件、就诊方便卡发放记录、交通工具和现场采样及送检记录、检验结果，交通工具与可疑病例污染的区域、物品等的卫生处理记录、相关照片等。

3. 追踪调查资料。

各种追踪调查和信息反馈记录。

4. 总结报告分析资料。

包括重要传染病事件排查处置总结报告、分析资料，相关信息宣传报道资料和照片等。

七、采样检测

对入境、出境人员采集生物样本进行检测是重要的医学排查措施，是确定疑似病例的重要手段，是对疑似病例采取后续处置的重要依据。

（一）入境、出境人员生物样本采集对象

1. 为防止传染病传播风险，保护关员生命健康安全，对疑似患有“埃博拉出血热”等海关总署文件规定的高风险传染病的人员，直接转诊指定传染病医院诊治，不进行现场采样。

2. 除上一条情况外，经流行病学调查及医学检查等排查后，对符合以下情况之一的，采集生物样本送实验室检测：

（1）有发热（体温≥37.3℃）。

（2）4周内来自或途经总署疫情公告、警示通报及文件通知的传染病受染国家（地区）的。

（3）4周内有重点关注传染病病人接触史，或高致病性禽流感疫区活禽接触史，或中东呼吸综合征受染国家（地区）骆驼接触史，或有死鼠接触史，或有病原体暴露职业史（实验室工作人员、禽类饲养或贩卖人员等）。

（4）呕吐、腹泻（24小时内腹泻3次或3次以上，或大便性状发生改变）、呕血、便血等任一症状的。

（5）有皮疹、黄疸（自然光线下皮肤和巩膜的黄染）、黏膜出血、淋巴结（腺）肿大等任一体征的。

（6）无法排除有咳嗽、恶心、头痛、肌肉痛、关节痛等症状，或有不正常的面容、颈部、胸部潮红、有出血点或面色苍白、无辅助设备状态下无力行走等体征，且不能用其他非传染性疾病原因解释的。

（7）有其他不能排除传染病嫌疑，或海关总署文件规定的。

（二）采样准备

1. 采样场所应符合有关生物安全标准，配置充足的场地、物品、液体和空气等不同对象的消毒设施设备和药品，并做好日常消毒。

2. 应配备种类齐全、数量充足的采送样器具和耗材，及时更新，并做好台账登记和日常管理。常用采样用品包括：各种规格针管（含10mL）、一次性采血针、止血带、紫色抗凝管、红色真空管、无菌广口瓶、棉拭子、采样液、无菌平皿、螺口冻存管、采尿杯、灭菌留便盒等。

3. 采样器具和耗材的使用应符合规范，做到“一人一针，一样一管”，严防因采样导致的交叉污染。

（三）采样分类

1. 应结合海关总署疫情公告、警示通报、全球传染病监测信息等疫情情报，以及人员的症状、体征、旅行史、接触史、暴露史、饮食史、职业史等阳性指征情况，综合分析评估，现场做出初步检疫判定结论。在初步判定的基础上，针对性采集血液、咽拭子、肛拭子、吐泻物、尿液等不同样本，避免出现盲目采样或应采样但未采样的情形。

2. 对现场检疫排查后能得出具体传染病疑似病例初步判定结论的，按照口岸卫生检疫关注传染病采样清单的要求，有针对性地采集样本。

3. 对现场不能得出具体传染病疑似病例初步判定结论的，应根据其典型症状、体征和流行病学阳性指征等检疫排查情况，将其划分为以下四类传染病分类采样：

（1）呼吸道传染病疑似病例。如有发热、咳嗽、咽痛、干咳、胸痛、气促、呼吸困难、肺部啰音等症状或体征的，可判定为呼吸道传染病疑似病例，采集以下样本：

①全部采集咽拭子；

②如疑似感染流感以外其他呼吸道传染病的，应采集血液，并根据情况采集唾液、深部痰液、咽漱液、鼻拭子等。

（2）消化道传染病疑似病例。如有呕吐、腹痛、腹泻、脱水等症状或体征的，可判定为消化道传染病疑似病例。按照“逢泻必检”原则，采集以下样本：

①全部采集肛拭子；

②采集粪便和呕吐物（如果有）；

③采集怀疑被污染的食品和饮用水。

（3）虫媒传染病疑似病例。如有蚊虫叮咬史的或来自东南亚、非洲、美洲等虫媒传染病流行国家或地区，并伴有发热、皮疹等症状或体征的，可判定为疑似蚊媒传染病，采集以下样本：

①采集血液，使用真空无菌采血管，采集量为3~5mL。

②有寨卡受染国家（地区）旅行史的，采集血液及尿液。

③有疟疾受染国家（地区）旅行史的，使用抗凝的采血管（一般为紫管），采集血液，采集量2mL；

（4）其余虫媒传染病检测项目使用真空无菌采血管，采集量为3~5mL。

4. 对现场检疫排查发现有发热、咳嗽、肺部啰音等呼吸道症状和体征的人员，可根据现场条件实施胸部X光检查，对发现有空洞、结节等特征的，可初步判定为肺结核疑似病例，采集深部痰液（深呼吸后咳出的痰液）。

5. 对查体发现有疱疹的，采集疱疹液。

6. 遇重大疫情或海关总署有文件规定的，按照有关文件要求采样。

（四）采样程序

1. 采样前，应根据采样计划，准备好相应的采样物资。

2. 应告知人员相关情况，由其在采样知情同意书上签字同意后，实施采样。

3. 采样时，应按要求规范做好个人生物安全防护，防止因采样操作造成的疫情传播风险，保护现场关员生命健康。

4. 不同样本的采集应按照海关总署的采样操作指南规范操作。

（五）送检程序

1. 样本采集后应及时打印样本条形码，填写样品送检单。

2. 样本采集后24小时内（含周末及节假日）送实验室检测；如遇重大疫情，应立即联系送实验室进行紧急送样。

3. 样本采集后按照规范存储，防止因存储不当导致样本失效。

（1）除有特殊要求外，样本采集后一般应在4℃条件下保存，对不能在24小时内运送的，应置于-70℃以下保存，尽快运送。

（2）不能在24小时内运送的血液样本（红管），应先分离血清（2000r/min离心10min，如果没有离心机，血标本应静置，直到血清析出）。血清应保存于带螺旋盖、内有垫圈的冻存管内，标记清楚后，再置于-70℃以下保存。全血冰冻溶解后产生溶血，未分离血清的样本应避免冰冻保存。

（3）呕吐物、粪便、肛拭子样本采集后30分钟内立即将标本放置在-20℃冰箱中，如有特殊情况未能及时放入-20℃的冰箱，标本可暂时在4℃短期储存，不能超过2天，保存期内避免标本发生反复冻融。

4. 遇重大疫情或检疫发现口岸重点关注传染病疑似病例，应按规定程序立即联系实验室紧急送样。

5. 实验室接受紧急样品后应详细了解样品相关人员传染病排查情况，进行专业分析评估，按常规检测程序开展检测。

6. 生物样本应放在专用运输箱内，放入冰排，然后以柔软物质填充，内衬具吸水和缓冲能力的材料。怀疑含有高致病性禽流感病毒等高致病性病原微生物的样本，必须采取A类包装，符合UN2814要求，并按照国家有关规定运输。

7. 生物样本由专人专车护送至实验室，送样人员具有防护及消毒基础知识。送样时随附样本送检单，需要时提供流行病学调查表及医学排查表，对于重点筛查疾病应详细描述患者的症状和体征，并注明拟重点筛查的疾病。

（六）旅检口岸现场传染病快速筛查

海关在口岸配置传染病快速筛查设备。配备种类齐全、数量充足的快速检测试剂耗材，常见的快检试剂用于测试如流感病毒、疟疾、登革病毒、基孔肯雅病毒、寨卡病毒、轮状病毒、诺如病毒、柯萨奇病毒等。口岸现场常用的快速检测方法为核酸检测及免疫学检测方法。

1. 定期将快速筛查设备送有资质的实验室进行计量检定，并出具合格报告。

2. 以下情况根据风险评估结果，实施现场快速检测：

（1）怀疑患有重点关注传染病，但当事人拒绝转诊的。

（2）突发公共卫生事件中需紧急开展现场快速检测的。

（3）其他海关总署规定的情况。

3. 对怀疑患有肺结核的人员，根据现场条件实施胸部 X 光检查。

4. 开展现场快速检测的项目应与现场检疫判定相符。

5. 开展现场快速检测时应规范做好个人生物安全防护，并遵循实验室操作规范，在生物安全柜中进行操作。

6. 开展现场快速检测前应认真阅读各种项目快检试剂盒的操作使用说明书，熟悉试剂盒的使用方法、操作程序、注意事项及结果判断。

7. 现场快速检测结果可做现场判定参考，所采集的生物样本均应送实验室做确认检测。

8. 现场快速检测完成后，应在信息化作业系统中录入口岸传染病可疑病例医学排查记录，完整填写快速检测结果。

（七）实验室检测

1. 样品收集和管理

（1）明确样品接收时间、地点及联系人。

（2）做好送样的工作安排及衔接。实验室工作人员与送样人进行样品交接时，应严格检查样品的质和量是否符合检验要求。如有疑问，应及时向送样人或送检单位反馈，要求作进一步说明，并详细记录。符合检验要求的样品，确认送样信息无误后，送样人填写实验室样品交接登记表，包括送样口岸、样品种类和数量，以及送样时间（具体到分钟）等信息，并签名确认。

（3）样品编号：实验室工作人员按照样品的送样时间、送样标本量对已接收的样品进行实验室条码编号。

2. 实验检测项目

实验室应根据流行病学调查表、医学排查表，并结合全球疫情流行情况、疾病进展阶段以及当事人的症状、旅行史、接触史、暴露史等因素，有针对性地开展实验室检测。

（1）常规检测项目。

实验室将按照样品的种类及当事人的流行病学史、临床症状开展以下相应的常规传染病检测项目：

①鼻咽拭子样品：流感 A 型；流感亚型（H1N1、H1-H16、N1-N9）；流感 B 型。

②血清/全血：疟原虫、登革病毒、黄热病毒、基孔肯雅病毒、寨卡病毒、西尼罗病毒、裂谷热病毒、乙型脑炎病毒。

③肛拭子/呕吐物/粪便：病毒类主要检测诺如 I 型、诺如 II 型、轮状病毒、星状病毒、札如病毒；细菌类主要检测霍乱（粪便）、O157:H7、副溶血弧菌、金黄色葡萄球菌；10 岁以下小孩样品增加检测肠道通用病毒（COXA6、COXA10、COXA16、COXA24、EVD68、EV70、EV71）。

④尿液：登革病毒、基孔肯雅病毒、黄热病毒、裂谷热病毒、寨卡病毒。

⑤疱疹液：水痘-带状疱疹病毒。

（2）非实验室常规检测项目。

送样前应先与实验室沟通，确认待检测项目属于实验室能力范围内，如果实验室不能确诊，可联系其他有能力的实验室提供技术支持。

3. 实验室检测程序

（1）一般样品检测。批量检测后及时将检测结果录入信息化作业系统当中。检测结果通常于检测当天反馈；如需二次复核 PCR 及分型的检测样品，检测结果次日反馈。

（2）紧急样品检测。如遇检疫发现重点关注传染病疑似病例或发生突发疫情，需紧急送样检测，按规定程序时间送至实验室。实验室接收紧急样品后详细了解样品相关疑似病例传染病排查情况，进行专业分析评估，将评估意见及时反馈送样单位；紧急样品检测完成后，及时通过电话及信息化系统反馈送样单位。

（3）实验室得出检测结果后，应由具备资质的人员审核检测结果后签发检测报告。

（4）实验室检测报告应于签发检测报告当日录入信息化作业系统当中；遇检出重大传染病时，按规定程序和时间通过电话通报送样单位、报告主管部门。

第三节 | 入境、出境人员卫生检疫后续处置

一、传染病检疫判定及分类处置

通过体温监测、医学巡查、健康申报等措施对入境、出境人员进行检疫监测，从中发现有传染病风险的可疑病例；通过体温复测、流行病学调查、医学检查、现场快速检测等检疫排查措施综合判定其是否为疑似病例，以及是何种疑似病例，并根据判定结论予以分类处置，以提高口岸传染病疫情防控的科学性、针对性和有效性。

（一）不同传播途径传染病分类处置

不同传播途径传染病分类处置流程见附件 5。其中：口岸发现传染病可疑病例及疑似病例排查处置总体流程见图 7-2；口岸呼吸道传染病可疑病例及疑似病例排查处置流程见图 7-3；口岸消化道传染病可疑病例及疑似病例排查处置流程见图 7-4；口岸虫媒传染病可疑病例及疑似病例排查处置流程见图 7-5。

（二）不同类别传染病分类处置

检疫判定为传染病疑似病例的，均应根据其传染病症状、体征，传染病受染地区旅行史、传染病接触史、传染病风险暴露史、虫媒叮咬史等阳性指征，结合海关总署疫情公告、警示通报和全球疫情监测信息等，首先就其所患传染病种类作出相对明确、有指向性的判断（呼吸道传播途径传染病、消化道传播途径传染病、蚊媒传播途径传染病、其他途径传播传染病），再进行细化判定及处置。对不同疑似病例予以分类处置，主要包括以下 5 类：

1. 患不准入境疾病的外国人

患有或疑似患有严重精神病、传染性肺结核病或者有可能对公共卫生造成重大危害的其他传染病的外国人应当禁止入境或遣返出境。具体的检疫处置见本节的“患有或疑似患有不准入境疾病外国人检疫处置”部分。

2. 检疫传染病疑似病例

符合检疫传染病疑似病例判定指征的：应予立即隔离，告知其检疫判定结论及国家有关法律法规规定，要求配合做好转诊诊治，同时按照入境、出境重点关注传染病疑似病例转诊的作业规范，安排转诊。相关情况通报地方卫生、疾控部门，做好其在中国境内的防控。

根据《关于公布检疫传染病目录的公告》（国家疾控局 海关总署公告 2024 年第 2 号），检疫传染病包括：鼠疫、霍乱、黄热病、埃博拉病毒病、天花、脊髓灰质炎、传染性非典型肺炎、肺炭疽、马尔堡病毒病、拉沙热、中东呼吸综合征。

3. 口岸重点关注传染病疑似病例

符合疟疾、登革热等口岸重点关注传染病疑似病例判定指征，需向地方卫生部门、境外卫生检疫机构通报联防的：建议其转诊，对拒绝转诊的，要求尽快自行就医，实施居住地医学观察。相关情况通报地方卫生、疾控部门，要求做好其在中国境内的防控。

4. 一般传染病疑似病例

除上述传染病外，符合《传染病防治法》中的丙类传染病（一般传染病）指征的：做好人员个人防护，发放就诊方便卡，给予健康建议，放行。

二、疑似病例转诊

为防控传染病传入或传出，对按照入境、出境人员传染病检疫判定及分类处置判定为患不准入境疾病的外国、检疫传染病疑似病例、口岸重点关注传染病疑似病例、口岸关注传染病疑似病例给予分类转诊处置。

（一）疑似病例转诊类型

1. 强制转诊

常态下，对符合以下情况的疑似病例，强制转诊至指定传染病医院做进一步诊治：

（1）患不准入境疾病的外国人：患有或疑似患有严重精神病、传染性肺结核病或者有可能对公共卫生造成重大危害的其他传染病的外国人。

（2）检疫传染病疑似病例：符合鼠疫、霍乱、黄热病等检疫传染病疑似病例判定指征的。

（3）海关总署要求转诊的其他疑似病例。

2. 要求转诊

常态下，对按照入境、出境人员传染病检疫判定及分类处置判定为口岸重点关注传染病疑似病例的，尽量征求当事人同意后，安排转诊至指定传染病医院做进一步诊治。海关总署文件有另行规定的，按规定执行。

3. 建议转诊

按照入境、出境人员传染病检疫判定及分类处置判定为口岸关注传染病疑似病例的，建议当事人转诊指定传染病医院做进一步诊治。

4. 协助转诊

常态下，现场排查发现疑似感染其他传染病，症状较重，相关入境、出境人员有就医需求的，可协助联系转诊。

海关总署文件有另行规定的，按规定执行。

（二）转诊要求

1. 口岸传染病转诊的判定必须结合“疫区旅行史、典型症状、流行病学意义”3 个要点综合研判。经现场排查，对认为符合转诊指征的人员，按规定程序请示后安排转诊。

2. 在等待转诊过程中如发生病情极速恶化，危及疑似病例生命安全的突发情况，现场关员应立即给予力所能及的医学救助及情感关怀；持续拨打 120，反复告知其病情危重情况，并做好救护车出入疏通及协助快速通关等工作。

（1）对非强制转诊的疑似病例，如疑似病例强烈要求自行就医的，现场关员应告知其个人生命健康风险及传染病传播风险，要求其履行相关责任承诺；发放就诊方便卡，按要求做好个人防护，并主动配合相关医疗部门做好隔离诊治，防止传染病传播。同时，将有关情况立即通报地方卫生部门，并做好疑似病例后续跟踪。必要时，可派关员随行协助就医，并落实相关传染病排查工作。

（2）对按规定需强制转诊的疑似病例，如 120 救护车不能尽快抵达的，现场关员应告知 120 救护人员传染病疫情传播风险；向地方疾控部门报告相关情况；必要时立即向当地卫生行政主管部门报告，启动传染病联防联控机制，确保传染病疫情不扩散，疑似病例能得到及时隔离救治。

（三）转诊安排

1. 转诊疑似病例安排

（1）安排转诊时，视需要给予物理降温、保暖、饮水等非治疗性支持，帮助当事人缓解症状，平复情绪，并给予适当的个人防护。

（2）联系转诊时，应简要告知急救中心疑似病例的主要症状体征和初步检疫排查意见。预先联系移民局等提前办理入出境手续，给予便利安排。

（3）转诊时，应按照技术规范向参与转诊的其他部门人员推荐、提供合适防护用品。转诊后，应做好疑似病例接触场所、物品等的卫生处理；做好参与处置人员的信息登记和后续健康追踪，给予健康建议，通报转诊病例的后续排查情况。

2. 给予快速通关人员安排

（1）根据口岸实际条件，全面采集疑似病例样本，视情况开展初筛，联系实验室安排检测，详细录入当事人在华联系方式，给予正确防护和健康建议，告知其法律风险，要求其立即自行就医，履行责任承诺、发放就诊方便卡后放行。后续做好追踪，及时告知检测结果。

（2）对症状较重的疑似病例，应联系移民局安排单独通道，给予便捷通关安排，缩短疑似病例在口岸停留时间；对要求出境的，应通过口岸对口联系机制，通报境外卫生检疫机构协助处置。

3. 注意事项

（1）处置工作中，关员应做好防护，避免受到感染。

（2）转诊时，应做好与120有关人员的交接工作，规范填写口岸传染病疑似病例转诊单并做好留存。

（3）转诊后，应主动做好诊治结果后续跟踪，并及时上报相关信息。

（4）转诊过程时间节点和关键环节应按规范做好记录。

三、传染病疑似病例后续处置

（一）密切接触者排查处置

按照海关总署规定的呼吸道传染病、消化道传染病、蚊媒传染病、接触传播传染病等类型，对密切接触者和一般接触者进行排查处置。

1. 密切接触者判定要点（包括但不限于以下判定要点）

（1）呼吸道传染病密切接触者判定要点

① 民用航空器上舱内以疑似病例座位为中心，周边各方位相邻座位（含通道另一侧）的人员（以病例为中心左右各1位，前后排各3位）、同行人员及在上述区域内提供客舱服务的乘务员。

②列车上与疑似病例同车厢的人员或同一卧铺车厢的人员，照顾护理疑似病例的人及接触疑似病例呼吸道分泌物、血液、尿液的人为密切接触者；如果疑似病例为列车员，与该列车员在一组工作和住在一起的工作人员及其接触过的人员为密切接触者。

③船舶上，当船舶的船舱不能通风时，不论疑似病例是旅客或是船员，其密切接触者为船上同舱所有人；当船舱通风良好时，如果疑似病例是旅客，其密切接触者为以疑似病例座位为中心，周边各方位相邻座位（含通道另一侧）的旅客（以病例为中心左右各1位，前后排各3位）、同行人员，以及同舱室生活的旅客；当船舱通风良好时，如果疑似病例是船上的船员，其密切接触者为与该船员一起工作、居住、有密切接触的人员。

④汽车上，当汽车为空调车或密闭不通风时，密切接触者为交通工具上的所有人；当通风良好时，密切接触者为以疑似病例座位为中心，周边各方位相邻座位（含通道另一侧）的人员，以及同

行人员。

⑤口岸内工作对象：在日常生活、学习、工作中，曾与疑似病例自其出现症状前3天起，有过较长时间近距离接触的人员。

（2）消化道传染病密切接触者判定要点

在日常生活、学习、工作中和交通工具航行途中，曾与消化道传染病疑似病例自其出现症状前3天起，有过较长时间近距离接触的下列人员：

①与疑似病例共餐的人员。

②与疑似病例共同居住的人员。

③未采取有效防护措施，接触过疑似病例的医护人员。

④其他已知与疑似病例有密切接触的人员。

如与疑似病例接触期间，接触其排泄物（呕吐物、粪便等），不论时间长短，均应作为密切接触者。

（3）蚊媒传染病/鼠传传染病密切接触者判定要点

在日常生活、学习、工作中和交通工具航行途中，曾与虫媒传染病疑似病例自其出现症状前4周内，有过较长时间近距离接触和/或有共同暴露史的人员。

（4）接触传播传染病密切接触者判定要点

直接接触确诊或疑似病例的血液、体液、分泌物、排泄物及其污染物的人员，如共同居住、照顾病人和未按规定严格采取防护措施进行诊治、转运患者和处理尸体的人员。接触被病原体污染的水或土壤的人员；与确诊或疑似病例有日常生活的密切接触的人员；与确诊或疑似病例有性接触的人员。

2. 密切接触者处置

（1）处置原则

①密切接触者如有症状，处置措施与疑似病例相同。

②密切接触者如无症状，登记信息，填写健康申明卡，开展流行病学调查，放行及开展后续追踪。

（2）呼吸道传染病密切接触者处置

密切接触者如有发热、咳嗽等传染病症状者，处置措施与疑似病例相同。密切接触者如无传染病症状者，登记个人信息，开展流行病学调查，嘱其在医学观察期内密切监测自身健康状况，如有不适及时前往医院就诊，给予健康建议后予以放行。

对中东呼吸综合征（MERS）密切接触者，当疫情纳入甲类传染病或按甲类传染病管理的乙类传染病时，疑似病例的密切接触者采取的处置措施与疑似病例相同，规范转诊，由卫生部门进行集中隔离医学观察；同交通工具其他人员，详细登记个人信息或可使用交通工具乘务人员登记的信息，开展流行病学调查，及时将信息移交卫生部门，并及时进行追踪随访记录。

对人感染H7N9禽流感密切接触者，如有传染病症状如发热、咳嗽等的密切接触者，处置措施与H7N9禽流感疑似病例相一致；对未发现有传染病症状的密切接触者，开展流行病学调查，详细登记个人信息或采用交通工具乘务人员的登记信息，并告知其在7天医学观察期内须监察自身健康状况，如出现发热（腋下体温≥37.3℃）及咳嗽等急性呼吸道感染症状，则立即前往医院就诊，并主动告知医生自己的禽类接触情况。给予健康建议后放行。在医学观察期间及医学观察期结束后的第一天应进行追踪随访，并做好记录。所有资料按规范存档。

（3）消化道传染病密切接触者处置

密切接触者如有腹痛、腹泻等传染病症状者，处置措施与疑似病例相同。密切接触者如无传染病症状者，登记个人信息，开展流行病学调查，嘱其在医学观察期内密切监测自身健康状况，如有不适及时前往医院就诊，给予健康建议后予以放行。

霍乱密切接触者有传染病症状者采取的处置措施与可疑病例相同，规范转诊，由卫生部门进行集中隔离医学观察；无传染病症状者，按照第（2）点处置原则，详细登记个人信息，并告知其在7天医学观察期内须监察自身健康状况，如出现不适，则立即前往医院就诊。开展流行病学调查，给予健康建议后放行。在医学观察期间及医学观察期结束后的第一天应进行追踪随访，并做好记录。所有资料按规范存档。

（4）虫媒传染病密切接触者处置

密切接触者如有发热、皮疹、面色潮红、头痛、肌肉痛等传染病症状者，处置措施与病例相同。密切接触者如无传染病症状者，登记个人信息，开展流行病学调查，嘱其在医学观察期内密切监测自身健康状况，如有不适及时前往医院就诊，给予健康建议后予以放行。

对黄热病密切接触者进行流行病学调查并采集血液、尿液和唾液生物样本检测，按照第3点处置原则，填写健康申明卡，开展流行病学调查，发放健康提示和就诊方便卡，要求其遵循相关内容，在离开疫情流行国家/地区6日内，开展自我健康监测，若出现可疑症状，则及时就诊，并主动向接诊医务人员报告旅居史。在医学观察期间及医学观察期结束后的第一天应进行追踪随访，并做好记录。所有资料按规范存档。

对寨卡病毒密切接触者进行流行病学调查并采集血液、尿液和唾液生物样本检测，按照第（3）点处置原则，填写健康申明卡，开展流行病学调查，发放健康提示和就诊方便卡，要求其遵循相关内容，在离开疫情流行国家/地区14日内，开展自我健康监测，若出现可疑症状，则及时就诊，并主动向接诊医务人员报告旅居史。在医学观察期间及医学观察期结束后的第一天应进行追踪随访，并做好记录。所有资料按规范存档。

（5）接触传染病密切接触者处置

密切接触者如有可疑的传染病症状，处置措施与疑似病例相同。密切接触者如无传染病症状者，登记个人信息，规范填写健康申明卡，开展流行病学调查，嘱其在医学观察期内密切监测自身健康状况，如有不适及时前往医院就诊，给予健康建议后予以放行。

对埃博拉病毒病密切接触者应开展流行病学调查，通报口岸所在地同级卫生部门，由卫生部门按照《关于印发埃博拉出血热病例转运工作方案的通知》（国卫发明电〔2014〕43号）要求进行转运，并进行集中或居家隔离医学观察。关员应在医学观察期内及医学观察期结束后第一天对密切接触者及一般接触者进行追踪随访，并做好记录。所有相关资料按规范存档。

（二）一般接触者排查处置

1. 一般接触者判定要点（包括但不限于以下判定要点）

（1）呼吸道传染病一般接触者判定要点

①民用航空器内除了密切接触者之外的其他人员。

②乘坐船舶、汽车、列车时，疑似病例活动范围内，除了密切接触者之外的其他乘客和乘务人员。

③日常生活、学习、工作中，除了密切接触者之外，其他曾与疑似病例短暂接触的人员。

（2）消化道传染病一般接触者判定要点

①交通工具内除了密切接触者之外的其他人员。

②日常生活、学习、工作中，除了密切接触者之外，其他曾与消化道传染病疑似病例短暂接触的人员。

（3）蚊媒传染病/鼠传传染病/接触传染病一般接触者判定要点

①交通工具内除了密切接触者之外的其他人员。

②日常生活、学习、工作中，除了密切接触者之外，其他曾与病例有过短暂接触的人员。

2. 一般接触者处置

对一般接触者登记其个人信息，嘱其在医学观察期内密切监测自身健康状况，如有不适及时前往医院就诊，给予健康建议后予以放行。

（三）患有或疑似患有不准入境疾病外国人检疫处置

按照《国境卫生检疫法》及其实施细则、《中华人民共和国出境入境管理法》规定，患有不准入境疾病的情形为：患有严重精神病、传染性肺结核病或者可能对公共卫生造成重大危害的其他传染病的外国人。

1. 对官方通报、境外大使馆确认及联防联控明确要求等情报确切，该外国人明确患有不准入境疾病的，在做好个人防护前提下：告知当事人不准入境的法律依据；通报边检部门，要求协助办理不准入境手续；通报口岸对应境外卫生检疫机构联络人，协助开展防控工作；通报交通运输部门，要求其做好有关人员返回期间座位安排（尽量远离其他旅客）、个人防护、卫生处理等卫生控制措施。对当事人不配合的，联系边检部门共同做好管控。

2. 对经情报拦截，或口岸现场检疫发现，疑似患有不准入境疾病外国人的，在做好个人防护前提下：要求其提供最近医疗证明，对疑似患传染性肺结核的要求提供是否具有传染性的证明；实施详细流行病学调查和医学检查，对疑似患传染性肺结核的有条件的口岸应实施 X 光胸部放射性检查；采集样本。对疑似患传染性肺结核的应立即联系保健中心采集深部痰液做紧急检测；宣读法律要求，尽量劝说其暂停旅程，自愿离境；立即通知当事人在华工作或接待单位，配合劝其离境治疗。

3. 对疑似患有不准入境疾病的外国人，拒绝离境的：对关员及当事人实施个人防护，其中疑似患肺结核的应重点做好呼吸道防护；要求当事人在华工作或接待单位（如有）、当事人或其家人签署承诺书，承诺配合做好当事人在华期间的监管，配合海关做好入境后个人防护及自我隔离，配合至指定机构进行诊断及治疗，配合接受海关及当地卫生部门的后续监管及随访，避免传染他人，承诺按照中国法律自愿配合海关及公安部门遣返出境。根据怀疑不准入境的疾病，立即通报地方卫生、疾控、结核病防治、精神病防治等部门，做好其在境内的联合防控。

（四）后续跟踪管理

海关对检疫发现出境人员传染病检疫判定及分类处置中所列拒绝离境的患有疑似不准入境疾病的外国人、检疫传染病疑似病例、口岸重点关注传染病疑似病例及口岸关注传染病疑似病例的，按规定对密切接触者和居家医学观察者，实施后续跟踪，做好记录，并按规定进行报告。对采样送实验室检测的，及时联系追踪检测结果。

1. 后续跟踪方式

包括电话随访、传真、电子邮件以及其他有效渠道。

2. 后续跟踪时间

转诊后 24 小时内，在获取诊治结果前定期跟踪。

3. 转诊疑似病例后续跟踪内容：

（1）了解诊治情况：诊断结果（传染病阳性/阴性）、治疗情况。

（2）了解健康状况：原有症状的发展情况（加重/减缓/消失），是否有新增其他传染病症状（发热/皮疹/头痛/呕吐/腹泻等）。

4. 发放“就诊方便卡”放行的后续跟踪

（1）后续跟踪时间

放行后 24 小时内，在获取诊治结果前定期跟踪。

（2）后续跟踪内容

①了解就诊情况：是否就诊、就诊医院、诊断结果（传染病阳性/阴性）、治疗情况。

②了解健康状况：原有症状的发展情况（加重/减缓/消失），是否有新增其他传染病症状（发热

/皮疹/头痛/呕吐/腹泻等）。

③给予健康建议：如未就诊的，建议其立即就诊；做好个人防护；继续居家隔离；做好自我生命体征监测等。

5. 采样送检的后续跟踪

（1）后续追踪时间

在实验室得出检测结果后尽快联系，放行后24小时内，到获取实验室检测结果前应定期跟踪。

（2）后续跟踪内容

①确诊为传染病的，采取以下措施：通报实验室检测结果；了解健康状况：原有症状的发展情况（加重/减缓/消失），是否有新增其他传染病症状（发热/皮疹/头痛/呕吐/腹泻等）；了解诊治情况（是否就诊、就诊医院、诊断结果、治疗情况）；给予立即就诊，做好个人防护、居家隔离，做好自我生命体征监测等健康建议；持续跟踪健康状况和是否就诊、就诊医院、治疗等情况。

②检测结果为传染病阴性的：电话随访当事人告知其检测结果。

6. 密切接触者和居家医学观察者后续跟踪内容

（1）后续追踪时间

放行后24小时内，到疑似传染病一个潜伏期结束后一天为止，定期追踪。

（2）后续跟踪内容

①了解健康状况：是否有疑似传染病症状（发热/皮疹/头痛/呕吐/腹泻等）。

②就诊建议：对于出现疑似传染病症状的，建议就诊；对于未出现疑似传染病症状的，在跟踪结束前持续保持每日电话随访。

③其他健康建议：做好个人防护、居家隔离，做好自我生命体征监测等。

后续跟踪的情况要在规定时间内录入信息化作业系统当中。对属于重点关注传染病的，按照入境、出境传染病疫情报告的规定进行报告。

四、入境、出境传染病疫情报告

1. 所有可疑病例检疫排查按规定录入信息化作业系统，逐一完整、准确、细致填写流行病学调查、医学检查、采样送检、快速检测（如果有）等项目，关键项不得有缺漏，4周旅行史、国内住址和联系方式等重点信息需细致精准。

2. 按照入境、出境人员传染病检疫判定及分类处置规定对所有可疑病例进行检疫排查，现场作出检疫判定，并根据不同类别疑似病例按照以下要求予以分类报告：

（1）对现场检疫判定为患有或疑似患有不准入境疾病外国人、检疫传染病疑似病例、口岸重点关注传染病疑似病例的，应按照规定程序和时限电话报告和书面报告。主动跟踪实验室监测和医院诊断结果，如疑似病例得到确诊的，要在实验室出具检测报告或收到医院诊断报告后，按照规定程序和时限报告病例发现、排查及检疫处置过程。

（2）对现场检疫判定为口岸关注传染病疑似病例的，要主动跟踪实验室监测和医院诊断结果，如疑似病例得到确诊的，应于实验室出具检测报告或收到医院诊断报告后，按照规定程序和时限报告病例发现、排查及检疫处置过程。

3. 对未采样送实验室检测，由转诊医院诊断、境外联防联控部门确认或入境、出境人员自行就医后诊断为传染病的，应按规定程序和时限在信息化作业系统中填报确诊结果。

4. 遇重大疫情或突发公共卫生事件，应按照有关规定程序和时限报告有关情况。

第四节｜入境、出境人员检疫个人防护

海关从事入境、出境人员卫生检疫的关员要注意个人防护知识学习和实操培训，力求熟练掌握，防止职业暴露，确保生命安全。

一、基本要求

（一）手卫生

所有人员在日常工作中应做好标准洗手和手部消毒等手卫生措施，进入污染区域戴手套和穿个人防护装备前，对可疑病例或疑似病例进行无菌操作前，有可能接触可疑病例或疑似病例的血液、体液及其污染物品后，以及离开污染区域、脱去个人防护装备后，均应按规定程序要求执行手卫生措施。

（二）手部防护

关员进行体格检查、样本采集和现场快速检测等技术操作时，应做好手部防护，至少需佩戴一层一次性医用橡胶检查手套，佩戴前需检查手套的气密性及有效性，在接触不同可疑病例或疑似病例、手套污染严重或手套破损时及时更换并进行手卫生。

（三）面部和呼吸道防护

进入污染区域时，应至少佩戴医用外科口罩。与可疑病例近距离（1 米以内）接触，或进行可能产生气溶胶、液体喷溅的操作时，呼吸道有被血液、体液、分泌物、排泄物及气溶胶等污染的风险，应戴 N95 级别或以上的医用防护口罩；每次佩戴前应做密合性检查。眼睛、眼结膜及面部有被血液、体液、分泌物、排泄物及气溶胶等污染的风险时，应戴防护眼罩或防护面屏。

（四）皮肤防护

预计接触可疑病例或疑似病例产生的血液、体液、分泌物、排泄物及气溶胶飞沫时，应穿医用一次性防护服，在接触大量血液、体液、呕吐物、排泄物时应加穿防水围裙。

二、不同暴露风险等级时的防护措施选择

口岸发现确诊病例、疑似病例、有症状者时，根据后续排查处置工作岗位、作业环境以及传染病致病因子的种类、传播途径等因素，采取相应的防护措施。

（一）低风险防护

1. 应用场景

适用于对密切接触者进行流行病学调查和医学观察的检疫人员；运送标本的海关工作人员。

2. 防护装备

工作服、工作鞋、一次性手套和一次性医用外科口罩（根据评估可调整为 KN95 及以上级别的颗粒物防护口罩或医用防护口罩）。

（二）中风险防护

1. 应用场景

适用于对除重点关注的呼吸道传染病（新型冠状病毒感染、流感除外）、接触传播出血类传染病以外的可疑病例进行流行病学调查、体格检查、样本采集、快速检测，处理可疑病例分泌物、排泄物，病例移送转诊的海关工作人员。

2. 防护装备

工作服、工作鞋、一次性工作帽、一次性手套、医用防护口罩、反穿隔离衣。有鼻咽喉等采样

需佩戴防护面屏或护目镜。

（三）高风险防护

1. 应用场景

适用于重点关注的呼吸道传染病（新型冠状病毒感染、流感除外）、接触传播出血类传染病可疑病例流行病学调查、医学检查、标本采集、快速检测、人员移送转诊的海关工作人员；对初步排查不能排除重点关注的呼吸道传染病的疑似病例进行流行病学调查、医学检查、标本采集、快速检测、人员移送转诊的海关工作人员；适用于进行搬运疑似或确诊病例或尸体人员，实验室离心操作人员，进行大量血液、体液、排泄物、分泌物或污染物品操作的人员。

2. 防护装备

工作服、一次性工作帽、一次性手套、防护服、医用防护口罩或动力送风过滤式呼吸器、防护面屏或护目镜、工作鞋或胶靴或一次性鞋套、防水靴套，必要时增加防水围裙或防水隔离衣。

三、个人防护装备种类及要求

所有用于防止人员受到传染病病原体感染或污染的器材和用品统称为个人防护装备。针对不同传播途径传播的传染病、不同环境中使用的个人防护装备要求不同，检疫人员在开展流行病学调查、体格检查、样本采集、现场快速检测、病例转运、实施卫生处理等排查处置工作时，应根据传染病致病因子的种类、传播途径，以及实施的不同操作等因素选择适当的防护措施。

（一）防护服

一次性使用的防护服应符合《医用一次性防护服技术要求》［GB 19082—2009，自 2025 年 12 月 1 日起被《医用一次性防护服》（GB 19082—2023）替代］，由帽子、上衣、裤子组成，可为连体式或分体式结构，穿脱方便，结合部严密。袖口、脚踝口应为弹性收口，帽子面部收口，腰部可采用弹性收口或拉绳收口。具有良好的防水性、抗静电性和过滤效率，无皮肤刺激性。

（二）防护口罩

1. 医用外科口罩。

2. N95/KN95 口罩：应符合 N95 口罩标准《医用防护口罩技术要求》［GB 19083—2010，自 2025 年 12 月 1 日起被《医用防护口罩》（GB 19083—2023）替代］或 KN95 口罩标准《呼吸防护—自吸过滤式防颗粒物呼吸器》（GB 2626—2019）标准，使用时应注意：每次使用时，先行检查，以确保口罩紧贴面部并覆盖口鼻，将双手置于口罩上，检查呼吸是否顺畅，如果鼻子周围漏气，调整鼻梁部位，重新检查。

（三）防护眼镜或防护面屏

使用弹性佩戴法，视野宽阔，透明度好，防雾化，有较好的防溅性能。

（四）呼吸防护器

包括半面罩呼吸防护器、全面型呼吸防护器，用于保护人的呼吸器官、面部（眼睛）免受致病微生物的伤害。使用呼吸防护器的方法如下：

1. 选配面具。根据头型的大小和佩戴后松紧程度来确定合适的面具号码。

2. 外观检查。对面具各部件进行外观检查，检查各部件是否有损坏。

3. 灭菌试戴。先将面具擦干净，用医用酒精灭菌，再调整头带直至试戴基本合适为止。

4. 气密检查。用手堵住面具的进气口，用力吸气，若感到憋气，说明面具气密性好，否则，应按进气路线，用上述方法分段进行检查，直至查出漏气部位。

5. 佩戴面具。要求迅速、准确，其要领是：在迅速闭眼、憋气的同时，双手配合取出面具将面罩戴好；睁眼前深呼一口气，以排除面罩内的气体，然后卡紧导气管或用手堵住进气口吸气，以检查佩戴气密性。面具正确佩戴合格的标志是：眼窗中心位于两眼正前偏下，头带垫位于头的后上方，头部压力适中，不压耳朵。

（五）手套

为一次性乳胶手套或橡胶手套。佩戴前检查有无破损和漏气。

（六）鞋套、靴套

为防水、防污染鞋套、靴套。

（七）帽子

为医用一次性帽子。

（八）反穿隔离衣

一次性反穿隔离衣，应为后开口。

（九）防水围裙或防水隔离衣

有较好的防水、防溅功能。

四、防护装备的穿戴

个体防护装备在现场使用过程中会沾染上现场的有害物质，如不能正确穿戴可能会因穿脱程序不当而带来新的污染，并可能导致传染病传播。

（一）防护装备穿戴原则

1. 穿脱防护装备的原则是基于以下设定：个体防护装备是洁净、安全的，正确使用能够确保个体不受病原体危害；穿戴防护装备前设定个体是相对污染体；从污染现场出来后，设定防护装备的外表面已经受到污染。

2. 由于不同防护级别防护装备种类的差异，穿脱程序存在一定的差异，但正确的穿脱程序其意义在于给予个体最大限度的防护，避免其受到外界传染病可疑病例、外环境的污染，从而预防感染传染病致病因子。

（二）防护装备的基本穿脱程序

1. 使用反穿隔离衣等个人防护装备的穿脱顺序

（1）穿戴顺序

步骤 1. 手卫生，更换个人衣物穿工作服，去除个人用品如首饰、手表、手机等。

步骤 2. 戴一次性工作帽（如果选用）和医用防护口罩，做气密性检查。

步骤 3. 穿工作鞋或胶靴。

步骤 4. 穿反穿隔离衣。

步骤 5. 戴防护面屏或护目镜（如果选用）。

步骤 6. 戴一次性手套，做气密性检查，覆盖反穿隔离衣袖口。

（2）脱摘顺序

步骤 1. 进入一脱区，个人防护装备外层有肉眼可见的污染物时擦拭消毒。

步骤 2. 消毒一次性手套。

步骤 3. 同时脱下反穿隔离衣、一次性手套，手消毒。

步骤 4. 摘防护面屏或护目镜（如果选用），双手提拉后侧系带，避免碰触屏面或镜面，手消毒。

步骤 5. 进入二脱区，若离开一脱区时碰触门或把手等，再次手消毒。

步骤 6. 必要时，消毒并更换工作鞋或胶靴，手消毒。

步骤 7. 摘医用防护口罩和一次性工作帽（如果选用），手消毒。

步骤 8. 及时佩戴新的一次性外科口罩，尽快离开二脱区。

步骤 9. 进入清洁区，消毒非佩戴在护目镜内的眼镜（如果佩戴），洗手、手消毒。若离开二脱区时碰触门或把手等，进入清洁区后第一时间手消毒。

2. 使用防护服等个人防护装备的穿脱顺序

（1）穿戴顺序

步骤 1. 手卫生，更换个人衣物穿工作服，去除个人用品如首饰、手表、手机等。

步骤 2. 戴一次性工作帽和医用防护口罩，做气密性检查。

步骤 3. 穿工作鞋或胶靴或套内层一次性鞋套。

步骤 4. 穿防护服。

步骤 5. 穿防水靴套（连靴防护服无需加穿则跳过）。

步骤 6. 戴防护面屏或护目镜。

步骤 7. 穿防水围裙或防水隔离衣（如果选用）。

步骤 8. 戴一次性手套，做气密性检查，覆盖防护服或防水隔离衣袖口。使用双层手套时，内层手套纳于防护服袖口内。

步骤 9. 防护监督员指导、协助，检查全部个人防护装备是否齐备、完好、大小合适。确认穿戴效果，确保无裸露头发、皮肤和衣物。

（2）脱摘顺序

步骤 1. 进入一脱区，个人防护装备外层有肉眼可见的污染物时擦拭消毒，消毒手套。

步骤 2. 脱防水隔离衣（如果选用），外层手套与隔离衣一起脱下，消毒内层手套。

步骤 3. 摘防护面屏或护目镜，双手提拉后侧系带，避免碰触屏面或镜面，消毒手套。

步骤 4. 脱防护服，同时脱防水靴套、外层手套（此步骤无外层手套则跳过），从内向外向下反卷，动作轻柔，避免接触里层衣服，消毒内层手套。

步骤 5. 进入二脱区，若离开一脱区时碰触门或把手等，再次消毒内层手套。

步骤 6. 消毒并更换工作鞋或胶靴，或脱内层一次性鞋套，消毒内层手套。

步骤 7. 脱内层手套，手消毒。

步骤 8. 摘医用防护口罩和一次性工作帽，手消毒。

步骤 9. 及时佩戴新的一次性外科口罩，尽快离开二脱区。

步骤 10. 进入清洁区，消毒非佩戴在护目镜内的眼镜（如果佩戴），洗手、手消毒。若离开二脱区时碰触门或把手等，进入清洁区后第一时间手消毒。

步骤 11. 脱降温背心等辅助装置，背心冷源、内置换气装置可擦拭消毒。

步骤 12. 换回个人衣物，有条件时淋浴。

防护监督员评估个人防护装备污染情况，对照脱摘顺序，口头提示每个脱摘步骤，指导或协助脱摘个人防护装备。如防护监督员在现场指导或协助，应穿戴个人防护装备并及时进行手套消毒，如可能污染皮肤、黏膜，应及时消毒。

3. 使用动力送风过滤式呼吸器的个人防护装备的穿脱顺序

（1）穿戴顺序

步骤 1. 手卫生，更换个人衣物穿工作服，去除个人用品如首饰、手表、手机等。

步骤 2. 戴一次性工作帽和医用外科口罩。

步骤 3. 穿工作鞋或胶靴或套内层一次性鞋套。

步骤 4. 戴内层一次性手套，做气密性检查。

步骤 5. 穿防护服，确保防护服袖口覆盖内层手套袖口。

步骤 6. 穿防水靴套（连靴防护服无需加穿则跳过）。

步骤 7. 动力送风过滤式呼吸器开机，固定电机腰带，穿戴头套。

步骤 8. 穿防水围裙或防水隔离衣（如果选用），隔离衣背后不遮蔽电机。

步骤 9. 戴外层一次性手套，做气密性检查，覆盖防护服或防水隔离衣袖口。

防护监督员指导、协助，检查全部个人防护装备是否齐备、完好、大小合适。确认穿戴效果，确保无裸露头发、皮肤和衣物。

（2）脱摘顺序

步骤1. 进入一脱区，个人防护装备外层有肉眼可见的污染物时擦拭消毒，消毒外层手套。

步骤2. 脱防水围裙（如果选用），消毒并脱外层手套。或脱防水隔离衣（如果选用），外层手套与隔离衣一起脱下，消毒内层手套。

步骤3. 对动力送风过滤式呼吸器消毒，摘除头套，解开电机腰带，关闭电机。消毒内层手套。

步骤4. 脱防护服，同时脱防水靴套、外层手套（此步骤无外层手套则跳过），从内向外向下反卷，动作轻柔，避免接触里层衣服，消毒内层手套。

步骤5. 进入二脱区，若离开一脱区时碰触门或把手等，再次消毒内层手套。

步骤6. 消毒并更换工作鞋或胶靴，或脱内层一次性鞋套，消毒内层手套。

步骤7. 脱内层手套，手消毒。

步骤8. 摘医用外科口罩和一次性工作帽，手消毒。

步骤9. 及时佩戴新的外科口罩，尽快离开二脱区。

步骤10. 进入清洁区，消毒眼镜（如果佩戴），洗手、手消毒。若离开二脱区时碰触门或把手等，进入清洁区后第一时间手消毒。

步骤11. 换回个人衣物，有条件时淋浴。

防护监督员评估个人防护装备污染情况，对照脱摘顺序，口头提示每个脱摘步骤，指导或协助脱摘个人防护装备。如防护监督员在现场指导或协助，应穿戴个人防护装备并及时进行手套消毒，如可能污染皮肤、黏膜，应及时消毒。

（三）注意事项

（1）穿戴防护装备前应检查其有效性，包括其适用范围、气密性、有效期限、防护有效时间等。

（2）穿脱防护装备动作要轻，避免沾染的有害物扬起。

（3）脱去防护装备的过程中要尽量减少污染在环境中暴露的面积和时间。

（4）使用过的个人防护物资应按照规范收纳于专用容器中，并按规定做好消毒或销毁等处置。

（5）按照标准方法做好手卫生。

五、手清洗和消毒的要求和方法

（一）一般要求

所有进入口岸现场作业区域的海关工作人员，特别是参与口岸传染病处置的工作人员应加强手卫生措施，包括但不限于以下情形：

穿戴或脱摘手套和个人防护装备前后；有可能接触可疑病例血液、体液、排泄物、分泌物及其污染物品或污染环境表面之后，或有可能接触其他被污染的物品或环境表面之后；离开口岸现场作业区域时；脱卸个人防护装备过程中，需特别注意执行手卫生措施，尽量做到“一步一手消”。

无明显污染物时，可按照标准洗手方法洗手或手消毒。有肉眼可见污染物时，应先使用洗手液（或肥皂）在流动水下按照标准洗手方法洗手，然后进行手消毒。

（二）标准洗手方法

在流动水下，使双手充分淋湿，取适量洗手液（或肥皂）均匀涂抹至整个手掌、手背、手指、指甲缝和指缝，按照“六步洗手法”（口诀：内外夹弓大立）认真揉搓双手，每个步骤重复5次，总时长不少于20秒，标准洗手方法如图7-1所示。

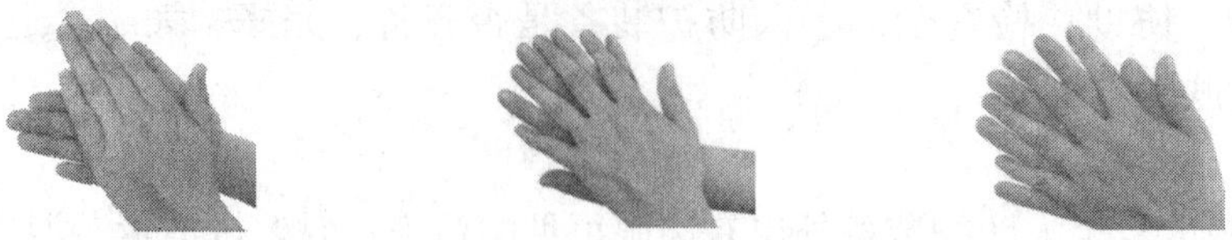

（1）内：掌心对掌心搓擦　（2）外：手指交错掌心对手背搓擦　（3）夹：手指交错掌心对掌心搓擦

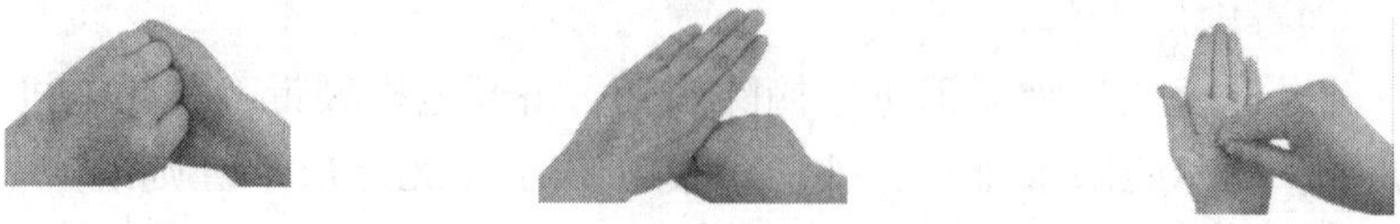

（4）弓：两手互握互搓指背　（5）大：拇指在掌中转动搓擦　（6）立：指尖在掌心中搓擦

图 7-1　标准洗手方法

（三）手消毒方法

取适量手消毒剂于掌心，均匀涂抹双手，按标准洗手方法揉搓至手部干燥，或直接用75%乙醇进行擦拭覆盖全部手部皮肤并揉搓至手部干燥。醇类过敏者，可选择有效的非醇类手消毒剂；特殊条件下，也可使用3%过氧化氢消毒剂、0.5%碘伏或0.05%含氯消毒剂等擦拭或浸泡双手，并适当延长消毒作用时间。

（四）手卫生管理

1. 口岸现场作业区域张贴“六步洗手法”流程图，加强现场作业期间相互提醒监督，落实手卫生措施。

2. 用于洗手和手消毒的设施（包括洗手池、水龙头、烘手机、感应式手消毒设备等）要完好无损且运行正常，洗手液（或肥皂）、纸巾、手消毒剂等用品配备充足，并符合国家法律法规及相关标准的要求。

3. 必要时可开展手卫生效果评价，手卫生前后手上自然菌的消除率≥90%，判定为手卫生合格。

附件 1　口岸传染病疑似病例筛查

表 7-1　口岸传染病疑似病例筛查参考表

疾病/症状、体征	发热	寒战	咳嗽	皮疹	皮下出血	头痛	肌肉痛	关节痛	恶心呕吐	腹痛	腹泻	脱水症状	便血	黄疸	面色苍白	三红征	意识障碍	颈项强直等精神症状	嗅觉味觉减退或丧失
新型冠状病毒感染	++		++				±				±								±
传染性非典型肺炎	+++		+++			+	+	+			+								
人感染高致病性禽流感（H5N1）	++		++			+	+		+	+	±								
甲型 H1N1 流感	++		++			++			±		±								
人感染 H7N9 禽流感	+++		++			++	++		+		+								
肺鼠疫	+++	+++	+++		++				+				++				+		
肺炭疽	+++	+++	+																
传染性肺结核	++		++																
流行性脑脊髓膜炎	++					+++			+++								+	+++	
中东呼吸综合征	++		++								±								
霍乱									++	+	++++	+++							
细菌性痢疾	+								+	+++	++								
肠出血性大肠杆菌 O157:H7 感染性腹泻	+					+			+	+++	++		+						
诺如病毒感染	++								++	+	++	+							
副溶血弧菌食物中毒	+					±			+	++	+++	+							
黄热病	+++	+++			±	+	+		+				±	++++					
登革热	+++	++	+		++								±			++			
疟疾	+++	+++				++			+										
流行性乙型脑炎	+++					+++			+++								++	++	

表7-1　续

疾病/症状、体征	发热	寒战	咳嗽	皮疹	皮下出血	头痛	肌肉痛	关节痛	恶心呕吐	腹痛	腹泻	脱水症状	便血	黄疸	面色苍白	三红征	意识障碍	颈项强直等精神症状	嗅觉味觉减退或丧失
西尼罗热	+++			+		+	++			±	±					++			
基孔肯雅热	+++	+		+		+	+	+	±										
寨卡病毒病	+			+			+	+	±										
裂谷热	++	++			±	++		++											
埃博拉病毒病	+++			+++		+++	+++		+++		+++								
马尔堡出血热	+++								+++	+++	+++		+++						
拉沙热	++		++			++			++		++								
流行性出血热	+++					+++										+++			

注：“　”表示“不存在”；“±”表示“可有可无”；“+～++++”表示程度由轻到重。

附件2　口岸呼吸道传染病排查要点

一、常见呼吸道传染病典型症状鉴别排查

表7-2　常见呼吸道传染病典型症状鉴别排查表

常见呼吸道传染病	较为典型的症状和体征	确诊依据
新型冠状病毒感染	以发热、干咳、乏力为主要表现。部分患者可以鼻塞、流涕、咽痛、嗅觉味觉减退或丧失、结膜炎、肌痛和腹泻等为主要表现。	1. 具有新冠病毒感染的相关临床表现。 2. 具有以下一种或以上病原学、血清学检查结果： （1）新冠病毒核酸检测阳性； （2）新冠病毒抗原检测阳性； （3）新冠病毒分离、培养阳性； （4）恢复期新冠病毒特异性 IgG 抗体水平为急性期 4 倍或 4 倍以上升高。

表7-2 续

常见呼吸道传染病	较为典型的症状和体征	确诊依据
麻疹	发热、发热后 3~4 日出疹（全身性斑丘疹）并伴有咳嗽、卡他性鼻炎或结膜炎，口腔内麻疹黏膜斑有早期诊断意义。	疑似病例有完整的流行病学调查资料，且符合下述两条之一者，为确诊病例：用酶联免疫吸附试验法（ELISA）检测血清中特异性 IgM 抗体阳性；从标本中分离到麻疹病毒。
风疹	发热、全身皮肤在起病 1~2 日出现红色斑丘疹并伴耳后、枕后、颈部淋巴结肿大。	疑似病例且经下述三条之一实验室证实为风疹病毒感染者，即为确诊病例：咽拭子标本分离到风疹病毒，或检测到风疹病毒核酸；1 个月内未接种过风疹减毒活疫苗而在血清中查到风疹 IgM 抗体；恢复期病人血清风疹 IgG 抗体滴度较急性期有 4 倍或 4 倍以上升高，或急性期抗体阴性而恢复期抗体阳转。
流行性腮腺炎	发病前 2~3 周有与流行性腮腺炎患者接触史或当地有本病流行，其症状体征有：发热、耳部疼痛，腮腺肿大（以耳垂为中心向前、后、下发展），严重可继发脑炎、睾丸炎等。	实验室检测结果为：血、尿淀粉酶增高；1 个月内未接种过腮腺炎减毒活疫苗、血清中特异性 IgM 抗体阳性；双份血清（间隔 2~4 周）IgG 抗体效价呈 4 倍或 4 倍以上增高。
流行性感冒	在流行季节一个单位或地区同时出现大量上呼吸道感染病人；或近期内本地区或邻近地区上呼吸道感染病人明显增多；或医院门诊上呼吸道感染病人明显增多。临床症状有：出现急起畏寒、高热、头晕、头痛、全身酸痛、乏力等中毒症状；可伴有咽痛、干咳、流鼻涕、流泪等呼吸道症状；少数病例有食欲减退、伴有呕吐、腹痛、腹胀和腹泻等消化道症状。	实验室诊断表现为：血常规检查白细胞总数不高或偏低；从病人鼻咽分泌物分离到流感病毒；恢复期病人血清中抗流感病毒抗体滴度比急性期有 4 倍或 4 倍以上升高；直接检查呼吸道上皮细胞的流感病毒抗原阳性；标本经敏感细胞增殖 1 代后查抗原阳性。
水痘	水痘的临床诊断根据接触史、特征性皮疹、搔痒等症状诊断。典型皮疹首先见于躯干和头部，初为红色斑疹，数小时后变为丘疹，再经数小时左右发展为疱疹。皮疹是分批、连续出现，故在同一部位可见斑疹、丘疹、疱疹和结痂同时存在。	实验室诊断用皮肤病变刮片法可现核内性包涵体。血清学检验法：有补体结合、免疫吸附凝集（IAHA）、免疫荧光（FAMA）、放射免疫（RIA）、酶联免疫吸附（ELISA）试验等，急性期与恢复期血清抗体 4 倍升高为诊断依据。
白喉	发热、咽痛、声音嘶哑，鼻、咽、喉部有不易剥脱的灰白色假膜，强行剥离可有出血。	如有白喉病人接触史，假膜涂片镜检有革兰氏阳性棒状杆菌，并有异染颗粒者为临床诊断。假膜边缘细菌培养出白喉杆菌，毒力试验阳性。
百日咳	百日咳典型呈现卡他期、痉咳期、恢复期。卡他期有低热、咳嗽、喷嚏、流泪和乏力表现，注意询问接触史，若体温下降后咳嗽反而加剧，尤以夜间为甚且无明显肺部体征者应考虑本病。	结合白细胞计数和淋巴细胞分类明显增高可以作为临床诊断，确诊需靠细菌学或血清学诊断。

表7-2　续

常见呼吸道传染病	较为典型的症状和体征	确诊依据
猩红热	猩红热典型病例起病急骤并具有发热、咽峡炎、病后 24 小时内出现皮疹等，此构成猩红热三大特征性表现。典型皮疹是在弥漫性充血的皮肤上出现分布均匀的针尖大小的丘疹，压之退色，伴有痒感。	血常规白细胞总数、中性粒细胞均高，严重病人可出现中毒颗粒。咽拭子或其他病灶分泌物培养可有 β 型溶血性链球菌生长。亦可用免疫荧光法检测咽拭子涂片以进行快速诊断。

二、口岸关注的呼吸道传染病排查要点

表 7-3　口岸关注的呼吸道传染病排查要点表

疾病种类	流行病学特征	临床表现	实验室检查	胸部 X 线检查	疾病主要分布
传染性非典型肺炎	1. 与发病者有密切接触史，或是受传染的群体发病者之一，或有明确传染他人的证据； 2. 发病前 2 周内曾到过或居住于报告有传染性非典型肺炎病人并出现继发感染疫情的区域。	1. 潜伏期为 10 天。 2. 临床表现：起病急，以发热为首发症状，体温一般超过 38℃；可伴有头痛、关节酸痛、肌肉酸痛、乏力、腹泻；常无上呼吸道卡他症状；可有咳嗽，多为干咳、少痰，偶有血丝痰；可有胸闷，严重者出现呼吸加速，气促，或明显呼吸窘迫；肺部体征不明显，部分病人可闻少许湿啰音。 注意：有少数病人不以发热为首发症状，尤其是有近期手术史或有基础疾病的病人。	外周血白细胞计数一般不升高，或降低；常有淋巴细胞计数减少。	肺部有不同程度的片状、斑片状浸润性阴影或呈网状改变，部分病人进展迅速，呈大片状阴影；常为多叶或双侧改变，阴影吸收消散较慢；肺部阴影与症状体征可不一致。	目前世界各地均无此病报道。

表7-3　续

疾病种类	流行病学特征	临床表现	实验室检查	胸部 X 线检查	疾病主要分布
人感染高致病性禽流感	1. 传染源：主要为患禽流感或携带禽流感病毒的鸡、鸭、鹅等禽类及野禽。 2. 传播途径：经呼吸道传播，也可通过密切接触感染的家禽分泌物和排泄物、受病毒污染的物品和水等被感染。 3. 高危人群：从事家禽养殖，发病前 1 周内到过家禽饲养、销售及宰杀等场所，接触禽流感病毒感染材料的实验室工作人员，与禽流感患者有密切接触的人员。	1. 潜伏期一般为 1~7 天，通常为 2~4 天。 2. 临床表现：H5N1 亚型患者急性起病，早期表现类似普通型流感；主要为发热，体温大多持续在 39℃以上，可伴有流涕、鼻塞、咳嗽、咽痛、头痛、肌肉酸痛和全身不适；部分患者可有恶心、腹痛、腹泻、稀水样便等消化道症状；重症患者可出现高热不退，病情发展迅速，几乎所有患者都有临床表现明显的肺炎；可继发细菌感染，发生败血症；重症患者可有肺部实变体征等。	1. 外周血象：白细胞总数一般不高或降低。重症患者多有白细胞总数及淋巴细胞减少，并有血小板降低。 2. 血清学检查：发病初期和恢复期双份血清禽流感病毒亚型毒株抗体滴度 4 倍或 4 倍以上升高，有助于回顾性诊断。	H5N1 亚型病毒感染者可出现肺部浸润。胸部影像学检查可表现为肺内片状影。重症患者肺内病变进展迅速，呈大片状毛玻璃样影及肺实变影像，病变后期为双肺弥漫性实变影，可合并胸腔积液。	东南亚、中亚、欧洲、非洲和中东的 14 个国家（阿塞拜疆、柬埔寨、中国、吉布提、埃及、印度尼西亚、伊拉克、尼日利亚、泰国、土耳其、越南、老挝、缅甸、巴基斯坦）。

表7-3　续

疾病种类	流行病学特征	临床表现	实验室检查	胸部 X 线检查	疾病主要分布
甲型 H1N1 流感	1. 传染源：主要为携带 H1N1 病毒的人或动物，如感染 H1N1 病毒的人和感染 H1N1 病毒的动物；无症状感染者也具有传染性。 2. 传播途径：主要通过飞沫经呼吸道传播，也可通过口腔、鼻腔、眼睛等处黏膜直接或间接接触传播；接触患者的呼吸道分泌物、体液和被病毒污染的物品亦可能引起感染。 3. 易感人群：人群普遍易感，多数年龄在 25 岁至 45 岁间，以青壮年为主，应注意老年人和儿童；接触甲型 H1N1 流感病毒感染材料的实验室工作人员为高危人群。 4. 季节特征：感染甲型 H1N1 流感常发生在冬春季节。	1. 潜伏期：潜伏期时长 1~7 天，多为 1~3 天。 2. 典型表现：通常表现为流感样症状，包括发热、咽痛、流涕、鼻塞、咳嗽、咳痰、头痛、全身酸痛、乏力；部分病例出现呕吐、腹泻；少数病例仅有轻微的上呼吸道症状，无发热；体征主要包括咽部充血和扁桃体肿大；部分患者病情可迅速发展，来势凶猛、突然高热、体温超过 38℃，甚至继发严重肺炎、急性呼吸窘迫综合征、肺出血、胸腔积液、全身血细胞减少、肾功能衰竭、败血症、休克及瑞氏综合征（Reye 综合征）、呼吸衰竭及多器官损伤，导致死亡；患者原有的基础疾病亦可加重。	1. 外周血象检查白细胞总数一般不高或降低。 2. 血生化检查部分病例出现低钾血症，少数病例肌酸激酶、天门冬氨酸氨基转移酶、丙氨酸氨基转移酶、乳酸脱氢酶升高。 3. 病原学检查病毒核酸检测以 RT-PCR（最好采用 real-time RT-PCR）法检测呼吸道标本（咽拭子、鼻拭子、鼻咽或气管抽取物、痰）中的甲型 H1N1 流感病毒核酸，结果可呈阳性。病毒分离呼吸道标本中可分离出甲型 H1N1 流感病毒。血清抗体检查动态检测双份血清甲型 H1N1 流感病毒特异性抗体水平呈 4 倍或 4 倍以上升高。	合并肺炎时可见片状阴影。	世界各地均有报道。

表7-3　续

疾病种类	流行病学特征	临床表现	实验室检查	胸部X线检查	疾病主要分布
人感染H7N9禽流感	1. 传染源：目前尚不明确，推测携带H7N9禽流感病毒的家禽及其排泄物、分泌物可能是人感染H7N9禽流感病毒的传染来源。 2. 传播途径：经呼吸道传播，也可通过密切接触感染的禽类分泌物或排泄物等被感染，直接接触病毒也可被感染；现尚无人与人之间传播的确切证据。 3. 易感人群：目前尚无确切证据显示人类对H7N9禽流感病毒易感；现有确诊病例均为成人；现阶段高危人群主要是从事禽类养殖、销售、宰杀、加工业者，以及在发病前1周内接触过禽类者。 4. 季节特征：自2013年我国华东地区首次发现人感染H7N9病例以来，每年都会在冬春季出现季节性流行。	1. 潜伏期：潜伏期一半多为7天以内，也可长达10天。 2. 典型表现：肺炎为主要临床表现，患者常出现发热、咳嗽、咳痰，可伴有头痛、肌肉酸痛、腹泻或呕吐等症状；重症患者病情发展迅速，多在发病3~7天出现重症肺炎，体温大多持续在39℃以上，出现呼吸困难，可伴有咯血痰；常快速进展为急性呼吸窘迫综合征、脓毒性休克和多脏器功能障碍综合征；少数患者可为轻症，仅表现为发热伴上呼吸道感染症状；H7N9病例早期发病无特异性表现，早诊早治困难，后期重症病例治疗效果差，病死率高，目前报告病例的总体病死率在40%左右。	1. 血常规：白细胞总数一般不高或降低。重症患者多有白细胞总数及淋巴细胞减少，并有血小板降低。 2. 血生化检查：多有肌酸激酶、乳酸脱氢酶、天门冬氨酸氨基转移酶、丙氨酸氨基转移酶升高，C反应蛋白升高，肌红蛋白可升高。 3. 病原学检测： A. 核酸检测：对患者呼吸道标本（如鼻咽分泌物、口腔含漱液、气管吸出物或呼吸道上皮细胞）采用real-time PCR（或RT-PCR）检测到H7N9禽流感病毒核酸。 B. 病毒分离：从患者呼吸道标本中分离H7N9禽流感病毒。	发生肺炎的患者肺内出现片状阴影。重症患者病变进展迅速，常呈双肺多发磨玻璃影及肺实变影像，可合并少量胸腔积液。发生ARDS时，病变分布广泛。	自2013年3月以来，全球共报告1364例H7N9流感病例。 我国部分省市人感染H7N9禽流感病例呈散发分布，相互之间没有流行病学关联，流行病学的主要特征没有变化，分离到的病毒株遗传学特征和既往流行类似。

表7-3 续

疾病种类	流行病学特征	临床表现	实验室检查	胸部X线检查	疾病主要分布
肺鼠疫	患者发病前10天到过鼠疫动物病流行区或接触过鼠疫疫区内的疫源动物、动物制品及鼠疫病人，进入过鼠疫实验室或接触过鼠疫实验用品。	1. 潜伏期：2～3天，预防接种后可延至9～12天。 2. 临床表现： （1）全身中毒症状：起病急，高热寒战，体温迅速达到39～40℃，剧烈头痛，恶心呕吐伴有烦躁不安，意识模糊，心律不齐，血压下降，呼吸急促，皮肤黏膜先有出血斑，继而大片出血及伴有黑便，血尿。 （2）肺鼠疫除具有全身中毒症状外，以呼吸道感染症状为主，咳痰，咳血，呼吸困难，四肢及全身发绀，继而迅速呼吸衰竭死亡，有时检查肺部体征与临床表现不符。	1. 白细胞及中性粒细胞增多。 2. 患者2次（间隔10天）采集血清，用PHA法检测F1抗体呈现4倍以上增长。其血清经PHA检测出现1：40以上F1抗体滴度者。	X线检查呈支气管肺炎改变	非洲的中部、东部和南部，南美洲，北美西部和亚洲的大部分地区。
肺炭疽	传播途径有三种： 1. 经皮肤黏膜：最普遍，伤口直接接触病菌而致病；病菌毒力强者可直接侵袭完整皮肤。 2. 经呼吸道：吸入带炭疽芽胞的尘埃、飞沫等而致病。 3. 经消化道：摄入被污染的食物或饮用水等而感染。 生活在已证实存在炭疽的地区内，或发病前14日内到达过该类地区；从事与毛皮等畜产品密切接触的职业；接触过可疑的病、死动物或其残骸，食用过可疑的病、死动物肉类；在可能被炭疽芽孢杆菌污染的地区从事耕耘或挖掘等操作，均应作为流行病学线索。	1. 潜伏期，本病潜伏期一般1～5天，短者12小时也可发病，长者也可能在2周后发病。 2. 临床表现：大多为原发性，由吸入炭疽杆菌芽孢所致，也可继发于皮肤感染，起病多急骤，但一般先有2～4天感冒样症状，且在缓解后再突然起病；临床表现为寒战、高热、气急、呼吸困难、喘鸣、紫绀、血样痰、胸痛；有时在颈下、胸部出现皮下水肿；肺部仅闻及散在的细湿啰音；病情多危重，常并发败血症和感染性休克，偶可继发脑膜炎；如不及时抢救，24～48小时可因呼吸、循环衰竭死亡。	1. 周围血象：白细胞总数大多增加，一般在1万/mm^3～2万/mm^3，少数高达6万/mm^3～8万/mm^3。分类以中性细胞为高。 2. 涂片检查：取分泌物、痰液、血液等涂片，染色，可见有夹膜的典型竹节状大杆菌。 3. 血清免疫学：可以检测到夹模抗体和血清抗毒性抗体。	X线检查呈支气管肺炎，胸腔积液与纵膈增宽。	本病世界各地均有散发病例，夏秋发病多。多见于亚洲、非洲和南美洲。

表7-3　续

疾病种类	流行病学特征	临床表现	实验室检查	胸部X线检查	疾病主要分布
传染性肺结核	结核病是由结核杆菌引起的慢性传染病，可累及全身多个脏器，但以肺结核最为常见。暴露于肺或喉结核患者用力呼气时（如咳嗽、大声喊叫或打喷嚏）排出的飞沫粒中的结核杆菌而感染。长期密切接触有传染性的病例可造成直接感染，但是非常少见。肺外结核（喉结核除外）除了少见的有排菌窦者外，一般无传染力。	1. 潜伏期，因抵抗力不同，长短不一。 2. 临床表现： （1）全身症状：午后低热、乏力、食欲不振、体重减轻、盗汗等；当肺部病灶急剧进展播散时，可有高热，妇女可有月经失调或闭经。 （2）呼吸系统症状：一般有干咳或只有少量黏液痰；伴继发感染时，痰呈黏液性或脓性；约1/3病人有不同程度咯血。 （3）炎症波及胸膜时，有刺痛，一般并不剧烈，随呼吸和咳嗽而加重；慢性重症肺结核时，呼吸功能减损，可出现渐进性呼吸困难，甚至紫绀，并发气胸或大量胸腔积液时，则有急骤出现的呼吸困难。	1. 涂片抗酸染色镜检。 2. 血清学检测。	是肺结核诊断必备检查，原发性肺结核表现为肺内原发灶、淋巴管炎和肿大的肺门或纵膈淋巴结形成哑铃状病灶。 继发性肺结核X光表现复杂多变，或云片状、或斑点（片）结节状，常有透亮区或空洞形成。	世界性分布。工业化的国家到20世纪80年代报告的病例数稳定不降，此后在HIV感染高发区以及有大量来自结核病高发区人口的地区发病率上升。
流行性脑脊髓膜炎	流脑通过呼吸道传播，传染源主要是健康携带者。婴幼儿发病最高、其次为学龄儿童及青少年。流脑的高发季节为冬春季节。	1. 潜伏期为2~10天，平均4天左右。 2. 临床表现：主要为脑膜炎，急性发热、剧烈头痛、恶心、呕吐、颈强直、畏光、皮肤瘀斑等。	1. 白细胞总数明显增加，2万/mm^3，高者达4万/mm^3。中性粒细胞占80%~90%。 2. 恢复期血清中抗体滴度比急性期血清的滴度升高4倍或4倍以上。		全球散发，以非洲中部撒哈拉地带流行最高。

表7-3 续

疾病种类	流行病学特征	临床表现	实验室检查	胸部 X 线检查	疾病主要分布
中东呼吸综合征	1. 传染源：目前认为 MERS-CoV 来源于蝙蝠，并在很久之前的某个时点传播至骆驼。 2. 传播途径： A. 非人际传播：动物到人类的传播途径尚不完全明确，但骆驼可能是 MERS 冠状病毒的主要宿主和人类感染的动物来源；埃及、阿曼、卡塔尔和沙特阿拉伯等国已从骆驼体内分离出与人类感染相同的 MERS 毒株。 B. 人际间传播：若非发生密切接触，MERS 病毒不会轻易发生人际传播；在医疗机构中、尤其是在感染防控措施不到位的情况下，发生人际间传播的可能性更大，目前已经有医疗机构发生聚集性病例；迄今为止，尚未有 MERS 病毒造成社区内持续传播的报告。 3. 易感人群：人群普遍易感。	1. 潜伏期：潜伏期为 2~14 天，常见为 5~6 天。 2. 典型表现：典型病例常呈现发热、咳嗽和气短等症状，在检查中经常发现肺炎表现；胃肠道症状，如腹泻等也有报道；重症病例可导致呼吸衰竭，需要在重症监护室内机械通气和支持治疗；部分病例可出现器官衰竭，尤其是肾衰竭和感染性休克；病死率大约为 27%；该病毒似乎会导致免疫力低下的人群，老年人和伴有慢性病（如糖尿病、癌症和慢性肺部疾病）的人群发生更严重的疾病。	1. 一般实验室检查： A. 血常规：白细胞总数一般不高，可伴有淋巴细胞减少。 B. 血生化检查：部分患者肌酸激酶、天门冬氨酸氨基转移酶、丙氨酸氨基转移酶、乳酸脱氢酶、肌酐等升高。 2. 病原学检查： A. 病毒核酸检测：以 RT-PCR（最好采用 real-time RT-PCR）法检测呼吸道标本中的 MERS 冠状病毒核酸。 B. 病毒分离培养：可从呼吸道标本中分离出 MERS 冠状病毒，但一般呼吸道冠状病毒在细胞中分离培养较为困难。	发生肺炎者影像学检查根据病情的不同阶段可表现为单侧至双侧的肺部影像学改变，主要特点为胸膜下和基底部分布，磨玻璃影为主，可出现实变影。部分病例可有不同程度胸腔积液。	该病毒持续在阿拉伯半岛循环，主要发生在沙特阿拉伯，该国报告了全球大多数（>85%）的 MERS 病例。中东以外地区也有若干 MERS 病例报告，其中绝大多数病例被认为是在中东获得感染，而后输出到其它地区。发生输入性病例的国家（地区）没有出现二代传播或仅有有限的二代病例报告。

表7-3 续

疾病种类	流行病学特征	临床表现	实验室检查	胸部 X 线检查	疾病主要分布
尼帕病毒病	1. 传染源：主要为果蝠及感染的野猪等，其中果蝠为自然宿主。 2. 传播途径： A. 呼吸道传播：比如打喷嚏后唾液、飞沫通过空气传染给周围人，然后被吸入到人体内而感染。 B. 接触传播：接触患者或者有感染尼帕病毒的猪、狗等动物的分泌物或者排泄物。 C. 消毒不严格，或者使用同一注射器而被传染。 3. 人和猪易感。	1. 潜伏期：4~14 天，但据报道潜伏期可长达 45 天。 2. 临床表现：人类感染包括无症状感染、急性呼吸道感染、癫痫发作和致命性脑炎；感染者最初出现的症状包括发烧、头痛、肌痛、呕吐和喉咙痛；随后可能出现头晕、嗜睡、意识改变和神经症状；一些人还可能出现非典型肺炎和严重的呼吸问题，包括急性呼吸窘迫；脑炎和癫痫发作发生在严重病例中，在 24~48 小时内可进展为昏迷。	1. 常规检查：血象白细胞总数及中性粒细胞多正常或偏低，淋巴细胞减少，血小板下降，血清 Na+降低，ALT 及 AST 轻度升高。 2. 特殊检查：脑电图、脑 CT、头部磁共振（MRI）。 3. 病原学检查：病毒分离、电子显微镜检查、补体结合试验、ELISA、RT-PCR 及免疫噬斑分析等。		

附件 3　口岸消化道传染病排查要点

一、口岸关注的消化道传染病排查要点

表 7-4　口岸关注的消化道传染病排查要点表

疾病种类	流行病学特征	症状体征	实验室检查	疾病主要分布
霍乱	1. 霍乱流行期间与传染源有密切接触史，主要是病人和带菌者。 2. 传播途径：饮水、食品和苍蝇等。 3. 季节性：夏秋季。	1. 潜伏期：霍乱的潜伏期一般为 2~5 天。 2. 临床表现：人感染霍乱弧菌后，病情轻重不一；严重者该菌在肠内大量繁殖，造成急剧腹泻、呕吐，腹泻常为无痛性的，不伴里急后重，水样便（黄水样、清水样、米泔样或血水样），甚至出现脱水症状，烦躁不安、表情呆滞、声音嘶哑、口渴、眼球下陷等。	1. 血常规：血红蛋白增高，红细胞、中性粒细胞和大单核细胞增多。 2. 镜检：见黏液和少量红、白细胞。 3. 悬滴试验：见运动活泼的弧菌。 4. 菌株分离。 5. 用分子生物学检测方法可作快速诊断。	大多数发展中国家都有流行，尤其是非洲和亚洲的国家，南美洲和美洲中部稍轻。

表7-4 续

疾病种类	流行病学特征	症状体征	实验室检查	疾病主要分布
细菌性痢疾	1. 传染源：病人和带菌者。 2. 传播途径：食物、水、生活接触和苍蝇、蟑螂污染为主。 3. 季节性：夏秋季。	1. 潜伏期：为数小时至 7 天，多数 1~2 天。 2. 临床表现：志贺氏菌引起的细菌性痢疾可分为 2 类 6 型。 （1）急性细菌性痢疾：又分急性典型、急性非典型、急性中毒性菌痢三型。急性典型菌痢症状典型，有腹痛腹泻、脓血粘便、里急后重、发热等症状；急性非典型菌痢症状不典型，易诊断错误延误治疗，常导致带菌或慢性发展；急性中毒性菌痢小儿多见，起病急，发展快，寒战高热 40℃或体温不升，反复惊厥、嗜睡昏迷，迅速发展导致呼吸衰竭及休克，而胃肠道症状较轻，甚至无腹痛腹泻。 （2）慢性细菌性痢疾：又分慢性迁延型、慢性隐伏型、急性发作型三型。慢性迁延型，通常由急性菌痢治疗不彻底等引起，病程超过 2 个月，时愈时发，大便培养阳性率低；在有临床症状时为急性发作型，该型往往在半年内有急性菌痢病史；慢性隐伏型菌痢，是在一年内有过菌痢病史，临床症状早已消失，但直肠镜可发现病变或大便培养阳性。	1. 大便培养：取新鲜大便及脓血部分，疑中毒型菌痢应直肠拭子或灌肠取便，作细菌培养。痢疾杆菌阳性可确诊，但不能作早期诊断。 2. 以单克隆抗体为诊断试剂的快速诊断方法，及 PCR 技术，检测粪便中的痢疾杆菌，特异性强，敏感性高，可作早期快速诊断。	在亚洲、非洲和拉丁美洲发展中国家此病广泛存在。由于近年来国际间交往频繁，志贺氏菌在旅游者中引起的旅游者腹泻日益增加，尤其赴非洲、拉丁美洲、亚洲地区者发病率在 20%~60% 不等。

表7-4 续

疾病种类	流行病学特征	症状体征	实验室检查	疾病主要分布
肠出血性大肠杆菌O157:H7感染性腹泻	1. 传染源：病人、牛、鸡、猪等。 2. 传播途径：水、食物及日常生活密切接触。 3. 季节性：全年可有病例发生，6~9月为主。	1. 潜伏期：1~9天，平均5~6天。 2. 临床表现：主要引起出血性肠炎、溶血性尿毒综合症和血栓性血小板减少性紫癜。 （1）出血性肠炎（HC）：鲜血样便、腹部痉挛性疼痛、低烧或不发烧；病人可表现为水样腹泻，约数小时至1天后转为血性腹泻。 （2）溶血性尿毒综合症（HUS）主要发生在儿童，常出现在腹泻后数天或1~2周后，表现为血小板减少、溶血性贫血、急性肾功能衰竭三大特征。大多数HUS发生在急性腹泻之后。 （3）血栓性血小板减少性紫癜（TTP）主要发生在成年人，尤其老年人。主要表现为发热、血小板减少、微血管异常、溶血性贫血、肾功能异常（包括血尿、蛋白尿、BUN或肌酐升高）、神经系统损害（如头痛、轻度瘫痪、昏迷、间歇性谵妄）。	1. 粪便标本：从腹泻病病人的粪便标本中分离出菌株。 2. 血清标本：具有血性便的腹泻病人的急性期血清或恢复期血清，蛋白印记试验证实含有和O157 LPS、EHEC溶血素、志贺毒素的分子量一致的特异性抗体；病人恢复期血清抗O157 LPS IgG抗体呈4倍升高。 3. 对可疑病人，进行血、尿、便常规检查，进行血尿素氮、血清肌酐、淋巴细胞分类、血清乳酸脱氢酶、血小板、血红蛋白和尿量检查。	美国、英国、加拿大、日本等多个国家引起腹泻暴发和流行。我国自1997年已陆续有十余个省份从市售食品、进口食品、家畜家禽、腹泻病病人等分离出肠出血性大肠杆菌O157:H7。
诺如病毒感染	1. 传染源：病人和带病毒者。 2. 传染途径：经粪-口途径传播，水源和食物污染或人-人之间的密切接触传播都有发生。 3. 季节性：本病多见于秋季9月至翌春4月。	1. 潜伏期：潜伏期一般为24~48小时。 2. 临床表现：起病急骤，也有徐缓，以腹痛、腹泻、恶心、呕吐为主要症状，腹泻每日数次或10余次，稀便或水样便，无黏液及血；半数病人有低热或高达39℃；少数重症可有脱水及休克；病程1~3天，重症可达1周或以上；凡9月至次年4月，在密切接触的儿童或成人集体中，突然爆发呕吐、腹泻病人，潜伏期和病程短促，类似食物中毒，大便常规无异常，即可考虑本病的可能。	1. 免疫电镜检查病初24~48小时病人粪便，查见病毒可确诊。 2. 放免法、ELISA法检测病人粪便中病毒抗原，利于诊断。 3. 用病初及第2、3病周的双份血清，检查特异性抗体，其效价呈4倍或以上升高者，有诊断价值。 4. 运用分子生物学方法检测病原体。	全世界范围内均有流行。美国、荷兰、英国、日本、澳大利亚等发达国家也都有流行。在发展中国家，该病普遍存在。1995年，我国报道了首例诺如病毒感染，之后山西、北京、安徽、福州、武汉、广州等地区先后发生。

表7-4　续

疾病种类	流行病学特征	症状体征	实验室检查	疾病主要分布
副溶血弧菌感染	1. 传染源：病人。 2. 传播途径：经食物传播，主要是海产品或盐腌渍品，其次为蛋品、肉类或蔬菜；进食肉类或蔬菜而致病者，多因食物容器或砧板所引起。 3. 季节性：夏秋季沿海地区。	1. 潜伏期：本病的潜伏期一般为2~48小时。 2. 临床表现：起病急骤，以上腹绞痛、腹泻、恶心、呕吐为主要症状，腹泻水样或血水样，半数病人伴头痛，部分病人伴发热；病程有自限性，一般2~4天，轻者数小时即症状消失。 凡有以上临床症状，有进食海产品或被海产品污染的食物史，经过短暂的潜伏期后集体发病者，均应考虑本病。	1. 常规检查：白细胞总数升高，尿蛋白、大便镜检可查到炎性细胞。 2. 病人粪便、吐泻物、可疑剩余食品细菌培养，检出本菌。 3. 用PCR检测副溶血弧菌的DNA及其TDH基因，可作快速诊断。	沿海地区。
脊髓灰质炎	1. 传染源：人是脊髓灰质炎病毒的唯一自然宿主隐形感染和轻症瘫痪型患者是本病的主要传染源。 2. 传播途径： A. 粪-口传播。 B. 亦可通过空气飞沫传播。 3. 易感人群：人群普遍易感，多发生于6个月至5岁儿童。	1. 潜伏期：通常为5~35天，一般9~12天。 2. 临床表现：多数患者无明显表现，部分患者可有发热、咽部不适、恶心等症状；还有部分病毒侵入神经系统的患者，可出现头痛、嗜睡、肢体瘫痪等症状；不同类型患者的表现不同。	1. 发病后：从粪便、咽部、脑脊液、脑或脊髓组织中分离到病毒，并鉴定为脊髓灰质炎野病毒。 2. 发病前6周内未接种过OPV或IPV，发病后未再接种OPV或IPV，未接触疫苗病毒，麻痹后1个月内从脑脊液或血液中查到抗脊髓灰质炎病毒IgM抗体，或恢复期血清中和抗体或特异性IgG抗体滴度比急性期4倍以上升高。	在3种野生脊髓灰质炎病毒株（1型、2型和3型）中，野生脊髓灰病毒2型于1999年被根除，自2012年11月尼日利亚最后一例报告病例以来，未发现野生脊髓炎病毒3型病例。这两种病毒株均已被正式认证为全球根除。截至2020年，1型野生脊髓灰质炎病毒影响两个国家：巴基斯坦和阿富汗。

表7-4 续

疾病种类	流行病学特征	症状体征	实验室检查	疾病主要分布
伤寒和副伤寒	1. 传染源：带菌者和患者是伤寒和副伤寒的主要传染源。 2. 传播途径： A. 粪-口途径传播，通过被污染的水源和食物可引起疾病暴发流行。 B. 接触传播：日常生活密切接触是散发流行的传播途径。 3. 易感人群：未患过伤寒和未接种过伤寒菌苗的个体均易感。	1. 伤寒潜伏期：3~60天。副伤寒潜伏期：2~15天。 2. 临床表现： A. 典型伤寒患者常有持续发热、表情淡漠、相对缓脉、玫瑰皮疹、肝脾肿大等特征性表现，有时还可并发肠出血、肠穿孔、中毒性肝炎等并发症。 B. 副伤寒与伤寒相比，病情相对较轻，症状不典型，表现多样化，且不同类型间存在一定差异，但并发症相似。	1. 细菌学检查：取血液、骨髓、粪便、尿液、脓液或皮疹刮取液等进行培养，从而确定感染的病原体种类。 2. 血清学检查：肥达试验（Widal test）。 3. 血常规：嗜酸性粒细胞减少或消失、白细胞总数正常或低下。 4. 尿常规：伤寒患者从病程第2周开始可有轻度蛋白尿或少量管型尿。	全球范围均有分布，高风险地区为南亚、非洲和东南亚。
阿米巴痢疾	1. 传染源：慢性患者、恢复期患者及无症状包囊携带者。 2. 传播途径：经口感染。 3. 易感人群：营养不良、免疫力低下及接受免疫抑制剂治疗者。	1. 潜伏期：数日至数周。 2. 临床表现：如感染者免疫力低下，则可能会发病，出现腹痛、腹胀、便血、果酱样便等症状；病情严重者，可出现肠穿孔、肠出血等；阿米巴滋养体还可自肠道经血液、淋巴蔓延至远处器官而引起各种肠外并发症，如肝、肺、胸膜、心包、脑、腹膜、泌尿生殖道及邻近皮肤等，形成脓肿或溃疡，其中以肝脓肿最常见。	1. 血常规：周围白细胞总数和分类正常。 2. 粪便检查：在新鲜粪便和其他标本中见到吞噬红细胞的滋养体或在活检组织中见到滋养体。 3. 血清学检查： A. 特异性抗体：血清学检查IgG抗体阴性者，一般可排除本病；特异性IgM抗体阳性提示近期或现症感染，阴性者不排除本病。 B. 特异性抗原：单克隆抗体、多克隆抗体检测患者粪便溶组织内阿米巴滋养体抗原。	本病分布遍及全球，以热带、亚热带及温带地区发病较多。

表7-4　续

疾病种类	流行病学特征	症状体征	实验室检查	疾病主要分布
隐孢子虫病	1. 传染源：隐孢子虫感染者和感染动物。 2. 传播途径： A. 粪口传播。 B. 食用受污染的食物、接触受感染的动物（特别是预断奶牛犊）或人，通过接触受粪便污染的表面来传播。 3. 易感人群：人群普遍易感。	1. 潜伏期：2~28 天。 2. 临床表现：腹痛、腹胀、恶心、呕吐、口渴、发热、食欲减退或厌食较常见；免疫和营养状况正常者可呈自限性、水样腹泻；免疫功能缺陷患者或婴幼儿常表现为霍乱样水泻或喷射性水样泻，AIDS 患者可导致终身顽固性腹泻。	1. 病原学检查：粪便涂片染色，检出卵囊即可确诊。 2. 免疫学检查：粪便隐孢子虫抗原检查呈阳性。 3. 分子生物学检测：粪便核酸 PCR 扩增出特异性目的片段。	全球流行，发展中国家发病率最高。
贾第鞭毛虫病	1. 传染源：患者和带包囊者为传染源。 2. 传播途径：粪口传播、水源传播、性行为传播。 3. 易感人群：人群普遍易感。	1. 潜伏期：通常 1~3 周。 2. 临床表现： A. 无症状携带：携带寄生虫而无任何临床症状。 B. 急性期：患者常伴有恶心、呕吐、腹胀、嗳气；腹痛常见，多在中上腹、绞痛；典型症状为暴发性腹泻，水样大便并有恶臭，可有少量黏液，但多无脓血。 C. 慢性期：主要表现为反复发作或持续稀便。	1. 粪便检查：粪便直接涂片检查贾第虫的滋养体或包囊。 2. 小肠液检查：用十二指肠引流或肠内试验法采集标本。 3. 其他：血常规、肝功能、免疫学实验、分子生物学诊断。	世界性分布。

二、常见消化道传染病诊断

表 7–5　常见消化道传染病诊断提示表

症状	特征表现	提示
呕吐	先泻后吐：先发生剧烈腹泻，继之出现呕吐，呕吐为喷射性的，恶心的症状不突出。	霍乱多见。
	先吐后泻：腹泻之前先有恶心、呕吐，继而出现腹部绞痛和腹泻，吐泻过后可有症状好转的感觉。	食物中毒多见。
粪便外观	大便为淘米水样。	多见于霍乱与副霍乱、肠素性大肠杆菌腹泻以及急性砷（砒霜）中毒。
	洗肉水样或血水样大便。	见于副溶血弧菌感染、嗜盐菌感染或急性坏死性肠炎。
	大便呈黄绿色水样，内含蛋清样或黏膜样物质。	首先考虑金黄色葡萄球菌性肠炎及假膜性肠炎。
	大便为绿豆汤样。	见于沙门氏菌感染。
	粪便含脓血，可称为痢疾样粪便。	提示结肠有溃疡或糜烂性病变，见于细菌性痢疾、阿米巴肠病、血吸虫病、结肠癌、溃疡性结肠炎、结肠憩室炎及放射性直肠乙状结肠炎。
	暗红色或果酱样粪便。	常见于阿米巴肠病。
	冻状便。	见于过敏性结肠炎病人或某些慢性菌痢病人。
粪便镜检	红细胞。	在阿米巴痢疾病人粪便中红细胞远多于白细胞，成堆存在，并有残碎现象。
		在细菌性痢疾病人粪便中红细胞少于白细胞，分散存在，形态正常。
	脓细胞。	细胞细菌性痢疾时，可见大量与黏液相混的脓细胞。
	巨噬细胞。	巨噬细胞体积大于一般白细胞，核较大而偏于一侧，见于细菌性痢疾。

三、其他消化道传染病鉴别诊断要点

表 7–6　其他消化道传染病鉴别诊断要点表

种类	疾病	特征
感染性腹泻	致病大肠杆菌肠炎	ETEC EPEC 特点：大量水泻有或无血/黏液、腹痛、呕吐、失水、可不发热、症状持续 48~72 小时。 EIEC 特点：发热、黏液便、腹泻、偶带血。
	阿米巴	起病慢，腹痛、腹泻、暗红色带血便或黏液便，粪便有鱼腥臭味。
	空弯曲菌肠炎	肠道型起病急，腹泻黄色水样便，部分黏液便脓血便（5 岁以下），腹痛多为自限，反复发作，大便恶臭，肉眼见出血或隐血并有脓细胞，发热，全身不适；肠外型发热，肝脾大，呼吸道症状和关节炎。
	耶氏菌肠炎	腹泻、发热、病情轻重不一，水样便，黏液便重者可有血便，日腹泻少则 5~6 次，多则 10 次，某些病人可腹痛、呕吐。
	轮状病毒肠炎	重度腹泻、呕吐、失水偶可致死，水样便，有上呼吸道症状，潜伏期 24~48 小时，新生儿感染也较常见，但胃肠症状较轻。
	金葡菌中毒性肠炎	起病突发凶猛、严重，恶心，急性腹泻、呕吐，有时体温低于正常，血压下降。
非感染性腹泻	化学品和药物所致的腹泻	如砷、汞、磷中毒，使用导泻剂及拟副交感神经的药物（硫酸镁、新斯的明等）。
	肠道变应性病	如对某些食物过敏所致的腹泻，以乳制品和鱼虾类最多见。
	全身性疾病	由糖尿病、尿毒症、甲状腺危象、过敏性紫癜所引起的腹泻。
	功能性腹泻	如肠道易激综合征、精神紧张、情绪激动所引起的情绪性腹泻。

注：表中亦列入“非感染性腹泻”（非传染病类）相关内容作为参考。

附件 4　口岸虫媒传染病排查要点

口岸关注的虫媒传染病排查要点

表 7-7　口岸关注的虫媒传染病排查要点表

疾病种类	流行病学特征	症状体征	实验室检查	疾病主要分布
黄热病	1. 城市型：人-埃及伊蚊-人。丛林型：蚊-猴-蚊形成循环。 2. 季节性：非洲和南美洲流行季节 3~4 月。 3. 主要传播蚊媒：城市型埃及伊蚊，丛林型趋血蚊属，煞蚊属。 4. 流行季节或潜伏期内去过或来自黄热病流行区，发病前 7 天曾有蚊虫叮咬史。	1. 潜伏期 3~7 天。 2. 临床表现：分为极轻型、轻型、重型和恶性型。极轻型和轻型靠临床难以诊断，易与流感、登革热等混淆。重型和恶性型（约占 5%~20%），临床分三期，全程 10 天左右。 （1）感染期：突发高热，40℃以上，伴畏寒或寒颤、剧烈头痛、背痛、腿痛和全身衰竭、眼部充血、鼻衄、恶心呕吐，舌尖及舌缘鲜红，上腹不适，压痛明显；随病情加重，病人烦躁不安，第 3 天出现黄疸。 （2）中毒期：约病程第 4 天，症状可短暂缓解，体温降低；数小时至 24 小时后症状再度出现并加重，为热度上升，心率减慢，血压降低，黄疸加深，频繁呕吐，上腹痛更明显；出现各种出血症状，如牙龈出血，鼻衄，皮肤瘀斑，呕血，黑粪，血尿，子宫出血等；常于第 7~9 天内死亡。 （3）恢复期：病程第 7、8 天开始体温下降，黄疸渐退，食欲渐渐恢复；乏力可持续 1~2 周；一般无后遗症。	1. 血白细胞总数及中性粒细胞比例下降。 2. 血清免疫学试验：IgM 和 CF 抗体效价升高时，提示近期感染，恢复期抗体效价呈 4 倍以上增高者，可基本确诊。	1. 20 世纪后，在北美及欧洲未再发生，但中、南美洲和非洲热带地区的一些国家和地区仍不时流行，以 3~4 月较多。 2. 目前主要为非洲的喀麦隆、多哥、科特迪瓦、布吉纳法索、科特迪瓦、几内亚、马里、苏丹、塞内加尔，美洲的巴西、巴拉圭、阿根廷、秘鲁、委内瑞拉、玻利维亚有流行报道。

表7-7　续1

疾病种类	流行病学特征	症状体征	实验室检查	疾病主要分布
登革热	1. 主要传播蚊媒：埃及伊蚊、白纹伊蚊，发病前 5~9 天曾有被蚊虫叮咬史。 2. 与蚊媒消长有规律相关的季节性高峰。 3. 在流行地区、流行季节或 15 天内去过或来自登革热流行区。	1. 潜伏期 2~15 天，通常 3~5 天。 2. 临床表现： 登革热：发热达 39~40℃，有较剧烈的头痛、眼眶痛、肌肉、关节和骨骼痛，面、颈、胸部潮红称“三红征”，病程 5~7 天出现多样性皮疹（麻疹样、猩红热样）、皮下出血点等；皮疹分布于四肢躯干或头面部，有痒感，不脱屑；持续 3~5 天；束臂试验阳性。 登革热出血热：有典型登革热表现，2~4 天内四肢、腋窝、黏膜及面部可见散在出血点，迅即融合成淤斑；病情进展中有鼻腔、牙龈、消化道、泌尿道或子宫、脑等任一以上器官的较大量出血，常见肝肿大。 登革热休克综合症：少数病人，在发热或热退后，病情突然加重，出现皮肤湿冷、脉数弱、烦躁或昏迷，血压下降休克或脉压低于 2. 67Kpa（20mm 汞柱以下）等危象，甚至血压和脉搏测不出，病情凶险，病死率高。	1. 血清特异性 IgM 抗体阳性。 2. 恢复期血清特异性 IgG 抗体比急性期有 4 倍及以上增长。 3. 血小板减少、白细胞减少而淋巴细胞和单核细胞相对增多、血液浓缩。	中美洲和南美洲、南亚、东南亚、西地中海和非洲的热带和亚热带地区广泛传播。流行局限于海拔 600 米以下地区。

表7-7　续2

疾病种类	流行病学特征	症状体征	实验室检查	疾病主要分布
疟疾	1. 明显季节性，间日疟流行于夏秋季、恶性疟秋季为多、三日疟秋冬季为多。 2. 主要传播蚊媒：嗜人按蚊、大劣按蚊、中华按蚊、微小按蚊。 3. 可疑感染史：流行区居民或曾于传播季节在受染地区住宿，有蚊虫叮咬史，或曾经患疟、有输血史等。	1. 潜伏期：间日疟、卵形疟10~20天，平均14天，三日疟为20~28天，恶性疟为10~14天；输血感染一般7~14天。 2. 临床表现：多数起病急骤，恶性疟和三日疟更为多见。 （1）典型发作：间日疟和三日疟，周期性和间歇性发作是特点。分为3个阶段，a. 发冷期：寒战、面色苍白、唇甲发绀、肢体厥冷、鸡皮样皮肤等，持续10分钟至1小时，体温迅速上升；b. 发热期：寒战后继以高热和面色潮红，体温可达39~41℃，伴头痛、口渴、脉搏快而饱满、呼吸急促，持续4~8小时；c. 出汗期：高热后突发全身大汗，体温骤降，除疲劳外，顿感轻松，常入睡，持续2~3小时。 （2）恶性疟：症状复杂多样化。发热前寒战较少，仅有畏寒、头痛、肌痛、恶心、呕吐、烦渴显著；热后少出汗；热型不规则；血中疟原虫数多；虽症状较重，但有自限倾向，即使未经治疗，病程一般不超过6周。 （3）凶险发作：特别严重而危险，主要见于恶性疟疾，偶也发生于间日疟，分脑型、肺型、胃肠型等。	1. 病原诊断：发热病人耳垂血，涂厚血膜片，吉氏染液染色，油镜查见疟原虫。 2. 血清学诊断：间接荧光抗体试验或酶联免疫吸附试验等检查疟疾抗体，抗体阳性者说明曾患疟疾。	西太地区和东南亚地区的印度、越南、柬埔寨、缅甸、老挝、菲律宾、斯里兰卡、不丹、印度尼西亚、尼泊尔、孟加拉国、泰国等国，每年有数百万病例；非洲54国中，估计患者2.7亿~4.8亿；美洲的巴西、墨西哥和中美等21国或地区中，每年报告100万~300万病例；欧洲的土耳其，每年报告1万例左右，同时欧洲每年报告输入疟疾约8000人。

表7-7　续3

疾病种类	流行病学特征	症状体征	实验室检查	疾病主要分布
流行性乙型脑炎（日本脑炎）	1. 80%~90%集中在7、8、9月份。 2. 病例高度散在性、分布很广。 3. 主要传播蚊媒：三带喙库蚊、致倦库蚊、白蚊伊蚊等。 主要宿主：猪。 4. 流行季节或潜伏期内在流行地区居住或发病前25天内曾到过流行地区。	1. 潜伏期4~21天，一般7~15天。 2. 典型病例分以下阶段： （1）初期：起病急，1~2天内体温39℃，常伴头痛、恶心、呕吐、倦怠，本期一般3~4天。 （2）极期：第4~10天，全身毒血症状加重，脑损害症状更加明显，表现为高热39~40℃、意识障碍（嗜睡或昏迷）、抽搐（手、足、面部）、肢体阵挛性或全身强直性抽搐、呼吸衰竭（主要死因）、颅高压及脑膜刺激征（剧烈头痛、呕吐、血压升高、脉搏变慢、颈项强直、克尼格及布鲁辛斯基征阳性）。 （3）恢复期：极期后，体温在2~5天内降至正常，精神和神经症状日渐好转。	白细胞增高（50~500）×10^6/L； 1个月内未接种过乙脑疫苗，血或脑脊液中抗乙脑IgM阳性。	亚洲北部俄罗斯远东地区到东南亚地区的许多国家呈地方性流行，包括：中国、日本、韩国、菲律宾、泰国、印度尼西亚、印度、巴基斯坦、尼泊尔、孟加拉国、斯里兰卡、越南、柬埔寨和马来西亚等。
西尼罗热	1. 扩散宿主为鸟类。流行季节与蚊子的活动季节相关。 2. 主要传播蚊媒：库蚊。 3. 流行季节或潜伏期内去过或来自西尼罗热流行区。发病前6天曾有蚊虫叮咬史。	1. 潜伏期1~6天。 2. 多数人感染后不出现严重的症状。 3. 临床症状：突然发热（可表现为双波热）、头痛、背痛、肌肉痛等；约半数在发热期或发热末期可见皮疹，为玫瑰样疹或斑丘疹，主要在颈背和上肢，持续约1周；可见咽炎、恶心、呕吐、腹泻、腹痛等胃肠道症状；病程一般3~6天，后迅速恢复，预后良好；严重者除头痛、高热外，还有颈强直、恍惚、定向障碍、震颤、惊厥、肌无力或肌麻痹、昏迷等，偶有死亡。 4. 近年出现较高比例的中枢神经系统症状病人，年长者多见。严重病例明显增加，表现为中枢神经系统损害如脑炎、脑膜炎和脑膜脑炎等的病例增多。	1. 最有效诊断方法是检测起病8天内血清或脑脊液中西尼罗病毒-IgM抗体（IgM捕捉ELISA）。 2. IgM抗体不能通过血脑屏障，在脑脊液中检测到IgM，强烈提示中枢神经系统感染。	1. 老疫区为非洲、中东、西亚和欧洲南部。埃及、乌干达、罗马尼亚、俄罗斯、以色列、朝鲜等国均有流行的报道。 2. 近年在美国突然大面积流行。俄罗斯、以色列、美国、加拿大等国家有西尼罗热流行报道，德国、爱尔兰、日本等国有输入性病例报道。

表7-7 续4

疾病种类	流行病学特征	症状体征	实验室检查	疾病主要分布
基孔肯雅热	1. 病毒可存在于绿猴、黑猩猩、牛、马、猪、兔等多种动物体内。 2. 主要发生于多雨季节。 3. 主要传播媒介：埃及伊蚊等伊蚊属。 4. 流行季节或潜伏期内去过或来自基孔肯雅热流行区。发病前12天曾有蚊虫叮咬史。	1. 潜伏期3~12天。 2. 临床表现：发热、急性关节痛/关节炎及皮疹三联征，应疑及CKV病可能；典型症状是肌肉酸痛，尤其是脚部疼痛；其它病征包括发热、寒战、恶心、呕吐等；常突然起病，寒战、发热达39℃，伴有头痛、恶心、呕吐、食欲减退，淋巴结肿大；一般1~7天即可退热，约3天后再次出现较轻微发热（双峰热），持续3~5天恢复正常；皮疹多在发病后2~5天，在躯干、四肢的伸展侧、手掌和足底出现红色斑丘疹或猩红热样皮疹，有瘙痒感，数天后可消退；可有结膜充血和轻度畏光的结膜炎表现；关节疼痛与发热同时，全身多个关节和脊椎出现十分剧烈的疼痛，且病情发展迅速，多在数分钟或数小时内关节功能丧失，不能活动；恢复期长达几周至数月，甚至3年以上。	1. 发病48小时内，多数患者有病毒血症。到病程5~7天，血凝抑制抗体出现。 2. 使用RT-PCR检测到基孔肯雅病毒核酸，并对RT-PCR扩增产物进行测序。	1. 1952年首次在坦桑尼亚被报道。 2. 1965年印度发生大流行，缅甸、泰国、柬埔寨、越南、印度尼西亚和马来西亚等国家都有流行。 3. 2006年以来，斯里兰卡、马尔代夫、加蓬、意大利、印度、印度尼西亚、新加坡等国家有流行报道。美国、德国等国家及中国香港地区有输入性报告。

表7-7　续5

疾病种类	流行病学特征	症状体征	实验室检查	疾病主要分布
寨卡病毒病	1. 患者、隐性感染者和感染寨卡病毒的非人灵长类动物是寨卡病毒病的可能传染源。 2. 传播途径：带病毒的伊蚊叮咬是本病最主要的传播途径，传播媒介主要为埃及伊蚊，白纹伊蚊、非洲伊蚊和黄头伊蚊也可能传播该病毒；亦可通过母婴传播，包括宫内感染和分娩时感染；罕见血源传播和性传播。 3. 易感人群：各类人群包括孕妇对寨卡病毒普遍易感，在有寨卡病毒流行的地区生活或前往这些地区旅行会增加感染风险。曾感染过寨卡病毒的患者可能对该病毒具备免疫能力。 4. 季节特征：寨卡病毒病发病季节与当地的媒介伊蚊季节消长有关，在热带和亚热带地区，寨卡病毒病一年四季均可发病。	1. 潜伏期：潜伏期（从接触到出现症状的时间）尚不清楚，可能为数天。 2. 典型表现：被携带有寨卡病毒的蚊子叮咬后数天内（可能为3~12天），约五分之一的人会出现临床症状，包括发热、皮疹和肌肉、关节疼痛等，也可伴有结膜炎、眼后痛和呕吐等表现，一般症状较轻，通常在2~7天后自愈。	1. 病原学检查：A. 核酸检测；B. 病毒分离。 2. 血清学检查：A. 血清特异性IgM抗体；B. 中和抗体。	寨卡病毒主要在蚊虫数量较多的热带地区传播，根据世界卫生组织报告，自2007年起至2016年11月30日，已有73个国家或地区报告寨卡病毒病的传播流行，广泛分布于非洲、美洲、东南亚和西太平洋地区，除蚊叮咬传播外，尚有8个国家出现人传人的证据。

表7-7　续6

疾病种类	流行病学特征	症状体征	实验室检查	疾病主要分布
裂谷热	1. 传染源：裂谷热病毒主要在家畜（如绵羊、牛、骆驼和山羊等）中引起流行或暴发，是本病的主要传染源。 2. 传播途径： A. 直接接触受染动物组织、体液或食用未煮熟的肉、奶等。 B. 蚊虫传播，伊蚊、库蚊、按蚊和其他很多蚊种均可传播，但以伊蚊为主。 C. 因气溶胶导致的实验室感染偶有报道，尚未有人-人传播的报道。 3. 易感人群：人对裂谷热病毒普遍易感，多为隐性感染，病后可产生持续免疫力。 4. 季节特征：本病全年均可流行。季节分布主要与媒介的活动有关。	1. 潜伏期：2~6 天，可短至数小时。 2. 典型表现：急性起病，发热，伴畏寒、寒战、头痛、乏力、肌肉关节疼痛；发热可持续数天，常为双相热；病程 4~7 天后体温恢复正常，症状改善，常在 2 周内完全恢复；部分病例可表现为多系统受累。 A. 视网膜炎（1%~20%）：多发生在病程 1~3 周；表现为视物模糊或视力下降，有时产生盲点；严重时发生视网膜脱落。 B. 出血综合征（约 1%）：病程 2~4 天后出现，表现为皮肤黏膜黄染、斑疹、紫癜、瘀斑和广泛的皮下出血，穿刺部位出血、咯血、鼻衄、牙龈出血、月经增加、黑便、肝脾肿大；重症病例往往死于出血、休克及肝、肾功能衰竭。 C. 脑膜脑炎：可单独出现，也可和出血综合征同时出现；病程 1~4 周突然发生脑炎症状，如剧烈头痛、记忆丧失、颈强直、眩晕、精神异常、定向障碍、遗忘、假性脑膜炎、幻觉、多涎、舞蹈样运动、抽搐、偏瘫、昏睡、去大脑强直、昏迷甚至死亡；存活病例可有后遗症（如偏瘫）。	1. 一般检查： A. 血常规。 B. 尿常规。 2. 血清学检查： A. 血清特异性 IgM 抗体检测：多采用 IgM 捕捉 ELISA 法检测。一般情况下，病程第 5 天即可出现 IgM 抗体，可持续 2 个月。 B. 血清特异性 IgG 抗体：采用 ELISA、空斑减少中和试验（PRNT）等方法检测。一般情况下，病程 1 周后出现 IgG 抗体。 3. 病原学检查： A. 病毒抗原检测：多采用 ELISA 法检测。动物试验表明，恒河猴感染后第 1~2 天就可检到特异性病毒抗原。 B. 核酸检测：采用 RT-PCR 等核酸扩增方法检测。病程 4 天内在多数患者的血清中可检测到病毒核酸。 C. 病毒分离：采集发病 4 天内患者血清标本，用 Vero、BHK-21 和 C6/36 等敏感细胞进行病毒分离。	裂谷热主要分布于非洲东部和南部，主要流行的国家为肯尼亚、津巴布韦、赞比亚、纳米比亚、索马里、坦桑尼亚、莫桑比克、马达加斯加、南非、苏丹、毛里塔尼亚、埃及等，中东的沙特阿拉伯、也门也有本病的报道。

表7-7　续7

疾病种类	流行病学特征	症状体征	实验室检查	疾病主要分布
丝虫病	1. 传染源：被感染的蚊子。 2. 传播途径：虫媒传播。 3. 易感人群：居住在亚洲、非洲、西太平洋以及加勒比和南美洲部分地区的热带和亚热带地区的人。	1. 潜伏期：通常为1年左右。 2. 临床表现： A. 急性丝虫病：表现为淋巴结炎/淋巴管炎和/或精索炎、睾丸炎、附睾炎等，常反复发作。 B. 慢性丝虫病：主要临床表现有淋巴水肿/象皮肿、乳糜尿和鞘膜积液。	1. 血常规：白细胞总数在（10~20）×10^9/L之间，嗜酸性粒细胞显著增高。 2. 病原学检测：血液检查微丝蚴或淋巴液、鞘膜积液、乳糜尿内微丝蚴的检查及病理组织学检查。 3. 血清学检测：快速免疫色谱试验（ICT）检测班氏丝中抗原或ELISA检测丝中特异IgG4抗体。	亚洲、非洲、西太平洋以及加勒比和南美洲部分地区的热带和亚热带地区。
蜱传脑炎	1. 传染源：主要传染源为啮齿动物，如灰鼠、野鼠、刺猬等。 2. 传播途径：多由蜱叮咬后经皮肤、黏膜感染，少数可因饮用含病毒的羊奶经消化系统感染；此外，实验室工作人员可经口吸入或通过黏膜而感染。 3. 易感人群：人类普遍易感。	1. 潜伏期：10~15日。 2. 临床表现： A. 第一阶段：非特异性发热疾病，伴有头痛、肌痛和疲劳；通常持续几天，之后可能会出现发烧且相对无症状的时期。 B. 第二阶段：中枢神经系统参与导致无菌性脑膜炎、脑炎或骨髓炎。	1. 脑脊液检查：脑脊液压力升高，细胞数增多，以淋巴细胞为主。 2. 免疫学检查：酶联免疫吸附试验（ELISA）或间接免疫荧光试验，检测血清中的IgM抗体，可早期诊断该病。 3. 分子生物学技术检查：PCR方法可直接检测脑脊液、血清样本中的病毒RNA。	有严格的地区性，与蜱的分布密切相关。在东欧、中欧和北欧一些国家，蒙古及俄罗斯，森林脑炎病毒是中枢神经系统病毒感染的一个重要原因。
锥虫病	1. 传染源：患者。 2. 传播途径：主要为舌蝇叮咬传播；血液和先天性传播少见。 3. 易感人群：生活在非洲或接触过感染动物、人的人群。	1. 潜伏期：通常为2~3周。 2. 临床表现：初期可表现为皮疹、发热、淋巴结肿大等；之后可出现脑部症状，累及神经导致神经系统症状，主要表现为嗜睡、昏睡、震颤、痉挛等。	1. 病原检查：患者血液、淋巴液、脑脊液、骨髓穿刺液、淋巴结穿刺物等作涂片检查发现锥虫。 2. 血清学诊断方法：常用酶联免疫吸附试验（ELISA）、间接荧光抗体试验和间接血凝试验等方法。 3. 分子生物学方法：近年来将PCR及DNA探针技术应用于锥虫病诊断、特异性、敏感性均较高。 此外，动物接种也是一种有用的检查方法。	

表7-7 续8

疾病种类	流行病学特征	症状体征	实验室检查	疾病主要分布
黑热病	1. 传染源：患者与病犬为主要传染源。 2. 传播途径：主要通过白蛉叮咬传播，偶可经口腔黏膜、破损皮肤、胎盘或输血传播。 3. 易感人群：人群普遍易感。	1. 潜伏期：3~3.5个月。 2. 临床表现：本病常见的症状有发热，典型者呈双峰热型，也可呈弛张热型或稽留热型；常伴有出汗、疲乏、全身不适及无力；全身淋巴结轻度肿大及肝、脾肿大，后者尤为明显；有时皮肤可出现斑丘疹，红斑或色素减退斑，刮片可找到无鞭毛体，皮疹也可在治疗后出现，后者则称为黑热病后皮肤利什曼病（PKADL）；末梢血液白细胞明显减少，继之出现贫血、鼻出血、齿龈出血或皮肤瘀点；感染较重的患者面部、四肢等处皮肤逐渐呈暗黑色。	1. 病原学检查：在骨髓、脾或淋巴结等穿刺物涂片上查见利什曼原虫无鞭毛体，或将穿刺物注入三恩氏（NNN）培养基内培养出利什曼原虫前鞭毛体。 2. 免疫学检测：直接凝集试验（DAT）、间接荧光抗体试验（IFAT）、rk39免疫层析试条法（ICT）、酶联免疫吸附试验（ELISA）。	大多数病例发生在巴西、东非和印度。2020年，在向世卫组织报告的新病例中，90%以上发生在10个国家，即：巴西、中国、埃塞俄比亚、厄立特里亚、印度、肯尼亚、索马里、南苏丹、苏丹和也门。
回归热	1. 传染源：患者是虱传回归热的唯一传染源；鼠类等啮齿动物是蜱传回归热主要传染源。 2. 传播途径： A. 虱叮咬后因抓痒将虱体压碎，螺旋体自体腔内逸出，随皮肤创面进入人体，也可因污染手指接触眼结膜或鼻黏膜而导致发病。 B. 当蜱刺螯吸血时可直接将病原体从皮肤创口注入人体，其粪便和体腔内（压碎后）的病原体也可经皮肤破损处侵入体内。 C. 输血亦可传播本病。 3. 易感人群：生活条件差、周围环境和个人卫生不良、爱好野外冒险及在野外工作的人群中普遍易感。	1. 潜伏期：虱传回归热潜伏期为1~14天；蜱传回归热潜伏期4~9天。 2. 临床表现：发热、畏寒、头疼、肌肉疼、乏力、呕血、黑便、抽搐等症状，退热之后又会反复发热；发病前在蜱叮咬的局部有炎症改变，初为斑丘疹，刺口有出血或小水疱，伴痒感，局部淋巴结可肿大。	1. 血常规：虱传回归热患者白细胞多增高，在（10~20）$\times 10^9$/L，中性粒细胞比例增加，间歇期恢复正常或偏低；蜱传回归热白细胞多正常；发作次数多者贫血常较严重，血小板可减少。 2. 尿和脑脊液：尿中常有少量蛋白、红白细胞及管型；少数患者的脑脊液压力可稍增高，蛋白质和淋巴细胞增多。 3. 血生化：血清中丙氨酸氨基转移酶（ALT）升高。 4. 病原学检查：暗视野检查、涂片检查、动物接种可检出螺旋体。	虱传回归热分布于世界各地，冬春季流行。 蜱传回归热散发于世界各国的局部地区，以热带、亚热带地区为主。

表7-7　续9

疾病种类	流行病学特征	症状体征	实验室检查	疾病主要分布
斑疹伤寒	1. 传染源：患者是唯一的传染源。 2. 传播途径： A. 当虱叮咬患者时，病原体随血进入虱子体内。 B. 虱粪中的立克次体偶尔可随尘埃经呼吸道、口腔或眼结膜感染。 3. 易感人群：人群普遍易感。	1. 潜伏期：10~14 天。 2. 临床表现： A. 流行性斑疹伤寒常见的表现包括发热、皮疹、中枢神经系统症状（惊恐、兴奋、剧烈头痛等）、心血管系统症状（心律失常、低血压）等。 B. 典型斑疹伤寒伴有寒战、剧烈持久头痛、周身肌肉疼痛、眼结膜及脸部充血等症状。	1. 血常规、尿常规：白细胞计数多在正常范围内，中性粒细胞常升高，嗜酸性粒细胞减少或消失；血小板常减少；常见蛋白尿。 2. 脑脊液检查：有脑膜刺激征者脑脊液白细胞和蛋白稍增高，糖常在正常范围。 3. 聚合酶链反应（PCR）检测普氏立克次体基因片段。 4. 病原学检测：普氏立克次体分离。	世界均有分布。

附件5　口岸传染病可疑病例及疑似病例排查处置流程

一、口岸传染病可疑病例及疑似病例排查处置总体流程

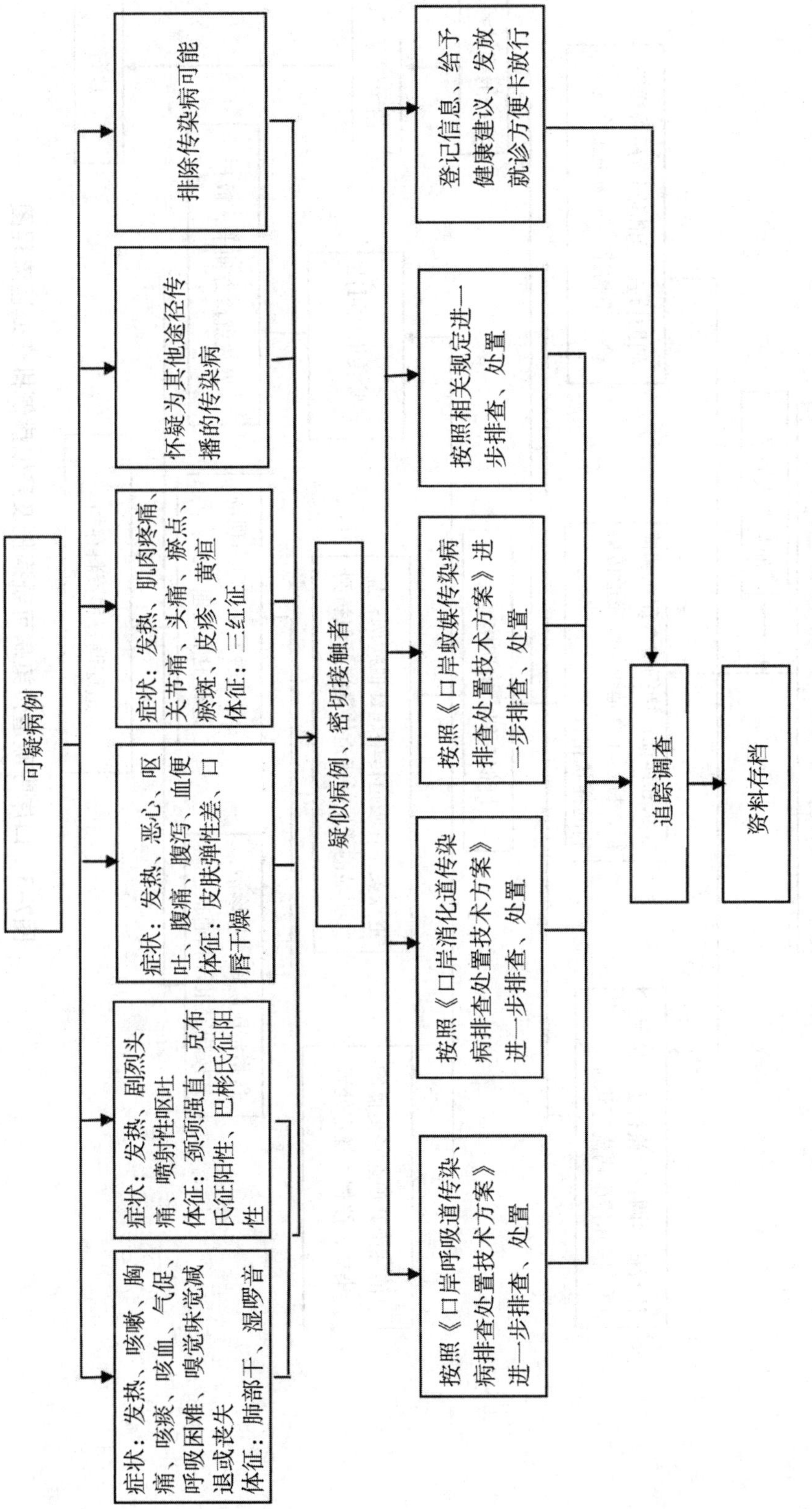

图7-2　口岸传染病可疑病例及疑似病例排查处置总体流程图

二、口岸呼吸道传染病可疑病例及疑似病例排查处置流程

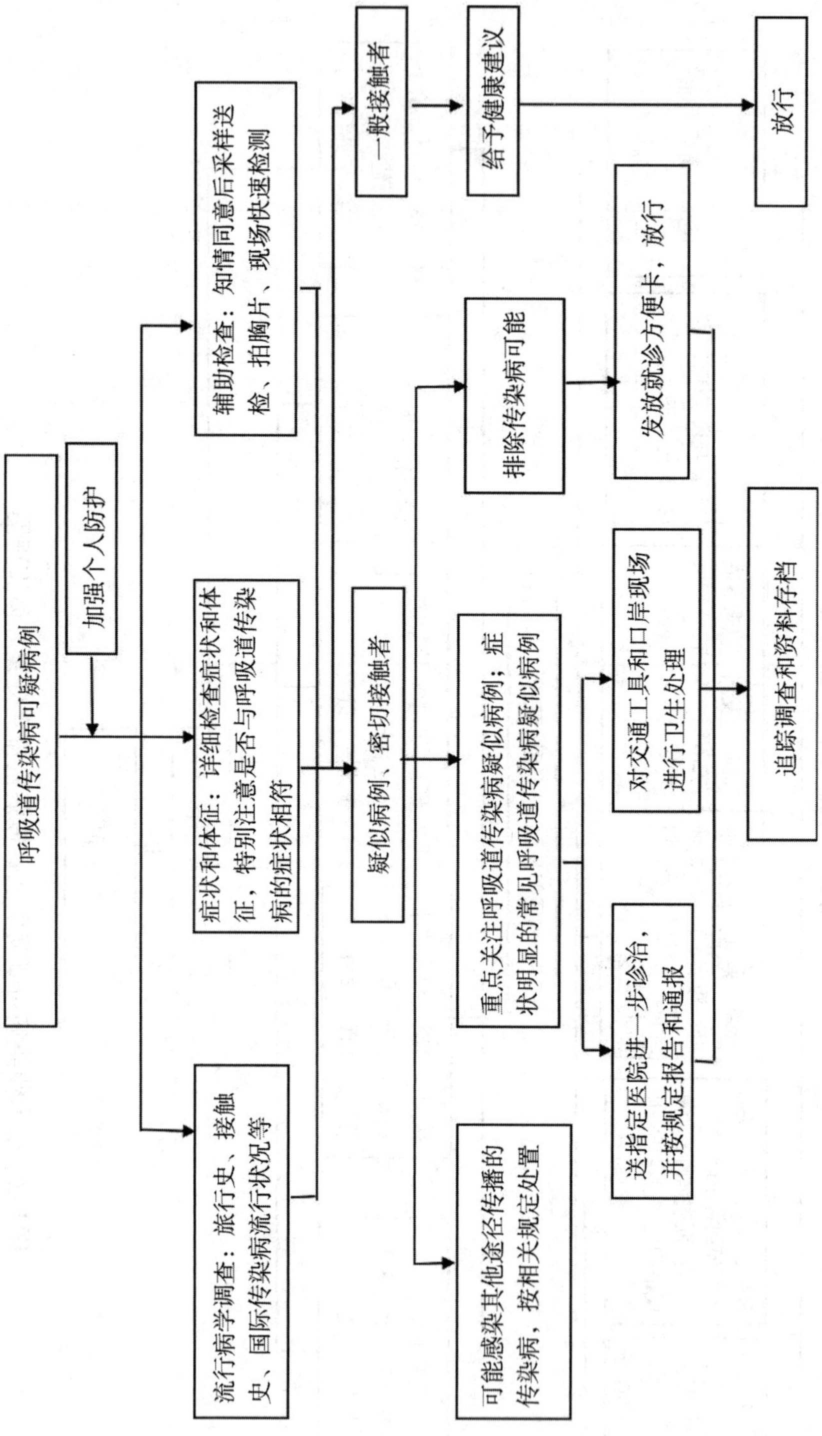

图7-3　口岸呼吸道传染病可疑病例及疑似病例排查处置流程图

三、口岸消化道传染病可疑病例及疑似病例排查处置流程

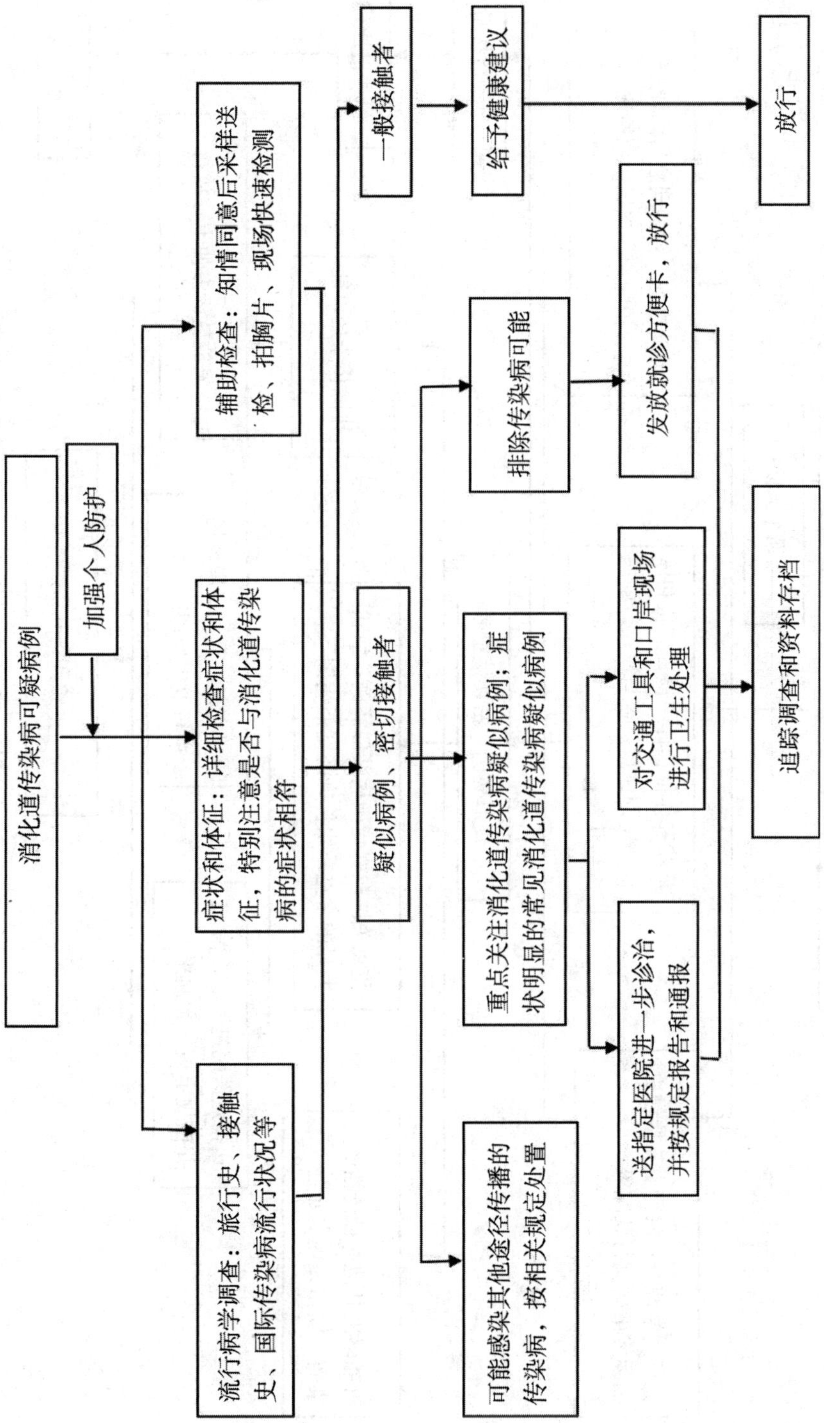

图7-4 口岸消化道传染病可疑病例及疑似病例排查处置流程

四、口岸虫媒传染病可疑病例及疑似病例排查处置流程

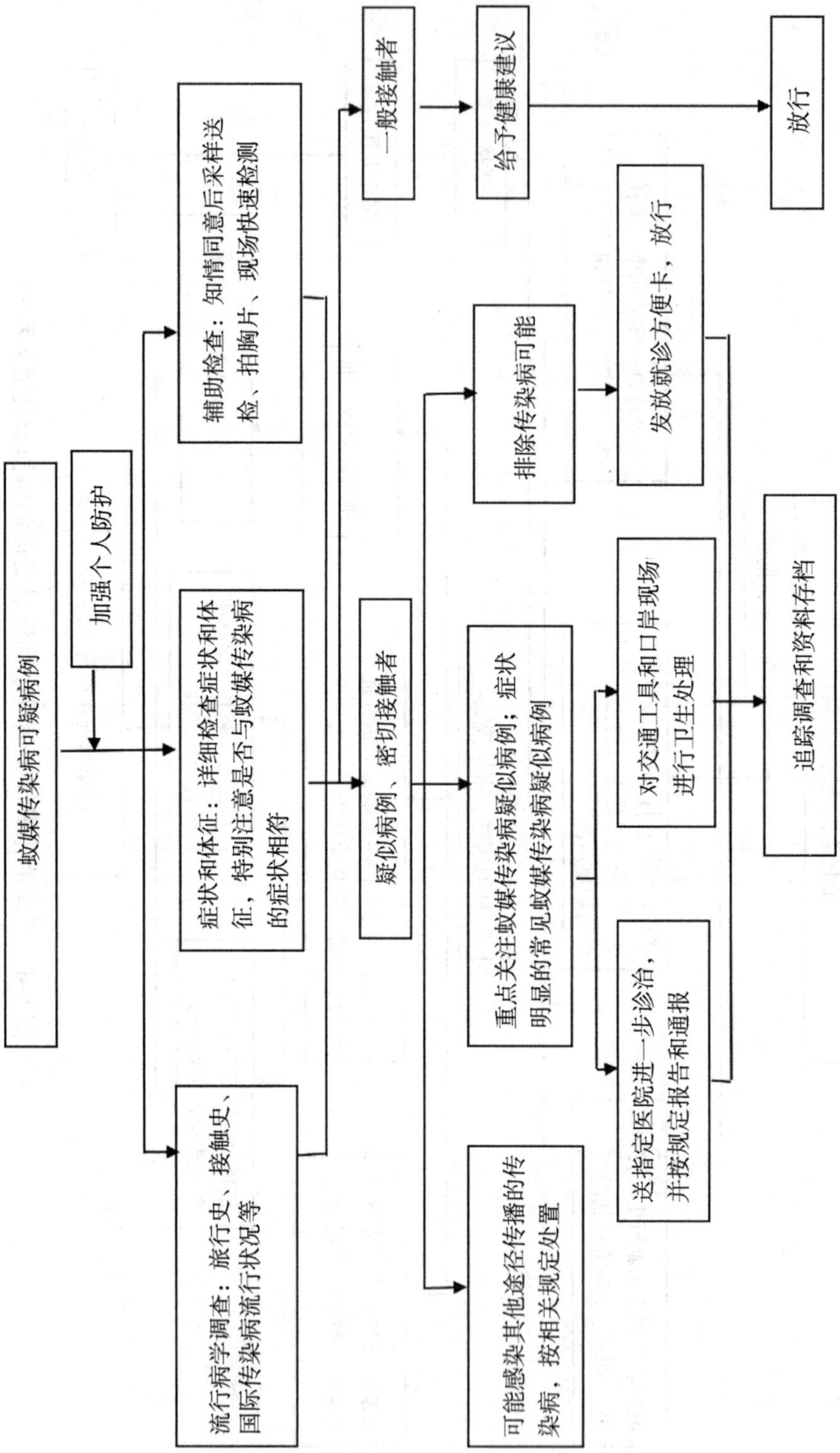

图7-5　口岸虫媒传染病可疑病例及疑似病例排查处置流程图

第八章｜进境出境货物物品卫生检疫

第一节｜进境出境货物物品卫生检疫的一般要求

进境出境的集装箱等运输设备，货物、行李、邮包等物品，以及货物、行李、邮包的包装（以下统称"货物、物品"）进境出境可以通过携带鼠、蚊、蝇、蟑螂等病媒生物入境造成鼠疫、黄热病等鼠传传染病、虫媒传染病等传入风险，也可以通过本身携带各种致病微生物给口岸卫生安全和人类健康带来极大威胁。因此，《国境卫生检疫法》及其实施细则规定对进境出境货物、物品实施卫生检疫，采取必要的卫生措施。

一、制度依据

《国境卫生检疫法》第九条规定：进境出境的人员、交通运输工具，集装箱等运输设备、货物、行李、邮包等物品及外包装（以下统称货物、物品），应当依法接受检疫查验，经海关准许，方可进境出境。

《国境卫生检疫法》第十条规定：进境出境的人员、交通运输工具、货物、物品，应当分别在最先到达的口岸和最后离开的口岸接受检疫查验；货物、物品也可以在海关指定的其他地点接受检疫查验。……除避险等紧急情况外，未经海关准许，该交通运输工具不得装卸货物、物品，不得上下引航员以外的人员。

《国境卫生检疫法》第十九条规定：进境出境货物、物品的收发货人、收寄件人、携运人（携带人）、承运人或者其代理人应当按照规定向海关如实申报与检疫查验有关的事项。

《国境卫生检疫法》第二十条规定：对有本法第十五条第一款规定情形的货物、物品［（一）受到检疫传染病污染；（二）发现与人类健康有关的病媒生物；（三）存在传播检疫传染病风险的其他情形］，应当实施卫生处理，并接受海关监督；卫生处理完成前，相关货物、物品应当单独存放，未经海关准许不得移运或者提离。对有本法第十五条第一款规定情形但无法实施有效卫生处理的货物、物品，海关可以决定不准其进境或者出境，或者予以退运、销毁；对境内公共卫生安全可能造成重大危害的，海关可以暂停相关货物的进口。

《国境卫生检疫法》第二十一条规定：托运尸体、骸骨进境出境的，托运人或者其代理人应当按照规定向海关如实申报，经检疫查验合格后，方可进境出境。因患检疫传染病死亡的，尸体应当就近火化。

《国境卫生检疫法》第二十二条规定：血液等人体组织、病原微生物、生物制品等关系公共卫生安全的货物、物品进境出境，除纳入药品、兽药、医疗器械管理的外，应当由海关事先实施卫生检疫审批，并经检疫查验合格后方可进境出境。

《国境卫生检疫法实施细则》第十条规定：入境、出境的集装箱、货物、废旧物等物品在到达口岸的时候，承运人、代理人或者货主，必须向卫生检疫机关申报并接受卫生检疫。对来自疫区的、被传染病污染的以及可能传播检疫传染病或者发现与人类健康有关的啮齿动物和病媒昆虫的集装箱、货物、废旧物等物品，应当实施消毒、除鼠、除虫或者其他必要的卫生处理。

《国境卫生检疫法实施细则》第十一条规定：入境、出境的微生物、人体组织、生物制品、血液及其制品等特殊物品的携带人、托运人或者邮递人，必须向卫生检疫机关申报并接受卫生检疫，凭卫生检疫机关签发的特殊物品审批单办理通关手续。未经卫生检疫机关许可，不准入境、出境。

《国境卫生检疫法实施细则》第十二条规定：入境、出境的旅客、员工个人携带或者托运可能传播传染病的行李和物品，应当接受卫生检查。卫生检疫机关对来自疫区或者被传染病污染的各种食品、饮料、水产品等应当实施卫生处理或者销毁，并签发卫生处理证明。

《国境卫生检疫法实施细则》第十三条规定：卫生检疫机关对应当实施卫生检疫的邮包进行卫生检查和必要的卫生处理时，邮政部门应予配合。未经卫生检疫机关许可，邮政部门不得运递。

二、申报要求

海关所有的进境出境货物、物品依法实施全申报管理。

进境出境货物、物品的收发货人、收寄件人、携运人（携带人）、承运人或者其代理人应当按照规定向海关如实申报与检疫查验有关的事项。

三、风险管理

海关对进境出境货物、物品实施风险管理。海关依据进境出境货物、物品的申报信息、全球传染病疫情信息和其他相关信息对货物、物品的卫生检疫风险进行评估，根据风险评估结果有针对性地对货物、物品实施卫生检疫查验。

（一）风险分类管理

《国境卫生检疫法》所指的货物、物品，主要有4类：

1. 进境出境的集装箱等运输设备；
2. 货物；
3. 行李、邮包等物品；
4. 货物、行李、邮包的包装。

另外，废旧物品是一种特殊性质的货物；尸体、骸骨是一种特殊性质的物品；特殊物品既可以是货物，也可以是物品。

由于上述各种货物、物品的类别不同，传播传染病的风险不同，采取的卫生检疫措施也不同。本章对不同类别的货物、物品的卫生检疫分节加以叙述。

（二）风险分级管理

海关对进境出境货物、物品进行风险分析，对其携带传染病病原体、病媒生物等公共卫生风险因素的可能性及危害性进行识别、评估，将风险划分为高度风险、中度风险、低度风险三个等级。对高度风险、中度风险的，实施重点监管，并动态调整；对低度风险的，实行一般监管。

四、检疫处置

（一）一般检疫处置要求

经检疫查验合格的进境出境货物、物品，予以放行。对查验不合格的，签发“检验检疫处理通知书”，视情况进行卫生处理、退运、销毁或移交相关部门进行处置。货物、物品实施卫生处理，应当接受海关监督。

（二）卫生处理要求

1. 法定卫生处理指征

以下情形的进境出境货物、物品，必须实施卫生处理：

（1）受到检疫传染病污染；

（2）发现与人类健康有关的病媒生物；

（3）存在传播检疫传染病风险的其他情形。

根据《关于公布检疫传染病目录的公告》（国家疾控局 海关总署公告 2024 年第 2 号），检疫传染病包括：鼠疫、霍乱、黄热病、埃博拉病毒病、天花、脊髓灰质炎、传染性非典型肺炎、肺炭疽、马尔堡病毒病、拉沙热、中东呼吸综合征。

2. 其他卫生处理情形

（1）海关总署基于防止传染病跨境传播的需要，通过公告等形式要求实施卫生处理的；

（2）世界卫生组织在发生“国际关注的突发公共卫生事件”期间，其长期建议或临时建议要求实施相关卫生措施的；

（3）国务院和国家卫健委、国家疾控局基于疫情防控需要，需要对进境出境“货物、物品”实施卫生处理的。

（三）物流控制要求

1. 卫生处理完成前，相关货物、物品应当单独存放，未经海关准许不得移运或者提离。

2. 无法实施有效卫生处理的货物、物品，海关可以决定不准其进境或者出境，或者予以退运、销毁。

3. 对境内公共卫生安全可能造成重大危害的货物、物品，海关可以暂停相关货物的进口。

五、进境出境行李物品、邮包卫生检疫

进境出境行李物品，指进出境人员携带的物品，包括随身携带、分离运输的物品等。

进境出境邮包（邮寄物），指邮件（邮政部门通过国际寄递渠道邮寄的注明收件地址的进境出境物件或包裹）和快件（依法经营出入境快件的企业以快速的商业运输方式承运的注明收件地址的进境出境物件或包裹）。

进境出境行李物品、邮包卫生检疫详见《海关检验检疫业务实务手册——进出境动植物检疫篇》第十七章“进出境行李物品、邮寄物及快件检疫”有关内容。

第二节｜进境出境集装箱检验检疫

一、概述

（一）集装箱定义

《国际卫生条例（2005）》规定：“集装箱”是指一种运输设备：（一）具有永久特性，足够坚固，适于反复使用；（二）为便于以一种或多种运输方式运送货物而专门设计，中途无需重新装货；（三）安装了易于搬运的装置，特别便于集装箱从一种运输方式转移至另一种运输方式；以及（四）专门设计以便于装卸。

《进出境集装箱检验检疫管理办法》所称的进出境集装箱，是指国际标准化组织所规定的集装箱，包括出境、进境和过境的实箱及空箱。

（二）集装箱检验检疫风险

集装箱作为一种特殊的装载容器或运输设备，反复装运并往返于世界各地，其结构上有一部分属于植物产品的范畴，因此在集装箱运输中可能带有啮齿动物、蚊、蝇、蟑螂等病媒生物和植物危险性病、虫、杂草及其他有害生物；可能带有土壤、动植物残留物和被有毒有害物质污染。因此，为防止传染病、寄生虫病和植物危险性病、虫、杂草，以及其他有害生物通过集装箱及集装箱货物传入、传出，保护农、林、牧、渔业生产和人体健康，保证集装箱运输的货物质量，促进对外贸易发展，根据《进出口商品检验法》《进出境动植物检疫法》《国境卫生检疫法》《食品安全法》及有关法律法规的规定对出入境集装箱实施检验检疫。

为便于读者使用，集装箱卫生检疫、动植物检疫有关内容在此处集中阐述；集装箱的适载检验等内容详见《海关检验检疫业务实务手册——进出口商品检验篇》第九章第五节“适载检验”。

二、制度依据

《进出境集装箱检验检疫管理办法》（国家出入境检验检疫局令第 17 号发布，根据海关总署令第 238 号、第 262 号修订）。

三、进境集装箱检验检疫

集装箱进出境前、进出境时或过境时，承运人、货主或其代理人（以下简称“报检人”），必须向海关申报。海关按照有关规定对报检集装箱实施检验检疫。

（一）检验检疫要求

进境集装箱应按有关规定实施下列检验检疫：

（1）所有进境集装箱应实施卫生检疫。

（2）来自动植物疫区的，装载动植物、动植物产品和其他检验检疫物的，以及箱内带有植物性包装物或辅垫材料的集装箱，应实施动植物检疫。

（3）法律、行政法规、国际条约规定或者贸易合同约定的其他应当实施检验检疫的集装箱，按有关规定、约定实施检验检疫。

进境集装箱未经海关许可，不得提运或拆箱。

进出境集装箱装载的应检货物按有关规定实施检验检疫。

（二）检验检疫申报与实施要求

1. 申报要求

进境集装箱承运人应当向进境口岸海关申报。

进境集装箱申报时，应提供集装箱数量、规格、号码、到达或离开口岸的时间、装箱地点和目的地、货物的种类、数量和包装材料等单证或情况。

海关受理进境集装箱申报后，对承运人提供的相关材料进行审核，并将审核结果通知承运人。

2. 实施要求

在进境口岸结关的，以及国家有关法律法规规定必须在进境口岸查验的集装箱，在进境口岸实施检验检疫，或实施动植物检疫除害处理、卫生处理。

指运地结关的集装箱，进境口岸海关受理申报后，检查集装箱外表（必要时进行动植物检疫除害处理、卫生处理），办理调离和签封手续，并通知指运地海关，到指运地进行检验检疫。

装载应检货物的集装箱，如对货物实施检验检疫时，如集装箱未经检验检疫，应在货物检验检疫同时一并实施集装箱检疫查验。

在对实施过熏蒸处理的集装箱进行查验前，应先核实集装箱箱门上张贴的散毒时间，散毒结束后方可实施开箱查验。必要时，可对箱内熏蒸气体浓度进行检测，发现熏蒸剂残留超过安全标准的，应立即关闭集装箱并移至安全地点进行通风散毒后，方可实施查验，防止意外事故发生。

对于可能被致病微生物或理化因子污染的集装箱，可采样送实验室进行检验。

（三）卫生检疫作业

1. 查验前准备

（1）一般准备

应做好个人防护，戴口罩、手套，必要时戴防蚤袜、防蚤手套。携带相应的工作单证和记录表格；携带执法记录仪或手机、相机等取证工具。

（2）专业工具

海关关员在进行集装箱输入性病媒生物监测时，应携带病媒生物监测包。监测包中应备有：强光手电筒、白布袋、拉边袋、镊子、吸蚊器、捕虫网、毒瓶、指形管等监测用品。

①鼠类查验采样工具：荧光探鼠仪、粘鼠板/鼠夹/鼠笼等监测器具、鼠袋、防蚤手套、防蚤袜。

②蚊类查验采样工具：杀虫剂、吸蚊器、捕虫网、吸管、瓶子等监测器具及捕虫管。

③蝇类查验采样工具：杀虫剂、捕虫网等监测器具及捕虫管等。

④蜚蠊查验采样工具：杀虫剂、捕虫管等。

2. 现场查验

（1）箱体外检疫查验

①核查集装箱箱号与申报资料是否一致，查看集装箱体是否完整。

②检查集装箱外表（包括叉车孔、箱底部等处）是否有病媒生物；检查集装箱箱体是否附着病媒生物；检查集装箱外表包括角件、叉车孔等处是否有积水，如积水内有蚊幼虫，应用捞虫网捞出，放入带有水的罐头瓶内；检查箱口密闭橡皮鼠咬痕。

（2）箱体内病媒生物查验

①鼠类查验：检查箱内有无死鼠、活鼠、鼠粪、鼠尿、鼠咬痕、鼠巢穴等鼠征。

②病媒昆虫查验：检查对象主要是蚊、蝇、蜚蠊、蚤、蜱、螨、蠓，以及臭虫、白蛉、蚋、虻、锥蝽、虱等。

检查箱内内壁是否附着蚊类、蝇类及其他飞行类病媒昆虫；检查箱底有无蟑螂卵鞘、死蟑螂，有无活蟑螂爬行；检查有无腐烂变质物品、粪便等，检查有无蝇蛆；在掏箱过程中，关注在货物中是否夹带病媒生物；箱体中有无积水，如有积水，查看有无孑孓滋生。

（3）箱体内其他卫生问题查验

是否有腐烂变质物品，是否有异味；是否有生活垃圾、动物尸体、粪便等；是否夹带禁止进口的废旧物品；是否夹带未经检疫审批的特殊物品；是否存在被传染病病原体污染嫌疑情况；是否存在其他公共卫生问题。

3. 采样送检

（1）鼠类采样送检：将捕获的活鼠连同鼠笼（夹）装入大号鼠袋，扎紧袋口，严防跳蚤逃逸。将捕获的死鼠从鼠夹上取下，单只装入小号鼠袋，扎紧袋口，严防跳蚤逃逸。使用专用的车辆进行运输，采集工具和鼠袋应与工作人员有效隔离。运送到实验室，需走专门的通道，然后根据实际情况和实验室生物安全级别与条件开展检蚤和鼠体解剖等工作。

（2）蚊类采样送检：成蚊放在捕虫管中，覆一层软纸，写好标签，送实验室。用吸蚊器采取的活体成蚊，应将吸蚊器的盖子盖好，将吸蚊筒与风扇分离，用胶带粘牢，做好标记后送实验室。将捕获的蚊类幼虫（孑孓）连同原孳生地适量水体装入容器内，保持适当的透气性并防止羽化成蚊逃逸，容器上贴采集标签，送实验室。

（3）其他病媒生物采样送检：将蜚蠊放入指形管中，写好标签，送实验室。蝇类可用吸蚊器、捕虫网、捕虫管捕捉，放入指形管中，写好标签，送实验室。其他飞虫参照蚊类送检要求。其他爬虫放入指形管中，写好标签，送实验室。

（4）送检要求：现场发现的病媒生物均需送实验室进行种属鉴定。

对于发现鼠类、活蚊的，应进行病媒生物携带病原体检测。对发现其他病媒生物的，结合是否来自疫区等情况，确定是否开展携带病原体检测。对于需要进行病原体检测的样本，应第一时间将样本放入4℃采样送样箱中，在2小时内将样本送交实验室进行检测；或将样本放入-15～-20℃采样送样箱中，在24小时内将样本送交实验室进行检测。

（四）动植物检疫作业

1. 开箱前动植物检疫查验

开箱前，以目视方法核查集装箱箱号、封识号与报检单据是否一致，查看集装箱箱体是否完整、检查集装箱外表包括角件、叉车孔、地板下部等处是否带有软体动物（非洲大蜗牛）、种子、杂草籽、土壤等。非洲大蜗牛是软体动物中对农业危害最为严重的一种，源于东非沿海地区，其爬行速度慢，自然传播能力十分有限，然而，它能吸附在集装箱底部，随运输工具漂洋过海。

由于集装箱外表还可能粘附肉眼不可见的病原体，所以对来自或途经动植物疫情流行的国家或地区的进境集装箱还应根据具体情况实施必要的防疫消毒。

2. 箱内动植物检疫查验

开箱后，应检查有无动植物危险性病、虫、杂草、土壤、动物尸体、动植物残留物等，若发现上述情况，应按规定进行检疫处理。开箱检疫方法如下：

（1）检查集装箱木质结构有无蛀孔、蛀虫等木材害虫侵染的迹象。

（2）检查箱门内壁及附近区域、箱内表面、各个角落以及木地板板块之间、木质衬板和侧壁之间等处有无生活害虫或软体动物。

（3）检查箱内各种动植物性残留物和土壤等。

3. 采样送检

对开箱查验发现的动植物检疫性有害生物、土壤、动物尸体、动植物残留物等，应及时采样，进行分类鉴定。

（五）检验检疫结果处置

进境集装箱经检验检疫合格的，准予放行；经检验检疫不合格的，按有关规定处理。

（1）查发检验检疫不合格的，签发“检验检疫处理通知书”。

（2）可实施卫生处理、动植物检疫除害处理的，经处理合格后予以放行，无法实施卫生处理和/或动植物检疫除害处理的，实施退运、销毁或移交相关部门进行处置。

①发现人类尸体：集装箱内发现尸体的，立即实施检疫排查，监督实施卫生处理后，配合公安机关做好后续处置。

②发现病媒生物：发现鼠类等啮齿动物或有其活动迹象的，进行灭鼠，必要时进行除虫和消毒；发现有蝇、蜚蠊等病媒昆虫，进行杀虫处理。

③发现病原体污染：对发现集装箱被病原体污染的，进行消毒处理。

④发现其他不合格物品的处置：对发现携带土壤、动物尸体、生活垃圾、废轮胎、旧服装，以及国家禁止入境的其他物品的，对集装箱及箱内物品实施相应处理；难以销毁处理的，连同集装箱做退运处理。

⑤其他情况处置：发现有逃避检疫的、不如实申报的，以及其他违反规定的，应实施相应行政处罚。

（3）发现被有害化学物质污染的集装箱，必须采取冲洗、擦拭、酸碱中和、稀释等有效的除污措施。

（4）发现一般放射性超标的集装箱，在条件许可的情况下，可以采取放置衰变法、表面去污法、净化处理法等进行防辐射处理，或按照有关规定实施隔离、退运或销毁。

四、出境集装箱检验检疫

（一）检验检疫要求

出境集装箱应按有关规定实施下列检验检疫：

（1）所有出境集装箱应实施卫生检疫。

（2）装载动植物、动植物产品和其他检验检疫物的集装箱应实施动植物检疫。

（3）装运出口易腐烂变质食品、冷冻品的集装箱应实施适载检验。

（4）输入国要求实施检验检疫的集装箱，按要求实施检验检疫。

（5）法律、行政法规、国际条约规定或贸易合同约定的其他应当实施检验检疫的集装箱按有关规定、约定实施检验检疫。

海关依据风险评估的结果对出境集装箱实施检疫查验。

未经卫生检疫的出境集装箱，未经海关许可不得提离或装运。

（二）检验检疫申报与实施要求

1. 申报要求

出境集装箱应在装货前向所在地海关申报。

2. 实施要求

在出境口岸装载拼装货物的集装箱，由出境口岸海关实施检验检疫。

五、过境集装箱检验检疫

过境集装箱报检人应当向进境口岸海关申报，未经海关许可，不得提运。

过境应检集装箱，由进境口岸海关实施查验，离境口岸海关不再检验检疫。

过境集装箱经查验发现有可能中途撒漏造成污染的，报检人应按进境口岸海关的要求，采取密封措施；无法采取密封措施的，不准过境。发现被污染或危险性病虫害的，应做卫生除害处理或不准过境。

对于来自高风险的重点监管国家（地区）或申报为高风险的重点检疫对象的过境货物，入境口岸海关应要求过境货物的承运人使用集装箱等密闭式运载工具运载，不实施开箱查验。

由国外起运经过我国境内的货物，如果不在境内换装，除发生在流行病学上有重要意义和事件，需要实施卫生处理外，在一般情况下不实施卫生处理。

六、进出境集装箱的检疫处理

《国境卫生检疫法》第二十条规定：进境出境集装箱具有下列情形之一的，应当实施卫生处理：（一）受到检疫传染病污染；（二）发现与人类健康有关的病媒生物；（三）存在传播检疫传染病风险的其他情形。

根据《关于公布检疫传染病目录的公告》（国家疾控局 海关总署公告 2024 年第 2 号），检疫传染病包括：鼠疫、霍乱、黄热病、埃博拉病毒病、天花、脊髓灰质炎、传染性非典型肺炎、肺炭疽、马尔堡病毒病、拉沙热、中东呼吸综合征。

《出入境检疫处理管理工作规定》（国家质检总局公告 2017 年第 115 号，见《海关检验检疫业务实务手册——进出境动植物检疫篇》第三章第一节）第五条及附件 2 规定具有以下情况之一的集装箱，应当实施卫生处理：（1）法律法规明确规定应当实施检疫处理的情况（装载废旧物品、发现病媒昆虫、发现啮齿动物或啮齿动物活动迹象、发现其他公共卫生问题、发生突发公共卫生事件等）；（2）海关总署发布或与其他部门联合发布的公告、警示通报等规范性文件有明确规定需要实施检疫处理的。

应实施动植物检疫除害处理的，详见《海关检验检疫业务实务手册——进出境动植物检疫篇》第十五章第一节。

七、监督管理

从事进出境集装箱动植物检疫除害处理的单位须经海关考核认可，接受海关的指导和监督。

实施集装箱卫生处理，应当接受海关监督；卫生处理完成前，集装箱应当单独存放，未经海关准许不得移运或者提离。对无法实施有效卫生处理的集装箱，海关可以决定不准其进境或者出境，或者予以退运、销毁。

对装载法检商品的进出境集装箱，应查验集装箱封识、标志是否完好，箱体是否有损伤、变形、破口等。

第三节｜进境出境一般货物卫生检疫

一、入境货物卫生检疫

（一）卫生检疫要求

海关依据风险评估的结果对进境货物实施检疫。

未经卫生检疫的进境货物，未经海关许可不得提离。

（二）卫生检疫申报

入境货物应当向入境口岸海关申报。

入境货物申报时，应提供入境货物的品名、原产国/地区、启运国/地区、启运口岸、入境废旧物品标注等申报信息。

海关受理入境货物申报后，对提供的相关材料进行审核，并将审核结果通知申报单位。

（三）卫生检疫实施

1. 重点查验对象

（1）重点查验货物

①易携带鼠类的货物：粮食、干草、种子、棉花、饲料等。

②易携带蚊类的货物：旧轮胎、原木等。

③易携带蝇类的货物：盐渍生皮、废旧物品、易腐烂变质物品等。

④易携带蜚蠊的货物：含糖食物、废旧物品等。

⑤易携带蜱类的货物：穿山甲鳞片、大型活动物等。

（2）来自重点国家/地区重点查验对象

①来自鼠疫等鼠传传染病疫区：重点检查是否有鼠类。

②来自黄热病、登革热、基孔肯雅热、西尼罗热、疟疾等蚊媒传染病疫区：重点检查是否有蚊类。

③来自蜱传传染病疫区：重点检查是否有蜱类。

④来自埃博拉疫区：重点检查是否有蝙蝠。

⑤来自霍乱疫区：重点检查是否有蝇、蜚蠊等。

2. 重点查验内容

（1）是否有鼠类等啮齿动物或有其活动迹象，包括鼠咬痕、鼠粪、鼠迹、鼠巢等；

（2）是否有飞行或附着的蚊、蝇，是否有蜚蠊；

（3）是否有积水处，积水处是否有蚊幼虫；

（4）是否有腐烂变质物品，是否有异味；

（5）是否有生活垃圾、动物尸体、粪便等；

（6）是否夹带禁止进口的废旧物品；

（7）是否夹带未经检疫审批的特殊物品；

（8）是否存在被传染病病原体污染嫌疑；

（9）是否存在其他公共卫生问题。

3. 查验要点

对于集装箱装载货物的查验要点，参见本书第六章第六节。对散装货物查验，也可参照执行。散装货物查验重点关注对粮食、原木、活动物携带鼠、蚊、蜱等病媒生物的查验。

（1）病媒生物检查

①查验货物及其包装、铺垫物上是否存在鼠迹、鼠粪、鼠咬痕、鼠巢等，可用鼠夹、粘鼠板捕鼠，将捕获的鼠类放入样品袋，送实验室做种属鉴定和携带病原体检测。

②查验货物空隙或者货物表面是否有蚊、蝇、蚤、蜚蠊等病媒生物。用吸蚊器或飞虫采集网捕捉飞行成虫；用蚊幼采集勺采集凹处积水中可能孳生的蚊幼虫；布放粘蚤纸捕集游离蚤；用药激法查找蜚蠊。采集到的成虫、幼虫、若虫分别放入指形管，送实验室鉴定。发现蜚蠊的，需用杀虫剂杀灭后再送检。

（2）卫生学检查

检查货物的卫生状况，重点检查是否存在夹带生活垃圾、废弃物、排泄物、腐烂变质物品等卫生学问题。检查是否存在被传染病病原体污染嫌疑。

（四）卫生处理

对检疫查验发现下列情形的货物，向货主或代理人出具“检验检疫处理通知书”，按要求实施相应卫生处理。

1. 发现鼠类等啮齿动物或有其活动迹象的，进行灭鼠，必要时进行除虫和消毒。

2. 发现蚊、蝇、蚤等病媒昆虫或蚊幼虫的，进行除虫处理。

3. 发现有腐烂变质物品、生活垃圾、动物尸体、粪便的，进行消毒处理。

4. 有证据表明被传染病病原体污染或有污染嫌疑的，进行消毒处理。

5. 发现废旧物品的，进行除虫；如同时发现啮齿动物的需另增实施灭鼠，如同时发现腐烂变质物品的需另增消毒。

（五）卫生检疫结果处置

1. 对检疫查验或卫生处理合格的货物，准予入境。

2. 对检疫查验不合格、且经过卫生处理后无法达到卫生处理效果的货物，实施退运或销毁。

3. 对发现未经检疫审批的特殊物品，根据《出入境特殊物品卫生检疫管理规定》，予以退运或销毁。

4. 对发现禁止进口的废旧物品的，予以退运。

二、出境货物卫生检疫

（一）卫生检疫要求

海关依据风险评估的结果对出境货物实施检疫查验。

未经卫生检疫的出境货物，未经海关许可不得装运。

（二）卫生检疫申报

出境货物需要实施卫生检疫的，应在装货前向所在地海关申报。

出境货物申报时，应提供出境货物的品名、数量、产地、启运地等申报信息。

（三）卫生检疫实施要求

装载出境货物的集装箱，出境口岸海关凭启运地海关出具的检验检疫证单验证放行。法律、法规另有规定的除外。

在出境口岸装载拼装货物的集装箱，由出境口岸海关实施检验检疫。

出境的特殊物品应提前取得特殊物品卫生检疫审批，经检疫查验合格后方可放行。

第四节｜进境出境废旧物品卫生检疫

一、制度依据

《进口废旧物品卫生检疫管理规定》[卫生部（88）卫防字第47号]。

（一）废旧物品种类

实施卫生检疫管理的废旧物品种类①包括：

1. 废纸、旧轮胎、废旧交通工具、旧电器、废塑料、动物皮、毛、骨、人头发、废棉、废五金、布絮、皮絮、废木料；

2. 旧家具、旧玩具、旧茶餐具、旧地毯、旧床上用品；

3. 粪便、垃圾；

4. 禁止进口的废旧物品有废旧服装、旧麻包；

5. 国务院卫生行政部门规定的其他种类和名称。

（二）卫生检疫要求

国家不允许进口的废旧物品禁止入境。对这类废旧物品，海关与有关部门应就地销毁或令其立即离境。

进口废旧物品必须经海关实施卫生检查，散装废旧物品或装载废旧物品的集装箱重箱须经卫生检疫处理方准入境。

二、废旧物品申报

进口废旧物品的货主、承运人或者代理人必须向海关申报下列事项：

1. 废旧物品的名称、数量；

2. 废旧物品的来源地、经途港；

3. 废旧物品的用途；

4. 废旧物品的接收单位和地址；

5. 预定入境的口岸、日期和时间。

三、现场检疫查验

废旧物品遭受的污染较为严重，可能携带多种致病因子或病媒生物，在传染病传播过程中有着

---

① 根据2020年11月24日发布的《关于全面禁止进口固体废物有关事项的公告》（生态环境部、商务部、国家发展和改革委员会、海关总署联合公告2020年第53号），自2021年1月1日起：禁止以任何方式进口固体废物，禁止我国境外的固体废物进境倾倒、堆放、处置。

极其重要的作用。因此加强对废旧物品的检疫查验和管理，对防止传染病传播和病媒生物扩散有重要意义。对于废旧物品的卫生检疫查验，有以下三个方面的基本工作要求：

1. 认真查验，区别新旧，严防以旧充新；

2. 严格把关，所有进口废旧物品都要依法做卫生处理（根据情况实施消毒、杀虫、灭鼠的一两项或全部）；

3. 禁止进口的垃圾（如旧服装、旧麻袋、旧塑料器具等物品），一经发现即退货或销毁。

（一）检疫查验范围

1. 一般货物进口的废旧物品；

2. 通过赠送、出口退运进境、提供样品等方式运入境的废旧物品；

3. 进境修理产生的未复运出境的废旧物品；

4. 出境修理或者出料加工中产生的复运进境的废旧物品。

（二）检疫查验准备

了解货物是否来自或途径传染病疫区。根据来自传染病疫区的性质判定货物传染病风险（如来自鼠疫疫区应重点查鼠，来自虫媒传染病疫区应重点查病媒昆虫，来自呼吸道传染病、消化道传染病和接触传染病疫区应重点查被传染病病原体污染等），有针对性地准备检疫查验的工具和设备。

（三）检疫查验地点

进境出境废旧物品均应在口岸现场查验，如在口岸卸货、开箱和汽车载运入境的废旧物品；

在确保其为非禁止进口废旧物品，并保证卫生安全的情况下也可以在口岸以外的指定地点实施查验。

（四）检疫查验内容

1. 是否被传染病病原体污染或有污染嫌疑；

2. 是否携带病媒生物；

3. 是否携带核生化有害因子；

4. 是否夹带禁止进口废旧物品；

5. 是否有腐败变质物品；

6. 是否有垃圾、动物尸体、粪便等；

7. 是否有其他公共卫生学问题。

（五）检疫查验方法

1. 查验数量

SN/T 1254—2015《入出境废旧物品卫生检疫查验规程》规定的查验数量如下：

（1）散货装的废旧物品，属于小批量（≤10t）的，查验比例为货量的0.1%~1%；属于大批量（>10t）的，查验比例为货量的0.01%~0.1%。

（2）杂货装的废旧物品，属于小批量（≤1t或20件）的，查验比例为货量的5%~10%或全部件数；属于大批量（>1t或20件）的，查验比例为货量的1%~5%。

相关产品另有规定的，从其规定（如旧机电产品，原则上应逐台实施检验检疫）。

2. 选查验点

放射性检测选点采用网格布点法，按照相关规定执行。

散杂货装的，一般按随机原则取货物存放的上、中、下三个层面，每个层面按对角线取4~5个点。查医学动物和病媒昆虫时，应查可能隐匿医学动物和携带病媒昆虫的货点。

3. 查验

（1）现场查验前应核对卫生除害处理所加贴的标识，核对处理时间，按要求进行散毒，确保熏蒸药剂残留在安全范围内。

（2）放射性检测时：

①有条件的先进行通道式放射性检测仪检测；

②按照相关规定，用直接测量法进行外照射贯穿辐射剂量率和 α、β 表面污染检测；

③如遇到放射性超标，应采取必要的防护措施，必要时应立即停止查验，并采取相应的隔离防护措施。

（3）集装箱盛载的：

①箱内若有死亡的医学动物或医学动物的粪便、足迹、咬痕、巢穴等，应采样或取证；

②箱内侧壁及其装运的废旧物品上若有死亡或存活的病媒昆虫，应采集标本；

③发生在流行病学上有重要意义的事件时，应对废旧物品及箱体采样进行病原体或理化污染因子实验室检验。

（4）散杂货装的：

①易隐匿医学动物的货物，主要巡查货物及其包装、铺垫物上鼠的咬痕、鼠粪、鼠迹、鼠巢等，可用鼠夹、鼠笼捕鼠，评估鼠患程度。

②重点巡查废旧物品空隙和表面飞行或附着的病媒昆虫，用吸蚊器或飞虫采集网捕捉飞行成虫（如蚊、蝇）；用勺采集积水处可能孳生的蚊幼虫；可布放粘蚤纸捕集游离蚤；如果捕获活鼠，应用放大镜查找蜱螨等。采集到的病媒昆虫成虫、幼虫分别放入指形试管，送检鉴定。

③发生在流行病学上有重要意义的事件时，应采样进行病原体或理化污染因子实验室检验。

四、检疫处置

（一）检疫结果判定

有以下情形之一的为不合格：

1. 放射性检测超标的，为不合格；
2. 检出病媒昆虫或啮齿动物的，为不合格；
3. 有污染嫌疑的，为不合格。

（二）检疫结果处置

1. 废旧物品经卫生处理达到卫生要求的予以放行；
2. 废旧物品经卫生处理仍不能达到卫生要求的，予以退运或销毁；
3. 国家禁止入境的废旧物品应退运或销毁；
4. 废旧物品发现放射性检测超标的，按相关规定进行处置。

第五节｜进出境特殊物品卫生检疫

一、特殊物品定义

特殊物品（special products）是指通过国际贸易以及携带、托运或者邮递入出境的，在传染病传播方面有特殊意义，需要特殊管理的微生物、人体组织、生物制品、血液及其制品等一类特殊货物或物品。

纳入药品、兽药、医疗器械管理的血液等人体组织、病原微生物、生物制品等，不再按进出境特殊物品进行监管，不再实施进出境特殊物品卫生检疫审批。

二、进出境特殊物品卫生检疫监管制度

（一）制度依据

《国境卫生检疫法》第二十二条规定：血液等人体组织、病原微生物、生物制品等关系公共卫生安全的货物、物品进境出境，除纳入药品、兽药、医疗器械管理的外，应当由海关事先实施卫生检疫审批，并经检疫查验合格后方可进境出境。

《生物安全法》第二十三条规定：国家建立首次进境或者暂停后恢复进境的动植物、动植物产品、高风险生物因子国家准入制度。海关对发现的进出境和过境生物安全风险，应当依法处置。经评估为生物安全高风险的人员、运输工具、货物、物品等，应当从指定的国境口岸进境，并采取严格的风险防控措施。

《出入境特殊物品卫生检疫管理规定》（国家质检总局令第160号发布，根据国家质检总局令第184号、海关总署令第238号、第240号、第243号修订）。

《关于明确部分货物、物品不再按进出境特殊物品监管的公告》（海关总署公告2025年第65号）。

《出入境特殊物品风险管理工作规范（试行）》（国质检卫〔2015〕269号）。

《进出境特殊物品生物安全风险评估工作规范》（署卫函〔2024〕255号）

（二）管理制度

进出境特殊物品的货主或者其代理人，应当按照法律法规规定和相关标准的要求，输入、输出以及生产、经营、使用特殊物品，对社会和公众负责，保证特殊物品安全，接受社会监督，承担社会责任。海关遵循风险管理原则，在风险评估的基础上根据风险等级实施检疫审批、检疫查验和监督管理。

海关特殊物品实行风险分级，对特殊物品单位实行监管分类，采取相应的检疫监管措施，并动态调整。特殊物品根据致病性、致病途径、使用方式和用途以及可控性等风险因素，风险从高到低划分为A、B、C三个级别。

根据《国境卫生检疫法》及其实施细则的规定，由于微生物、人体组织、生物制品、血液及其制品等特殊物品生物安全风险较高，禁止过境。进出境特殊物品应当实施动植物检疫的，按照进出境动植物检疫法律法规的规定执行。

三、准入与风险评估

（一）对象

纳入高风险管理的特殊物品，以及其他必要时需开展风险评估的特殊物品应开展生物安全风险评估工作。

风险评估由直属海关或其委托的第三方组织开展。评估单位应具备一定风险评估能力，能按照海关特殊物品风险评估要求开展相关工作。

对国内生物安全影响较大的特殊物品的进出境（如进境大规模的B级特殊物品），可征询地方人民政府对本行政区域内生物安全管理意见，依托地方政府主导的联合监管机制等协调机制开展风险评估工作。

（二）风险评估程序

1. 组建专家库

评估单位根据《进出境特殊物品风险评估专家库管理制度》组建风险评估专家库，并对专家库进行动态调整。直属海关对专家库的正常运行进行监督管理。

2. 受理风险评估

直属海关在受理特殊物品申请时，认为需要开展风险评估的，应书面告知申请方。申请方提出风险评估申请后，由评估单位启动风险评估工作。

评估单位通知申请方提供以下相关材料：生物安全风险控制能力情况；进出境特殊物品的生物安全风险情况；运输情况；合作合同及科研相关合作情况；申请方对拟进出境特殊物品的风险分析及风险控制措施的自我评估；纳入《实施准入管理的高风险特殊物品名录》（见第三章第一节）的高风险特殊物品，申请方在申请风险评估时应提供准入编号；其他涉及生物安全的相关材料。

3. 组建评估专家组

评估单位收到材料后，在专家库内随机选取符合条件的专家组建专家组，专家组由至少 3 人的奇数组成，其中系统外的专家应不少于 60%，组长由具有高级职称或相关领域有较高权威性的专家担任。专家如与申请方存在利益关系，应主动回避。

4. 风险评估形式

风险评估可采用资料审查、现场评估等形式实施。评估单位应在专家组成立后，将评估材料提交专家组成员。专家组根据特殊物品属性和风险程度提出风险评估形式的意见，评估单位根据申请方情况和专家组意见确定风险评估形式。

申请方首次申请特殊物品进出境风险评估，以及专家组经资料审查后认为需要开展现场评估以进一步确认申请方特殊物品生物安全风险控制能力的，应开展现场评估。

5. 风险评估报告

专家组根据资料审查或现场评估的结果，判定申请方的生物安全控制能力与特殊物品潜在生物安全危害程度是否相适应，形成风险评估意见及风险控制措施建议，向评估单位反馈“进出境特殊物品风险评估资料审查报告”和/或“进出境特殊物品风险评估现场评估表”。评估单位形成“进出境特殊物品风险评估报告”，向申请方反馈风险评估结果。

6. 风险评估结果应用

风险评估报告有效期 3 年。在有效期内，进出境特殊物品的生物安全风险及使用单位的生物安全控制能力均未发生改变，仅增加进出境数量的，可以参考风险评估报告结论，无需再次开展风险评估。

四、检疫审批

详见第四章第一节。

五、检疫查验

（一）风险分级管理

1. A 级：“入/出境特殊物品卫生检疫审批单”（以下简称特殊物品审批单）仅能使用一次，不能分次核销，现场批批查验，并实施后续监管。

2. B 级：特殊物品审批单可在有效期内多次使用，一次审批，分次核销，现场抽批查验，并实施后续监管。

3. C 级：特殊物品审批单可在有效期内多次使用，一次审批，分次核销，现场抽批查验。

（二）申报审核与核销

1. 对特殊物品申报材料的真实性、准确性和规范性进行审核，重点审核是否填写特殊物品检疫审批单单号、“货物属性”栏是否填写特殊物品的风险等级。

2. 登录“特殊物品审批与分析系统”，检查特殊物品审批单的真实性和有效性。口岸海关在特殊物品监管系统的“核注核销查询”中检查特殊物品审批单的自动核注核销情况。

3. 申报材料不齐全或者不符合规定要求的，不予受理。申报材料齐全、符合规定要求的，特殊物品审批与分析系统自动在通关中完成审批单核销。如口岸海关在特殊物品监管系统的“核注核销查询”中发现特殊物品审批单未能自动核注，则在“核销审核”模块中对企业人工核销申请予以核销。

（三）现场检疫查验

1. 特殊物品类货物检疫查验

（1）查验前准备

海关关员应了解特殊物品的种类和风险级别，做好相应的防护准备；了解特殊物品运输保存条件要求，是否需冷藏或冷冻运输；了解是否抽中需采样，如需采样则准备好采样用具，包括采样袋、生物安全送样箱等。

应在符合特殊物品储存要求并具备相应的生物安全防护能力的场所中开展特殊物品查验。

（2）查验重点

特殊物品有冷藏或冷冻运输要求的，是否用冷藏车运输，或放有干冰、湿冰、液氮等保温；核查货证是否相符，查验特殊物品包装标签列明的名称、成分、批号、规格、数量、输出/输入国（地区）和生产厂家等项目是否与特殊物品审批单的内容一致；检查特殊物品包装是否完整无破损，不渗、不漏；对含有病原微生物的特殊物品，如科研用菌（毒）种，其他感染性生物材料（如含有病原体的人体血液、人体组织等），应在做好个人防护的前提下，查验其外包装是否完整、是否贴有相应的生物安全危害标识、包装材料是否符合感染性物质运输包装分类要求（在无生物安全防护能力的场所不得拆包查验）；查验过程应轻拿轻放，对标有“向上”字样的不得倒放，避免发生破损、泄漏，产生生物安全风险。

（3）采样送检

对需采样的特殊物品进行采样，加贴样品标签，填写“中华人民共和国海关进出境货物取样记录单”。抽采的样品应放入与其生物安全等级相适应的的冷链运输箱中，尽快送往符合相关要求的实验室进行检测，原则上应当天送样，最长不超过 24 小时。

2. 邮寄、携带的进出境特殊物品检疫查验

（1）旅检、邮检现场应通过机检、人工检查、携带物低温探测、基于情报布控等多种方式筛检经邮寄、携带方式出入境的特殊物品。其中，在机检时应重点甄别是否有长条试管、圆形安培瓶等形状的物品。

（2）对发现未取得特殊物品审批单的特殊物品，予以截留，出具截留凭证，注明截留期限不超过 7 天。将截留的特殊物品存放于与其生物安全等级相一致，符合保存条件的环境里。截留期间，当事人未取得检疫审批单，予以退运或销毁。物品所有人未在 3 个月内办理退运手续或逾期不办的，按照医疗废弃物进行销毁处理。

（3）对携带自用且仅限于预防或者治疗疾病用的血液制品或者生物制品出入境的，无需办理卫生检疫审批手续，出入境时应当向隶属海关出示医院的有关证明；允许携带量以处方或者说明书确定的一个疗程为限。

（4）对发现属于禁止入出境的，按照相应法律规定办理。对发现属于涉嫌违法、涉恐的特殊物品，直接按规定程序移交相关机构和部门，并及时上报。

（5）邮递人或者携带人在截留期限内取得“特殊物品审批单”后，隶属海关按照规定查验特殊物品名称、数量、规格等是否与审批单一致，特殊物品包装是否符合要求，经检疫查验合格的予以放行，同时在“特殊物品审批与分析系统”中对相应的核销申请予以核销通过。对查验不合格的，予以退回或销毁。

六、检疫处置

1. 检疫查验过程中发现存在下列情况之一的，签发“检验检疫处理通知书”，予以退运或者销毁：

（1）名称、批号、规格、生物活性成分等与特殊物品审批内容不相符的。

（2）超出卫生检疫审批的数量范围的。

（3）包装不符合特殊物品安全管理要求的；经检疫查验不符合卫生检疫要求的。

（4）被截留邮寄、携带特殊物品自截留之日起 7 日内未取得“特殊物品审批单”的，或者取得“特殊物品审批单”后，经检疫查验不合格的。

2. 经检疫查验合格的，予以放行。查验不合格的，应及时录入“特殊物品审批与分析系统”，做好不合格案例记录并上传现场照片，处理结果应在处置结束后 24 小时内补录处置情况。

3. 口岸海关对处理结果应当做好记录、归档。

七、监督管理

（一）出入境特殊物品单位备案现场核查

1. 出入境特殊物品单位

出入境特殊物品单位是指从事特殊物品生产、使用、销售、科研、医疗、检验、医药研发外包的法人或者其他组织。

出入境特殊物品单位应当建立特殊物品生产、使用、销售记录。记录应当真实，保存期限不得少于 2 年。

2. 单位备案

出入境特殊物品单位，在其首次申请特殊物品出入境时应在“特殊物品审批与分析系统”中录入信息，建立信息档案。

属地海关对所辖区域内在“特殊物品审批与分析系统”中完成信息登记的出入境特殊物品单位，须在 2 个月内完成现场核查。

3. 现场核查

海关根据企业提交的资料对特殊物品单位的基本情况、开展进出境特殊物品业务的环境条件等开展现场核查，并在“特殊物品审批与分析系统”进行结果登记。核查内容主要包括：

（1）销售单位

主要检查质量管理体系文件、拟入出境特殊物品目录、仓储场所的平面图及仓储布局、储藏设备温控及调试记录、生物安全标识、放置废弃物、突发感染性物质污染的应急处置方案及演练记录等。

（2）科研、生产、医疗、检验等单位

主要检查质量管理体系文件、生物安全管理制度以及执行情况自查记录、相关人员生物安全培训制度和记录、实验室生物安全等级证明文件、生物废弃物处置方案以及处置情况记录、生物安全相关设施设备配置情况等。

（二）后续监管

1. 需实施后续监管的入境特殊物品，其使用单位应当在特殊物品入境后 30 日内，到目的地海关申报，由目的地海关实施后续监管。

2. 海关对入境特殊物品实施后续监管的内容包括：

（1）使用单位的实验室是否与“特殊物品审批单”一致；

（2）进境特殊物品是否与“特殊物品审批单”货证相符，即检查进境特殊物品包装标签列明的名称、成分、批号、规格、数量、输出/输入国（地区）和生产厂家等项目是否与“特殊物品审批单”的内容相一致。

3. 在后续监管过程中发现下列情形的，由海关撤回“特殊物品审批单”，责令其退运或者销毁：

（1）使用单位的实验室与“特殊物品审批单”不一致的；

（2）进境特殊物品与“特殊物品审批单”货证不符的。

4. 海关对后续监管过程中发现的问题，应当责令其限期整改，对生物安全管理制度有严重缺陷或生物安全实验室不能有效运转的特殊物品单位，应暂缓其特殊物品出入境审批，直至整改完毕。

属地海关应在完成后续监管及时登录“特殊物品审批与分析系统”填报监管情况。现场海关对后续监管过程中发现问题的，应当通报原审批的直属海关，情节严重的应当及时上报海关总署。

第六节｜进境出境尸体骸骨卫生检疫

尸体是指人死亡后的遗体及以殡葬为目的的人体器官组织。

棺柩是指盛放有尸体的固定形态的坚固密闭容器。

骸骨是指以殡葬为目的的人体骨骼。

一、基本要求

（一）制度依据

《出入境尸体骸骨卫生检疫管理办法》（国家质检总局令第 189 号发布，根据海关总署令第 238 号、第 240 号修改）。

《尸体出入境和尸体处理的管理规定》（卫生部、科技部、公安部、民政部、司法部、商务部、海关总署、国家工商行政管理总局、国家质检总局令第 47 号发布）。

（二）管理范围

出入境尸体、骸骨包括：

1. 需要入境或者出境进行殡葬的尸体、骸骨；

2. 入出境及过境途中死亡人员的尸体、骸骨。

因医学科研需要，由境外运进或者由境内运出的尸体、骸骨，按照进出境特殊物品管理。

除上述情形外，不得由境内运出或者由境外运入尸体和骸骨。

（三）检疫内容

海关对入出境尸体、骸骨实施卫生检疫工作包括：材料核查、现场查验、检疫处置、签发卫生检疫证书等。符合卫生检疫要求的，准予入出境。

二、材料核查

（一）入境材料核查

对于运送尸体、骸骨入境的单位，应当核查其法人证书及国务院殡葬主管部门准予从事国际运尸业务的证明文件等资料。

对于尸体、骸骨，应根据情况审核对应的材料。

1. 境外死亡人员相关材料

尸体、骸骨入境前，托运人或者其代理人应当按照要求提供以下材料：

（1）尸体、骸骨入出境卫生检疫申报单；

（2）死者身份证明（如：护照、海员证、通行证、身份证或者使领馆等相关部门出具的证明）；

（3）出境国家或者地区官方机构签发的死亡报告或者医疗卫生部门签发的死亡诊断书；
（4）入殓证明；
（5）防腐证明；
（6）托运人或者其代理人身份证明（如：护照、通行证或者身份证等）。

2. 入出境或者过境途中死亡人员相关材料

在入出境或者过境途中发生人员死亡，需要运送尸体入境的，托运人或者其代理人应当提交以下材料：

（1）尸体、骸骨入出境卫生检疫申报单；
（2）死者有效身份证明；
（3）有效死亡证明或者由公安机关出具的死亡鉴定书。

（二）出境材料核查

对于运送尸体、骸骨出境的单位，应当核查其法人证书及国务院殡葬主管部门准予从事国际运尸业务的证明文件等资料。

对于尸体、骸骨，应根据情况审核对应的材料。

1. 入殓地需审核的材料

（1）尸体、骸骨入出境卫生检疫申报单；
（2）死者有效身份证明；
（3）县级及以上医疗机构出具的死亡证明书或者公安、司法部门出具的死亡鉴定书或者其他相应的公证材料；
（4）国务院殡葬主管部门认可的从事国际运尸服务单位出具的尸体、骸骨入出境入殓证明、防腐证明和尸体、骸骨入出境卫生监管申报单；
（5）托运人或者其代理人身份证明。

2. 口岸需审核的材料

直接在入殓地口岸运送尸体、骸骨出境的，按前述要求办理。

异地口岸运送尸体、骸骨出境的，审核入殓地海关签发的“尸体/棺柩/骸骨入/出境卫生检疫证书”和以下材料：

（1）死者有效身份证明；
（2）托运人或者其代理人身份证明。

三、现场检疫查验

（一）现场查验地点

入境尸体、骸骨由入境口岸海关进行材料核查并实施现场查验。

出境尸体、骸骨由入殓地海关进行材料核查并实施现场查验，出境口岸海关负责在出境现场核查是否与申报内容相符，检查外部包装是否完整、破损、渗漏等。

（二）患传染病死亡的尸体、骸骨管理要求

疑似或者因患检疫传染病、炭疽、国家公布按甲类传染病管理的疾病以及国务院规定的其他新发烈性传染病死亡的尸体、骸骨，禁止入出境。

因患检疫传染病而死亡的尸体，必须就近火化。

根据《关于公布检疫传染病目录的公告》（国家疾控局 海关总署公告 2024 年第 2 号），检疫传染病包括：鼠疫、霍乱、黄热病、埃博拉病毒病、天花、脊髓灰质炎、传染性非典型肺炎、肺炭疽、马尔堡病毒病、拉沙热、中东呼吸综合征。

（三）尸体、骸骨现场查验内容

口岸海关对入出境尸体、骸骨实施现场查验，填写入出境尸体、骸骨现场查验工作记录。

1. 未入殓尸体的现场查验内容

（1）检查尸体腐烂程度，所有腔道、孔穴是否用浸泡过消毒、防腐药剂的棉球堵塞，有无体液外流；

（2）对死因不明的尸体，注意检查是否有皮疹（斑疹、丘疹、疱疹、脓疱）、表皮脱落、溃疡、渗液、出血点和色素沉着，是否有异常排泄物、分泌物、腔道出血等现象；

（3）对入出境或者过境途中死亡人员的尸体，口岸海关应当实施检疫，并根据检疫结果及申报人要求采取相应的处理及卫生控制措施，未经海关许可不得移运。

2. 已入殓尸体的棺柩现场查验内容

（1）检查入出境棺柩包装是否密闭，有无破损、渗漏及异味，棺柩若无渗液、漏气等特殊原因或者无流行病学意义，原则上不开棺检疫查验；

（2）出境棺柩的现场查验应当在尸体入殓时同时进行，要求尸体经防腐处理，包装密闭无破损、渗漏及异味。

3. 骸骨的现场查验内容

（1）检查骸骨的包装容器是否密闭，有无渗漏；

（2）包装容器非密闭的，检查骸骨是否干爽，是否带肌腱，有无异味、病媒昆虫等。

（四）实验室检验

根据申报材料核查、流行病学调查以及现场查验情况，对需要进一步调查死亡原因的尸体，海关可以采取标本送有资质的实验室进行检验。

四、检疫处置

1. 海关发现有下列情况之一的，可以判定为卫生检疫查验不合格：

（1）外部包装不密闭、破损，有渗漏、异味及病媒昆虫的；

（2）入出境尸体未经防腐处理、包装入殓的；

（3）入境途中死亡且死因不明的。

2. 对卫生检疫查验不合格的尸体、骸骨，海关按照以下规定进行检疫处置：

（1）禁止入出境的尸体、骸骨，必须就地火化后，以骨灰的形式入出境；

（2）有渗液、漏气的棺柩，必须进行卫生处理，托运人或者其代理人应当采取改换包装、重新防腐处理、冷冻运输等措施；

（3）骸骨的包装容器不密闭，有异味散发、渗漏或者病媒昆虫的，必须进行卫生处理，并更换包装；

（4）入出境途中不明原因死亡的，应当进行死因鉴定，无法作出死因鉴定的，尸体及棺柩一并火化，以骨灰的形式入出境；

（5）无死亡报告或者死亡医学诊断书的尸体，且托运人或者其代理人未能在规定期限内补交的，按照死因不明处置，以骨灰的形式入出境；

（6）经卫生处理后仍不符合卫生检疫要求的应当就近火化，以骨灰的形式入出境。

3. 按照规定应当火化但是托运人或者其代理人不同意火化的，禁止入出境。

五、卫生检疫证书

尸体、骸骨符合入出境卫生检疫要求的，海关签发“尸体/棺柩/骸骨入/出境卫生检疫证书”，准予入出境。

对入境后再出境的尸体、骸骨，出境口岸海关应当查验入境口岸海关签发的“尸体/棺柩/骸骨入/出境卫生检疫证书”及相关材料。

第九章｜传染病监测

第一节｜概述

一、传染病监测的目的和意义

“传染病监测”指对人群传染病的发生、流行及影响因素进行有计划地、系统地长期观察。传染病监测长期以来都是国境卫生检疫工作的重要组成部分。只有系统有效地开展传染病疫情监测与评估，才能够有的放矢地实施疫情防控。采用合适的方法对已识别的传染病传播风险进行系统分析和研究，包括评估风险发生的可能性、造成损害的范围和严重程度，可为实施适当的口岸防控措施提供依据。开展传染病监测与评估，是落实“预防为主”措施的重要手段之一，可以大量节省社会经济资源，实现投入产出比最大化。

1980 年，原卫生部即制定了《国境口岸传染病监测试行办法》，对口岸传染病监测工作做出了制度安排。近年来，国境卫生检疫执法面临的形势不断变化，特别是新冠疫情防控所凸显的新形势、新问题、新任务，都对口岸传染病监测工作提出了更高要求。新冠疫情发生后，习近平总书记指出，要完善传染病疫情和突发公共卫生事件监测系统，改进不明原因疾病和异常健康事件监测机制，提高评估监测敏感性和准确性，建立智慧化预警多点触发机制，健全多渠道监测预警机制，提高实时分析、集中研判的能力。2024 年 6 月 28 日修订的《国境卫生检疫法》“传染病监测”一章在呼应海关和卫生健康主管部门、疾病预防控制机构等有关部门职责调整，衔接《生物安全法》《传染病防治法》等相关法律规定，总结海关执法实践的基础上，对现行“传染病监测”制度进行了优化整合和补充，对跨境传播传染病的监测制度、报告、通报、评估、信息发布等方面进行了规定。2025 年 3 月 20 日，海关总署会同国家卫生健康委、国家疾控局制定了《国境口岸传染病监测实施办法》，以 2025 年第 40 号公告发布，并同时废止了原卫生部发布的《国境口岸传染病监测试行办法》。

二、传染病监测的法律法规依据

（一）《国境卫生检疫法》

修订后的《国境卫生检疫法》专章对传染病监测工作做了新的制度性安排：

第二十五条：海关总署会同国务院疾病预防控制部门，建立跨境传播传染病监测制度，制定口岸传染病监测规划和方案。

海关总署在国际公共卫生合作框架下，完善传染病监测网络布局，加强对境外传染病疫情的监测。

第二十六条：各地海关应当按照口岸传染病监测规划和方案，结合对进境出境的人员、交通运输工具、货物、物品等实施检疫查验，系统持续地收集、核对和分析相关数据，对可能跨境传播的传染病的发生、流行及影响因素、发展趋势等进行评估。

海关开展传染病监测，应当充分利用现代信息技术，拓宽监测渠道，提升监测效能。

第二十七条：各地海关发现传染病，应当采取相应的控制措施，并及时向海关总署报告，同时向口岸所在地县级以上地方人民政府疾病预防控制部门以及移民管理机构通报。县级以上地方人民政府疾病预防控制部门发现传染病，应当及时向当地海关、移民管理机构通报。

任何单位和个人发现口岸或者进境出境的人员、交通运输工具、货物、物品等存在传播传染病风险的，应当及时向就近的海关或者口岸所在地疾病预防控制机构报告。

（二）《国境卫生检疫法实施细则》

第九十七条：入境、出境的交通工具、人员、食品、饮用水和其他物品以及病媒昆虫、动物，均为传染病监测的对象。

第九十八条：传染病监测内容是：

（一）首发病例的个案调查；

（二）暴发流行的流行病学调查；

（三）传染源调查；

（四）国境口岸内监测传染病的回顾性调查；

（五）病原体的分离、鉴定，人群、有关动物血清学调查以及流行病学调查；

（六）有关动物、病媒昆虫、食品、饮用水和环境因素的调查；

（七）消毒、除鼠、除虫的效果观察与评价；

（八）国境口岸以及国内外监测传染病疫情的收集、整理、分析和传递；

（九）对监测对象开展健康检查和对监测传染病病人、疑似病人、密切接触人员的管理。

第二节｜国境口岸传染病监测制度

国境口岸传染病监测工作既是国境卫生检疫的一项重要工作，也是我国传染病防控体系的重要一环。根据我国《传染病防治法》《国境卫生检疫法》等法律法规及有关规定，各级海关与各级疾病预防控制部门应依据各自职责密切配合，建立并不断完善国境口岸传染病监测制度和工作机制。

一、国境口岸传染病监测

（一）监测定义

“国境口岸传染病监测”是指开展全球传染病疫情信息监测，结合对进境出境的人员、交通运输工具，集装箱等运输设备、货物、行李、邮包及外包装（以下统称货物、物品）等实施检疫查验，进行传染病病原学、流行病学调查，系统持续地收集、核对和分析相关数据，对可能跨境传播的传染病的发生、流行及影响因素、发展趋势等进行评估，根据境外传染病疫情风险及时发布相关风险提示信息。

（二）监测范围

国境口岸传染病监测的范围包括检疫传染病、监测传染病和其他需要在口岸采取相应卫生检疫措施的新发传染病、突发原因不明的传染病。

根据《关于公布检疫传染病目录的公告》（国家疾控局 海关总署公告 2024 年第 2 号），检疫传染病包括：鼠疫、霍乱、黄热病、埃博拉病毒病、天花、脊髓灰质炎、传染性非典型肺炎、肺炭疽、马尔堡病毒病、拉沙热、中东呼吸综合征。

根据《关于公布监测传染病目录的公告》（国家疾控局 海关总署公告 2024 年第 3 号），检测传染病包括：新型冠状病毒感染、艾滋病、人感染新亚型流感、麻疹、流行性出血热、流行性乙型脑炎、登革热、猴痘、细菌性和阿米巴性痢疾、肺结核、伤寒和副伤寒、流行性脑脊髓膜炎、百日咳、白喉、疟疾、流行性感冒、诺如病毒急性胃肠炎、肠出血性大肠杆菌感染性腹泻、副溶血弧菌感染性腹泻、尼帕病毒病、西尼罗热、寨卡病毒病、基孔肯雅热、奥罗普切病毒病、裂谷热、克里米亚—刚果出血热。

（三）监测对象

国境口岸传染病监测的对象是进出境人员（包括过境人员）、交通运输工具、货物、物品等；口岸范围内能传播传染病的病媒生物、食品、饮用水。

（四）监测内容

国境口岸传染病监测的内容有：

1. 全球传染病疫情信息的收集、整理和分析。

2. 对可能跨境传播监测范围内传染病风险的进境出境人员，开展流行病学调查、症状体征监测、病原学监测。

3. 重点国家、重点航线、重点口岸等的专项传染病监测。

（五）监测方法

国境口岸传染病监测的方法主要有：传染病疫情信息监测、流行病学调查、症状体征监测、病原学监测、专项传染病监测等。

（六）监测处置

国境口岸传染病监测发现传染病疫情，应按照《传染病防治法》《国境卫生检疫法》等法律法规及有关规定进行处置。

二、国境口岸传染病监测工作组织实施

（一）海关总署统一管理全国国境口岸传染病监测工作

海关总署会同国家疾控局，制定国境口岸传染病监测规划和方案，依据各自职责指导各地海关、疾控部门开展国境口岸传染病监测工作；在国际公共卫生合作框架下，完善传染病监测网络布局，加强对境外传染病疫情的监测，根据境外传染病监测情况，对境外传染病疫情风险进行评估，并及时发布相关风险提示信息。

（二）各地海关负责各辖区口岸传染病监测工作的组织实施

1. 各直属海关会同所在地疾控部门制定国境口岸传染病监测规划和工作方案，组织实施并进行监督管理。陆路边境口岸直属海关根据相关协议，组织开展跨境传染病联合监测工作。

2. 各地海关根据本辖区国境口岸传染病监测情况，会同当地疾控部门，进行日常风险评估和专题风险评估等。

三、传染病监测与风险评估

（一）海关总署根据境外传染病疫情情况开展风险评估，根据风险评估结果对境外传染病疫情确定风险等级。针对不同风险，在海关系统内发布风险预警、警示通报，制定相应的卫生检疫措施。向社会、公众发布公告，或者向其他政府部门、境外国家（地区）政府部门、有关国际组织进行通报。

（二）各地海关按照口岸传染病监测规划和方案，开展口岸传染病监测：

1. 针对境外传染病疫情风险因素，通过对进出境的人员、交通运输工具、货物、物品等实施口岸检疫查验，对口岸实施卫生监督，开展检疫传染病、监测传染病、新发传染病、突发原因不明传

染病等的病原学、流行病学监测。

2. 各地海关应加强与口岸联防联控相关部门协作配合，开展辖区口岸病媒生物监测，对捕获的病媒生物开展种类鉴定及其携带的病原体检测。

3. 各地海关应加强对通过检疫查验，政府部门间、国家（地区）/国际组织信息通报，其他公开渠道以及第三方信息服务，其他单位或者个人报告等多渠道收集的数据进行汇集，提高监测的敏感性和特异性。

（三）各地海关应系统持续地收集、核对和分析多渠道监测数据，对可能跨境传播的传染病的发生、流行及影响因素、发展趋势等进行日常风险评估、定期风险评估、专题风险评估、多部门联合风险评估等，根据风险评估结果动态优化口岸疫情防控措施。各地海关应根据监测和风险评估结果，科学、精准指导口岸疫情防控、卫生监督，提高口岸疫情防控的针对性、有效性。

四、传染病监测措施

（一）海关对可能跨境传播监测范围内的呼吸道传染病风险的进境出境人员，采取下列监测措施：

1. 流行病学调查：重点调查与相关病例及野生动物、禽鸟接触史等，途经国家和地区呼吸道传染病的流行情况。

2. 症状体征监测：重点关注发热、咳嗽、咳痰、流涕、呼吸困难、咽痛（特别是咽、喉部出现灰白色假膜）、皮疹等症状。

3. 病原学监测：对可疑病例采集口咽拭子，如疑似感染流感以外其他呼吸道传染病的，采集血液，并根据情况采集唾液、深部痰液、咽嗽液、鼻咽拭子等，如可疑病例咽、喉部出现灰白色假膜，应当在假膜边缘蘸取标本，开展快速检测、实验室检测。

（二）海关对可能跨境传播监测范围内的消化道传染病风险的进境出境人员，采取下列监测措施：

1. 流行病学调查：重点调查发病前 3 天可疑病例食用的食品、饮用水情况和密切接触人员发病情况等，初步判断发病时间、传播途径及传染源。

2. 症状体征监测：重点关注呕吐、腹泻、腹痛等特征性症状。

3. 病原学监测：对可疑病例采集肛拭子、粪便和呕吐物（如有）以及怀疑被污染的食品和饮用水，开展快速检测、实验室检测。

（三）海关对可能跨境传播监测范围内的虫媒传播传染病风险的进境出境人员，采取下列监测措施：

1. 流行病学调查：重点调查蚊虫叮咬史、啮齿动物接触史等，途经国家和地区的主要虫媒传播传染病流行情况。

2. 症状体征监测：重点关注热度、热型、皮疹、肌肉关节痛等特征性症状。

3. 病原学监测：对可疑病例采集血液、唾液、尿液等生物样本，开展快速检测、实验室检测；对捕获的病媒生物开展鉴定，并送至实验室开展携带病原体检测。

（四）海关对可能跨境传播监测范围内的的接触传播传染病风险的进境出境人员，采取下列监测措施：

1. 流行病学调查：重点调查与相关病例接触史等，途经地区的主要接触传染病流行情况。

2. 症状体征监测：重点关注发热、淋巴结肿大、皮疹、出血等症状体征。

3. 病原学监测：对可疑病例采集血液、皮疹、疱液、痂皮等样本，开展快速检测、实验室检测。

（四）海关发现需要在口岸采取相应卫生检疫措施的新发传染病、突发原因不明的传染病时，参照上述（一）、（二）、（三）、（四）采取相关措施。

五、信息报告及通报

（一）监测信息报告

各地海关发现监测范围内的传染病，应当及时采取相应的控制措施，并向海关总署报告。

（二）海关与疾控部门相互通报

各地海关、口岸所在地县级以上地方人民政府卫生健康部门和疾控部门发现监测范围内的传染病，应当及时相互通报。

（三）其他单位和个人的通报义务

任何单位和个人发现口岸或者进境出境的人员、交通运输工具、货物、物品等存在传播传染病风险的，应当及时向就近的海关或者口岸所在地疾控机构报告。

各级海关、各级疾病预防控制部门应当加强口岸传染病监测数据、信息的管理，属于保密范围的口岸传染病监测数据、资料、成果，应当按照国家有关保密的规定进行管理。

第三节｜全球传染病疫情监测

对全球传染病疫情进行监测，对传染病的传入风险与危害严重程度进行风险评估，是做好进出境人员卫生检疫和其他卫生检疫工作的基础，是实现传染病疫情早预警、早响应、早处置的重要工作。

一、全球传染病疫情监测

全球传染病疫情监测是卫生检疫工作的重要内容和法定职责，是指运用“互联网+技术”“网络爬虫技术”，大数据统计分析等信息化手段全面、及时、准确收集全球各个国家（地区）重点关注传染病疫情发生、发展和转归情况，结合疫情发生国家（地区）与我国人员和经贸往来情况，分析疫情输入风险，提出针对性防控措施，达到精准检疫的目的。

（一）监测程序

全球疫情监测包括疫情信息收集和录入、信息初审、汇总及编辑、速报生成、审核发布、后续管理6项内容，并形成每日疫情速报（日报）。

（二）传染病监测信息收集类别

1. 疫情信息：传染病年报、月报、周报或日报等固定通报周期的疫情信息或世界卫生组织（WHO）通报的传染病暴发事件的疫情信息。

2. 事件信息：世界卫生组织通报之外的传染病单次暴发、零星报告等无固定通报周期的疫情信息。

3. 舆情信息：传染病疫情相关的网络舆情信息，包括疫情动态、防疫措施、国际舆论、公共关注、网民声音、谣言应对等信息。

（三）传染病监测信息来源

1. 网站信息：包括世界卫生组织相关网站、国家或地区相关网站，以及其他相关网站等发布的疫情信息。

2. 官方通报信息：通过世界卫生组织联络点、双边协议、联防联控机制、驻外使领馆等官方渠道获取的信息。

3. 境外监测哨点信息：海关总署或国家卫健委在国外建立的境外监测哨点监测到的传染病监测信息。

（四）风险监测报告

1. 风险监测日报：分为《全球传染病疫情监测信息速报》和《全球传染病疫情监测信息日报》。

2. 风险监测月报：每月编制发布《全球传染病疫情监测信息月报》。

3. 风险监测年报：每年编制发布《全球传染病疫情监测信息年报》。

4. 疫情专报：不定期对重大疫情监测发布疫情专报，例如，在新型冠状病毒肺炎疫情期间不定期发布新冠肺炎疫情专报。

二、传染病疫情风险评估

传染病疫情风险评估是指通过风险识别、风险分析和风险评价，对传染病的传入传出风险进行评估，并提出风险管理建议的过程。

（一）传染病疫情风险评估类型

1. 日常风险评估

日常风险评估是指对全球传染病疫情信息每日和定期开展初步、快速的评估，确定国境口岸卫生检疫工作重点及需上报事项。具体情形包括：

——日常国境口岸卫生检疫工作中针对卫生检疫监管对象监测，发现可能引起口岸公共卫生风险的；

——国内外疫情监测发现可能引起口岸公共卫生风险的；

——国际组织、有关国家（地区）和相关部门通报的传染病疫情、病媒生物、核生化危害等可能引起口岸公共卫生风险的。

2. 专题风险评估

专题风险评估主要针对境内外重要传染病疫情、核生化危害等突发公共卫生事件，境外重大自然灾害、事故灾难等其他突发事件及大型国际活动等可能引起的口岸公共卫生风险，开展全面、深入的评估，包括每日评估和定期评估。具体情形包括：

——日常风险评估中发现的可能引起国际关注的突发公共卫生事件的风险；

——境内发生的可能引起国际关注的突发公共卫生事件；

——境外发生的可能对我国造成危害的突发公共卫生事件；

——可能引发口岸公共卫生危害的其他突发事件；

——大型国际活动等其他需要进行专题评估的情形。

（二）传染病疫情风险评估组织实施

各级海关按职责范围以多种形式开展日常风险评估，必要时形成风险评估报告。

各级海关可组织、协调、指定或者委托其他专门机构开展定期评估，形成风险评估报告。海关总署和直属海关根据需要，按职责范围开展专题风险评估，并形成风险评估报告。

（三）风险评估报告

风险评估报告内容包括背景、评估依据、公共卫生风险及等级、卫生检疫防控策略和防控措施建议等。形成的日常风险评估报告、专题风险评估报告按规程程序报送。

（四）结果应用

海关总署可根据风险评估结果，制定相应的卫生检疫措施，主要包括：采取特殊卫生检疫措施；印发采取防控措施的通知；发布警示通报；发布公告；启动应急预案等。

各级海关根据海关总署制定的相应卫生检疫措施或各自风险评估结果，做好本辖区口岸卫生检疫工作。

第四节｜口岸病媒生物监测

及时准确掌握口岸及周边区域病媒生物种类、数量、分布、季节消长及携带病原体情况，及时发现输入性病媒生物传入风险，是科学预警虫媒传染病和鼠传传染病法发生、发展流行趋势的重要依据。开展口岸病媒生物监测，可以为口岸公共卫生风险控制，及时调整入境检疫查验策略和重点提供参考依据。

一、国境口岸区域病媒生物监测

（一）监测范围

国境口岸及周边400米环境均为国境口岸区域病媒生物监测的范围，各口岸海关可根据本口岸实际适当扩大监测范围。

（二）监测对象

包括鼠类及其体表寄生虫（蚤、蜱、螨）、蚊类、蝇类、蜚蠊、游离蜱和蠓类，其中鼠及其体表寄生虫、蚊为国境口岸重点监测对象。

（三）监测方案

具体监测方案按照《海关总署关于印发〈口岸公共卫生风险监测方案（全球传染病疫情 口岸病媒生物）〉的通知》（署卫函〔2022〕102号）附件6《国境口岸区域病媒生物监测方案》执行。

（四）监测要求

监测应使用科学的方法，长期、连续、系统地收集病媒生物，从而获取种类、数量、分布和季节消长等资料，遵循“四定”原则。

1. 定人员：监测周期内，监测人员没有特殊情况不得随意更换。

2. 定时间：监测周期、频次和器具布放时间，一经确定不得更改，如遇特殊天气可顺延。

3. 定生境：根据国境口岸方位和地貌特点，选择具有代表性生态环境为监测点。在监测周期内，不得随意更改生境。

4. 定方法：采用《国境口岸区域病媒生物监测方案》规定的方法开展监测。如果边境地区因野外条件限制，可选用适宜该口岸的方法，执行前应将工作方案上报直属海关，已经确定不得更改。

（五）监测结果与汇总分析

捕获的病媒生物应进行种属鉴定，并视情况进行标本制作。每年由各直属海关对所辖口岸数据进行汇总、分析、评估，以直属海关为单位撰写监测报告，及时上报海关总署。

（六）新开口岸本底调查

各口岸如有新开放的口岸，应于口岸开放后一年内将调查、收集的病媒生物本底资料报送海关总署。

二、输入性病媒生物监测

（一）监测范围

入境交通工具（包括船舶、航空器、列车等）、集装箱、货物、快件及邮包等。

（二）监测对象

主要包括输入性鼠、蚊、蝇、蜚蠊、蚤、蜱、螨、蠓，以及臭虫、白蛉、蚋、虻、锥蝽、虱等。

（三）监测方案

具体监测方案按照《海关总署关于印发〈口岸公共卫生风险监测方案（全球传染病疫情 口岸病

媒生物）〉的通知》（署卫函〔2022〕102 号）附件 8《输入性病媒生物监测方案》执行。

（四）监测要求

1. 重点监测对象

海关工作人员在对交通工具、集装箱、货物、快件及邮包等实施入境检疫查验时，应开展输入性病媒生物监测工作。有下列情形之一的应进行重点监测：

（1）来自虫媒传染病或鼠传传染病流行的国家和地区的；

（2）携带病媒生物风险较高的入境交通工具（包括船舶、航空器、列车）、集装箱、货物（如：废旧物品、活动物及动物制品、原木、糖、饲料等）、快件及邮件等；

（3）海关总署要求需实施输入性病媒生物监测的。

2. 监测病媒生物的阳性指征

（1）鼠类阳性指征：活鼠、死鼠、鼠洞、鼠粪、鼠咬痕、鼠爪痕、鼠道、鼠巢、鼠尿等。

（2）蚊类阳性指征：成蚊、蚊蚴（孑孓）、蚊蛹等。

（3）蝇类阳性指征：成蝇、蝇蛆、蝇蛹等。

（4）蜚蠊阳性指征：蜚蠊成虫、若虫、卵鞘或空卵鞘、蟑尸、残肢、蜕皮、粪便等。

（5）其他种类阳性指征：其他种类病媒生物的成虫、卵、幼虫（若虫）和蛹等。

3. 监测要点

（1）入境船舶

入境船舶的蚊类和蝇类等双翅目病媒生物监测调查应白天在检疫锚地停泊期间进行，锚位距陆地距离不少于 1000 米，或在船舶靠泊后 1 小时内进行。入境船舶的鼠类及蜚蠊监测调查可在检疫锚地停泊或在码头靠泊期间进行。关员应依照不同病媒生物种类，重点检查其在船舶上栖息孳生的重点监测场所的各类病媒生物阳性指征，调查了解船舶结果和病媒生侵害的种类、程度、栖息孳生和活动场所及范围。

（2）入境航空器

入境航空器应在抵达后立即进行监测，需要时可在旅客离开或货物卸空后实施。关员应按照不同监测方法的要求对所有部位进行监测。

（3）入境列车

入境列车应在入境之后立即进行调查，需要时可在旅客离开或货物卸空后实施。对来自虫媒传染病或鼠传传染病受染地区，或有受染或受染嫌疑的入境列车应在适当场所实施重点监测调查。

（4）入境集装箱及货物

入境集装箱和货物应在入境之后在有防止病媒生物逃逸设施的场所尽快进行监测。对重点集装箱和货物需在隔离区内进行监测采样。自开箱监测检查前，需在箱门外罩上逃逸网、在箱门口设置防鼠板等措施，防止病媒生物逃逸。

4. 监测要求

（1）对发现的病媒生物侵害阳性指征进行拍照取证。

（2）采集并保存病媒生物，由受检查方陪同人员确认；实施卫生处理的交通工具、集装箱及货物，应在药物残留测定达到安全阈值后及时采集病媒生物。

（3）采集的病媒生物的保存、运输及实验室检测应符合生物安全相关要求。

（4）监测人员存在接触染疫病媒生物风险时，在监测结束后根据需要可对监测人员体表及所用器械物品进行必要的清洗、消毒、杀虫等处理。

（5）监测结束后，填写监测记录表，由船长（机长、列车长或货主、收件人等）或其授权委托人签字，必要时加盖公章予以确认。

（五）监测结果与汇总分析

捕获的病媒生物应进行种属鉴定，尽可能制作留存标本。每年由各直属海关对所辖口岸数据进行汇总、分析、评估，以直属海关为单位撰写监测报告，及时上报海关总署。

三、病原生物携带病原体检测

（一）常规监测项目

各级海关应按照《海关总署关于印发〈口岸公共卫生风险监测方案（全球传染病疫情 口岸病媒生物）〉的通知》（署卫函〔2022〕102号）附件9《病媒生物携带病原体检测项目》规定要求开展国境口岸病媒生物携带病原体检测工作。

（二）重点检测项目

各类病媒生物应重点检测以下病原体：

1. 鼠类及体表寄生虫携带病原体：鼠疫耶尔森氏菌、汉坦病毒、伯氏疏螺旋体、致病性钩端螺旋体、博卡病毒、巴尔通体、拉沙热病毒。

2. 蚊类携带病原体与寄生虫：黄热病毒、登革病毒、日本脑炎病毒、基孔肯雅病毒、西尼罗病毒、库蚊黄病毒、寨卡病毒、疟原虫、丝虫。

3. 蜱类携带病原体：森林脑炎病毒、伯氏疏螺旋体、贝氏柯克斯体、嗜吞噬细胞无形体、斑点热群立克次体、粒细胞埃立克次体、新型布尼亚病毒等。

4. 蚤类携带病原体：鼠疫耶尔森氏菌、莫氏立克次体等。

（三）监测信息报告

以下异常情况各直属海关应在24小时之内报告海关总署：

1. 入境航空器上发现鼠类；

2. 截获输入性活鼠或来自鼠疫流行区死鼠；

3. 检出鼠疫耶尔森氏菌、霍乱弧菌；

4. 经海关总署专家组确认和复核属于全国首次截获的病媒生物；

5. 经海关总署专家组确认和复核属于全国首次检出的病原体。

（四）风险警示或预警

海关总署对各直属海关报送的监测信息进行分析、评估，视情况发布风险警示或预警。

第五节｜进出境重点人群监测

对进出境重点人群实施健康体检和预防接种，是口岸传染病监测的重要手段。

一、法律依据

《国境卫生检疫法》第二十六条规定：各地海关应当按照口岸传染病监测规划和方案，结合对进境出境的人员、交通运输工具、货物、物品等实施检疫查验，系统持续地收集、核对和分析相关数据，对可能跨境传播的传染病的发生、流行及影响因素、发展趋势等进行评估。

《国境卫生检疫法实施细则》第十九条规定：卫生检疫机关的职责包括对入境、出境人员进行预防接种、健康检查、医疗服务、国际旅行健康咨询和卫生宣传。

《国境卫生检疫法实施细则》第九十九条规定：卫生检疫机关应当阻止患有严重精神病、传染性肺结核病或者有可能对公共卫生造成重大危害的其他传染病的外国人入境。

《国境卫生检疫法实施细则》第一百零二条规定：凡申请出境居住1年以上的中国籍人员，必须持有卫生检疫机关签发的健康证明。凡在境外居住1年以上的中国籍人员，入境时必须向卫生检疫机关申报健康情况，并在入境后1个月内到就近的卫生检疫机关或者县级以上的医院进行健康检查。国际通行交通工具上的中国籍员工，应当持有卫生检疫机关或者县级以上医院出具的健康证明。健康证明的项目、格式由海关总署统一规定，有效期为12个月。

二、健康检查

（一）健康检查对象

根据《国境卫生检疫法》及其实施细则，以下4类进出境人员应接受健康检查：

1. 申请出国或出境1年以上的中国籍公民；
2. 在境外居住3个月以上的中国籍回国人员；
3. 来华工作或居留1年以上的外籍人员；
4. 国际交通工具上的中国籍员工。

（二）健康检查的重点项目

1. 中国籍出境人员：重点检查检疫传染病，监测传染病，还应根据去往国家疾病控制要求、健康标准及出境人员职业特点，重点检查有关项目，增加必要的检查项目。

2. 回国人员：除按照国际旅行人员健康记录表中的各项内容检查外，重点进行艾滋病抗体监测梅毒等性病的监测。

3. 来华外籍人员：验证外国签发的健康检查证明，对可疑项目进行复查，对项目不全的进行补项。其重点检查项目是检疫传染病，监测传染病和外国人禁止入境的传染病。

4. 国际交通工具上的中国籍员工：除按照国际旅行人员健康记录表中的各项检查内容外，重点进行艾滋病抗体监测梅毒等性病的监测。

根据《关于公布检疫传染病目录的公告》（国家疾控局 海关总署公告2024年第2号），检疫传染病包括：鼠疫、霍乱、黄热病、埃博拉病毒病、天花、脊髓灰质炎、传染性非典型肺炎、肺炭疽、马尔堡病毒病、拉沙热、中东呼吸综合征。

根据《关于公布监测传染病目录的公告》（国家疾控局 海关总署公告2024年第3号），检测传染病包括：新型冠状病毒感染、艾滋病、人感染新亚型流感、麻疹、流行性出血热、流行性乙型脑炎、登革热、猴痘、细菌性和阿米巴性痢疾、肺结核、伤寒和副伤寒、流行性脑脊髓膜炎、百日咳、白喉、疟疾、流行性感冒、诺如病毒急性胃肠炎、肠出血性大肠杆菌感染性腹泻、副溶血弧菌感染性腹泻、尼帕病毒病、西尼罗热、寨卡病毒病、基孔肯雅热、奥罗普切病毒病、裂谷热、克里米亚-刚果出血热。

三、出入境预防接种

出入境预防接种是指为了预防、控制传染病的发生、流行，防止传染病传入传出，保护出入境人员身体健康，向出入境人员实施的预防接种。

（一）出入境预防接种的对象

出入境预防接种的对象主要有：

1. 中国籍进出境人员（出国劳务、留学、探亲、定居及其他出境1年以上的中国公民；涉外婚姻；出国学习、工作、旅游、探亲及其他出境不满1年的中国公民；在境外居住3个月以上回国的中国公民）。
2. 外籍人员及我国港澳台同胞。
3. 国际海员和其他途经国际口岸的交通工具上的员工。
4. 边境口岸有关人员。

（二）出入境预防接种的项目

出入境预防接种的项目主要有：

1. 根据世界卫生组织和《国际卫生条例（2005）》有关规定确定的预防接种项目，黄热病预防接种是国际旅行中唯一要求的预防接种项目。

2. 推荐接种项目。

3. 申请人自愿要求的接种项目。

（三）国际预防接种证书和禁忌证明

1. “国际预防接种证书”（International Certificate of Vaccination，又称“黄皮书”）是世界卫生组织为了保障进出国（边）境人员的人身健康，防止危害严重的传染病通过进出国（边）境的人员、交通工具、货物和行李等传染和扩散而要求提供的一项预防接种证明，证明其已经接种了某些疾病疫苗的国际性证明。

2. “预防接种禁忌证明”是签发给患有不宜进行预防接种的严重疾病的旅行者的一种证书。由于所患疾病为需要接种疫苗的禁忌症，经申请人申请及提供有关的疾病诊断证明，海关将给予签发“预防接种禁忌证明”。

第六节｜环境监测

环境监测包括压舱水监测、食品饮用水调查、公共场所卫生监测。

一、压舱水监测

（一）压舱水监测的意义

压舱水是为了保持船舶平衡，而专门注入船舶压舱水舱中的海水。压舱水是船舶安全航行的重要保证，尤其是对没有装载适量货物的船舶。压舱水可能携带霍乱弧菌等致病微生物，也可能会引起藻类、水生生物等外来物种入侵，压舱水是外来海洋生物入侵的重要载体。压舱水监测是国际航行船舶环境监测的重要工作内容。

（二）法律依据

《国境卫生检疫法实施细则》第七十八条规定：对装自霍乱疫区的压舱水，未经消毒，不准排放和移下。第一百零九条规定：未经卫生检疫机关实施卫生处理，擅自排放压舱水，移下垃圾、污物等控制的物品的，应当受行政处罚。

（三）压舱水监测程序

1. 审核压舱水报告单

压舱水报告单（Ballast Water Reporting Form）是国际海事组织（Internation Marition Organnization，简称 IMO）规定的统一格式，通过审核压舱水报告单，了解相关信息。

2. 采集样品

对装载自霍乱受染地区的压舱水，以及怀疑压舱水受到病原微生物污染的，可采集压舱水样品送实验室进行检测。采集压舱水样品时，必须有船方人员陪同，在其协助下查明各压舱水舱的数量、位置及装载量。采样后应在采样瓶上及时贴上标签，注明船名、舱号、靠港泊位、时间、采样人等信息。

3. 实验室检测

根据压舱水装载地的疾病流行情况，可进行以下项目的检测：理化指标、卫生学指标、细菌学检测和病毒学检测。

4. 结果处置

对装载自霍乱受染地区且需要在国内排放的压舱水应实施消毒处理，对经实验室检测检出病原微生物且需要在国内排放的压舱水实施消毒处理。

二、食品饮用水调查

食品饮用水调查是指在国境口岸发生与食品饮用水相关的公共卫生事件或事故时开展的卫生学调查。食品饮用水调查应在发现可疑食品饮用水线索后尽早开展。

（一）食品饮用水调查的意义

食品饮用水调查不同于日常卫生监督检查，它是针对可疑食品饮用水污染的来源、途径及其影响因素，对相关食品的生产、加工、储存、运输、销售和饮用水供应等各环节开展卫生学调查，以验证现场流行病学调查结果，为查明事故原因、采取预防控制措施提供依据。事件结束后，应对事件原因分析，提出口岸预警应急措施和建议，预防类似事件再次发生。注意积累相关资料，为改善口岸食品饮用水卫生管理提供科学依据。

（二）调查方法

食品饮用水现场调查时的流调、采样、实验室检测等的具体方法与要求可以参考《出入境口岸食物中毒处置预案》（国质检卫〔2004〕475 号）、《国境口岸食物中毒应急处理规程》（SN/T 1835—2013）等规范。

（三）调查程序

以食物中毒为例，食品饮用水卫生调查的主要步骤、内容与方法如下：

1. 收集相关资料

包括食谱、菜单和配方，加工记录、购买记录、运输记录、可疑食品来源的相关文件、危害性分析和关键控制点（HACCP）、流程图、加工场所平面图、投诉电话、清洁记录、食品实验室检测记录、从业人员出勤或请假记录等。

2. 制售情况调查

了解食品来源、质量情况、加工方法、加热时间、温度、操作卫生状况以及食品贮存放置时间长短等。

3. 向有关人员调查

了解食品生产加工、储存、运输情况和可能接触的有毒/有害物品，以及食品接触过的工具、容器卫生状况等。

4. 确定中毒场所

为了确定中毒场所，还需要调查全部中毒人群的分布，即工作、居住、就餐地点等。查明患者与进食场所的关系，并进一步确定中毒餐次和中毒食物。

5. 确定中毒餐次和中毒食物

需要调查病人发病前 24~48 小时每餐的食谱与进食情况，应特别注意首例和典型病例，其发病的时间对于推测中毒餐次是一个重要线索。

（四）调查处置

发生食品饮用水安全事件时，按照本书第十章“口岸卫生监督和卫生处理监督”第八节“口岸食品安全事故应急处置”的相关规定，对事件及时报告及进行结果处置。

三、口岸公共场所卫生监测

（一）微小气候及空气质量监测

对口岸内的旅店、候机厅/候船厅/候车室、影剧院、舞厅、茶座、酒吧、咖啡厅、公共浴室、理发店、美发厅等公共场所，在发证、复证时对其开展微小气候及空气质量监测（温度、湿度、风速、噪音、照度、二氧化碳、一氧化碳、甲醛、可吸入颗粒物、空气细菌数等）。

（二）泳池水监测

对口岸内的游泳场馆在游泳池开放季节，采集游泳池水样进行监测（游离性余氯、细菌总数、大肠菌群等）。

（三）卫生用品、用具的微生物监测

对口岸内的旅店、宾馆，采集餐饮具、毛巾、枕套、床单、被罩、浴盆、拖鞋、马桶坐垫、理发刀剪等公共卫生用品、用具样品，进行微生物检测（细菌总数、大肠菌群、致病菌等）。

（四）集中空调通风系统军团菌检测

对口岸内的集中空调通风系统（冷却水、冷凝水、新风进风管、送风口、主风管）进行采样，进行嗜肺军团菌的检测。

（五）直饮水采样检测

对口岸内的直饮水点现场检测饮用水样品的浊度、嗅味、肉眼可见物、余氯和PH值等指标；新开直饮水应进行微生物和理化项目检测；按照口岸饮用水年度采样计划对直饮水点进行微生物指标检验（总大肠菌群、耐热大肠菌群、大肠埃希氏菌、菌落总数等）。

第十章 | 口岸卫生监督和卫生处理监督

口岸卫生监督工作是国境卫生检疫工作的重要内容。

《国境卫生检疫法》第三十条规定：海关依照本法以及有关法律、行政法规和国家规定的卫生标准，对口岸和停留在口岸的进境出境交通运输工具的卫生状况实施卫生监督，履行下列职责：（一）开展病媒生物监测，监督和指导有关单位和人员对病媒生物的防除；（二）监督食品生产经营、饮用水供应、公共场所的卫生状况以及从业人员健康状况；（三）监督固体、液体废弃物和船舶压舱水的处理；（四）法律、行政法规规定的其他卫生监督职责。

《国境卫生检疫法》第三十一条规定：口岸运营单位应当建立健全并严格落实相关卫生制度，保证口岸卫生状况符合法律、行政法规和国家规定的卫生标准的要求。进境出境交通运输工具负责人应当采取有效措施，保持交通运输工具清洁卫生，保持无污染状态。

《国境卫生检疫法》第三十二条规定：在口岸内从事食品生产经营、饮用水供应服务、公共场所经营的，由海关依法实施卫生许可；食品生产经营者取得卫生许可的，无需另行取得食品生产经营许可。

《国境卫生检疫法》第三十三条规定：海关实施卫生监督，发现口岸或者进境出境交通运输工具的卫生状况不符合法律、行政法规和国家规定的卫生标准要求的，有权要求有关单位和个人进行整改，必要时要求其实施卫生处理。

第一节 | 口岸食品卫生监督检查

一、监督检查对象

依法取得国境口岸卫生许可的国境口岸食品生产（含航空配餐）、食品销售（含入/出境交通工具食品供应）、餐饮服务（食品摊贩除外）的单位或者个人。

二、口岸食品卫生要求

（一）食品安全管理

1. 应当建立健全食品安全管理制度，并建立食品安全自查制度，定期对食品安全状况进行检查评价，加强食品检验工作的力度。应当配备食品安全管理人员，加强对其培训和考核，应当对职工进行食品安全知识培训，做到依法从事生产经营活动。

2. 应当建立并执行从业人员健康管理制度。从事接触直接入口食品工作的食品生产经营人员应当每年进行健康检查，取得健康证明后方可上岗工作。患有国务院卫生行政部门规定的有碍食品安全疾病的人员，不得从事接触直接入口食品的工作。

3. 应当建立并执行食品安全追溯制度，保证食品可追溯。

口岸食品生产企业应当积极推行生产企业良好操作规范（GMP）、危害分析与关键控制点（HACCP）等质量控制与保证体系，提高食品安全管理水平。

（二）建筑布局和卫生设施

1. 具有与生产经营的食品品种、数量相适应的食品原料处理和食品加工、包装、贮存等场所，保持该场所环境整洁，并与有毒、有害场所以及其他污染源保持规定的距离。

2. 具有与生产经营的食品品种、数量相适应的生产经营设备或者设施，有相应的消毒、更衣、盥洗、采光、照明、通风、防腐、防尘、防蝇、防鼠、防虫、洗涤以及处理废水、存放垃圾和废弃物的设备或者设施，并正常运行。

（三）生产经营过程卫生控制

1. 具有合理的设备布局和工艺流程，防止待加工食品与直接入口食品、原料与成品交叉污染，避免食品接触有毒物、不洁物。

2. 餐具、饮具和盛放直接入口食品的容器，使用前应当洗净、消毒，炊具、用具用后应当洗净，保持清洁。

3. 贮存、运输和装卸食品的容器、工具和设备应当安全、无害，保持清洁，防止食品污染，并符合保证食品安全所需的温度、湿度等特殊要求，不得将食品与有毒、有害物品一同贮存、运输。

4. 直接入口的食品应当使用无毒、清洁的包装材料、餐具、饮具和容器。

5. 食品生产经营人员应当保持个人卫生，生产经营食品时，应当将手洗净，穿戴清洁的工作衣、帽等；销售无包装的直接入口食品时，应当使用无毒、清洁的容器、售货工具和设备。

6. 用水应当符合国家规定的生活饮用水卫生标准。

7. 食品添加剂的使用应当符合《食品安全国家标准 食品添加剂使用标准》（GB 2760—2024）的要求。

8. 使用的洗涤剂、消毒剂应当对人体安全、无害，符合《食品安全国家标准 洗涤剂》（GB 14930.1—2022）、《食品安全国家标准 消毒剂》（GB 14930.2—2012）的要求。

9. 禁止采购、使用、生产和经营不符合法律、法规规定和不符合食品安全标准的食品、食品添加剂和食品相关产品。

三、风险分析和分级管理

海关依照有关法律、行政法规和标准的规定，结合现场监督情况，对国境口岸食品实行风险分析和分级管理。

1. 海关组织技术力量，对口岸食源性疾病发生、流行以及分布进行监测，对口岸食源性疾病流行趋势进行预测，并提出预防控制对策，开展风险分析。

2. 海关根据对口岸食品生产经营单位进行卫生许可审查和日常卫生监督检查的结果，对不同类型的食品生产经营单位实施分级管理。

在确保口岸食品安全的基础上，可以依据风险分析和分级分类管理的原则，采用随机抽查的方式进行监督检查，监督频次应当符合以下要求：

（1）卫生许可审查和日常卫生监督检查均为良好的单位，评为A级单位，海关对A级单位监督频次每6个月不少于1次；

（2）卫生许可审查和日常卫生监督检查有一个良好的，评为B级单位，海关对B级单位监督频次每3个月不少于1次；

（3）卫生许可审查和日常卫生监督检查均为一般的，评为C级单位，海关对C级单位监督频次每月不少于 1 次；

（4）卫生许可审查结论为差，或者卫生许可审查结论为良好，但是日常卫生监督较差的，评为 D 级单位，海关对 D 级单位不予卫生许可，或者次年不予续延卫生许可；

（5）对未开展量化分级管理的食品生产经营单位监督频次每 2 个月不少于 1 次。

3. 海关对不同级别的单位进行动态监督管理，根据风险分析和日常监督情况，每年进行 1 次必要的升级或者降级调整。

4. 主管海关应当根据海关总署发布的食品预警通报，及时采取有效的措施，防止相关食品向国境口岸及出入境交通工具供应。

5. 国境口岸发生食物中毒、食品污染、食源性疾患等事故时，海关应当启动《食物中毒应急处理预案》，及时处置，并根据预案要求向相关部门通报。

四、监督检查频次

对口岸食品卫生监督按照“双随机、一公开”的有关规定实施，由 2~3 名海关口岸卫生监督人员共同实施。“双随机、一公开”的抽检次数计入口岸卫生许可单位日常卫生监管频次当中。

A 级单位监督频次每 6 个月不少于 1 次；B 级单位监督频次每 3 个月不少于 1 次；C 级单位监督频次每月不少于 1 次；暂未分级单位监督频次每 2 个月不少于 1 次。

五、监督检查程序内容

（一）监督检查前准备

1. 按照“双随机、一公开”要求，确定监督人员，监督人员应具有卫生监督员资质。

2. 监督人员应按照规定统一着装并保持个人卫生。

3. 监督人员应携带执法证等必要证件，携带必要的监督设备（如：快速检测设备、采样设备及现场取证设备等）以及有关监督执法文书。

4. 监督人员应了解监督检查对象的基本情况和上次监督检查中发现的问题等。

（二）口岸食品生产单位（航空配餐单位）监督检查一般程序和要点

1. 检查是否在醒目位置悬挂卫生许可证、食品安全量化等级标识，许可证是否在有效期内（4 年），有无超范围经营行为，许可证是否涂改、伪造、出借。

2. 检查卫生安全管理情况。

3. 检查是否擅自更改已核定的面积、设施与布局。

4. 检查食品及食品相关产品的采购验收情况。

5. 检查食品及食品相关产品的贮存情况。

6. 检查食品添加剂的使用情况。

7. 检查环境卫生情况。

8. 检查加工操作过程的卫生情况。

9. 检查设施设备情况。

10. 检查专间卫生。

11. 检查餐具、饮具及加工操作用具的清洗消毒情况。

12. 检查餐食留样管理情况。

13. 检查餐食成品卫生及自检能力。

14. 检查餐食运输管理卫生情况。

（三）口岸餐饮服务单位监督检查一般程序和要点

1. 口岸餐饮服务单位监督因其规模和作业方式，主要分为中央厨房、集体用餐配送单位以及一般餐饮服务单位，检查重点关注食品采购验收、食品贮存、加工操作、专间管理、设施设备卫生、清洗消毒、留样、餐食配送（中央厨房和集体配餐单位）等。

2. 检查是否在醒目位置悬挂卫生许可证、食品安全量化等级标识，许可证是否在有效期内（4年），有无超范围经营行为，许可证是否涂改、伪造、出借。

3. 检查卫生安全管理情况。

4. 检查食品及食品相关产品的采购验收情况。

5. 检查食品及食品相关产品的贮存情况。

6. 检查食品添加剂的使用情况。

7. 检查环境卫生情况。

8. 检查加工操作过程的卫生情况。

9. 检查设施设备情况。

10. 检查专间卫生。

11. 检查餐具、饮具及加工操作用具的清洗消毒情况。

12. 检查有无擅自更改流程布局。

13. 对于超过100人的食堂、集体用餐配送单位、中央厨房、重大活动餐饮服务以及超过100人的一次性就餐的餐饮单位，应检查留样管理情况。

14. 对于集中用餐配送单位以及中央厨房单位，应检查餐食运输管理卫生情况。

15. 对于中央厨房单位，检查检验室是否正常开展食品检验，查阅检测记录。

（四）口岸食品销售单位监督检查一般程序和要点

1. 口岸食品销售单位的监督检查重点关注食品采购验收、食品贮存、食品售卖卫生。

2. 检查是否在醒目位置悬挂卫生许可证、食品安全量化等级标识，许可证是否在有效期内（4年），有无超范围经营行为，许可证是否涂改、伪造。

3. 检查卫生安全管理情况。

4. 检查食品采购验收情况。

5. 检查食品贮存情况。

6. 检查环境卫生情况。

7. 检查食品流通过程的卫生情况。

（五）口岸“三小”食品单位监督检查一般程序和要点

1. 口岸“三小”食品单位是指在口岸区域经营的食品小作坊、小经营店、小摊点。口岸“三小”食品单位因具有规模小、场所小、专业设施设备少、从业人员少且流动性大、管理能力弱，经营方式灵活、售卖食品品种多样等特点，是口岸食品安全风险管控的重点对象。另外，报刊亭、杂货店、按摩店、音像店等规模较小的店铺也容易违规提供食品售卖服务，存在较大的食品安全隐患。

2. 与地方食品安全管理部门协商，清晰界定海关口岸食品卫生监督区域范围，对属于口岸范围内的“三小”食品单位，建立详细管理台账。通过与口岸管理部门签订责任书、要求列入口岸管理日常工作等途径，督促口岸管理部门共同做好对“三小”食品单位的管理，禁止无证无照的流动小摊点在口岸区域内售卖，同时对发现违规开展食品售卖活动的单位，及时报告海关。

3. 要求口岸内“三小”食品单位签订食品安全主体责任书，自觉履行食品安全主体责任。同时，应鼓励“三小”食品单位安装视频监控系统，全程录取食品售卖的对象、品种、数量等情况。

4. 将“三小”食品单位作为口岸卫生监督巡查的重点对象，重点检查有无无证经营，是否存在违规提供、超范围提供食品等情况。

5. 对经营售卖节令食品（种子、月饼等）、容易腐败变质食品、凉菜、烧腊、生食海产品等高风险食品的口岸“三小”食品单位，应增加卫生监督检查频次，并对高风险食品，加大食品抽样检测。

6. 根据节假日、重大活动以及气温变化、季节变化、口岸客流变化、口岸人群聚集等情况，增加监督频次，增加日常口岸监督巡查，及时发现风险。

7. 对在温度高、雨水多的夏秋季节，重点检查食品有无腐烂变质，有无超期售卖，有无被雨水淋湿污染，有无被苍蝇、蜚蠊污染，食品储存的冰柜是否正常工作等。对主要售卖本地初加工食品的单位，重点检查食品保存条件、食品品质等。

8. 对口岸食品单位按照分级管理要求频次实施监督检查，对监督发现“三小”食品单位有不合格情况的，加大监督频次，降低食品安全等级，列入重点监督对象。

9. 对发现口岸区域内违规经营食品的单位，立即暂停经营，责令整改，必要时取消许可资格，并通报口岸管理部门，建议加强经营管理。对发现在口岸周边流动经营的食品小摊点，应通报口岸管理部门，要求其联系地方城管部门监督管理。

10. 做好与地方食品安全监管、城市管理、卫生健康等部门联合执法，在执法监管、通报协查、食物中毒应急处置等方面加强联防联控。

六、监督检查结果处置

1. 监督检查涉及无证经营或者超范围经营的情况，督促企业立即停业整改或停止超范围经营项目，并及时办理许可证或变更许可范围。涉及违法行为的，按照《食品安全法》等相关法律法规进行处罚。

2. 监督检查发现涉及食品品质、有效期、包装、标签等不合格情况的，应立即督促停止使用和销售，并对相关食品进行封存，监督销毁，需要溯源的应进行食品溯源监督。涉及违法行为的，按照《食品安全法》等相关法律法规进行处罚。溯源调查过程中发现其他监管部门管辖的违法违规线索的，应及时移交或通报相关监管部门进行处理。

3. 监督检查发现涉及未亮证经营，以及人员卫生管理、设施设备管理、环境卫生、加工操作等不合格情况的，督促其落实整改，并做好整改落实情况的后续监管。涉及违法行为的，按照《食品安全法》等相关法律法规进行处罚。

4. 对食品及食品原料检测不合格的，应立即督促停止使用，并对相关食品及原料进行封存，监督销毁，能够溯源的应进行食品溯源监督，并加强对后续同类型食品批次的抽检。涉及违法行为的，按照《食品安全法》等相关法律法规进行处罚。

5. 口岸食品卫生监督检查结果应参照监督对象有关工作记录表，并计算标化分。根据每次监督检查标化分，结合办理卫生许可时现场审查标化分对食品生产经营单位进行动态评级，并颁发食品安全量化等级公示牌。

6. 日常监督检查表项目内容、采样检测结果、不合格处置情况以及动态分级评级情况还应实时录入有关作业系统。

第二节 | 口岸饮用水卫生监督检查

一、监督检查对象

国境口岸从事生活饮用水、交通工具（飞机、船舶等）供水等饮用水供应单位。

二、口岸饮用水卫生要求

（一）饮用水卫生要求

1. 生活饮用水必须符合《生活饮用水卫生标准》（GB 5749—2022）要求。

2. 包装饮用水必须符合《食品安全国家标准 包装饮用水》（GB 19298—2014）要求。

3. 饮用天然矿泉水必须符合《食品安全国家标准 饮用天然矿泉水》（GB 8537—2018）要求。

4. 管道直饮净水必须符合《饮用净水水质标准》（CJ 94—2005）要求。

（二）水源卫生要求

1. 水源宜取自市政供水网，水源水质应达到《生活饮用水卫生标准》（GB 5749—2022）的要求。

2. 如采用地表水为生活饮用水水源时应符合《地表水环境质量标准》（GB 3838—2002）的有关要求，以保证取水点的水质符合饮用水水源水质要求。

3. 如采用地下水为生活饮用水水源时应符合《地下水质量标准》（GB/T 14848—2017）的有关要求，以保证取水点的水质符合饮用水水源水质要求。

（三）供水设施设备卫生要求

1. 饮用水服务单位应使用取得卫生行政部门卫生许可批准文件的饮用水卫生安全产品，包括与饮用水接触的联接止水材料、塑料及有机合成管材、管件、防护涂料、水处理剂、除垢剂、水质处理器及其他新材料和化学物质。

2. 蓄水池、水塔、压力罐、高层水箱、交通工具载水箱等供水设施必须定期清洗，加氯消毒，经检验合格方可启用。供水站、供水栓井、供水船舶、直饮水点等供水设施的具体卫生要求按《国际卫生港口通用要求》（SN/T 3159—2012）执行。

（四）饮用水服务单位卫生要求

1. 口岸新建、改建、扩建的饮用水供水工程项目应符合卫生要求，经检验检疫部门审核、验收合格后，方可投入使用；口岸饮用水服务单位应持有有效“国境口岸卫生许可证”。

2. 饮用水服务单位应建立饮用水卫生管理规章制度，配备专职或兼职饮用水卫生管理人员，建立完整的卫生管理档案。

3. 饮用水服务单位应配备必要的水质检测仪器、设备和人员，对水质进行日常性检验并填写记录，留档备查。

（五）饮用水从业人员卫生要求

1. 直接从事供、管水的人员（从事净水、取样、化验、二次供水卫生管理及水池、水箱清洗人员）必须取得体检合格证后方可上岗工作，并每年进行一次健康检查。凡患有霍乱、细菌性和阿米巴性痢疾、伤寒和副伤寒、病毒性肝炎（甲型、戊型）、活动性肺结核、化脓性或者渗出性皮肤病及其他有碍饮用水卫生的疾病和病原携带者的人员，应立即调离岗位，不得从事直接供、管水服务工作。

2. 从业人员应当具备饮用水卫生常识和法律、法规知识，未经卫生知识培训不得上岗工作。

3. 从业人员应保持良好的个人卫生习惯和行为，不得进行有碍生活饮用水卫生的活动。

三、监督检查频次

对口岸饮用水供应单位的监督频次每 2 个月不少于 1 次，按照“双随机、一公开”的有关规定实施，由 2~3 名海关口岸卫生监督人员共同实施。“双随机、一公开”的抽检次数计入口岸卫生许可单位日常卫生监管频次当中。

四、监督检查程序内容

（一）监督检查前准备

1. 按照“双随机、一公开”要求，确定监督人员，监督人员应具有卫生监督员资质。

2. 监督人员应按照规定统一着装并保持个人卫生。

3. 监督人员应携带执法证等必要证件，携带必要的监督设备（如：快速检测设备、采样工具、水质检测仪器和试纸、现场取证设备等）以及有关监督执法文书。

4. 监督人员应了解监督检查对象的基本情况和上次监督检查中发现的问题等。

（二）监督检查一般程序和要点

1. 检查是否在醒目位置悬挂卫生许可证，许可证是否在有效期内（4 年），有无超范围经营行为，许可证是否涂改、伪造。

2. 检查从业人员卫生管理情况。

3. 检查饮用水供应单位是否擅自改变原有的建筑设计、布局流程和各项设施，是否制定饮用水污染事故应急处置预案。

4. 检查卫生安全产品的采购与贮存情况。

5. 检查环境卫生及卫生设施情况。

6. 检查饮用水生产过程卫生情况。

7. 检查饮用水水质情况。

8. 检查交通工具供水单位的供水设施卫生情况。

五、监督检查结果处置

1. 监督检查涉及无证经营或超范围经营的，督促及时办理许可证或变更许可范围。

2. 监督检查发现饮用水水质不合格的（末梢水余氯不达标等），督促其加强饮用水设施设备的清洗消毒，加强日常运维管理，对于严重危害人体健康安全的，应立即通知停止供应，整改合格后方可供应。

3. 监督检查发现涉及未亮证经营以及人员卫生管理、设施设备管理、环境卫生、建筑布局等不合格情况的，督促其落实整改，并做好整改落实情况的后续监管。

4. 口岸食品生产经营单位和从业人员有属于《国境口岸卫生许可管理办法》《国境口岸食品卫生监督管理规定》规定给与处罚情形的，按规定要求办理。

5. 口岸饮用水供应单位的监督检查结果应填写有关工作记录表，有关不合格情况处置还应实时录入有关作业系统。

第三节｜口岸公共场所卫生监督检查

一、监督检查对象

口岸区域内候车（机、船）室、宾馆、商场（店）、游泳场所、沐浴场所、美容美发、文化娱乐场所等公共场所经营单位。

二、口岸公共场所卫生要求

1. 有固定的营业场所，根据经营规模、项目设置清洗、消毒、保洁、盥洗等设施设备和公共卫生间，并保证各项设施运转正常，禁止挪作他用。

2. 设立卫生管理人员，具体负责本公共场所的卫生工作，建立卫生管理档案和卫生管理制度。

3. 水质符合国家规定的要求。

4. 应当配备有效的病媒生物控制措施及废弃物存放专用设施。

5. 室内空气质量和微小气候及提供的用品、用具应当符合国家卫生标准和要求，采用集中空调通风系统的，应当符合集中空调通风系统相关规定的要求。

6. 应当设置醒目的“禁止吸烟”警语和标志。

三、监督检查频次

对口岸公共场所的监督频次每季度不少于一次，按照“双随机、一公开”的有关规定实施，由2~3名海关口岸卫生监督人员共同实施。“双随机、一公开”的抽检次数计入口岸卫生许可单位日常卫生监管频次当中。

四、监督检查程序内容

（一）监督检查前准备

1. 按照“双随机、一公开”要求，确定监督人员，监督人员应具有卫生监督员资质。

2. 监督人员应按照规定统一着装并保持个人卫生。

3. 监督人员应携带执法证等必要证件，携带必要的监督设备（如：快速检测设备、采样设备及现场取证设备等）以及有关监督执法文书。

4. 监督人员应了解监督检查对象的基本情况和上次监督检查中发现的问题等。

（二）监督检查一般程序和要点

1. 检查是否在醒目位置悬挂卫生许可证，许可证是否在有效期内（4 年），有无超范围经营行为，许可证是否有涂改、伪造。

2. 检查从业人员卫生健康管理情况。

3. 检查环境卫生状况。

4. 检查用品用具卫生情况。

5. 检查公共场所经营单位卫生自检情况。

6. 对住宿业（宾馆）进行重点检查。

7. 对候车（机、船）室进行重点检查。

8. 对文化娱乐场所进行重点检查。

9. 对美容美发场所进行重点检查。

10. 对沐浴场所进行重点检查。

11. 对游泳场所进行重点检查。

五、口岸公共场所卫生监测

抽查国境口岸候车（机、船）室、游泳池、住宿、沐浴等公共场所，以及集中空调通风系统的卫生管理情况，抽检室内空气、顾客用品用具、水质及集中空调通风系统卫生质量。详见第九章《传染病监测》第六节“环境监测”相关内容。

六、监督检查结果处置

1. 监督检查涉及无证经营或超范围经营的，督促及时办理许可证或变更许可范围。

2. 监督检查发现涉及卫生管理、环境卫生、禁烟要求、微小气候等不合格情况的，督促其落实整改，并做好整改落实情况的后续监管。

3. 监督检查发现涉及病媒生物阳性指征，督促加强除虫和除鼠。

4. 监督检查发现涉及空气质量和微小气候超标、中央空调系统冷却水和冷凝水检出军团菌等，督促加强场所环境通风、空调系统的消毒，并做好整改落实情况的后续监管。

5. 监督检查发现涉及用品用具等卫生不合格的，加强清洗消毒，整改不合格的停止使用。

6. 口岸公共场所有属于《国境口岸卫生许可管理办法》《国境口岸食品卫生监督管理规定》规定给与处罚情形的，按规定要求办理。

7. 口岸公共场所的监督检查结果应填写有关工作记录表，有关不合格情况处置还应实时录入有关作业系统。

第四节｜口岸储存场地卫生监督检查

一、监督检查对象

国境口岸区域内从事进出境或中转的货物、集装箱和其他物品储存的仓库或场地（含一般货物、进出境食品以及进出境废旧货物储存场地）。

二、口岸储存场地卫生要求

（一）储存场地一般卫生要求

1. 应有健全的卫生管理制度（包括卫生保洁制度、病媒生物防控制度和货物堆放制度）；有专职或兼职卫生管理人员；对场地定期清洁，做好清洁记录。

2. 场地应有完整的隔离带，高度最低不得低于50厘米，地面平整硬化，污水排放应通畅，无积水，通风良好，无病媒生物孳生场所，不应饲养家禽家畜。

3. 应当设立固定的堆放生产垃圾的地点和设施，生产垃圾应当定期清除；生活垃圾应袋装化或存放在带盖容器内，日产日清，不得有渗漏；需要设立卫生间的，应当设立冲水式卫生间，并配有洗手设施，做到无蝇无异味。

4. 货物分类存放，堆放整齐，离地20厘米以上、离墙50厘米以上、堆垛之间应保留适当的间隙。

5. 配备必要的消毒、杀虫、灭鼠的药物和器械，定期实施消毒、杀虫、灭鼠处理或委托有资质的有害生物防制机构（Pest Control Operation，简称PCO）进行病媒生物控制，确保病媒生物密度符合《病媒生物密度控制水平 鼠类》（GB/T 27770）、《病媒生物密度控制水平 蚊虫》（GB/T 27771）、《病媒生物密度控制水平 蝇类》（GB/T 27772）、《病媒生物密度控制水平 蜚蠊》（GB/T 27773）要求。

6. 对应当实行特殊仓储管理的有毒有害及具有放射性危害的物品，储存场地应当按规定设置明显警示标志。

7. 应有指定的疫情报告员，发现疫情及啮齿动物异常死亡时应立即向海关报告。

（二）食品储存场地卫生要求

1. 储存场地一般卫生要求。

2. 场地选址必须远离污染源，不得与有毒有害物品混放。

3. 各类食品按品种分类存放，每批食品应有明显标志，食品和非食品货物不得混放，同一库房内不应储存相互影响风味的食品。

4. 腐败变质等不符合卫生标准的食品应当及时清除，必要时实施消毒，防止造成污染。

5. 仓库应当具备良好的通风和防潮设施，防止食品受潮霉变；仓库进出口设置纱门防止蚊虫进出。

6. 冷库应保持合适温度，高温冷库温度一般控制在-4~0℃，低温冷库温度应在-18℃以下，定期除霜，并保持完整的温度检查记录。

7. 食品从业人员应有有效的健康证明和卫生知识培训记录。

（三）废旧物品储存场地卫生要求

1. 储存场地一般卫生要求。

2. 应远离水源、食品加工场所、公共场所和居民区等，与外界相对封闭，防止环境污染。

3. 应具备对集装箱实施查验和熏蒸处理的设施及场地。

4. 废弃物的清运应保证事先已经无害化集中处理。

5. 对具有放射性危害的废旧物品，应放置于隔离区并设有明显警示标志，配备防护用品。

三、监督检查频次

对口岸储存场地的监督检查对象和频次、比例按照“双随机、一公开”的有关规定实施，与口岸监管作业场所日常巡查合并开展，由2~3名海关口岸卫生监督人员共同实施。

四、监督检查程序内容

（一）监督检查前准备

1. 按照“双随机、一公开”要求，确定监督人员。

2. 监督人员应按照规定统一着装并保持个人卫生。

3. 监督人员应携带执法证等必要证件，携带必要的监督设备（如：病媒生物捕集、监测器具及现场取证设备等）以及有关监督执法文书。

4. 监督人员应了解监督检查对象的基本情况和上次监督检查中发现的问题等。

（二）监督检查一般程序和要点

1. 检查场地卫生管理制度（卫生保洁制度、货物堆放制度、病媒生物防控制度等）有效性和完整性，以及是否配备专职或兼职卫生管理人员进行监督检查。

2. 检查储存场地库房卫生管理情况。

3. 检查储存场地卫生状况。

4. 检查储存场地卫生控制措施情况。

5. 检查病媒生物监测与控制情况。

五、监督检查结果处置

1. 监督检查涉及卫生管理、环境卫生、库房管理、卫生控制等不合格情况的，督促其落实整改，并做好整改落实情况的后续监管。

2. 监督检查涉及病媒生物超标或有阳性指征的，督促加强消杀，并做好整改落实情况的后续监管。

3. 口岸储存场地的监督检查结果，应填入有关工作记录表，有关不合格情况处置还应实时录入有关作业系统。

第五节｜口岸食品安全风险监测与监督抽检

包括国境口岸食品安全风险监测和食品安全监督抽检。

风险监测：是指系统和持续地收集食品中有害因素的监测数据及相关信息，并进行分析处理。包括食品污染、食品有害因素监测及食源性疾病监测。

监督抽检：是指日常监督检查、专项整治、案件稽查、事故调查、应急处置等工作中依法对食品（含食品添加剂、保健食品）组织的抽样、检验、复检、处理等。

一、风险监测和监督抽检的对象

风险监测和监督抽检的对象为重点食品生产经营单位和进出境交通工具食品，包括航空配餐、交通工具食品供应、餐饮食品等。具体为：

1. 口岸风险程度高及污染水平呈上升趋势的食品；
2. 流通范围广、消费量大、消费者投诉举报多的食品；
3. 风险监测、监督检查、专项整治、案件稽查、事故调查、应急处置等工作表明存在较大隐患的食品；
4. 航空配餐、集体用餐配送单位、大型餐饮以及邮轮的食品；
5. 有关部门公布的可能违法添加非食用物质的食品；
6. 已在境外造成健康危害并有证据表明可能在国内产生危害的食品；
7. 春节、端午节、中秋节等传统节假日的节令性食品。

二、风险监测和监督抽检的频次

按照年度口岸食品安全风险监测和监督抽检的品种、样本及项目要求，制订年度口岸食品安全风险监测和监督抽检计划。可根据日常监督检查情况适当增加高风险食品的抽检数量。

风险监测的抽检频次根据抽检数量要求，全年均衡分布，确保每季度抽检工作均有推进。

监督抽检结合日常监督检查、专项整治、案件稽查等执法工作开展，合理分布。

三、风险监测和监督抽检的程序内容

1. 按要求采集样品，并送至具备法定资质和相应检测能力的检测单位进行检测。

2. 监督抽检中的样品分为检验样品和复检备份样品，抽样数量原则上应当满足检验和复检的要求，样品应当现场封样，复检备份样品应当单独封样，交由承检机构保存（需标识“检测样”或“备份样”用途；如仅检测微生物项目，可只封样 1 袋用于检验，微生物项目不复检）。风险监测不设复检样品。

3. 抽样人员采集样品涉及微生物项目时，预包装产品需保证外包装完好无损；散装食品需无菌采样，并将样品储存于无菌样品袋中；采集的样品应按照产品标明的条件储存；抽样人员应当采取有效的防拆封措施，由抽样人员、被抽样食品生产经营者签字或者盖章确认，并可以通过拍照、录像、留存购物票据等方式保存证据。

4. 监督抽检中应用快速检测筛选出的阳性样品或可疑样品应进一步送实验室进行常规检测。

四、风险监测和监督抽检结果处置

1. 对于监督抽检发现不合格食品的，责令企业查找原因落实整改，对存在违法情节的，按照有

关法律法规进行处罚。

2. 对于发现不合格样品中可能存在重大食品安全风险隐患的，应当在确认检验结果后按规定时间和程序报告。

3. 应将日常风险监测与监督抽样结果实时录入相关信息化作业系统当中，并按要求定期报送月报。

第六节｜口岸卫生监督抽检

一、监督抽检对象和频次

按照海关总署年度口岸卫生监督抽检计划关于抽检频次、采样方法以及检测项目要求，落实对国境口岸和国境口岸从事食品生产经营（主要检查生活饮用水）、饮用水供应、公共场所和储存场地经营单位的抽检。抽检对象包括：

1. 病媒生物监测：参见第九章第四节部分内容。

2. 公共场所卫生监测：抽查国境口岸候车（机、船）室、游泳池、住宿、沐浴等公共场所以及集中空调通风系统的卫生管理情况，抽检室内空气、顾客用品用具、水质以及集中空调通风系统卫生质量。

3. 生活饮用水卫生监测：抽查国境口岸生活饮用水（含食品生产经营用水）的卫生管理情况，抽检供水水质。

二、监督抽检程序内容和结果处置

1. 按要求采集样品，并送至具备法定资质和相应检测能力的检测单位进行检测。

2. 日常监督抽样结果及时录入相关信息化作业系统，并按要求定期报送月报。

第七节｜入出境交通工具卫生监督

一、入出境航空器卫生监督

（一）监督检查前准备

1. 按照“双随机、一公开”要求，确定监督人员，监督人员应具有卫生监督员资质。

2. 监督人员应按照规定统一着装并保持个人卫生。

3. 监督人员应携带执法证等必要证件，携带必要的监督设备（如：快速检测设备、采样设备及现场取证设备等）以及有关监督执法文书。

4. 监督人员应了解监督检查对象的基本情况和上次监督检查中发现的问题等。

（二）监督检查一般程序和要点

1. 查阅相关证书：对来自黄热病疫区的航空器查阅是否持有有效“灭蚊证书”；对已实施电讯检疫的航空器查阅是否持有有效“交通工具卫生证书”。

2. 环境卫生：检查客货舱卫生、配餐间卫生、盥洗室卫生及废弃物处理；检查消毒记录；禁烟标志和禁烟措施；清洁卫生情况；废弃物集中收集处理和消毒情况等。

3. 食品饮用水卫生：

（1）食品从业人员卫生

查阅中国籍食品从业人员是否持有有效“健康证明”及“卫生知识培训合格证明”；检查食品从业人员了解和掌握基本的食品饮用水卫生知识程度；检查食品从业人员的个人卫生习惯。

（2）航空食品卫生

①航空食品储存场所的卫生状况是否符合卫生要求：检查储藏容器是否密闭；餐食、水果等是否使用冷藏保鲜装置；食品储藏容器内是否有病媒生物、啮齿动物侵袭的迹象。

②餐茶具应是一次性使用的或必须经过消毒的器具。随机抽取至少 2 件食（饮）具和至少 1 件一次性使用卫生用品，检查其卫生状况。

③空中餐的保存温度是否低于 10℃且保存时间小于 12 小时；符合《食品安全国家标准 航空食品卫生规范》（GB 31641—2016）。

④需冷藏航空食品的储存条件是否达到冷藏要求，如置于在有干冰的餐食箱内，其保存时间是否控制在 4 小时内。

⑤是否及时处理已变色、变味、变质的航空食品。

⑥定型包装航空食品是否符合相应法律法规。

⑦可要求乘务人员示范供应食品前的过程，并进行监督。

⑧机长是否按要求食用特定的餐食。

（3）饮用水卫生

感官检查非直接饮用水应是无色、无味、透明、无混浊物、无沉淀物液体。采样检测参见本章第二节相关内容。

可检查航空器供水系统的清洗消毒记录是否按照《航空卫生指南》的要求，确保供水的持续安全。

（4）病媒生物控制

目测检查客舱、前后货舱是否发现鼠或鼠征、活蚊、活蝇、蜚蠊及其他病媒生物；航空器上是否配备足量的防病媒生物的药械。发现病媒生物进行标本采集，并送至实验室进行鉴定。

（5）传染病管理

查阅中国籍机组人员是否按法律法规要求进行预防接种，并持有有效接种证书；询问机组人员是否了解常规的传染病防治基础知识；航空器上是否配备专、兼职卫生管理人员；航空器上是否配备必要的、有效的急救、消毒药物和器械；航空器上发现传染病疑似症状时是否按规定报告。

（三）监督检查结果处置

1. 检查发现卫生状况均符合评价指标的航空公司按下列方法处置：

（1）实施每季度一次的卫生监督；

（2）推荐其申请办理“交通工具卫生证书”。

2. 检查发现卫生状况有一项以上主要指标不符合的航空器，按下列方法处置：

（1）签发整改通知书，限期整改；

（2）列为重点监管对象，增加卫生监管频次；

（3）违反相关法律法规的，实行行政处罚。

二、入出境国际航行船舶卫生监督

（一）开展船舶卫生监督的情形

海关对国际航行船舶实施卫生监督一般可分为以下三种情形：即船舶申请办理新的船舶“卫生证书”、日常卫生监督、专项卫生监督。

（二）监督检查前准备

1. 按照“双随机、一公开”要求，确定监督人员，监督人员应具有卫生监督员资质。

2. 监督人员应按照规定统一着装并保持个人卫生。

3. 监督人员应携带执法证等必要证件，携带必要的监督设备（如快速检测设备、采样设备、病媒生物监测工具及现场取证设备等）以及有关监督执法文书。

4. 监督人员应了解监督检查对象的基本情况和上次监督检查中发现的问题等。

（三）监督检查一般程序和要点

1. 检查书面材料：《国际卫生条例（2005）》相关书面材料；水安全体系书面材料；废弃物安全管理体系书面材料；船舶食品安全体系书面材料；医疗急救安全体系书面材料；压舱水有关书面材料；病媒生物防治书面材料；保育设施书面材料。

2. 医疗急救体系：医疗急救人员是否得到专业的培训并有能力证书；是否有完整的医疗急救文件和管理制度；医疗设施是否符合船舶船员和旅客的需求，并且均处在可用的状态；药品管理是否规范、有序，并有严格的作废流程。

3. 水安全体系：是否有完整的安全管理文件；水质报告、微生物检测记录、化学指数监测等记录是否书写规范，保存良好；饮用水消毒设施是否运行正常，并配有有效的报警机制和应急措施；饮用水舱和管网的消毒设备和药品是否能满足实际要求；饮用水管网是否处在良好状态，未发现破损、泄露、回流等情况；军团菌的监测结果是否合格。

4. 食品安全体系：是否有完整的安全管理文件；食品从业人员是否得到足够的培训并能严格执行相关操作流程；食品从业人员如果患有或疑似患有有碍食品安全的疾病，或出现相关的症状，是否及时禁止工作；船方是否有供应商资质验收制度，存放环境是否能确保食品的质量安全；关于温控的相关设备（包括冰箱、冷库、消毒柜等）是否运行良好且能得到及时的校正；是否配有足够的洗手消毒设施。

5. 固液废弃物安全管理体系：是否有完整的管理文件；日常记录填写是否规范，保存良好；有关设施数量是否能满足垃圾控制的要求；有关固液废物处理/存放设施是否均能正常运行；医疗废弃物是否有专门的管理措施。

6. 病媒生物控制体系：是否有完整的管理文件；船舶各从业人员是否均接受了病媒生物控制培训；船舶病媒生物密度是否保持在无害的状态；是否配有足量的防病媒生物设备和药品。

7. 其他：公共场所采光、通风条件是否良好；公共场所清洁维护制度是否得到较好的执行；是否根据国际海事组织（IMO）的指南编写完善的压舱水管理计划并妥善执行，不存在在港期间排放情况。

8. 邮轮还应重点检查以下内容：

（1）娱乐用水：娱乐用水是否具有完整管理计划，并清洁维护得当；娱乐用水余氯含量是否介于1~5ppm；娱乐用水管理人员是否具备相应卫生学知识和能力。

（2）儿童游乐及保育设施：儿童保育设施区是否配有洗手消毒设施；是否配有传染病症状儿童的书面控制措施管理指南。

（四）监督检查结果处置

1. 卫生监督检查合格船舶，签发“船舶免予卫生控制措施证书”（Ship Sanitation Control Exemption Certificate，简称SSCEC），或同意放行。

2. 卫生监督检查不合格船舶，按下列方法处置：

（1）签发“检验检疫处理通知书”，采取必要的卫生处理措施后，签发“船舶卫生控制措施证书”（Ship Sanitation Control Certificate，简称SSCC）。如果采样结果尚未得出，应该在SSCC或“证据报告表”上注明“采样结果尚未得出”；

（2）如果认为检查发现的公共卫生风险会影响人体健康，或有可能导致疾病传播风险，应同时将发现的证据和需要采取的控制措施通知下一入境口岸主管当局。

三、入出境列车卫生监督

（一）监督检查前准备

1. 按照“双随机、一公开”要求，确定监督人员，监督人员应具有卫生监督员资质。

2. 监督人员应按照规定统一着装并保持个人卫生。

3. 监督人员应携带执法证等必要证件，携带必要的监督设备（如：快速检测设备、采样设备、病媒生物监测工具及现场取证设备等）以及有关监督执法文书。

4. 监督人员应了解监督检查对象的基本情况和上次监督检查中发现的问题等。

（二）监督检查一般程序和要点

1. 检查书面材料：向列车负责人索取需要查阅的书面材料，如医疗急救措施、药品清单、突发事件应急处置规程、媒介生物防治、食品安全规定、食品采购记录、清单等方面的材料。

2. 列车车厢（包厢）：检查列车车厢卫生、卧具卫生、盥洗室和厕所卫生，观察车厢的整体卫生清洁和整洁程度。

3. 厨房和配餐间：了解其整体整洁程度、天花板的冷凝水及照明灯的完整性、地面的潮湿度(有无明显积水)、工作人员着装及清洁程度等情况；询问食谱或者菜品清单；检查水池、冰箱、洗手区的卫生情况；检查废弃物容器是否分类存放、加盖、底座固定，无异味及病媒生物孳生。检查实际操作：重点关注案板/刀具是否清洁、分类存放和使用；操作人员个人卫生习惯；案板、道具、人手等消毒是否及时，各工作环节转换时是否严格消毒。检查食品温控情况；检查厨房工作人员健康情况；检查供水设施及其定期消毒情况，必要时对饮用水采样检测。检查废弃物移运情况，了解废弃物处理方式，垃圾袋的严密性是否足够，在移运中是否发生泄漏等。

4. 库房：检查食品库外部环境是否照明充足，通风良好；地面是否有积水，是否有明显损坏和裂隙的部位；不同食品存储的温度是否符合要求。检查食品库内部食品分类放置，离墙离地；是否存在病媒生物；是否有腐败食品，食品是否在保质期内，向陪同人员索要检查食品采购记录和入出库记录。

5. 检查病媒生物防除情况：检查厨房、餐厅、食品贮藏室、客车车厢、厕所等地；检查厨房、餐厅、食品贮藏室、客车车厢、厕所等地方的防鼠器械（粘鼠板、鼠夹、鼠笼）及防虫设施（纱窗、纱门），并检查其配备数量和性能。

6. 检查传染病控制情况：检查食品从业人员个人卫生、健康证明、卫生知识的培训情况及必要的“预防接种证书”；检查“药品清单”，并检查药品分类存放、标识清楚、在保质期内等情况。

7. 采样检验：对列车发现病媒生物的捕捉送检、鉴定及病原体检测；对来自疫区（霍乱）的列车，其食品、饮用水，必要时采样送检；对餐、茶、酒、卧具的消毒效果，必要时采样送检；对列车上的公共物品、空气，必要时采样送检。

（三）监督检查结果处置

1. 对需要健康体检的员工，督促其进行体检。

2. 对需要预防接种的员工，督促其进行接种。

3. 患有国务院卫生行政部门规定的有碍食品安全疾病的人员，不得从事接触直接入口食品的工作，监督其调离工作岗位。

4. 监督时发现车上食品已腐败、变质，或已超过规定保存期限的，要立即封存该食品，并按照《食品安全法》等相关法律处理。

5. 发现来自鼠疫疫区的车辆有啮齿动物时，要立即封闭所有车厢实施灭鼠处理；发现来自黄热病疫区的车辆有活蚊时，要立即实施杀虫处理；捕获的病媒生物要采样送实验室进行鉴定检验，必要时可开展病原体检测。

6. 对微小气候和空气质量不符合要求的场所，书面通知列车负责人，并监督改进。

7. 对食品、饮用水经检测不合格的，签发“卫生监督意见书”要求其限期整改，并对不合格食品要立即封存，并予以销毁。

四、入出境车辆卫生监督

对入出境客（货）运汽车的卫生监督参照入出境列车的相关要求实施。

入出境车辆卫生监督结果判定为一般或良好的汽车，准予入出境；卫生监督结果判定结果为差的汽车，卫生监督员应及时指导，提出改进措施，限期达到合格标准。

第八节｜口岸食品安全事故应急处置

食品安全事故是指食物中毒、食源性疾病、食品污染等源于食品对人体健康有危害或者可能有危害的事故。

对发生在口岸区域的食品安全事故，由地方政府负总责，海关负责现场控制和违法行为的行政调查处理，协助各级疾控中心（Centre for Disease Control and Prevention，简称 CDC）对食品安全事故现场进行流行病学调查、采样检测和诊断等技术调查，并采取必要的应急处置措施。

对发生在进出境交通工具上的食品安全事故，海关负责开展全流程应急处置。

一、食品安全事故分级

按海关总署有关规定，对口岸区域食品安全事故和进出境交通工具上的食品安全事故，按照食物中毒事件中毒人数、出现死亡病例及人数、政府认定食品安全事故等级等，将食品安全事故分为Ⅰ级、Ⅱ级、Ⅲ级、Ⅳ级。

（一）Ⅰ级

经国务院认定的Ⅰ级食品安全事故。

（二）Ⅱ级

1. 口岸区域食品安全事故：1 起食物中毒事件中毒人数在 100 人以上并出现死亡病例的，或出现 10 人以上（含 10 人）死亡病例的；经省级以上人民政府认定的其他Ⅱ级食品安全事故。

2. 入出境交通工具上的食品安全事故：1 起食物中毒事件中毒人数在 100 人或出现 3 例死亡病例的。

（三）Ⅲ级

1. 口岸区域食品安全事故：1 起食物中毒事件中毒人数在 100 人以上且未出现死亡病例的，或出现 9 人以下死亡病例的；市政府认定的其他Ⅲ级食品安全事故。

2. 入出境交通工具上的食品安全事故：1 起食物中毒事件中毒人数在 30~99 人或出现死亡病例的。

（四）Ⅳ级

1. 口岸区域食品安全事故：1 起食物中毒事件中毒人数在 99 人以下，且未出现死亡病例的；区政府认定的其他Ⅳ级食品安全事故。

2. 入出境交通工具上的食品安全事故：1 起食物中毒事件中毒人数在 30 人以下，且未出现死亡病例的。

二、现场应急处置程序内容

（一）事件接报

1. 接报

（1）对于发生在口岸区域的疑似食品安全事故，海关接到报告时，应详细询问食品安全事故的单位名称和地址、中毒人数、主要中毒表现、可疑食品、有无人员死亡等情况。若事故现场有食物中毒人员，应第一时间要求肇事单位联系送医。

（2）对于发生在进出境交通工具上的食品安全事故，海关应详细了解交通工具名称、预计靠港时间、事发时间、发病人数、发病症状、病人状况、重症或死亡状况、交通工具饮水及食品装载港、沿途寄港等信息。

（3）对于已排除传染病疫情的交通工具群体性卫生突发事件，怀疑食物中毒的，海关开展食物中毒调查处置。

2. 接报信息处理

（1）调查核实：由接报海关视接报情况，向肇事单位、食安办、医院等进行调查核实，若属于整个关区范围出现的问题，上报直属海关组织调查核实。

（2）评估判断：根据掌握的事实对相关问题的性质进行分析研究，对可能造成的后果进行评估，按照食品安全事故的分级标准进行事故可能性分级；同级食安办已初步明确事故分级的，则依据其确定的分级。

（3）预防和准备：海关在组织调查核实和评估判断的同时，应当针对各种后果的可能性，立即研究应对措施，做好人员、采样工具、防护物资等应急准备。

（4）报告：对经调查核实初步判断为食品安全事故或疑似食品安全事故后，海关按规定时间和程序向上级机关报送并通报同级食安办。

（二）分级响应

接报海关按照食品安全事件分级标准，初步判断事故级别，并按照不同级别启动对应的分级响应。如初步判断为Ⅰ级、Ⅱ级、Ⅲ级食品安全事故，报告直属海关作出对应级别的响应决定并组织相关人员到现场指导开展处置；如初步判断为Ⅳ级食品安全事故的，由现场海关负责启动响应和现场处置。

（三）开展调查

1. 口岸区域的疑似食品安全事故

对于发生在口岸区域的疑似食品安全事故，海关与疾控中心等联合组织开展食物中毒人员流行病学调查、现场控制、食品从业人员调查、食品溯源调查等，海关根据现场调查处置情况以及疾控部门技术调查情况，确定受染食物和中毒原因。

（1）食物中毒人员流行病学调查。

①联系走访所有食物中毒人员，详细问询中毒人员发病症状、体征及发生、持续时间，随后的症状、体征及持续时间，诊疗情况等。

②如有呕吐物、排泄物等，进行标本采集，如得到病人的知情同意，可采集肛拭样本，对采集的样本立即送实验室检测，确定中毒是细菌性感染、化学性感染、病毒性感染或者其他。在流调和采样中注意个人防护，防止交叉感染。

③对于中毒人员已经就医的，立即向医院询问了解实验室检测结果，确定中毒是细菌性感染、化学性感染、病毒性感染或者其他。

④详细询问中毒人员就餐史，包括就餐餐次、各餐次进食食品的品种、进食量、进食时间、进食地点，以及正常餐次外所有其他食品，如零食、饮料、水果、饮用等，详细了解有无进食高风险

食物，如生食海产品、凉菜等。对于如有共同地点就餐、共同就餐餐次、餐食的，以及食用过高风险食物的应列为重点疑似就餐点和受染食物。

⑤详细询问其他个人高危因素，包括外出史、与类似病例的接触史、动物接触史、基础疾病史及过敏史等。

（2）现场控制。

①对重点疑似就餐地点的后厨、食品仓库等进行现场控制，禁止无关人员出入现场。

②对现场若有食物中毒人员，给予必要的医疗救助和健康建议，联系送医。对中毒人员进行流调，调查方法同上。

（3）食品从业人员调查。

①检查食品从业人员健康状况，了解是否患有痢疾、伤寒、病毒性肝炎等消化道传染病，以及是否患有活动性肺结核、化脓性或者渗出性皮肤病等有碍食品安全的疾病，排查是否有传染病可能。

②检查食品从业人员个人卫生情况，如手有无破损、污物情况，排查是否有污染食物可能。

③问询经营负责人和大厨近期从业人员思想动态，有无特殊人员进入后厨，排查是否有投毒可能。

（4）食品溯源调查。

①向经营负责人和大厨索取近三天的食谱，确定是否有高风险食物如凉菜、烧腊、生食海产品、水产品、四季豆、豆浆等。同时，对中毒人员流调获取的疑似受染食物，检查是否还有留样，对留样和高风险食物进行封存，并采样送检。（主要由疾控中心实施，海关协助）

②详细了解可疑食品的加工、制作流程，将加工操作环节绘制成操作流程图，排查可能存在或产生某种危害的加工操作环节。

③检查可疑食品原配料及其来源（特别注意不经热处理加工的食品），排查是否有食品原料腐败、变质、污染情况，对于可疑原配料送实验室检测。

④检查可疑食物加工方法是否杀灭或消除可能的致病因素，加工过程是否存在直接或间接的交叉污染，如生熟容器不分、冰箱内生熟食品混放、炊具生熟不分等。

⑤检查是否有不适当的贮存情况，如非灭菌食品在室温下存放超过 4 小时，以及剩余食品不经重新加热提供给旅客食用等情况。

⑥现场检查后厨环境卫生状况，是否有鼠、蚊、蝇等病媒生物污染情况。

⑦现场检查添加剂使用和保管情况，是否存在非法添加或超量添加情况。

⑧对就餐餐具、加工操作用具进行封存，并送实验室进行微生物检测，排查就餐餐具、加工操作用具是否污染。

（5）海关根据现场调查处置情况以及技术调查情况，确定受染食物和中毒原因。

2. 进出境交通工具上的疑似食品安全事故

对于发生在进出境交通工具上的疑似食品安全事故（已排除聚集性传染病），海关告知交通工具运营者或者代理，应停靠指定泊位（机位）等候卫生检查，同时，禁止任何人员上下交通工具。组织开展现场控制、疑似食物中毒人员流行病学调查、对病人及疑似病人处置、食品从业人员调查、食品溯源调查等，根据现场调查处置情况，确定受染食物和中毒原因。

（1）先期处置。

由接报的隶属海关负责告知交通工具运营者或者代理，应停靠指定泊位（机位）等候卫生检查，同时，禁止任何人员上下交通工具。

（2）现场控制。

登临后向交通工具运营方索取疑似中毒人员名单、确定首发病例。对于船舶，获取餐厅分布图、中毒人员就餐情况表、菜单、食品库、饮用水制备、废弃物处置位置等；对于航空器，获取餐食清单。对于船舶（邮轮），要求中毒人员返回宿仓，对餐厅、后厨、食品仓库、中毒人员宿仓等进行现场控制，任何人员不得随意出入现场。

（3）疑似食物中毒人员流行病学调查。

对食物中毒人员进行流行病学调查（特别关注首发病例的排查，30人以内全流调，超过30人的部分按10%比例流调），详细问询中毒人员发病症状、体征及发生、持续时间，随后的症状、体征及持续时间，诊疗情况等；详细询问中毒人员就餐史，包括就餐点、就餐餐次、各餐次进食食品的品种、进食量、进食时间、进食地点，详细了解有无高风险食物进食，查找共同就餐餐次、餐食，确定疑似受染餐次、食物；现场若有呕吐物、排泄物，进行标本采集，如得到病人的知情同意，可采集肛拭样本，对采集的样本送实验室检测。在流调和采样中注意个人防护，防止交叉感染。

（4）对病人及疑似病人处置。

对于症状严重，需要紧急救治的，立即联系就医。对于船舶，对症状轻、具有自限性，不要求下船就医的病人，可船上就地隔离治疗。

（5）食品从业人员调查。

同口岸区域食品安全事故从业人员调查处置。

（6）食品溯源调查。

同口岸区域食品安全事故食品溯源调查。

（7）海关根据现场调查处置情况，确定受染食物和中毒原因。

（四）事件报告

1. 对于发生在口岸的食品安全事故，海关在接到疾控部门提供的食品安全事故技术调查报告后，应及时完成对应的行政调查报告。

2. 调查处理初步完成后，海关应进行初始报告；调查处置过程中如有进展情况，应实时进行进展报告；调查处理结束后，应及时完成终结报告。

3. 相关报告应及时报告上级海关和通报同级食安办。

（五）终止响应

当调查处理全部结束时，遵循“谁启动，谁终止”的原则，由启动响应的机构终止响应。

三、调查结果处置

（一）处置要求

1. 发生食品饮用水安全事件时，应根据事件情况及时报告。报告的具体要求可以参照《出入境口岸食物中毒处置预案》（国质检卫〔2004〕475号）、《国境口岸食物中毒应急处理规程》（SN/T 1835—2013）。

2. 发生群体性事件时，现场应紧急救治病人。

根据具体情况，对病人分别采取下列措施：停止食用可疑中毒食品；根据情况采集病人吐泻物、血液、尿液样品，以备送检；立即将病人转送医疗机构，并做好病人的交接和追踪。

3. 发生与食品饮用水相关的公共卫生事件或事故时，在未明确中毒食品之前：封存可能导致食物中毒的食品及其原料；封存被污染的食品用工具及用具；封存被污染的与食物中毒事故相关的生产经营场所；责令食品生产经营单位收回已售出的造成食物中毒的食品或者可能造成食物中毒的食品。

4. 对封存物品、场所的处理原则：属于被污染或含有有毒有害物质的食品建议依法予以销毁或监督自行销毁；属于未污染且不含有有毒有害物质的食品以及已消除污染的食品用工具和用具及有关生产经营场所，建议予以解封；因特殊事由，需延长封存期限的，建议作出延长控制期限的决定。

（二）结果处置

1. 对受染场所、设施设备等进行卫生处理。对于不合格的食品及食品原料，责令口岸食品生产经营单位或交通工具运营者监督销毁，并进行溯源监督，涉及地方食品安全监管部门，通报地方食品安全监管部门进行协查处置。对于不存在或不会导致食品安全危害的场所，及时解除控制措施；对检测合格的食品、原料及时解除控制措施。

2. 对发生于口岸食品生产经营单位（集体食堂除外）的食品安全事故，根据终结报告结论，如排除食品安全事故且不存在其他食品安全违法行为，不予行政处罚；对存在食品安全问题的，责令立即进行整改或限期整改，并跟踪整改落实情况；如经确定对食品安全事故负有责任的，依法进行查处，存在其他食品安全违法行为的，也应依法进行处罚。

3. 对发生于口岸集体食堂的食品安全事故，海关及时向相关主管部门进行通报。对发生在口岸区域的较严重的食品安全事故或存在普遍性问题的典型案例，海关通报辖区食品生产经营单位。

4. 对于进出境交通工具，食品安全事故或相关危险因素得到消除后，签发进出境检疫证，并在相关证书上签署相关措施要求。对于进出境船舶，如下一港为国内港口，应将整个事件处置情况及处置结果通报下一港海关；如下一港为国外港口，报海关总署通报相关情况。

5. 海关及时将相关处置情况录入信息化作业系统当中；协助政府宣传机构或地方食安办进行事故查处信息的新闻发布与信息通报。

第九节｜口岸卫生处理监督管理

一、卫生处理相关概念

（一）卫生处理

《国境卫生检疫法》第五十一条规定：卫生处理，是指消毒、杀虫、灭鼠、除污等措施。

（二）消毒

指采用卫生措施利用化学或物理因子的直接作用控制或杀灭人体或动物身体表面或行李、货物、集装箱、交通工具、物品和邮包中（上）的传染性病原体的程序。

（三）除虫（杀虫）

指采用卫生措施控制或杀灭行李、货物、集装箱、交通工具、物品和邮包中传播人类疾病的昆虫媒介的程序。

（四）灭鼠（除鼠）

指在入境口岸采取卫生措施控制或杀灭行李、货物、集装箱、交通工具、设施、物品和邮包中存在的传播人类疾病的啮齿类媒介的程序。

（五）除污

“除污”是指采取卫生措施消除在人体或动物身体表面、在消费产品中（上）或在其他无生命物体（包括交通工具）上存在可以构成公共卫生风险的传染性病原体或有毒物质的程序。

二、制度依据

（一）卫生处理

《国境卫生检疫法》第十五条规定：进境出境交通运输工具有下列情形之一的，应当实施卫生处理，并接受海关监督；必要时，海关可以会同有关部门对交通运输工具实施隔离：（一）受到检疫传染病污染；（二）发现与人类健康有关的病媒生物；（三）存在传播检疫传染病风险的其他情形。外国交通运输工具的负责人拒绝实施卫生处理的，除特殊情况外，海关应当责令该交通运输工具在其监督下立即离境。

《国境卫生检疫法》第二十条规定：对有本法第十五条第一款规定情形的货物、物品，应当实施卫生处理，并接受海关监督；卫生处理完成前，相关货物、物品应当单独存放，未经海关准许不得移运或者提离。对有本法第十五条第一款规定情形但无法实施有效卫生处理的货物、物品，海关可以决定不准其进境或者出境，或者予以退运、销毁；对境内公共卫生安全可能造成重大危害的，海关可以暂停相关货物的进口。

《国境卫生检疫法》第三十三条规定：海关实施卫生监督，发现口岸或者进境出境交通运输工具的卫生状况不符合法律、行政法规和国家规定的卫生标准要求的，有权要求有关单位和个人进行整改，必要时要求其实施卫生处理。

（二）卫生处理监督

《国际卫生条例（2005）》规定："口岸当局"（我国为海关）负责监督对行李、货物、集装箱、交通工具、物品、邮包和骸骨，采取任何的除鼠、消毒、除虫或除污措施，或对人员采取的任何卫生措施。

《国境卫生检疫法》第十五条规定，进境出境交通运输工具实施卫生处理，应当接受海关监督。

《国境卫生检疫法》第二十条规定，货物、物品（集装箱等运输设备、货物、行李、邮包等物品及外包装）实施卫生处理，应当接受海关监督。

《国境卫生检疫法》第三十条规定，海关依照本法以及有关法律、行政法规和国家规定的卫生标准，对口岸和停留在口岸的进境出境交通运输工具的卫生状况实施卫生监督：开展病媒生物监测，监督和指导有关单位和人员对病媒生物的防除；监督固体、液体废弃物和船舶压舱水的处理。

《国境卫生检疫法实施细则》第九十八条规定，海关开展消毒、除鼠、除虫的效果观察与评价。

三、卫生处理实施

（一）卫生处理实施主体

卫生处理一般由卫生处理单位实施。《关于进一步优化出入境检疫处理监督工作的公告》（海关总署公告2022年第77号）规定：自2022年8月23日起，出入境卫生检疫卫生处理实施单位无须取得海关核准，前期已经获得出入境卫生检疫卫生处理核准的，予以撤回，不影响现行业务开展。出入境卫生检疫卫生处理实施单位应当具备现场消毒、除虫、除鼠能力，配备操作人员和专用设备；操作人员应当经过专业培训，专供消毒除虫、除鼠和个人防护基本知识和技能。出入境卫生检疫卫生处理实施单位应当承担相应的主体责任，严格按照相关技术规范和标准开展工作，确保工作质量和生产安全；海关依法加强对其现场作业监督，相关单位应当予以配合。

（二）卫生处理实施程序

海关在现场查验过程中发现符合卫生处理指征的，详细记录检出情况，确定实施卫生处理的原因，并向交通工具负责人、货主或代理人出具"检验检疫处理通知书"标注卫生处理的对象、原因、方法等。

交通工具负责人、货主或代理人委托卫生处理单位实施卫生处理。

卫生处理单位根据不同类型的卫生处理任务制定相应的卫生处理方案，明确卫生处理人员、药品、器械以及防护用品等配置要求，报当地海关备案。

卫生处理单位按照卫生处理方案安排卫生处理人员实施卫生处理，现场处理人员不得少于2人，并建立突发事件应急处置预案。

卫生处理完成后，卫生处理单位填写卫生处理工作记录，按要求出具卫生处理结果报告单，并提交委托方和有关口岸海关。卫生处理单位应妥善保存卫生处理工作记录、卫生处理结果报告单、卫生处理方案及效果评价等相关资料。

四、卫生处理监督

（一）实施方式

1. 现场海关负责所辖区域卫生处理监督工作的具体实施，指定部门牵头负责卫生处理监督工作，并由卫生监督员或经卫生处理监督培训合格的人员实施卫生处理监督。

2. 从事卫生处理操作的卫生处理单位，落实卫生处理质量安全的主体责任，按照法律法规、工作规程和行业标准等相关要求实施卫生处理，并接受海关的监督管理。

3. 根据业务类型、处理指征、处理方式等特点，卫生处理业务分为高风险和一般风险两个级别动态管理。高风险卫生处理业务由海关总署发布并动态调整。卫生处理监督工作依据风险评估、分类管理的原则开展。对高风险的卫生处理业务，每批次的卫生处理方案单独备案审核，并对卫生处理作业实施全过程监管。

（二）方案备案

1. 卫生处理单位依据有关法律法规和技术标准，针对不同类型的卫生处理任务制订卫生处理方案，明确卫生处理人员、药品、器械及防护用品等配置要求，报相应海关备案审核。卫生处理方案经备案审核同意后方可实施。

对于常规或者一般风险的卫生处理方案可在首次实施前提请集中备案审核，对于非常规或高风险的卫生处理方案每批次单独备案审核。

2. 卫生处理方案备案审核重点关注：卫生处理场所是否符合要求，卫生处理指征是否正确，卫生处理方式是否正确，卫生处理目的是否与指征匹配，使用药物、浓度、作用时间是否科学合理，使用器械是否科学规范，操作人员配备是否符合要求，安全防护措施是否符合要求，以及其他可能存在的风险点。

（三）日常监管

1. 日常监管内容。主要包括现场操作检查和单证抽查，现场操作检查和单证抽查的批次应以随机抽样的方法确定。监管人员开展现场操作检查时，应科学做好安全防护。

（1）现场操作检查。对正在实施的卫生处理操作进行现场检查。

（2）卫生处理单证抽查。对已经完成卫生处理操作的业务单证进行检查。

2. 分级实施监管。根据业务类型、处理指征、处理方式等特点，卫生处理业务分为高风险和一般风险两个级别动态管理。高风险卫生处理业务由海关总署发布并动态调整。

（1）高风险卫生处理监督。海关对高风险的卫生处理业务每批实施全过程监管。全过程监管包括以下内容：

①卫生处理方案审核。审核检疫处理场所、设施设备、处理措施、使用药剂、技术指标及安全防护措施等。

②现场操作检查。检查卫生处理对象和卫生处理现场条件与卫生处理技术规范等要求的符合性，检查卫生处理操作过程的规范性。

③安全防范监督。检查卫生处理现场安全防护设施设备配备情况，卫生处理工作人员个人防护措施，警示标志设置情况。卫生处理操作现场与工作区、生活区保持安全距离或有效隔离。

对实施全过程监管的卫生处理批次，海关依据相关标准和技术规范，结合卫生处理单位提交的卫生处理方案、现场监管情况及卫生处理结果报告单，对卫生处理效果进行评价。

（2）一般风险卫生处理。对一般风险的卫生处理业务，海关结合既往监管情况和卫生处理单位质量自控情况等，按规定要求确定监管频次，相关监管工作按照全过程监管要求实施。

对未实施现场监管的卫生处理批次，海关依据相关标准和技术规范，结合卫生处理方案及卫生处理单位提交的卫生处理结果报告单，对卫生处理效果的符合性进行审核确认。

（四）卫生处理监督结果处置

1. 监管中发现卫生处理条件不符合要求、现场操作不规范、安全防范工作不到位的，责令卫生处理单位现场整改。卫生处理技术指标不符合相关要求的，责令卫生处理单位按相关技术规范要求采取补救措施或重新实施处理。

2. 海关妥善保存“检验检疫处理通知书”（留存联）、“卫生处理结果报告单”“卫生处理现场监管记录表”，资料存档。建立卫生处理监督工作档案，保存效果评价、专项督查、年度监督检查等资料和卫生处理单位报备的检疫处理方案。

3. 卫生处理监督检查情况、卫生处理业务和用药量数据、工作总结和质量安全分析报告等要按规定时间要求录入相关信息化系统。

第十节｜口岸卫生处理效果评价

口岸卫生处理效果评价是指对国境口岸范围内实施的消毒、除虫、除鼠等卫生处理措施进行过程评价和测试验证。效果评价是保证口岸卫生处理质量安全的必要手段，应遵循高效、科学、准确的原则。

一、效果评价对象和评价方式

（一）评价对象

海关结合口岸辖区所有卫生处理业务实际情况，制订效果评价计划，按照效果评价的频次要求，对辖区内卫生处理对象和卫生处理方法进行效果评价。卫生处理效果评价对象包括对来自检疫传染病疫区的、被检疫传染病污染的、可能成为检疫传染病传播媒介或发现有公共卫生学问题的出入境人员、交通工具、集装箱、行李、货物、邮包快件以及可能受污染的口岸环境、出入境货物存放场所等，实施的消毒、除虫、除鼠等卫生处理措施。

根据《关于公布检疫传染病目录的公告》（国家疾控局 海关总署公告 2024 年第 2 号），检疫传染病包括：鼠疫、霍乱、黄热病、埃博拉病毒病、天花、脊髓灰质炎、传染性非典型肺炎、肺炭疽、马尔堡病毒病、拉沙热、中东呼吸综合征。

（二）卫生处理效果评价方式

包括：过程评价、测试验证（消毒剂药剂浓度检测、熏蒸气体浓度检测、实验室验证评价）等两类四种方式。

过程评价是指对卫生处理业务流程、技术方案、操作规范、药械作用等有效性的评估。

测试验证是指利用鼠（虫）样试验、药剂有效浓度检测、杀灭率检测计算等方法对某项卫生处理效果的验证。

二、卫生处理效果评价程序内容

（一）准备工作

开展效果评价时应科学做好个人防护，根据卫生处理作业情况，合理选择相应防护级别的防护用品，按要求顺序正确穿、脱防护用品，最大限度地发挥防护作用，以确保人身安全。

（二）过程评价

过程评价是指对卫生处理业务流程、技术方案、操作规范、药械作用等有效性的评估。过程评价按照规定频次开展，也可结合卫生处理日常监管的现场操作检查同时开展，重点对作业流程、处理方案、现场操作、安全防护措施等进行有效性评估。

（三）消毒剂药剂浓度检测

海关按照规定频次开展，原则上是在配药之后、实施卫生处理之前进行检测，也可随时进行药剂浓度抽查。使用新批次的药剂时，必须进行浓度检测。采用试纸条进行浓度检测时，需对显色后的浓度检测试纸条进行拍照并随相关记录存档。

（四）熏蒸气体浓度检测

海关按照规定频次开展，应在投药后进行熏蒸气体残留浓度检测，并根据技术标准判定熏蒸的有效性。

（五）实验室验证评价

海关按照规定频次和年度计划开展，一般包括消毒效果实验室评价和除虫灭鼠效果实验室评价。

1. 开展消毒效果实验室评价时，一般采用自然菌采样检测法或指示微生物检测法进行物体表面消毒效果评价，针对不同评价对象科学选择评价方法和评价结果判定方法。

2. 开展除虫灭鼠效果实验室评价时，一般采用监测法或指示动物法，针对不同评价对象科学选择评价方法和评价结果判定方法。

三、卫生处理效果评价结果处置

1. 卫生处理效果评价结果判定不合格的，效果评价部门应主动核实卫生处理指令是否正确，核实效果评价操作是否科学规范，并责令卫生处理单位从卫生处理方案、药械使用、现场操作等方面查找不合格原因。

2. 对于效果评价不合格的，应遵照“风险最小化”原则，即最大程度减少因卫生处理效果不合格而造成的疫情传播风险：

（1）对于过程评价不合格的，督促卫生处理单位重新按规范再次实施卫生处理，直至效果评价合格。

（2）对于消毒剂药剂浓度检测不合格的，督促卫生处理单位重新按规范配制药剂，直至效果评价合格。

（3）对于熏蒸气体浓度检测不合格的，督促卫生处理单位及时补投药物，直至效果评价合格。

（4）对于卫生处理方案不合理的，督促卫生处理单位修订完善相关方案，并尽可能重新实施卫生处理，直至效果评价合格。

（5）对于卫生处理药械使用不规范的，督促卫生处理单位使用正确药械重新实施卫生处理，直至效果评价合格。

（6）对于卫生处理现场操作不规范的，督促卫生处理单位规范操作，重新实施卫生处理，直至效果评价合格。

（7）对于卫生处理效果评价操作不科学规范的，重新开展效果评价。

第二部分

检验检疫业务通识篇

检验检疫相关法律法规、规章和文件

导读：

本部分主要收录了11部法律、法规中与检验检疫基础工作相关的条款，其中包括《中华人民共和国刑法》相关规定；梳理了现行有效的8部基础类检验检疫规章涉及的相关法律法规条款、审批和备案、用语定义和特别说明事项，收录了部分重要检验检疫文件；整理了现行有效和已经废止的检验检疫规文件清单，便于读者学习、研究和应用。

第十一章 | 检验检疫相关法律法规

按照海关总署职能，构成检验检疫法律体系的法律法规，主要包括《进出口商品检验法》及其实施条例、《进出境动植物检疫法》及其实施条例、《国境卫生检疫法》及其实施细则、《食品安全法》及其实施条例、《生物安全法》、《国务院关于加强食品等产品安全监督管理的特别规定》、《国境口岸卫生监督办法》和《公共场所卫生管理条例》等。以上内容详见丛书《国境卫生检疫篇》《进出境动植物检疫篇》《进出口食品化妆品检验检疫篇》《进出口商品检验篇》。本章收录了其他包含检验检疫工作内容的其他法律及行政法规的条文。

为起到警醒作用，本章收录了《中华人民共和国刑法》中与检验检疫工作相关罪名、刑罚规定及相关司法解释。

第一节 | 与检验检疫相关的其他法律法规

此节列出包含检验检疫基础工作内容的法律及行政法规的条文，部分与机构改革相关的修改决定及修改情况一并列出。

一、《中华人民共和国港口法》（节选）

第十七条 港口的危险货物作业场所、实施卫生除害处理的专用场所，应当符合港口总体规划和国家有关安全生产、消防、检验检疫和环境保护的要求，其与人口密集区和港口客运设施的距离应当符合国务院有关部门的规定①；经依法办理有关手续后，方可建设。

二、《中华人民共和国反恐怖主义法》（节选）

根据2018年4月27日第十三届全国人民代表大会常务委员会第二次会议《全国人民代表大会常务委员会关于修改〈中华人民共和国国境卫生检疫法〉等六部法律的决定》修改。

（一）修改决定（节选）

五、对《中华人民共和国反恐怖主义法》作出修改

（一）删去第四十条第二款。

（二）修改前内容

第四十条 海关、出入境边防检查机关发现恐怖活动嫌疑人员或者涉嫌恐怖活动物品的，应当

---

① 《海关集约封闭式集装箱查验场地设置规范》（海关总署公告2018年第130号，见本书第十三章第一节）规定，卫生处理区应通风良好，距离生产生活区不得少于50m，且应位于生产生活区下风向，远离水源。

依法扣留，并立即移送公安机关或者国家安全机关。

检验检疫机关发现涉嫌恐怖活动物品的，应当依法扣留，并立即移送公安机关或者国家安全机关。

（三）修改后内容

第四十条 海关、出入境边防检查机关发现恐怖活动嫌疑人员或者涉嫌恐怖活动物品的，应当依法扣留，并立即移送公安机关或者国家安全机关。

三、《中华人民共和国对外贸易法》（节选）

第十六条 国家基于下列原因，可以限制或者禁止有关货物、技术的进口或者出口：

（一）为维护国家安全、社会公共利益或者公共道德，需要限制或者禁止进口或者出口的；

（二）为保护人的健康或者安全，保护动物、植物的生命或者健康，保护环境，需要限制或者禁止进口或者出口的；

（三）为实施与黄金或者白银进出口有关的措施，需要限制或者禁止进口或者出口的；

（四）国内供应短缺或者为有效保护可能用竭的自然资源，需要限制或者禁止出口的；

（五）输往国家或者地区的市场容量有限，需要限制出口的；

（六）出口经营秩序出现严重混乱，需要限制出口的；

（七）为建立或者加快建立国内特定产业，需要限制进口的；

（八）对任何形式的农业、牧业、渔业产品有必要限制进口的；

（九）为保障国家国际金融地位和国际收支平衡，需要限制进口的；

（十）依照法律、行政法规的规定，其他需要限制或者禁止进口或者出口的；

（十一）根据我国缔结或者参加的国际条约、协定的规定，其他需要限制或者禁止进口或者出口的。

第二十一条 国家实行统一的商品合格评定制度，根据有关法律、行政法规的规定，对进出口商品进行认证、检验、检疫。

第二十二条 国家对进出口货物进行原产地管理。具体办法由国务院规定。

第二十三条 对文物和野生动物、植物及其产品等，其他法律、行政法规有禁止或者限制进出口规定的，依照有关法律、行政法规的规定执行。

第二十六条 国家基于下列原因，可以限制或者禁止有关的国际服务贸易：

（一）为维护国家安全、社会公共利益或者公共道德，需要限制或者禁止的；

（二）为保护人的健康或者安全，保护动物、植物的生命或者健康，保护环境，需要限制或者禁止的；

（三）为建立或者加快建立国内特定服务产业，需要限制的；

（四）为保障国家外汇收支平衡，需要限制的；

（五）依照法律、行政法规的规定，其他需要限制或者禁止的；

（六）根据我国缔结或者参加的国际条约、协定的规定，其他需要限制或者禁止的。

第三十四条 在对外贸易活动中，不得有下列行为：

（一）伪造、变造进出口货物原产地标记，伪造、变造或者买卖进出口货物原产地证书、进出口许可证、进出口配额证明或者其他进出口证明文件；

（二）骗取出口退税；

（三）走私；

（四）逃避法律、行政法规规定的认证、检验、检疫；

（五）违反法律、行政法规规定的其他行为。

四、《中华人民共和国货物进出口管理条例》（节选）

第一条 为了规范货物进出口管理，维护货物进出口秩序，促进对外贸易健康发展，根据《中华人民共和国对外贸易法》（以下简称对外贸易法）的有关规定，制定本条例。

第七十二条 本条例的规定不妨碍依据法律、行政法规对进出口货物采取的关税、检验检疫、安全、环保、知识产权保护等措施。

五、《中华人民共和国海商法》（节选）

第六十七条 托运人应当及时向港口、海关、检疫、检验和其他主管机关办理货物运输所需要的各项手续，并将已办理各项手续的单证送交承运人；因办理各项手续的有关单证送交不及时、不完备或者不正确，使承运人的利益受到损害的，托运人应当负赔偿责任。

六、《中华人民共和国船舶吨税法》（节选）

根据2018年10月26日第十三届全国人民代表大会常务委员会第六次会议《全国人民代表大会常务委员会关于修改〈中华人民共和国野生动物保护法〉等十五部法律的决定》修改。

（一）修改规定（节选）

十五、对《中华人民共和国船舶吨税法》作出修改

删去第十一条中的“或者出入境检验检疫部门”。

（二）修改前内容

第九条 下列船舶免征吨税：

（一）应纳税额在人民币五十元以下的船舶；

（二）自境外以购买、受赠、继承等方式取得船舶所有权的初次进口到港的空载船舶；

（三）吨税执照期满后二十四小时内不上下客货的船舶；

（四）非机动船舶（不包括非机动驳船）；

（五）捕捞、养殖渔船；

（六）避难、防疫隔离、修理、改造、终止运营或者拆解，并不上下客货的船舶；

（七）军队、武装警察部队专用或者征用的船舶；

（八）警用船舶；

（九）依照法律规定应当予以免税的外国驻华使领馆、国际组织驻华代表机构及其有关人员的船舶；

（十）国务院规定的其他船舶。

前款第十项免税规定，由国务院报全国人民代表大会常务委员会备案。

第十一条 符合本法第九条第一款第五项至第九项、第十条规定的船舶，应当提供海事部门、渔业船舶管理部门或者出入境检验检疫部门等部门、机构出具的具有法律效力的证明文件或者使用关系证明文件，申明免税或者延长吨税执照期限的依据和理由。

七、《中华人民共和国标准化法》（节选）

第二十五条 不符合强制性标准的产品、服务，不得生产、销售、进口或者提供。

第二十六条 出口产品、服务的技术要求，按照合同的约定执行。

第三十七条 生产、销售、进口产品或者提供服务不符合强制性标准的，依照《中华人民共和国产品质量法》、《中华人民共和国进出口商品检验法》、《中华人民共和国消费者权益保护法》等法律、行政法规的规定查处，记入信用记录，并依照有关法律、行政法规的规定予以公示；构成犯罪

的，依法追究刑事责任。

八、《中华人民共和国海南自由贸易港法》（节选）

第十一条 国家建立健全全岛封关运作的海南自由贸易港海关监管特殊区域制度。在依法有效监管基础上，建立自由进出、安全便利的货物贸易管理制度，优化服务贸易管理措施，实现贸易自由化便利化。

第十二条 海南自由贸易港应当高标准建设口岸基础设施，加强口岸公共卫生安全、国门生物安全、食品安全、商品质量安全管控。

第十三条 在境外与海南自由贸易港之间，货物、物品可以自由进出，海关依法进行监管，列入海南自由贸易港禁止、限制进出口货物、物品清单的除外。

前款规定的清单，由国务院商务主管部门会同国务院有关部门和海南省制定。

第十四条 货物由海南自由贸易港进入境内其他地区（以下简称内地），原则上按进口规定办理相关手续。物品由海南自由贸易港进入内地，按规定进行监管。对海南自由贸易港前往内地的运输工具，简化进口管理。

货物、物品以及运输工具由内地进入海南自由贸易港，按国内流通规定管理。

货物、物品以及运输工具在海南自由贸易港和内地之间进出的具体办法由国务院有关部门会同海南省制定。

第十五条 各类市场主体在海南自由贸易港内依法自由开展货物贸易以及相关活动，海关实施低干预、高效能的监管。

在符合环境保护、安全生产等要求的前提下，海南自由贸易港对进出口货物不设存储期限，货物存放地点可以自由选择。

第十六条 海南自由贸易港实行通关便利化政策，简化货物流转流程和手续。除依法需要检验检疫或者实行许可证件管理的货物外，货物进入海南自由贸易港，海关按照有关规定径予放行，为市场主体提供通关便利服务。

第三十四条 海南自由贸易港实行严格的进出境环境安全准入管理制度，加强检验检疫能力建设，防范外来物种入侵，禁止境外固体废物输入；提高医疗废物等危险废物处理处置能力，提升突发生态环境事件应急准备与响应能力，加强生态风险防控。

九、《中华人民共和国外交特权与豁免条例》（节选）

第十八条 使馆运进的公务用品、外交代表运进的自用物品，按照中国政府的有关规定免纳关税和其他捐税。

外交代表的私人行李免受查验，但中国有关机关有重大理由推定其中装有不属于前款规定免税的物品或者中国法律和政府规定禁止运进、运出或者检疫法规规定管制的物品的，可以查验。查验时，须有外交代表或者其授权人员在场。

十、《对外经济贸易部特派员办事处暂行条例》（节选）

三、特派员的权利

（一）对进出口企业违反进出口商品经营分工和协调方案的业务活动有权干预和制止；

（二）对于违反政策或国家有关法令、规章制度的交易，特派员有权制止，有权拒发许可证；

（三）各专业总公司的进出口商品协调小组应向特派员提供业务资料（包括协调方案、会议纪要、简报、统计资料和报告等），以便特派员对协调工作进行检查、监督和裁决；

（四）当地省、市和有关内地省、市、自治区对外经济贸易行政部门关于管理工作的报告，应抄送特派员。特派员为了工作的需要，有权请当地和有关省、市、自治区对外经济贸易行政和企业部门提供关于协调和管理的情况和资料；

（五）为了履行本条例规定的任务和职责，当地交通运输、港口、银行和海关、商检等有关部门，对特派员的工作要积极配合。

第二节｜《中华人民共和国刑法》相关规定

一、与出入境检验检疫相关的罪名

《中华人民共和国刑法》（以下简称《刑法》）规定的与出入境检验检疫的罪名主要有以下几种。

（一）破坏社会主义市场经济秩序罪

第二百三十条 逃避商检罪

违反进出口商品检验法的规定，逃避商品检验，将必须经商检机构检验的进口商品未报经检验而擅自销售、使用，或者将必须经商检机构检验的出口商品未报经检验合格而擅自出口，情节严重的，处三年以下有期徒刑或者拘役，并处或者单处罚金。

（二）妨害社会管理秩序罪

第三百三十二条 妨害国境卫生检疫罪

违反国境卫生检疫规定，引起检疫传染病①传播或者有传播严重危险的，处三年以下有期徒刑或者拘役，并处或者单处罚金。

单位犯前款罪的，对单位判处罚金，并对其直接负责的主管人员和其他直接责任人员，依照前款的规定处罚。

第三百三十七条 妨害动植物防疫、检疫罪

违反有关动植物防疫、检疫的国家规定，引起重大动植物疫情的，或者有引起重大动植物疫情危险，情节严重的，处三年以下有期徒刑或者拘役，并处或者单处罚金。

单位犯前款罪的，对单位判处罚金，并对其直接负责的主管人员和其他直接责任人员，依照前款的规定处罚。

第三百四十四条之一 非法引进、释放、丢弃外来入侵物种罪

违反国家规定，非法引进、释放或者丢弃外来入侵物种，情节严重的，处三年以下有期徒刑或者拘役，并处或者单处罚金。

（三）渎职罪

第三百九十七条 滥用职权罪

国家机关工作人员滥用职权或者玩忽职守，致使公共财产、国家和人民利益遭受重大损失的，处三年以下有期徒刑或者拘役；情节特别严重的，处三年以上七年以下有期徒刑。本法另有规定的，依照规定。

国家机关工作人员徇私舞弊，犯前款罪的，处五年以下有期徒刑或者拘役；情节特别严重的，处五年以上十年以下有期徒刑。本法另有规定的，依照规定。

第四百零八条之一 食品、药品监管渎职罪

① 根据《关于公布检疫传染病目录的公告》（国家疾控局 海关总署公告 2024 年第 2 号），检疫传染病包括：鼠疫、霍乱、黄热病、埃博拉病毒病、天花、脊髓灰质炎、传染性非典型肺炎、肺炭疽、马尔堡病毒病、拉沙热、中东呼吸综合征。

负有食品药品安全监督管理职责的国家机关工作人员，滥用职权或者玩忽职守，有下列情形之一，造成严重后果或者有其他严重情节的，处五年以下有期徒刑或者拘役；造成特别严重后果或者有其他特别严重情节的，处五年以上十年以下有期徒刑：

（一）瞒报、谎报食品安全事故、药品安全事件的；

（二）对发现的严重食品药品安全违法行为未按规定查处的；

（三）在药品和特殊食品审批审评过程中，对不符合条件的申请准予许可的；

（四）依法应当移交司法机关追究刑事责任不移交的；

（五）有其他滥用职权或者玩忽职守行为的。

徇私舞弊犯前款罪的，从重处罚。

第四百零九条 传染病防治失职罪

从事传染病防治的政府卫生行政部门的工作人员严重不负责任，导致传染病传播或者流行，情节严重的，处三年以下有期徒刑或者拘役。

第四百一十二条 商检徇私舞弊罪

国家商检部门、商检机构的工作人员徇私舞弊，伪造检验结果的，处五年以下有期徒刑或者拘役；造成严重后果的，处五年以上十年以下有期徒刑。

前款所列人员严重不负责任，对应当检验的物品不检验，或者延误检验出证、错误出证，致使国家利益遭受重大损失的，处三年以下有期徒刑或者拘役。

第四百一十三条 动植物检疫徇私舞弊罪

动植物检疫机关的检疫人员徇私舞弊，伪造检疫结果的，处五年以下有期徒刑或者拘役；造成严重后果的，处五年以上十年以下有期徒刑。

前款所列人员严重不负责任，对应当检疫的检疫物不检疫，或者延误检疫出证、错误出证，致使国家利益遭受重大损失的，处三年以下有期徒刑或者拘役。

二、属于妨害国境卫生检疫的行为

《关于进一步加强国境卫生检疫工作 依法惩治妨害国境卫生检疫违法犯罪的意见》（署法发〔2020〕50号）明确了属于妨害国境卫生检疫的行为。

最高人民法院　最高人民检察院　公安部　司法部　海关总署关于进一步加强国境卫生检疫工作 依法惩治妨害国境卫生检疫违法犯罪的意见

（署法发〔2020〕50号）

为进一步加强国境卫生检疫工作，依法惩治妨害国境卫生检疫违法犯罪行为，维护公共卫生安全，保障人民群众生命安全和身体健康，根据有关法律、司法解释的规定，制定本意见。

一、充分认识国境卫生检疫对于维护公共卫生安全的重要意义

国境卫生检疫对防止传染病传入传出国境，保障人民群众生命安全和身体健康，维护公共卫生安全和社会安定有序发挥着重要作用。党中央、国务院高度重视国境卫生检疫工作，特别是新冠肺炎疫情发生以来，习近平总书记对强化公共卫生法治保障、改革完善疾病预防控制体系、健全防治结合、联防联控、群防群治工作机制作出一系列重要指示批示。各级人民法院、人民检察院、公安机关、司法行政机关、海关要切实提高政治站位，把思想和行动统一到习近平总书记重要指示批示精神上来，坚决贯彻落实党中央决策部署，增强“四个意识”、坚定“四个自信”、做到“两个维护”；从贯彻落实总体国家安全观、推动构建人类命运共同体的高度，始终将人民群众的生命安全和身体健康放在第一位，切实提升国境卫生检疫行政执法和司法办案水平。特别是面对当前新冠肺炎疫情在境外呈现扩散态势、通过口岸向境内蔓延扩散风险加剧的严峻形势，要依法及时、从严惩治妨害国境卫生检疫的各类违法犯罪行为，切实筑牢国境卫生检疫防线，坚决遏制疫情通过口岸传播扩散，为维护公共卫生安全提供有力的法治保障。

二、依法惩治妨害国境卫生检疫的违法犯罪行为

为加强国境卫生检疫工作，防止传染病传入传出国境，保护人民群众健康安全，刑法、国境卫生检疫法对妨害国境卫生检疫违法犯罪行为及其处罚作出规定。人民法院、人民检察院、公安机关、海关在办理妨害国境卫生检疫案件时，应当准确理解和严格适用刑法、国境卫生检疫法等有关规定，依法惩治相关违法犯罪行为。

（一）进一步加强国境卫生检疫行政执法。海关要在各口岸加强国境卫生检疫工作宣传，引导出入境人员以及接受检疫监管的单位和人员严格遵守国境卫生检疫法等法律法规的规定，配合和接受海关国境卫生检疫。同时，要加大国境卫生检疫行政执法力度，对于违反国境卫生检疫法及其实施细则，尚不构成犯罪的行为，依法给予行政处罚。

（二）依法惩治妨害国境卫生检疫犯罪。根据刑法第三百三十二条规定，违反国境卫生检疫规定，实施下列行为之一的，属于妨害国境卫生检疫行为：

1. 检疫传染病①染疫人或者染疫嫌疑人拒绝执行海关依照国境卫生检疫法等法律法规提出的健康申报、体温监测、医学巡查、流行病学调查、医学排查、采样等卫生检疫措施，或者隔离、留验、就地诊验、转诊等卫生处理措施的；

2. 检疫传染病染疫人或者染疫嫌疑人采取不如实填报健康申明卡等方式隐瞒疫情，或者伪造、涂改检疫单、证等方式伪造情节的；

3. 知道或者应当知道实施审批管理的微生物、人体组织、生物制品、血液及其制品等特殊物品可能造成检疫传染病传播，未经审批仍逃避检疫，携运、寄递出入境的；

4. 出入境交通工具上发现有检疫传染病染疫人或者染疫嫌疑人，交通工具负责人拒绝接受卫生检疫或者拒不接受卫生处理的；

5. 来自检疫传染病流行国家、地区的出入境交通工具上出现非意外伤害死亡且死因不明的人员，交通工具负责人故意隐瞒情况的；

6. 其他拒绝执行海关依照国境卫生检疫法等法律法规提出的检疫措施的。

实施上述行为，引起鼠疫、霍乱、黄热病以及新冠肺炎等国务院确定和公布的其他检疫传染病传播或者有传播严重危险的，依照刑法第三百三十二条的规定，以妨害国境卫生检疫罪定罪处罚。

对于单位实施妨害国境卫生检疫行为，引起鼠疫、霍乱、黄热病以及新冠肺炎等国务院确定和公布的其他检疫传染病传播或者有传播严重危险的，应当对单位判处罚金，并对其直接负责的主管人员和其他直接责任人员定罪处罚。

三、健全完善工作机制，保障依法科学有序防控

（一）做好行刑衔接。海关要严把口岸疫情防控第一关，严厉追究违反国境卫生检疫规定的行政法律责任，完善执法办案流程，坚持严格执法和依法办案。做好行政执法和刑事司法的衔接，对符合国境卫生检疫监管领域刑事案件立案追诉标准的案件，要依照有关规定，及时办理移送公安机关的相关手续，不得以行政处罚代替刑事处罚。

（二）加快案件侦办。公安机关对于妨害国境卫生检疫犯罪案件，要依法及时立案查处，全面收集固定证据。对新冠肺炎疫情防控期间发生的妨害国境卫生检疫犯罪，要快侦快破，并及时予以曝

① 根据《关于公布检疫传染病目录的公告》（国家疾控局 海关总署公告2024年第2号），检疫传染病包括：鼠疫、霍乱、黄热病、埃博拉病毒病、天花、脊髓灰质炎、传染性非典型肺炎、肺炭疽、马尔堡病毒病、拉沙热、中东呼吸综合征。

光，形成强大震慑。

（三）强化检察职能。人民检察院要加强对妨害国境卫生检疫犯罪案件的立案监督，发现应当立案而不立案的，应当要求公安机关说明理由，认为理由不成立的，应当依法通知公安机关立案。对于妨害国境卫生检疫犯罪案件，人民检察院可以对案件性质、收集证据和适用法律等向公安机关提出意见建议。对于符合逮捕、起诉条件的涉嫌妨害国境卫生检疫罪的犯罪嫌疑人，应当及时批准逮捕、提起公诉。发挥检察建议的作用，促进疫情防控体系化治理。

（四）加强沟通协调。人民法院、人民检察院、公安机关、司法行政机关、海关要加强沟通协调，畅通联系渠道，建立常态化合作机制。既要严格履行法定职责，各司其职，各负其责，又要相互配合，相互协作，实现资源共享和优势互补，形成依法惩治妨害国境卫生检疫违法犯罪的合力。对社会影响大、舆论关注度高的重大案件，要按照依法处置、舆论引导、社会面管控“三同步”要求，及时澄清事实真相，做好舆论引导和舆情应对工作。

（五）坚持过罚相当。进一步规范国境卫生检疫执法活动，切实做到严格规范公正文明执法。注重把握宽严相济政策：对于行政违法行为，要根据违法行为的危害程度和悔过态度，综合确定处罚种类和幅度。对于涉嫌犯罪的，要重点打击情节恶劣、后果严重的犯罪行为；对于情节轻微且真诚悔改的，依法予以从宽处理。

（六）维护公平正义。人民法院、人民检察院、公安机关要依法保障犯罪嫌疑人、被告人的各项诉讼权利特别是辩护权，切实维护当事人合法权益，维护法律正确实施。司法行政机关要加强对律师辩护代理工作的指导监督，促进律师依法依规执业。人民法院、人民检察院、公安机关、司法行政机关、海关要认真落实“谁执法谁普法”责任制，选取典型案例，开展以案释法，加大警示教育，震慑不法分子，释放正能量，为疫情防控营造良好的法治和社会环境。

（本文发布于海关总署网站政府信息公开专栏）

三、相关的司法解释

（一）《最高人民检察院 公安部关于公安机关管辖的刑事案件立案追诉标准的规定（一）》（公通字〔2008〕36号）对妨害国境卫生检疫案（《刑法》第三百三十二条）、妨害动植物防疫、检疫案（《刑法》第三百三十七条）的追诉标准进行了规定。相关条文附后。

五、妨害社会管理秩序案

第五十一条 ［妨害国境卫生检疫案（《刑法》第三百三十二条）］违反国境卫生检疫规定，引起检疫传染病传播或者有传播严重危险的，应予立案追诉。

第五十九条① ［妨害动植物防疫、检疫案（《刑法》第三百三十七条）］违反有关动植物防疫、检疫的国家规定，引起重大动植物疫情的，应予立案追诉。

违反有关动植物防疫、检疫的国家规定，有引起重大动植物疫情危险，涉嫌下列情形之一的，应予立案追诉：

（一）非法处置疫区内易感动物或者其产品，货值金额五万元以上的；

（二）非法处置因动植物防疫、检疫需要被依法处理的动植物或者其产品，货值金额二万元以上的；

（三）非法调运、生产、经营感染重大植物检疫性有害生物的林木种子、苗木等繁殖材料或者森林植物产品的；

（四）输入《中华人民共和国进出境动植物检疫法》规定的禁止进境物逃避检疫，或者对特许

① 已根据《最高人民检察院 公安部关于公安机关管辖的刑事案件立案追诉标准的规定（一）的补充规定》（公通字〔2017〕12号）修改。

进境的禁止进境物未有效控制与处置，导致其逃逸、扩散的；

（五）进境动植物及其产品检出有引起重大动植物疫情危险的动物疫病或者植物有害生物后，非法处置导致进境动植物及其产品流失的；

（六）一年内携带或者寄递《中华人民共和国禁止携带、邮寄进境的动植物及其产品名录》所列物品进境逃避检疫两次以上，或者窃取、抢夺、损毁、抛洒动植物检疫机关截留的《中华人民共和国禁止携带、邮寄进境的动植物及其产品名录》所列物品的；

（七）其他情节严重的情形。

本条规定的“重大动植物疫情”，按照国家行政主管部门的有关规定认定。

（二）《最高人民检察院 公安部关于公安机关管辖的刑事案件立案追诉标准的规定（二）》（2022年4月6日发布）对逃避商检案（《刑法》第二百三十条）的追诉标准进行了规定。相关条文附后。

第七十五条 ［逃避商检案（《刑法》第二百三十条）］违反进出口商品检验法的规定，逃避商品检验，将必须经商检机构检验的进口商品未报经检验而擅自销售、使用，或者将必须经商检机构检验的出口商品未报经检验合格而擅自出口，涉嫌下列情形之一的，应予立案追诉：

（一）给国家、单位或者个人造成直接经济损失数额在五十万元以上的；

（二）逃避商检的进出口货物货值金额在三百万元以上的；

（三）导致病疫流行、灾害事故的；

（四）多次逃避商检的；

（五）引起国际经济贸易纠纷，严重影响国家对外贸易关系，或者严重损害国家声誉的；

（六）其他情节严重的情形。

（三）《最高人民检察院关于渎职侵权犯罪案件立案标准的规定》（高检发释字〔2006〕2号）对《刑法》第四百零九条规定的传染病防治失职罪、第四百一十二条规定的商检徇私舞弊罪、第四百一十三条规定的动植物检疫徇私舞弊罪的立案标准进行了明确。相关条文附后。

（二十）传染病防治失职案（《刑法》第四百零九条）

传染病防治失职罪是指从事传染病防治的政府卫生行政部门的工作人员严重不负责任，不履行或者不认真履行传染病防治监管职责，导致传染病传播或者流行，情节严重的行为。

涉嫌下列情形之一的，应予立案：

1. 导致甲类传染病传播的；
2. 导致乙类、丙类传染病流行的；
3. 因传染病传播或者流行，造成人员重伤或者死亡的；
4. 因传染病传播或者流行，严重影响正常的生产、生活秩序的；
5. 在国家对突发传染病疫情等灾害采取预防、控制措施后，对发生突发传染病疫情等灾害的地区或者突发传染病病人、病原携带者、疑似突发传染病病人，未按照预防、控制突发传染病疫情等灾害工作规范的要求做好防疫、检疫、隔离、防护、救治等工作，或者采取的预防、控制措施不当，造成传染范围扩大或者疫情、灾情加重的；
6. 在国家对突发传染病疫情等灾害采取预防、控制措施后，隐瞒、缓报、谎报或者授意、指使、强令他人隐瞒、缓报、谎报疫情、灾情，造成传染范围扩大或者疫情、灾情加重的；
7. 在国家对突发传染病疫情等灾害采取预防、控制措施后，拒不执行突发传染病疫情等灾害应急处理指挥机构的决定、命令，造成传染范围扩大或者疫情、灾情加重的；
8. 其他情节严重的情形。

（二十四）商检徇私舞弊案（《刑法》第四百一十二条第一款）

商检徇私舞弊罪是指出入境检验检疫机关、检验检疫机构工作人员徇私舞弊，伪造检验结果的行为。

涉嫌下列情形之一的，应予立案：

1. 采取伪造、变造的手段对报检的商品的单证、印章、标志、封识、质量认证标志等作虚假的证明或者出具不真实的证明结论的；

2. 将送检的合格商品检验为不合格，或者将不合格商品检验为合格的；

3. 对明知是不合格的商品，不检验而出具合格检验结果的；

4. 其他伪造检验结果应予追究刑事责任的情形。

（二十五）商检失职案（《刑法》第四百一十二条第二款）

商检失职罪是指出入境检验检疫机关、检验检疫机构工作人员严重不负责任，对应当检验的物品不检验，或者延误检验出证、错误出证，致使国家利益遭受重大损失的行为。

涉嫌下列情形之一的，应予立案：

1. 致使不合格的食品、药品、医疗器械等商品出入境，严重危害生命健康的；

2. 造成个人财产直接经济损失15万元以上，或者直接经济损失不满15万元，但间接经济损失75万元以上的；

3. 造成公共财产、法人或者其他组织财产直接经济损失30万元以上，或者直接经济损失不满30万元，但间接经济损失150万元以上的；

4. 未经检验，出具合格检验结果，致使国家禁止进口的固体废物、液态废物和气态废物等进入境内的；

5. 不检验或者延误检验出证、错误出证，引起国际经济贸易纠纷，严重影响国家对外经贸关系，或者严重损害国家声誉的；

6. 其他致使国家利益遭受重大损失的情形。

（二十六）动植物检疫徇私舞弊案（《刑法》第四百一十三条第一款）

动植物检疫徇私舞弊罪是指出入境检验检疫机关、检验检疫机构工作人员徇私舞弊，伪造检疫结果的行为。

涉嫌下列情形之一的，应予立案：

1. 采取伪造、变造的手段对检疫的单证、印章、标志、封识等作虚假的证明或者出具不真实的结论的；

2. 将送检的合格动植物检疫为不合格，或者将不合格动植物检疫为合格的；

3. 对明知是不合格的动植物，不检疫而出具合格检疫结果的；

4. 其他伪造检疫结果应予追究刑事责任的情形。

（二十七）动植物检疫失职案（《刑法》第四百一十三条第二款）

动植物检疫失职罪是指出入境检验检疫机关、检验检疫机构工作人员严重不负责任，对应当检疫的检疫物不检疫，或者延误检疫出证、错误出证，致使国家利益遭受重大损失的行为。

涉嫌下列情形之一的，应予立案：

1. 导致疫情发生，造成人员重伤或者死亡的；

2. 导致重大疫情发生、传播或者流行的；

3. 造成个人财产直接经济损失15万元以上，或者直接经济损失不满15万元，但间接经济损失75万元以上的；

4. 造成公共财产或者法人、其他组织财产直接经济损失30万元以上，或者直接经济损失不满30万元，但间接经济损失150万元以上的；

5. 不检疫或者延误检疫出证、错误出证，引起国际经济贸易纠纷，严重影响国家对外经贸关系，或者严重损害国家声誉的；

6. 其他致使国家利益遭受重大损失的情形。

《刑法》第四百一十二条、第四百一十三条已不再规定商检失职罪、动植物检疫失职罪。根据《最高人民法院　最高人民检察院关于办理渎职刑事案件适用法律若干问题的解释（一）》（法释〔2012〕18号，附后）第二条第二款规定，“国家机关工作人员滥用职权或者玩忽职守，因不具备徇私舞弊等情形，不符合刑法分则第九章第三百九十八条至第四百一十九条的规定，但依法构成第三百九十七条规定的犯罪的，以滥用职权罪或者玩忽职守罪定罪处罚”。因玩忽职守罪的量刑标准包括“情节特别严重的，处三年以上七年以下有期徒刑”，该司法解释加重了对出入境检验检疫机关、检验检疫机构工作人员滥用职权或者玩忽职守的量刑标准。

《刑法》第三百九十七条已不再规定玩忽职守罪。

最高人民法院　最高人民检察院关于办理渎职刑事案件适用法律若干问题的解释（一）

（法释〔2012〕18号）

为依法惩治渎职犯罪，根据刑法有关规定，现就办理渎职刑事案件适用法律的若干问题解释如下：

第一条　国家机关工作人员滥用职权或者玩忽职守，具有下列情形之一的，应当认定为刑法第三百九十七条规定的“致使公共财产、国家和人民利益遭受重大损失”：

（一）造成死亡1人以上，或者重伤3人以上，或者轻伤9人以上，或者重伤2人、轻伤3人以上，或者重伤1人、轻伤6人以上的；

（二）造成经济损失30万元以上的；

（三）造成恶劣社会影响的；

（四）其他致使公共财产、国家和人民利益遭受重大损失的情形。

具有下列情形之一的，应当认定为刑法第三百九十七条规定的“情节特别严重”：

（一）造成伤亡达到前款第（一）项规定人数3倍以上的；

（二）造成经济损失150万元以上的；

（三）造成前款规定的损失后果，不报、迟报、谎报或者授意、指使、强令他人不报、迟报、谎报事故情况，致使损失后果持续、扩大或者抢救工作延误的；

（四）造成特别恶劣社会影响的；

（五）其他特别严重的情节。

第二条　国家机关工作人员实施滥用职权或者玩忽职守犯罪行为，触犯刑法分则第九章第三百九十八条至第四百一十九条规定的，依照该规定定罪处罚。

国家机关工作人员滥用职权或者玩忽职守，因不具备徇私舞弊等情形，不符合刑法分则第九章第三百九十八条至第四百一十九条的规定，但依法构成第三百九十七条规定的犯罪的，以滥用职权罪或者玩忽职守罪定罪处罚。

第三条　国家机关工作人员实施渎职犯罪并收受贿赂，同时构成受贿罪的，除刑法另有规定外，以渎职犯罪和受贿罪数罪并罚。

第四条　国家机关工作人员实施渎职行为，放纵他人犯罪或者帮助他人逃避刑事处罚，构成犯罪的，依照渎职罪的规定定罪处罚。

国家机关工作人员与他人共谋，利用其职务行为帮助他人实施其他犯罪行为，同时构成渎职犯罪和共谋实施的其他犯罪共犯的，依照处罚较重的规定定罪处罚。

国家机关工作人员与他人共谋，既利用其职务行为帮助他人实施其他犯罪，又以非职务行为与他人共同实施该其他犯罪行为，同时构成渎职犯罪和其他犯罪的共犯的，依照数罪并罚的规定定罪处罚。

第五条 国家机关负责人员违法决定，或者指使、授意、强令其他国家机关工作人员违法履行职务或者不履行职务，构成刑法分则第九章规定的渎职犯罪的，应当依法追究刑事责任。

以“集体研究”形式实施的渎职犯罪，应当依照刑法分则第九章的规定追究国家机关负有责任的人员的刑事责任。对于具体执行人员，应当在综合认定其行为性质、是否提出反对意见、危害结果大小等情节的基础上决定是否追究刑事责任和应当判处的刑罚。

第六条 以危害结果为条件的渎职犯罪的追诉期限，从危害结果发生之日起计算；有数个危害结果的，从最后一个危害结果发生之日起计算。

第七条 依法或者受委托行使国家行政管理职权的公司、企业、事业单位的工作人员，在行使行政管理职权时滥用职权或者玩忽职守，构成犯罪的，应当依照《全国人民代表大会常务委员会关于〈中华人民共和国刑法〉第九章渎职罪主体适用问题的解释》的规定，适用渎职罪的规定追究刑事责任。

第八条 本解释规定的“经济损失”，是指渎职犯罪或者与渎职犯罪相关联的犯罪立案时已经实际造成的财产损失，包括为挽回渎职犯罪所造成损失而支付的各种开支、费用等。立案后至提起公诉前持续发生的经济损失，应一并计入渎职犯罪造成的经济损失。

债务人经法定程序被宣告破产，债务人潜逃、去向不明，或者因行为人的责任超过诉讼时效等，致使债权已经无法实现的，无法实现的债权部分应当认定为渎职犯罪的经济损失。

渎职犯罪或者与渎职犯罪相关联的犯罪立案后，犯罪分子及其亲友自行挽回的经济损失，司法机关或者犯罪分子所在单位及其上级主管部门挽回的经济损失，或者因客观原因减少的经济损失，不予扣减，但可以作为酌定从轻处罚的情节。

第九条 负有监督管理职责的国家机关工作人员滥用职权或者玩忽职守，致使不符合安全标准的食品、有毒有害食品、假药、劣药等流入社会，对人民群众生命、健康造成严重危害后果的，依照渎职罪的规定从严惩处。

第十条 最高人民法院、最高人民检察院此前发布的司法解释与本解释不一致的，以本解释为准。

第十二章｜检验检疫规章

前文提到，原国家出入境检验检疫局共颁布了25部与检验检疫工作相关的部门规章，国家质检总局共颁布了87部与检验检疫工作相关的部门规章；经国家质检总局、海关总署对上述部门规章的修订和废止，现行有效的共53部，国家质检总局公告暂缓执行1部；出入境检验检疫管理职责和队伍划入海关总署后，海关总署并颁布了7部与检验检疫工作相关的部门规章。上述60部现行有效部门规章中，涉及检验检疫基础工作的8部。

本章主要梳理了现行有效的基础检验检疫规章的相关法律法规条款、审批和备案、用语定义及特别说明事项。

第一节｜综合业务类

一、《中华人民共和国海关进出口货物申报管理规定》

海关总署令第277号公布，自2025年5月1日起施行。

（一）相关法律法规条款

《国境卫生检疫法》第十九条：“进境出境货物、物品的收发货人、收寄件人、携运人（携带人）、承运人或者其代理人应当按照规定向海关如实申报与检疫查验有关的事项。”

《国境卫生检疫法实施细则》第十条：“入境、出境的集装箱，货物，废旧物等物品在到达口岸的时候，承运人、代理人或者货主，必须向卫生检疫机关申报并接受卫生检疫；对来自疫区的、被传染病污染的以及可能传播检疫传染病或者发现与人类健康有关的啮齿动物和病媒昆虫的集装箱、货物、废旧物等物品，应当实施消毒，除鼠、除虫或者其他必要的卫生处理。”

《进出境动植物检疫法》第十二条：“货主或者其代理人应当在动植物、动植物产品和其他检疫物进境前或者进境时持输出国家或者地区的检疫证书、贸易合同等单证，向进境口岸动植物检疫机关报检。”

《进出境动植物检疫法》第二十条：“货主或者其代理人在动植物、动植物产品和其他检疫物出境前，向口岸动植物检疫机关报检。”

《进出境动植物检疫法实施条例》第十八条：“输入动植物、动植物产品和其他检疫物的，货主或者其代理人应当在进境前或者进境时向进境口岸动植物检疫机关报检。属于调离海关监管区检疫的，运达指定地点时，货主或者其代理人应当通知有关口岸动植物检疫机关。属于转关货物的，货主或者其代理人应当在进境时向进境口岸动植物检疫机关申报；到达指运地时，应当向指运地口岸动植物检疫机关报检。

“输入种畜禽及其精液、胚胎的，应当在进境前 30 日报检；输入其他动物的，应当在进境前 15 日报检；输入植物种子、种苗及其他繁殖材料的，应当在进境前 7 日报检。

“动植物性包装物、铺垫材料进境时，货主或者其代理人应当及时向口岸动植物检疫机关申报；动植物检疫机关可以根据具体情况对申报物实施检疫。

“前款所称动植物性包装物、铺垫材料，是指直接用作包装物、铺垫材料的动物产品和植物、植物产品。”

《进出境动植物检疫法实施条例》第十九条：“向口岸动植物检疫机关报检时，应当填写报检单，并提交输出国家或者地区政府动植物检疫机关出具的检疫证书、产地证书和贸易合同、信用证、发票等单证；依法应当办理检疫审批手续的，还应当提交检疫审批单。无输出国家或者地区政府动植物检疫机关出具的有效检疫证书，或者未依法办理检疫审批手续的，口岸动植物检疫机关可以根据具体情况，作退回或者销毁处理。”

《进出境动植物检疫法实施条例》第三十一条：“货主或者其代理人依法办理动植物、动植物产品和其他检疫物的出境报检手续时，应当提供贸易合同或者协议。”

《进出境动植物检疫法实施条例》第三十七条：“运输动植物、动植物产品和其他检疫物过境（含转运，下同）的，承运人或者押运人应当持货运单和输出国家或者地区政府动植物检疫机关出具的证书，向进境口岸动植物检疫机关报检；运输动物过境的，还应当同时提交国家动植物检疫局签发的《动物过境许可证》。”

《食品安全法》第九十二条：“进口的食品、食品添加剂、食品相关产品应当符合我国食品安全国家标准。

“进口的食品、食品添加剂应当经出入境检验检疫机构依照进出口商品检验相关法律、行政法规的规定检验合格。

“进口的食品、食品添加剂应当按照国家出入境检验检疫部门的要求随附合格证明材料。”

《食品安全法实施条例》第四十四条：“进口商进口食品、食品添加剂，应当按照规定向出入境检验检疫机构报检，如实申报产品相关信息，并随附法律、行政法规规定的合格证明材料。”

《进出口商品检验法》第十一条：“本法规定必须经商检机构检验的进口商品的收货人或者其代理人，应当向报关地的商检机构报检。”

《进出口商品检验法》第十五条：“本法规定必须经商检机构检验的出口商品的发货人或者其代理人，应当在商检机构规定的地点和期限内，向商检机构报检。商检机构应当在国家商检部门统一规定的期限内检验完毕，并出具检验证单。”

《进出口商品检验法实施条例》第十一条：“进出口商品的收货人或者发货人可以自行办理报检手续，也可以委托代理报检企业办理报检手续；采用快件方式进出口商品的，收货人或者发货人应当委托出入境快件运营企业办理报检手续。”

《进出口商品检验法实施条例》第十三条：“代理报检企业接受进出口商品的收货人或者发货人的委托，以委托人的名义办理报检手续的，应当向出入境检验检疫机构提交授权委托书，遵守本条例对委托人的各项规定；以自己的名义办理报检手续的，应当承担与收货人或者发货人相同的法律责任。

“出入境快件运营企业接受进出口商品的收货人或者发货人的委托，应当以自己的名义办理报检手续，承担与收货人或者发货人相同的法律责任。

“委托人委托代理报检企业、出入境快件运营企业办理报检手续的，应当向代理报检企业、出入境快件运营企业提供所委托报检事项的真实情况；代理报检企业、出入境快件运营企业接受委托人的委托办理报检手续的，应当对委托人所提供情况的真实性进行合理审查。”

《进出口商品检验法实施条例》第十六条：“法定检验的进口商品的收货人应当持合同、发票、装箱单、提单等必要的凭证和相关批准文件，向报关地的出入境检验检疫机构报检；通关放行后 20 日内，收货人应当依照本条例第十八条的规定，向出入境检验检疫机构申请检验。法定检验的进口商品未经检验的，不准销售，不准使用。

“进口实行验证管理的商品，收货人应当向报关地的出入境检验检疫机构申请验证。出入境检验检疫机构按照海关总署的规定实施验证。”

《进出口商品检验法实施条例》第二十四条：“法定检验的出口商品的发货人应当在海关总署统一规定的地点和期限内，持合同等必要的凭证和相关批准文件向出入境检验检疫机构报检。法定检验的出口商品未经检验或者经检验不合格的，不准出口。

“出口商品应当在商品的生产地检验。海关总署可以根据便利对外贸易和进出口商品检验工作的需要，指定在其他地点检验。

“出口实行验证管理的商品，发货人应当向出入境检验检疫机构申请验证。出入境检验检疫机构按照海关总署的规定实施验证。”

（二）用语定义

申报：是指进口货物的收货人、出口货物的发货人以及受委托的报关企业，依法在规定的期限内，提交报关单以及相关随附的单证，报告实际进出口货物的情况，并被海关接受的行为。（第二条）

电子数据报关单申报：是指进出口货物收发货人、受委托的报关企业按照海关规定，通过海关信息化管理系统向海关提交报关单电子数据并且备齐随附的单证的申报方式。（第五条）

纸质报关单申报：是指进出口货物收发货人、受委托的报关企业按照海关规定，填制纸质报关单，备齐随附的单证，向海关当面递交的申报方式。（第五条）

（三）规章全文

中华人民共和国海关进出口货物申报管理规定

第一章　总　则

第一条　为规范进出口货物的申报行为，根据《中华人民共和国海关法》、《中华人民共和国关税法》、《中华人民共和国国境卫生检疫法》、《中华人民共和国进出境动植物检疫法》、《中华人民共和国食品安全法》、《中华人民共和国进出口商品检验法》等有关法律、行政法规，制定本规定。

第二条　本规定中的“申报”是指进口货物的收货人、出口货物的发货人（以下简称进出口货物收发货人）以及受委托的报关企业，依法在规定的期限内，提交报关单以及相关随附的单证，报告实际进出口货物的情况，并被海关接受的行为。

第三条　除另有规定外，进出口货物收发货人或者受委托的报关企业向海关办理进出口货物的申报手续，适用本规定。

第四条　进出口货物收发货人，可以自行向海关申报，也可以委托报关企业向海关申报。

向海关办理申报手续的进出口货物收发货人、受委托的报关企业应当预先在海关依法办理备案。

第五条　申报采用电子数据报关单方式，特殊情况下经海关同意，可以采用纸质报关单方式。电子数据报关单和纸质报关单具有同等法律效力。

电子数据报关单申报是指进出口货物收发货人、受委托的报关企业按照海关规定，通过海关信息化管理系统向海关提交报关单电子数据并且备齐随附的单证的申报方式。

纸质报关单申报是指进出口货物收发货人、受委托的报关企业按照海关规定，填制纸质报关单，备齐随附的单证，向海关当面递交的申报方式。

第六条 进出口货物收发货人、受委托的报关企业应当依法如实向海关申报，对申报内容的真实性、准确性、完整性和规范性承担相应的法律责任。

第二章 申报要求

第七条 进口货物的收货人、受委托的报关企业应当自交通运输工具申报进境之日起十四日内向海关申报。

进口转关运输货物的收货人、受委托的报关企业应当自交通运输工具申报进境之日起十四日内，向进境地海关办理转关运输手续，有关货物应当自运抵指运地之日起十四日内向指运地海关申报。

出口货物的发货人、受委托的报关企业应当在货物运抵海关监管区后、装货的二十四小时以前向海关申报。

超过本条第一款、第二款规定期限向海关申报的，海关依法征收滞报金。

以电子数据报关单方式申报的，申报日期为海关信息化管理系统接受申报数据的日期。以纸质报关单方式申报的，申报日期为海关接受纸质报关单并且对报关单进行登记处理的日期。

电子数据报关单被海关信息化管理系统退回的，进出口货物收发货人、受委托的报关企业应当按照要求修改后重新申报，申报日期为海关接受重新申报数据的日期。

第八条 进出口货物收发货人、受委托的报关企业向海关申报时，应当依法交验下列相关随附的单证，按照规定可以免于提交的除外：

（一）合同；

（二）发票；

（三）装箱清单；

（四）载货清单（舱单）；

（五）提（运）单；

（六）代理报关授权委托协议；

（七）进出口许可证件；

（八）法律、行政法规和海关总署规定的与进出口货物有关的其他单证。

依法需要实施检验检疫的进出口货物，还应当按照规定提交相关单证。

第九条 符合海关规定的，在进出口货物的品名、规格型号、数量等已确定无误并且取得提（运）单或者载货清单（舱单）数据的情况下，进出口货物收发货人、受委托的报关企业可以在进口货物启运后、抵港前或者出口货物运抵海关监管区前七日内，提前向海关办理申报手续。

第十条 经海关同意，进口货物的收货人、受委托的报关企业可以采用先概要申报、后完整申报（以下称“两步申报”）模式向海关申报。

除另有规定外，进口货物的收货人、受委托的报关企业可以在进口货物启运后概要申报，并应当自交通运输工具申报进境之日起十四日内完整申报。

“两步申报”应当采用电子数据报关单方式，申报日期为海关信息化管理系统接受概要申报数据的日期。

进口货物的收货人、受委托的报关企业超过规定期限向海关完整申报的，海关依法征收滞报金。滞报金以交通运输工具申报进境之日起第十五日为起征日，以向海关完整申报之日为截止日。

第十一条 进出口货物收发货人在同一口岸多批次进出口规定范围内货物的，经海关同意，可以采用集中申报模式向海关申报。

第十二条 依法需要实施检验检疫的出口货物的管理要求，按照法律、行政法规和海关总署规定执行。

第十三条 进出口货物收发货人以自己的名义向海关申报的，报关单应当由进出口货物收发货人签章。

报关企业接受进出口货物收发货人委托，以自己的名义向海关申报的，报关单应当由受委托的报关企业签章。

第十四条 报关企业接受进出口货物收发货人委托办理申报手续的，应当与进出口货物收发货人签订有明确委托事项的授权委托书，并且向海关提交，按照授权范围办理相关海关手续。进出口货物收发货人应当向报关企业提供委托申报事项的真实情况。

报关企业接受进出口货物收发货人委托，办理申报手续时，应当对委托人提供情况的真实性、有效性和完整性进行合理审查，审查内容包括：

（一）证明进出口货物的品名、规格型号、用途、原产地、价格、监管方式、监管类别等实际情况的资料；

（二）有关进出口货物的合同、发票、运输单据、装箱清单等单据；

（三）进出口所需的许可证件、检验检疫证书及相关单证；

（四）法律、行政法规和海关总署规定的与进出口货物有关的其他单证。

报关企业未对进出口货物收发货人提供情况的真实性、有效性和完整性履行合理审查义务或者违反海关规定申报的，应当承担相应的法律责任。

第十五条 进口货物的收货人向海关申报前，因确定货物的品名、规格型号、归类等原因，可以书面向货物所在地海关提出查看货物或者提取货样的申请。

需要依法检疫的货物，应当在检疫合格后提取货样。

第十六条 以电子数据报关单方式申报并且海关要求补充提交随附的单证电子数据的，进出口货物收发货人、受委托的报关企业应当自接到海关通知之日起十日内向海关提交。

以电子数据报关单方式申报并且需要递交纸质随附的单证的，进出口货物收发货人、受委托的报关企业应当自接到海关通知之日起十日内，备齐纸质单证并且签章，到接受申报的海关递交并且办理相关海关手续。纸质单证、电子数据的内容应当保持一致。

因未在规定期限内提交电子数据或者递交纸质单证，被海关直接撤销电子数据报关单的，进出口货物收发货人、受委托的报关企业应当重新申报。由此产生的滞报金由海关依法征收。

第十七条 海关需要进出口货物收发货人、受委托的报关企业解释、说明情况的，进出口货物收发货人、受委托的报关企业应当在接到海关通知后及时进行说明或者提供完备材料。

需要进行补充申报的，进出口货物收发货人、受委托的报关企业应当按照海关规定办理相关手续。

第三章　报关单修改与撤销

第十八条 海关接受进出口货物申报后，报关单以及随附的单证不得修改或者撤销，但符合海关规定情形的除外。

第十九条 进出口货物报关单的修改或者撤销，应当遵循修改优先原则；确实不能修改的，予以撤销。

第二十条 符合下列情形之一的，进出口货物收发货人、受委托的报关企业可以向接受申报的海关办理报关单修改或者撤销手续，海关另有规定的除外：

（一）出口货物放行后，由于装运、配载等原因造成原申报货物部分或者全部退关、变更交通运输工具的；

（二）进出口货物在装载、运输、存储过程中发生溢短装，或者由于不可抗力造成灭失、短损等，导致原申报内容与实际货物不符的；

（三）由于办理税收、加工贸易、保税、检验检疫等海关手续以及其他经海关确认需要修改或者撤销报关单的；

（四）根据贸易惯例先行采用暂时价格成交、实际结算时按商品检验品质认定或者国际市场实际价格付款方式需要修改报关单的；

（五）已申报进口货物办理直接退运手续，需要修改或者撤销原进口货物报关单的；

（六）由于计算机、网络系统等技术原因导致电子数据申报错误的。

第二十一条 符合本规定第二十条情形的，进出口货物收发货人、受委托的报关企业应当向海关提交报关单修改或者撤销申请并随附下列材料：

（一）符合第二十条第一项情形的，应当提交退关、变更交通运输工具证明材料；

（二）符合第二十条第二项情形的，应当提交相关部门出具的证明材料；

（三）符合第二十条第三项情形的，应当提交签注海关意见的相关材料或者能够充分证明需要修改、撤销报关单的证明材料；

（四）符合第二十条第四项情形的，应当提交全面反映贸易实际状况的合同、发票、装箱清单、提（运）单等单据，并如实提供与货物买卖有关的支付凭证以及证明申报价格真实、准确的其他单据、书面资料；

（五）符合第二十条第五项情形的，应当提交进口货物直接退运表或者海关责令进口货物直接退运通知书；

（六）符合第二十条第六项情形的，应当提交计算机、网络系统运行管理方出具的说明材料。

进出口货物收发货人、受委托的报关企业向海关提交材料符合前款规定，并且齐全、有效的，海关应当及时进行修改或者撤销。

第二十二条 由于报关人员操作失误造成报关单需要修改或者撤销的，进出口货物收发货人、受委托的报关企业应当向接受申报的海关提交报关单修改或者撤销申请并随附下列材料：

（一）可以反映进出口货物实际情况的合同、发票、装箱清单、提（运）单或者载货清单等相关单据；

（二）详细情况说明以及相关证明材料。

前款规定的材料经海关确认符合要求的，可以修改或者撤销报关单。不予修改或者撤销的，海关应当及时通知进出口货物收发货人、受委托的报关企业，并且说明理由。

第二十三条 海关发现报关单需要修改或者撤销的，应当向进出口货物收发货人、受委托的报关企业告知修改或者撤销的内容、原因和要求。进出口货物收发货人、受委托的报关企业对修改或者撤销有异议的，应当在五个工作日内向海关提出；逾期未提出异议的，海关可以对报关单进行修改或者撤销。

第二十四条 除不可抗力外，进出口货物收发货人、受委托的报关企业有下列情形之一的，海关可以直接撤销相应的报关单：

（一）未按照海关要求在规定期限内提交电子数据或者递交纸质单证的；

（二）出口货物申报后未在规定期限内运抵海关监管区的；

（三）海关总署规定的其他情形。

第二十五条 海关已经决定口岸布控以及涉嫌走私或者违反海关监管规定的进出口货物，在办结相关手续前不得修改或者撤销报关单。

第二十六条 进出口货物报关单修改或者撤销后需要变更、补办相关随附的单证的，进出口货物收发货人、受委托的报关企业应当取得相应的进出口许可证件等随附的单证，海关对相应的信息进行验核。

第四章　附　则

第二十七条　货物实际进出口前，海关已对该货物有关海关事务作出预裁定决定的，进出口货物收发货人、受委托的报关企业在货物申报时，按照海关预裁定管理相关规定执行。

第二十八条　海关特殊监管区域、保税监管场所与境外之间进出货物的申报，以及海关总署规定的其他形式的申报，除另有规定外，按照本规定执行。

第二十九条　海南自由贸易港径予放行、横琴粤澳深度合作区简化申报等相关管理要求另行制定。

第三十条　经电缆、管道或者其他特殊方式输送进出口的货物，进出口货物收发货人、受委托的报关企业应当定期向指定海关申报。

第三十一条　需要向海关申报知识产权状况的进出口货物，进出口货物收发货人、受委托的报关企业应当按照国家规定，如实申报与进出口货物有关的知识产权状况，并且提供有关证明文件。

第三十二条　报关单填制规范及格式按照《中华人民共和国海关进出口货物报关单填制规范》及相关规定执行。

第三十三条　进出口货物收发货人、受委托的报关企业违反本规定的，海关依法给予行政处罚；构成犯罪的，依法追究刑事责任。

第三十四条　本规定由海关总署负责解释。

第三十五条　本规定自2025年5月1日起施行。2003年9月18日海关总署令第103号公布，并根据2010年11月26日海关总署令第198号、2014年3月13日海关总署令第218号、2017年12月20日海关总署令第235号、2018年4月28日海关总署令第238号、2018年5月29日海关总署令第240号、2018年11月23日海关总署令第243号修改的《中华人民共和国海关进出口货物申报管理规定》；1999年12月17日原国家出入境检验检疫局令第16号公布，并根据2018年3月6日原国家质量监督检验检疫总局令第196号、2018年4月28日海关总署令第238号、2018年5月29日海关总署令第240号、2018年11月23日海关总署令第243号修改的《出入境检验检疫报检规定》；2014年3月13日海关总署令第220号公布，并根据2018年4月28日海关总署令第238号、2018年5月29日海关总署令第240号、2018年11月23日海关总署令第243号修改的《中华人民共和国海关进出口货物报关单修改和撤销管理办法》同时废止。

二、《出入境检验检疫封识管理办法》

国家出入境检验检疫局令第22号发布，根据海关总署令第238号修改，自2000年5月1日起施行。

（一）相关法律法规条款

《进出口商品检验法》第二十六条："商检机构根据需要，对检验合格的进出口商品，可以加施商检标志或者封识。"

《进出口商品检验法实施条例》第三十三条："出入境检验检疫机构根据需要，对检验合格的进出口商品加施商检标志，对检验合格的以及其他需要加施封识的进出口商品加施封识。具体办法由海关总署制定。"

《进出境动植物检疫法实施条例》第五十七条："口岸动植物检疫机关根据需要，可以对运载进出境动植物、动植物产品和其他检疫物的运输工具、装载容器加施动植物检疫封识或者标志；未经口岸动植物检疫机关许可，不得开拆或者损毁检疫封识、标志。

"动植物检疫封识和标志由国家动植物检疫局统一制发。"

（二）用语定义

封识：指海关在出入境检验检疫工作中实施具有强制性和约束力的封存和控制措施而使用的专用标识。（第三条）

（三）特别说明

本规章的附件，已根据《关于修改〈出入境检验检疫封识管理办法〉附件的公告》（海关总署公告2018年第43号）修改后重新发布。

（四）规章全文

出入境检验检疫封识管理办法

第一章　总　则

第一条　为加强出入境检验检疫封识管理，做好出入境检验检疫监督管理工作，根据《中华人民共和国进出口商品检验法》、《中华人民共和国进出境动植物检疫法》、《中华人民共和国国境卫生检疫法》和《中华人民共和国食品安全法》的有关规定，制定本办法。

第二条　本办法适用于出入境检验检疫封识（以下简称封识）的制定、使用和管理。

第三条　本办法所称封识系指海关在出入境检验检疫工作中实施具有强制性和约束力的封存和控制措施而使用的专用标识。

第四条　海关总署统一管理封识的制定、修订、发布、印制、发放和监督工作。

主管海关负责辖区内封识的使用和监督管理工作，并对封识的使用情况进行登记备案。

第二章　封识的制定

第五条　封识的种类、式样、规格由海关总署统一规定。封识的种类包括：封条封识、卡扣封识、印章封识三种。

主管海关如需使用其他封识，必须报经海关总署批准。

第六条　封识应当标有各直属海关的简称字样。

第三章　封识的使用和管理

第七条　封识应加施在需要施封的检验检疫物及其运载工具、集装箱、装载容器和包装物上，或存放检验检疫物的场所。

第八条　有下列情况之一的，根据检验检疫工作需要可以加施封识：

（一）因口岸条件限制等原因，由海关决定运往指定地点检验检疫的；

（二）进境货物在口岸已作外包装检验检疫，需运往指定地点生产、加工、存放，并由到达地海关检验检疫和监管的；

（三）根据出入境检验检疫法律法规规定，对禁止进境物作退回、销毁处理的；

（四）经检验检疫不合格，作退回、销毁、除害等处理的；

（五）经检验检疫合格，避免掺假作伪或发生批次混乱的；

（六）经检验检疫发现进境的船舶、飞机、车辆等运载工具和集装箱装有禁止进境或应当在中国境内控制使用的自用物品的，或者在上述运载工具上发现有传染病媒介（鼠、病媒昆虫）和危险性病虫害须密封控制、防止扩散的；

（七）对已造成食物中毒事故或有证据证明可能导致食物中毒事故的食品及生产、经营场所，需要进一步实施口岸卫生监督和调查处理的；

（八）正在进行密闭熏蒸除害处理的；

（九）装载过境检验检疫物的运载工具、集装箱、装载容器、包装物等；

（十）凭样成交的样品及进口索赔需要签封的样品；

（十一）外贸合同约定或政府协议规定需要加施封识的；

（十二）其他因检验检疫需要施封的。

第九条 海关根据检验检疫物的包装材料的性质和储运条件，确定应采用的封识材料和封识方法。选用的封识应醒目、牢固，不易自然损坏。

第十条 封识由海关加施，有关单位和人员应当给予协助和配合。

第十一条 海关加施封识时，应向货主或其代理人出具施封通知书。

第十二条 未经海关许可，任何单位或个人不得开拆或者损毁检验检疫封识。

货主、代理人或承运人发现检验检疫封识破损的，应及时报告海关。海关应及时处理，必要时重新加施封识。

第十三条 检验检疫封识的启封，由海关执行，或由海关委托的有关单位或人员执行，并根据需要，由海关出具启封通知书。

施封海关与启封海关不一致时，应及时互通情况。

第十四条 在特殊情况下，如需提前启封，有关单位应办理申请启封手续。

第四章　附　则

第十五条 违反本办法规定，依照有关法律法规予以处罚。

第十六条 本办法所规定的文书由海关总署另行制定并且发布①。

第十七条 本办法由海关总署负责解释。

第十八条 本办法自2000年5月1日起施行。原国家商检局1987年8月22日发布的《进出口商品封识管理办法》同时废止。过去发布的有关进出境动植物检疫、卫生检疫和食品卫生检验的封识管理办法与本办法相抵触的，以本办法为准。

三、《出入境检验检疫查封、扣押管理规定》

国家质检总局令第108号发布，根据海关总署令第238号修改，自2008年10月1日起施行。

（一）相关法律法规条款

《进出口商品检验法实施条例》第三十八条："海关总署、出入境检验检疫机构实施监督管理或者对涉嫌违反进出口商品检验法律、行政法规的行为进行调查，有权查阅、复制当事人的有关合同、发票、账簿以及其他有关资料。出入境检验检疫机构对有根据认为涉及人身财产安全、健康、环境保护项目不合格的进出口商品，经本机构负责人批准，可以查封或者扣押。"

《国务院关于加强食品等产品安全监督管理的特别规定》第十五条："农业、卫生、质检、商务、工商、药品等监督管理部门履行各自产品安全监督管理职责，有下列职权：（一）进入生产经营场所实施现场检查；（二）查阅、复制、查封、扣押有关合同、票据、账簿以及其他有关资料；（三）查封、扣押不符合法定要求的产品，违法使用的原料、辅料、添加剂、农业投入品以及用于违法生产的工具、设备；（四）查封存在危害人体健康和生命安全重大隐患的生产经营场所。"

（二）用语定义

查封、扣押：指海关为履行检验检疫职责依法实施的核查、封存或者留置等行政强制措施。（第二条）

---

① 见《关于修改〈出入境检验检疫封识管理办法〉附件的公告》（海关总署公告2018年第43号）。

（三）规章全文

出入境检验检疫查封、扣押管理规定

第一章　总　则

第一条　为规范出入境检验检疫查封、扣押工作，维护国家利益、社会公共利益和公民、法人、其他组织的合法权益，保证海关依法履行职责，依照《中华人民共和国进出口商品检验法》及其实施条例、《中华人民共和国进出境动植物检疫法》及其实施条例、《中华人民共和国食品安全法》、《国务院关于加强食品等产品安全监督管理的特别规定》的规定，制定本规定。

第二条　本规定所称的查封、扣押是指海关为履行检验检疫职责依法实施的核查、封存或者留置等行政强制措施。

第三条　海关总署负责全国出入境检验检疫查封、扣押的管理和监督检查工作。

主管海关负责查封、扣押的实施。

第四条　海关实施查封、扣押应当适当，以最小损害当事人的权益为原则。

第五条　公民、法人或者其他组织对海关实施的查封、扣押，享有陈述权、申辩权；对海关实施的查封、扣押不服的，有权依法申请行政复议，或者依法提起行政诉讼；对海关违法实施查封、扣押造成损害的，有权依法要求赔偿。

第二章　适用范围和管辖

第六条　有下列情形之一的，海关可以实施查封、扣押：

（一）法定检验的进出口商品经书面审查、现场查验、感官检查或者初步检测后有证据证明涉及人身财产安全、健康、环境保护项目不合格的；

（二）非法定检验的进出口商品经抽查检验涉及人身财产安全、健康、环境保护项目不合格的；

（三）不符合法定要求的进出口食品、食用农产品等与人体健康和生命安全有关的产品，违法使用的原料、辅料、添加剂、农业投入品以及用于违法生产的工具、设备；

（四）进出口食品、食用农产品等与人体健康和生命安全有关的产品的生产经营场所存在危害人体健康和生命安全重大隐患的；

（五）在涉及进出口食品、食用农产品等与人体健康和生命安全有关的产品的违法行为中，存在与违法行为有关的合同、票据、账簿以及其他有关资料的。

海关认为应当实施查封、扣押，但已被其他行政机关查封、扣押的，海关暂不实施查封、扣押，并应当及时书面告知实施查封、扣押的其他机关予以必要的协助。

第七条　查封、扣押一般由违法行为发生地的海关按照属地管辖的原则实施。

海关需要异地实施查封、扣押的，应当及时通知异地海关，异地海关应当予以配合。

两个以上海关发生管辖争议的，报请共同的上级机构指定管辖。

第三章　程　序

第八条　实施查封、扣押的程序包括：收集证据材料、报告、审批、决定、送达、实施等。

第九条　实施查封、扣押前，应当做好证据的收集工作，并对收集的证据予以核实。

第十条　查封、扣押的证据材料一般包括：现场记录单、现场笔录、当事人提供的各种单证以及现场抽取的样品、摄录的音像材料、实验室检验记录、工作纪录、检验检疫结果证明和其他证明材料。

第十一条 实施查封、扣押前应当向海关负责人书面或者口头报告，并填写《实施查封、扣押审批表》，经海关负责人批准后方可实施。案件重大或者需要对数额较大的财物实施查封、扣押的，海关负责人应当集体讨论决定。

第十二条 紧急情况下或者不实施查封、扣押可能导致严重后果的，海关可以按照合法、及时、适当、简便和不加重当事人负担的原则当场做出查封、扣押决定，并组织实施或者监督实施。

第十三条 当场实施查封、扣押的，海关执法人员应当及时补办相关手续。

第十四条 实施查封、扣押应当制作《查封、扣押决定书》。《查封、扣押决定书》应当载明下列事项：

（一）当事人姓名或者名称、地址；

（二）查封、扣押措施的事实、理由和依据；

（三）查封、扣押物品的名称、数量和期限；

（四）申请行政复议或者提起行政诉讼的途径和期限；

（五）行政机关的名称和印章；

（六）行政执法人员的签名和日期。

第十五条 《检验检疫查封、扣押决定书》应当及时送交当事人签收，由当事人在《送达回证》上签名或者盖章，并注明送达日期。当事人拒绝签名或者盖章的，应当予以注明。

第十六条 实施查封、扣押应当符合下列要求：

（一）由海关两名以上行政执法人员实施；

（二）出示执法身份证件；

（三）当场告知当事人实施查封、扣押的理由、依据以及当事人依法享有的权利；

（四）制作现场记录，必要时应当进行现场拍摄。现场记录的内容应当包括：查封、扣押实施的起止时间、实施地点、查封、扣押后的状态等；

（五）制作查封、扣押物品清单。查封、扣押清单一式三份，由当事人、物品保管人和海关分别保存；

（六）现场记录和查封、扣押物品清单由当事人和检验检疫行政执法人员签名或者盖章，当事人不在现场或者当事人拒绝签名或者盖章的，应当邀请见证人到场，说明情况，在笔录中予以注明；见证人拒绝签字或盖章的，检验检疫行政执法人员应当在笔录中予以注明；

（七）加贴封条或者采取其他方式明示海关已实施查封、扣押。

实施查封、扣押后，需要出具有关检验检疫证书的，应当按规定出具相关证书。

第十七条 海关应当在30日内依法对查封、扣押的进出口商品或者其他物品（场所），做出处理决定。情况复杂的，经海关负责人批准，可以延长时限，期限不超过30日。对于保质期较短的商品或者其他物品，应当在7日内做出处理决定。涉及行政处罚的，期限遵照相关规定。法律对期限另有规定的除外。

需要进行检验或者技术鉴定的，检验或者技术鉴定的时间不计入查封、扣押期限。检验或者技术鉴定的期间应当明确，并告知当事人。检验或者技术鉴定的费用由海关承担。

第十八条 对查封、扣押的进出口商品或者其他物品（场所），海关应当妥善保管，不得使用或者损毁；因保管不当造成损失的，应当予以赔偿。但因不可抗力造成的损失除外。

第十九条 对查封的进出口商品或者其他物品（场所），海关可以指定当事人负责保管，也可以委托第三人负责保管，当事人或者受委托第三人不得损毁或者转移。因当事人原因造成的损失，由当事人承担赔偿责任；因受委托第三人原因造成的损失，由委托的海关和受委托第三人承担连带赔偿责任。

第二十条 对经查实不涉及人身财产安全、健康、环境保护项目不合格的进出口商品和其他不再需要实施查封、扣押的物品（场所），海关应当立即解除查封、扣押，并制作《解除查封、扣押决定书》和《解除查封、扣押物品清单》送达当事人。

第二十一条 海关在查封、扣押期限内未做出处理决定的，查封、扣押自动解除。被扣押的进出口商品或者其他物品，应当立即退还当事人。

第四章 监 督

第二十二条 实施查封、扣押的海关有下列情形之一的，应当及时纠正或者由上级海关责令改正：

（一）没有法律、法规依据实施查封、扣押的；

（二）改变法定的查封、扣押方式、对象、范围、条件的；

（三）违反法定程序实施查封、扣押的。

第二十三条 海关违反本规定，有下列情形之一的，应当及时纠正并依法给予赔偿，情节严重构成犯罪的，依法追究刑事责任：

（一）违法实施查封、扣押的；

（二）使用或者损毁查封、扣押的财物，给当事人造成损失的；

（三）对依法应当退还扣押的物品不予退还，给当事人造成损失的。

第二十四条 海关将查封、扣押的财物截留、私分或者变相私分的，由上级海关或者有关部门予以追缴。情节严重构成犯罪的，依法追究刑事责任。

第二十五条 海关工作人员利用职务便利，将查封、扣押的财物据为己有，情节严重构成犯罪的，依法追究刑事责任。

第五章 附 则

第二十六条 对禁止进境的动植物、动植物产品和其他检疫物必须实施封存的，参照本规定执行。

对出入境旅客实施的诊验等强制措施不在本规定调整范围之内，由海关总署另行规定。

第二十七条 检验检疫查封、扣押文书格式由海关总署统一制定并在其网站上公布。

第二十八条 海关应当建立查封、扣押档案，并妥善保管，保管期限不少于2年。

第二十九条 本规定由海关总署负责解释。

第三十条 本规定自2008年10月1日起施行。

第二节｜货物检验检疫监管综合类

一、《保税区检验检疫监督管理办法》

国家质检总局令第71号发布，根据海关总署令第238号、第240号、第243号修改，自2005年3月1日起施行。

（一）相关法律法规条款

《进出口商品检验法实施条例》第四十一条：“出入境检验检疫机构对进出保税区、出口加工区等海关特殊监管区域的货物以及边境小额贸易进出口商品的检验管理，由海关总署另行制定办法。”

《进出境动植物检疫法实施条例》第五十八条：“进境动植物、动植物产品和其他检疫物，装载动植物、动植物产品和其他检疫物的装载容器、包装物，运往保税区（含保税工厂、保税仓库等）

的，在进境口岸依法实施检疫；口岸动植物检疫机关可以根据具体情况实施检疫监督；经加工复运出境的，依照进出境动植物检疫法和本条例有关出境检疫的规定办理。”

（二）规章全文

保税区检验检疫监督管理办法

第一章　总　则

第一条　为加强和规范保税区检验检疫监督管理工作，促进国家经济贸易的快速健康发展，根据《中华人民共和国进出口商品检验法》及其实施条例、《中华人民共和国进出境动植物检疫法》及其实施条例、《中华人民共和国国境卫生检疫法》及其实施细则、《中华人民共和国食品安全法》及其他有关法律法规，制定本办法。

第二条　本办法适用于对进出保税区，法律法规规定应当实施检验检疫的货物及其包装物、铺垫材料、运输工具、集装箱（以下简称应检物）的检验检疫及监督管理工作。

第三条　海关总署统一管理全国保税区的检验检疫监督管理工作。主管海关对进出保税区的应检物实施检验检疫和监督管理。

第四条　进出保税区的应检物需要办理检验检疫审批手续的，应当按照检验检疫法律法规的规定办理审批手续。

第五条　应检物进出保税区时，收发货人（货主）或者其代理人应当按照有关规定向主管海关办理报检手续，主管海关按照国家有关法律、法规、规章以及相关的规定实施检验检疫。

第六条　海关按照简便、有效的原则对进出保税区的应检物实施检验检疫。

第二章　输入保税区应检物的检验检疫

第七条　从境外进入保税区的应检物，属于卫生检疫范围的，由海关实施卫生检疫；应当实施卫生处理的，在海关的监督下，依法进行卫生处理。

第八条　从境外进入保税区的应检物，属于动植物检疫范围的，由海关实施动植物检疫；应当实施动植物检疫除害处理的，在海关的监督下，依法进行除害处理。

第九条　海关对从境外进入保税区的可以用作原料的固体废物、旧机电产品、成套设备实施检验和监管，对在保税区内存放的货物不实施检验。

第十条　保税区内企业从境外进入保税区的仓储物流货物以及自用的办公用品、出口加工所需原材料、零部件免予实施强制性产品认证。

第三章　输出保税区应检物的检验检疫

第十一条　从保税区输往境外的应检物，海关依法实施检验检疫。

第十二条　从保税区输往非保税区的应检物，除法律法规另有规定的，不实施检疫。

第十三条　从保税区输往非保税区的应检物，属于实施食品卫生监督检验和商品检验范围的，海关实施检验。对于集中入境分批出区的货物，可以分批报检，分批检验；符合条件的，可以于入境时集中报检，集中检验，经检验合格的出区时分批核销。

第十四条　按照本办法第九条的规定在入境时已经实施检验的保税区内的货物，输往非保税区的，不实施检验。从非保税区进入保税区的货物，又输往非保税区的，不实施检验。

第十五条　从保税区输往非保税区的应检物，列入强制性产品认证目录的，应当取得相应的认证证书，其产品上应当加贴强制性产品认证标志。海关对相应认证证书电子数据进行系统自动比对验核。

第十六条 从非保税区进入保税区后不经加工直接出境的，已取得产地海关签发的检验检疫合格证明的，保税区海关不再实施检验检疫。超过检验检疫有效期、变更输入国家或地区并又有不同检验检疫要求、改换包装或重新拼装、已撤销报检的，应当按规定重新报检。

第十七条 保税区内企业加工出境产品，符合有关规定的，可以向海关申请签发普惠制原产地证书或者一般原产地证书、区域性优惠原产地证书、专用原产地证书等。

第四章 经保税区转口的应检物的检验检疫

第十八条 经保税区转口的动植物、动植物产品和其他检疫物，入境报检时应当提供输出国家或者地区政府部门出具的官方检疫证书；转口动物的，还应当取得海关总署签发的《动物过境许可证》，并在入境报检时提供输入国家或者地区政府部门签发的允许进境的证明。

第十九条 经保税区转口的应检物，在保税区短暂仓储，原包装转口出境并且包装密封状况良好，无破损、撒漏的，入境时仅实施外包装检疫，必要时进行防疫消毒处理。

第二十条 经保税区转口的应检物，由于包装不良以及在保税区内经分级、挑选、刷贴标签、改换包装形式等简单加工的原因，转口出境的，海关实施卫生检疫、动植物检疫以及食品卫生检验。

第二十一条 转口应检物出境时，除法律法规另有规定和输入国家或者地区政府要求入境时出具我国海关签发的检疫证书或者检疫处理证书的以外，一般不再实施检疫和检疫处理。

第五章 监督管理

第二十二条 保税区内从事加工、储存出入境动植物产品的企业应当符合有关检验检疫规定。

第二十三条 保税区内从事加工、储存出境食品的企业应当办理出口食品生产企业卫生注册登记，输入国家或者地区另有要求的，还应当符合输入国家或者地区的要求；加工、存储入境食品的企业应当按照食品企业通用卫生规范要求接受海关的监督管理。

第二十四条 保税区内设立检验检疫查验场地以及检疫熏蒸、消毒处理场所应当符合检验检疫有关要求。

第二十五条 海关按照有关法律法规规定对保税区实施疫情监测，对进出保税区的动植物及其产品的生产、加工、存放和调离过程实施检疫监督。

第二十六条 保税区内企业之间销售、转移进出口应检物，免予实施检验检疫。

第二十七条 入境动植物及其产品已经办理检疫审批的，需要变更审批事项的，应当申请变更检疫审批手续。

第五章 附 则

第二十八条 保税仓库、保税物流园区等区域的检验检疫和监督管理参照本办法执行。

第二十九条 对违反本办法规定的行为，海关依照有关法律法规规定予以行政处罚。

第三十条 本办法由海关总署负责解释。

第三十一条 本办法自2005年3月1日起施行。原中华人民共和国动植物检疫局1998年4月10日发布的《保税区动植物检疫管理办法》同时废止。

二、《沙头角边境特别管理区进出物品检验检疫管理规定》

国家质检总局令第55号发布，根据海关总署令第238号、第240号修改，自2004年1月1日起施行。

修改后的规章全文如下：

沙头角边境特别管理区进出物品检验检疫管理规定

第一章　总　则

第一条　为加强对沙头角边境特别管理区（以下简称管理区）进出物品的检验检疫和监督管理，根据《中华人民共和国进出口商品检验法》及其实施条例、《中华人民共和国进出境动植物检疫法》及其实施条例、《中华人民共和国国境卫生检疫法》及其实施细则和《中华人民共和国食品安全法》等法律法规规定，制定本规定。

第二条　本规定适用于下列进出管理区物品的检验检疫和监督管理：

（一）进出管理区的货物。包括：

1. 由地方经贸管理部门核发配额的输入管理区的货物；

2. 经批准，管理区居民带入管理区销售的鲜活商品；

3. 从管理区输出的来自非疫区的水果、配餐料及食用性水生动物。

（二）管理区居民、旅客及工作人员进出管理区的携带物；

（三）从管理区输出的废旧物品、生活垃圾；

（四）其他依法需经检验检疫的进出管理区的应检物品。

第三条　管理区是海关监督管理的特殊区域。管理区海关对进出管理区的物品按照风险评估、分类管理的原则，比照出入境货物、出入境人员携带物及进境废旧物品实施检验检疫和监督管理。

第四条　未经许可，任何单位和个人不准运输、携带国家禁止进出境的物品以及微生物、人体组织、生物制品、血液及其制品、动物、动物产品、植物种子、种苗及其他繁殖材料进出管理区。

前款规定的物品依法经审批，允许进出管理区的，其所有人或者其代理人、承运人或者携带人应当向管理区海关申报，检验检疫合格后放行。

第二章　货物检验检疫

第五条　须经海关实施检验检疫的货物进出管理区的，其所有人、承运人或者代理人应当向管理区海关申报，接受检验检疫和监督管理。

第六条　地方经贸管理部门核发配额的货物输入管理区的，其所有人、承运人或者代理人应当向管理区海关备案。输入管理区时，凭《应检商品检验检疫登记手册》① 报检，由管理区海关按照出境货物实施检验检疫和监督管理。

第七条　经有关部门批准，管理区居民运输鲜活商品进入管理区销售的，应当向管理区海关备案。进入管理区时，应当逐批向海关报检，海关查验合格后予以放行。

第八条　来自非疫区的水果、配餐料（包括配餐用食品及调味品）及食用性水生动物输出管理区的，其所有人、承运人或者代理人应当向管理区海关备案。输出管理区时，凭《应检商品检验检疫登记手册》逐批报检，经检验检疫合格后放行。

前款规定以外的其他货物不准输出管理区。

第九条　进出管理区的货物属于实行检疫许可制度或者卫生注册登记制度管理的，应当取得检疫许可证明或者卫生注册登记证明。

---

① 《海关总署决定公布第一批取消的证明事项》（见海关总署网站政府信息公开专栏）取消验核。

第三章　携带物、废旧物品及生活垃圾检验检疫

第十条　管理区居民、旅客及工作人员携带合理数量的自用应检物品进出管理区时，应由携带人向海关申报，接受海关的查验和监督管理。

第十一条　管理区内生产经营活动、居民生活产生的废旧物品需运出管理区的，所有人、承运人或者代理人凭环保部门证明申报，并由管理区海关实施装运前检验检疫及卫生处理，运出管理区时经查验合格后放行。

第十二条　管理区内生产经营活动、居民生活产生的生活垃圾需运出管理区的，承运人或者代理人应当提供有效的卫生处理证明，管理区海关查验放行。

第十三条　不属于管理区内产生的废旧物品和生活垃圾，不得运出管理区。

第四章　法律责任

第十四条　未经许可，运输、携带国家禁止进出境的动植物、动植物产品进出管理区的，管理区海关依法作退回或者销毁处理，并处以3000元以上3万元以下的罚款。

第十五条　未经许可，运输、携带国家禁止进境的微生物、人体组织、生物制品、血液及其制品或者其他可能引起传染病传播的动物和物品进出管理区的，管理区海关依法作退回或者销毁处理，并处以警告或者100元以上5000元以下的罚款。

第十六条　未经许可，运输、携带动物、动物产品、植物种子、种苗及其他繁殖材料进出管理区的，管理区海关依法作退回或者销毁处理，并处以5000元以下的罚款。

第十七条　运输、携带应检物品进出管理区而不报检或者瞒报、少报的，管理区海关依法作退货处理，并处以5000元以下的罚款。

第十八条　未经许可，将非疫区水果、配餐料及食用性水生动物以外的其他货物输出管理区的，管理区海关依法作退货处理，并处以5000元以下的罚款。

第十九条　管理区居民、旅客及工作人员携带超出合理数量范围的应检物品进出管理区的，管理区海关依法作退回或者销毁处理。情节严重的，处以5000元以下的罚款。

第二十条　未经检验检疫，将管理区内产生的废旧物品、生活垃圾运出管理区的，或者将非管理区内产生的废旧物品、生活垃圾运出管理区的，由管理区海关依法作退回或者销毁处理，并处以5000元以上3万元以下的罚款。

第二十一条　管理区海关的工作人员违反本规定，玩忽职守、滥用职权或者徇私舞弊的，依照有关规定追究责任。

第五章　附　则

第二十二条　本规定第十条规定的带出管理区的携带物的合理数量，以海关认定的数量为准。

第二十三条　进出管理区的货物的检验检疫，使用海关总署统一的检验检疫单证。管理区居民带入管理区销售的鲜活商品以及居民、旅客及工作人员携带物适用的检验检疫单证，由深圳海关制定并报海关总署备案。

第二十四条　进出管理区货物的检验检疫，按照国家统一的收费标准收费。本办法第七条、第十条、第十一条、第十二条规定的检验检疫免收检验检疫费，按照国家统一标准收取查验费或者换证费。

第二十五条　本规定由海关总署负责解释。

深圳海关可以根据管理区检验检疫工作实际制定本规定的实施细则，报海关总署批准后实施。

第二十六条　本规定自2004年1月1日起施行。

三、《进出口商品复验办法》

国家质检总局令第77号发布，根据海关总署令第238号、第240号修改，自2005年10月1日起施行。

（一）相关法律法规条款

《进出口商品检验法》第二十七条：“进出口商品的报检人对商检机构作出的检验结果有异议的，可以向原商检机构或者其上级商检机构以至国家商检部门申请复验，由受理复验的商检机构或者国家商检部门及时作出复验结论。”

《进出口商品检验法》第二十八条：“当事人对商检机构、国家商检部门作出的复验结论不服或者对商检机构作出的处罚决定不服的，可以依法申请行政复议，也可以依法向人民法院提起诉讼。”

《进出口商品检验法实施条例》第三十五条：“进出口商品的报检人对出入境检验检疫机构作出的检验结果有异议的，可以自收到检验结果之日起15日内，向作出检验结果的出入境检验检疫机构或者其上级出入境检验检疫机构以至海关总署申请复验，受理复验的出入境检验检疫机构或者海关总署应当自收到复验申请之日起60日内作出复验结论。技术复杂，不能在规定期限内作出复验结论的，经本机构负责人批准，可以适当延长，但是延长期限最多不超过30日。”

《进出口商品检验法实施条例》第五十七条：“当事人对出入境检验检疫机构、海关总署作出的复验结论、处罚决定不服的，可以依法申请行政复议，也可以依法向人民法院提起诉讼。”

（二）规章全文

进出口商品复验办法

第一章　总　则

第一条　为了加强进出口商品检验工作，规范进出口商品复验行为，维护对外贸易有关各方的合法权益，根据《中华人民共和国进出口商品检验法》及其实施条例的规定，制定本办法。

第二条　进出口商品的报检人（以下简称报检人）对海关作出的检验结果有异议的，应当按照法律法规的规定申请复验。

第三条　海关总署统一管理全国的进出口商品的复验工作，进出口商品复验工作由受理的海关负责组织实施。

第四条　复验工作应当遵循公正、公开、公平的原则。

第二章　申请与受理

第五条　报检人对主管海关作出的检验结果有异议的，可以向作出检验结果的主管海关或者其上一级海关申请复验，也可以向海关总署申请复验。

报检人对同一检验结果只能向同一海关申请一次复验。

第六条　报检人申请复验，应当自收到海关的检验结果之日起15日内提出。

因不可抗力或者其他正当理由不能申请复验的，申请期限中止。从中止的原因消除之日起，申请期限继续计算。

第七条　报检人申请复验，应当保证（持）原报检商品的质量、重量、数量符合原检验时的状态，并保留其包装、封识、标志。

第八条　报检人申请复验，应当按照规定如实填写复验申请表。

第九条　海关自收到复验申请之日起15日内，对复验申请进行审查并作出如下处理：

（一）复验申请符合本办法规定的，予以受理，并向申请人出具《复验申请受理通知书》；

（二）复验申请内容不全或者随附证单资料不全的，向申请人出具《复验申请材料补正告知书》，限期补正。逾期不补正的，视为撤销申请；

（三）复验申请不符合本办法规定的，不予受理，并出具《复验申请不予受理通知书》，书面通知申请人并告之理由。

第十条 复验申请人应当按照规定交纳复验费用。

复验结论认定属原检验的海关责任的，复验费用由原海关负担。

第三章 组织实施

第十一条 海关受理复验后，应当在5日内组成复验工作组，并将工作组名单告知申请人。

复验工作组人数应当为3人或者5人。

第十二条 复验申请人认为复验工作组成员与复验工作有利害关系或者有其他因素可能影响复验公正性的，应当在收到复验工作组成员名单之日起3日内，向受理复验的海关申请该成员回避并提供相应证据材料。

受理复验的海关应当在收到回避申请之日起3日内作出回避或者不予回避的决定。

第十三条 作出原检验结果的海关应当向复验工作组提供原检验记录和其他有关资料。

复验申请人有义务配合复验工作组的复验工作。

第十四条 复验工作组应当制定复验方案并组织实施：

（一）审查复验申请人的复验申请表、有关证单及资料。经审查，若不具备复验实施条件的，可书面通知申请人暂时中止复验并说明理由。经申请人完善重新具备复验实施条件后，应当从具备条件之日起继续复验工作；

（二）审查原检验依据的标准、方法等是否正确，并应当符合相关规定；

（三）核对商品的批次、标记、编号、质量、重量、数量、包装、外观状况，按照复验方案规定取制样品；

（四）按照操作规程进行检验；

（五）审核、提出复验结果，并对原检验结果作出评定。

第十五条 受理复验的海关应当自受理复验申请之日起60日内作出复验结论。技术复杂，不能在规定期限内作出复验结论的，经本机关负责人批准，可以适当延长，但是延长期限最多不超过30日。

第十六条 复验申请人对复验结论不服的，可以依法申请行政复议或者依法提起行政诉讼。

第十七条 在复验过程中抽取的样品，应当按照关于检验样品的有关规定妥善处理。

第十八条 海关工作人员应当严格遵守国家法律法规的规定，并按照本办法规定作好复验工作。

第四章 附 则

第十九条 进口商品的发货人或者出口商品的收货人对海关作出的检验结果有异议的，可以参照本办法的有关规定办理。

第二十条 本办法所规定的文书由海关总署另行制定并且发布。

第二十一条 本办法由海关总署负责解释。

第二十二条 本办法自2005年10月1日起施行，原国家进出口商品检验局1993年6月1日发布的《进出口商品复验办法》同时废止。

四、《进出口商品免验办法》

国家质检总局令第23号发布，根据海关总署令第238号、第240号修改，自2002年10月1日起施行。

（一）相关法律法规条款

《进出口商品检验法》第五条：“列入目录的进出口商品，由商检机构实施检验。

“前款规定的进口商品未经检验的，不准销售、使用；前款规定的出口商品未经检验合格的，不准出口。

“本条第一款规定的进出口商品，其中符合国家规定的免予检验条件的，由收货人或者发货人申请，经国家商检部门审查批准，可以免予检验。”

《进出口商品检验法实施条例》第六条：“进出境的样品、礼品、暂时进出境的货物以及其他非贸易性物品，免予检验。但是，法律、行政法规另有规定的除外。

“列入目录的进出口商品符合国家规定的免予检验条件的，由收货人、发货人或者生产企业申请，经海关总署审查批准，出入境检验检疫机构免予检验。

“免予检验的具体办法，由海关总署商有关部门制定。”

（二）规章全文

进出口商品免验办法

第一章　总　则

第一条　为保证进出口商品质量，鼓励优质商品进出口，促进对外经济贸易的发展，根据《中华人民共和国进出口商品检验法》及其实施条例的有关规定，制定本办法。

第二条　列入必须实施检验的进出口商品目录的进出口商品（本办法第六条规定的商品除外），由收货人、发货人或者其生产企业（以下简称申请人）提出申请，经海关总署审核批准，可以免予检验（以下简称免验）。

第三条　海关总署统一管理全国进出口商品免验工作，负责对申请免验生产企业的考核、审查批准和监督管理。

主管海关负责所辖地区内申请免验生产企业的初审和监督管理。

第四条　进出口商品免验的申请、审查、批准以及监督管理应当按照本办法规定执行。

第二章　免验申请

第五条　申请进出口商品免验应当符合以下条件：

（一）申请免验的进出口商品质量应当长期稳定，在国际市场上有良好的质量信誉，无属于生产企业责任而引起的质量异议、索赔和退货，海关检验合格率连续3年达到百分之百；

（二）申请人申请免验的商品应当有自己的品牌，在相关国家或者地区同行业中，产品档次、产品质量处于领先地位；

（三）申请免验的进出口商品，其生产企业的质量管理体系应当符合ISO9000质量管理体系标准或者与申请免验商品特点相应的管理体系标准要求，并获得权威认证机构认证；

（四）为满足工作需要和保证产品质量，申请免验的进出口商品的生产企业应当具有一定的检测能力；

（五）申请免验的进出口商品的生产企业应当符合《进出口商品免验审查条件》的要求。

第六条 对下列进出口商品不予受理免验申请：

（一）食品、动植物及其产品；

（二）危险品及危险品包装；

（三）品质波动大或者散装运输的商品；

（四）需出具检验检疫证书或者依据检验检疫证书所列重量、数量、品质等计价结汇的商品。

第七条 申请人应当按照以下规定提出免验申请：

（一）申请进口商品免验的，申请人应当向海关总署提出。申请出口商品免验的，申请人应当先向所在地直属海关提出，经所在地直属海关依照本办法相关规定初审合格后，方可向海关总署提出正式申请。

（二）申请人应当填写并向海关总署提交进出口商品免验申请书，同时提交申请免验进出口商品生产企业的ISO9000质量管理体系或者与申请免验商品特点相应的管理体系认证证书①、质量标准、用户意见等文件。

第八条 海关总署对申请人提交的文件进行审核，并于1个月内做出以下书面答复意见：

（一）申请人提交的文件符合本办法规定的，予以受理；不符合本办法规定的，不予受理，并书面通知申请人。

（二）提交的文件不齐全的，通知申请人限期补齐，过期不补的或者补交不齐的，视为撤销申请。

第三章　免验审查

第九条 海关总署受理申请后，应当组成免验专家审查组（以下简称审查组），在3个月内完成考核、审查。

审查组应当由非申请人所在地主管海关人员组成，组长负责组织审查工作。审查人员应当熟悉申请免验商品的检验技术和管理工作。

第十条 申请人认为审查组成员与所承担的免验审查工作有利害关系，可能影响公正评审的，可以申请该成员回避。审查组成员是否回避，由海关总署决定。

第十一条 审查组按照以下程序进行工作：

（一）审核申请人提交的免验申请表及有关材料；

（二）审核海关初审表及审查报告；

（三）研究制定具体免验审查方案并向申请人宣布审查方案；

（四）对申请免验的商品进行检验和测试，并提出检测报告；

（五）按照免验审查方案和《进出口商品免验审查条件》对生产企业进行考核；

（六）根据现场考核情况，向海关总署提交免验审查情况的报告，并明确是否免验的意见，同时填写《进出口商品免验审查报告》表。

第十二条 海关总署根据审查组提交的审查报告，对申请人提出的免验申请进行如下处理：

符合本办法规定的，海关总署批准其商品免验，并向免验申请人颁发《进出口商品免验证书》（以下简称免验证书）。

对不符合本办法规定的，海关总署不予批准其商品免验，并书面通知申请人。

第十三条 未获准进出口商品免验的申请人，自接到书面通知之日起1年后，方可再次向海关提出免验申请。

---

① 《海关总署决定公布第一批取消的证明事项》（见海关总署网站政府信息公开专栏）取消验核与申请免验商品特点相应的管理体系认证证书。

第十四条 审查组应当对申请人的生产技术、生产工艺、检测结果、审查结果保密。

第十五条 对已获免验的进出口商品，需要出具检验检疫证书的，海关应当对该批进出口商品实施检验检疫。

第四章 监督管理

第十六条 免验证书有效期为3年。期满要求续延的，免验企业应当在有效期满3个月前，向海关总署提出免验续延申请，经海关总署组织复核合格后，重新颁发免验证书。

复核程序依照本办法第三章规定办理。

第十七条 免验企业不得改变免验商品范围，如有改变，应当重新办理免验申请手续。

第十八条 免验商品进出口时，免验企业可以凭外贸合同、该商品的品质证明和包装合格单等文件到海关办理放行手续。

第十九条 免验企业应当在每年1月底前，向海关提交上年度免验商品进出口情况报告，其内容包括上年度进出口情况、质量情况、质量管理情况等。

第二十条 海关负责对所辖地区进出口免验商品的日常监督管理工作。

第二十一条 海关在监督管理工作中，发现免验企业的质量管理工作或者产品质量不符合免验要求的，责令该免验企业限期整改，整改期限为3至6个月。

免验企业在整改期间，其进出口商品暂停免验。

第二十二条 免验企业在整改限期内完成整改后，应当向直属海关提交整改报告，经海关总署审核合格后方可恢复免验。

第二十三条 直属海关在监督管理工作中，发现免验企业有下列情况之一的，经海关总署批准，可对该免验企业作出注销免验的决定：

（一）不符合本办法第五条规定的；

（二）经限期整改后仍不符合要求的；

（三）弄虚作假，假冒免验商品进出口的；

（四）其他违反检验检疫法律法规的。

第二十四条 被注销免验的企业，自收到注销免验决定通知之日起，不再享受进出口商品免验，3年后方可重新申请免验。

第二十五条 海关对进出口免验商品在免验期限内不得收取检验费。

对获准免验的进出口商品需出具检验检疫证书、签证和监督抽查的，由海关实施并按照规定收取费用。

第二十六条 申请人及免验企业违反本办法，有弄虚作假、隐瞒欺骗行为的，按照有关法律法规的规定予以处罚。

第二十七条 海关工作人员在考核、审查、批准或者日常工作过程中违反本办法规定，滥用职权、玩忽职守、徇私舞弊的，根据情节轻重，按照有关法律法规的规定予以处理。

第二十八条 本办法所规定的文书由海关总署另行制定并且发布。

第二十九条 本办法由海关总署负责解释。

第三十条 本办法自2002年10月1日起施行。原国家商检局1991年9月6日公布的《免验商品生产企业考核条件（试行）》和1994年8月1日公布的《进出口商品免验办法》同时废止。

五、《中华人民共和国海关风险管理办法》

海关总署令第271号公布。自2024年12月1日起实施。

（一）相关法律法规条款

《生物安全法》第二十三条：“国家建立首次进境或者暂停后恢复进境的动植物、动植物产品、高风险生物因子国家准入制度。

“进出境的人员、运输工具、集装箱、货物、物品、包装物和国际航行船舶压舱水排放等应当符合我国生物安全管理要求。

“海关对发现的进出境和过境生物安全风险，应当依法处置。经评估为生物安全高风险的人员、运输工具、货物、物品等，应当从指定的国境口岸进境，并采取严格的风险防控措施。”

《生物安全法》第二十四条：“国家建立境外重大生物安全事件应对制度。境外发生重大生物安全事件的，海关依法采取生物安全紧急防控措施，加强证件核验，提高查验比例，暂停相关人员、运输工具、货物、物品等进境。必要时经国务院同意，可以采取暂时关闭有关口岸、封锁有关国境等措施。”

《国境卫生检疫法》第九条：“进境出境的人员、交通运输工具，集装箱等运输设备、货物、行李、邮包等物品及外包装（以下统称货物、物品），应当依法接受检疫查验，经海关准许，方可进境出境。”

《国境卫生检疫法》第二十条：“对有本法第十五条第一款规定情形的货物、物品，应当实施卫生处理，并接受海关监督；卫生处理完成前，相关货物、物品应当单独存放，未经海关准许不得移运或者提离。

“对有本法第十五条第一款规定情形但无法实施有效卫生处理的货物、物品，海关可以决定不准其进境或者出境，或者予以退运、销毁；对境内公共卫生安全可能造成重大危害的，海关可以暂停相关货物的进口。”

《动植物检疫法》第二条：“进出境的动植物、动植物产品和其他检疫物，装载动植物、动植物产品和其他检疫物的装载容器、包装物，以及来自动植物疫区的运输工具，依照本法规定实施检疫。”

《动植物检疫法》第十条：“输入动物、动物产品、植物种子、种苗等其他繁殖材料的，必须事先提出申请，办理检疫审批手续。”

《食品安全法》第九十二条：“进口的食品、食品添加剂、食品相关产品应当符合我国食品安全国家标准。

“进口的食品、食品添加剂应当经出入境检验检疫机构依照进出口商品检验相关法律、行政法规的规定检验合格。”

《商品检验法》第五条：“列入目录的进出口商品，由商检机构实施检验。

“前款规定的进口商品未经检验的，不准销售、使用；前款规定的出口商品未经检验合格的，不准出口。”

《商品检验法》第六条：“必须实施的进出口商品检验，是指确定列入目录的进出口商品是否符合国家技术规范的强制性要求的合格评定活动。

“合格评定程序包括：抽样、检验和检查；评估、验证和合格保证；注册、认可和批准以及各项的组合。”

（二）规章全文

中华人民共和国海关风险管理办法

第一条 为了规范海关风险管理工作，落实总体国家安全观，促进对外贸易便利化，根据《中华人民共和国海关法》《中华人民共和国关税法》《中华人民共和国生物安全法》《中华人民共和国国境卫生检疫法》《中华人民共和国进出境动植物检疫法》《中华人民共和国食品安全法》《中华人民共和国进出口商品检验法》等有关法律、行政法规以及中华人民共和国缔结、参加的国际条约规定，制定本办法。

第二条 海关为防范进出境交通运输工具、运输设备、人员、货物、物品的禁限管制、口岸公共卫生安全、国门生物安全、食品安全、商品质量安全、税收安全、侵犯知识产权风险以及其他进出境安全风险，开展风险信息收集、风险评估和风险处置等风险管理活动，适用本办法。

第三条 海关风险管理坚持总体国家安全观，坚持以人民为中心，遵循防控并重、分级分类、协同共治的原则。

第四条 海关加强大数据、人工智能等现代科学技术在风险管理中的应用，推进风险信息共享，依托信息化系统开展风险处置，统一下达指令，提升风险管理智能化水平。

第五条 海关及其工作人员对风险管理过程中知悉的国家秘密、商业秘密、工作秘密、个人隐私和个人信息负有保密义务，依法落实数据安全保护责任。

第六条 海关根据风险管理工作需要，可以通过下列渠道收集风险信息：

（一）实施风险监测；

（二）政府部门信息共享；

（三）有关单位和个人提供；

（四）通过公开渠道获取；

（五）购买第三方信息服务；

（六）开展国家（地区）、国际组织间信息共享；

（七）法律法规规定的其他方式。

第七条 海关可以采用制定风险监测计划、设立风险监测点等方式实施风险监测，持续、系统地收集风险信息。

第八条 海关收集风险信息，可以依法查阅、复制或者要求有关单位、个人提供与进出境交通运输工具、运输设备、人员、货物、物品有关的资料，询问有关单位和个人，有关单位和个人应当予以配合。

第九条 有关单位和个人发现其经营、代理或者所有的进出境交通运输工具、运输设备、货物、物品存在进出境安全风险的，应当及时向海关报告相关风险信息，并采取适当措施主动控制、降低或者消除风险。

进出境人员发现本人存在进出境安全风险的，按照前款规定办理。

第十条 海关根据收集的信息和在进出境监督管理过程中获取的其他信息，建立风险评估指标体系，运用科学方法，识别危害因素及其发生的原因，评估风险的危害程度、发生可能性、发展态势，并对风险水平作出评估结论。

第十一条 海关开展风险评估，可以组织内部专家实施，也可以委托具备相关资质或者能力的外部专家、专业机构实施。

接受委托的外部专家、专业机构对风险评估过程中知悉的相关信息依法承担保密责任。

第十二条 海关根据风险评估结论，结合单位和个人信用状况、行业和进出境活动特点等因素，就风险处置作出管理决策，采取与风险水平相匹配的处置措施，实施分级分类处置。

第十三条 海关根据风险评估结论，可以依法采取与风险水平相匹配的以下一项或者多项风险处置措施：

（一）调整核验单证、查验、检查、稽查、核查等监督管理措施的项目和频次；

（二）调整合格评定程序、检疫措施、担保标准；

（三）批准、暂停或者取消向我国境内进出口特定货物的相关资质；

（四）允许、限制或者禁止进出境交通运输工具、运输设备、人员、货物、物品进出境；

（五）暂停、不予办理或者恢复办理海关手续；

（六）发布、解除风险预警或者向相关部门通报；

（七）法律法规规定的其他措施。

第十四条 海关根据风险评估结论，可以在海关系统内发布风险警示通报，向相关单位、公众发布风险警示通告或者公告，或者向其他政府部门、境外国家（地区）政府部门、有关国际组织进行通报。

第十五条 海关采取风险处置措施时，可以依法就特定风险要求进出境相关单位和个人提供证据，证明该风险不存在或者风险较低。海关经审查，认为相关证据能够证明该风险不存在或者风险较低的，可以调整风险处置措施。

第十六条 因科学认识、评估方法、信息等具有局限性，评估结论未能准确反映危害因素及其发生的原因，或者评估结论不能完全反映风险水平的，海关可以基于当前评估结论采取相应的处置措施。

海关根据前款规定采取处置措施的，应当积极收集风险信息、改进评估方法，减少风险评估结论的不确定性，调整风险处置措施。

第十七条 海关根据风险管理工作需要，制定重大安全风险应急处置预案。

当境外或者国境口岸发生重大安全风险事件，可能对我国境内造成影响，暂不能确定发生原因、危害程度、影响范围的，海关可以启动应急预案，依法采取必要的紧急处置措施。

第十八条 有证据表明风险水平发生显著变化的，海关可以根据需要进行再评估，并根据评估结论及时调整相应风险处置措施。

海关对风险管理活动有效性进行评价，根据评价情况持续改进风险管理体系。

第十九条 海关会同有关部门建立风险联合防控机制，协同开展相关风险信息收集、风险评估和风险处置，共同维护进出境安全。

第二十条 本办法由海关总署负责解释。

第二十一条 本办法自2024年12月1日起施行。2001年9月25日原国家质量监督检验检疫总局令第1号公布、根据2018年4月2日海关总署令第238号修改的《出入境检验检疫风险预警及快速反应管理规定》同时废止。

第三节｜现行有效与已废止的检验检疫规章目录

一、国家质检总局（及国家出入境检验检疫局）发布的规章及修订废止情况

国家出入境检验检疫局共发布部门规章27部，国家质检总局共发布部门规章197部。2018年国务院机构改革后，出入境检验检疫的管理职责和队伍划入中国海关，国家质检总局的职责分别由海关总署、国家市场监管总局、国家知识产权局等承担，本部分对上述规章中109部有效规章的所属部门进行了初步梳理。具体情况如表12-1所示：

表 12-1 国家质检总局（及国家出入境检验检疫局）发布的规章及修订/废止情况

序号	发布文号	规章名称	状态	最后修订/废止文号
1	国家出入境检验检疫局令第 1 号	※进口汽车检验管理办法①	有效	海关总署令第 240 号
2	国家出入境检验检疫局令第 2 号	进口废物原料装运前检验机构认可管理办法（试行）	废止	国家质检总局令第 194 号
3	国家出入境检验检疫局令第 3 号	供港澳活羊检验检疫管理办法	废止	海关总署令第 266 号
4	国家出入境检验检疫局令第 4 号	※供港澳活牛检验检疫管理办法	废止	海关总署令第 266 号
5	国家出入境检验检疫局令第 5 号	出口食用动物饲用饲料检验检疫管理办法	废止	国家质检总局令第 196 号
6	国家出入境检验检疫局令第 6 号	出口观赏鱼检疫管理办法	废止	国家质检总局令第 99 号
7	国家出入境检验检疫局令第 7 号	出入境检验检疫行政复议办法	废止	海关总署令第 239 号
8	国家出入境检验检疫局令第 8 号	出入境检验检疫行政处罚办法	废止	海关总署令第 239 号
9	国家出入境检验检疫局令第 9 号	※出口烟花爆竹检验管理办法	有效	海关总署令第 238 号
10	国家出入境检验检疫局令第 10 号	※进境植物繁殖材料检疫管理办法	有效	海关总署令第 240 号
11	国家出入境检验检疫局令第 11 号	※进境植物繁殖材料隔离检疫圃管理办法	有效	海关总署令第 238 号
12	国家出入境检验检疫局令第 12 号	进境水果检疫管理办法	废止	国家质检总局令第 68 号
13	国家出入境检验检疫局令第 13 号	※进境栽培介质检疫管理办法	有效	海关总署令第 243 号
14	国家出入境检验检疫局令第 14 号	对美国、日本输往中国货物木质包装检疫监管规定	废止②	—
15	国家出入境检验检疫局令第 15 号	质量许可和卫生注册评审员管理办法	废止	国家质检总局令第 196 号
16	国家出入境检验检疫局令第 16 号	出入境检验检疫报检规定	废止	海关总署令第 277 号
17	国家出入境检验检疫局令第 17 号	※进出境集装箱检验检疫管理办法	有效	海关总署令第 262 号
18	国家出入境检验检疫局令第 18 号	出口煤炭检验管理办法	废止	国家质检总局令第 90 号
19	国家出入境检验检疫局令第 19 号	进出口食品标签管理办法	废止	国家质检总局令第 112 号
20	国家出入境检验检疫局令第 20 号	出口蜂蜜检验检疫管理办法	废止	海关总署令第 249 号
21	国家出入境检验检疫局令第 21 号	进出口化妆品检验监督管理办法	废止	国家质检总局令第 143 号
22	国家出入境检验检疫局令第 22 号	※出入境检验检疫封识管理办法	有效	海关总署令第 238 号
23	国家出入境检验检疫局令第 23 号	出入境检验检疫标志管理办法	废止	海关总署令第 241 号
24	国家出入境检验检疫局令第 24 号	进口商品安全质量许可申请代理机构管理办法	废止	国家质检总局令第 134 号
25	国家出入境检验检疫局令第 25 号	境外评估机构认可管理办法	废止	国家质检总局令第 112 号
26	国家出入境检验检疫局令第 26 号	供港澳活禽检验检疫管理办法	有效	海关总署令第 266 号
27	国家出入境检验检疫局令第 27 号	供港澳活猪检验检疫管理办法	有效	海关总署令第 266 号

① 规章名称前标注“※”的，表示该规章相关事项由海关总署管理，海关在执法过程中应遵守规章的规定。下同。
② 未列入《关于公布现行有效规章和废止部分规章的决定》（国家质检总局令第 134 号）。

表12-1　续1

序号	发布文号	规章名称	状态	最后修订/废止文号
28	国家质检总局令第 1 号	出入境检验检疫风险预警及快速反应管理规定	废止	海关总署令第 271 号
29	国家质检总局令第 2 号	锅炉压力容器压力管道特种设备事故处理规定	废止	国家质检总局令第 115 号
30	国家质检总局令第 3 号	※出入境快件检验检疫管理办法	有效	海关总署令第 274 号
31	国家质检总局、国家工商总局、信息产业部令第 4 号	△移动电话机商品修理更换退货责任规定①	有效	—
32	国家质检总局、国家工商总局、信息产业部令第 4 号	△固定电话机商品修理更换退货责任规定	有效	—
33	国家质检总局令第 5 号	强制性产品认证管理规定	废止	国家质检总局令第 117 号
34	国家质检总局令第 6 号	※进口许可制度民用商品入境验证管理办法	有效	海关总署令第 238 号
35	国家质检总局令第 7 号	出入境粮食和饲料检验检疫管理办法	废止	国家质检总局令第 177 号
36	国家质检总局令第 8 号	供港澳食用水生动物检验检疫管理办法	废止	国家质检总局令第 99 号
37	国家质检总局令第 9 号	产品免于质量监督检查管理办法	废止	国家质检总局令第 109 号
38	国家质检总局令第 10 号	△采用国际标准管理办法	有效	—
39	国家质检总局令第 11 号	国家质量监督检验检疫总局第一批废止部门规章目录	有效	—
40	国家质检总局令第 12 号	中国名牌产品管理办法	废止	国家质检总局令第 196 号
41	国家质检总局令第 13 号	产品质量国家监督抽查管理办法	废止	国家质检总局令第 133 号
42	国家质检总局令第 14 号	锅炉压力容器压力管道特种设备安全监察行政处罚规定	废止	国家质检总局令第 196 号
43	国家质检总局令第 15 号	国家质量监督检验检疫总局规章制定程序规定	废止	国家质检总局令第 190 号
44	国家质检总局令第 16 号	进口食品国外生产企业注册管理规定	废止	国家质检总局令第 145 号
45	国家质检总局令第 17 号	△集贸市场计量监督管理办法	有效	市场监管总局令第 31 号
46	国家质检总局令第 18 号	进口涂料检验监督管理办法	废止	海关总署令第 257 号
47	国家质检总局令第 19 号	工业产品生产许可证管理办法	废止	国家质检总局令第 80 号
48	国家质检总局令第 20 号	出口食品生产企业卫生注册登记管理规定	废止	国家质检总局令第 142 号
49	国家质检总局令第 21 号	供港澳蔬菜检验检疫管理办法	废止	国家质检总局令第 120 号
50	国家质检总局令第 22 号	锅炉压力容器制造监督管理办法	废止	国家质检总局令第 196 号
51	国家质检总局令第 23 号	※进出口商品免验办法	有效	海关总署令第 240 号

① 规章名称前标注“△”的，表示该规章由国家市场监管总局公布为规章，海关在执法过程中不应再作为执法依据。下同。

表12-1　续2

序号	发布文号	规章名称	状态	最后修订/废止文号
52	国家质检总局、信息产业部令第24号	△家用视听商品修理更换退货责任规定	有效	—
53	国家质检总局、信息产业部令第24号	△微型计算机商品修理更换退货责任规定	有效	—
54	国家质检总局令第25号	※进境动植物检疫审批管理办法	有效	海关总署令第262号
55	国家质检总局令第26号	进出境肉类产品检验检疫监督管理办法	废止	国家质检总局令第136号
56	国家质检总局令第27号	△产品防伪监督管理办法	有效	市场监管总局令第61号
57	国家质检总局令第28号	设备监理单位资格管理办法	废止	国家质检总局令第157号
58	国家质检总局令第29号	认证违法行为处罚暂行规定	废止	国家质检总局令第112号
59	国家质检总局令第30号	质量监督检验检疫行政执法证件管理办法	废止	市场监管总局令第38号
60	国家质检总局令第31号	进出境水产品检验检疫监督管理办法	废止	国家质检总局令第131号
61	国家质检总局令第32号	强制性产品认证代理申办机构管理办法	废止	国家质检总局令第112号
62	国家质检总局令第33号	出入境检验检疫报检员管理规定	废止	国家质检总局令第161号
63	国家质检总局令第34号	出入境检验检疫代理报检管理规定	废止	国家质检总局令第128号
64	国家质检总局令第35号	△加油站计量监督管理办法	有效	市场监管总局令第31号
65	国家质检总局令第36号	国家计量检定规程管理办法	废止	市场监管总局令第89号
66	国家质检总局令第37号	进口旧机电产品检验监督管理办法	废止	国家质检总局令第171号
67	国家质检总局令第38号	※国际航行船舶出入境检验检疫管理办法	有效	海关总署令第262号
68	国家质检总局令第39号	※进出口商品抽查检验管理办法	有效	海关总署令第263号
69	国家质检总局令第40号	※进境动物和动物产品风险分析管理办法	有效	海关总署令第238号
70	国家质检总局令第41号	※进境植物和植物产品风险分析管理办法	有效	海关总署令第238号
71	国家质检总局令第42号	中华人民共和国实施金伯利进程国际证书制度管理规定	废止	海关总署令第269号
72	国家质检总局令第43号	△茧丝质量监督管理办法	有效	市场监管总局令第61号
73	国家质检总局令第44号	进境水生动物检验检疫管理办法	废止	国家质检总局令第183号
74	国家质检总局令第45号	※出境竹木草制品检疫管理办法	有效	海关总署令第240号
75	国家质检总局令第46号	气瓶安全监察规定	废止	市场监管总局令第29号
76	国家质检总局令第47号	※进境动物遗传物质检疫管理办法	有效	海关总署令第262号
77	国家质检总局、交通部、发改委、商务部令第48号	※汽车运输出境危险货物包装容器检验管理办法	有效	—
78	国家质检总局令第49号	△毛绒纤维质量监督管理办法	有效	市场监管总局令第31号

表12-1　续3

序号	发布文号	规章名称	状态	最后修订/废止文号
79	国家质检总局令第 50 号	出口货物实施检验检疫绿色通道制度管理规定	废止	国家质检总局令第 196 号
80	国家质检总局令第 51 号	出口工业产品生产企业分类管理办法	废止	国家质检总局令第 113 号
81	国家质检总局令第 52 号	食品生产加工企业质量安全监督管理办法	废止	国家质检总局令第 79 号
82	国家质检总局令第 53 号	进口旧机电产品检验监督程序规定	废止	国家质检总局令第 171 号
83	国家质检总局令第 54 号	△眼镜制配计量监督管理办法	有效	市场监管总局令第 61 号
84	国家质检总局令第 55 号	※沙头角边境特别管理区进出物品检验检疫管理规定	有效	海关总署令第 240 号
85	国家质检总局令第 56 号	出入境人员携带物检疫管理办法	废止	国家质检总局令第 146 号
86	国家质检总局令第 57 号	※国境口岸突发公共卫生事件出入境检验检疫应急处理规定	有效	海关总署令第 238 号
87	国家质检总局、商务部、国家工商总局令第 58 号	进出口商品检验鉴定机构管理办法	废止	国家质检总局令第 180 号
88	国家质检总局令第 59 号	质量监督检验检疫行政执法监督与行政执法过错责任追究办法	废止	市场监管总局令第 22 号
89	国家质检总局令第 60 号	缺陷汽车产品召回管理规定	废止	国家质检总局令第 175 号
90	国家质检总局令第 61 号	△认证及认证培训、咨询人员管理办法	有效	市场监管总局令第 61 号
91	国家质检总局令第 62 号	※进出境转基因产品检验检疫管理办法	有效	海关总署令第 262 号
92	国家质检总局令第 63 号	△认证证书和认证标志管理办法	有效	市场监管总局令第 61 号
93	国家质检总局令第 64 号	质量监督检验检疫行政许可委托实施办法	废止	国家质检总局令第 149 号
94	国家质检总局令第 65 号	△强制性产品认证机构、检查机构和实验室管理办法	有效	市场监管总局令第 61 号
95	国家质检总局、国家工商总局令第 66 号	△零售商品称重计量监督管理办法	有效	市场监管总局令第 31 号
96	国家质检总局令第 67 号	有机产品认证管理办法	废止	国家质检总局令第 166 号
97	国家质检总局令第 68 号	※进境水果检验检疫监督管理办法	有效	海关总署令第 243 号
98	国家质检总局令第 69 号	※出境货物木质包装检疫处理管理办法	有效	海关总署令第 240 号
99	国家质检总局令第 70 号	△特种设备作业人员监督管理办法	有效	国家质检总局令第 140 号
100	国家质检总局令第 71 号	※保税区检验检疫监督管理办法	有效	海关总署令第 243 号
101	国家质检总局令第 72 号	△计量标准考核办法	有效	市场监管总局令第 31 号
102	国家质检总局令第 73 号	△麻类纤维质量监督管理办法	有效	市场监管总局令第 31 号
103	国家质检总局令第 74 号	计量器具新产品管理办法	废止	市场监管总局令第 68 号

表12-1　续4

序号	发布文号	规章名称	状态	最后修订/废止文号
104	国家质检总局令第 75 号	定量包装商品计量监督管理办法	废止	市场监管总局令第 70 号
105	国家质检总局令第 76 号	△商品条码管理办法	有效	—
106	国家质检总局令第 77 号	※进出口商品复验办法	有效	海关总署令第 240 号
107	国家质检总局令第 78 号	地理标志产品保护规定①	有效	—
108	国家质检总局令第 79 号	食品生产加工企业质量安全监督管理实施细则（试行）	废止	市场监管总局令第 29 号
109	国家质检总局令第 80 号	中华人民共和国工业产品生产许可证管理条例实施办法	废止	国家质检总局令第 156 号
110	国家质检总局令第 81 号	认证培训机构管理办法	废止	国家质检总局令第 162 号
111	国家质检总局令第 82 号	认证咨询机构管理办法	废止	国家质检总局令第 162 号
112	国家质检总局令第 83 号	出入境特殊物品卫生检疫管理办法	废止	国家质检总局令第 160 号
113	国家质检总局令第 84 号	※进境货物木质包装检疫监督管理办法	有效	海关总署令第 238 号
114	国家质检总局令第 85 号	出入境检验检疫行政处罚程序规定	废止	海关总署令第 239 号
115	国家质检总局令第 86 号	实验室和检查机构资质认定管理办法	废止	国家质检总局令第 163 号
116	国家质检总局令第 87 号	机动车安全技术检验机构管理规定	废止	国家质检总局令第 121 号
117	国家质检总局令第 88 号	※国境口岸食品卫生监督管理规定	有效	海关总署令第 240 号
118	国家质检总局令第 89 号	絮用纤维制品质量监督管理办法	废止	国家质检总局令第 178 号
119	国家质检总局令第 90 号	※进出口煤炭检验管理办法	有效	海关总署令第 238 号
120	国家质检总局令第 91 号	※出境水果检验检疫监督管理办法	有效	海关总署令第 243 号
121	国家质检总局令第 92 号	起重机械安全监察规定	废止	市场监管总局令第 29 号
122	国家质检总局令第 93 号	工业产品生产许可证注销程序管理规定	废止	国家质检总局令第 156 号
123	国家质检总局令第 94 号	△计量基准管理办法	有效	市场监管总局令第 31 号
124	国家质检总局令第 95 号	进口医疗器械检验监督管理办法	暂停	—
125	国家质检总局令第 96 号	※口岸艾滋病预防控制管理办法	有效	海关总署令第 247 号
126	国家质检总局令第 97 号	※进口商品残损检验鉴定管理办法	有效	海关总署令第 262 号
127	国家质检总局令第 98 号	食品召回管理规定	废止	市场监管总局令第 29 号
128	国家质检总局令第 99 号	※出境水生动物检验检疫监督管理办法	有效	海关总署令第 243 号
129	国家质检总局令第 100 号	△化妆品标识管理规定	有效	—
130	国家质检总局令第 101 号	儿童玩具召回管理规定	废止	市场监管总局令第 19 号

① 该规章由国家知识产权局公布为政策法规文件，海关在执法过程中不应再作为执法依据。国家知识产权局另行制定了《地理标志产品保护办法》（国家知识产权局令第 80 号），但未废止本规章。

表12-1 续5

序号	发布文号	规章名称	状态	最后修订/废止文号
131	国家质检总局令第 102 号	食品标识管理规定①	有效	国家质检总局令第 123 号修改
132	国家质检总局令第 103 号	※进出口商品数量重量检验鉴定管理办法	有效	海关总署令第 262 号
133	国家质检总局令第 104 号	制造、修理计量器具许可监督管理办法	废止	国家质检总局令第 196 号
134	国家质检总局令第 105 号	计量检定人员管理办法	废止	市场监管总局令第 29 号
135	国家质检总局令第 106 号	关于修改《质量监督检验检疫行政执法证件管理办法》的决定	废止	市场监管总局令第 38 号
136	国家质检总局令第 107 号	计量比对管理办法	废止	市场监管总局令第 69 号
137	国家质检总局令第 108 号	※出入境检验检疫查封、扣押管理规定	有效	海关总署令第 238 号
138	国家质检总局令第 109 号	关于废止《产品免于质量监督检查管理办法》的决定	有效	—
139	国家质检总局令第 110 号	组织机构代码管理办法	废止	国家质检总局令第 184 号
140	国家质检总局令第 111 号	※进出口玩具检验监督管理办法	有效	海关总署令第 243 号
141	国家质检总局令第 112 号	关于废止部分规章的决定	有效	
142	国家质检总局令第 113 号	出口工业产品企业分类管理办法	废止	国家质检总局令第 196 号
143	国家质检总局令第 114 号	中华人民共和国非优惠原产地证书签证管理办法	有效	海关总署令第 270 号
144	国家质检总局令第 115 号	特种设备事故报告和调查处理规定	废止	市场监管总局令第 50 号
145	国家质检总局令第 116 号	△高耗能特种设备节能监督管理办法	有效	市场监管总局令第 31 号
146	国家质检总局令第 117 号	△强制性产品认证管理规定	有效	市场监管总局令第 61 号
147	国家质检总局令第 118 号	※进出口饲料和饲料添加剂检验检疫监督管理办法	有效	海关总署令第 262 号
148	国家质检总局令第 119 号	进口可用作原料的固体废物检验检疫监督管理办法	废止	国家质检总局令第 194 号
149	国家质检总局令第 120 号	※供港澳蔬菜检验检疫监督管理办法	有效	海关总署令第 240 号
150	国家质检总局令第 121 号	机动车安全技术检验机构监督管理办法	废止	国家质检总局令第 196 号
151	国家质检总局令第 122 号	※进境动物隔离检疫场使用监督管理办法	有效	海关总署令第 243 号
152	国家质检总局令第 123 号	关于修改《食品标识管理规定》的决定		—

① 根据《食品标识监督管理办法》（市场监管总局令第 100 号），该规定将于 2027 年 3 月 16 日废止。

表12-1 续6

序号	发布文号	规章名称	状态	最后修订/废止文号
153	国家质检总局、国家工商行政管理总局、农业部、工业和信息化部令第124号	关于修改《中国名牌产品管理办法》的决定	废止	国家质检总局令第196号
154	国家质检总局令第125号	国家质量监督检验检疫总局规范性文件管理办法	废止	国家质检总局令第195号
155	国家质检总局、国家工商行政管理总局、农业部、工业和信息化部令第126号	△农业机械产品修理、更换、退货责任规定	有效	—
156	国家质检总局令第127号	食品添加剂生产监督管理规定	废止	市场监管总局令第29号
157	国家质检总局令第128号	出入境检验检疫代理报检管理规定	废止	国家质检总局令第161号
158	国家质检总局令第129号	食品生产许可管理办法	废止	市场监管总局令第29号
159	国家质检总局令第130号	关于修改《中华人民共和国工业产品生产许可证管理条例实施办法》的决定	废止	国家质检总局令第156号
160	国家质检总局令第131号	食品检验机构资质认定管理办法	废止	市场监管总局令第29号
161	国家质检总局令第132号	△能源计量监督管理办法	有效	市场监管总局令第31号
162	国家质检总局令第133号	产品质量监督抽查管理办法	废止	市场监管总局令第18号
163	国家质检总局令第134号	关于公布现行有效规章和废止部分规章的决定	有效	—
164	国家质检总局令第135号	进出口水产品检验检疫监督管理办法	废止	海关总署令第249号
165	国家质检总局令第136号	进出口肉类产品检验检疫监督管理办法	废止	海关总署令第249号
166	国家质检总局令第137号	质量技术监督行政处罚程序规定	废止	市场监管总局令第2号
167	国家质检总局令第138号	质量技术监督行政处罚案件审理规定	废止	市场监管总局令第2号
168	国家质检总局令第139号	※关于修改《口岸艾滋病防治管理办法》的决定①	有效	海关总署令第247号
169	国家质检总局令第140号	△关于修改《特种设备作业人员监督管理办法》的决定	有效	—
170	国家质检总局令第141号	认证机构管理办法	废止	国家质检总局令第193号
171	国家质检总局令第142号	出口食品生产企业备案管理规定	废止	国家质检总局令第192号
172	国家质检总局令第143号	※进出口化妆品检验检疫监督管理办法	有效	海关总署令第243号
173	国家质检总局令第144号	进出口食品安全管理办法	废止	海关总署令第249号
174	国家质检总局令第145号	进口食品境外生产企业注册管理规定	废止	海关总署令第248号
175	国家质检总局令第146号	出入境人员携带物检疫管理办法	废止	海关总署令第276号
176	国家质检总局令第147号	质量监督检验检疫统计管理办法	废止	市场监管总局令第29号

① 修改后，规章名称改为《口岸艾滋病预防控制管理办法》。

表12-1　续7

序号	发布文号	规章名称	状态	最后修订/废止文号
177	国家质检总局令第149号	质量监督检验检疫行政许可实施办法	废止	市场监管总局令第16号
178	国家质检总局令第150号	家用汽车产品修理、更换、退货责任规定	废止	市场监管总局令第43号
179	国家质检总局令第151号	※进口棉花检验监督管理办法	有效	海关总署令第240号
180	国家质检总局令第152号	进出口乳品检验检疫监督管理办法	废止	海关总署令第249号
181	国家质检总局令第153号	※海南出入境游艇检疫管理办法	有效	海关总署令第240号
182	国家质检总局令第154号	△大型游乐设施安全监察规定	有效	市场监管总局令第38号
183	国家质检总局令第155号	△有机产品认证管理办法	有效	市场监管总局令第61号
184	国家质检总局令第156号	△中华人民共和国工业产品生产许可证管理条例实施办法	有效	市场监管总局令第61号
185	国家质检总局令第157号	设备监理单位资格管理办法	废止	国家质检总局令第196号
186	国家质检总局令第158号	关于修订《组织机构代码管理办法》的决定	废止	国家质检总局令第184号
187	国家质检总局令第159号	※进出境非食用动物产品检验检疫监督管理办法	有效	海关总署令第262号
188	国家质检总局令第160号	※出入境特殊物品卫生检疫管理规定	有效	海关总署令第243号
189	国家质检总局令第161号	出入境检验检疫报检企业管理办法	废止	海关总署令第253号
190	国家质检总局令第162号	关于废止和修改部分规章的决定	有效	—
191	国家质检总局令第163号	△检验检测机构资质认定管理办法	有效	市场监管总局令第38号
192	国家质检总局令第164号	关于修改《认证机构管理办法》的决定	废止	国家质检总局令第193号
193	国家质检总局令第165号	关于修改《食品检验机构资质认定管理办法》的决定	废止	市场监管总局令第29号
194	国家质检总局令第166号	关于修改部分规章的决定	有效	—
195	国家质检总局令第167号	中国质量奖管理办法	废止	市场监管总局令第36号
196	国家质检总局、国家发展改革委令第168号	△节能低碳产品认证管理办法	有效	—
197	国家质检总局令第169号	※进出境中药材检疫监督管理办法	有效	海关总署令第243号
198	国家质检总局令第170号	※关于修改《进境动植物检疫审批管理办法》的决定	有效	—
199	国家质检总局令第171号	※进口旧机电产品检验监督管理办法	有效	海关总署令第243号
200	国家质检总局令第172号	※关于修改《进出口商品数量重量检验监督管理办法》的决定	有效	—
201	国家质检总局令第173号	※关于修改《进出口玩具检验监督管理办法》的决定	有效	—
202	国家质检总局令第174号	※关于修改《出入境口岸食品卫生监督管理规定》的决定	有效	—

表12-1　续8

序号	发布文号	规章名称	状态	最后修订/废止文号
203	国家质检总局令第 175 号	关于废止《缺陷汽车产品召回管理规定》的决定	有效	—
204	国家质检总局令第 176 号	△缺陷汽车产品召回管理条例实施办法	有效	市场监管总局令第 31 号
205	国家质检总局令第 177 号	※进出境粮食检验检疫监督管理办法	有效	海关总署令第 243 号
206	国家质检总局令第 178 号	△纤维制品质量监督管理办法	有效	—
207	国家质检总局令第 179 号	△客运索道安全监督管理规定	有效	市场监管总局令第 31 号
208	国家质检总局、商务部、国家工商总局令第 180 号	※进出口商品检验鉴定机构管理办法	废止	海关总署令第 268 号
209	国家质检总局令第 181 号	※出入境检疫处理单位和人员管理办法	有效	海关总署令第 240 号
210	国家质检总局令第 182 号	※国境口岸卫生许可管理办法	有效	海关总署令第 240 号
211	国家质检总局令第 183 号	※进境水生动物检验检疫监督管理办法	有效	海关总署令第 243 号
212	国家质检总局令第 184 号	关于修改和废止部分规章的决定	有效	—
213	国家质检总局令第 185 号	※出入境邮轮检疫管理办法	有效	海关总署令第 262 号
214	国家质检总局令第 186 号	关于修改《质量监督检验检疫行政执法证件管理办法》的决定	废止	市场监管总局令第 38 号
215	国家质检总局令第 187 号	※关于修改《进口旧机电产品检验监督管理办法》的决定	有效	—
216	国家质检总局令第 188 号	※进出口工业品风险管理办法	有效	海关总署令第 238 号
217	国家质检总局令第 189 号	※出入境尸体骸骨卫生检疫管理办法	有效	海关总署令第 240 号
218	国家质检总局令第 190 号	国家质量监督检验检疫总局规章制定程序规定	废止	市场监管总局令第 8 号
219	国家质检总局令第 191 号	△全国专业标准化技术委员会管理办法	有效	市场监管总局令第 31 号
220	国家质检总局令第 192 号	出口食品生产企业备案管理规定	废止	海关总署令第 249 号
221	国家质检总局令第 193 号	△认证机构管理办法	有效	市场监管总局令第 31 号
222	国家质检总局令第 194 号	进口可用作原料的固体废物检验检疫监督管理办法	废止	海关总署令第 261 号
223	国家质检总局令第 195 号	国家质量监督检验检疫总局规范性文件管理办法	废止	市场监管总局令第 61 号
224	国家质检总局令第 196 号	关于废止和修改部分规章的决定	有效	—

二、海关总署、国家质检总局（及国家出入境检验检疫局）发布的涉检验检疫规章（现行有效）

根据已发布的海关总署令和国家质检总局（及国家出入境检验检疫局）令，整理现行有效、涉及检验检疫的规章目录具体情况如表 12-2 所示：

表 12–2 海关总署、国家质检总局（及国家出入境检验检疫局）发布的涉检验检疫规章（现行有效）

序号	规章名称	发布文号
1	进口汽车检验管理办法	国家出入境检验检疫局令第 1 号
2	出口烟花爆竹检验管理办法	国家出入境检验检疫局令第 9 号
3	进境植物繁殖材料检疫管理办法	国家出入境检验检疫局令第 10 号
4	进境植物繁殖材料隔离检疫圃管理办法	国家出入境检验检疫局令第 11 号
5	进境栽培介质检疫管理办法	国家出入境检验检疫局令第 13 号
6	进出境集装箱检验检疫管理办法	国家出入境检验检疫局令第 17 号
7	出入境检验检疫封识管理办法	国家出入境检验检疫局令第 22 号
8	出入境快件检验检疫管理办法	国家质检总局令第 3 号
9	进口许可制度民用商品入境验证管理办法	国家质检总局令第 6 号
10	进出口商品免验办法	国家质检总局令第 23 号
11	进境动植物检疫审批管理办法	国家质检总局令第 25 号
12	国际航行船舶出入境检验检疫管理办法	国家质检总局令第 38 号
13	进出口商品抽查检验管理办法	国家质检总局令第 39 号
14	进境动物和动物产品风险分析管理办法	国家质检总局令第 40 号
15	进境植物和植物产品风险分析管理办法	国家质检总局令第 41 号
16	出境竹木草制品检疫管理办法	国家质检总局令第 45 号
17	进境动物遗传物质检疫管理办法	国家质检总局令第 47 号
18	汽车运输出境危险货物包装容器检验管理办法	国家质检总局、交通部、发改委、商务部令第 48 号
19	沙头角边境特别管理区进出物品检验检疫管理规定	国家质检总局令第 55 号令
20	国境口岸突发公共卫生事件出入境检验检疫应急处理规定	国家质检总局令第 57 号
21	进出境转基因产品检验检疫管理办法	国家质检总局令第 62 号
22	进境水果检验检疫监督管理办法	国家质检总局令第 68 号
23	出境货物木质包装检疫处理管理办法	国家质检总局令第 69 号
24	保税区检验检疫监督管理办法	国家质检总局令第 71 号
25	进出口商品复验办法	国家质检总局令第 77 号
26	进境货物木质包装检疫监督管理办法	国家质检总局令第 84 号
27	国境口岸食品卫生监督管理规定	国家质检总局令第 88 号
28	进出口煤炭检验管理办法	国家质检总局令第 90 号
29	出境水果检验检疫监督管理办法	国家质检总局令第 91 号
30	口岸艾滋病预防控制管理办法	国家质检总局令第 96 号
31	进口商品残损检验鉴定管理办法	国家质检总局令第 97 号
32	出境水生动物检验检疫监督管理办法	国家质检总局令第 99 号
33	进出口商品数量重量检验鉴定管理办法	国家质检总局令第 103 号

表12-2 续1

序号	规章名称	发布文号
34	出入境检验检疫查封、扣押管理规定	国家质检总局令第 108 号
35	进出口玩具检验监督管理办法	国家质检总局令第 111 号
36	进出口饲料和饲料添加剂检验检疫监督管理办法	国家质检总局令第 118 号
37	供港澳蔬菜检验检疫监督管理办法	国家质检总局令第 120 号
38	进境动物隔离检疫场使用监督管理办法	国家质检总局令第 122 号
39	进出口化妆品检验检疫监督管理办法	国家质检总局令第 143 号
40	进口棉花检验监督管理办法	国家质检总局令第 151 号
41	海南出入境游艇检疫管理办法	国家质检总局令第 153 号
42	进出境非食用动物产品检验检疫监督管理办法	国家质检总局令第 159 号
43	出入境特殊物品卫生检疫管理规定	国家质检总局令第 160 号
44	进出境中药材检疫监督管理办法	国家质检总局令第 169 号
45	进口旧机电产品检验监督管理办法	国家质检总局令第 171 号
46	进出境粮食检验检疫监督管理办法	国家质检总局令第 177 号
47	出入境检疫处理单位和人员管理办法	国家质检总局令第 181 号
48	国境口岸卫生许可管理办法	国家质检总局令第 182 号
49	进境水生动物检验检疫监督管理办法	国家质检总局令第 183 号
50	出入境邮轮检疫管理办法	国家质检总局令第 185 号
51	进出口工业品风险管理办法	国家质检总局令第 188 号
52	出入境尸体骸骨卫生检疫管理办法	国家质检总局令第 189 号
53	中华人民共和国进口食品境外生产企业注册管理规定	海关总署令第 248 号
54	中华人民共和国进出口食品安全管理办法	海关总署令第 249 号
55	中华人民共和国海关进出口商品检验采信管理办法	海关总署令第 259 号
56	中华人民共和国海关过境货物监管办法	海关总署令第 260 号
57	供港澳食用陆生动物检验检疫管理办法	海关总署令第 266 号
58	中华人民共和国海关风险管理办法	海关总署令第 271 号
59	中华人民共和国海关进出境行李物品监管办法	海关总署令第 276 号
60	中华人民共和国海关进出口货物申报管理规定	海关总署令第 277 号

三、海关总署、国家质检总局参与联合发布的检验检疫规章（现行有效）

海关总署、国家质检总局参与联合发布的与检验检疫工作相关的规章（现行有效），具体情况如表 12-3 所示：

表 12-3 海关总署、国家质检总局参与联合发布的检验检疫规章（现行有效）

序号	文件名称	发布令
1	尸体出入境和尸体处理的管理规定	卫生部、科技部、公安部、民政部、司法部、商务部、海关总署、工商总局、国家质检总局令第 47 号
2	重点旧机电产品进口管理办法	商务部、海关总署、国家质检总局令 2008 年第 5 号
3	机电产品进口管理办法	商务部、海关总署、国家质检总局令 2008 年第 7 号
4	进出口环保用微生物菌剂环境安全管理办法	环保部、国家质检总局令第 10 号
5	商品煤质量管理暂行办法	发改委、环保部、商务部、海关总署、工商总局、国家质检总局令第 16 号
6	电器电子产品有害物质限制使用管理办法	工信部、发改委、科技部、财政部、环保部、商务部、海关总署、国家质检总局令第 32 号
7	伊斯兰教朝觐事务管理办法	国家宗教局、外交部、公安部、文化和旅游部、卫生健康委、海关总署、市场监管总局、民航局令第 14 号
8	外来入侵物种管理办法	农业农村部、自然资源部、生态环境部、海关总署令 2022 年第 4 号

四、检验检疫规章的修订与废止

海关总署、国家质检总局对已发布的检验检疫规章进行多轮修改，相关修订、废止的具体情况如表 12-4 所示：

表 12-4 检验检疫规章的修订与废止

序号	规章名称	发布令
1	国家质检总局第一批废止部门规章目录	国家质检总局令第 11 号
2	关于废止部分规章的决定	国家质检总局令第 112 号
3	关于公布现行有效规章和废止部分规章的决定	国家质检总局令第 134 号
4	关于修改《口岸艾滋病防治管理办法》的决定	国家质检总局令第 139 号
5	关于修改《进境动植物检疫审批管理办法》的决定	国家质检总局令第 170 号
6	关于修改《进出口商品数量重量检验监督管理办法》的决定	国家质检总局令第 172 号
7	关于修改《进出口玩具检验监督管理办法》的决定	国家质检总局令第 173 号
8	关于修改《出入境口岸食品卫生监督管理规定》的决定	国家质检总局令第 174 号
9	关于修改和废止部分规章的决定	国家质检总局令第 184 号
10	关于修改《进口旧机电产品检验监督管理办法》的决定	国家质检总局令第 187 号
11	关于废止和修改部分规章的决定	国家质检总局令第 196 号
12	关于修改部分规章的决定	海关总署令第 238 号
13	关于废止部分规章的决定	海关总署令第 239 号
14	关于修改部分规章的决定	海关总署令第 240 号
15	关于废止部分规章的决定	海关总署令第 241 号

表12-4 续

序号	规章名称	发布令
16	关于修改部分规章的决定	海关总署令第 243 号
17	关于修改部分规章的决定	海关总署令第 247 号
18	关于废止部分规章的决定	海关总署令第 257 号
19	关于废止部分规章的决定	海关总署令第 261 号
20	关于修改部分规章的决定	海关总署令第 262 号
21	关于修改部分规章的决定	海关总署令第 263 号
22	关于废止部分规章的决定	海关总署令第 264 号
23	关于废止《进出口商品检验鉴定机构管理办法》的决定	海关总署 商务部 市场监管总局令第 268 号
24	关于修改部分规章的决定	海关总署令第 274 号

五、暂缓执行的检验检疫规章

暂缓执行的检验检疫规章具体情况如表 12-5 所示：

表 12-5 暂缓执行的检验检疫规章

序号	规章名称	发布令	暂停文告
1	进口医疗器械检验监督管理办法	国家质检总局令第 95 号	国家质检总局公告 2007 年第 172 号

六、已废止的检验检疫规章

下列检验检疫规章已经被废止，相关工作中应避免引用，具体情况如表 12-6 所示：

表 12-6 废止的检验检疫规章

序号	被废止的规章	废止依据
1	进口废物原料装运前检验机构认可管理办法（试行）（国家出入境检验检疫局令第 2 号）	进口可用作原料的固体废物检验检疫监督管理办法（国家质检总局令第 194 号）
2	供港澳活羊检验检疫管理办法（国家出入境检验检疫局令第 3 号）	供港澳食用陆生动物检验检疫管理办法（海关总署第 266 号令）
3	供港澳活牛检验检疫管理办法（国家出入境检验检疫局令第 4 号）	供港澳食用陆生动物检验检疫管理办法（海关总署第 266 号令）
4	出口食用动物饲用饲料检验检疫管理办法（国家出入境检验检疫局令第 5 号）	关于废止和修改部分规章的决定（国家质检总局令第 196 号）
5	出口观赏鱼检疫管理办法（国家出入境检验检疫局令第 6 号）	出境水生动物检验检疫监督管理办法（国家质检总局令第 99 号）
6	出入境检验检疫行政复议办法（国家出入境检验检疫局令第 7 号）	关于废止部分规章的规定（海关总署令第 239 号）
7	出入境检验检疫行政处罚办法（国家出入境检验检疫局令第 8 号）	出入境检验检疫行政处罚程序规定（国家质检总局令第 85 号）

表12-6　续1

序号	被废止的规章	废止依据
8	进境水果检疫管理办法（国家出入境检验检疫局令第12号）	进境水果检验检疫监督管理办法（国家质检总局令第68号）
9	对美国、日本输往中国货物木质包装检疫监管规定（国家出入境检验检疫局令第14号）	未列入《关于公布现行有效规章和废止部分规章的决定》（国家质检总局令第134号）
10	质量许可和卫生注册评审员管理办法（国家出入境检验检疫局令第15号）	关于废止和修改部分规章的决定（国家质检总局令第196号）
11	出入境检验检疫报检规定（国家出入境检验检疫局令第16号）	中华人民共和国海关进出口货物申报管理规定（海关总署令第277号）
12	出口煤炭检验管理办法（国家出入境检验检疫局令第18号）	进出口煤炭检验管理办法（国家质检总局令第90号）
13	进出口食品标签管理办法（国家出入境检验检疫局令第19号）	关于废止部分规章的决定（国家质检总局令第112号）
14	出口蜂蜜检验检疫管理办法（国家出入境检验检疫局令第20号）	中华人民共和国进出口食品安全管理办法（海关总署令第249号）
15	进出口化妆品检验监督管理办法（国家出入境检验检疫局令第21号）	进出口化妆品检验检疫监督管理办法（国家质检总局令第143号）
16	出入境检验检疫标志管理办法（国家出入境检验检疫局令第23号）	关于废止部分规章的规定（海关总署令第241号）
17	进口商品安全质量许可申请代理机构管理办法（国家出入境检验检疫局令第24号）	关于公布现行有效规章和废止部分规章的决定（国家质检总局第134号）
18	供港澳活禽检验检疫管理办法（国家出入境检验检疫局令第26号）	供港澳食用陆生动物检验检疫管理办法（海关总署第266号令）
19	供港澳活猪检验检疫管理办法（国家出入境检验检疫局令第27号）	供港澳食用陆生动物检验检疫管理办法（海关总署第266号令）
20	出入境检验检疫风险预警及快速反应管理规定（国家质检总局令第1号）	中华人民共和国海关风险管理办法（海关总署令第271号）
21	出入境粮食和饲料检验检疫管理办法（国家质检总局令第7号）	进出境粮食检验检疫监督管理办法（国家质检总局令第177号）
22	供港澳食用水生动物检验检疫管理办法（国家质检总局令第8号）	出境水生动物检验检疫监督管理办法（国家质检总局令第99号）
23	进口食品国外生产企业注册管理规定（国家质检总局令第16号）	进口食品境外生产企业注册管理规定（国家质检总局令第145号）
24	进口涂料检验监督管理办法（国家质检总局令第18号）	关于废止部分规章的决定（海关总署令第257号）
25	出口食品生产企业卫生注册登记管理规定（国家质检总局令第20号）	出口食品生产企业备案管理规定（国家质检总局令第142号）
26	供港澳蔬菜检验检疫管理办法（国家质检总局令第21号）	供港澳蔬菜检验检疫监督管理办法（国家质检总局令第120号）

表12-6　续2

序号	被废止的规章	废止依据
27	进出境肉类产品检验检疫监督管理办法（国家质检总局令第26号）	进出口肉类产品检验检疫监督管理办法（国家质检总局令第136号）
28	进出境水产品检验检疫监督管理办法（国家质检总局令第31号）	进出口水产品检验检疫监督管理办法（国家质检总局令第131号）
29	出入境检验检疫报检员管理规定（国家质检总局令第33号）	出入境检验检疫报检企业管理办法（国家质检总局令第161号）
30	出入境检验检疫代理报检管理规定（国家质检总局令第34号）	出入境检验检疫代理报检管理规定（国家质检总局令第128号）
31	进口旧机电产品检验监督管理办法（国家质检总局令第37号）	进口旧机电产品检验监督管理办法（国家质检总局令第171号）
32	中华人民共和国实施金伯利进程国际证书制度管理规定（国家质检总局令第42号）	中华人民共和国实施金伯利进程证书制度管理规定（海关总署令第269号）
33	进境水生动物检验检疫管理办法（国家质检总局令第44号）	进境水生动物检验检疫监督管理办法（国家质检总局令第183号）
34	出口货物实施检验检疫绿色通道制度管理规定（国家质检总局令第50号）	关于废止和修改部分规章的决定（国家质检总局令第196号）
35	出口工业产品生产企业分类管理办法（国家质检总局令第51号）	出口工业产品企业分类管理办法（国家质检总局令第113号）
36	进口旧机电产品检验监督程序规定（国家质检总局令第53号）	进口旧机电产品检验监督管理办法（国家质检总局令第171号）
37	出入境人员携带物检疫管理办法（国家质检总局令第56号）	出入境人员携带物检疫管理办法（国家质检总局令第146号）
38	进出口商品检验鉴定机构管理办法（国家质检总局令第58号）	进出口商品检验鉴定机构管理办法（国家质检总局令第180号）
39	出入境特殊物品卫生检疫管理办法（国家质检总局令第83号）	出入境特殊物品卫生检疫管理规定（国家质检总局令第160号）
40	出入境检验检疫行政处罚程序规定（国家质检总局令第85号）	关于废止部分规章的决定（海关总署令第239号）
41	出口工业产品企业分类管理办法（国家质检总局令第113号）	关于废止和修改部分规章的决定（国家质检总局令第196号）
42	中华人民共和国非优惠原产地证书签证管理办法（国家质检总局令第114号）	中华人民共和国出口货物原产地证书签证管理办法（海关总署令第270号）
43	进口可用作原料的固体废物检验检疫监督管理办法（国家质检总局令第119号）	进口可用作原料的固体废物检验检疫监督管理办法（国家质检总局令第194号）
44	出入境检验检疫代理报检管理规定（国家质检总局令第128号）	出入境检验检疫报检企业管理办法（国家质检总局令第161号）
45	进出口水产品检验检疫监督管理办法（国家质检总局令第135号）	中华人民共和国进出口食品安全管理办法（海关总署令第249号）

表12-6 续3

序号	被废止的规章	废止依据
46	进出口肉类产品检验检疫监督管理办法（国家质检总局令第136号）	中华人民共和国进出口食品安全管理办法（海关总署令第249号）
47	出口食品生产企业备案管理规定（国家质检总局令第142号）	出口食品生产企业备案管理规定（国家质检总局令第192号）
48	进出口食品安全管理办法（国家质检总局令第144号）	中华人民共和国进出口食品安全管理办法（海关总署令第249号）
49	进口食品境外生产企业注册管理规定（国家质检总局令第145号）	中华人民共和国进口食品境外生产企业注册管理规定（海关总署令第248号）
50	进出口乳品检验检疫监督管理办法（国家质检总局令第152号）	中华人民共和国进出口食品安全管理办法（海关总署令第249号）
51	出入境检验检疫报检企业管理办法（国家质检总局令第161号）	中华人民共和国海关报关单位备案管理规定（海关总署第253号令）
52	出入境人员携带物检疫管理办法（国家质检总局令第146号）	中华人民共和国海关进出境行李物品监管办法（海关总署令第276号）
53	进出口商品检验鉴定机构管理办法（国家质检总局令第180号）	关于废止《进出口商品检验鉴定机构管理办法》的决定（海关总署令第268号）
54	出口食品生产企业备案管理规定（国家质检总局令第192号）	中华人民共和国进出口食品安全管理办法（海关总署令第249号）
55	进口可用作原料的固体废物检验检疫监督管理办法（国家质检总局令第194号）	关于废止部分规章的决定（海关总署令第261号）
56	固体废物进口管理办法（环保部、商务部、发改委、海关总署、国家质检总局令第12号）	关于废止固体废物进口相关规章和规范性文件的决定（生态环保部令第21号）

第十三章｜检验检疫文件

第一节｜部分重要的检验检疫文件

一、《关于全面取消〈入/出境货物通关单〉有关事项的公告》（海关总署公告 2018 年第 50 号）

该文件于 2018 年 5 月 29 日发布。原文如下：

为贯彻落实国务院机构改革的要求，进一步优化营商环境，促进贸易便利化，根据《海关总署关于修改部分规章的决定》（海关总署令 2018 年 238 号），现将全面取消《入/出境货物通关单》有关事项公告如下：

一、涉及法定检验检疫要求的进口商品申报时，在报关单随附单证栏中不再填写原通关单代码和编号。企业可以通过“单一窗口”（包括通过“互联网+海关”接入“单一窗口”）报关报检合一界面向海关一次申报。如需使用“单一窗口”单独报关、报检界面或者报关报检企业客户端申报的，企业应当在报关单随附单证栏中填写报检电子回执上的检验检疫编号，并填写代码“A”。

二、涉及法定检验检疫要求的出口商品申报时，企业不需在报关单随附单证栏中填写原通关单代码和编号，应当填写报检电子回执上的企业报检电子底账数据号，并填写代码“B”。

三、对于特殊情况下，仍需检验检疫纸质证明文件的，按以下方式处理：

（一）对入境动植物及其产品，在运输途中需提供运递证明的，出具纸质《入境货物调离通知单》。

（二）对出口集中申报等特殊货物，或者因计算机、系统等故障问题，根据需要出具纸质《出境货物检验检疫工作联系单》。

四、海关统一发送一次放行指令，海关监管作业场所经营单位凭海关放行指令为企业办理货物提离手续。

五、本公告自 2018 年 6 月 1 日起实施。《海关总署 质检总局实施通关单联网核查的公告》（海关总署公告 2007 年第 68 号）同时废止。

特此公告。

二、《关于优化出口货物检验检疫监管的公告》（海关总署公告 2018 年第 89 号）

该文件于 2018 年 7 月 11 日发布。原文如下：

为贯彻落实国务院机构改革要求，进一步深化全国通关一体化，优化出口货物检验检疫监管，促进贸易便利化，现将有关事项公告如下：

一、实施出口检验检疫的货物，企业应在报关前向产地/组货地海关提出申请。

二、海关实施检验检疫监管后建立电子底账，向企业反馈电子底账数据号，符合要求的按规定签发检验检疫证书。

三、企业报关时应填写电子底账数据号，办理出口通关手续。

本公告内容自2018年8月1日起实施。

特此公告。

三、《关于检验检疫单证电子化的公告》（海关总署公告2018年第90号）

该文件于2018年7月11日发布。原文如下：

为进一步促进对外贸易便利，提升口岸通关效率，现就检验检疫单证电子化事宜公告如下：

一、自然人、法人或者其他组织（以下简称“申请人”）向海关办理检验检疫手续，可按照以下要求提供单证电子化信息，无须在申报时提交纸质单证：

（一）国内外相关主管部门或机构出具的单证，实现联网核查或可互联网查询的，只需录入单证编号。尚未实现联网核查且不能互联网查询的，需上传单证扫描件。

（二）海关出具的资质证明及其他单证，只需录入相关资质证明或单证编号。

（三）法律、法规、规章规定应当向海关提交的其他证明、声明类材料，只需依法申明持有相关材料。

二、申请人应保证电子化单证信息的真实性和有效性，上传单证扫描件格式应符合海关要求，并按规定保存相关纸质单证。

三、海关监管过程中按照风险布控、签注作业等要求需要验核纸质单证的，申请人应当补充提交相关纸质单证。

四、本公告内容自2018年8月1日起实施。

特此公告。

四、《关于调整进出口货物报关单申报要求的公告》（海关总署公告2024年第30号）

该文件于2024年3月14日发布。原文如下：

为进一步规范进出口货物收发货人申报行为，精简相关申报栏目，海关总署决定对《中华人民共和国海关进（出）口货物报关单》和《中华人民共和国海关进（出）境货物备案清单》有关栏目和部分申报项目及其填报要求调整如下：

一、修改《中华人民共和国海关进出口货物报关单填制规范》（海关总署2019年第18号公告发布）中第二十五条、二十六条。

将第二十五条“毛重（千克）”的填报要求由“填报进出口货物及其包装材料的重量之和，计量单位为千克，不足一千克的填报为‘1’。”修改为“填报进出口货物及其包装材料的重量之和，计量单位为千克，不足一千克的精确到小数点后2位。”

将第二十六条“净重（千克）”的填报要求由“填报进出口货物的毛重减去外包装材料后的重量，即货物本身的实际重量，计量单位为千克，不足一千克的填报为‘1’。”修改为“填报进出口货物的毛重减去外包装材料后的重量，即货物本身的实际重量，计量单位为千克，不足一千克的精确到小数点后2位。”

二、删除“检验检疫受理机关”“口岸检验检疫机关”“领证机关”等三个申报项目。

三、“目的地检验检疫机关”申报项目名称调整为“目的地海关”。该申报栏目为有条件必填项，如果有关法律、行政法规、国际条约规定或者贸易合同约定须实施检验检疫或监管的进口货物，申报时为必填。根据实施检验检疫的目的地海关，填报海关规定的《关区代码表》中相应目的地海关的名称及代码。

四、“检验检疫名称”申报项目名称调整为“监管类别名称”，填报要求不变。

本公告自2024年4月10日起施行。

特此公告。

五、《关于开展“两步申报”改革优化试点的公告》（海关总署公告2025年第44号）

该文件于2023年3月31日发布。原文如下：

为贯彻落实党中央、国务院进一步全面深化改革部署，在有效维护国门安全的同时，促进贸易便利，海关总署决定开展进口货物“两步申报”通关模式改革优化试点。现就有关事项公告如下：

一、优化内容

（一）整合申报模式。

在国际贸易“单一窗口”将现有的“两步申报”与“一次申报、分步处置”申报界面整合形成统一的申报入口。企业可分两步在交通运输工具申报进境之日起十四日内填报全部申报项目，符合要求的进口货物可在概要申报后提离，完成全部申报项目填报并被海关接受视为完整申报。超过规定期限完整申报的，海关依法征收滞报金。

（二）优化概要申报项目。

1. 取消勾选“涉检涉税涉证”项目。

企业无需对进口货物是否属于禁限管制、是否依法需要检验或检疫、是否需要缴纳税款进行勾选。

2. 完善概要申报项目。

在原必填项目基础上，增加“规格型号”“币制”“成交方式”3个必填项目，将“商品编号”的填制要求从6位调整为10位。根据安全准入等监管要求，对部分商品设置并动态调整最低申报项目。

概要申报项目详见附件。

（三）概要申报可上传随附的单据。

支持企业在概要申报阶段通过国际贸易“单一窗口”上传检验检疫证书等准入文件及合同、发票等单据。

（四）概要申报实施担保扣缴。

企业进口应税货物，应当在货物申报进口前向所在地直属海关备案税款担保。概要申报环节，海关根据概要申报项目计算并核扣担保额度，完整申报后按照企业申报税额重新核扣担保额度。企业缴清税款后，税款担保额度自动恢复。

（五）动态调整并公布“两步申报”负面清单。

实施禁限管制措施，关税配额管理，贸易救济措施，中止关税减让义务、加征关税措施，为征收报复性关税而实施加征关税措施的货物，进境特殊物品，进境动植物及其产品，特定国家或地区进口食品，进口危险化学品列入“两步申报”负面清单，企业须填报全部申报项目，负面清单实施动态调整，企业可通过国际贸易“单一窗口”进行查询。

二、试点海关范围

北京海关所属北京朝阳海关。

天津海关所属天津滨海机场海关。

上海海关所属吴淞海关、外高桥港综合保税区海关。

南京海关所属盐城海关。

杭州海关所属钱江海关。

宁波海关所属梅山海关。

青岛海关所属烟台海关、海阳海关。

广州海关所属南沙海关。

黄埔海关所属东莞海关。

三、“两步申报”企业适用范围

根据海关信用管理相关规定，适用企业范围调整为境内收货人信用等级为非失信企业。

试点期间，仍保留原“两步申报”和“一次申报、分步处置”通关模式。

本公告自2025年5月6日起实施。

特此公告。

附件

概要申报项目

序号	申报项目		项目名称	填报方式
1	原有项目	企业信息	境内收发货人	必填
2		运输信息	运输方式/运输工具名称及航次号	必填
3			提运单号	必填
4		监管方式	监管方式	必填
5		货物属性	商品编号（10位）	必填
6			商品名称	必填
7			数量及单位	必填
8			总价（预估总价）	必填
9		国别信息	原产国（地区）	必填
10		货物物流项	毛重	确认
11			集装箱号规格	确认
12		监管证件号	许可证号/证件编号	必填
13		集装箱信息	集装箱商品项号关系	必填
14		商品信息	产品资质（产品许可/审批/备案）	必填
15			监管类别名称（13位）	必填
16			货物属性	必填
17			用途	必填

续表

序号	申报项目		项目名称	填报方式
18	新增必填项目	货物属性	规格型号	必填
19			币制	必填
20			成交方式	必填
21	特定商品最低申报项目	货物流向	目的地海关	有条件必填
22			启运日期	有条件必填
23		装载信息	包装种类	有条件必填
24		商品信息	检验检疫货物规格	有条件必填
25			生产日期	有条件必填

六、《关于开展属地查检业务管理系统及检验检疫证单“云签发”模式试运行的公告》（海关总署公告2023年第27号）

该文件于2023年3月31日发布。原文如下：

为深化海关业务改革，进一步优化检验检疫业务流程，海关总署决定自2023年4月10日起，在全国海关启动属地查检业务管理系统（以下简称查检系统）和出口检验检疫证书“云签发”模式（以下简称“云签发”）试运行工作。现就有关事宜公告如下：

一、进出口货物收发货人或者其代理人（以下统称申请人）可通过中国国际贸易单一窗口（网址：https：//www. singlewindow. cn）或“互联网+海关”（网址：http：//online. customs. gov. cn）办理海关出口货物属地查检及出口检验检疫证书申请手续，在“预约通关”模块对出口货物预约申请海关检查，同时在“预约查询”中查看具体信息；在“货物申报”栏目下“属地查检”模块进行“电子底账申请”和“申请单查询”；在“拟证出证”模块进行“证书申请”，证书种类详见附件。目前提供“自助打印”或“现场领证”两种打印方式。若选择自助打印，申请人可通过“云签发”直接打印海关签发的证书。相关操作手册可在中国国际贸易单一窗口自行下载。

二、查检系统试运行期间，出境属地查检业务将在查检系统完成，同时保留原有系统和证书申请模式作为备用。

三、对于采用“云签发”出具的证书，中国国际贸易单一窗口提供证书真伪查询功能。

特此公告。

附件

“云签发”证书种类

序号	证书分类	证书中文名称	适用国家（地区）
1	品质证书	C1-1 检验证书-品质证书（英文证）	通用
2	其他证书	C1-1 检验证书-通用（英文证）	通用
3	重量证书	C1-1 检验证书-重量证书（英文证）	通用
4	卫生证书	C2-1 卫生证书-通用（英文证）	通用

续表

序号	证书分类	证书中文名称	适用国家（地区）
5	卫生证书	C2-1 卫生证书-通用（中文证）	通用
6	卫生证书	C2-1 卫生证书-通用（中英文证）	通用
7	健康证书	C2-2 健康证书-通用（中英文证）	通用
8	健康证书	C2-2 健康证书-通用（英文证）	通用
9	兽医卫生证书	C3-1 兽医（卫生）证书-供港澳冰鲜、冷冻水产品及其制品（中文证）	中国香港
10	兽医卫生证书	C3-1 兽医（卫生）证书-输日本热加工禽肉（英文证）	日本
11	兽医卫生证书	C3-1 兽医（卫生）证书-输日本熟制偶蹄肉类制品（英文证）	日本
12	兽医卫生证书	C3-1 兽医（卫生）证书-通用（中文证）	通用
13	兽医卫生证书	C3-1 兽医（卫生）证书-通用（中英文证）	通用
14	兽医卫生证书	C3-1 兽医（卫生）证书-通用（英文证）	通用
15	动物卫生证书	C4-1 动物卫生证书-输韩国水生动物（英文证）	韩国
16	动物卫生证书	C4-1 动物卫生证书-通用（英文证）	通用
17	动物卫生证书	C4-1 动物卫生证书-通用（中文证）	通用
18	动物卫生证书	C4-1 动物卫生证书-通用（中英文证）	通用
19	植物检疫证书	C5-1 植物检疫证书-通用（英文证）	通用
20	植物检疫证书	C5-1 植物检疫证书-通用（中英文证）	通用
21	熏蒸/消毒证书	C7-1 熏蒸/消毒证书-通用（英文证）	通用
22	熏蒸/消毒证书	C7-1 熏蒸/消毒证书-通用（中英文证）	通用
23	空白证书	Ce-1 空白证书-恶喹酸证书-日本-鳗鱼产品（英文证）	日本

七、《关于〈国（境）外引进农业种苗检疫审批单〉等3种监管证件实施联网核查的公告》（海关总署 农业农村部 国家林业和草原局公告2018年第141号）

该文件于2018年10月22日发布。原文如下：

为进一步优化口岸营商环境，促进跨境贸易便利化，海关总署、农业农村部、国家林业和草原局决定对《国（境）外引进农业种苗检疫审批单》等3种监管证件实施电子数据联网核查。现将有关事项公告如下：

一、自本公告发布之日起，启动《国（境）外引进农业种苗检疫审批单》《引进林木种子、苗木检疫审批单》《农业转基因生物安全证书（进口）》（以下简称证件）电子数据与进出口货物报关单电子数据的联网核查。

二、农业农村、林业和草原管理部门根据相关法律法规的规定签发证件，实时将证件电子数据传输至海关，海关在通关环节进行比对核查，并按规定办理进口手续。联网核查实施前已签发的证件，企业可凭纸质证件在有效期内向海关办理进口手续。

三、报关企业按照海关通关作业无纸化改革的规定，可采用无纸方式向海关申报。因海关和农业农村、林业和草原管理部门审核需要，或计算机管理系统、通信网络故障等原因，可以转为有纸报关作业或补充提交纸质证件。

四、企业可登陆中国国际贸易“单一窗口”查询证件电子数据传输状态。

五、中国电子口岸数据中心为联网核查的技术支持部门。联系方式：010-95198。

特此公告。

八、《关于〈特殊医学用途配方食品注册证书〉等5种监管证件实施联网核查的公告》（海关总署 市场监督管理总局公告第142号）

该文件于2018年10月17日发布。原文如下：

为进一步优化口岸营商环境，提升跨境贸易便利化水平，海关总署、国家市场监督管理总局决定对《特殊医学用途配方食品注册证书》等5种监管证件实施电子数据联网核查。现将有关事项公告如下：

一、自公告发布之日起，在全国范围内实施《特殊医学用途配方食品注册证书》《保健食品注册证书或保健食品备案凭证》《婴幼儿配方乳粉产品配方注册证书》（以下简称证件）电子数据与进出口货物报关单电子数据的联网核查。

二、自2018年11月1日起，在全国范围内实施《强制性产品认证证书或证明性文件》《特种设备制造许可证及型式试验证书》电子数据与进出口货物报关单电子数据的联网核查。

三、市场监督管理部门根据相关法律法规签发证件，将证件电子数据传输至海关，海关在通关环节进行比对核查，并按规定办理进出口手续。联网核查实施前已签发的证件，企业可凭纸质证件在有效期内向海关办理进出口手续。

四、报关企业按照海关通关作业无纸化改革的规定，可采用无纸方式向海关申报。因海关和市场监督管理部门审核需要或计算机管理系统、通信网络故障等原因，可以转为有纸报关作业或补充提交纸质证件。

五、企业可登陆中国国际贸易“单一窗口”查询证件电子数据传输状态。

六、中国电子口岸数据中心为联网核查的技术支持部门。

中国电子口岸数据中心联系方式：010-95198。

特此公告。

九、《关于〈进口药品通关单〉等7种监管证件实施联网核查的公告》（海关总署 国家药品监督管理局公告2018年第148号）

该文件于2018年10月29日发布。原文如下：

为进一步优化口岸营商环境，促进跨境贸易便利化，海关总署、国家药品监督管理局决定对《进口药品通关单》等7种监管证件实施电子数据联网核查。现将有关事项公告如下：

一、自本公告发布之日起，在全国范围内实施麻精药品进出口准许证（包括麻醉药品进口准许、麻醉药品出口准许、精神药物进口准许、精神药物出口准许），进口医疗器械备案/注册证（包括医疗器械注册证、第一类医疗器械备案凭证），以及《进口特殊用途化妆品卫生许可批件》《进口非特殊用途化妆品卫生许可批件》电子数据与进出口货物报关单电子数据的联网核查。

二、自本公告发布之日起，在杭州、青岛海关开展《进口药品通关单》和蛋白同化制剂、肽类激素《药品进口准许证》《药品出口准许证》电子数据与进出口货物报关单电子数据的联网核查试点。

三、药品监督管理部门根据相关法律法规的规定签发上述证件，将证件电子数据传输至海关，海关在通关环节进行比对核查，并按规定办理进出口手续。联网核查实施前已签发的证件，企业可凭纸质证件在有效期内向海关办理进出口手续。

四、报关企业按照海关通关作业无纸化改革的规定，可采用无纸方式向海关申报。因海关和药品监督管理部门审核需要，或计算机管理系统、网络通信故障等原因，可以转为有纸报关作业或补充提交纸质证件。

五、企业可登陆中国国际贸易“单一窗口”查询证件电子数据传输状态。

六、中国电子口岸数据中心为联网核查的技术支持部门。

中国电子口岸数据中心联系方式：010-95198。

特此公告。

十、《关于外国驻华外交机构、领事机构和国际组织驻华代表机构进境物品检验检疫有关事项的公告》（国家质检总局公告 2015 年第 1 号）

该文件于 2015 年 1 月 5 日发布。原文如下：

为规范外国驻华外交机构、领事机构和国际组织驻华代表机构（以下简称驻华机构）进境物品检验检疫工作，现就有关事项公告如下：

一、驻华机构以本机构使用为目的进境的物品（包括生活用品和食品）按照本公告进行检验检疫监督管理。

二、物品进境时，应持下列材料向进境口岸出入境检验检疫机构报检：

（一）中文公函，内容包括物品的用途、总数（重）量、原产国家或地区、所有物品均为本机构使用的声明。

（二）提（运）单、装箱单、物品清单等相关单证，其中物品清单需要有中文翻译注释。

（三）入境货物报检单等其他资料。需要事先办理审批或备案手续的物品，还应提供相关审批或备案证明；动植物及其产品，还应提供输出国家或地区官方出具的检疫证书。

三、以下物品进境，应符合相关要求，并按照规定提前向进境口岸出入境检验检疫机构提交申请，办理审批或备案：

（一）动植物及其产品和其他检疫物进境，应按照《中华人民共和国进出境动植物检疫法》的规定实施检疫。

（二）动物、动物产品、水果、植物种子、种苗及其他繁殖材料，应按照《中华人民共和国进出境动植物检疫法》规定办理检疫审批，取得相关许可。

（三）来自尚未获得中国检验检疫准入资格，且中国无相应禁令或无重大动物疫情的国家或地区的动植物及其产品，驻华机构应事先向质检总局动植物检疫监管部门或进出口食品安全监管部门提出书面申请，通过风险评估后决定是否准予进境。

（四）微生物、生物制品、人体组织、人类血液及其制品等特殊物品，应办理卫生检疫审批，取得《入/出境特殊物品卫生检疫审批单》。

（五）其他需要事先办理审批或备案的，应按有关规定办理。

四、以下物品不得进境：

（一）中国法律法规禁止进口的物品。

（二）质检总局禁止进境的动植物疫病疫情流行国家或地区、有重大动物疫情国家或地区的动植物及其产品。

五、驻华机构应如实向出入境检验检疫机构报检进境物品，并接受出入境检验检疫机构监督管理。

六、出入境检验检疫机构口岸查验时，核对进境物品品名、数（重）量等信息是否与报检的物品清单一致。对生活用品以及预包装食品，免于实施商品检验、食品卫生检验，免于加施中文标签；属于《实施强制性产品认证的产品目录》内的物品，无须办理强制性产品认证；对动植物及其产品、特殊物品及其他检疫物，按规定实施检疫。

七、驻华机构以本机构使用为目的进境的物品，仅限于本机构内部使用，不得进入社会流通环节、不得用于销售等其他用途。食品安全责任自负。

八、质检总局关于动植物及其产品、食品进境准入信息、需办理检疫审批的产品种类信息等，可在质检总局官网（www.aqsiq.gov.cn）的公开信息栏中查询。

九、本公告自印发之日起施行。《关于外国及国际组织驻华官方机构自用物品进境检验检疫有关事项的公告》（2008 年第 79 号）同时废止。

十一、《关于调整对外援助物资检验和验放管理的通知》（商务部 海关总署 国家质检总局公告 2016 年第 89 号）

该文件于 2016 年 12 月 30 日发布。原文如下：

为落实党中央、国务院关于促进外贸回稳向好的系列决策部署，顺应质检系统“管办分离”的改革方向，自 2017 年 1 月 1 日起对外援助物资（以下简称援外物资）将实行市场化的商检制度改革，现公告如下：

一、关于法定检验物资的检验

属于《出入境检验检疫机构实施检验检疫的进出境商品名录》范围内的产品以及法律、行政法规规定须经相关检验检疫机构实施检验检疫的援外物资（以下简称法定检验物资），按照国家有关法律法规和相应工作流程进行出口检验检疫。

二、关于不属于法定检验范围的物资的检验

对于不属于法定检验范围的援外物资，将采用市场化检验方式，由援外项目实施企业自主委托社会化检验机构实施检验，原则上遵循“产地检验、装运前核验和口岸监装”的基本原则。产地检验合格后，检验机构向实施企业出具第三方检验合格证明；装运前核验和口岸监装合格后，检验机构向实施企业出具检验报告，实施企业向援外项目管理机构备案。全部物资在产地检验、装运前核验、口岸监装合格并由检验机构出具合格检验报告后，方可通关验放、启运出境。

对于符合以下条件之一的援外物资，可以免于检验：

1. 紧急人道主义援助物资；

2. 单个供货企业所供物资总价累计不超过 10 万元人民币的援助物资（采购文件另有规定的除外）；

3. 向已建成援外成套项目提供的零配件；

4. 援外成套项目项下产权属于援外成套项目总承包企业的施工机械、器具以及施工用周转材料、临时设施材料；

5. 按“已进口再出口”方式向生产厂家境内代理商或境内经销商采购的境外生产的援外物资；

6. 援外项目管理机构依据其有关规定认定质量具备保证条件，不需进行检验的援助物资；

7. 因对外工作需要或产品特殊等原因，可免于品质检验的其他援外物资。

三、关于社会化检验机构选定

不属于法定检验范围的物资，实施企业选定承担商品检验任务的检验机构应具备以下基本条件：

1. 在中华人民共和国境内（不含港、澳、台地区）注册，具备独立承担民事责任能力的中资机构；

2. 具备依据《中华人民共和国进出口商品检验法》从事进出口商品检验鉴定业务的许可①；

3. 具备中国合格评定国家认可委员会和省级以上质量监督部门及国家计量认证行业评审组认可的CNAS认可和CMA计量认证资质；

4. 具备ISO/IEC17020检验机构运行体系认证；

5. 应在实施援外物资检验的主要省份及主要港口设有分支机构或实验室，并承诺可在其他需实施检验检测的产地或采购地提供相应检验检测服务。

社会化检验机构选定的具体条件，由项目管理机构根据援外项目具体情况另行确定。

四、关于海关验放

援外项目实施企业应当提交援外项目任务通知函（由商务部、紧急援助部际工作机制领导小组或项目管理机构出具），办理报关验放手续。监管方式为“援外物资”（代码为3511），且免于提交出口许可证。

五、检验和验放协调工作机制

为更好地服务援外项目实施企业，做好援外物资检验和验放工作，商务部、海关总署和国家质量监督检验检疫总局（以下简称质检总局）三家单位继续保留并完善有关援外物资检验和验放协调工作机制，共同研究解决重大问题。如出现援外物资重大质量安全问题，商务部和质检总局可联合进行调查，并根据有关规定进行处罚。实施企业有逃避海关监管以及私自夹带非援外出口物资出境等重大违法违规行为的，海关各地监管部门将通过海关总署向检验及验放协调工作机制通报相关情况，并根据有关规定对违规企业进行处罚。

具体事宜请与商务部或援外项目管理机构联系。

联系电话：

对外援助司：010-85093550，国际经济合作事务局：010-68108030，中国国际经济技术交流中心：010-84000707。

十二、《关于修订市场采购贸易监管办法及其监管方式有关事宜的公告》（海关总署公告2019年第221号）

该文件于2019年12月27日发布。原文如下：

为促进市场采购贸易的健康稳定发展，规范对市场采购贸易的管理，根据《中华人民共和国海关法》《中华人民共和国进出口商品检验法》《中华人民共和国进出境动植物检疫法》《中华人民共和国食品安全法》以及其他有关法律、行政法规，现就市场采购贸易方式出口商品海关监管有关事宜公告如下：

一、市场采购贸易方式，是指在经认定的市场集聚区采购商品，由符合条件的经营者办理出口通关手续的贸易方式。

市场采购贸易方式单票报关单的货值最高限额为15万美元。

以下出口商品不适用市场采购贸易方式：

（一）国家禁止或限制出口的商品；

（二）未经市场采购商品认定体系确认的商品；

（三）贸易管制主管部门确定的其他不适用市场采购贸易方式的商品。

二、从事市场采购贸易的对外贸易经营者，应当向市场集聚区所在地商务主管部门办理市场采购贸易经营者备案登记，并按照海关相关规定在海关办理进出口货物收发货人备案。

① 进出口商品检验鉴定业务的检验许可已于2021年取消。

三、对外贸易经营者对其代理出口商品的真实性、合法性承担责任。经市场采购商品认定体系确认的商品信息应当通过市场综合管理系统与海关实现数据联网共享。对市场综合管理系统确认的商品，海关按照市场采购贸易方式实施监管。

四、每票报关单所对应的商品清单所列品种在5种以上的可以按以下方式实行简化申报：

（一）货值最大的前5种商品，按货值从高到低在出口报关单上逐项申报；

（二）其余商品以《中华人民共和国进出口税则》中“章”为单位进行归并，每“章”按价值最大商品的税号作为归并后的税号，货值、数量等也相应归并。

有下列情形之一的商品不适用简化申报：

1. 需征收出口关税的；

2. 实施检验检疫的；

3. 海关另有规定不适用简化申报的。

五、市场采购贸易出口商品应当在采购地海关申报，对于转关运输的市场采购贸易出口商品，由出境地海关负责转关运输的途中监管。

六、需在采购地实施检验检疫的市场采购贸易出口商品，其对外贸易经营者应建立合格供方、商品质量检查验收、商品溯源等管理制度，提供经营场所、仓储场所等相关信息，并在出口申报前向采购地海关提出检验检疫申请。

七、对外贸易经营者应履行产品质量主体责任，对出口市场在生产、加工、存放过程等方面有监管或官方证书要求的农产品、食品、化妆品，应符合相关法律法规规定或双边协议要求。

八、本公告中的采购地海关是指市场集聚区所在地的主管海关。

本公告中的市场集聚区是指经国家商务主管等部门认定的各类从事专业经营的商品城、专业市场和专业街。

九、市场采购海关监管方式代码为“1039”，全（简）称“市场采购”。

十、市场采购出口商品实施海关统计。

本公告事宜自发布之日起执行，海关总署2014年第54号公告、原国家质检总局2012年第31号公告同时废止。

特此公告。

十三、《海关监管作业场所（场地）设置规范》（海关总署公告2019年第68号）

该文件于2019年4月19日发布，于2021年1月7日由海关总署公告2021年第4号修改。修改后的内容如下：

海关监管作业场所（场地）设置规范

第一章　总　则

一、根据《中华人民共和国海关监管区管理暂行办法》的相关规定，制定本规范。

二、本规范的海关监管作业场所（场地）划分为：

（一）监管作业场所，包括水路运输类海关监管作业场所、公路运输类海关监管作业场所、航空运输类海关监管作业场所、铁路运输类海关监管作业场所、快递类海关监管作业场所等。

（二）集中作业场地，包括旅客通关作业场地、邮检作业场地等。

三、海关监管作业场所（场地）内的功能区划分为：

（一）口岸前置拦截作业区，包括车体及轮胎消毒场所、核生化监测处置场所、指定检疫车位、指定检疫廊桥或指定检疫机位、检疫锚地或泊位、指定检疫轨道等。具体设置要求详见《海关口岸前置拦截作业区设置规范》(附件1)。

(二）查验作业区，该功能区以查验为主，配套设置必要的储存区、暂时存放区、扣检区、技术整改区等。海关监管作业场所（场地）涉及运营进口汽车、普通食品、进口冷链食品、进境食用水生动物、进境水果、进境木材、进境粮食、进境种苗、供港澳鲜活产品、血液等特殊物品、集装箱/箱式货车承载货物等业务，以及有公路口岸客车进出境的，相应的查验作业区具体设置要求详见《海关监管作业场所（场地）查验作业区设置规范》(附件2)。

(三）检疫处理区，该功能区以检疫处理和卫生处理为主，配套设置必要的查验区、存放区等。包括进境原木检疫处理区、进境大型苗木检疫处理场等，具体设置要求详见《海关监管作业场所（场地）检疫处理区设置规范》(附件3)。

四、海关监管作业场所（场地）设置规范的适用原则：

(一）以水路、航空、铁路、公路运输方式办理货物进出境的海关监管作业场所，应当适用本规范中对应的运输方式海关监管作业场所设置规范。

(二）以快递方式办理货物进出境业务的海关监管作业场所，应当优先适用本规范中快递类海关监管作业场所设置规范。

(三）旅客通关作业场地、邮检作业场地等集中作业场地，应当适用本规范中对应的海关集中作业场地设置规范。

(四）海关监管作业场所（场地）内的功能区，应在满足上述对应海关监管作业场所（场地）设置规范要求的基础上，同时满足对应功能区的设置规范的要求。

(五）开展跨境电子商务直购进口或跨境电子商务一般出口业务的监管作业场所应按照快递类海关监管作业场所或者邮检作业场地规范设置。

五、2个及以上海关监管作业场所（场地）设置在同一区域内的，在满足海关监管要求的前提下，可以设置统一的隔离围网（墙）和通道出入卡口；同一区域内各海关监管作业场所（场地）之间应当建立隔离设施以及设置区分标识。

六、设置在同一口岸监管区内的海关监管作业场所（场地)，在满足开展海关监管作业要求的条件下，可根据实际情况共同使用有关的技术用房。

七、海关监管作业场所（场地）应建立满足海关监管要求的监控摄像头及相应系统，符合《海关监管作业场所（场地）监控摄像头设置规范》。

八、从事保税货物进出、装卸、储存、集拼、暂时存放等有关活动的作业场所，不适用本规范。

九、法律法规对有关场所、场地或区域的设置另有规定的，从其规定。

十、海关实施本规范的规定不妨碍其他部门依法履行其职责。

第二章　海关监管作业场所设置规范

第一节　水路运输类海关监管作业场所

一、封闭及卡口设置

(一）应当具有独立的封闭区域，设立高度不低于2.5米的隔离围网（墙)。

(二）凡需以公路运输方式载运货物出入海关监管作业场所的，应当建立通道出入卡口，配置符合海关监管要求的卡口控制系统和设备，并且与海关联网。

二、场地设置

(一）具有储存或者装卸、集拼、暂时存放海关监管货物的仓库或场地，配备相应设施，并且设置明显区分标识。

（二）如需实施海关查验，应当设置满足海关查验作业要求的场地，配备海关实施查验、安全防护的设备以及相应的专业操作人员。

（三）根据海关监管需要，预留大型集装箱/车辆检查设备、辐射探测设备等所需的场地和设施，自行安装且供海关使用的集装箱/车辆检查设备及辐射探测设备等应当与海关联网。

（四）具备存放海关暂不予放行货物的仓库或者场地。

（五）地面平整、硬化，无病媒生物孳生地，场地及周围环境应具备有效的防控鼠类的设施，符合国家标准《病媒生物综合管理技术规范环境治理鼠类》（GB/T31712）的相关要求。

（六）具有必要的病媒生物控制措施，具备完善的卫生管理制度（包括卫生保洁制度、货物堆放制度、病媒生物防控制度）与有效的卫生控制措施。

（七）根据海关监管需要，设置检疫处理区，用于对进出境货物、集装箱进行检疫处理。

（八）根据海关监管需要，对食品、动植物及其产品储存等，应设置专门区域。

三、场所用房

（一）根据海关监管需要，提供采样室、样品室、病媒生物和有害生物初筛鉴定室等技术用房，以及更衣室、工具室等配套设施，满足开展感官检验、取制样品、初筛鉴定及标本存放、留样存放、药品与器械存储等作业要求。

（二）根据海关卫生检疫工作需要，提供检疫查验、卫生监督、卫生处理技术用房及配套设施，满足开展医学排查、隔离留验、传染病快速监测、卫生监督采样检测、病媒生物监测与控制等作业要求。

（三）提供具备网络通讯、取暖降温、休息卫生等条件的海关备勤、办公场所。

四、信息化管理系统

（一）根据海关监管需要，配备与海关联网的信息化管理系统，能够接收海关相关指令信息，并按照海关要求实现货物进场、出场、存储状态等电子数据的传送、交换。

（二）根据海关监管需要，企业自用信息化管理系统应当向海关开放有关功能的授权。

（三）建立符合海关网络安全要求的机房或机柜，并且建立满足海关对运输工具登临检查、货物查验、场所（场地）巡查等工作要求的无线网络。

五、其他

（一）对因机械吊装、履带运输、水岸泊位、铁路轨道等因素无法实现完全封闭的海关监管作业场所，相应区域可以调整封闭设置。

（二）对不涉及货物储存及暂时存放的海关监管作业场所，在保证海关监管的条件下，可以对“二、场地设置”的要求进行相应调整。

第二节　公路运输类海关监管作业场所

一、封闭及卡口设置

（一）应当具有独立的封闭区域，设立高度不低于 2.5 米的隔离围网（墙）。

（二）建立通道出入卡口，配置符合海关监管要求的卡口控制系统和设备，并且与海关联网。

二、场地设置

（一）具有储存或者装卸、集拼、暂时存放海关监管货物的仓库或场地，配备相应设施，并且设置明显区分标识。

（二）设置符合海关要求的功能区域，设置区域标识牌，并且标识场内的通行、分流路线。

（三）如需实施海关查验，应当设置满足海关查验作业要求的场地，配备海关实施查验、安全防护的设备以及相应的专业操作人员。

（四）根据海关监管需要，预留大型集装箱/车辆检查设备、辐射探测设备等所需的场地和设施，自行安装且供海关使用的集装箱/车辆检查设备及辐射探测设备等应当与海关联网。

（五）提供存放海关暂不予放行货物的仓库或者场地。

（六）地面平整、硬化，无病媒生物孳生地，场地及周围环境应具备有效的防控鼠类的设施，符合国家标准《病媒生物综合管理技术规范环境治理鼠类》（GB/T31712）的相关要求。

（七）具有必要的病媒生物控制措施，具备完善的卫生管理制度（包括卫生保洁制度、货物堆放制度、病媒生物防控制度）与有效的卫生控制措施。

（八）根据海关监管需要，设置检疫处理区，用于对进出境货物、集装箱进行检疫处理。

（九）根据海关监管需要，对食品、动植物及其产品储存等，应设置专门区域。

三、场所用房

（一）根据海关监管需要，提供采样室、样品室、病媒生物及有害生物初筛鉴定室等技术用房，以及更衣室、工具室等配套设施，满足开展感官检验、取制样品、初筛鉴定及标本存放、留样存放、药品与器械存储等作业要求。

（二）根据海关卫生检疫工作需要，提供检疫查验、卫生监督、卫生处理技术用房及配套设施，满足开展医学排查、隔离留验、传染病快速监测、卫生监督采样检测、病媒生物监测与控制等作业要求。

（三）提供具备网络通讯、取暖降温、休息卫生等条件的海关备勤、办公场所。

四、信息化管理系统

（一）根据海关监管需要，配备与海关联网的信息化管理系统，能够接收海关相关指令信息，并按照海关要求实现货物进场、出场、存储状态等电子数据的传送、交换。

（二）根据海关监管需要，企业自用信息化管理系统应当向海关开放有关功能的授权。

（三）建立符合海关网络安全要求的机房或机柜，并且建立满足海关对运输工具登临检查、货物查验、场所巡查等工作要求的无线网络。

第三节　航空运输类海关监管作业场所

一、封闭及卡口设置

（一）应当具有独立的封闭区域，设立高度不低于2.5米的隔离围网（墙）。

（二）凡需以公路运输方式载运货物出入海关监管作业场所的，应当建立通道出入卡口，配置符合海关监管要求的卡口控制系统和设备，并且与海关联网。

二、场地设置

（一）具有储存或者装卸、集拼、暂时存放海关监管货物的仓库或场地，配备相应设施；监管货物按照进口、出口、暂不予放行等进行分类存放并隔离，设置明显区分标识。

（二）根据海关监管需要，配置非侵入式检查设备、自动传输分拣设备，并与海关联网。预留安装大型集装箱/车辆检查设备和辐射探测设备等所需的场地，自行安装且供海关使用的大型集装箱/车辆检查设备、辐射探测设备等应当与海关联网。

（三）如需实施海关查验，应当设置满足海关查验作业要求的场地，配备海关实施查验、安全防护的设备以及相应的专业操作人员。

（四）提供存放海关暂不予放行货物的仓库或者场地。

（五）地面平整、硬化，无病媒生物孳生地，场地及周围环境应具备有效的防控鼠类的设施，符合国家标准《病媒生物综合管理技术规范环境治理鼠类》（GB/T31712）的相关要求。

（六）具有必要的病媒生物控制措施，具备完善的卫生管理制度（包括卫生保洁制度、货物堆放制度、病媒生物防控制度）与有效的卫生控制措施。

（七）根据海关监管需要，设置检疫处理区，用于对进出境货物、集装箱进行检疫处理。

（八）根据海关监管需要，对食品、动植物及其产品储存等，应设置专门区域。

三、场所用房

（一）根据海关监管需要，提供采样室、样品室、病媒生物及有害生物初筛鉴定室等技术用房，以及更衣室、工具室等配套设施，满足开展感官检验、取制样品、初筛鉴定及标本存放、留样存放、药品与器械存储等作业要求。

（二）根据海关卫生检疫工作需要，提供检疫查验、卫生监督、卫生处理技术用房及配套设施，满足开展医学排查、隔离留验、传染病快速监测、卫生监督采样检测、病媒生物监测与控制等作业要求。

（三）提供具备网络通讯、取暖降温、休息卫生等条件的海关备勤、办公场所。

四、信息化管理系统

（一）根据海关监管需要，配备与海关联网的信息化管理系统，能够接收海关相关指令信息，并按照海关要求实现货物进场、出场、存储状态等电子数据的传送、交换。

（二）根据海关监管需要，企业自用信息化管理系统应当向海关开放有关功能的授权。

（三）建立符合海关网络安全要求的机房或机柜，并且建立满足海关对运输工具登临检查、货物查验、场所（场地）巡查等工作要求的无线网络。

第四节　铁路运输类海关监管作业场所

一、封闭及卡口设置

（一）应当具有独立的封闭区域，设立高度不低于2.5米的隔离围网（墙）。

对因铁路轨道因素导致隔离围网（墙）不能全封闭的，应当设置监控设施，满足海关监管要求。

（二）凡需以公路运输方式载运货物出入海关监管作业场所的，应当建立通道出入卡口，配置符合海关监管要求的卡口控制系统和设备，并且与海关联网。

二、场地设置

（一）具有储存或者装卸、集拼、暂时存放海关监管货物的仓库或场地，配备相应设施，并且设置明显区分标识。

（二）如需实施海关查验，应当设置满足海关查验作业要求的场地，配备海关实施查验、安全防护的设备以及相应的专业操作人员。

（三）根据海关监管需要，预留大型集装箱/车辆检查设备、辐射探测设备等所需的场地和设施，自行安装且供海关使用的集装箱/车辆检查设备及辐射探测设备等应当与海关联网。

（四）提供存放海关暂不予放行货物的仓库或者场地。

（五）地面平整、硬化，无病媒生物孳生地，场地及周围环境应具备有效的防控鼠类的设施，符合国家标准《病媒生物综合管理技术规范环境治理鼠类》（GB/T31712）的相关要求。

（六）具有必要的病媒生物控制措施，具备完善的卫生管理制度（包括卫生保洁制度、货物堆放制度、病媒生物防控制度）与有效的卫生控制措施。

（七）根据海关监管需要，设置检疫处理区，用于对进出境货物、集装箱进行检疫处理。

（八）根据海关监管需要，对食品、动植物及其产品储存等，应设置专门区域。

三、场所用房

（一）根据海关监管需要，提供采样室、样品室、病媒生物及有害生物初筛鉴定室等技术用房，以及更衣室、工具室等配套设施，满足开展感官检验、取制样品、初筛鉴定及标本存放、留样存放、药品与器械存储等作业要求。

（二）根据海关卫生检疫工作需要，提供检疫查验、卫生监督、卫生处理技术用房及配套设施，满足开展医学排查、隔离留验、传染病快速监测、卫生监督采样检测、病媒生物监测与控制等作业要求。

（三）提供具备网络通讯、取暖降温、休息卫生等条件的海关备勤、办公场所。

四、信息化管理系统

（一）根据海关监管需要，配备与海关联网的信息化管理系统，能够接收海关相关指令信息，并按照海关要求实现货物进场、出场、存储状态等电子数据的传送、交换。

（二）根据海关监管需要，企业自用信息化管理系统应当向海关开放有关功能的授权。

（三）建立符合海关网络安全要求的机房或机柜，并且建立满足海关对运输工具登临检查、货物查验、场所（场地）巡查等工作要求的无线网络。

第五节　快递类海关监管作业场所

一、封闭及卡口设置

（一）应当具有独立的封闭区域，设立高度不低于2.5米的隔离围网（墙）。

（二）凡需以公路运输方式载运货物出入海关监管作业场所的，应当建立通道出入卡口，配置符合海关监管要求的卡口控制系统和设备，并且与海关联网。

二、场地设置

（一）具有储存或者装卸、集拼、暂时存放海关监管货物的仓库，配备相应设施；海关监管货物按照进口、出口等进行分类存放并隔离，设置明显区分标识；放行区和未放行区应进行物理隔离。

（二）具备自动传输和分拣设备，配置可实现图像采集分析功能的检查设备，并且实现快件报关单与机检图像同屏对比功能。预留安装辐射探测等海关监管设备所需的场地，自行安装且供海关使用的设备等应当与海关联网。

（三）如需实施海关查验，应当设置满足海关查验作业要求的场地，配备海关实施查验、安全防护的设备以及相应的专业操作人员。

（四）提供存放海关暂不予放行货物的仓库或者场地。

（五）地面平整、硬化，无病媒生物孳生地，场地及周围环境应具备有效的防控鼠类的设施，符合国家标准《病媒生物综合管理技术规范环境治理鼠类》（GB/T31712）的相关要求。

（六）具有必要的病媒生物控制措施，具备完善的卫生管理制度（包括卫生保洁制度、货物堆放制度、病媒生物防控制度）与有效的卫生控制措施。

（七）根据海关监管需要，设置检疫处理区，用于对进出境货物、集装箱进行检疫处理。

（八）根据海关监管需要，对食品、动植物及其产品储存等，应设置专门区域。

三、场所用房

（一）根据海关监管需要，提供采样室、样品室、病媒生物及有害生物初筛鉴定室等技术用房，以及更衣室、工具室等配套设施，满足开展感官检验、取制样品、初筛鉴定及标本存放、留样存放、药品与器械存储等作业要求。

（二）提供具备网络通讯、取暖降温、休息卫生等条件的海关备勤、办公场所。

四、信息化管理系统

（一）根据海关监管需要，配备与海关联网的信息化管理系统，能够接收海关相关指令信息，并按照海关要求实现货物进场、出场、存储状态等电子数据的传送、交换。

（二）根据海关监管需要，企业自用信息化管理系统应当向海关开放有关功能的授权。

（三）建立符合海关网络安全要求的机房或机柜，并且建立满足海关对运输工具登临检查、货物查验、场所（场地）巡查等工作要求的无线网络。

第三章　海关集中作业场地设置规范

第一节　旅客通关作业场地

根据海关监管需要，旅客通关作业场地一般划分为现场作业区和现场办公区两个主要区域；航空口岸等旅客通关作业场地还应当根据海关监管需要设置行李先期机检区、旅客中转区和过境区。

一、现场作业区设置要求

（一）基本要求。

1. 办理旅客和行李物品监管通关手续的区域，应当相对封闭、独立，包括卫生检疫区（现场监测作业区、现场排查处置作业区）和行李物品监管区（申报区、旅客通道、查验区、处置区）。

2. 现场作业区各区域应当设置明显的标识。

3. 建立符合海关网络安全要求的机房或机柜，并且建立满足海关工作要求的无线网络。

（二）卫生检疫区设置要求。

卫生检疫区作为对进出境旅客和行李物品实施卫生检疫、核生化有害因子监测并进行相应处置的区域，应设置在口岸范围内旅客进境、出境区域的最前部。包括现场监测作业区、现场排查处置作业区和现场办公区。

1. 现场监测作业区。

（1）应当位于卫生检疫区前部，相对封闭、独立，设置划分为人员卫生检疫等候区和查验区。

（2）查验区分为红外测温区和医学巡查区，两个区域可以交叉或重叠。

（3）区内设置卫生检疫查验台、健康申报台、咨询台、进出境人员查验通道，配备体温监测设备、核生化有害因子监测设备等。

（4）各区域应当悬挂海关标识，设置明显标识。

现场监测作业区场地及业务用台、进出境人员查验通道设置具体要求详见《卫生检疫现场监测作业区场地及业务用台、人员查验通道设置规范》（附件4）。

2. 现场排查处置作业区。

（1）一般应当设置于卫生检疫区后部，设置医学排查室、（负压）隔离室、传染病病原体快速检测实验室、旅行健康室、突发卫生事件应急处置室、洗消室、应急物资储备室、独立转诊通道、流行病学调查室等专业用房。

（2）应当在口岸内预留用于发生突发公共卫生事件时，大量受染人群的临时隔离处置区域。

现场排查处置作业区专业用房设置具体要求详见《卫生检疫现场排查处置作业区专业用房设置规范》（附件5）。

（三）行李物品监管区。

1. 申报区设置要求。

申报区为旅客向海关办理行李物品申报手续的区域。申报区设置申报台，配备主动放弃箱、音视频采集及办理监管业务必需的设施、设备。

2. 识别和拦截区设置要求。

（1）根据国际通用的“红绿通道”通关模式，识别和拦截区的旅客通道应当分别设置“申报通道”、“无申报通道”及“工作人员通道”。

（2）根据海关监管需要，可以单独设置“外交、礼遇通道”。

（3）各通道应当相对封闭、相互之间隔离，便于海关监管，设置总体要求应当保持狭长，通道内配备满足海关智能识别要求的设施、设备等。

3. 查验区设置要求。

（1）查验区为海关对旅客行李物品实施查验的区域。查验区划分为旅客候检区、人体机检区、行李机检区、人工开箱查验区等，并根据海关监管需要设置工作犬查检区。

（2）查验区应当设置查验台，配备满足海关查验工作需要的设施、设备等。

4. 处置区设置要求。

（1）处置区为对查验后的行李物品进行后续处置的区域，应当配备办理监管业务必需的设施、设备等。

（2）根据实际监管需要，现场作业区内应当配置执法调查室、毒品检测室、人身检查室、印刷品音像制品审查室、征税办理室、检疫初筛鉴定室、检疫处理室、宠物检疫室、宠物留观室、工作犬休息室、易腐败截留物的暂存库（冷库）、暂不予放行物品存放仓库、禁止进境物截留存放仓库、贵重物品保管仓库等业务用房。

5. 有旅客行李托运业务的口岸，核生化有害因子监测并进行相应处置的区域应设置在行李物品监管区，并预留相关辐射探测设备的安装场地。

二、现场办公区设置要求

（一）应当根据海关监管工作需要，设置办公室、会议室、更衣室、监控指挥室、设备间、备勤室、机房等。

（二）现场办公用房的面积和位置应当考虑监管业务的需求，满足通风、照明、卫生、网络通讯、取暖降温等需要，并具备防辐射、隔音等条件。

三、其他要求

（一）场地设置应当布局科学、大小适宜，便于旅客和行李物品通关，便于海关安装和使用监管设施、设备。因场地面积客观条件限制、卫生检疫区与行李物品监管区毗邻等情况，可根据海关监管要求适当进行区域整合。

（二）海关旅客通道与口岸边检通道之间应当预留纵深缓冲区，在缓冲区内悬挂统一设计的海关标识，设置法规公告栏或电子公告屏。

（三）航空口岸等旅客通关作业场地根据海关监管需要应当设置先期机检区，具备满足安装、使用先期机检设备的场地、电源、网络以及配套设施等条件，并设置集中审图室等先期机检业务用房。

（四）在出境实行开放式布局的航空口岸等旅客通关作业场地，根据海关监管需要，应配备具有远程审图和操控的行李系统和五级安检系统，并配备相应的网络、设备，实时、准确提供出境旅客托运行李电子信息。

（五）航空口岸等旅客通关作业场地根据海关监管需要应当设置旅客中转区、过境区的，应当参照本设置要求配置海关现场作业区和现场办公区。配备相应的网络、设备，实时、准确提供中转旅客航程信息及托运行李电子信息。

第二节　邮检作业场地

根据海关对邮递物品监管业务和作业流程的需要，邮检作业场地划分为海关现场作业区和海关现场办公区两个主要区域。邮政企业应当按照本规范建设满足海关监管需要的作业场地，并承担相应的安全管理职责。邮检作业场地的设置应当布局合理，流程顺畅，便于海关安装和使用监管设施、设备，并按口岸存储场地卫生监督相关要求设置。

一、现场作业区设置要求

（一）基本设置要求。

1. 现场作业区为海关对进出境邮递物品实施监管和办理相关手续的区域，包括邮件申报区、海关查验作业区、海关处置区等。

2. 现场作业区应当相对独立、封闭，设置明显的标识。如以围网（墙）隔离，高度一般不低于

2.5米。各作业功能区应当设置明显的标识。

3. 凡需以公路运输方式载运货物出入邮检作业场地的，应当建立通道出入卡口，配置符合海关监管要求的卡口控制系统和设备，并且与海关联网。

（二）申报区设置要求。

邮件申报区的设置应当便于海关监管，方便收寄件人办理手续。

（三）机检设备。

1. 具备自动传输和分拣设备，配置可实现图像采集分析功能的检查设备。根据海关监管需要，具备申报信息与机检图像同屏对比功能。

2. 根据海关监管需要，预留安装辐射探测等海关监管设备所需的场地，自行安装且供海关使用的设备等应当与海关联网。

（四）查验作业区设置要求。

海关查验作业区为海关对邮递物品实施查验的区域。根据实际工作需要，查验区应当配置满足海关查验工作需要的设施、设备等，并能够实现海关对邮件的分流检查。

（五）处置区设置要求。

海关处置区用于对查验后的邮件进行后续处置。设置各类留存邮件仓库及需要进行鉴定、隔离、检疫处理等后续处理的场地及设施、设备等。

（六）其他设置要求。

1. 邮检作业场地内不得存放非进出境邮件。国际邮件的进口处理区、出口处理区应当单独设立。未办结海关手续的国际邮件应当按待申报、待查验、待处置、已放行等分区存放，各区域之间应当进行物理隔离，并设置明显标识。

2. 根据海关监管需要，海关现场作业区内配套设置集中审图室、智能审图室、人工开拆查验室、毒品快速检测室、核生化爆防护监测设备存放室、海关工作犬舍、暂存邮件仓库、收件人待办仓库、侵权邮件仓库、隔离检疫仓库、检疫鉴定初筛室、印刷品音像制品审查室、核生化爆隔离室、药剂器械室、设备间等业务用房及符合消毒除害要求的检疫处理区。

3. 根据海关监管需要，现场作业区出入口应当配置门禁系统或保安人员。非工作人员不得进入海关现场作业区。邮政企业等人员因公进出海关现场作业区应当凭有效证件，并接受海关对其携带物品的监管查验。

二、现场办公区设置要求

应当提供具备网络通讯、取暖降温、休息卫生等条件的海关备勤、办公场所。

三、其他要求

（一）应当配备与海关联网的信息化作业系统，按照海关邮件信息化管理系统的要求实现邮件电子信息的传送、交换，确保满足海关对进出境邮递物品进行有效监管的实际需要。

（二）建立符合海关网络安全要求的机房或机柜，并且建立满足海关对货物查验、场所（场地）巡查等工作要求的无线网络。

附件：1. 海关口岸前置拦截作业区设置规范

2. 海关监管作业场所（场地）查验作业区设置规范

3. 海关监管作业场所（场地）检疫处理区设置规范

4. 卫生检疫现场监测作业区场地及业务用台、人员查验通道设置规范

5. 卫生检疫现场排查处置作业区专业用房设置规范

附件 1

海关口岸前置拦截作业区设置规范

第一章　总体要求

一、口岸前置拦截作业区应当设置在口岸国门一线的监管作业场所（场地）内，配备相应设施设备，设置明显区分标识。

二、海关在口岸前置拦截作业区对涉及安全准入等需进行拦截处置的进境货物、物品、运输工具、人员，实施前置预防性检疫处理（含检疫处理监管）、前置辐射探测、先期机检等顺势及非侵入的探测和处置作业。

三、根据口岸实际情况和前置拦截作业要求，水运、航空、铁路、公路口岸前置拦截作业区应当设置运输工具登临检疫/检查区、核生化处置区、人工检查作业区、检疫处理区、暂存区（库）及技术用房等功能区域，并根据海关监管需要建设先期机检作业区。

对于因口岸客观条件限制，无法独立设置功能区的，可结合口岸实际情况统筹建设功能区域，满足海关前置拦截作业需求。

四、口岸前置拦截作业区应当集中设置，对于因口岸监管区的面积、口岸原有设置布局等客观因素限制无法集中设置的，可结合口岸或监管区的实际情况，合理设置功能区，组合形成口岸前置拦截作业区。

五、具备口岸功能的海关特殊监管区应当根据其口岸类型，按照本规范的要求设置口岸前置拦截作业区。

第二章　水运口岸前置拦截作业区

一、场地建设

（一）地面平整、硬化，无病媒生物孳生地，场地及周围环境应当具备有效的防控鼠类设施。

（二）应当设置功能区域标识牌，并且标识场内的通行、分流路线。

（三）根据海关监管需要，设置运输工具、集装箱、货物的消毒通道。

二、功能区域设置

（一）登轮检疫/检查区。基于指定泊位或检疫锚地，配备海关实施登临检疫/检查、防爆、核生化监测、卫生监督、病媒监测、反恐的设施及安全防护设备，配套相应技术用房。

（二）核生化处置区。设置用于发现有核辐射超标、有害生化因子的运输工具、集装箱、货物及发现危化品包装破损的隔离处置区，配备满足相应作业要求设施及人员防护设备，配套相关技术用房。

（三）先期机检作业区。根据海关监管需要，预留大型集装箱/车辆检查设备、辐射探测设备所需的场地，自行安装且供海关使用的集装箱/车辆检查设备、辐射探测设备应当与海关联网。

（四）人工检查作业区。如需实施海关查验，应当设置满足海关查验作业要求的场地，配备海关实施查验、安全防护的设备以及相应的专业操作人员。用于集装箱查验的场地，还应当满足集装箱/箱式货车承载货物查验区设置规范的要求。

（五）检疫处理区。用于对发现染疫嫌疑或检疫性有害生物的运输工具、集装箱、货物等进行检疫处理。配备消毒、除虫、除污和废弃物处理设施，配套相关技术用房。

（六）暂存区（库）。提供存放海关暂不予放行、待进一步检验检查货物的仓库或场地。

三、网络及卡口建设

（一）根据海关监管需要，铺设网络，满足海关作业和管理系统的接入需求；建立满足海关作业需求的无线网络，带宽不低于100M。

（二）根据海关监管需要，配备与海关联网的信息化管理系统，能够按照海关要求实现电子数据的传送、交换，企业自用信息化管理系统应当向海关开放有关功能的授权。

（三）根据海关监管需要，建立通道出入卡口，配置符合海关监管要求的卡口控制系统和设备，并且与海关联网。

四、其他

（一）配备供电及应急供电设施，满足查验作业照明、视频监控、大型集装箱车辆检查设备、辐射探测设备等的供电要求。

（二）安装照明设备，保障查验人员能对货物的铭牌、标识及状态进行清晰识辨别，并满足对查验过程实施全程视频监控和清晰录证的照明要求。

（三）提供具备网络通讯、取暖降温、休息卫生等条件的海关备勤、办公场所。

第三章　公路口岸前置拦截作业区

一、场地建设

（一）地面平整、硬化，无病媒生物孳生地，场地及周围环境应具备有效的防控鼠类设施。

（二）应当设置功能区域标识牌，并且标识场内的通行、分流路线。

（三）应当设置公路消毒通道/轮胎消毒池，配备相应设施设备，配套相关技术用房。

二、功能区域设置

（一）登临检疫/检查区。基于指定车位，配备海关实施登临检疫/检查、防爆、核生化监测、卫生监督、病媒监测、反恐的设施及安全防护设备，配套相应技术用房。

（二）核生化处置区。应当设置用于发现有核辐射超标、有害生化因子的运输工具、集装箱、货物及发现危化品包装破损的隔离处置区/车位，配备满足相应作业要求设施及人员防护设备，配套相关技术用房。

（三）先期作业机检区。根据海关监管需要，预留大型集装箱/车辆检查设备、辐射探测设备所需的场地，自行安装且供海关使用的大型集装箱/车辆检查设备、辐射探测设备应当与海关联网。

（四）人工检查作业区。如需实施海关查验，应当设置满足海关查验作业要求的场地，配备海关实施查验、安全防护的设备以及相应的专业操作人员。用于集装箱查验的场地，还应当满足集装箱/箱式货车承载货物查验区设置规范的要求。

（五）检疫处理区/车位。用于对发现染疫嫌疑或检疫性有害生物的运输工具、集装箱、货物等进行检疫处理，配备消毒、除虫、除污和废弃物处理设施，配套相关技术用房。

（六）暂存区（库）。提供存放海关暂不予放行、待进一步检验检查货物的仓库或场地。

三、网络及卡口建设

（一）根据海关监管需要，铺设网络，满足海关作业和管理系统的接入需求；建立满足海关作业需求的无线网络，带宽不低于100M。

（二）根据海关监管需要，配备与海关联网的信息化管理系统，能够按照海关要求实现电子数据的传送、交换，企业自用信息化管理系统应当向海关开放有关功能的授权。

（三）根据海关监管需要，建立通道出入卡口，配置符合海关监管要求的卡口控制系统和设备，并且与海关联网。

四、其他

（一）配备供电及应急供电设施，满足查验作业照明、视频监控、大型集装箱车辆检查设备、辐射探测设备等的供电要求。

（二）安装照明设备，保障查验人员能对货物的铭牌、标识及状态进行清晰识辨别，并满足对查验过程实施全程视频监控和清晰录证的照明要求。

（三）提供海关备勤、办公用房，具备网络通讯、取暖降温、休息卫生等条件。

第四章　航空口岸前置拦截作业区

一、场地建设

（一）地面平整、硬化，无病媒生物孳生地，场地及周围环境应具备有效的防控鼠类设施。

（二）应当设置功能区域标识牌，并且标识场内的通行、分流路线。

（三）根据海关监管需要，设置运输工具、航空专用集装箱、货物、物品的消毒通道。

二、功能区域设置

（一）登机检疫/检查区。基于指定机位，配备海关实施登临检疫/检查、防爆、核生化监测、卫生监督、病媒监测、反恐的设施及安全防护设备，配套相应技术用房。

（二）核生化处置区。应当设置用于发现有核辐射超标、有害生化因子的运输工具、航空专用集装箱、货物、物品及发现危化品包装破损的隔离处置区，配备满足相应作业要求设施及人员防护设备，配套相关技术用房。

（三）先期机检作业区。根据海关监管需要，配置非侵入式检查设备、自动传输分拣设备，预留辐射探测设备等所需的场地，自行安装且供海关使用的辐射探测设备等应当与海关联网。

（四）人工检查作业区。如需实施海关查验，应当设置满足海关查验作业要求的场地，配备海关实施查验、安全防护的设备以及相应的专业操作人员。

（五）检疫处理区。用于对发现染疫嫌疑或检疫性有害生物的运输工具、航空专用集装箱、货物等进行检疫处理，配备消毒、除虫、除污和废弃物处理设施，配套相关技术用房。

（六）暂存区（库）。提供存放海关暂不予放行、待进一步检验检查货物的仓库或场地。

三、网络及卡口建设

（一）根据海关监管需要，铺设网络，满足海关作业和管理系统的接入需求；建立满足海关作业需求的无线网络，带宽不低于100M。

（二）根据海关监管需要，配备与海关联网的信息化管理系统，能够按照海关要求实现电子数据的传送、交换，企业自用信息化管理系统应当向海关开放有关功能的授权。

（三）根据海关监管需要，建立通道出入卡口，配置符合海关监管要求的卡口控制系统和设备，并且与海关联网。

四、其他

（一）配备供电及应急供电设施，满足查验作业照明、视频监控、非侵入式检查设备、辐射探测设备等的供电要求。

（二）安装照明设备，保障查验人员能对货物的铭牌、标识及状态进行清晰识辨别，并满足对查验过程实施全程视频监控和清晰录证的照明要求。

（三）提供具备网络通讯、取暖降温、休息卫生等条件的海关备勤、办公场所。

第五章　铁路口岸前置拦截作业区

一、功能区域设置

（一）登临检疫/检查区。基于指定轨道，或在进境轨道前端、查车场和到发线位置指定相应场地，设置喷洒消毒设施，配备海关实施登临检疫/检查、防爆、核生化监测、卫生监督、病媒监测、反恐的设施及安全防护设备，配套相应技术用房。

（二）核生化处置区。应当设置用于发现有核辐射超标或有害生化因子的运输工具、集装箱、货物等实施隔离处置的区域，配备满足相应作业要求设施及人员防护设备，配套相关技术用房。

（三）先期作业机检区。根据海关监管需要，预留大型集装箱检查设备、门户式辐射探测设备等所需的场地，自行安装且供海关使用的大型集装箱检查设备、门户式辐射探测设备等应当与海关联网。

（四）人工检查作业区。如需实施海关查验，应当设置满足海关查验作业要求的场地，配备海关实施查验、安全防护的设备以及相应的专业操作人员。

（五）检疫处理区。用于对发现染疫嫌疑或检疫性有害生物的运输工具、集装箱、货物等进行检疫处理。配备消毒、除虫、除污和废弃物处理设施，配套相关技术用房。

（六）暂存区（库）。提供存放海关暂不予放行、待进一步检验检查货物的仓库或场地。

二、网络及卡口建设

（一）根据海关监管需要，铺设网络，满足海关作业和管理系统的接入需求；建立满足海关作业需求的无线网络，带宽不低于100M。

（二）根据海关监管需要，配备与海关联网的信息化管理系统，能够按照海关要求实现电子数据的传送、交换，企业自用信息化管理系统应当向海关开放有关功能的授权。

（三）根据海关监管需要，建立通道出入卡口，配置符合海关监管要求的卡口控制系统和设备，并且与海关联网。

三、其他

（一）配备供电及应急供电设施，满足查验作业照明、视频监控、大型集装箱车辆检查设备、辐射探测设备等的供电要求。

（二）安装照明设备，保障查验人员能对货物的铭牌、标识及状态进行清晰识辨别，并满足对查验过程实施全程视频监控和清晰录证的照明要求。

（三）提供具备网络通讯、取暖降温、休息卫生等条件的海关备勤、办公场所。

附件2

海关监管作业场所（场地）查验作业区设置规范

第一章　进口汽车查验区

一、查验区设置

（一）查验区为海关对进口汽车进行检验的工作区域，应分为候检区、检测区、合格停放区、不合格停放区等区域，不同的区域应设立相应的标识，各区域规划布局应适应汽车整车进口检验工作流程及技术条件，并配套监管仓库等设施。

（二）查验区应当具有实施检验检测一体化的电子检验软硬件条件；提供满足现场查验业务用房、办公设备、交通工具和必要的附属设施。

（三）应当设置候检区，不少于10个车位；合格停放区不少于10个车位；不合格停放区不少于30个车位，且不合格停放区域应当相对独立。

（四）应当设置用于存放需实施退运、销毁、扣押以及待进一步检验的汽车整车监管仓库，并应当相对独立，符合相关监管要求。

（五）应当设置检测区，满足汽车检测相应技术条件。

（六）检测区应当设置检测车间、检测线、地沟、试车道路、驻车坡道等设施。

1. 检测车间的长度、宽度和高度应适应承检车型检测的需要，并方便承检车辆进入和驶出；应通风、防雨，并设置排（换）气装置和排水装置，并有温度、湿度、大气压力测量装置；路面的承载能力应适应承检车型的轴荷要求，行车路面纵向和横向坡度应不大于0.1%，平整度应不大于2.0‰。在滚筒反力式制动检验台工位或平板制动检验台前、后，对于10吨（含）以上级检测线6米内和3吨级检测线3米内的行车地面，其附着系数应不小于0.7，平板式制动检验台工位除外。

2. 检测线应当布置在检测车间内，并按检验流程合理分布。出入口应设引车道和必要的交通标识以及安全防护装置等。

3. 地沟的长度应当与承检车型相适应，并设置通行通道及照明装置。地沟边缘应设置防止车辆跌入地沟的安全防护装置。

4. 试车道路的承载能力需适应承检车型的轴荷要求，试验车道应铺设平坦、清洁、干燥、硬实的水泥或沥青路面并设有规范的交通标识标线，路面附着系数应不小于0.7。

5. 用于驻车制动性能检验的驻车坡道，坡度分别为15%和20%，轮胎与路面间的附着系数不小于0.7，坡道的长度应当比承检车型的最大轴距长1米，宽度应当比承检车型的最大宽度宽1米。参照相关标准采用符合规定的驻车制动检测设备检验时，可不构建驻车坡道。

二、暂存区设置

（一）暂存区是进口汽车在口岸临时存放的区域。暂存区的面积应与检测业务量相适应，不得与试车道路和行车道路等设施共用。

（二）暂存区应当具有封闭管理的硬件条件；地面平整且经过硬化处理，地面抗压强度应满足存储车辆空载承压要求；设置消防、安全、照明设备；符合口岸进出境货物存储场地卫生监督管理要求。

第二章　普通食品查验区

一、查验区设置

（一）查验区查验场周边3公里范围内不得有畜禽等动物养殖场、屠宰加工厂、兽医院、动物交易市场等动物疫病传播高风险场所，周围50米内不得有有害气体、烟尘、粉尘、放射性物质及其他扩散性污染源，查验场区所在沿边口岸毗邻的境外地区不得为《中华人民共和国进境动物检疫疫病名录》的一类动物疫病的疫区。

（二）查验区内应当建有查验平台、暂不予放行货物存放仓库以及从事食品检验检疫的技术用房。在查验区的下风位置，建有废弃物暂存设施，应相对封闭且不易泄露，同时应便于清洗和消毒。

（三）查验平台应当相对封闭，配备遮盖封闭设施，墙体材料及建造应满足安全、保温要求。顶部结构应采用防水性能好、有利排水的材料或者构件建设，一般应设置不小于2%的采光带。地面应平整、坚固、耐磨、防滑，用耐腐蚀的无毒材料修建，不渗水、不积水、无裂缝、易于清洗消毒并保持清洁，地面排水的坡度应为1%~2%。查验平台应设立固定的货物包装、标签、标识整改区域，并与其他区域相对隔离。

（四）配置移动查验工作台及查验工具，满足对食品查验作业需求。

（五）场地内无病媒生物孳生地，查验场地应具备有效的防鼠、防虫设施。查验区域上方的照明设施应装有防护罩。

二、查验区技术用房

（一）技术用房应配备满足无菌采样要求的采样室，采样室应设置取制样工作台，配置采样用切割机、分样器等采样工具。

（二）采样室内单独设置无菌取样间，配备无菌取样设施、设备；配备空气消毒、产品外包装消毒等设备；配置样品分区存放设施；设置工作台。

（三）配置空调，室内温度保持夏季22℃~26℃，冬季16℃~24℃，室内相对湿度保持夏季40%~80%，冬季30%~60%。

第三章　进口冷链食品查验区

进口冷链食品查验区适用于进口肉类产品、冰鲜水产品、进口冷冻水产品、肠衣等动物产品的查验，原则上应设置在进境口岸监管区内。该类查验区应首先满足普通食品查验区要求，同时满足以下要求：

一、查验区设置

（一）查验平台配备有制冷设备及自动温控设施，温度应控制在12℃以下，应当设有温度自动记录装置，平台靠近门洞处应当配备非水银温度计，并应经过校准。紧邻查验平台应建有储存冷库。

（二）查验平台和技术用房建新风系统，能有效净化有害异味气体，满足整体作业环境需求。新风系统应由送风系统和排风系统组成，可实现室内正压或负压状态并可调节，防止外界污染物与查验产品交叉污染，疫情应急处置时保持负压状态。

（三）冰鲜水产品查验区域还应设置便于去冰水和加冰的设施。冰鲜产品查验区域和技术用房可设于冷藏库内。

（四）肠衣产品查验区域应当与其他产品查验区域隔离，区域内应设置便于冷冻肠衣解冻且便于清洗消毒的水槽，同时应配备盛放肠衣产品的耐高盐腐蚀的容器以及对容器防疫消毒的设施设备。

二、查验区技术用房

（一）技术用房原则上应紧邻查验平台，应按照工作流程合理设置，能保障人流和物流完全分开，地面和墙面应便于清洗消毒。

（二）技术用房至少包括样品预处理室、感官检验室、采样室、样品存储室、防疫应急处置室、应急设备存放室、药械存放室、设施设备清洗消毒室、信息设备机房或具有集合以上功能的房间。设有与技术用房相连接的更衣室、卫生间，设施和布局不得对产品造成污染。用于肠衣等高盐食品检验检疫的设施设备必须能够耐受盐的腐蚀。

（三）配备供水装置，设置带有水槽的工作台，配备药剂存储柜、工具柜及防护设备存放柜，配备消毒喷洒设施，满足查验过程对作业场地防疫消毒和紧急防疫处置的需求。

（四）冷链食品采样室还应设置带有水槽的取制样工作台，配备锯骨机等设备。应配备样品暂存、留样存放用房。

（五）根据产品性质分区存放，配置冷冻冰柜、冷藏冰箱等样品存放设施。

（六）用于对查验废弃物品的无害化处理，设置带有水槽的工作台，配置大型高压灭菌锅等无害化处理设备。

三、冷链食品储存库

（一）冷链食品储存库原则上应当设置在进境口岸监管区范围内，交通运输便利，并具备方便搬运的运作空间，库容量具备一定规模。

（二）冷库区域周围无污染，符合环保要求，路面平整、不积水且无裸露的地面。

（三）冷库内地面用防滑、坚固、不透水、耐腐蚀的无毒材料修建，地面平坦、无积水并保持清洁；墙壁、天花板使用无毒、浅色、防水、防霉、不脱落、易于清洗的材料修建；库房密封，有防虫、防鼠、防霉设施。

（四）冷链食品储存库按存储温度分为冷藏库和冷冻库，冷冻库库房温度应当达到-18℃以下；冷藏库库房温度应当达到4℃以下，有特殊温度要求的还应设立特殊的存储场所。

（五）冷库内保持无污垢、无异味，环境卫生整洁，布局合理，不得存放有碍卫生的物品，保持过道整洁，不准放置障碍物品；不同种类产品应分库存放，防止串味和交叉污染；库房应定期消毒，定期除霜。

（六）冷库应当设有温度自动记录装置，库内应当配备非水银温度计，并经过校准。

四、其他要求

（一）应当至少配备2名熟悉海关法规和标准要求的食品安全员，负责查验区内的食品安全管理工作。

（二）应当建立满足海关监管要求的管理制度，包括出入库管理、防疫消毒管理、温度监测、视频档案管理、废弃物管理、食品安全防护、异常报告等管理制度。

（三）应当建立重大动物疫病、重大食品安全事件等突发事件的应急处理方案。

第四章　进境食用水生动物查验区

进境食用水生动物查验区应当设立在口岸监管区范围内，具备防风防雨的查验场地、采样场所及检疫处理等配套设施设备，并满足以下要求：

一、场地设置

（一）查验场地面积应当与进境食用水生动物数量、批次相适应。

（二）温度、光照、通风应当满足进境食用水生动物现场查验的要求。

（三）采样场所应当配置采样工作台、消毒池以及必要的临床检查和采样工器具，如：解剖工具、不锈钢盘、手套、照相机、充氧设备、消毒设施设备、冷藏冰箱、保温送样箱、冰袋等。

（四）应当配置必要的查验设备，如：铲车、操作台、通风设备、防疫消毒设施、木包装拆卸和取样工具等。

（五）应当配置必要的防疫消毒药剂、器械及存放设施，具有经检验检疫机构认可的防疫消毒人员。

（六）供排水、供电、照明、安全防护、防虫防鼠设施齐全。

（七）具备死亡水生动物的暂存场所和相配套的设施设备。

二、扣检场

（一）扣检场应当设在查验区所在地海关管辖区域内。

（二）扣检场周边卫生环境良好，与周围物理隔离，无污染源；具备供水、供电条件，满足海关扣检查验要求。

（三）扣检场存放池数量、容量应满足扣检需求。存放池独立供排水、标识清楚，具有供氧、调温、调节盐度等水生动物生存条件，并采取有效的防逃逸措施。

（四）具备对食用水生动物应分区、分池存放的条件；各区、池内使用的工具器具应清晰标识并区分。

（五）配备专业技术人员，对扣检食用水生动物进行管理，记录扣检情况，包括食用水生动物存活、死亡和处理情况等，有关记录应至少保存6个月。

（六）制定相关管理制度，包括日常管理制度、卫生防疫制度、异常死亡报告制度、进/出场及流向登记制度、检疫处理制度等。

第五章　进境水果查验区

进境水果查验区应当设立在口岸监管区范围内，并满足以下要求：

一、场地设置

（一）布局、面积、物流运输满足进境水果查验需求。

（二）供排水、供电、照明、安全防护、消防设施齐全，周边5公里范围内没有果园。

（三）建立进境水果相关安全卫生管理制度，如：水果查验场地和冷库管理制度、水果查验、存放等环节的防疫制度、水果溯源管理制度、重大疫情报告及应急处置制度、破果烂果和不合格木质包装处理制度、外来有害生物监测和防控制度等。

（四）配备熟悉水果检验检疫要求和海关相关法律法规的业务管理人员。

（五）进境水果查验区应当开展外来有害生物监测。

二、查验区设置

（一）应当设立查验区、扣箱区等查验功能区，各区域布局、面积、环境、光线满足进境水果需求。

（二）水果由集装箱、箱式货车装运的，应当建设满足水果现场查验的专用平台。

（三）开箱查验现场配备防止有害生物逃逸的设施，以确保开箱查验环境相对封闭。

（四）配置满足水果检验检疫需要的掏箱装卸设备，如叉车、掏箱工具、木包装拆卸取样工具、衡器等设备。

（五）配置集中收集破果、烂果的密闭设施设备。

（六）配置必要的水果检疫工具及器材、有害生物鉴定仪器设备、必要的检疫处理药剂及器械，具有远离生活、办公区域的检疫处理药械存放库房，并能确保其安全。

三、查验区技术用房

查验现场应当设有查验室、初筛鉴定室、样品存放室等配套设施。初筛鉴定室应明确划分养虫观察或生物安全饲养的功能区域。

四、检疫处理设施

具备满足水果除害处理需求的熏蒸库或冷处理库，或其他经海关认可的检疫处理设施。

（一）熏蒸处理设施。

1. 容积不小于70立方米（空港根据业务量可适当调整库容），具有良好的密封效果。。

2. 配置温度控制、监测系统，可实时记录库内温度。

3. 配置适合水果熏蒸的气体循环系统，保证投药后熏蒸剂气体在较短时间内均匀分布。

4. 配置熏蒸剂浓度检测系统，可实时记录库内熏蒸剂浓度。

5. 配置必要的检疫处理药剂及器械，具有远离生活、办公区域的检疫处理药械存放库房，并能确保其安全。

6. 配置自动投药系统。

7. 配置熏蒸药剂安全浓度监测报警装置，测量精度不低于$0.004g/m^3$（1ppm）。

（二）冷处理设施。

1. 冷处理设施符合相关标准且具有能使果实中心温度最低达到和维持在-1℃的制冷设备。

2. 应当配备足够数量的果温探针，探针应在-3.0℃到+3.0℃之间，精确到±0.15℃，至少每小时记录一次温度。

3. 具有集成的温度记录设备，能够打印输出识别每个探针、时间和温度并注明记录仪的结果。

（三）销毁设施。

口岸所在地海关辖区内应当具有经海关认可的、具有资质的销毁处理单位，或者在查验场地范围内配套建有水果销毁设施，如独立焚烧炉、粉碎机等，符合环保、消防等部门的建设要求，其处理能力应满足日常的进境水果检验检疫业务需要。

五、监管冷库

（一）有独立的满足进境水果检验检疫业务需要的监管冷库。

（二）冷库的调温能力应当满足不同水果储存温度要求。

（三）冷库内安装温湿度传感器，库外设有温湿度监控系统，能实现温湿度数据计算机自动记录、储存，可随时打印历史记录，同时具备温湿度异常状况报警装置。

第六章　进境木材查验区

进境木材（主要包括已经境外检疫处理的原木、板材等）查验区应当设立在口岸监管区范围内，并满足以下要求：

一、场地设置

（一）区域布局合理，实施封闭管理，与居民区保持安全距离，至少500米以上。

（二）周围1000米以内无成片树林，尤其是无适宜林木有害生物定殖的寄主植物。

（三）木材堆存及查验场地地面平整；木材处理场地硬化，无可见缝隙。供电供水、排水、消防设施齐全。

（四）配套建设进境木材检疫查验区的检疫办公、实验用房，保障日常办公和初筛鉴定工作。

二、查验区设置

（一）具备木材堆存、装卸、查验、检疫处理等功能，并能够防止查验过程中有害生物逃逸。

（二）按照功能设置配备木材检疫堆存及查验场地、木材检疫处理场地、下脚料存放场地等，场地区域划分清晰，并有醒目的区域标识及堆场管理、防疫制度标识。

三、查验及检疫处理设施

（一）配备进境木材检疫查验设施，包括木材现场查验设施和取样设备。通过集装箱或者汽车、火车装运的还应配备开箱、掏箱和落地查验必需的机械设备。

（二）配备进境木材防疫设施，包括防疫处理药品、药械和疫情监测设备等。

（三）配备与木材进口量相适应的熏蒸处理、热处理或者其他检疫处理方式的设施设备。

四、防疫要求

（一）建立完善的防疫管理体系。

（二）配备与进境木材检疫工作量相适应的专业技术人员。

（三）配套建设进境木材检疫查验区的检疫办公、实验用房，保障日常办公和初筛鉴定工作。

（四）具备残渣、土壤、树皮等无害化处理能力。

（五）配备用于有害生物监测的设施和器具，以开展外来有害生物监测和诱捕。

第七章　进境粮食查验区

进境粮食查验区应当设立在口岸监管区范围内，并满足以下要求：

一、场地设置

（一）区域布局合理，与外界及生活区相对隔离，周边1公里范围内没有种植与进境粮食种类相同的粮食作物。

（二）地面平整、硬化，无裸露土壤，整洁卫生。供电供水、排水设施齐全，具备防火等消防安全条件。

（三）建立进境粮食接卸、运输、储存等环节防疫管理制度，建立防疫安全领导机构，配备经海关认可的防疫安全人员。

二、查验区设置

（一）应当具备进境粮食固定的靠泊接卸区域，海运口岸散装粮食日接卸能力不低于8000吨（木薯干不低于2000吨），海运集装箱或陆运口岸接卸能力与粮食进境量相适应。

（二）应当具备与粮食进境量相适应的口岸专用粮食仓库或换装堆放场所（限木薯干和集装箱装运的粮食），并符合国家相关粮食储藏标准等技术规范要求。

（三）集装箱、汽车、火车装运的还应当配备开箱、掏箱和落地查验必需的防疫隔离场所及机械设备。

（四）应当具备装卸粮食的密闭、防撒漏运输工具和撒漏物收集清理存放的设施及设备，如挡防漏布、吸尘车等。如使用车辆运输的，装卸场所出入口应配备对车体进行清洁的专用设施。

三、防疫要求

（一）应当具备进境粮食撒漏物及下脚料专门存储场所及焚烧炉等必要的除害处理设施。每批粮食接卸、运输、储存后，应对运输工具及相关场所进行彻底清扫或消毒，并对收集的撒漏物等进行无害化处理。

（二）应当配备疫情监测、防除等必要的设施设备，配备常用的杀虫、除草、消毒药剂及处理器械，并专库保存。应对周边地区开展定期疫情监测。

第八章　进境种苗查验区

一、查验区设置

（一）查验场地固定，布局、面积、环境、光线满足进境种苗现场查验需求。

（二）种苗由集装箱、箱式货车装运的，应建有满足种苗现场查验的专用平台。

（三）开箱查验现场配备防止有害生物逃逸的设施，以确保开箱查验环境相对封闭。

（四）配置满足种苗检验检疫需要的查验设施和取样设备。

（五）具备固定的除害处理场地、处理设施，配有常用的药剂、器械及其贮藏场所。

二、隔离检疫苗圃

进境种苗查验区应当设立在具有通过资质认可的国家、专业或地方隔离检疫苗圃 1.5 小时车程范围内，具备对进境种苗进行隔离检疫的条件。

第九章　供港澳鲜活产品查验区

一、查验区设置

（一）查验场应当为相对独立的专用区域，与外界隔离。根据海关监管需要建立通道出入卡口，配置符合海关监管要求的卡口系统并与海关联网。

（二）查验场布局、面积、环境、光线、物流等应满足相关产品的查验需求。

（三）场所设置接卸、储存、查验、处理等功能区域，配备满足货物装卸、场内运输、暂时存放、除害处理等相关设施设备。

（四）场地平整、硬化，无病媒生物孳生地，场地及周围环境应具备有效的防鼠设施。

二、信息化管理系统

（一）根据海关监管需要，配备与海关联网的信息化管理系统，能够按照海关要求实现货物相关电子数据的传送、交换。

（二）企业自用信息化管理系统应当向海关开放有关功能的授权。

（三）根据海关监管需要，建立符合海关网络安全要求的机房或机柜，建立满足海关对运输工具登临检查、货物查验、场所（场地）巡查等工作要求的无线网络。

三、其他

查验场应当建立供港澳鲜活品安全、卫生、防疫、应急处置等相关管理制度。

第十章　卫生检疫查验区

一、特殊物品查验区

特殊物品类查验区适用于微生物、人体组织、生物制品、血液及其制品等特殊物品的检疫监督管理，应当设置在口岸监管区范围内，并满足以下要求：

（一）整体要求。

1. 布局合理，具备符合低温、生物安全控制要求的查验场地、采样场所、检疫处理配套设施设备及办公场所。

2. 规划设计与特殊物品品种、数量、体积、风险等级相适应，符合生物安全的防护要求，满足特殊物品查验中可能发生的破损、渗漏、外泄导致的生物安全应急处置设施设备要求。

（二）作业区设置。

配置独立查验区域，查验区包括普通查验区、冷链查验区。

1. 普通查验区（无特殊环境要求的低风险特殊物品查验作业）。

应当独立设置，并满足整箱特殊物品掏箱摆放的要求；设置防止病媒生物逃逸、防止核生化有害因子扩散及防止其他检疫风险扩散的检疫缓冲地带，用于发现病媒生物以及其他检疫风险时做紧急处理。

2. 冷链查验区（需低温环境的低风险特殊物品的查验和高风险特殊物品包装的表观查验作业）。

（1）与其他区域物理隔离，独立封闭，有遮光设备。

（2）保持无污垢、无异味，环境卫生整洁，满足防止病媒生物、有害生物逃逸和其他检疫风险扩散要求，在对接库门上安装风帘。

（3）配备制冷设备，应保证查验区域温度控制在2–8℃内。应当设有温度自动记录装置，并应经过符合资质的计量部门予以校准并在有效期内。

（4）查验特殊物品有特殊温控要求，可单独设置与其他查验位物理隔离、封闭的查验位。

3. 具备必要的检疫处置场地。配备独立的清洗、消毒设施，废弃物集中收集装置。

（三）设施设备。

1. 查验场地配备红外低温检测设备，对含有病原微生物、毒素的特殊物品应当提供独立存放区域，粘贴生物安全警示标识，与人流量大的区域保持相对隔离，并设置相应物理屏障，限制人员进出，避免意外泄漏后造成的污染和人员伤害。满足特殊物品运输工具的临时停放要求。

2. 进境口岸查验现场不具备查验特殊物品所需安全防护条件的，特殊物品运送到符合生物安全等级条件的指定场所由海关实施查验。

3. 具备检疫处理场地、设备、设施，满足检疫处理药物、器械、设备的保存条件。

（四）场所用房。

根据海关监管需要，可提供生物安全等级相匹配的采样室。配置生物安全柜、生物安全运输箱等，满足开展采样、制样、包装送样等作业要求。

二、进出境尸体骸骨检疫查验区

（一）整体要求。

1. 应当设置在口岸监管区范围内，布局合理，具备符合低温要求的查验场地、检疫处理配套设施设备及办公场所。

2. 应当设置进出境尸体骸骨运输工具指定停放区域，配备足够的防蝇、污水收集、消毒药品投放等设施设备，供海关实施卫生控制措施，防止疫情、疫病传播。

（二）作业区设置。

1. 作业区包括检疫区、卫生处理区、隔离区和办公区。

2. 检疫区应当具备适合停放尸体骸骨的场地和设施，根据作业要求预留车辆检查设备、运输车辆或棺柩辐射探测设备等所需的场地和设施。

3. 卫生处理区应当设置在检疫区附近，具备实施卫生处理、包装更换等卫生控制措施的场地和设施设备；满足卫生处理药物、器械、设备的存放和保存条件；满足尸体、骸骨卫生处理的操作要求；并设置配药室、药品存放室、卫生处理作业准备室、卫生处理设备存放室、卫生处理作业区和污水处理设施。

4. 隔离区应当具有独立的封闭区域，并有醒目的隔离警示标识。

（三）配备专业人员。

应当配备专业操作人员配合海关实施尸体、骸骨现场查验、卫生处理及卫生检疫不合格情况下的检疫处置，应当为海关取样、检疫防疫和安全防护工作提供必要协助。

第十一章　公路口岸客车查验区

一、封闭及卡口设置

（一）应当具有独立的封闭区域，设立高度不低于2.5米的隔离围网（墙）。

（二）建立通道出入卡口，配置符合海关监管要求的卡口控制系统和设备，并且与海关联网。

二、场地设置

（一）设置符合海关要求的功能区域，设置区域标识牌，并且标识场内的通行、分流路线。

（二）设置功能完备的场内车辆退车（回程）通道。

（三）设置满足海关对车辆及车载物品检查作业要求的场地，配备海关实施查验、安全防护的设备以及相应的专业操作人员。

（四）根据海关监管需要，预留大型车辆检查设备、辐射探测设备等所需的场地和设施，自行安装且供海关使用的集装箱/车辆检查设备及辐射探测设备等应当与海关联网。

（五）提供存放海关暂不予放行车辆、暂不予放行物品的仓库或者场地。

（六）地面平整、硬化，无病媒生物孳生地，场地及周围环境应具备有效的防控鼠类的设施。

（七）根据海关监管需要，设置必要的检疫处理区。

三、信息化管理系统

（一）根据海关监管需要，配备与海关联网的信息化管理系统，能够接收海关相关指令信息，并按照海关要求实现车辆进场、出场、查验状态等电子数据的传送、交换。

（二）根据海关监管需要，企业自用信息化管理系统应当向海关开放有关功能的授权。

（三）建立符合海关网络安全要求的机房或机柜，并且建立满足海关对运输工具登临检查、货物查验、场所（场地）巡查等工作要求的无线网络。

第十二章　集装箱/箱式货车承载货物查验区

一、场地设置

（一）查验场地应是相对独立封闭的平台或者有顶棚覆盖的平整场地，配备防控鼠类设施。

（二）查验场地应当便于集装箱/厢式货车停靠，每个停靠点对应一个实施查验作业的区域，宽度应保证集装箱/箱式货车靠泊后开箱及掏箱，划线区分并按顺序编号，相邻作业区域间隔不少于1米。

（三）查验场地面积应当满足海关查验作业需求，实施查验作业的区域应满足整箱货物掏箱摆放的要求，并预留货检X光机、磅秤、查验工具柜等设备的放置区域。

（四）配备供电及应急供电设施，满足查验作业照明、视频监控、大型集装箱车辆检查设备、查验用X光机、移动式查验指挥车、查验电瓶车等设备的供电要求。

（五）安装照明设备，保障查验人员能对货物的铭牌、标识及状态进行清晰识辨别，并满足对查验过程实施全程视频监控和清晰录证的照明要求。

（六）用于集装箱/箱式货车承载的大宗散货查验的场地，其作业平台或者顶棚可根据实际查验作业特点予以调整。

二、网络建设

（一）能够接入海关作业和管理系统。

（二）在查验场地建立全覆盖的无线网络，带宽不低于 100Mb。

三、图示

附件 3

海关监管作业场所（场地）检疫处理区设置规范

第一章　进境原木检疫处理区

一、进境原木除害处理区

（一）基本要求。

1. 区域布局合理，实施封闭管理，与居民区保持安全距离，至少 1000 米以上。

2. 应当配套建有紧临场所处理区的专用原木装卸区域，处理区周边 1000 米没有成片林地，无适宜林木有害生物定殖的寄主植物。

3. 木材处理场地场地平整，硬化，雨后无积水。

4. 应当配备通过消防部门验收的消防安全设施，配备带自动报警、排气等装置的检疫除害处理专用药品和药械仓库，并符合危险化学品和消防管理规定。供电供水、排水设施齐全。

（二）功能要求。

进境原木检疫处理区分为核心处理区、检疫合格堆场。

1. 核心处理区应当满足年处理 200 万立方米木材的处理能力。检疫合格堆场面积应与年处理能力相适应。

2. 核心处理区应当为水泥地面，检疫合格堆场应为硬质地面，满足重载机械全天候作业要求。

3. 核心处理区实施封闭管理，周围应建有隔离围墙（栏），与木材专用码头之间建有专用通道。

4. 核心处理区内配套符合海关要求的处理控制室。

5. 处理设施建设应当达到进境木材处理技术指标要求，符合环保和安全生产等相关规定。

（三）处理设施技术要求。

1. 熏蒸处理。

（1）处理设施要求。采用固定设计，单个熏蒸密闭空间不大于 1500 立方米，并至少设置 2 个熏蒸药剂浓度检测点。各熏蒸密闭设施间，应布局合理，便于原木装卸和熏蒸安全操作。必要时，配备加温设备，保证整个处理过程原木表皮下 5cm 内温度不低于 5℃。

（2）处理设备要求。具备投药、汽化、循环、检测、回收、排放等功能。各项功能应实现自动操作与控制。汽化投药出口温度不低于 20℃。气体检测设备灵敏度达到 $0.1g/m^3$。

（3）熏蒸空间气体循环和气密性要求。密闭条件下，投药后 30 分钟内熏蒸气体应能实现均匀分布，各检测点之间浓度差小于等于 $5g/m^3$。投药后 2 小时药剂浓度不低于起始浓度的 75%，24 小时不低于起始浓度的 50%。

（4）熏蒸药剂重复利用和排放要求。处理设施设计应能实现熏蒸药剂重复利用，再利用率不低于 50%。尾气应适当回收，保证排放安全。通风散毒达到 $0.02g/m^3$ 以下不超过 2 小时。

（5）报警装置要求。处理区及控制室配置熏蒸药剂安全浓度监测报警装置。报警装置测量精度不低于 $0.004g/m^3$（1ppm）。

2. 水浸处理。

水浸处理过程原木应完全浸泡于水中 90 天以上。

3. 辐照处理。

原木最低吸收剂量150Gy。

4. 热处理。

中心温度至少要达到71.1℃并保持75分钟以上。

（四）其他。

1. 建立完善的防疫管理体系。

2. 配备与进境木材检疫工作量相适应的专业技术人员。

3. 配套建设进境木材检疫处理区的检疫办公、实验用房，保障日常办公和初筛鉴定工作。

4. 配有用于有害生物监测的设施和器具，以开展外来有害生物监测和诱捕。

二、进境原木检疫加工区

（一）基本要求。

1. 仅限设置在北方陆路边境口岸内。

2. 区域布局合理，与居民区保持安全距离，至少500米以上。

3. 周围1000米以内无成片树林，尤其是无适宜林木有害生物定殖的寄主植物。

4. 木材堆存场地地面平整，木材处理场地硬化；供电供水、排水、消防设施齐全。

（二）功能要求。

进境原木检疫加工区分为加工区、合格堆场。

1. 加工区实施封闭管理，周围应建有隔离围墙（栏）。

2. 加工区内配备实施加工处理的木材加工、烘干设施，并确保能够达到除害处理效果。

3. 合格堆场应为硬质地面，满足重载机械作业要求。

4. 针对加工过程中产生的下脚料配备符合要求的存放场地及处理设施。

（三）防疫要求。

1. 建立完善的防疫管理体系。

2. 配备与进境木材检疫工作量相适应的专业技术人员。

3. 配套建设进境原木检疫加工区的检疫办公、实验用房，保障日常办公和初筛鉴定工作。

4. 配备用于有害生物监测的设施和器具，以开展外来有害生物监测和诱捕。

第二章 进境大型苗木检疫处理场

一、基本要求

（一）应当设立在大型苗木隔离苗圃附近。

（二）具有完善的管理制度和防疫措施。

二、场所设置

（一）地面水泥硬化，场所周边1公里内无相关种苗及同科植物，以物理隔离措施封闭，入口设置车辆消毒设施。

（二）场所应当设有专用的现场查验区域，具有符合要求的查验设施。

（三）具备符合要求的检疫处理场地，设立根部处理区、熏蒸处理区，配备土壤处理设施、熏蒸处理设施等满足除害处理要求的相关设施。

（四）设立药剂器械存放库，同时应配备除害处理所需药剂及器械。

三、检疫处理设施

（一）根部处理设施。根据实际情况及需要，可选择符合进境大型苗木除害处理的设施，如药剂浸泡设施或自动滴灌设施。

（二）熏蒸处理设施。该设施能方便集装箱的快速进出和熏蒸剂气体的迅速均匀分布。需具备自动投药、循环、气密性检测、熏蒸气体浓度定时检测、尾气排放和实时监控等自动控制功能。

四、其他

进境大型苗木检疫处理场的半径1公里范围内，应设立外来植物疫情监测防控区域。

附件4

卫生检疫现场监测作业区场地及业务用台、人员查验通道设置规范

一、人员卫生检疫等候区是进出境人员等候体温监测、接受医学巡查、进行健康申报的区域。应当保证通风透气、光照充足。最低配置要求：从查验区最远端向外延伸计算，其面积以人员最长等候时间15分钟为前提，依照每15分钟内最大客流量乘以每名人员1平方米等候面积计算。

二、红外测温区是使用红外测温设备对进出境人员实施体温监测的区域。应覆盖进出境人员查验通道，避免阳光直射，且距离门口应有适当的缓冲距离，避免室内外温差较大引起误报警。最低配置要求：面积（m^2）=通道数×通道宽度（1.5 m）×通道长度（18 m）。

三、医学巡查区是通过医学专业人员开展巡查方式发现传染病可疑病例的区域。

四、人员卫生检疫等候区配套设施和标识标牌：

（一）引导牌：中文“前方请接受卫生检疫”，英文“Health Quarantine Ahead”；推荐规格100cm×30cm；金属或塑料材质制作；立式摆放或醒目位置贴墙、悬挂安装。

（二）公告/宣传栏：用于张贴有关公告和传染病防控政策或知识的宣传；推荐规格300cm×100cm；金属或塑料材质制作，可设置电子触摸屏；立式摆放或醒目位置贴墙、悬挂安装。

（三）告示牌：用于向旅客告知进出境卫生检疫有关事项；推荐规格为100cm×30cm；中文“如您有发热、咳嗽、腹泻等身体不适，请向海关申报”，英文“If you have any symptoms such as fever, cough, diarrhea etc., please declare to China Customs.”；中文“请脱帽缓行配合测温”，英文“Temperature monitoring, please take off your hat and walk slowly.”；金属或塑料材质制作，可设置电子触摸屏；立式摆放或醒目位置贴墙、悬挂安装。

（四）填卡台：用于张贴健康申明卡填写式样、进出境人员填写健康申明卡；Ⅰ、Ⅱ、Ⅲ级口岸必配；进出境至少各配置一个，靠墙摆放在人员卫生检疫等候区（健康申明卡填写式样可张贴在墙面）；推荐规格为长150厘米、宽80厘米、高110厘米；要求选取符合卫生、安全、环保等的材质，台面、框架与底座推荐不锈钢材质。标识放置于填卡台桌面；中文“进出境健康申明卡填写处”，英文“Health Declaration”；推荐规格为30cm×8cm；金属或塑料材质制作；横截面应是三角形柱体。

（五）等候线：用于提示进出境人员在此等候卫生检疫的指示线。Ⅰ、Ⅱ、Ⅲ级口岸必配。粘贴在进出境人员卫生检疫等候区与查验区交界处的地面上，与进出境人员查验通道方向垂直，距离红外测温仪镜头10米以上；黄色，宽度10厘米，长度覆盖所有查验通道。

五、红外测温区和医学巡查区配套设施和标识标牌：

（一）健康咨询台：用于进出境人员健康咨询，可选择设置电子触摸屏。Ⅰ、Ⅱ、Ⅲ级口岸必配。进出境至少各配置一个，放置在红外测温区。推荐规格为长150厘米、宽80厘米、高110厘米。要求选取符合卫生、安全、环保等要求的材质，台面、框架与底座均推荐不锈钢材质。标识放置于健康咨询台台面；中文“国际旅行医学咨询”、英文“International Travel Medical Consultation”；推荐规格为30cm×8cm；金属或塑料材质制作；横截面应是三角形柱体。

（二）卫生检疫查验台：用于测温设备、单兵系统、证件读卡器、一键呼叫及语音对讲等设施设备的设置及摆放，同时满足开展医学检查、健康申报、健康咨询等工作。Ⅰ、Ⅱ、Ⅲ级口岸必配。推荐规格：查验台长与宽比例为22：23.5，正面高度为135厘米，面积按口岸分级合理设置。地面与口岸现场大厅地面距离为35厘米，在查验台内部设置两级台阶，单个台阶高度为17厘米，深度

为 20 厘米。便于工作人员在查验台内形成俯视角度，从进出境人群中快速辨识人员，及时开展医学巡查工作。查验台上台面宽 30 厘米（向桌外延伸 10 厘米），下台面宽 30 厘米，上、下台面高度差为 30 厘米，下台面与查验台地面高度为 70 厘米。查验台设置在红外测温区，位于查验通道末端的正中央。

查验台最低配置数量 = 15 分钟出境或入境人员最大客流量值 ÷（60×2）

查验台标识位于查验台正前方，内容为中文“卫生检疫”、英文“Health Quarantine”，字样前加海关关徽，关徽位于左边，汉字位于右上，英文位于右下。查验台标识背景大小为 200cm×110cm。

（三）标识牌：位于进出境人员查验通道正上方。Ⅰ、Ⅱ、Ⅲ级口岸必配。中文“卫生检疫”、英文“Health Quarantine”，字样前加海关关徽。推荐规格为 150cm×50cm。金属或塑料材质制作；也可以采用电子式或灯箱式。

（四）警示标识：在醒目位置贴墙或悬挂安装；中文“监测区域请勿停留”、英文“No stopping”；推荐规格为 35cm×25cm；金属或塑料材质制作。

六、人员查验通道位于人员卫生检疫等候区正后方处，是开展进出境人员体温监测，接受健康申报，核查预防接种证书、健康证明或其它相关国际旅行卫生证件的场所。Ⅰ、Ⅱ、Ⅲ级口岸均必配。进出境人员查验通道分闸口通道和非闸口通道，通道数量的设立均以进出境人员最长等候时间 15 分钟、每名进出境人员查验时间 15 秒为前提，按照 15 分钟内出境或进出境人员最大流量值，除以常数 60 计算（即：一条通道 15 分钟内查验的出境或进境人员数量为 60 名）。通道标识包括方向指示和黄色一米等候线，金黄色，位于通道地面，各口岸根据需要配置。进出境人员查验通道（闸口通道）宽度 80~150 厘米，长度不低于 18 米；通道护栏高度为 110 厘米；通道护栏的材质要求哑光，光滑，防撞，坚硬，如不锈钢等；通道护栏设置在查验通道的前方及两侧，确保进出境人员查验通道在有效红外测温区内。进出境人员查验通道（非闸口通道）经过通道的步行时间不少于 3 秒，以确保红外测温仪有效测温距离足够长；在通道的外围须设置能将查验区与其他区隔开的物理屏障（或相关指示标识），确保进出境人员查验通道在有效红外测温区内。

七、工作人员通道最低配置数量为 1 条，宽度为 80~150 厘米，通道护栏的材质要求哑光，光滑，防撞，坚硬的材质，如不锈钢等。Ⅰ、Ⅱ、Ⅲ级口岸均必配。通道标识位于“中国海关”标识后方、工作人员进入通道前的醒目位置；中文“工作人员通道”，英文“Staff Only”；关徽和中英文横向排列，从左至右为海关关徽和“工作人员通道”中英文字样；推荐规格为 60cm×40cm；金属或塑料材质制作。

八、病例转运专用通道用于病例转运、并与其他人员通道不存在交叉污染的专用通道。Ⅰ、Ⅱ、Ⅲ级口岸均必配。最低配置数量为 1 条，宽度为 150 厘米。通道标识位于转运通道的地面或者墙面；中文“转运专用通道”，英文“Passage for Transport”；推荐规格为 60cm×40cm；如安装在墙面，金属或塑料材质制作。

九、集装箱车/客车驾驶人员查验通道即为安装了红外测温仪的集装箱车/客车通道。Ⅰ、Ⅱ、Ⅲ级陆路口岸选配。数量的设立以集装箱车/客车最长候检时间 10 分钟，每辆集装箱车/客车查验时间 10 秒为前提，按照 10 分钟内出境或进出境集装箱车/客车最大流量值，除以常数 60 计算（即：一条通道 10 分钟内查验的集装箱车/客车数量为 60 辆）。通道宽度为 500 厘米、高度 550 厘米，护栏高 110 厘米。通道要求路面平整、硬化。通道护栏位于集装箱车/客车查验通道前方两侧，用于全部车辆有序进入、通过查验通道。如无集装箱车/客车驾驶人员查验通道，驾驶人员须在指定场所接受卫生检疫。

十、小汽车驾驶人员查验通道即为安装了红外测温仪的小汽车通道。Ⅰ、Ⅱ、Ⅲ级陆路口岸选配。数量的设立以小汽车最长候检时间 10 分钟，每辆小汽车查验时间 10 秒为前提，按照 10 分钟内出境或进出境小汽车最大流量值，除以常数 60 计算（即：一条通道 10 分钟内查验的小汽车数量为

60辆）。通道宽度为500厘米、高度550厘米，护栏高110厘米。通道要求路面平整、硬化。通道护栏位于小汽车查验通道前方两侧，用于全部车辆有序进入、通过查验通道。如无小汽车驾驶人员查验通道，驾驶人员须在指定场所接受卫生检疫。

十一、其他车辆驾驶人员查验通道即为安装了红外测温仪的其他车辆通道。Ⅰ、Ⅱ、Ⅲ级陆路口岸选配。数量的设立以其他车辆最长候检时间10分钟，每辆车查验时间10秒为前提，按照10分钟内出境或进出境其他车辆最大流量值，除以常数60计算（即：一条通道10分钟内查验的其他车辆数量为60辆）。通道宽度为500厘米、高度550厘米，护栏高110厘米。通道要求路面平整、硬化。通道护栏位于其他车辆查验通道前方两侧，用于全部车辆有序进入、通过查验通道。如无其他车辆驾驶人员查验通道，驾驶人员须在指定场所接受卫生检疫。

附件5

卫生检疫现场排查处置作业区专业用房设置规范

一、口岸进出境旅检现场卫生检疫环节专业用房/区域的设置应与办公区域分开，临近旅检卫生检疫环节现场，根据不同用途而相对独立，满足传染病防控的需要，区域界限明确，且应符合我国生物安全相关要求。

二、口岸进出境旅检现场卫生检疫环节专业用房/区域的名称标识粘贴在房门或悬挂在房门边外墙。推荐规格为30cm×15cm。可采用长方形印制，金属、塑料材质制作。

三、口岸进出境旅检现场卫生检疫环节专业用房/区域的警示标识在入口等醒目位置贴墙或悬挂安装。Ⅰ、Ⅱ、Ⅲ级口岸必配。标识中文“工作区域非请勿入”，英文“Staff Only”。推荐规格为35cm×25cm。金属或塑料材质制作。

四、医学排查室（含体温复测室）用于开展体温复测、流行病学调查、医学检查、样本采集等的专业用房/区域。Ⅰ、Ⅱ、Ⅲ级口岸均必配。面积要求不低于50平方米。布局及流程应符合我国生物安全相关要求。标识中文“医学排查室”、英文“Quarantine Screening”。

五、（负压）临时留验室是用于传染病病例/疑似病例的流行病学调查、医学检查、采集样本、快速检测、转运前临时隔离以及重大疫情防控期间采取临时性卫生检疫措施的专业用房/区域。Ⅰ级口岸必配，Ⅱ级、Ⅲ级口岸选配。面积按口岸分级合理设置。位置应邻近进出境人员查验通道，便于转移传染病病例和疑似病例。应根据功能进行适当的分区，设置独立的工作人员通道和转运通道，且病人转运通道应直接连通急救车辆停车位；至少能够同时临时隔离两名病例；具备形成负压梯度的条件，布局及流程应符合我国生物安全相关要求。标识中文“（负压）临时留验室”、英文“Temporary Quarantine”。

六、传染病病原体快速检测实验室是用于传染病病原体快速检测的专业用房/区域。Ⅰ、Ⅱ、Ⅲ级口岸均必配。按口岸分级合理规划面积。Ⅰ级、Ⅱ级口岸按照生物安全二级要求进行实验室布局安排，Ⅲ级口岸至少按照生物安全一级要求进行实验室布局安排；布局及流程应符合我国生物安全相关要求。可作为功能区内设在（负压）临时留验室。标识中文“传染病病原体快速检测实验室”、英文“Rapid Test”。

七、旅行健康室是用于为进出境人员进行旅行健康咨询的专业用房/区域。Ⅰ、Ⅱ、Ⅲ级口岸均为选配。面积要求不低于30平方米。标识中文“旅行健康室”、英文“Travel Medical Consultation”。

八、突发卫生事件应急处置室是用于口岸现场发生突发卫生事件时对进出境人员及其携带物进行应急处置的专业用房/区域。Ⅰ、Ⅱ、Ⅲ级口岸均必配。按口岸分级合理规划面积。布局及流程应符合我国生物安全相关要求。标识中文“突发卫生事件应急处置室”、英文“Health Emergency”。

九、洗消室是用于对体温检测、流行病学调查、医学检查、样本采集、实验室快速检测、临时隔离留验等检疫过程中所需物品和器械等的清洗、消毒、灭菌及各类感染性废弃物的消毒、灭菌处理的专业用房/区域。Ⅰ、Ⅱ、Ⅲ级口岸均必配。面积要求不低于20平方米。应根据清洗、消毒、灭菌及相应物品和器械存放等功能进行适当的分区；布局及流程应符合我国生物安全相关要求；可作为功能区内设在（负压）临时留验室或传染病病原体快速检测实验室。标识中文“洗消室”、英文“Disinfection & Sterilization”。

十、应急物资储备室是用于储备各类生物/核与辐射/化学有害因子安全防护物资及装备、样本采集及运送器材、卫生处理药械等的专业用房/区域。Ⅰ、Ⅱ、Ⅲ级口岸均必配。面积要求不低于50平方米。需安置多个储物架，具有排风、除湿、防鼠等设备。标识中文“应急物资储备室”、英文“Emergency Supplies Storage”。

十四、《海关集约封闭式集装箱查验场地设置规范》（海关总署公告2018年第130号）

该文件于2018年10月11日发布。原文如下：

海关集约封闭式集装箱查验场地设置规范（试行）

一、总则

（一）根据《国家口岸查验基础设施建设标准》《中华人民共和国海关监管区管理暂行办法》《海关监管作业场所设置规范》，制定本规范。

（二）海关集约封闭式集装箱查验场地（以下简称“查验场地”）是指在口岸监管区内的海关监管作业场所建设的，供海关集中实施集装箱/箱式货车承载货物查验作业，符合封闭、恒温、病媒生物监控及其他防疫条件的特定场地。

（三）查验场地内分别设置普通货物查验区、机检作业区，并配套建设卫生处理区、公共卫生隔离区、暂存库（区）、专业技术用房、辅助作业区、备勤办公用房等，根据查验货物的环境需求和作业要求，设置防疫查验区、冷链查验区以及食品查验区等其他查验区等。

1. 查验区：普通货物查验区，适用于无需特殊环境和防疫要求货物的查验；防疫查验区，适用于有特殊防疫要求货物的查验；冷链查验区，适用于低温环境下、有特殊防疫要求货物的查验；机检作业区，是指设置X光机、CT机等非侵入式查验设备，进行货物机检的作业区域；其他查验区，是指根据查验场地查验货物类别、品种等，专门设立的相应货物如食品等的查验区域。

2. 暂存库（区）：是指独立封闭的用于存放暂扣、查封/扣押、待进一步检验/检疫/鉴定/整改货物的区域。

3. 专业技术用房：是指设置用于开展感官检验、初筛鉴定、标本存放、取制样品、留样存放、药品及器械存储等业务所需的用房。

4. 辅助作业区：是指对搬运车辆等设备的进行充电、保养、维修等作业，以及停放、安置作业设备的区域。

5. 备勤办公用房：是指具备网络通讯、办公、机检图像分析等条件，海关执行查验作业时备勤、办公及休息的用房。

二、主体建筑要求

（一）总体要求。

查验场地应根据当地自然气候、口岸场地特点、货物查验要求、美观牢固等因素进行设计建设。合理规划各类查验区、暂存库（区）、专业技术用房、备勤办公用房以及场内物流通道等，做到布局紧凑、合理、高效、安全，提高空间利用率。

（二）封闭设置。

查验场地应设置为独立的封闭区域，墙体材料及建造应满足安全、保温要求。顶部结构应采用防水性能好、有利排水的材料或者构件建设，一般应设置不小于2%的采光带。

（三）高度。

1. 查验场地应便于载货车辆的对接停靠、装卸作业，整体应高于地面，高度不小于1米。

2. 查验区室内净高应综合考虑货架类型、作业机械、地面荷载等因素，一般为9米。

（四）地面标准。

1. 地面应平整、耐磨、耐冲击、耐腐蚀，便于清洗，并符合防尘、防潮（水）、防滑、防静电要求。

2. 地面承重应考虑货物类别、装卸机械等因素进行设计，一般不小于3t/㎡。

（五）查验位。

1. 普通货物查验区、防疫查验区、冷链查验区及其他查验区应按照作业要求设置查验位，每个查验位应划线区分并按顺序编号，相邻作业区域间隔不少于1米。

2. 查验位的数量，应综合考虑口岸监管区的货物吞吐量、主要货物类别、发展趋势和海关查验率等要素，科学评估确定查验场地的查验货物数量，以不低于查验场地每日平均查验集装箱数的50%分别设置各查验区查验位的数量。

3. 查验位宽度应根据货物类型、货物包装、装卸机械转弯半径等进行设置，一般不小于5米，每个查验位面积不低于30平方米。

4. 每个查验位应设置对接载货车辆的库门。对接库门高度不低于3米，宽度不低于2.5米；对接库门内侧应配置手/电动两用工业提升门或卷帘门，高度与宽度应大于库门，并符合保温要求；对接库门外侧设置气密装置，并确保与集装箱/车厢对接时有效密闭。

根据查验货物的装卸作业需要，对接库门应设置升降平台或平台高度调节板，用于调整仓库平台与车辆底板高差，便于手推车辆、叉车等设备无障碍进出集装箱/车厢。

（六）室内通道。

1. 合理设置查验作业车辆（含叉车、移动查验工作台等）通行的通道。每条单向通道的宽度应不小于2.8米。

2. 以传送带方式传送货物的，应设置相应的传送通道。

（七）通风系统。

建设新风系统，能有效净化有害异味气体，满足整体作业环境需求。

新风系统应由送风系统和排风系统组成，可实现室内正压或负压状态并可调节，PM2.5有效过滤99%以上，新风量不低于$30m^3/h.p$。防疫查验区可根据查验货物的环境需求和作业要求，相应提高新风量要求，或设置独立于其他查验区的新风系统。

（八）温度与湿度。

配置中央空调，室内温度保持夏季22~26℃，冬季16~24℃；室内相对湿度保持夏季40~80%，冬季30~60%。

（九）防疫要求。

1. 查验场地及周边环境应符合查验作业货物的防疫检疫及安全要求，并配置符合相关技术要求和标准的防控鼠类等病媒生物相关设施。

2. 应设置清洗和防疫消毒、废弃物无害化处理及其他有关防疫设施设备。

3. 结合新风系统，对有特殊要求的货物，在指定区域设置空气无害化处理设施，通过正负压调节，防止外界污染物与查验产品交叉污染，疫情应急处置时保持负压状态。

（十）防火要求。

查验场地内应符合国家消防相关要求，配置自动喷水灭火等消防设备，设置疏散通道、疏散门等。

（十一）网络。

铺设带宽不低于100M的网络光纤，能够接入海关作业和管理系统，并建设数据传输速率不低于100Mbps的全覆盖无线网络，满足现场查验作业对录证视频、机检图像、照片等数据的稳定传输需求。

（十二）电力供应。

1. 配备供电，满足查验作业照明、视频监控、查验用设施设备等的供电要求；并配备工业用UPS备用电源、发电机等应急供电设施。

2. 每个查验位配置查验设备用电需要的供电插口，冷链查验区的查验为应配置满足冷链集装箱用电需要的供电插口。

（十三）照明系统。

安装照明设备，满足作业人员对货物的铭牌、标识及状态（含色泽）进行清晰识别以及对查验过程实施全程视频监控和清晰录证的照明要求。

（十四）门禁系统。

设置查验场地进出通道以及各区域之间的门禁系统，对人员、物流出入进行管理。

（十五）供排水、污水处理。

查验场地应设置供水、排水和污水处理设施，供排水管道及供排水位置设置应满足查验场地用水需求。供水水质应符合生活饮用水卫生国家标准。

有防疫要求的作业区域，还应配置污水的无害化处理设施。污水经处理后应符合国家污水综合排放标准。

（十六）建筑外围。

查验场地建筑外围空间根据作业要求设置停车位、待检区、车辆通道等附属区域。

三、作业功能区域设置

（一）普通货物查验区。

1. 设置独立的普通货物查验作业区，满足海关对无特殊环境要求货物的查验作业需求。

2. 应设置防止病媒生物逃逸、防止核生化有害因子扩散及防止其他检疫风险扩散的检疫缓冲地带，用于发现病媒生物以及其他检疫风险时做紧急处理。

3. 实施查验作业的区域应满足整箱货物掏箱摆放的要求。

4. 应集中配置查验工具、扦取样工具、叉车等设施设备，设置查验工具存放柜，并安装机检磅秤等设备。

5. 应设置人工查验台（柜台），宽度不小于1米、长度不小于3米。

6. 设置用于包装、标签、标识整改区域。

7. 设置供水装置，配备防疫消毒等设备的存放柜，满足查验过程对作业场地防疫消毒和紧急防疫处置的需求。

（二）防疫查验区。

1. 设置独立的防疫查验区，满足海关对有检疫风险和防疫要求货物的查验作业需求。

2. 与查验场地的其他区域进行物理隔离，独立封闭，满足防止病媒生物、有害生物逃逸和其他检疫风险扩散要求，排风口应设置防病媒生物、昆虫逃逸装置，在对接库门上安装风帘。

3. 查验货物有特殊环境要求的，可单独设置与其他查验位物理隔离、封闭的查验位。

4. 配置移动查验工作台及查验工器具，满足对水生动物、皮张、毛类等非食用动物产品、动物源性饲料、宠物食品、植物种苗、水果、粮谷、豆类、毛燕、中药材、预包装食品、蜂产品等不同货物的查验需求。

5. 设置用于包装、标签、标识整改区域。

6. 设置供水装置，配备防疫消毒等设备的存放柜，满足查验过程对作业场地防疫消毒和紧急防疫处置的需求。

（三）冷链货物查验区。

1. 设置独立的冷链货物查验区，满足对有低温环境、特殊防疫要求的货物查验作业需求，配备制冷设备，应保证查验区域温度控制在12℃以下。

2. 与其他区域物理隔离，独立封闭，满足防止病媒生物、有害生物逃逸和其他检疫风险扩散要求，在对接库门上安装风帘。

3. 查验货物有特殊温控要求，可单独设置与其他查验位物理隔离、封闭的查验位。

4. 配置移动查验工作台及查验工具，满足对肉类、水产等冷冻或冰鲜食品、冷冻水果、生物材料、特殊物品等查验作业需求。

5. 设置用于包装、标签、标识整改区域。

6. 设置供水装置，配备药剂存储柜、工具柜及防护设备存放柜，满足查验过程对作业场地防疫消毒和紧急防疫处置的需求。

（四）机检作业区。

1. 设置独立的机检作业区，原则上应与查验区相邻，满足海关机检作业需求。

2. 配置货检X光机、CT机等非侵入式查验设备（本作业区不含H986大型机检设备），配置实施放射性监测的设备，并与海关联网。

3. 机检作业区一般应不小于120平方米，设置待检货物堆存区域，合理规划物流通道，满足叉车等设备的运作需求。

4. 应设置人工查验台（柜台），宽度不小于1米、长度不小于3米，并配备查验工具及工具存放柜等设施设备。

（五）暂存库（区）。

1. 暂存库（区）面积应结合查验量、平均查验不合格率、暂存货物种类等因素科学设计，一般不少于500平方米。

2. 暂存库（区）应在查验区的后端独立设置，满足对暂扣、查封/扣押、待进一步检验/检疫/鉴定/整改货物的存储需求。

3. 暂存库（区）应与周围区域有物理隔离，实现全封闭管理，对货物、人员的进出进行管控。

4. 按照不同产品的储存要求设置普通货物、冷链货物和防疫货物等存储区域。有水果查验业务、需对水果等实施冷处理的，应单独设置物理隔离、封闭的冷处理库，配备足够数量的果温探针，具有集成的温度记录设备。

5. 暂存库（区）室内净高超过9米、采用立体货架存储货物的，应对地面进行超平处理。

（六）专业技术用房。

根据查验货物的环境需求和作业要求，配置相应的技术用房。

1. 技术用房原则上应紧邻防疫查验区、冷链查验区进行集中设置，便于查验作业过程中对相关货物的处置。

2. 取制样室（含样品暂存）：设置带有水槽的取制样工作台，配置采样用切割机、分样器、高压灭菌锅，采样工具等；取制样室内单独设置无菌取样间，配备无菌取样设施、设备及工具；冷冻产品无菌取样间（样品暂存、留样存放等取制样用房）：应配套设置在冷链货物查验区内；配备锯骨机、无菌取样台、空气及产品外表消毒等设备。

3. 留样存储室：根据不同样品性质分区存放，配置各类搁物架、储物盒、低温冰柜等样品存放设施；配置独立控温控湿设备，保持良好储存环境；设置工作台和物品存放柜等。

4. 感官检验室：设置带有水槽的工作台、解冻槽，配置蒸煮设备、微波炉、电子秤等设备。

5. 初筛鉴定室：设置样品前处理、形态鉴定、标本存放、鉴定书籍和文档存放等区域；配备带有水槽鉴定工作台、体视显微镜等鉴定设备及无害化处理设备。

6. 无害化处理室：用于对查验废弃物品的无害化处理，设置带有水槽的工作台，配置大型高压灭菌锅等无害化处理设备。

7. 药械存放室：用于存放防疫消毒设备，以及各类杀虫和消毒药剂等。

8. 应急设备存放室：用于存放个人辐射探测器、个人辐射剂量仪、有害气体检测报警仪等。

9. 病媒生物监测实验室用房：配备病媒生物采样、监测、检测设备等，体现显微镜等鉴定设备及无害化处理设备。

10. 其他技术用房：根据查验作业要求设置，满足海关监管需求。

（七）辅助作业区。

辅助作业区应充分利用查验场地的边角用地，面积不少于40平方米。满足查验作业设施设备供电要求，并设置合理的供电插口，配套设置维修保养工具。

（八）备勤办公用房。

设置具备网络通讯、办公、备勤、机检图像分析等条件的海关备勤、办公用房，原则上应设立于查验场地主出入口处，面积按照《党政机关办公用房建设标准》；根据海关监管需要设置业务办理大厅。

（九）卫生处理区。

海关集约封闭式集装箱查验场地附近应设立独立的卫生处理区。卫生处理区应通风良好，距离生产生活区不得少于50m，且应位于生产生活区下风向，远离水源。卫生处理区内应配套设置卫生处理药械仓库，并设立明显的警示标志，配备相应安全防护和急救用品。

（十）公共卫生隔离区。

在可行的情况下，集装箱装卸区应配备检查和隔离集装箱的设施，在查验场地一定安全距离的下风口露天空旷地带，面积按照集装箱查验业务量测算。主要功能是暂时隔离开箱、拆箱和掏箱过程中，发现病媒生物（鼠蚊蝇蜚蠊等）、核生化有害因子、禁止进境物及其他有毒有害物质的集装箱，作进一步的检疫处理和排查处置。

各作业功能区域的设施设备的配置需求参考《海关集约封闭式集装箱查验场地设施设备需求表》（见附表）。

四、视频监控系统

（一）安装具有存储功能（存储时间不少于3个月）的视频监控系统，供海关对查验场地进行全方位监控，并与海关联网，由海关主控。

（二）查验场地灯光及视频监控系统应满足24小时监控需要，保证夜间监控的清晰度；并根据海关监管需要配置具备音频采集功能的摄像头。

（三）视频监控系统应具备人脸识别、移动侦测、入侵报警功能。

（四）应对查验场地整体空间设置广角或云台摄像头，数量不少于2个，满足对区域全景监控要求。

（五）每个查验位应以对角安装的方式，至少安装2个固定摄像头，同时安装至少1个云台摄像头。摄像头视角应能监控已掏出货物的堆放情况、查验作业全过程，并满足对查验位全景监控的需要。

（六）载货车辆停靠装卸点（对接库门）附近应安装至少1个固定摄像头，同时安装至少1个云台摄像头。摄像头视角应能清晰监控车牌号、装卸作业过程，以及能清晰监控被查验集装箱的底部或箱式货车的车厢底部情况。

（七）机检作业区的待检货物堆存区域、人工查验区域应以对角安装的方式，分别至少安装2个固定摄像头；对于CT机、X光机等机检设备，应对每一台设备安装至少1个固定摄像头；机检作业区整体区域至少安装2个云台摄像头。

摄像头视角应能全方位监控机检检查、人工查验的全过程，并满足对机检作业区全景监控的需要。

（八）暂存库（区）的普通货物、冷链货物和防疫货物等存储区域，应以对角安装的方式分别至少安装2个固定摄像头，同时分别安装至少1个云台摄像头；对于因货架等设施导致遮挡的，应适当增加安装固定摄像头；暂存区库每个出入口应至少安装1个固定摄像头。

摄像头视角应能清晰监控货物的堆存、移动情况以及人员进出情况，并满足对暂存库（区）全景监控的需要。

（九）技术用房的每个房间应以对角安装的方式，分别至少安装2个固定摄像头；每个房间安装至少1个云台摄像头。

摄像头视角应能清晰监控货物检查、存储等作业的全过程。

（十）相关作业区、技术用房内的人工查验台（柜台）的正上方应设置至少1个云台摄像头，满足在查验作业过程中对查验物品的清晰监控要求。

（十一）每一条人员进出通道应安装至少1个固定摄像头，摄像头视角应能清晰监控进出人员的人脸；同时人员通道区域应安装至少1个云台摄像头，满足对通道区域全景监控的需要。

（十二）海关备勤办公用房、业务大厅应根据海关管理需要安装监控摄像头。

五、信息化管理系统

（一）配备与海关联网的信息化管理系统，配置符合海关监管要求的设备（电子读写设备、电子识别设备、电子监控设备、电子地磅等），并与海关联网，能够按照海关要求实现电子数据的传送、交换。

（二）实现对查验货物的进出存、查验作业过程等的信息化管理要求，并具备物流监控、运作调度、预警报警等中央控制功能。

（三）建立物流精确定位管理、状态全面监控信息化管理模式，实现物流运作充分利用有限查验场地空间，作业过程可追溯。

（四）建设温度控制系统，实现自动化控温、连续记录等功能。

（五）建设智能监控、防范报警系统，集成视频监控系统、物流管理系统、门禁系统、防盗报警系统等，实现对闯入、火灾、盗窃等事故和意外事件的自动报警。

附表：同表16-2，此处省略。

十五、《海关指定监管场地管理规范》（海关总署公告2021年第4号）

该规范于2019年12月23日由海关总署公告2019年第212号发布，于2021年1月7日由海关总署公告2021年第4号修改。修改后的内容如下：

海关指定监管场地管理规范

第一章　总　则

第一条　根据《海关法》、《进出境动植物检疫法》及其实施条例、《进出口商品检验法》及其实施条例、《食品安全法》及其实施条例等法律、法规的相关规定，制定本规范。

第二条 指定监管场地是指符合海关监管作业场所（场地）的设置规范，满足动植物疫病疫情防控需要，对特定进境高风险动植物及其产品实施查验、检验、检疫的监管作业场地（以下简称“指定监管场地”）。

第三条 指定监管场地包括：

（一）进境肉类指定监管场地；

（二）进境冰鲜水产品指定监管场地；

（三）进境粮食指定监管场地；

（四）进境水果指定监管场地；

（五）进境食用水生动物指定监管场地；

（六）进境植物种苗指定监管场地；

（七）进境原木指定监管场地；

（八）其他进境高风险动植物及其产品指定监管场地。

第四条 指定监管场地原则上应当设在第一进境口岸监管区内。在同一开放口岸范围内申请设立不同类型指定监管场地的，原则上应当在集中或相邻的区域内统一规划建设，设立为综合性指定监管场地，海关实行集约化监管。

第五条 拟设立指定监管场地的有关单位或企业，应当事先提请省级人民政府（以下简称“地方政府”）组织开展可行性评估和立项；地方政府牵头建立国门生物安全、食品安全保障机制和重大动物疫病、重大植物疫情、重大食品安全事件等突发事件的应急处理工作机制，以及检疫风险的联防联控制度。

第六条 申请经营指定监管场地的单位（以下简称“申请单位”）应当按照海关相关规定建设指定监管场地。

第七条 海关总署口岸监管司负责监督管理、指导协调和组织实施全国海关指定监管场地规范管理工作。

直属海关口岸监管部门负责监督管理、指导协调和组织实施本关区指定监管场地规范管理工作。

隶属海关负责实施本辖区指定监管场地日常规范管理和监督检查工作。

第八条 法律法规对有关作业场所（场地）、区域的设置另有规定的，从其规定。

第九条 海关实施本规范不妨碍其他部门依法履行其职责。

第二章 立项与评估

第十条 地方政府根据口岸发展需要，组织开展指定监管场地设立的可行性评估和立项，并统筹规划和组织建设。

地方政府经评估，认为具备设立条件的，形成立项申请，函商直属海关提出立项评估意见，直属海关初审后报海关总署审核、批复。

第十一条 指定监管场地立项材料应当包括以下内容：

（一）地方外向型经济和口岸建设的基本情况、发展规划，指定监管场地开展相关业务的市场需求，以及预期的经济效益、社会效益。

（二）地方政府制定保障进境高风险动植物及其产品检疫风险的联防联控工作制度（组织机构、能力保障、职责分工、督查督办）。

（三）指定监管场地的建设规划（建设主体、周期、资金保障、规划平面图等）。

（四）指定监管场地建设有关土地、环保、农林等评估意见。

第十二条 直属海关收到立项材料后，应当组成专家组进行初审评估，评估工作以资料审核为主，并视情开展实地验证和评估，必要时可与地方政府、申请单位沟通了解相关情况。

专家组应由海关系统内场所管理、动植检疫、食品安全专业的人员构成，必要时可聘请系统外专家。

第十三条 海关主要对以下方面进行评估：

（一）口岸对外开放情况和相关配套保障情况；

（二）海关监管能力和配套保障情况；

（三）海关实验室检测能力和配套保障情况；

（四）指定监管场地布局及必要性。

第十四条 直属海关应当根据初审评估情况，提出初审意见。

直属海关经评估认为符合海关相关规定要求的，报海关总署。

直属海关经评估认为不符合海关相关规定要求的，应当向地方政府书面反馈意见。根据地方政府的需求，直属海关可以提出相关改进意见。

第十五条 海关总署对直属海关的立项评审意见进行复审，提出批复意见，并反馈直属海关，由直属海关向地方政府反馈。

第十六条 指定监管场地应当在海关总署同意立项批复之日起2年内完成建设并向直属海关申请预验收。

逾期未向直属海关申请预验收的，该立项自动失效。

第十七条 在集中或相邻的区域内统一规划建设的不同类型指定监管场地，海关可统一组织开展验收。

第三章 直属海关预验收

第十八条 指定监管场地申请预验收时应当同时具备以下条件：

（一）指定监管场地符合海关监管作业场所（场地）的设置规范，满足动植物疫病疫情防控需要，具备对特定进境高风险动植物及其产品实施查验、检验、检疫的条件；

（二）指定监管场地主管海关的监管能力满足特定进境高风险动植物及其产品作业需求；

（三）地方政府已建立检疫风险的联防联控制度，国门生物安全、食品安全保障机制，重大动物疫病、重大植物疫情、重大食品安全事件等突发事件应急处理工作机制。

第十九条 指定监管场地具备预验收条件后，由申请单位向直属海关申请预验收，并提交以下材料：

（一）指定监管场地验收申请表（见附件）；

（二）指定监管场地验收申请表“申请须知”中列明的随附材料；

（三）其他相关资料或材料。

由法人分支机构经营的，分支机构应当取得企业法人授权。

第二十条 直属海关口岸监管部门负责牵头组织验收组开展指定监管场地的预验收工作。

验收组应当由海关系统内场所管理、动植检疫、食品安全专家或骨干构成。

第二十一条 直属海关对指定监管场地的预验收工作包括资料审核和实地验核。

书面材料审核通过的，直属海关组织验收组进行实地验核；书面材料审核不通过的，应当中止验收并告知申请单位。

第二十二条 指定监管场地的实地验核工作按以下程序开展：

（一）召开验收工作见面会，验收组公布验收工作的依据和程序，听取指定监管场地的建设情况汇报。

（二）验收组赴指定监管场地、海关实验室等场地开展实地验核。

（三）验收组内部评议，形成验收结论。

（四）召开现场反馈会，验收组反馈验收情况，给出验收结论，由验收组和申请单位签字确认。

（五）必要时，海关可提前安排进行检疫处理效果、海关监管人员能力考试等工作。

第二十三条 对通过预验收的或预验收提出的不符合项已整改完毕的，直属海关应当函请海关总署组织验收。

第四章 海关总署验收

第二十四条 海关总署口岸监管司根据直属海关预验收情况，组织验收组开展验收工作；也可视情况委托直属海关开展验收工作。

第二十五条 海关总署的验收工作，包括资料审核和实地验核。

资料审核通过的，海关总署组织验收组进行实地验核工作；资料审核不通过的，应当中止验收，由海关总署书面答复直属海关，直属海关书面答复申请单位。

第二十六条 验收组按照本规范第二十二条规定的相应程序开展指定监管场地实地验核工作。

第二十七条 验收工作完成后，验收组向海关总署提交指定监管场地验收工作报告，随附审核验收记录。

海关总署委托直属海关开展验收工作的，直属海关应将验收情况函报总署，并随附指定监管场地验收工作报告和审核验收记录。

第二十八条 通过验收的或验收提出的不符合项已整改完毕的指定监管场地，海关总署口岸监管司报请署领导批准后，将新批准的指定监管场地信息维护进指定监管场地名单，并在海关门户网站公布。

经公布的指定监管场地可正式承载特定进境高风险动植物及其产品的海关监管业务。

第五章 海关的监督管理

第二十九条 指定监管场地经营单位（以下简称“经营单位”）名称变更、指定监管场地因行政区划造成地址名称变化的，应当于变更后1个月内向直属海关报告，经直属海关核实后向海关总署报备。

第三十条 指定监管场地改扩建或新建查验场地、冷链一体化设施、技术用房等基础设施，应当事先向直属海关报备。对于影响海关监管的，直属海关应当根据实际情况暂停部分或全部的指定监管场地海关监管业务。

指定监管场地改扩建或新建项目完成后，经营单位应当向直属海关申请验收，海关按本规范的相关规定进行验收。

第三十一条 经营单位主动放弃经营指定监管场地的，应当向直属海关提出申请。

直属海关经审核确认指定监管场地内存放的海关监管货物已经全部依法处置完毕，相关海关手续已经全部办结的，应当同意其申请，并函报海关总署。

第三十二条 直属海关在日常监管中发现指定监管场地不符合海关相关监管要求的，应当责成经营单位限期整改。

情况严重的或未在限期内完成整改的，直属海关应当暂停在该指定监管场地开展海关作业，并向海关总署报备。

暂停海关作业后，指定监管场地对相关问题完成整改的，须报直属海关审核确认后，方可恢复相关海关业务，并向海关总署报备。

第三十三条 海关总署对指定监管场地采取“双随机”的方式进行年度抽核，验证指定监管场地是否持续符合海关监管要求。

年度抽核工作以书面审核为主，直属海关根据海关总署的要求，对被抽核的指定监管场地进行初审，并将其日常监管情况和初审意见函报海关总署，海关总署进行复审。必要时，海关总署组织专家组进行实地验核。

第三十四条 海关总署在年度抽核中发现指定监管场地不符合本规范要求，经评估可以限期整改的，责成经营单位限期完成整改，由直属海关负责跟踪验证，并将整改及跟踪验证情况函报海关总署。

第三十五条 海关总署根据年度抽核和海关日常监督检查情况，对指定监管场地名单实施动态管理。对存在下列情况之一的，海关总署将其从指定监管场地名单中删除，并在海关门户网站公布：

（一）指定监管场地不符合风险防控要求，造成重大动植物疫情扩散或重大食品安全事故的；

（二）指定监管场地有关食品安全或动植物疫病疫情的风险防控能力达不到本规范的要求，经整改后仍不合格的；

（三）指定监管场地被直属海关暂停开展海关作业，未在规定期限内完成整改的；

（四）在海关总署年度抽核工作中，发现指定监管场地严重不符合本规范的要求或未按照本规范第三十四条规定在规定限期内完成整改的；

（五）经营单位主动申请放弃经营指定监管场地并经海关审核同意的；

（六）指定监管场地连续2年未开展所申请的特定高风险动植物及其产品进境业务的；

（七）经营单位发生走私行为或者重大违反海关监管规定行为的；

（八）经营单位依法终止的。

第三十六条 指定监管场地有下列情况之一的，申请单位或经营单位应当重新申请立项：

（一）指定监管场地经营单位变更的；

（二）海关总署同意立项批复之日起2年内未向直属海关申请预验收的；

（三）按照本规范第三十五条的规定从指定监管场地名单中删除，停止指定监管场地运营海关业务后，拟重新开展指定监管场地海关业务的。

第六章 附 则

第三十七条 本规范自发布之日起施行。在本规范发布之前，海关制定的指定监管场地有关规定与本规范不一致的，以本规范为准。

第三十八条 自本规范发布之日起，《质检总局关于实施进境食用水生动物指定口岸制度的公告》（2016年第74号）、《质检总局关于公布第二批进境食用水生动物指定口岸名单的公告》（2017年第5号）、《质检总局关于公布全国进境食用水生动物指定口岸名单的公告》（2018年第20号）、《质检总局关于进一步规范进口肉类指定口岸管理的公告》（2015年第64号）、《质检总局关于采取进口植物种苗指定入境口岸措施的公告》（2009年第133号）、《质检总局关于规范进境粮食指定口岸措施的公告》（2014年第106号）、《质检总局关于公布进境植物种苗指定口岸和进境粮食指定口岸及查验点名单的公告》（2017年第100号）同时废止。

附件：指定监管场地验收申请表（详见海关总署网站）

十六、《关于调整进口大宗商品重量鉴定监管方式的公告》（海关总署公告2019年第159号）

该文件于2019年10月17日发布。原文如下：

为深入贯彻落实国务院“放管服”改革要求，进一步优化口岸营商环境，提高贸易便利化水平，海关总署决定对进口大宗商品重量鉴定监管方式进行优化。现就有关事项公告如下：

一、将现行由海关对进口大宗商品逐批实施重量鉴定调整为海关依企业申请实施；必要时，海关依职权实施。

二、进口大宗商品收货人或者代理人需海关出具重量证书的，向海关提出申请，海关依企业申请实施重量鉴定并出具重量证书；进口大宗商品收货人或者代理人不需要海关出具重量证书的，海关不再实施重量鉴定。

三、进口大宗商品收货人或者代理人应如实向海关申报重量，海关对申报情况实施抽查验证。

本公告自2019年11月1日起施行。

特此公告。

十七、《出入境检验检疫签证管理办法》（国质检通〔2009〕38号）

该文件于2009年1月23日发布，国家质检总局2017年第54号公告公布为有效规范性文件。原文如下：

出入境检验检疫签证管理办法

第一章　总　则

第一条　为加强出入境检验检疫签证管理，保证检验检疫签证工作质量，根据《中华人民共和国进出口商品检验法》及其实施条例、《中华人民共和国进出境动植物检疫法》及其实施条例、《中华人民共和国国境卫生检疫法》及其实施细则、《中华人民共和国食品卫生法》① 等法律法规的有关规定，制定本办法。

第二条　国家质量监督检验检疫总局（以下简称国家质检总局）统一管理全国出入境检验检疫签证工作。国家质检总局设在各地的出入境检验检疫机构（以下简称检验检疫机构）负责签证工作的实施。

第三条　出入境检验检疫签证流程一般包括受理报检（或申报）、审单、计费、收费、拟制与审签证稿、缮制与审校证单、签发证单、归档。

签证流程由检务部门统一管理。受理报检（或申报）、审单、计费、缮制与审校证单、签发证单、归档一般由检务部门负责和集中办理，收费由财务部门负责，拟制与审签证稿由施检部门负责。

第四条　按规定使用计算机业务管理系统签发的电子证单及其签证信息与纸质证单在全国检验检疫系统内等效。

第二章　受理报检和审单

第五条　受理报检人员应当按照“出入境检验检疫报检规定”② 的要求核查报检人的报检资格，并审核报检单及随附单证是否齐全和符合要求。

第六条　受理入境流向货物检验申请时，须凭电子转单信息受理报检；因特殊原因无法正常调用电子转单信息的，可按一般报检流程受理，但需在报检的“特殊要求”栏内注明入境口岸检验检疫机构签发的通关单号。

第七条　受理出境货物报检时，如发现信用证与合同不一致，应要求报检人对合同或信用证进行修改，不能修改的以信用证为准。

第八条　受理口岸查验换证申请时，应要求报检人提供出境货物换证凭条或注明“一般报检”

---

① 《中华人民共和国食品卫生法》已被《食品安全法》（2009）废止（见本书第一章第七节）。

② 《出入境检验检疫报检规定》已被《中华人民共和国海关进出口货物申报管理规定》（海关总署令第277号）废止。见本书第二章第一节。

的“出境货物换证凭单”正本。对检验检疫机构原因造成证单信息错漏的，口岸检验检疫机构应及时与产地检验检疫机构联系解决。

第九条 对信用等级高且具备电子方式传输随附单证条件的报检人，经检验检疫机构批准，可凭电子形式的随附单证受理报检。

第十条 采用电子审单的，应结合电子审单指令对报检单及随附单证进行审核。

第三章 计费和收费

第十一条 计费人员应严格按照《出入境检验检疫收费办法》等关于检验检疫收费的有关规定进行计费。

第十二条 计费人员应核实业务系统的计费结果，系统的计费结果与应收费用不符的，应人工更正。

第十三条 收费人员应按计费结果收取检验检疫费，并出具规定使用的票据。有条件的检验检疫机构可采用电子缴费方式收费。

第四章 拟制证稿与缮制证单

第一节 一般规定

第十四条 施检部门应根据检验检疫结果和合格评定标准，及时、准确地按照规定的证单种类、证单格式和证稿拟制规范拟制检验检疫证稿。

涉及品质检验的证稿应包括抽（采）样情况、检验依据、检验结果、评定意见等四项基本内容。

证稿应符合有关法律法规、进口国（或地区）对证书内容的要求以及国际贸易通行的做法，用词准确，文字通顺，符合逻辑。

第十五条 检务部门应按规定的证单种类、用途、格式和证稿内容及时缮制与审校证单，并在兽医官、授权检疫官、检疫医师、医师、授权签字人等签名后签发证单。缮制证单人员不得同时承担签发证单工作。

第十六条 检验检疫证单编号必须与报检单编号一致。同一批货物分批出具同一种证书的，在原编号后加-1、-2、-3……以示区别。

第十七条 对外签发的证单（含副本）应加盖签证印章。中英文签证印章适用于签发证书、中外文凭单以及国外关于签证的查询；检验检疫专用章适用于签发中文凭单以及国内关于签证的查询。

两页或两页以上的证单，应将相邻两页并行排列后在前页的右上角（证书编号处）与后页的左上角之间加盖骑缝章，进口国有特殊要求的从其规定。

第十八条 检验检疫证书一般由一正三副组成，其中正本对外签发，可同时向报检人提供二份副本，检验检疫机构留存一份副本。

第十九条 国外对检验检疫证书有备案要求的，由国家质检总局统一办理。

第二十条 检验检疫证单实行手签制度，分别由兽医官、授权检疫官、检疫医师、医师、授权签字人等签发。

国外官方机构对签字人有备案要求的，由备案签字人签发相应的证书。

第二节 证书文字和文本

第二十一条 检验检疫证书必须严格按照国家质检总局制定或批准的格式，分别使用英文、中文、中英文合璧签发。进口国（或地区）政府要求证书文字使用本国官方语言的，或有特定内容要求的，应视情况予以办理。

索赔证书一般使用中英文合璧签发，根据报检人需要也可使用中文签发。

第二十二条 证书一般只签发一份正本。报检人要求两份或两份以上正本的，须经检务部门负责人审批同意，并在证书备注栏内声明“本证书是×××号证书正本的重本”。

第二十三条 证书的数量、重量栏目中数字前应加限制符“＊＊”；证书的证明内容编制结束后，应在下一行中间位置打上结束符“＊＊＊＊＊＊＊＊”。

加注证明内容以外的有关项目的，应加注在证书结束符号上面。

第二十四条 进口国（或地区）有要求或用于索赔、结算等的证书，可根据需要在备注栏内加注检验检疫费金额。

第三节 证单日期和有效期

第二十五条 检验检疫证单一般应以检讫日期作为签发日期。

第二十六条 检验检疫证单的有效期不得超过检验检疫有效期。检验检疫有效期由施检部门根据国家有关规定，结合对货物的检验检疫监管情况确定。下列证单的有效期为：

“入境货物通关单”的有效期为60天。

一般报检的“出境货物换证凭单”（含电子转单方式）和“出境货物通关单”的有效期为：一般货物60天；植物和植物产品21天，北方冬季可适当延长至35天；鲜活类货物14天。

用于电讯卫生检疫的“交通工具卫生证书”的有效期为：用于船舶的12个月，用于飞机、列车的6个月。

“船舶免予卫生控制措施证书/船舶卫生控制措施证书”的有效期为6个月。

“国际旅行健康检查证明书”的有效期为12个月；“疫苗接种或预防措施国际证书”的有效时限根据疫苗的有效保护期确定。

国家质检总局对检验检疫证单有效期另有规定的从其规定。

第二十七条 检务部门签发证单，出境应在收到证稿后两个工作日、入境应在收到证稿后三个工作日内完成，特殊情况除外。

第四节 证稿的审签

第二十八条 入境货物经检验检疫合格的，其证稿由施检人员拟制并签字，部门审核人员审签。入境货物检验检疫不合格或对外签发索赔证书的，其证稿应由施检部门负责人审签。

属于以下情况的，应由施检部门报分管局领导核定：

（一）案情复杂、索赔数额较大或损失较大的；

（二）其他机构检验或收用货单位自行验收，其结果与检验检疫机构检验检疫结果相差较大的；

（三）办理异地检验检疫汇总出证，汇总签证机构需要改变原评定意见的；

（四）经检验检疫不合格，需作销毁或退运处理的。

第二十九条 出境货物经检验检疫合格，需拟制证稿的，其证稿由施检人员拟制并签字，部门审核人员核签；经检验检疫不合格的，应由施检部门负责人核签。

第三十条 现场签证的，经施检、检务部门负责人和分管局领导同意，施检人员可直接签发证单，但应及时补办核签手续。有计算机管理系统的，还应补录有关数据。

第三十一条 一份证书涉及多个施检部门的，由主施检部门拟制证稿并组织会签。

第三十二条 并批出境的货物，由施检部门核准并根据需要拟制证稿。

第五节 代签和汇总签证

第三十三条 对产地检验检疫口岸查验换证的出境货物，应报检人申请，需要在口岸更改或补充原证单的内容的，口岸检验检疫机构可凭产地检验检疫机构书面委托予以办理。

第三十四条 入境货物一批到货分拨数地的，由口岸检验检疫机构出证。特殊情况不能在口岸进行整批检验检疫的，可办理异地检验检疫手续，并由口岸检验检疫机构汇总有关检验检疫机构出具的检验检疫结果出证；口岸无到货的，由到货最多地的检验检疫机构汇总出证，如需口岸检验检疫机构出证的，应由该口岸检验检疫机构负责组织落实检验检疫和出证工作。

第三十五条 入境货物发生品质、重量或残损等问题，应根据致损原因、责任对象的不同，分别出证。因多种原因造成综合损失的变质、短重或残损，可以汇总出证，但应具体列明不同的致损原因。

第六节 更改、补充或重发证单

第三十六条 检验检疫证单发出后，报检人提出更改或补充内容的，应填写更改申请单，经检务部门审核批准后，予以办理。更改、补充涉及检验检疫内容的，还需由施检部门核准。

品名、数（重）量、包装、发货人、收货人等重要项目更改后与合同、信用证不符的，或者更改后与输入国法律法规规定不符的，均不能更改。

超过检验检疫证单有效期的，不予更改、补充或重发。

第三十七条 更改证单的，应收回原证单（含副本）。确有特殊情况不能退回的，应要求申请人书面说明理由，经法定代表人签字、加盖公章，并在指定的报纸上声明作废，经检务部门负责人审批后，方可重新签发。

第三十八条 对更改证单，能够退回原证单的，签发日期为原证签发日期；不能退回原证单的，更改后的证单（REVISION）在原证编号前加“R”，并在证单上加注“本证书/单系×××日签发的×××号证书/单的更正，原发×××号证书/单作废”，签发日期为更改证单的实际签发日期。

签发重发证单（DUPLICATE），能够退回原证单的，签发日期为原证签发日期；不能退回原证单的，在原证编号前加“D”，并在证单上加注“本证书/单系×××日签发的×××号证书/单的重本，原发×××号证书/单作废”，签发日期为重发证单的实际签发日期。

签发补充证单（SUPPLEMENT），在原编号前加“S”，并在证单上加注“本证书/单系×××日签发的×××号证书/单的补充”，签发日期为补充证单的实际签发日期。

第五章 通关与放行

第三十九条 列入实施检验检疫的进出境商品目录的进出口货物，检验检疫机构应签发“入境货物通关单”或“出境货物通关单”交由货主办理通关手续，并按有关规定实施通关单联网核查。

第四十条 入境货物由报关地检验检疫机构签发“入境货物通关单”。

由报关地检验检疫机构施检的，签发“入境货物通关单”（三联）。

需由目的地检验检疫机构施检的，签发“入境货物通关单”（四联），并及时将相关电子信息及“入境货物调离通知单”（流向联）传递给目的地检验检疫机构。通关单备注栏应注明目的地收（用）货单位的联系信息。

需实施通关前查验的入境货物，经查验合格，或经查验不合格、但可进行有效处理的，签发“入境货物通关单”；经查验不合格又无有效处理方法，需作退货或销毁处理的，签发“检验检疫处理通知书”，并书面告知海关和当事人。

第四十一条 入境货物通关后经检验检疫合格，或经检验检疫不合格、但已进行有效处理合格的，签发“入境货物检验检疫证明”，进口食品还需签发卫生证书①；不合格需作退货或销毁处理的，签发“检验检疫处理通知书”，并书面告知海关和当事人。

第四十二条 “一般报检”的出境货物经检验检疫合格的，按以下情况办理：

在本地报关的，签发“出境货物通关单”和有关证书；

在异地报关的，签发有关证书，并出具注明“一般报检”的“出境货物换证凭单”；实施电子转单的，出具“出境货物转单凭条”。报关地检验检疫机构凭“出境货物换证凭单”正本或电子转单信息受理换证申请，按规定对货物进行口岸查验，查验合格的出具“出境货物通关单”。

第四十三条 受理出口预验申请，须出具标明“预验”字样的“出境货物换证凭单”。

预验货物不得实施电子转单，须在本机构或直属检验检疫局范围内授权的机构办理一般报检手续后方可实施电子转单。

检验检疫机构不得凭标明“预验”字样的“出境货物换证凭单”换发通关单。

第四十四条 根据工作需要，可以使用换证凭单作为生产原料的检验检测报告，但须注明“原料供应”字样，并不得实施电子转单或凭以直接签发通关单。

第四十五条 分批出境的货物，经核准在“出境货物换证凭单”正本上核销本批出境货物的数量并留下复印件存档，换证凭单正本退回报检人。检务部门办理分批手续，分批核销次数不得超过换证凭单栏目数量。整批货物全部出境后收回换证凭单正本存档。

电子转单一次有效，不得分批核销。

第四十六条 出境货物经检验检疫或口岸核查货证不合格的，签发“出境货物不合格通知单”。口岸验证不合格，属于检验检疫机构证单信息错漏造成的，口岸检验检疫机构应及时与产地检验检疫机构联系解决；其他情况按有关规定办理。

第四十七条 实施电子监管等方式监管并符合快速核放条件的出境货物，可由检务部门直接签发通关单或实施电子转单。

第四十八条 对实施绿色通道、直通放行等通关便利措施的货物，按有关规定办理放行手续。

第四十九条 出入境运输工具、集装箱申报后，符合检验检疫要求的，按相关规定签发检验检疫证单予以放行。需检疫除害处理的，处理后签发检疫处理证书予以放行。

第五十条 出入境人员接受检疫查验和健康检查的，按卫生检疫的有关规定签发证明或证书。

第五十一条 尸体、棺柩、骸骨入出境，由报关地检验检疫机构签发尸体/棺柩/骸骨入出境放行证明。

第六章　空白证单、签证印章及检务档案管理

第一节　空白证单管理

第五十二条 国家质检总局统一管理检验检疫空白证单，统一确定空白证单的格式、规格、种类、证单用纸及用途，统一印制。

各种检验检疫证单（含副本）实行印刷流水号管理。

第五十三条 国家质检总局指定专门机构负责全国检验检疫空白证单的征订发放工作。负责证单征订发放的机构应建立健全征订发放的规章制度。

第五十四条 各地检验检疫机构所领用的空白证单应由检务部门统一管理，并建立空白证单的入库、保管、调拨、领用和核销等制度。

---

① 根据《关于进一步规范进口食品、化妆品检验检疫证单签发工作的公告》（质检总局公告2015年第91号，见《海关检验检疫业务实务手册——进出口食品化妆品检验检疫篇》第三章第一节）规定，对进口食品、化妆品经检验检疫合格的，或检验检疫不合格但已进行有效处理合格的签发“入境货物检验检疫证明”，不再签发“卫生证书”。

第五十五条 各地检验检疫机构必须使用规定的计算机管理系统对空白证单的入库、调拨、领用和核销等进行管理，并保存相应的管理记录。

第五十六条 各直属检验检疫局应按照国家质检总局的要求，根据本局证单使用量和业务发展的实际需要拟定空白证单订购计划，于每年的十月份统一上报国家质检总局指定的证单征订发放单位，次年五月份可根据实际使用情况增订一次。临时增订的，应提前一个月联系国家质检总局指定的证单征订发放单位。

第五十七条 各地检验检疫机构收到空白证单后，应认真核对发货清单和实物证单并及时登记入库。发现异常情况的，应及时上报国家质检总局。

第五十八条 空白证单应专人保管。存放空白证单必须设立专用库房，并应具备防火、防盗、防潮、防虫等安全措施。

第五十九条 需要领取空白证单的，应按规定登记，登记内容包括申领证单种类、编号、数量及申领人员姓名，并及时进行核销。

施检部门需要领取空白证单的，应由施检部门负责人签字，检务部门负责人批准。

第六十条 空白证单不得携带外出。确需携带外出的，应经分管局领导批准，并限定核销时间。

第六十一条 空白证单应按照国家质检总局规定的种类、格式、用途正确使用。

第六十二条 作废的空白证单不得擅自毁弃，正副本均应标明“作废”字样，及时交回。检务部门日常工作中产生的作废空白证单应及时核销；施检部门工作中产生的作废空白证单，应在规定期限内退回，由检务部门统一办理核销手续。

第六十三条 启用新的证单时，各直属检验检疫局应对相应废止的空白证单进行清查，由检务部门按规定统一集中处理，其他部门不得自行处理。

第六十四条 各地检验检疫机构应建立空白证单管理定期检查制度，定期检查空白证单的保管、使用情况。如发现丢失、毁坏等问题，应及时上报。对因丢失证单造成不良后果的要追究有关人员责任，对违法倒卖证单的，移交司法机关处理。

第六十五条 建档或对外备案所需的空白证单样本须经检务部门负责人审批同意，并加盖中英文对照的“样本（SPECIMEN）”戳记。

第二节 签证印章管理

第六十六条 国家质检总局统一管理检验检疫业务签证印章，统一确定签证印章的样式、种类、规格、材质及用途，统一制作，使用统一的印油。

第六十七条 国家质检总局根据情况指定负责全国检验检疫业务签证印章的征订发放单位。承制单位应建立健全签证印章征订发放的管理制度。

第六十八条 各地检验检疫机构所领用的签证印章应由检务部门统一管理，建立签证印章的登记、保管、领用和核销等管理制度。

第六十九条 检务部门领取的签证印章应由专人保管。存放签证印章必须设立保险柜，具备相应的安全防护措施。

第七十条 签证印章应按照国家质检总局规定的种类和用途正确使用。

签证印章不得携带外出。需现场检验检疫并签证的，应经分管局领导授权，接受检务部门的监督管理。

第七十一条 签证印章与空白证单应分开存放，分别由专人负责保管。

第七十二条 各直属检验检疫局启用或增刻签证印章的，应向国家质检总局提出申请。

第七十三条 签证印章达到使用寿命或因故障、字迹不清、变形等影响签证质量的，应停止使用，并及时向国家质检总局指定的签证印章征订发放单位申请修理或更换。更换的需交回原印章。

第七十四条 作废印章应及时上交国家质检总局指定的签证印章征订发放单位，签证印章征订发放单位应按规定对作废印章和更换的旧印章进行销毁处理。

第七十五条 各地检验检疫机构应建立签证印章管理定期检查制度，定期检查签证印章的保管、使用情况。如发现签证印章丢失、毁坏等问题，应及时上报。对造成不良后果的要追究有关人员责任，情节严重构成犯罪的，移交司法机关处理。

第三节 检务档案管理

第七十六条 检务档案应由检务部门统一管理，并建立登记、保管、查阅等制度。

第七十七条 检务档案包括报检单及所附单证、检验检疫记录、证稿、证单存档联等纸质资料、电子数据等相关原始资料。

第七十八条 施检部门完成检验检疫工作之后，应及时将检务档案资料送交检务部门，并保证档案资料的完整性和有效性。

检务部门收到施检部门送交的检务档案资料后，应审核档案资料的完整性和有效性，按规定建档。发现资料有缺失、错误或检验检疫工作流程某环节未完成的，应在补齐或纠正后归档。

第七十九条 存放检务档案必须设立专用库房，并应具备防火、防盗、防潮、防虫等安全措施。

电子数据形式的检务档案应采用适当方式保存和备份，防止电子数据被散发、盗取、遗失或损毁。

第八十条 检务档案的保管期限，一般出境检验检疫检务档案为二年；入境检验检疫检务档案为三年。电子数据应长期保存。涉及重大案件、典型案例等事项的档案，作长期或永久保存。

第八十一条 检务档案仅供检验检疫机构内部查阅，查阅纸质检务档案，应经所在部门和检务部门负责人同意。内部人员可按权限查阅电子档案；未经批准，不得复制，不得对外提供、传播或散布。

第八十二条 纸质检务档案一般应当场查阅，不得带出档案库。特殊情况确需带出的，应经分管局领导批准。

查阅检务档案时应保持档案的原始状态。纸质检务档案不得换页、抽页、插页，不得涂改、污损；电子档案不得修改、删除。

第八十三条 因司法调查需要查阅检务档案的，按照有关规定办理。

第八十四条 纸质检务档案达到保存期限的可以销毁，销毁工作按保密资料的销毁程序进行。

第八十五条 各地检验检疫机构应建立检务档案管理定期检查制度，定期检查检务档案的保管情况。如发现档案资料丢失、毁坏等问题，应及时报告，及时查处，并根据规定追究相关人员的责任。

第七章 签证人员职责

第八十六条 检务部门负责人：负责本单位及下属机构签证和证书质量管理，协调和处理涉及各业务部门的签证工作。

第八十七条 施检部门负责人：负责本部门的检验检疫证稿拟制及相应的管理工作，严格执行分级核签把关制度，保证证稿质量。

第八十八条 受理报检人员：负责审核报检单、电子报检数据和随附单证是否齐全和符合规定形式，对不符合要求的报检情况进行记录。受理报检完毕，负责将报检单及所附资料按流程规定转下一环节。

第八十九条 计费人员：负责按照计费的规定和要求准确计费。

第九十条 收费人员：负责根据计费结果收取检验检疫费，并按规定出具收费收据。

第九十一条 施检人员：负责审核所附专业单证资料是否符合检验检疫有关规定和货物实际情

况，按检验检疫规程等标准施检后填写检验检疫记录、出具检验检疫结果，并根据需要拟制证稿。出具外文证书的，应将证稿准确地译成外文。

第九十二条 施检部门核签人员：负责审核检验检疫记录、检验检疫结果和证稿等，证稿符合要求的，核签后交检务部门。

第九十三条 检务审核人员：负责审核报检单和证稿内容是否符合法律法规规定，是否与合同、信用证规定相符，译文是否正确。对不符合要求的证稿，提出修改意见或退回施检部门。

第九十四条 制证人员：负责正确使用各种证单。严格按照证稿内容缮制证单，做到排版得当、证面清晰、整洁、美观。将缮制完毕的证单及时送交审校人员。按规定做好领用证单的保管、核销。

第九十五条 审校人员：负责审核所用证单是否符合规定；证单内容是否与证稿相一致，有无错字、漏字，证面是否清晰、整洁、美观。发现有差错或不符合规定的，退回有关人员。

第九十六条 授权签字人员：负责审核证稿结果和用语是否正确、所用证单是否符合规定，与合同、信用证以及有关签证规定是否相符。审核无误后在证单上签名。

第九十七条 签发证单人员：负责对经签署的证单加盖签证印章，核实报检人已交纳检验检疫费后，办理发证手续，并将证书副本、证稿、报检单及所附资料整理成档。

第九十八条 空白证单管理人员：负责证单使用计划的制定、整理及上报工作；负责证单清点入库、建帐、分类保管、发放和核销。

第九十九条 签证印章管理人员：负责签证印章的领用、发放、保管等工作，并建立相应记录。

第一百条 检务档案管理人员：负责对完成检验检疫流程的检务档案建档、保管、调档、销毁等工作。

第八章　附　则

第一百零一条 原产地证及其他有特殊签发要求的证单，按照相关规定办理。

第一百零二条 司法鉴定业务、行政机关委托的检验鉴定业务、对外贸易合同或信用证规定由检验检疫机构出证的检验鉴定业务，以及其他委托检验和鉴定业务的签证管理，参照本办法执行。

第一百零三条 检验检疫工作人员违反本办法有关规定的，按照有关规定追究责任。

第一百零四条 本办法由国家质检总局负责解释。

第一百零五条 本办法自2009年3月1日起施行。原国家出入境检验检疫局于1999年12月17日发布的《出入境检验检疫签证管理办法》、《出入境检验检疫证单和签证印章管理规定》（国检法〔1999〕386号）同时废止。国家质检总局于2001年7月17日发布的《出入境检验检疫电子转单管理办法》（国质检〔2001〕51号）与本办法不一致的以本办法为准。

十八、《海关技术性贸易措施工作指南》（署综发〔2019〕37号）

该文于2019年2月15日发布。原文如下：

海关技术性贸易措施工作指南

1. 总则

1.1　为贯彻落实总体国家安全观，促进对外经济贸易健康发展，加强海关技术性贸易措施工作，根据有关法律和规定，制定本指南。

1.2　海关技术性贸易措施包括海关实施的技术法规、标准、合格评定程序，以及动植物检疫和食品安全措施等。

1.3　海关技术性贸易措施工作以保护人类健康和安全、保护动物或者植物的生命和健康、保护环境、防止欺诈行为、维护国家安全为目标，遵循世界贸易组织（WTO）《技术性贸易壁垒协定》（TBT 协定）和《实施卫生与植物卫生措施协定》（SPS 协定）的相关规则。

1.4 本指南适用于海关技术性贸易措施（以下简称技贸措施）工作的管理，包括信息收集、分析研判、决策处置、通报评议及磋商协调、贸易影响调查等。

1.5 海关总署综合业务司负责协调开展技贸措施工作，拟订技贸措施管理制度，组织开展技贸措施的研究与制定，组织开展贸易影响调查；牵头与相关部门的联系、沟通与协调。

海关总署国际合作司负责技贸措施的国家通报、评议和咨询工作，组织开展技贸措施国际磋商与协作。

海关总署统计分析司负责组织开展国外技贸措施动态变化的监测评估，推动服务进出口企业的信息公共服务平台建设。

海关总署各相关业务职能部门负责职责范围内技贸措施的信息收集、分析研判、决策处置和组织实施等工作。

1.6 各直属海关负责本关区技贸措施工作，开展技贸措施信息的收集、分析、报送和技贸措施的具体实施等工作。

1.7 根据技贸措施工作需要，海关总署可授权有关部门承办技贸措施的相关事务性工作。

1.8 海关总署建立统一的信息化系统，满足技贸措施工作管理需要。

2. 信息收集

2.1 海关收集进出口货物涉及人体健康和财产安全、动植物健康、食品安全、商品质量安全、环境安全、国家安全等相关信息，包括但不限于以下方面：

2.1.1 海关实施进出口查验、检验、检疫等监管信息；

2.1.2 检验检测机构报告信息；

2.1.3 境外通报召回信息、出口退运信息；

2.1.4 各级政府部门及行业协会通报信息；

2.1.5 境外政府部门通报信息；

2.1.6 生产经营者报告信息；

2.1.7 媒体舆情信息；

2.1.8 消费者投诉信息。

2.2 各直属海关应通过调研走访、调查问卷等形式，在本关区内主动收集 2.1 中各项信息，可在产业集聚区域、重点企业、重点检测机构设立信息报送点，及时收集相关信息。

鼓励各直属海关按照便利、高效的原则积极拓宽信息收集渠道。

2.3 各直属海关应对收集的信息进行初步调查核实、分析筛选和整理，经风险分析后确认需要报送海关总署的，经直属海关技贸措施管理部门相关负责人审核后及时报送海关总署对应的业务职能部门，同时抄报综合业务司及总署相关部门。

3. 分析研判

3.1 海关总署各相关业务职能部门对收集的信息进行分析研判，提出意见。

3.2 对情况复杂、潜在影响大、专业要求高、论证周期长的信息，可组织专项调查和评估。

3.3 专项调查和评估可委托相关部门、专业评估机构进行。专项调查和评估完成后，应提交书面报告。书面报告应当包括评估方法、风险等级、危害程度、影响范围和相应的策略建议等。

3.4 涉及海关总署多个业务职能部门的信息，可按照海关总署业务协调机制，由综合业务司协调开展分析研判。

4. 决策处置

4.1 根据分析研判意见和评估报告，对于需要进行专项处置的，针对不同风险程度实施相应的处置措施，包括风险关注、风险预警、实施反应措施等。

4.2 对有潜在风险、但尚不需进行风险预警和实施反应措施的，通知相关海关继续予以跟踪和评估，及时制定措施预案。

4.3 对存在的风险和损害，风险预警措施包括：

4.3.1 向相关海关发布警示通报，实施口岸布控；

4.3.2 向生产经营者、相关机构发布警示通告，提醒其及时采取风险消减措施；

4.3.3 向消费者发布警示公告，提醒消费者警惕涉及进出口产品的风险和危害，并实施控制风险和危害的强制性措施。

4.4 对存在的风险和损害，必要的反应措施包括但不限于以下内容：

4.4.1 调整企业信用等级；

4.4.2 调整监管模式；

4.4.3 责令生产经营者对存在风险和危害的进出口产品实施退运或者销毁、停止进出口、停止销售和使用或者召回；

4.4.4 按照有关法律法规的规定，对存在风险和危害的进出口产品实施查封或者扣押；

4.4.5 组织调查特定时间段中，同类产品、相关行业或者关联区域内的产品安全状况；

4.4.6 制定并实施相关技术法规、标准、合格评定程序，以及动植物检疫和食品安全措施。

4.5 海关总署可对有关措施的实施情况组织开展评估，并根据评估结果进行调整。

根据情况，可委托专业的评估机构开展评估工作。

5. 通报、评议及磋商协调

5.1 海关总署国际合作司组织协调相关业务职能部门开展技贸措施的对外通报工作。

5.2 海关总署对其他 WTO 成员按照 TBT 协定、SPS 协定等 WTO 规则通报的技贸措施，以及相关国际组织拟制（修）订的相关国际标准，组织评议，提出评议意见。

5.3 对其他 WTO 成员制定、采用或实施的，可能或已经对贸易造成影响的技贸措施，由海关总署国际合作司组织协调相关业务职能部门、直属海关研究提出处理意见并利用多双边场合进行交涉。

5.4 海关总署国际合作司、相关业务职能部门组织开展与相关国家、国际组织及有关国际机构在技贸措施领域的多双边交流与合作，组织参加相关国际会议，开展磋商协调。

6. 贸易影响调查

6.1 海关总署综合业务司组织开展国外相关技贸措施对我国产业影响的调查、分析与评估工作。

6.2 根据工作需要，海关总署相关业务职能部门、直属海关可针对国外重大技贸措施、重点出口产品、本关区受影响情况等进行专项调查，并将调查结果报送海关总署综合业务司。

6.3 海关总署组织编写国外技贸措施影响年度调查报告。

7. 监督管理

7.1 海关总署组织开展技贸措施工作监督检查，跟踪评估工作效果，通报工作进展情况。

各直属海关组织开展本关区技贸措施工作监督检查。

7.2 海关总署建立技贸措施工作专家队伍，并统筹纳入海关人才队伍建设。

7.3 技贸措施工作应当遵守国家及海关总署的保密规定。需要对外发布的信息应按照海关总署相关规定管理，任何个人、机构未经授权和批准，不得擅自发布。

8. 附则

8.1 本指南由海关总署负责解释。

8.2 本指南自发布之日起实施。

（本文发布于海关总署网站政府信息公开专栏）

十九、《海关技术规范管理办法》（署综发〔2019〕39号）

该文于2019年2月18日发布。原文如下：

海关技术规范管理办法

第一章　总　则

第一条　为加强海关技术规范管理，根据《中华人民共和国海关法》《中华人民共和国进出口商品检验法》《中华人民共和国进出境动植物检疫法》《中华人民共和国国境卫生检疫法》《中华人民共和国食品安全法》《中华人民共和国标准化法》，以及《中华人民共和国海关行业标准管理办法》等规定，制定本办法。

第二条　海关技术规范是指海关业务涉及的具有技术性要求的文件，包括但不限于查验、检验、检疫、检测、鉴定、监管等方面的程序和方法，以及适用的海关业务管理的技术性规定。

第三条　海关技术规范的编号由海关技术规范代号、年代号及顺序号组成。

第四条　海关技术规范应当根据保护人类健康和安全、保护动植物生命和健康、保护环境、防止欺诈行为、维护国家安全、依法履职的原则，由海关总署组织制定、发布并实施。

第五条　海关总署根据海关执法需要，在部门规章或规范性文件中引用相关海关技术规范，统一海关作业的技术性要求。

第六条　海关总署建立统一的信息化平台，满足海关技术规范的管理需要，并提供与海关技术规范相关的社会服务。

第二章　职责分工

第七条　海关总署综合业务部门是海关技术规范的主管部门。负责拟订海关技术规范管理制度，推进海关技术规范体系建设；组织海关技术规范的制定、发布、实施和监督检查等工作；开展与海关技术规范有关的业务协调、国际合作与交流等。

根据海关技术规范管理工作需要，海关总署综合业务部门可授权有关单位承办海关技术规范制定、发布过程中的相关事务性工作。

第八条　海关总署各职能管理部门负责本部门业务范围内海关技术规范的相关工作。包括提出海关技术规范制（修）订需求，参加海关技术规范的审查，组织相关海关技术规范的起草、实施及监督检查等。

第九条　直属海关负责本关区海关技术规范的相关工作。包括提出海关技术规范制（修）订需求，承担相关海关技术规范制（修）订工作；负责本关区海关技术规范的宣贯、培训和实施等。

第十条　海关技术规范主管部门会同海关总署各职能管理部门按照专业领域设立海关技术规范专业技术委员会（以下简称“专业委员会”），各专业委员会负责本专业领域内海关技术规范的相关工作，包括提出海关技术规范制（修）订需求；承担本专业领域海关技术规范的立项评审、草案审查和评估复审；负责本专业领域专家培训和海关技术规范的宣贯、解释等。

第三章　海关技术规范的制（修）订

第一节　立　项

第十一条　立项，是海关技术规范主管部门汇总制（修）订需求、下达制（修）订计划的过程。

第十二条　海关总署各职能管理部门、各直属海关、各专业委员会根据海关工作需要，可向海关技术规范主管部门提出制（修）订需求。

第十三条　海关技术规范主管部门组织汇总、确认和发布海关技术规范制（修）订范围，编制并下达海关技术规范制（修）订计划。

第十四条 遇有重大部署、突发事件等情况，海关技术规范主管部门可根据职能管理部门需求进行紧急立项，适当简化程序，缩短流程。

第二节 起 草

第十五条 起草，是海关技术规范制（修）订工作的承办单位组织编写海关技术规范草案的过程。

第十六条 承办单位应当成立海关技术规范起草工作组，专门负责海关技术规范的制（修）订工作。

第十七条 海关技术规范应按照《标准化工作导则》和海关技术规范的相关规则编写。

第十八条 专业委员会应跟踪本专业领域海关技术规范的起草进度，加强起草过程中的技术指导。

第三节 征求意见

第十九条 征求意见，是承办单位就海关技术规范草案发出征求意见材料、处理反馈意见并提交送审材料的过程。

第二十条 承办单位完成起草工作后，应将海关技术规范草案、编制说明等材料向海关系统和社会公开征求意见。

第二十一条 承办单位应对反馈意见进行汇总，并逐一处理。对技术指标和技术路线进行重大调整的，应修改补充后再次征求意见。

第二十二条 承办单位完成反馈意见处理后，形成海关技术规范草案送审材料，并提交海关技术规范主管部门。

第四节 审 查

第二十三条 审查，是海关技术规范主管部门对草案组织审查定稿的过程。

第二十四条 对海关技术规范草案的审查，根据技术内容、反馈意见等情况，可采用会议审查、函件审查或会议审查和函件审查组合的方式。

第二十五条 海关技术规范主管部门组织专业委员会负责相应领域草案的审查工作。专业委员会应组建审查委员会。审查委员会委员可由专业委员会成员、海关系统内相关业务专家、海关系统外同行专家和海关技术规范管理人员组成，一般不少于11人。

第二十六条 审查委员会应当进行充分讨论并作出协调一致的审查结论，形成《会议纪要》或《函审报告》，如实记录审查过程和结果。

第二十七条 海关技术规范草案通过审查的，承办单位应根据审查结论进行修改完善，在60日内形成报批材料并报送海关技术规范主管部门。

第四章 海关技术规范的发布与实施

第二十八条 海关技术规范主管部门对经过审查的报批材料进行统一编号，以海关总署公告的形式对外发布。

第二十九条 海关执法依照或者参照的海关技术规范应在相关部门规章、规范性文件中予以明确，并至少在实施之日6个月前公布；在紧急情况下，应当不迟于实施之日公布。

第三十条 海关技术规范主管部门定期组织海关技术规范实施的评估、复审等工作，对重复交叉、不衔接配套以及不适应海关业务发展需要的，会同职能管理部门作出修订、废止等处理。

第三十一条 海关总署、各直属海关、各专业委员会应加强海关技术规范的宣传、培训。

各级海关应鼓励与海关业务相关的企业事业单位在外贸生产经营活动中参考使用海关技术规范。

第三十二条 海关技术规范主管部门对制定、发布和实施工作进行监督检查，各直属海关对本关区的实施工作进行监督检查。

第五章 附 则

第三十三条 出入境检验检疫行业标准（标准代号为SN）和海关行业标准（标准代号为HS）中的海关业务标准属于海关技术规范。

第三十四条 海关技术规范管理工作所需经费纳入部门年度预算予以保障。

第三十五条 本办法由海关总署负责解释。

第三十六条 本办法自发布之日起实施。

（本文发布于海关总署网站政府信息公开专栏）

第二节｜国家质检总局公布的有效公告清单

本节以《关于公布继续有效规范性文件和废止部分规范性文件的公告》（国家质检总局公告2017年第54号）为基础，梳理出涉及检验检疫工作的有效公告类文件；因国家质检总局2018年未再发布新的继续有效规范性文件目录，本节还梳理了2017—2018年国家质检总局发布的与检验检疫工作相关的有效公告，具体情况如表13-1所示：

表13-1 国家质检总局公布的有效公告清单

序号	发文部门	文号	文件名称	发布时间	公告序号
1	发改委、国家质检总局、认监委	联合公告2016年第14号	关于发布实行能源效率标识的产品目录、基本样式及实施规则的公告	2016.6.24	795
2	发改委、国家质检总局、认监委	2016年第14号	关于发布实行能源效率标识的产品目录、基本样式及实施规则的公告①	2016.6.24	817
3	海关总署、商务部、国家质检总局	2003年第81号	关于发布中国—东盟自由贸易区原产地规则的公告	2003.12.30	17
4	海关总署、商务部、国家质检总局	2005年第67号	关于发布中国—巴基斯坦自由贸易区原产地规则的公告	2005.12.29	23
5	海关总署、商务部、国家质检总局	2008年第100号	关于发布中国—新加坡自由贸易协定原产地规则的联合公告	2008.12.31	29
6	农业部	1998年第6号令	关于禁止从哈萨克斯坦共和国进口偶蹄动物及其产品的规定②	1998.11.3	108
7	农业部	1999年第7号令	关于禁止从缅甸联邦进口偶蹄动物及其产品的规定③	1999.1.20	111
8	农业部	1999年第9号	关于禁止从以色列、巴西④、马来西亚、吉尔吉斯斯坦和阿尔及利亚进口偶蹄动物及其产品的规定	1999.3.23	117
9	农业部	1999年第11号	关于禁止从马来西亚进口猪及其产品的规定	1999.4.5	118

① 同国家质检总局公告2017年第54号内容，未做删减，以下类似重复情况同。

② 国家质检总局 农业部公告2016年第94号解除哈萨克斯坦国部分地区口蹄疫禁令；海关总署 农业农村部公告2018年第36号认可哈萨克斯坦共和国阿拉木图州等5个州为免疫无口蹄疫地区；《海关总署办公厅 农业农村部办公厅关于防止哈萨克斯坦口蹄疫传入我国的通知》（署办动植函〔2022〕4号）禁止直接或间接从哈萨克斯坦输入偶蹄动物及其相关产品；海关总署 农业农村部公告2024年第20号认可哈萨克斯坦9个州市为口蹄疫无疫区，署办动植函〔2022〕4号对于上述区域的口蹄疫禁令不再执行。海关总署公告2024年第188号允许符合相关要求的哈萨克斯坦牛皮进口。

③ 海关总署 农业农村部公告2023年第91号解除缅甸掸邦北部贵概镇部分区域口蹄疫疫情禁令。

④ 农业部 国家质检总局公告2002年第213号恢复从巴西12个州进口偶蹄动物及其产品；农业部 国家质检总局公告2005年第565号禁止直接或间接从巴西输入偶蹄动物及其产品；农业部、国家质检总局公告第918号允许巴西4个州偶蹄动物及其产品；国家质检总局 农业部公告2009年第123号解除对巴西17个地区的口蹄疫禁令。

表13-1　续1

序号	发文部门	文号	文件名称	发布时间	公告序号
10	农业部	1999 年第 17 号	关于禁止从阿根廷和意大利两国进口猪及其产品的规定	1999. 4. 5	119
11	农业部	1999 年第 19 号	关于禁止从土库曼斯坦进口偶蹄动物及其产品的规定	1999. 6. 24	126
12	农业部	1999 年第 21 号	关于禁止从土耳其、保加利亚和希腊三国进口羊和牛及其产品的规定	1999. 8. 30	131
13	农业部	1999 年第 25 号	关于禁止从伊朗、土耳其、秘鲁①和菲律宾进口偶蹄动物及其产品的规定	1999. 11. 10	137
14	农业部、外经贸部、国家出入境检验检疫局	2000 年第 114 号	关于允许自美国全境进口各种类型的小麦的公告	2000. 3. 20	142
15	农业部、外经贸部、国家出入境检验检疫局	2000 年第 115 号	关于同意美国部分州柑桔输华的公告	2000. 3. 20	143
16	农业部、国家出入境检验检疫局	2001 年第 142 号	关于取消从乌拉圭东岸共和国进口偶蹄动物及其产品的禁止措施的公告	2001. 2. 21	158
17	农业部、国家出入境检验检疫局	2001 年第 143 号	关于防止疯牛病传入我国的公告②	2001. 3. 1	160
18	农业部、国家出入境检验检疫局	2001 年第 144 号	关于防止疯牛病和痒病传入我国的公告	2001. 3. 1	159

① 海关总署 农业农村部公告 2024 年第 159 号解除秘鲁口蹄疫禁令。

② 牛血液制品、生物材料、非食用动物产品和部分国家牛肉、宠物食品进口禁令被解除，相关公告如下：

农业部 国家质检总局公告 2004 年第 407 号取消下列产品的禁止进口措施：牛精液、牛胚胎（出口国须证明胚胎符合国际胚胎移植协会的规定）、无蛋白油脂（不含有蛋白成分且不溶性杂质含量不超过 0. 15%）及其产品、骨制磷酸氢钙（不含蛋白或油脂）、完全由皮革或皮张加工的工业用明胶和胶原、照相用明胶、非反刍动物源性饲料及产品（出口国家或地区禁止使用的除外）。

国家质检总局 农业部公告 2010 年第 73 号允许进口仅限于工业用途的疯牛病国家牛油脂（不溶性杂质含量不超过 0. 15%）及其产品进口。

国家质检总局 农业部公告 2014 年第 67 号解除从疯牛病疫区进口牛血液制品禁令。

农业部 国家质检总局公告第 2447 号，解除美国 30 月龄以下剔骨牛肉、带骨牛肉的禁令；海关总署 农业农村部公告 2020 年第 34 号，有条件解除对美国 30 月龄及以上牛肉及牛肉产品的禁令；

国家质检总局 农业部公告 2014 年第 68 号，解除荷兰 12 月龄以下剔骨小牛肉禁令；

国家质检总局 农业部公告 2015 年第 25 号，解除爱尔兰 30 月龄以下剔骨牛肉禁令；

国家质检总局 农业部公告 2016 年第 92 号，解除加拿大 30 月龄以下带骨牛肉禁令；

国家质检总局 农业部公告 2016 年第 107 号，解除丹麦 30 月龄以下剔骨牛肉禁令；

国家质检总局 农业部公告 2017 年第 18 号，解除法国 30 月龄以下牛的剔骨牛肉禁令；

国家质检总局 农业部公告 2017 年第 111 号，解除意大利 30 月龄以下剔骨牛肉禁令；

海关总署 农业农村部公告 2018 年第 66 号，解除英国 30 月龄以下剔骨牛肉禁令；海关总署 农业农村部公告 2021 年第 77 号恢复禁令；

海关总署 农业农村部公告 2018 年第 114 号，解除捷克 30 月龄以下剔骨牛肉禁令；

海关总署 农业农村部公告 2019 年第 202 号，解除日本 30 月龄以下剔骨牛肉的禁令；

海关总署 农业农村部公告 2020 年第 30 号，解除美国含反刍动物成分宠物食品进口限制；

海关总署 农业农村部公告 2023 年第 70 号，解除波兰 30 月龄以下剔骨牛肉禁令；

海关总署 农业农村部公告 2023 年第 71 号，解除比利时 30 月龄以下剔骨牛肉禁令；

海关总署 农业农村部公告 2023 年第 116 号，解除芬兰 30 月龄以下剔骨牛肉禁令；

海关总署 农业农村部公告 2024 年第 22 号，解除西班牙 30 月龄以下剔骨牛肉禁令；

海关总署 农业农村部公告 2024 年第 41 号，解除德国 30 月龄以下剔骨牛肉禁令；

海关总署 农业农村部公告 2024 年第 155 号，解除斯洛伐克 30 月龄以下剔骨牛肉的禁令。

表13-1 续2

序号	发文部门	文号	文件名称	发布时间	公告序号
19	农业部、国家出入境检验检疫局	2001 年第 148 号	关于防止以色列新城疫传入我国的公告	2001. 3. 19	162
20	农业部、国家出入境检验检疫局	2001 年第 149 号	关于防止法国①、阿根廷②、沙特阿拉伯和印度口蹄疫传入我国的公告	2001. 3. 19	163
21	农业部、国家出入境检验检疫局	2001 年第 151 号	关于允许进口美国烟叶的公告	2001. 3. 19	161
22	农业部、林业局、国家出入境检验检疫局	2001 年第 154 号	关于暂停从有椰心叶甲发生的国家及地区进口棕榈科植物种苗的公告	2001. 3. 26	164
23	农业部、国家出入境检验检疫局	2001 年第 167 号	关于恢复从法国、爱尔兰进口偶蹄动物及其产品的公告	2001. 7. 25	170
24	农业部、国家出入境检验检疫局	2001 年第 173 号	关于恢复从荷兰进口偶蹄动物及其产品的公告	2001. 9. 29	172
25	农业部、国家质检总局	2002 年第 212 号	关于恢复从巴西联邦共和国进口禽鸟及其产品的公告③	2002. 8. 9	187
26	农业部、国家质检总局	2002 年第 213 号	关于恢复从巴西上述 12 个州进口偶蹄动物及其产品的公告④	2002. 8. 9	186
27	农业部、国家质检总局	2003 年第 240 号	关于防止芬兰痒病传入我国的公告	2003. 1. 16	193
28	农业部、国家质检总局	2003 年第 285 号	关于禁止从美国和非洲进口草原犬鼠、冈比亚大鼠、松鼠等啮齿动物、野兔及其产品的公告	2003. 7. 2	199
20	农业部、国家质检总局	2003 年第 286 号	关于允许直接或间接从英国进口符合我国法律法规规定的偶蹄动物及其产品的公告⑤	2003. 7. 2	198
30	农业部、国家质检总局	2003 年第 287 号	关于进口饲料级混合油管理有关事宜的公告	2003. 7. 23	200
31	农业部、国家质检总局	2003 年第 323 号	关于防止韩国禽流感传入我国的公告	2003. 12. 22	205
32	农业部、国家质检总局	2004 年第 333 号	关于防止越南禽流感传入我国的公告	2004. 1. 14	207
33	农业部、国家质检总局	2004 年第 334 号	关于防止韩国古典猪瘟传入我国的公告	2004. 1. 14	210

① 农业部、国家出入境检验检疫局公告 2001 年第 167 号恢复从法国进口偶蹄动物及其产品。

② 农业部、国家质检总局公告 2005 年第 463 号废止涉及阿根廷的限制措施；农业部、国家质检总局公告 2006 年第 609 号禁止直接或间接从阿根廷南纬 42°以北地区输入偶蹄动物及其产品；农业部、国家质检总局公告 2007 年第 935 号允许从阿根廷无口蹄疫地区进口偶蹄动物及其产品。

③ 农业部 国家质检总局公告 2006 年第 687 号禁止直接或间接从巴西南大河州输入禽类及其产品；农业部 国家质检总局公告 2006 年第 705 号禁止直接或间接从巴西亚马逊州输入禽类及其产品；国质检明发〔2005〕46 号禁止直接或间接从巴西南马托格罗索州输入禽类及其产品。农业部 国家质检总局公告 2007 年第 860 号允许从巴西上述三州进口符合中国相关法律法规规定的禽类及其产品。

④ 农业部 国家质检总局公告 2005 年第 565 号禁止直接或间接从巴西输入偶蹄动物及其产品；国家质检总局 农业部公告 2009 年第 123 号解除对巴西 17 个地区的口蹄疫禁令。

⑤ 农业部 国家质检总局公告 2007 年第 896 号禁止直接或间接从英国输入偶蹄动物及其产品；国家质检总局 农业部公告 2008 年第 89 号废止农业部 国家质检总局公告 2007 年第 896 号，允许英国进口符合中国相关法律法规规定并在本公告发布日后生产和加工的偶蹄动物及其产品。

表13-1　续3

序号	发文部门	文号	文件名称	发布时间	公告序号
34	农业部、国家质检总局	2004 年第 335 号	关于防止塔吉克斯坦口蹄疫传入我国的公告	2004. 1. 14	208
35	农业部、国家质检总局	2004 年第 337 号	关于防止日本禽流感传入我国的公告	2004. 1. 14	209
36	农业部、国家质检总局	2004 年第 371 号	关于允许从澳大利亚维多利亚州进口符合中国相关法律法规规定的有关禽鸟及其产品的公告	2004. 4. 30	217
37	农业部、国家质检总局	2004 年第 383 号	关于允许从法国进口符合中国相关法律法规规定的有关家猪及其产品的公告	2004. 6. 3	218
38	农业部、国家质检总局	2004 年第 407 号	关于取消从牛海绵状脑病国家或地区进口有关动物及其产品的禁令的公告①	2004. 9. 28	225
39	农业部、国家质检总局	2004 年第 422 号	关于解除此前农业部与质检总局联合公告第 241、253、269 和 344 号关于禁止从美国有关地区进口禽鸟及其产品的措施的公告	2004. 11. 9	229
40	农业部、国家质检总局	2005 年第 486 号	关于防止朝鲜禽流感传入我国的公告	2005. 4. 1	240
41	农业部、国家质检总局	2005 年第 489 号	关于允许从比利时进口符合中国相关法律法规规定的家猪及其产品的公告	2005. 4. 14	241
42	农业部、国家质检总局	2005 年第 565 号	关于防止巴西 O 型口蹄疫传入我国的公告②	2005. 10. 13	248
43	农业部、国家质检总局	2006 年第 618 号	关于防止埃及口蹄疫传入的公告	2006. 3. 2	259
44	农业部、国家质检总局	2006 年第 628 号	关于防止喀麦隆、缅甸禽流感传入的公告	2006. 3. 24	264
45	农业部、国家质检总局	2006 年第 633 号	关于防止约旦禽流感传入的公告	2006. 4. 3	265
46	农业部、国家质检总局	2006 年第 639 号	关于布基纳法索、德国发生高致病性禽流感的公告	2006. 4. 18	269
47	农业部、国家质检总局	2006 年第 640 号	关于对英国新城疫解禁的公告	2006. 4. 18	268
48	农业部、国家质检总局	2006 年第 648 号	关于科特迪瓦发生高致病性禽流感的公告	2006. 5. 15	271
49	农业部、国家质检总局	2006 年第 669 号	关于吉布提发生禽流感的公告	2006. 6. 10	276
50	农业部、国家质检总局	2007 年第 823 号	关于科威特发生高致病性禽流感的公告	2007. 3. 6	284
51	农业部、国家质检总局	2007 年第 828 号	关于对希腊口蹄疫解禁的公告	2007. 3. 8	285
52	农业部、国家质检总局	2007 年第 849 号	关于孟加拉国发生 H5N1 亚型高致病性禽流感的公告	2007. 4. 17	287
53	农业部、国家质检总局	2007 年第 859 号	关于加纳发生 H5N1 亚型高致病性禽流感的公告	2007. 5. 12	288
54	农业部、国家质检总局	2007 年第 860 号	关于允许从巴西部分州进口禽类及其产品的公告	2007. 5. 18	289
55	农业部、国家质检总局	2007 年第 884 号	关于防止捷克禽流感传入我国的公告	2007. 7. 23	293

① 国家质检总局 农业部公告 2010 年第 73 号有条件恢复进口疯牛病国家牛油脂。

② 国家质检总局 农业部公告 2009 年第 123 号解除对巴西 17 个地区的口蹄疫禁令。

表13-1 续4

序号	发文部门	文号	文件名称	发布时间	公告序号
56	农业部、国家质检总局	2007 年第 886 号	关于防止格鲁吉亚非洲猪瘟传入我国的公告	2007. 7. 23	294
57	农业部、国家质检总局	2007 年第 906 号	关于防止亚美尼亚非洲猪瘟传入我国的公告	2007. 9. 3	300
58	农业部、国家质检总局	2007 年第 934 号	关于防止塞浦路斯 O 型口蹄疫传入我国的公告	2007. 11. 23	308
59	农业部、国家质检总局	2007 年第 935 号	关于允许从阿根廷无口蹄疫地区进口偶蹄动物及其产品的公告	2007. 11. 29	309
60	农业部、国家质检总局	2008 年第 963 号	关于允许从德国进口家猪及其相关产品的公告①	2008. 1. 5	311
61	农业部、国家质检总局	2008 年第 1000 号	关于允许从丹麦进口禽类及其产品的公告	2008. 3. 13	315
62	农业部、国家质检总局	2008 年第 1055 号	关于允许从美国部分州进口禽类及其产品的公告	2008. 7. 1	318
63	农业部、国家质检总局	2011 年第 1676 号	禁止从德国、新西兰引进油菜茎基溃疡病菌寄主植物种子的公告	2011. 12. 21	396
64	商务部、国家质检总局	2003 年第 7 号	2003 年输欧盟蘑菇罐头第 7 号公告	2003. 4. 3	16
65	商务部、海关总署、国家质检总局	2004 年第 70 号	关于加强对轻重烧镁出口管理的公告	2004. 11. 10	474
66	商务部、海关总署、国家质检总局	2005 年第 32 号	关于公布中国—东盟自贸区原产地规则项下“产品特定原产地标准（第一批）”的公告	2005. 7. 15	20
67	商务部、海关总署、国家质检总局、原国家环护总局	2005 年第 117 号	［关于禁止进口和出口以全氯氟烃物质（简称 CFCS）为制冷剂的工业、商业用压缩机的公告］②	2006. 1. 13	485
68	商务部、海关总署、国家质检总局	2011 年第 63 号	关于实施关于修改〈中华人民共和国政府和新加坡共和国政府自由贸易协定〉的议定书的联合公告	2011. 10. 21	33
69	商务部、海关总署、国家质检总局	2011 年第 74 号	关于中国—东盟自贸区项下产品特定原产地规则改版的联合公告	2011. 12. 7	34
70	商务部、海关总署、国家质检总局	2015 年第 76 号	关于旧机电产品进口管理有关问题的公告	2015. 6. 17	775
71	商务部、海关总署、国家质检总局	2016 年第 89 号	关于调整对外援助物资检验和验放管理的通知	2016. 12. 30	796
72	商务部、海关总署、国家质检总局	2016 年第 89 号	关于调整对外援助物资检验和验放管理的通知	2016. 12. 30	819

① 海关总署 农业农村部公告 2020 年第 104 号禁止直接或间接从德国输入猪、野猪及其产品；海关总署 农业农村部公告 2025 年第 13 号禁止直接或间接从德国输入偶蹄动物及其相关产品（源于偶蹄动物未经加工或者虽经加工但仍有可能传播疫病的产品）。

② 文件加括号表示本文件发布时无文件名称，括号内容为文件主要内容，以便读者阅读查找，下同。

表13-1　续5

序号	发文部门	文号	文件名称	发布时间	公告序号
73	卫生部、国家出入境检验检疫局	2001 年第 1 号	关于防止疯牛病传入我国的公告	2001. 3. 27	165
74	卫生部、国家质检总局	2002 年第 1 号	关于防止疯牛病传入我国的公告	2002. 3. 4	183
75	原国家环保总局、原外经贸部、海关总署、国家质检总局	2001 年 207 号	（关于进口 CFC-12 空调制冷压缩剂压缩机）	2001. 12. 23	489
76	原国家环保总局、海关总署、国家质检总局	2005 年第 47 号	关于启用新版可用作原料的固体废物进口许可证的联合公告	2005. 10. 8	496
77	国家出入境检验检疫局	1999 年第 2 号	关于禁止从科威特、马拉维、巴林、以色列输入偶蹄动物及其产品的公告	1999. 2. 4	112
78	国家出入境检验检疫局	1999 年第 4 号	关于禁止从马达加斯加输入猪及其产品的公告	1999. 2. 23	113
79	国家出入境检验检疫局	1999 年第 5 号	关于禁止从巴西输入偶蹄动物及其产品的公告①	1999. 2. 23	114
80	国家出入境检验检疫局	1999 年第 6 号	关于禁止从马来西亚、吉尔吉斯斯坦输入偶蹄动物及其产品的公告	1999. 3. 5	116
81	国家出入境检验检疫局	1999 年第 7 号	关于禁止从塞内加尔输入猪及其产品的公告	1999. 3. 5	115
82	国家出入境检验检疫局	1999 年第 8 号	关于禁止阿尔及利亚、突尼斯、摩洛哥输入偶蹄动物及其产品的公告	1999. 4. 6	120
83	国家出入境检验检疫局	1999 年第 9 号	关于禁止从约旦输入偶蹄动物（包括猪、牛、羊等）及其产品的公告	1999. 5. 12	121
84	国家出入境检验检疫局	1999 年第 10 号	关于禁止从南非输入马属及其产品的公告	1999. 5. 12	122
85	国家出入境检验检疫局	1999 年第 11 号	关于禁止从几内亚输入偶蹄动物及其产品的公告	1999. 5. 12	123
86	国家出入境检验检疫局	1999 年第 12 号	关于禁止从津巴布韦输入马属动物及其产品的公告	1999. 6. 16	125
87	国家出入境检验检疫局	1999 年第 16 号	关于禁止从博茨瓦纳输入猪、野猪及其产品的公告	1999. 8. 4	130
88	国家出入境检验检疫局	1999 年第 17 号	关于禁止从津巴布韦、秘鲁②输入偶蹄动物及其产品的公告	1999. 8. 4	129
89	国家出入境检验检疫局	1999 年第 18 号	关于禁止从克罗地亚输入猪、野猪及其产品的公告	1999. 8. 4	128
90	国家出入境检验检疫局	1999 年第 19 号	关于禁止从赞比亚输入偶蹄动物及其产品的公告	1999. 9. 14	132

① 农业部 国家质检总局公告 2002 年第 213 号恢复从巴西 12 个州进口偶蹄动物及其产品；农业部 国家质检总局公告 2005 年第 565 号禁止直接或间接从巴西输入偶蹄动物及其产品；国家质检总局 农业部公告 2009 年第 123 号解除对巴西 17 个地区的口蹄疫禁令。

② 海关总署 农业农村部公告 2024 年第 159 号解除秘鲁口蹄疫禁令。

表13-1　续6

序号	发文部门	文号	文件名称	发布时间	公告序号
91	国家出入境检验检疫局	1999 年第 21 号	关于禁止从伊朗输入偶蹄动物及其产品的公告	1999. 9. 15	133
92	国家出入境检验检疫局	1999 年第 22 号	关于禁止从菲律宾、哈萨克斯坦①输入偶蹄动物及其产品的公告	1999. 9. 29	134
93	国家出入境检验检疫局	1999 年第 24 号	关于禁止从加纳输入猪及其产品的公告	1999. 11. 2	136
94	国家出入境检验检疫局	1999 年第 25 号	关于禁止从土耳其输入偶蹄动物及其产品的公告	1999. 11. 11	138
95	国家出入境检验检疫局	2000 年第 3 号	关于禁止从意大利输入禽鸟及其产品的公告	2000. 1. 21	140
96	国家出入境检验检疫局	2000 年第 4 号	关于禁止从法国②、卢森堡输入禽鸟及其产品的公告	2000. 1. 21	141
97	国家出入境检验检疫局	2000 年第 8 号	关于加拿大输华马铃薯种薯有关事项的公告	2000. 3. 24	144
98	国家出入境检验检疫局	2000 年第 12 号	关于禁止从保加利亚输入猪、野猪及其产品的公告	2000. 5. 11	148
99	国家出入境检验检疫局	2000 年第 13 号	关于禁止从墨西哥输入禽鸟及其产品的公告	2000. 5. 11	147
100	国家出入境检验检疫局	2000 年第 14 号	关于禁止从俄罗斯输入偶蹄动物及其产品的公告③	2000. 5. 15	149
101	国家出入境检验检疫局	2000 年第 15 号	关于恢复从法国进口禽鸟及其产品的公告④	2000. 6. 2	无
102	国家出入境检验检疫局	2000 年第 20 号	关于禁止从阿根廷和塔吉克斯坦输入偶蹄动物及其产品的公告⑤	2000. 8. 31	152
103	国家出入境检验检疫局、海关总署、国家林业局、农业部、原外经贸部	2001 年第 2 号	关于调整进口原木检疫要求的公告	2001. 2. 6	157
104	国家出入境检验检疫局	2001 年第 29 号	关于同意法国有关地区的苹果果实按照议定书确定的检疫条件输华的公告	2001. 11. 2	174

① 国家质检总局 农业部公告 2016 年第 94 号解除哈萨克斯坦国部分地区口蹄疫禁令，海关总署 农业农村部公告 2018 年第 36 号认可哈萨克斯坦共和国阿拉木图州等 5 个州为免疫无口蹄疫地区；《海关总署办公厅 农业农村部办公厅关于防止哈萨克斯坦口蹄疫传入我国的通知》（署办动植函〔2022〕4 号）禁止直接或间接从哈萨克斯坦输入偶蹄动物及其相关产品；海关总署 农业农村部公告 2024 年第 20 号认可哈萨克斯坦共和国 9 个州市为口蹄疫无疫区，署办动植函〔2022〕4 号对于上述区域的口蹄疫禁令不再执行。海关总署公告 2024 年第 188 号允许符合相关要求的哈萨克斯坦牛皮进口。

② 国家出入境检验检疫局公告 2000 年第 15 号恢复从法国进口禽鸟及其产品。

③ 国家质检总局公告 2017 年第 69 号认可俄罗斯阿尔汉格尔克州等 49 个地区（州、边疆区、共和国）非免疫无口蹄疫区地位，允许符合中国法律法规要求的偶蹄动物及其相关产品入境。国家质检总局风险警示通告 2017 年第 6 号对来自俄罗斯的偶蹄动物及其相关产品，一律作退回或销毁处理。海关总署公告 2019 年第 99 号、海关总署 农业农村部公告 2023 年第 132 号认可部分区域为口蹄疫免疫无疫区，允许上述区域符合中国法律法规要求的偶蹄动物及其产品入境。

④ 国家质检总局、农业部公告 2011 年第 4 号禁止直接或间接从法国莫尔比昂省输入禽类及其相关产品。

⑤ 农业部、国家质检总局公告 2007 年第 935 号允许从阿根廷无口蹄疫地区进口偶蹄动物及其产品。

表13-1　续7

序号	发文部门	文号	文件名称	发布时间	公告序号
105	国家出入境检验检疫局	2001 年第 37 号	关于对进口加拿大烤烟有关要求的公告	2001. 12. 7	177
106	国家出入境检验检疫局	2001 年第 44 号	关于对供港食用动物及动物产品药物残留控制的公告	2001. 12. 20	178
107	国家出入境检验检疫局	2001 年第 45 号	关于禁止从加蓬输入灵长类动物及其产品的公告	2001. 12. 28	181
108	原外经贸部、卫生部、海关总署、原国家环保总局、国家出入境检验检疫局、原国家国内贸易局、原国家工商局	1999 年第 9 号	关于解除对比利时部分产品进口禁令的通知	1999. 10. 25	135
109	国家质检总局、农业部、林业局	2002 年第 10 号	关于对菲律宾凤梨、香蕉种苗等采取临时紧急检疫措施的公告	2002. 2. 19	182
110	国家质检总局	2002 年第 118 号	关于对供港动物及其产品的生产、经营和检验检疫的有关要求的公告	2002. 11. 18	190
111	国家质检总局、海关总署、原国家经贸委、外交部、国土资源部	2002 年第 132 号	中华人民共和国实施金伯利进程国际证书制度管理规定联合公告	2002. 12. 29	15
112	国家质检总局	2003 年第 8 号	关于对荷兰香蕉穿孔线虫寄主植物及栽培介质采取临时紧急检疫措施的公告	2003. 2. 14	194
113	国家质检总局	2003 年第 36 号	关于启用进境动植物检疫许可证管理系统，开通检疫许可证网上审批的公告	2003. 4. 16	195
114	国家质检总局	2003 年第 43 号	关于取消部分植物产品的进境动植物检疫审批规定的公告	2003. 5. 8	196
115	国家质检总局	2003 年第 85 号	关于保证供应香港的动物、动物产品药物残留符合香港特别行政区最高限量的食品安全要求的公告	2003. 9. 16	202
116	国家质检总局	2004 年第 7 号	中国向塞拉利昂出口的商品实施装运前检验的有关要求通知	2004. 1. 17	473
117	国家质检总局	2004 年第 51 号	关于向乌拉圭出口荔枝和龙眼有关问题的公告	2004. 5. 14	215
118	国家质检总局	2004 年第 53 号	关于向澳大利亚出口龙眼、荔枝有关问题的公告	2004. 5. 18	216
119	国家质检总局	2004 年第 70 号	关于允许印度芒果进口的公告	2004. 6. 9	220
120	国家质检总局	2004 年第 73 号	关于办理进境动植物检疫审批有关事项的公告	2004. 6. 16	221
121	国家质检总局	2004 年第 108 号	关于防止越南禽流感传入我国的公告	2004. 8. 20	223
122	国家质检总局	2004 年第 111 号	关于取消部分动植物产品的进境检疫审批的公告	2004. 8. 30	224
123	国家质检总局	2004 年第 175 号	关于输智利水果有关要求的公告	2004. 12. 3	230

表13-1　续8

序号	发文部门	文号	文件名称	发布时间	公告序号
124	国家质检总局	2004 年第 193 号	关于输泰国水果有关要求的公告	2004. 12. 14	231
125	国家质检总局	2004 年第 208 号	关于允许佛罗里达州部分 4 县的柑橘输往中国的公告	2004. 12. 31	232
126	国家质检总局、海关总署、商务部、林业局	2005 年第 4 号	关于公布出境货物木质包装有关要求的公告	2005. 1. 13	233
127	国家质检总局	2005 年第 9 号	《进口机动车辆制造厂名称和车辆品牌中英文对照表（2004 年版）》	2005. 1. 21	479
128	国家质检总局、海关总署、商务部、林业局	2005 年第 11 号	关于公布进境货物木质包装有关要求的公告	2005. 1. 31	234
129	国家质检总局	2005 年第 26 号	关于输秘苹果有关要求的公告	2005. 2. 18	236
130	国家质检总局	2005 年第 27 号	关于输墨苹果有关要求的公告	2005. 2. 18	235
131	国家质检总局	2005 年第 32 号	关于公布确认的木质包装检疫除害处理方法及标识要求的公告	2005. 2. 22	237
132	国家质检总局	2005 年第 68 号	公布进口心脏起搏器的检验监管事项	2005. 4. 27	499
133	国家质检总局	2005 年第 82 号	禁止进出口汞含量大于电池重量 0. 0001%的碱性锌锰电池	2005. 8. 30	500
134	国家质检总局	2005 年第 93 号	关于向毛里求斯出口水果有关要求的公告	2005. 6. 17	242
135	国家质检总局、发改委、原信息产业部、商务部、海关总署、国家工商总局、原国家环保总局、认监委	2005 年第 134 号	禁止使用废旧显像管玻壳翻新加工再生显像管，并禁止用于生产电视机的公告	2005. 9. 2	501
136	国家质检总局	2005 年第 142 号	关于输墨梨有关要求的公告	2005. 9. 20	246
137	国家质检总局	2005 年第 143 号	关于动物和动物产品出口日本有关事项的公告	2005. 9. 29	247
138	国家质检总局	2005 年第 154 号	关于中国苹果、梨向墨西哥出口的公告	2005. 10. 25	249
139	国家质检总局	2005 年第 174 号	关于中国苹果获准输往秘鲁、菲济的公告	2005. 12. 7	253
140	国家质检总局	2006 年第 17 号	关于对进口捐赠医疗器械加强监督管理的公告	2006. 2. 15	502
141	国家质检总局	2006 年第 58 号	关于扩大台湾水果、蔬菜和水产品准入种类的公告	2006. 4. 19	270
142	国家质检总局	2006 年第 102 号	关于对出口埃塞俄比亚产品实施装运前检验的公告	2006. 7. 14	504
143	国家质检总局	2006 年第 105 号	关于调整进出境货物木质包装溴甲烷熏蒸处理技术要求的公告	2006. 7. 26	278
144	国家质检总局、商务部、海关总署	2007 年第 70 号	关于对人类食品和动物饲料添加剂及原料产品实施出入境检验检疫的公告	2007. 4. 30	25
145	国家质检总局	2007 年第 122 号	关于防止高致病性禽流感传入的公告	2007. 8. 23	299

表13-1　续9

序号	发文部门	文号	文件名称	发布时间	公告序号
146	国家质检总局	2007 年第 157 号	关于中国苹果、梨出口南非的公告	2007. 10. 22	304
147	国家质检总局、公安部	2008 年第 3 号	对进口机动车辆识别代码（VIN）实施入境验证管理的公告	2008. 1. 2	511
148	国家质检总局、农业部	2008 年第 89 号	允许从英国进口符合相关规定的偶蹄动物及其产品的公告	2008. 7. 25	320
149	国家质检总局、农业部	2008 年第 115 号	关于防止多哥禽流感传入我国的公告	2008. 10. 16	324
150	国家质检总局、农业部	2008 年第 125 号	关于防止俄罗斯非洲猪瘟传入我国的公告①	2008. 11. 19	325
151	国家质检总局	2008 年第 139 号	关于签发《中国—新加坡自由贸易协定》优惠原产地证明书的公告	2008. 12. 19	28
152	国家质检总局、农业部	2009 年第 6 号	关于防止菲律宾雷斯顿埃博拉病毒传入我国的公告	2009. 1. 14	331
153	国家质检总局、农业部	2009 年第 13 号	关于防止尼泊尔高致病性禽流感传入我国的公告	2009. 2. 6	332
154	国家质检总局、农业部	2009 年第 14 号	关于防止加拿大低致病性禽流感传入我国的公告	2009. 2. 13	334
155	国家质检总局、农业部	2009 年第 63 号	关于解除对波兰高致病性禽流感禁令的公告②	2009. 6. 22	345
156	国家质检总局	2009 年第 70 号	关于从栎树猝死病发生国家或地区进口寄主植物检疫要求的公告	2009. 7. 10	348
157	国家质检总局、卫生部	2009 年第 72 号	关于进口食品、食品添加剂检验有关适用标准问题的公告	2009. 7. 22	516
158	国家质检总局	2009 年第 101 号	关于进口油菜籽实施紧急检疫措施的公告	2009. 11. 9	363
159	国家质检总局、农业部	2009 年第 109 号	关于解除对英国高致病性禽流感与新城疫禁令的公告③	2009. 11. 23	366
160	国家质检总局、农业部	2009 年第 110 号	关于防止英国汉普郡低致病性禽流感传入我国的公告	2009. 11. 20	365
161	国家质检总局	2009 年第 116 号	关于进境动物隔离检疫场使用监督管理办法配套文件的公告	2009. 12. 14	368
162	国家质检总局、农业部	2009 年第 123 号	关于解除巴西部分地区口蹄疫禁令的公告	2009. 11. 3	361

① 海关总署 农业农村部公告 2023 年第 123 号允许符合非洲猪瘟区域化管理要求的俄罗斯猪肉输华，本公告对上述产品的限制措施不再执行。

② 海关总署 农业农村部公告 2020 年第 11 号禁止直接或间接从波兰输入禽及其相关产品；海关总署 农业农村部公告 2024 年第 71 号废止该公告；海关总署 农业农村部公告 2024 年第 113 号禁止直接或间接从波兰输入禽及其相关产品（源于禽未经加工或者虽经加工但仍有可能传播疫病的产品）。

③ 国家质检总局 农业部公告 2014 年第 128 号禁止直接或间接从英国输入禽类及相关产品。

表13-1 续10

序号	发文部门	文号	文件名称	发布时间	公告序号
163	国家质检总局、农业部	2009 年第 124 号	关于解除对智利第五区高致病性禽流感禁令的公告①	2009. 12. 23	371
164	国家质检总局、农业部	2009 年第 139 号	关于解除对泰国高致病性禽流感禁令的公告	2009. 12. 30	372
165	国家质检总局、农业部	2010 年第 7 号	关于防止韩国口蹄疫传入我国的公告	2010. 1. 15	374
166	国家质检总局、农业部	2010 年第 12 号	关于解除对墨西哥、美国和加拿大甲型H1N1 流感禁令的公告	2010. 2. 23	378
167	国家质检总局、农业部	2010 年第 27 号	关于防止不丹高致病性禽流感传入我国的公告	2010. 3. 12	380
168	国家质检总局、农业部	2010 年第 41 号	关于解除对比利时低致病性禽流感禁令的公告②	2010. 4. 15	383
169	国家质检总局、农业部	2010 年第 73 号	关于有条件恢复进口疯牛病国家牛油脂的公告	2010. 7. 22	389
170	国家质检总局、农业部	2010 年第 99 号	关于允许从口蹄疫国家进口相关产品的公告	2010. 9. 7	390
171	国家质检总局	2010 年第 132 号	关于进口罗汉松植物检疫措施要求的公告③	2010. 11. 23	391
172	国家质检总局、农业部	2010 年第 140 号	关于解除对美国爱达荷州、肯塔基州低致病性禽流感禁令的公告	2010. 12. 13	424
173	国家质检总局、农业部	2010 年第 147 号	关于解除对希腊禽流感禁令的公告	2010. 12. 15	392
174	国家质检总局、农业部	2010 年第 148 号	关于防止加拿大马尼托巴省低致病性禽流感传入我国的公告	2010. 12. 15	393
175	国家质检总局、农业部	2011 年第 4 号	关于防止法国新城疫传入我国的公告	2011. 1. 12	400
176	国家质检总局、农业部	2011 年第 7 号	关于解除对土耳其禽流感禁令的公告④	2011. 1. 17	401
177	国家质检总局、农业部	2011 年第 8 号	关于解除瑞典新城疫⑤、禽流感禁令的公告	2011. 1. 17	402
178	国家质检总局、农业部	2011 年第 16 号	关于防止保加利亚口蹄疫传入我国的公告	2011. 2. 1	403
179	国家质检总局、农业部	2011 年第 24 号	关于防止瑞典新城疫传入我国的公告	2011. 2. 23	404
180	国家质检总局、农业部	2011 年第 25 号	关于防止朝鲜口蹄疫传入我国的公告	2011. 2. 23	405
181	国家质检总局	2011 年第 52 号	关于公布进出口食品添加剂检验检疫监督管理工作规范的公告	2011. 4. 18	533

① 海关总署 农业农村部公告 2023 年第 26 号禁止直接或间接从智利输入禽及其相关产品；海关总署 农业农村部公告 2024 年第 139 号解除禁令。

② 海关总署 农业农村部公告 2020 年第 125 号禁止直接或间接从比利时输入禽类及其相关产品；海关总署 农业农村部公告 2024 年第 80 号解除禁令。

③ 海关总署公告 2024 年第 25 号更新了进口泰国罗汉松植物检疫要求。

④ 海关总署 农业农村部公告 2023 年第 13 号禁止直接或间接从土耳其输入禽及其相关产品。

⑤ 国家质检总局 农业部公告 2011 年第 24 号禁止直接或间接从瑞典哥特兰省输入禽类及相关产品；国家质检总局 农业部公告 2014 年第 82 号禁止直接或间接从瑞典东约特兰省输入禽类及相关产品。

表13-1　续11

序号	发文部门	文号	文件名称	发布时间	公告序号
182	国家质检总局、农业部	2011 年第 53 号	关于防止南非高致病性禽流感传入我国的公告	2011. 4. 25	407
183	国家质检总局、农业部	2011 年第 111 号	关于解除葡萄牙非洲猪瘟禁令的公告	2011. 7. 23	410
184	国家质检总局、农业部	2011 年第 159 号	关于防止伊朗高致病性禽流感传入我国的公告	2011. 11. 7	411
185	国家质检总局、农业部	2011 年第 160 号	关于防止以色列小反刍兽疫传入我国的公告	2011. 11. 7	412
186	国家质检总局、农业部	2011 年第 163 号	关于解除尼泊尔、印度和越南牛瘟禁令的公告	2011. 11. 18	413
187	国家质检总局	2011 年第 190 号	关于台湾梨输往大陆植物检验检疫要求的公告	2011. 12. 22	414
188	国家质检总局	2011 年第 207 号	关于进口智利鲜食蓝莓植物检验检疫要求的公告	2011. 12. 31	399
189	国家质检总局、农业部	2012 年第 14 号	关于防止俄罗斯绵羊痘和山羊痘传入我国的公告	2012. 2. 2	415
190	国家质检总局、农业部	2012 年第 18 号	关于防止澳大利亚低致病性禽流感传入我国的公告	2012. 2. 10	416
191	国家质检总局、农业部	2012 年第 46 号	关于防止意大利新城疫传入我国的公告	2012. 3. 20	417
192	国家质检总局	2012 年第 56 号	关于发布出口食品原料种植场备案管理规定的公告	2012. 4. 5	551
193	国家质检总局	2012 年第 64 号	关于进口阿根廷玉米植物检验检疫要求的公告	2012. 4. 20	432
194	国家质检总局	2012 年第 65 号	关于进口老挝玉米植物检验检疫要求的公告	2012. 4. 20	433
195	国家质检总局、农业部	2012 年第 67 号	关于防止施马伦贝格病传入我国的公告①	2012. 4. 17	无
196	国家质检总局	2012 年第 77 号	关于进口澳大利亚鲜食葡萄植物检验检疫要求的公告	2012. 5. 21	434
197	国家质检总局	2012 年第 80 号	关于进口散装食用植物油运输工具要求的公告	2012. 7. 1	554
198	国家质检总局	2012 年第 82 号	关于出口工业产品退运追溯调查工作有关问题的公告	2012. 5. 29	536
199	国家质检总局	2012 年第 89 号	关于允许台湾大米输往大陆的公告	2012. 6. 16	553
200	国家质检总局、农业部	2012 年第 99 号	关于防止墨西哥高致病性禽流感传入我国的公告	2012. 7. 18	418

① 该公告被《关于公布继续有效规范性文件和废止部分规范性文件的公告》（国家质检总局公告 2017 年第 54 号）列入废止规范性文件目录，但后续发布的《关于解除意大利牛精液施马伦贝格病禁令的公告》（国家质检总局农业部 2017 年第 112 号）又继续引用该公告。国家质检总局 农业部公告 2016 年第 53 号、2017 年第 49 号、2017 年第 112 号先后解除法国、德国、英国、丹麦、瑞典、荷兰、比利时、意大利牛精液施马伦贝格病禁令。

表13-1　续12

序号	发文部门	文号	文件名称	发布时间	公告序号
201	国家质检总局、农业部	2012 年第 153 号	关于防止丹麦、瑞士施马伦贝格病传入我国的公告	2012. 10. 9	419
202	国家质检总局、农业部	2012 年第 154 号	关于防止乌克兰非洲猪瘟传入我国的公告	2012. 10. 9	420
203	国家质检总局、农业部	2012 年第 175 号	关于防止蒙古猪瘟传入我国的公告	2012. 11. 13	421
204	国家质检总局、农业部	2012 年第 196 号	关于防止澳大利亚高致病性禽流感传入我国的公告	2012. 12. 3	422
205	国家质检总局、农业部	2012 年第 207 号	关于解除美国明尼苏达州低致病性禽流感禁令的公告	2012. 12. 18	425
206	国家质检总局	风险警示通告 2013 年 1 号	关于进口美国猪肉提供无莱克多巴胺检测报告的通告	2013. 2. 18	556
207	国家质检总局	2013 年第 11 号	关于进口美国鲜梨植物检验检疫要求的公告	2013. 1. 21	440
208	国家质检总局	2013 年第 18 号	关于中国砂梨出口美国植物检验检疫要求的公告	2013. 1. 28	441
209	国家质检总局、农业部	2013 年第 24 号	关于解除蒙古国西部 7 省口蹄疫禁令的公告①	2013. 2. 18	446
210	国家质检总局	2013 年第 48 号	关于进口加纳木薯干植物检验检疫要求的公告	2013. 4. 1	439
211	国家质检总局	2013 年第 57 号	关于进口可用作原料的固体废物国外供货商和国内收货人注册登记工作有关问题的公告	2013. 4. 24	538
212	国家质检总局、农业部	2013 年第 70 号	关于解除美国阿肯色州低致病性禽流感禁令的公告②	2013. 5. 15	427
213	国家质检总局	2013 年第 79 号	关于进口塔吉克斯坦樱桃植物检验检疫要求的公告	2013. 6. 17	442
214	国家质检总局	2013 年第 83 号	关于进口航运散装粮食熏蒸剂残留安全管控措施的公告	2013. 7. 2	438
215	国家质检总局、农业部	2013 年第 86 号	关于防止白俄罗斯非洲猪瘟传入我国的公告	2013. 7. 5	447
216	国家质检总局	2013 年第 93 号	关于发布出入境检验检疫企业信用管理办法的公告	2013. 7. 16	38
217	国家质检总局	2013 年第 94 号	关于允许芬兰燕麦输华的公告	2013. 7. 19	558
218	国家质检总局	2013 年第 98 号	关于发布平潭综合实验区出入境检验检疫监督管理办法的公告	2013. 7. 23	36

① 海关总署公告 2021 年第 109 号禁止直接或间接从蒙古国西部 5 省输入偶蹄动物及其相关产品（源于偶蹄动物未经加工或者虽经加工但仍有可能传播疫病的产品）。

② 国家质检总局 农业部公告 2013 年第 103 号禁止直接或间接从美国阿肯色州输入禽类及其相关产品。

表13-1　续13

序号	发文部门	文号	文件名称	发布时间	公告序号
219	国家质检总局	2013 年第 100 号	关于中国木制工艺品出口美国植物检验检疫要求的公告	2013. 7. 24	443
220	国家质检总局	2013 年第 101 号	关于进口加拿大谷物油籽植物检验检疫要求的公告	2013. 7. 25	437
221	国家质检总局	2013 年第 102 号	关于进口蒙古国大麦植物检验检疫要求的公告	2013. 7. 25	436
222	国家质检总局	2013 年第 112 号	关于进口保加利亚玉米植物检验检疫要求的公告	2013. 8. 2	435
223	国家质检总局	2013 年第 126 号	关于进口巴基斯坦芒果植物检验检疫要求的公告	2013. 9. 16	444
224	国家质检总局、农业部	2013 年第 127 号	关于防止哥伦比亚古典猪瘟传入我国的公告①	2013. 9. 18	448
225	国家质检总局	2013 年第 133 号	关于加强进口婴幼儿配方乳粉管理的公告	2013. 9. 23	559
226	国家质检总局、农业部	2013 年第 140 号	关于解除丹麦新城疫禁令的公告	2013. 10. 8	449
227	国家质检总局、国家林业局	2013 年第 156 号	关于防止白蜡树枯梢病传入我国的公告	2013. 11. 19	445
228	国家质检总局、海关总署	2013 年第 164 号	关于美国输华葡萄酒证书事宜的公告	2013. 12. 2	561
229	国家质检总局	2013 年第 174 号	关于进口澳大利亚葡萄籽检验检疫要求的公告	2013. 12. 2	557
230	国家质检总局	2013 年第 180 号	关于进口马来西亚燕窝产品检验检疫要求的公告	2013. 12. 25	562
231	国家质检总局、农业部	2013 年第 186 号	关于防止葡萄牙阿莲特如省低致病性禽流感传入我国的公告	2013. 12. 30	450
232	国家质检总局	2014 年第 4 号	关于进口乌克兰大麦植物检验检疫要求的公告	2014. 01. 15	712
233	国家质检总局	2014 年第 5 号	关于进口乌克兰大豆植物检验检验要求的公告	2014. 01. 20	713
234	国家质检总局	2014 年第 11 号	关于出口也门工业产品实施装运前检验的公告	2014. 1. 27	722
235	国家质检总局	2014 年第 14 号	关于防止立陶宛非洲猪瘟传入我国的公告	2014. 02. 18	694
236	国家质检总局	2014 年第 16 号	关于防止波兰非洲猪瘟传入我国的公告	2014. 02. 24	695
237	国家质检总局	2014 年第 24 号	关于进口芬兰大麦植物检疫要求的公告	2014. 03. 13	714
238	国家质检总局	2014 年第 31 号	关于恢复进口智利可食性禽产品及相关地区肉类产品的公告	2014. 03. 27	724

① 海关总署 农业农村部公告 2023 年第 8 号解除哥伦比亚中西部地区和中东部地区（见公告附件 1）古典猪瘟疫情禁令。

表13-1 续14

序号	发文部门	文号	文件名称	发布时间	公告序号
239	国家质检总局	2014 年第 35 号	关于进口巴西玉米植物检验检疫要求的公告	2014. 03. 31	715
240	国家质检总局	2014 年第 43 号	关于发布进口食品不良记录管理实施细则的公告	2014. 2. 26	723
241	国家质检总局、农业部	2014 年第 49 号	关于解除荷兰新城疫禁令的公告	2014. 04. 30	697
242	国家质检总局	2014 年第 50 号	关于解除美国弗吉尼亚州低致病性禽流感禁令的公告	2014. 04. 30	429
243	国家质检总局	2014 年第 54 号	关于受理签发中国—瑞士自由贸易协定原产地证明的公告	2014. 05. 12	692
244	国家质检总局	2014 年第 56 号	关于受理签发中国—冰岛自由贸易协定原产地证明的公告	2014. 05. 22	691
245	国家质检总局	2014 年第 59 号	关于恢复科特迪瓦毛坯钻石进口的公告	2014. 05. 23	689
246	国家质检总局	2014 年第 67 号	关于解除从疯牛病疫区进口牛血液制品禁令的公告	2014. 06. 25	698
247	国家质检总局、农业部	2014 年第 68 号	关于解除荷兰 12 月龄以下剔骨小牛肉禁令的公告	2014. 06. 30	725
248	国家质检总局、农业部	2014 年第 80 号	关于解除巴西牛血液制品和 30 月龄以下剔骨牛肉禁令的公告	2014. 07. 18	699
249	国家质检总局	2014 年第 81 号	关于进口荷兰马铃薯微型薯植物检验检疫要求的公告	2014. 07. 21	717
250	国家质检总局、农业部	2014 年第 82 号	关于防止瑞典东约特兰省新城疫传入我国的公告	2014. 07. 23	700
251	国家质检总局、农业部	2014 年第 83 号	关于防止拉脱维亚非洲猪瘟传入我国的公告	2014. 07. 23	701
252	国家质检总局、农业部	2014 年第 88 号	关于解除纳米比亚部分地区口蹄疫禁令的公告	2014. 08. 07	702
253	国家质检总局、农业部	2014 年第 93 号	关于防止阿塞拜疆牛结节性皮肤病传入我国的公告	2014. 08. 08	703
254	国家质检总局	2014 年第 99 号	关于进口智利鲜食鳄梨植物检验检疫要求的公告	2014. 09. 15	711
255	国家质检总局、农业部	2014 年第 102 号	关于防止爱沙尼亚非洲猪瘟传入我国的公告	2014. 09. 26	704
256	国家质检总局	2014 年第 112 号	关于进口荷兰鲜梨植物检验检疫要求的公告	2014. 10. 24	709
257	国家质检总局	2014 年第 118 号	关于进口阿根廷高粱植物检验检疫要求的公告	2014. 11. 03	719
258	国家质检总局	2014 年第 121 号	关于进口印度尼西亚燕窝产品检验检疫要求的公告	2014. 11. 20	726

表13-1　续15

序号	发文部门	文号	文件名称	发布时间	公告序号
259	国家质检总局	2014年第124号	关于推进无纸化报检的公告	2014.11.20	688
260	国家质检总局、农业部	2014年第127号	关于防止罗马尼亚雅洛米察县新城疫传入我国的公告	2014.11.26	706
261	国家质检总局、农业部	2014年第128号	关于防止荷兰①、英国高致病性禽流感传入我国的公告	2014.11.26	707
262	国家质检总局	2014年第131号	关于进口韩国大花蕙兰植物检验检疫要求的公告	2014.12.02	720
263	国家质检总局	2014年第134号	关于进口墨西哥鲜食黑莓和树莓植物检验检疫要求的公告	2014.12.09	710
264	国家质检总局	2014年第145号	关于调整进口旧机电产品检验监管的公告	2014.12.31	721
265	国家质检总局	2015年第1号	关于外国驻华外交机构领事机构和国际组织驻华代表机构进境物品检验检疫有关事项的公告	2015.01.05	693
266	国家质检总局	2015年第2号	关于进口阿根廷苹果和梨植物检验检疫要求的公告②	2015.1.19	771
267	国家质检总局	2015年第13号	关于进口南非鲜食苹果植物检验检疫要求的公告	2015.2.3	770
268	国家质检总局	2015年第16号	关于进口澳大利亚鲜食葡萄植物检验检疫要求的公告	2015.2.3	769
269	国家质检总局、农业部	2015年第25号	关于解除爱尔兰30月龄以下剔骨牛肉禁令的公告	2015.2.11	761
270	国家质检总局	2015年第28号	关于进口保加利亚苜蓿草检验检疫要求的公告	2015.2.25	752
271	国家质检总局	2015年第29号	关于进口澳大利亚小麦大麦植物检验检疫要求的公告	2015.2.26	751
272	国家质检总局	2015年第33号	关于进口马达加斯加木薯干植物检验检疫要求的公告	2015.8.6	747
273	国家质检总局	2015年第40号	关于秘鲁芦笋准入问题的公告	2015.4.1	780
274	国家质检总局	2015年第60号	关于进口美国苹果植物检验检疫要求的公告	2015.6.5	768
275	国家质检总局	2015年第61号	关于中国鲜苹果输往美国植物检验检疫要求的公告	2015.6.5	767
276	国家质检总局	2015年第67号	关于进口塞内加尔花生检验检疫要求的公告	2015.5.25	782

① 国家质检总局 农业部2016年第106号解除对荷兰禽流感禁令。

② 海关总署公告2020年第50号认可阿根廷巴塔哥尼亚地区（Patagonia）和门多萨省（Mendoza）中部和南部绿洲为南美按实蝇（*Anastrepha fraterculus*）和地中海实蝇（*Ceratitis capitata*）非疫区。对于非疫区的输华水果，将无须进行冷处理。

表13-1　续16

序号	发文部门	文号	文件名称	发布时间	公告序号
277	国家质检总局	2015 年第 68 号	关于台湾葡萄输往大陆植物检验检疫要求的公告	2015.6.10	766
278	国家质检总局	2015 年第 77 号	关于批准河北出入境检验检疫局及时中心等机构申请设立、变更、检验鉴定机构资格的公告	2015.6.23	774
279	国家质检总局	2015 年第 79 号	关于中国柑橘输往墨西哥植物检验检疫要求的公告	2015.7.2	765
280	国家质检总局	2015 年第 80 号	关于进口秘鲁鳄梨植物检验检疫要求的公告	2015.7.2	764
281	国家质检总局	2015 年第 83 号	关于调整国境口岸卫生许可有关事项的公告	2015.7.9	746
282	国家质检总局	2015 年第 94 号	关于泰国莲雾、斯里兰卡香蕉、韩国葡萄、埃塞俄比亚大豆输华和中国荔枝输韩国等检验检疫要求的公告	2015.9.8	763
283	国家质检总局、农业部	2015 年第 111 号	关于防止希腊和俄罗斯①牛结节性皮肤病传入我国的公告	2015.9.21	758
284	国家质检总局	2015 年第 129 号	关于老挝大米准入问题的公告	2015.10.27	779
285	国家质检总局、农业部	2015 年第 132 号	关于解除西班牙禽流感和新城疫疫情禁令的公告②	2015.11.3	757
286	国家质检总局	2015 年第 133 号	关于进口阿根廷苜蓿草检验检疫要求的公告	2015.11.11	753
287	国家质检总局	2015 年第 139 号	关于进口墨西哥玉米、英国大麦和哥斯达黎加菠萝等植物检验检疫要求的公告	2015.11.26	748
288	国家质检总局、农业部	2015 年第 140 号	关于解除蒙古国西部 5 省牛羊肉口蹄疫禁令的公告③	2015.11.5	756
289	国家质检总局	2015 年第 144 号	关于修订进出口饲料和饲料添加剂风险级别及检验检疫监管方式的公告	2015.12.7	754
290	国家质检总局	2015 年第 146 号	关于受理签发中国—韩国自由贸易协定原产地证书的公告	2015.12.11	744
291	国家质检总局	2015 年第 147 号	关于受理签发中国—澳大利亚自由贸易协定原产地证书的公告	2015.12.11	743
292	国家质检总局	2015 年第 149 号	关于进口韩国大米检验检疫要求的公告	2015.12.17	778
293	国家质检总局	2015 年第 163 号	关于停止实施进口电池产品汞含量备案工作的公告	2015.12.30	776

① 海关总署 农业农村部公告 2023 年第 101 号解除该公告中因俄罗斯牛结节性皮肤病对该国牛及其相关产品的输华限制。

② 海关总署 农业农村部公告 2022 年第 15 号禁止直接或间接从西班牙输入禽类及其相关产品（源于禽类未经加工或者虽经加工但仍有可能传播疫病的产品）；海关总署 农业农村部公告 2024 年第 56 号解除西班牙高致病性禽流感疫情禁令。

③ 海关总署公告 2021 年第 109 号禁止直接或间接从蒙古国西部 5 省输入偶蹄动物及其相关产品。

表13-1　续17

序号	发文部门	文号	文件名称	发布时间	公告序号
294	国家质检总局	2016 年第 8 号	关于进口俄罗斯小麦、大豆、玉米、水稻、油菜籽和哈萨克斯坦小麦植物检验检疫要求的公告①	2016. 1. 26	811
295	国家质检总局	2016 年第 33 号	关于进口苏里南共和国苜蓿草检验检疫要求的公告	2016. 4. 7	814
296	国家质检总局	2016 年第 51 号	关于新西兰柿子和土耳其樱桃植物检验检疫要求的公告	2016. 5. 27	812
297	国家质检总局	2016 年第 52 号	关于解除部分进口汽车风险预警和控制措施的公告	2016. 5. 27	794
298	国家质检总局、农业部	2016 年第 53 号	关于解除法国等 4 国牛精液施马伦贝格病禁令的公告	2016. 6. 1	801
299	国家质检总局	2016 年第 57 号	关于授权各直属检验检疫局办理部分进境动植物产品检疫审批的公告	2016. 6. 20	810
300	国家质检总局、农业部	2016 年第 65 号	关于解除俄罗斯禽流感禁令的公告	2016. 7. 1	802
301	国家质检总局、农业部	2016 年第 75 号	关于解除哥伦比亚指定区域口蹄疫疫情的公告②	2016. 7. 28	803
302	国家质检总局	2016 年第 78 号	关于发布出入境交通工具电讯卫生检疫管理办法的公告	2016. 8. 15	792
303	国家质检总局	2016 年第 79 号	关于取消进口可用作原料的固体废物装运前检验机构指定有关问题的公告	2016. 08. 15	797
304	国家质检总局	2016 年第 89 号	关于废止文件的公告	2016. 9. 7	815
305	国家质检总局、农业部	2016 年第 92 号	关于解除加拿大 30 月龄以下带骨牛肉禁令的公告	2016. 9. 19	806
306	国家质检总局、农业部	2016 年第 93 号	关于解除意大利共和国北部地区猪水泡病禁令的公告③	2016. 9. 19	805
307	国家质检总局、农业部	2016 年第 94 号	关于解除哈萨克斯坦国部分地区口蹄疫禁令的公告④	2016. 9. 19	804
308	国家质检总局	2016 年第 97 号	关于进口美国甜菜粕检验检疫要求的公告	2016. 9. 29	813
309	国家质检总局、农业部	2016 年第 106 号	关于解除荷兰禽流感禁令的公告	2016. 10. 8	808
310	国家质检总局、农业部	2016 年第 107 号	关于解除丹麦 30 月龄以下剔骨牛肉禁令的公告	2016. 10. 8	807

① 国家质检总局公告 2018 年第 25 号废止“进口俄罗斯小麦植物检验检疫要求”；海关总署公告 2019 年第 124 号允许俄罗斯全境大豆进口。

② 海关总署 农业农村部公告 2018 年第 158 号禁止直接或间接从哥伦比亚输入偶蹄动物及其相关产品。

③ 海关总署 农业农村部公告 2023 年第 72 号解除意大利其他地区猪水泡病疫情禁令，认可意大利共和国全境无猪水泡病疫情。

④《海关总署办公厅 农业农村部办公厅关于防止哈萨克斯坦口蹄疫传入我国的通知》（署办动植函〔2022〕4 号）禁止直接或间接从哈萨克斯坦输入偶蹄动物及其相关产品。海关总署 农业农村部公告 2024 年第 20 号认可哈萨克斯坦共和国 9 个州市为口蹄疫无疫区，署办动植函〔2022〕4 号对于上述区域的口蹄疫禁令不再执行。海关总署公告 2024 年第 188 号允许符合相关要求的哈萨克斯坦牛皮进口。

表13-1　续18

序号	发文部门	文号	文件名称	发布时间	公告序号
311	国家质检总局	2016 年第 120 号	关于复制推广自由贸易试验区新一批改革试点经验的公告①	2016. 12. 2	816
312	国家质检总局	2017 年第 1 号	关于出口新西兰葡萄及进口新西兰苹果、墨西哥蓝莓、秘鲁蓝莓、智利油桃②、埃及葡萄植物检验检疫要求的公告	2017. 1. 11	无
313	国家质检总局	2017 年第 6 号	关于明确进口木及软木废料检验监管有关问题的公告	2017. 1. 18	无
314	国家质检总局	2017 年第 9 号	关于进口哈萨克斯坦大豆和乌拉圭大豆植物检验检疫要求的公告	2017. 1. 18	无
315	国家质检总局	2017 年第 11 号	关于黑龙江省拓展内贸货物经俄罗斯过境运至我国沿海口岸检验检疫相关事宜的公告	2017. 1. 25	无
316	国家质检总局、农业部	2017 年第 18 号	关于解除法国 30 月龄以下剔骨牛肉禁令的公告	2017. 3. 3	无
317	国家质检总局	2017 年第 19 号	关于允许有条件进口南非牛肉的公告	2017. 2. 24	无
318	国家质检总局	2017 年第 22 号	关于进口巴基斯坦菜籽粕检验检疫要求的公告	2017. 2. 28	无
319	国家质检总局	2017 年第 24 号	关于重庆金伯利进程证书制度指定口岸和实施机构的公告	2017. 3. 14	无
320	国家质检总局	2017 年第 25 号	关于公布准予登记和准予续延登记证书有效期的进口棉花境外供货企业名单的公告	2017. 3. 17	无
321	国家质检总局	2017 年第 28 号	关于中国香蕉出口新西兰和进口意大利柑橘植物检疫要求的公告	2017. 4. 7	无
322	国家质检总局、农业部	2017 年第 30 号	关于解除加拿大高致病性禽流感禁令的公告③	2017. 4. 20	无
323	国家质检总局	2017 年第 45 号	关于中国向新西兰出口新鲜洋葱植物卫生要求的公告	2017. 6. 13	无
324	国家质检总局	2017 年第 46 号	关于进口马来西亚菠萝植物检验检疫要求的公告	2017. 6. 16	无
325	国家质检总局	2017 年第 47 号	关于进口美国牛肉检验检疫要求的公告	2017. 6. 19	无
326	国家质检总局、农业部	2017 年第 49 号	关于解除瑞典、荷兰、比利时牛精液施马伦贝格病禁令的公告	2017. 6. 2	无
327	国家质检总局	2017 年第 53 号	关于进口阿富汗藏红花检验检疫要求的公告	2017. 7. 6	无

① 《市场监管总局关于废止部分行政规范性文件的公告》（市场监管总局公告 2023 年第 5 号）废止。

② 海关总署公告 2023 年第 138 号废止公告附件 5“智利油桃输华植物检验检疫要求”。

③ 海关总署 农业农村公告 2022 年第 20 号禁止直接或间接从加拿大输入禽及其相关产品。

表13-1　续19

序号	发文部门	文号	文件名称	发布时间	公告序号
328	国家质检总局	2017 年第 54 号	关于公布继续有效规范性文件和废止部分规范性文件的公告	2017. 7. 14	无
329	国家质检总局	2017 年第 55 号	关于进口乌兹别克斯坦樱桃①、乌拉圭柑橘②和智利鳄梨植物检验检疫要求的公告	2017. 7. 24	无
330	国家质检总局	2017 年第 56 号	关于公布准予登记和准予续延登记证书有效期的进口棉花境外供货企业名单的公告	2017. 7. 25	无
331	国家质检总局	2017 年第 59 号	对部分旧医疗器械采取紧急控制措施的公告	2017. 8. 10	无
332	国家质检总局	2017 年第 61 号	关于公布拟认定的首批在涉及“冲突钻石”和“冲突矿产”领域开展活动的境外非政府组织名单的公告	2017. 8. 14	无
333	国家质检总局	2017 年第 65 号	关于进口乌克兰甜菜粕和葵粕、哈萨克斯坦麦麸、坦桑尼亚木薯干检验检疫要求的公告	2017. 8. 24	无
334	国家质检总局	2017 年第 66 号	关于进口泰国燕窝产品检验检疫要求的公告	2017. 8. 25	无
335	国家质检总局	2017 年第 68 号	关于发布内地供港冰鲜禽肉、冷冻禽肉和冰鲜猪肉检验检疫要求的公告	2017. 9. 4	无
336	国家质检总局、农业部	2017 年第 69 号	关于解除俄罗斯部分地区口蹄疫禁令的公告③	2017. 8. 28	无
337	国家质检总局、海关总署	2017 年第 70 号	关于调整《出入境检验检疫机构实施检验检疫的进出境商品目录（2017 年）》的公告	2017. 8. 21	无
338	国家质检总局	2017 年第 80 号	关于发布香港、澳门产含肉、蛋月饼输内地检验检疫要求的公告	2017. 9. 29	无
339	国家质检总局	2017 年第 83 号	关于进口旧机电产品装运前检验有关问题的公告	2017. 9. 30	无
340	国家质检总局	2017 年第 87 号	关于出口巴基斯坦瓷砖原产地证书签发工作的公告	2017. 10. 19	无
341	国家质检总局	2017 年第 89 号	关于简化检验检疫程序提高通关效率的公告	2017. 10. 24	无
342	国家质检总局	2017 年第 92 号	关于取消进口木材数量检验要求的公告	2017. 10. 30	无
343	国家质检总局海关总署	2017 年第 93 号	关于调整出入境检验检疫机构实施检验检疫的进出境商品目录的公告	2017. 10. 30	无
344	国家质检总局	2017 年第 94 号	关于推广京津冀沪进境生物材料监管试点经验及开展新一轮试点的公告	2017. 10. 30	无

① 海关总署公告 2019 年第 96 号重新公告允许进口。
② 海关总署公告 2023 年第 173 号废止“进口乌拉圭柑橘植物检验检疫要求”。
③ 国家质检总局风险警示通告 2017 年第 6 号规定对来自俄罗斯的偶蹄动物及其相关产品，一律作退回或销毁处理。

表13-1　续20

序号	发文部门	文号	文件名称	发布时间	公告序号
345	国家质检总局	2017年第97号	关于扩大授权检疫审批动植物产品范围和调整部分进境非食用动物产品检验检疫监管要求的公告①	2017.11.6	无
346	国家质检总局	2017年第99号	关于公布准予登记和准予续延登记证书有效期的进口棉花境外供货企业名单的公告	2017.11.17	无
347	国家质检总局、食品药品监管总局	2017年第101号	关于进口婴幼儿配方乳粉产品配方注册执行日期的公告	2017.11.10	无
348	国家质检总局	2017年第105号	关于复制推广自由贸易试验区第三批改革试点经验的公告	2017.12.5	无
349	国家质检总局、环境保护部、商务部	2017年第106号	关于公布进口铜精矿中有毒有害元素限量的公告	2017.12.2	无
350	国家质检总局	2017年第110号	关于进口俄罗斯燕麦、荞麦、葵花籽和亚麻籽植物检疫要求的公告	2017.12.15	无
351	国家质检总局、农业部	2017年第111号	关于解除意大利30月龄以下剔骨牛肉禁令的公告②	2017.12.12	无
352	国家质检总局、农业部	2017年第112号	关于解除意大利牛精液施马伦贝格病禁令的公告	2017.12.12	无
353	国家质检总局	2017年第113号	关于受理签发中国—格鲁吉亚自由贸易协定原产地证书的公告	2017.12.27	无
354	国家质检总局	2017年第115号	关于发布出入境检疫处理管理工作规定的公告	2017.12.29	无
355	国家质检总局	风险警示通告2017年第4号	关于捷克发生非洲猪瘟的风险警示通告	2017.7.10	无
356	国家质检总局	风险警示通告2017年第6号	关于俄罗斯发生口蹄疫的风险警示通告③	2017.10.13	无
357	国家质检总局	风险警示通告2017年第7号	关于解除波兰禽流感疫情风险警示的通告④	2017.11.27	无
358	国家质检总局	风险警示通告2017年第9号	关于解除比利时等国家野禽高致病性禽流感疫情风险警示的通告⑤	2017.12.8	无

① 海关总署公告2024年第208号重新公布《进境非食用动物产品风险级别及检验检疫监管措施》，并规定以此公告要求为准。

② 海关总署公告2021年第85号公布进口意大利牛肉检验检疫要求。

③ 海关总署公告2019年第99号认可阿尔汉格尔斯克州等48个地区为非免疫无口蹄疫地区，解除口蹄疫风险警示；海关总署农业农村部公告2023年第132号认可俄罗斯联邦弗拉基米尔州等22个区域为口蹄疫免疫无疫区，允许上述区域符合中国法律法规要求的偶蹄动物及其产品入境。

④ 海关总署 农业农村2020年第11号公告禁止直接或间接从波兰输入禽及其相关产品；海关总署 农业农村部公告2024年第71号废止该公告；海关总署 农业农村部公告2024年第113号禁止直接或间接从波兰输入禽及其相关产品（源于禽未经加工或者虽经加工但仍有可能传播疫病的产品）。

⑤ 海关总署 农业农村部公告2020年第125号、2020年第131号、2021年第10号、2021年第19号禁止直接或间接从比利时、爱尔兰、立陶宛、芬兰输入禽类及其相关产品；海关总署 农业农村部公告2024年第80号解除比利时高致病性禽流感疫情禁令。

表13-1 续21

序号	发文部门	文号	文件名称	发布时间	公告序号
359	国家质检总局	2018年第1号	关于中国核果、苹果、梨出口澳大利亚和进口新西兰鳄梨及澳大利亚核果、葡萄、樱桃、柑橘植物检验检疫要求的公告	2018.1.3	无
360	国家质检总局	2018年第6号	关于进口乌兹别克斯坦绿豆植物检疫要求的公告	2018.1.4	无
361	国家质检总局	2018年第9号	关于进口汤加南瓜植物检疫要求的公告	2018.1.11	无
362	国家质检总局	2018年第14号	关于进口罗马尼亚苜蓿草、保加利亚植物源性配合饲料和饲料添加剂检验检疫要求的公告	2018.1.22.	无
363	国家质检总局	2018年第16号	关于进口老挝香蕉植物检验检疫要求的公告	2018.1.25	无
364	国家质检总局	2018年第19号	关于做好期货原油检验监管工作的公告	2018.1.26	无
365	国家质检总局、海关总署	2018年第21号	关于出入境检验检疫机构实施检验检疫的进出境商品目录（2018年）调整的公告	2018.1.31	无
366	国家质检总局	2018年第24号	关于发布进口牙刷等产品检验监管要求的公告	2018.2.13	无
367	国家质检总局	2018年第25号	关于进口俄罗斯小麦①和匈牙利玉米植物检验检疫要求的公告	2018.2.13	无
368	国家质检总局	2018年第28号	关于明确进口玩具无须加贴检验检疫标志的公告	2018.3.6	无
369	国家质检总局	2018年第30号	关于做好出入境检疫处理管理工作规定实施有关工作的公告	2018.3.16	无
370	国家质检总局	2018年第37号	关于含馅粮食制品出口加拿大检验检疫要求的公告	2018.3.20	无

第三节｜国家质检总局公布的其他有效文件清单

本节以国家质检总局2017年第54号《关于公布继续有效规范性文件和废止部分规范性文件的公告》为基础，梳理了涉及检验检疫工作的有效文件（截至2016年12月底），具体情况如表13-2所示：

① 海关总署公告2019年第123号增加俄罗斯库尔干州小麦输华；海关总署公告2022年第21号允许俄罗斯全境小麦进口，且更新植物检疫要求。

表 13-2　国家质检总局公布的有效文件

序号	文件名称	文号	发文部门	发布时间	公告序号
1	关于印发设立出口加工区的审批标准和程序的通知	署加发〔2004〕102 号	海关总署、发改委、财政部、国土资源部、商务部、国税总局、国家工商总局、国家质检总局、国家外汇局	2004. 4. 8	2
2	关于出口加工区边角料、废品、残次品出区处理问题的通知	署加发〔2009〕172 号	海关总署、环境保护部、商务部、国家质检总局	2009. 4. 21	515
3	关于加强对出入境旅客携带、邮寄及快递进出境应检物品检验检疫管理工作的通知	署监发〔2001〕212 号	海关总署、国家质检总局	2001. 4. 20	1
4	关于执行《海运出口危险货物包装检验管理办法》有关问题的通知	〔85〕交海字 1318 号	交通部、国家商检局	1985. 6. 15	452
5	关于海运出口气体危险货物包装检验问题的补充通知	〔86〕交海字 740 号	交通部、国家商检局	1986. 10. 7	453
6	关于尸体运输管理的若干规定	民事发〔1993〕2 号	民政部、公安部、外交部、铁道部、交通部、卫生部、海关总署、民用航空局	1993. 3. 30	48
7	关于遗体运输入出境事宜有关问题的通知	民事发〔1998〕11 号	民政部、海关总署、国家出入境检验检疫局	1998. 9. 22	55
8	关于严防口蹄疫从香港传入内地的紧急通知	〔1990〕农〔检疫〕字第 1 号	农业部	1990. 2. 20	88
9	关于严防牛海绵状脑病传入我国的通知	〔1990〕农〔检疫〕字第 8 号	农业部	1990. 6. 1	90
10	关于实施《关于旅客携带伴侣犬、猫进境的管理规定》的通知①	〔1993〕农〔检疫〕字第 3 号	农业部、海关总署	1993. 12. 12	94
11	关于禁止从扎伊尔进口猴子、猩猩灵长类动物的通知	农检疫发〔1995〕8 号	农业部	1995. 6. 13	95
12	关于禁止缅甸偶蹄动物、动物产品和动物源性饲料进境的紧急通知②	农检疫发〔1996〕2 号	农业部	1996. 2. 15	96
13	关于重申严防牛海绵状脑病传入我国的通知	农检疫发〔1996〕3 号	农业部	1996. 3. 29	97

① 海关总署公告 2019 年第 5 号对携带入境的宠物（犬或猫）作出新的规定。

② 海关总署 农业农村部公告 2023 年第 91 号解除缅甸掸邦北部贵概镇部分区域口蹄疫疫情禁令。

表13-2　续1

序号	文件名称	文号	发文部门	发布时间	公告序号
14	关于严防口蹄疫从以色列国传入我国的通知	农检疫发〔1996〕6号	农业部	1996.6.26	100
15	关于严防痒病传入我国的通知	农检疫发〔1996〕7号	农业部	1996.7.12	101
16	关于严防痒病传入我国的补充通知	农检疫发〔1997〕1号	农业部	1997.3.29	104
17	关于加强肉骨粉等动物性饲料产品管理的通知	农牧发〔2000〕21号	农业部、外贸部、国家出入境检验检疫局	2000.12.30	155
18	关于防止疯牛病从加拿大传入我国的紧急通知①	农牧发〔2003〕11号	农业部、国家质检总局	2003.5.25	197
19	关于暂行禁止来自美国的牛及其相关产品入境的紧急通知	农牧发〔2003〕23号	农业部、国家质检总局	2003.12.25	206
20	关于进一步加强国外引种检疫审批管理工作的通知	农农发〔1999〕7号	农业部、国家出入境检验检疫局	1999.6.3	124
21	关于2007年第17号公告有关事项的补充通知	商产字〔2007〕65号	商务部、海关总署、环保总局、国家质检总局	2007.7.6	508
22	关于进一步简化旧机电设备进口手续的通知	商产发〔2009〕166号	商务部、海关总署、国家质检总局	2009.4.10	487
23	关于用于专利程序的微生物菌（毒）种、培养物入境检疫暂行规定	（85）国专发法字148号	卫生部、农牧渔业部、中国专利局	1985.9.10	41
24	实施《中华人民共和国国境口岸卫生监督办法》若干规定的通知	〔83〕卫防字第5号	卫生部	1983.3.10	39
25	关于禁止进口旧麻袋的联合通知	〔86〕卫防字第77号	卫生部、海关总署、外经贸部	1986.10.31	43
26	进口废旧物品卫生检疫管理规定	〔88〕卫防字第47号	卫生部	1988.5.14	44
27	往来香港船舶、飞机卫生检疫管理有关规则	卫办发〔1997〕30号	卫生部	1997.9.11	53
28	关于对《中华人民共和国国境卫生检疫法实施细则》有关条款的解释	卫检发〔1991〕2号	卫生部	1991.5.29	47
29	贯彻国务院办公厅《关于国际通行船舶上的中国籍员工健康证明有关问题的处理意见》的通知	卫检发〔1993〕2号	卫生部、交通部	1993.10.29	49
30	关于《实施电讯卫生检疫的规定》的通知	卫检发〔1995〕1号	卫生部、交通部	1995.3.30	50

① 国家质检总局 农业部公告2016年第92号解除加拿大30月龄以下剔骨牛肉禁令。

表13-2　续2

序号	文件名称	文号	发文部门	发布时间	公告序号
31	关于加强预防控制传染病境外传入和通过交通工具传播的通知	卫应急发〔2005〕247号	卫生部、铁道部、交通部、国家质检总局、民航总局	2005.6.17	71
32	关于出口退回的动物产品检疫审批有关问题的通知	动植检动函〔1998〕43号	动植物检疫局	1998.3.27	106
33	关于严防痒病传入我国有关问题的通知	动植检动字〔1996〕78号	动植物检疫局	1996.8.13	102
34	关于印发《航行港澳小型船舶动植物检疫管理办法》的通知	动植检动字〔1996〕88号	动植物检疫局	1996.8.29	103
35	关于同意美国加利福尼亚Kings县鲜食葡萄输华的通知	动植检植字〔1998〕5号	动植物检疫局	1998.2.24	105
36	关于下发《进境动物检疫管理办法》等五个动物检疫规章的通知	总检动字〔1992〕10号	动植物检疫总所	1992.4.25	91
37	关于从蒙古进口动物产品有关检疫问题的通知	总检动字〔1992〕21号	动植物检疫总所	1992.12.11	92
38	关于印发《中华人民共和国动植物检疫总所关于进出境植物检疫监督管理办法》的通知	总检植字〔1993〕8号	动植物检疫总所	1993.2.19	93
39	关于印发《熏蒸消毒监督管理办法（试行）》① 及《帐幕、集装箱、简易熏蒸库熏蒸操作规程》的通知	国检动〔1998〕121号	国家出入境检验检疫局	1998.12.24	110
40	关于严防口蹄疫从泰国传入我国的通知	国检动函〔1998〕273号	国家出入境检验检疫局	1998.12.3	109
41	关于入境木制品货物检疫问题的通知	国检动函〔2000〕211号	国家出入境检验检疫局	2000.4.26	146
42	关于执行进出口粮食饲料检验方法标准问题的通知	国检动函〔2000〕213号	国家出入境检验检疫局	2000.4.26	145
43	关于对供港澳活畜检验检疫单证签证兽医官备案的通知	国检动函〔2000〕263号	国家出入境检验检疫局	2000.5.26	150
44	关于重申严防疯牛病传入我国的紧急通知	国检发明电〔2000〕55号	国家出入境检验检疫局	2000.12.13	153
45	关于印发《原产地证电子签证管理办法》的通知	国检法〔2000〕227号	国家出入境检验检疫局	2000.11.3	13
46	关于印发《原产地标记管理规定》和《原产地标记管理规定实施办法》的通知②	国检法〔2001〕51号	国家出入境检验检疫局	2001.3.5	14
47	关于印发《出口加工区检验检疫监督管理办法》的通知	国检法〔2001〕63号	国家出入境检验检疫局	2001.3.9	6

① 《熏蒸消毒监督管理办法（试行）》被《出入境检疫处理单位和人员管理办法》（国家质检总局令第181号废止）。

② 根据2018年《国务院机构改革方案》，将国家知识产权局的职责、国家工商行政管理总局的商标管理职责、国家质量监督检验检疫总局的原产地地理标志管理职责整合，重新组建国家知识产权局，由国家市场监督管理总局管理。

表13-2　续3

序号	文件名称	文号	发文部门	发布时间	公告序号
48	关于禁止受理发菜及其制品出口报检的通知	国检法函〔2000〕129号	国家出入境检验检疫局	2000. 6. 23	5
49	关于对未列入《出入境检验检疫机构实施检验检疫的进出境商品目录》的出入境货物检验检疫通关放行问题的通知	国检法联〔2000〕28号	国家出入境检验检疫局、海关总署	2000. 2. 3	467
50	关于执行《进出境集装箱检验检疫管理办法》有关问题的通知	国检检〔2000〕234号	国家出入境检验检疫局	2000. 11. 27	466
51	关于执行《出口烟花爆竹检验管理办法》有关问题的通知	国检检函〔2000〕280号	国家出入境检验检疫局	2000. 6. 2	464
52	关于对出口打火机、点火枪类商品实施法定检验有关问题的补充通知	国检检函〔2001〕213号	国家出入境检验检疫局	2001. 4. 9	469
53	关于发布《铁路运输出口危险货物包装容器检验管理办法（试行）》的通知	国检检联〔2000〕18号	国家出入境检验检疫局、铁道部、国家计委、外经贸部	2000. 1. 19	465
54	关于严格执行《关于加强肉骨粉等动物性饲料产品管理的通知》有关问题的通知	国检明发〔2001〕4号	国家出入境检验检疫局	2001. 1. 22	156
55	关于执行《进出境航空器卫生监督评分标准》和《进出境客运列车卫生监督评分标准》的通知	国检卫〔1999〕69号	国家出入境检验检疫局	1999. 5. 12	56
56	关于进一步加强进境检疫审批管理的通知	国质检动函〔2001〕575号	国家质检总局	2001. 11. 29	175
57	关于日本①、斯洛伐克②和斯洛文尼亚发生疯牛病的通知	国质检动函〔2001〕576号	国家质检总局	2001. 11. 30	176
58	关于做好供港食用动物药物残留检验监测工作的通知	国质检动函〔2001〕638号	国家质检总局	2001. 12. 21	179
59	关于芬兰③、奥地利发生疯牛病的通知	国质检动函〔2001〕643号	国家质检总局	2001. 12. 21	180
60	关于印发《中国进境原木除害处理方法及技术要求》的通知	国质检函〔2001〕202号	国家质检总局	2001. 6. 29	168
61	关于明确易腐烂变质食品、冷冻品编码的通知	国质检函〔2001〕314号	国家质检总局	2001. 8. 14	468
62	关于严防口蹄疫从蒙古国传入我国的紧急通知	国质检函〔2001〕46号	国家质检总局	2001. 5. 10	166
63	关于承认日本国立公立医院对来华常驻人员健康检查结果的通知	国质检卫函〔2001〕381号	国家质检总局	2001. 9. 5	57
64	关于做好驻外使馆工作人员未成年子女自费随任体检工作的通知	国质检卫函〔2001〕425号	国家质检总局	2001. 10. 8	58

① 海关总署 农业农村部公告2019年第202号，解除日本30月龄以下剔骨牛肉的疯牛病禁令。

② 海关总署 农业农村部公告2024年第155号，解除斯洛伐克30月龄以下剔骨牛肉的疯牛病禁令。

③ 海关总署 农业农村部公告2023年第116号，解除芬兰30月龄以下剔骨牛肉疯牛病禁令。

表13-2 续4

序号	文件名称	文号	发文部门	发布时间	公告序号
65	关于发布《海运出口危险货物包装检验管理办法（试行）》的联合通知	〔85〕国检四联字217号	国家经委、外经贸部、交通部、国家商检局	1985.5.20	451
66	关于发布《实施出口商品批次监督管理办法》的联合通知	〔87〕国检务联字第280号	国家商检局、国家经委、商贸部	1987.7.18	3
67	进口成套设备检验和监督管理实施细则	国检监〔1993〕38号	国家商检局	1993.3.9	493
68	关于印发《对外援助物资检验管理办法（试行）》的通知①	国检检联〔1998〕113号	国家商检局、外经贸部	1998.4.7	488
69	关于对海运出口危险货物包装实施检验周期和包装标记的通知	国检鉴〔1990〕251号	国家商检局	1990.8.6	454
70	中华人民共和国普遍优惠制原产地证明书签证管理办法	国检务〔1989〕443号	国家商检局	1989.8.21	10
71	关于下发“中华人民共和国普遍优惠制原产地证明书签证管理办法实施细则”的通知	国检务〔1990〕317号	国家商检局	1990.9.28	11
72	关于下发《关于加强普惠制产地证签证调查几点意见》和《产地证签证人员资格审批管理规定（试行）》的通知	国检务〔1993〕248号	国家商检局	1993.7.20	12
73	关于印发《实施“未再加工证明”签证管理规定（试行）》的通知	国检务〔1996〕72号	国家商检局	1996.3.29	4
74	关于对海运出口危险货物小型气体容器包装实施检验和管理的通知	国检务联〔1995〕229号	国家商检局、交通部	1995.8.19	459
75	关于发布《空运出口危险货物包装检验管理办法（试行）》的联合通知	国检务联〔1995〕2号	国家商检局、中国民航总局、国家计委、外经贸部	1995.1.5	456
76	关于执行《进口废旧物品卫生检疫管理规程》和《进口废旧物品卫生处理规程》的通知	卫检海字〔1997〕390号	国家卫检局	1997.11.24	54
77	卫生检疫局下发船舶卫生检查评分标准	卫检总海便字〔95〕12号	国家卫检局	1995.6.14	52
78	关于海运出口危险货物包装检验管理办法（试行）补充规定的通知	〔91〕交运字251号	国务院生产委员会、交通部、外经贸部、国家商检局	1991.4.5	455
79	关于国际航班实施预报旅客信息的通知	民航运发〔2003〕141号	民航总局、卫生部、国家质检总局	2003.9.2	65

① 按照《关于调整对外援助物资检验和验放管理的公告》（商务部 海关总署 国家质检总局公告2016年第89号，见本章第一节），2017年1月1日起对外援助物资实行市场化的商检制度改革。

表13-2　续5

序号	文件名称	文号	发文部门	发布时间	公告序号
80	关于限制电池产品汞含量的规定的通知①	轻总行管〔1997〕4号	轻工总会、国家经贸委、国内贸易部、外经贸部、国家工商局、国家环保局、海关总署、国家技术监督局、国家商检局	1997.12.31	480
81	关于印发《焦炭出口管理暂行管理办法》的通知	外经贸管发〔1995〕436号	外经贸部、国家商检局	1995.7.20	458
82	关于施行国境卫生检疫法及其实施细则有关事宜的通知	卫检总法字〔1990〕65号	卫生检疫总所、海关总署	1990.5.12	45
83	关于实施电讯卫生检疫的补充规定	卫检总海字〔1995〕91号	卫生检疫总所	1995.4.27	51
84	关于印发《国境卫生检疫卫生管理规程（试行）》和《国境卫生检疫卫生处理方法》的通知	卫检总监字〔1990〕53号	卫生检疫总所	1990.6.4	46
85	关于印发《出入境动植物检验检疫风险预警及快速反应管理规定实施细则》的通知	国质检动〔2002〕80号	国家质检总局	2002.3.20	184
86	关于对供港澳活鸡实施禽流感免疫措施的通知	国质检动〔2003〕228号	国家质检总局	2003.7.31	201
87	关于印发《进境动物预检人员管理办法》的通知	国质检动〔2004〕111号	国家质检总局	2004.3.17	214
88	关于向韩国出口灵长类实验动物有关问题的通知	国质检动〔2004〕295号	国家质检总局	2004.6.29	222
89	关于进一步做好当前动物及其产品检验检疫工作的通知	国质检动〔2004〕66号	国家质检总局	2004.2.15	213
90	关于印发《进出境高致病性禽流感疫情应急处置实施方案》的通知	国质检动〔2005〕438号	国家质检总局	2005.11.18	251
91	关于同意进口尼日利亚木薯干的通知	国质检动〔2005〕442号	国家质检总局	2005.11.18	252
92	关于印发《进境集装箱装运粮谷现场检验检疫操作规程（试行）》的通知	国质检动〔2007〕162号	国家质检总局	2007.4.12	286
93	关于做好稻草恢复对日出口检验检疫工作的通知	国质检动〔2007〕405号	国家质检总局	2007.8.17	297
94	关于印发《贯彻落实全国质量工作会议精神做好进出口农产品质量安全专项整治工作的意见》的通知	国质检动〔2007〕436号	国家质检总局	2007.9.20	301

① 环境保护部、外交部、发展改革委、科技部、工业和信息化部、财政部、国土资源部、住房城乡建设部、农业部、商务部、卫生计生委、海关总署、国家质检总局、安全监管总局、食品药品监管总局、统计局、能源局公告2017年第38号，自2021年1月1日起，禁止生产和进出口公告附件中所列含汞产品。

表13-2　续6

序号	文件名称	文号	发文部门	发布时间	公告序号
95	关于加强出口动物和非食用动物产品企业注册管理的通知	国质检动〔2007〕529号	国家质检总局	2007. 11. 15	307
96	关于印发《出口农产品免验工作规范》的通知	国质检动〔2008〕356号	国家质检总局	2008. 7. 18	319
97	关于进一步加强进出境猪甲型H1N1流感检验检疫工作的通知	国质检动〔2009〕178号	国家质检总局	2009. 5. 4	342
98	关于印发《进出境水生动物质量安全监测工作规范》的通知	国质检动〔2009〕387号	国家质检总局	2009. 9. 9	359
99	关于严防蒙古国口蹄疫传入我国的通知	国质检动函〔2002〕527号	国家质检总局	2002. 8. 2	185
100	关于进境动植物检疫审批有关问题的通知	国质检动函〔2002〕559号	国家质检总局	2002. 8. 14	188
101	关于巴拉圭进口喷干牛血细胞粉、喷干牛血浆蛋白粉的通知	国质检动函〔2002〕777号	国家质检总局	2002. 11. 6	189
102	关于严防食人鲳等有害生物传入的通知	国质检动函〔2002〕897号	国家质检总局	2002. 12. 27	192
103	关于严防周边国家小反刍兽疫传入我国的警示通报	国质检动函〔2003〕817号	国家质检总局	2003. 10. 10	203
104	关于从日本和印度尼西亚进口鲤科鱼类的风险警示通报	国质检动函〔2003〕917号	国家质检总局	2003. 11. 26	204
105	关于加强进口活禽和种蛋检验检疫工作的通知	国质检动函〔2004〕71号	国家质检总局	2004. 2. 6	211
106	关于进一步规范和明确进境大中动物检验检疫工作程序及要求的通知	国质检动函〔2004〕440号	国家质检总局	2004. 6. 7	219
107	关于同意进口乌拉圭大豆的通知①	国质检动函〔2004〕883号	国家质检总局	2004. 10. 26	227
108	关于严防境外禽流感疫情传入等事项的通知	国质检动函〔2004〕897号	国家质检总局	2004. 11. 2	228
109	关于印发《进口大豆期货交割检验检疫监督管理要求（试行）》的通知	国质检动函〔2005〕1004号	国家质检总局	2005. 12. 22	254
110	关于实施出境木质包装检疫管理办法有关问题的通知	国质检动函〔2005〕90号	国家质检总局	2005. 2. 26	238
111	关于做好《进境水果检验检疫监督管理办法》实施有关工作的通知	国质检动函〔2005〕478号	国家质检总局	2005. 6. 24	243
112	关于批准莆田进口木材检疫除害处理区投入使用的函	国质检动函〔2005〕871号	国家质检总局	2005. 11. 4	250

① 国家质检总局公告2017年第9号发布进口乌拉圭大豆植物检验检疫要求。

表13-2　续7

序号	文件名称	文号	发文部门	发布时间	公告序号
113	关于启用向南非出口狗咬胶（源自猪皮、牛皮）兽医卫生证书的通知	国质检动函〔2006〕57号	国家质检总局	2006. 1. 27	255
114	关于瑞典发生疯牛病的警示通报	国质检动函〔2006〕147号	国家质检总局	2006. 3. 17	262
115	关于进一步加强进境皮毛检验检疫工作的通知	国质检动函〔2006〕156号	国家质检总局	2006. 3. 24	263
116	关于捷克英国发现野生候鸟感染高致病性禽流感的紧急通知	国质检动函〔2006〕201号	国家质检总局	2006. 4. 14	267
117	关于英国发生 H7N3 亚型低致病性禽流感疫情的紧急通知	国质检动函〔2006〕297号	国家质检总局	2006. 5. 17	272
118	关于严防越南、缅甸口蹄疫传入我国的紧急通知①	国质检动函〔2006〕301号	国家质检总局	2006. 5. 17	273
119	关于同意进口法国水洗羽绒羽毛、宠物食品及接受相关卫生证书的通知	国质检动函〔2006〕363号	国家质检总局	2006. 6. 7	275
120	关于同意进口阿根廷宠物食品、法国种猪、南非生牛皮及接受相关卫生证书的通知	国质检动函〔2006〕451号	国家质检总局	2006. 6. 26	277
121	关于上网公布进出口水果果园、包装厂名单的通知	国质检动函〔2006〕604号	国家质检总局	2006. 8. 2	279
122	关于受理进口荷兰牛精液申报及启用相关卫生证书的通知	国质检动函〔2006〕617号	国家质检总局	2006. 8. 8	280
123	关于同意进口乌拉圭活牛牛精液牛胚胎及下发相关卫生证书样本的通知	国质检动函〔2006〕840号	国家质检总局	2006. 10. 23	281
124	关于部分稻草产品恢复输日和强化检验检疫管理的通知	国质检动函〔2006〕904号	国家质检总局	2006. 11. 17	282
125	关于恢复进口美国加州 Fresno 县柑橘的通知	国质检动函〔2007〕50号	国家质检总局	2007. 1. 22	283
126	关于做好进境植物检疫性有害生物名录实施工作的通知	国质检动函〔2007〕516号	国家质检总局	2007. 7. 3	291
127	关于启用向新加坡出口宠物食品新兽医卫生证书的通知	国质检动函〔2007〕526号	国家质检总局	2007. 7. 5	292
128	关于做好出口粮食检验检疫工作的通知	国质检动函〔2007〕660号	国家质检总局	2007. 8. 8	296
129	关于进一步加强进出境水果检验检疫工作的通知	国质检动函〔2007〕699号	国家质检总局	2007. 8. 20	298
130	关于加强进出境种苗花卉检验检疫工作的通知	国质检动函〔2007〕831号	国家质检总局	2007. 9. 30	303

① 海关总署 农业农村部公告 2023 年第 91 号解除缅甸掸邦北部贵概镇部分区域口蹄疫疫情禁令。

表13-2　续8

序号	文件名称	文号	发文部门	发布时间	公告序号
131	关于做好当前出境水果检验检疫工作有关问题的通知	国质检动函〔2007〕890号	国家质检总局	2007. 10. 31	305
132	关于防止旅客携带日本牛肉入境的警示通报	国质检动函〔2007〕941号	国家质检总局	2007. 11. 12	306
133	关于从法国进口有关生物制品检验检疫问题的通知	国质检动函〔2007〕1063号	国家质检总局	2007. 12. 29	310
134	关于进一步加强出境竹木草制品检验检疫监管工作的通知	国质检动函〔2008〕69号	国家质检总局	2008. 2. 1	312
135	关于加强出口植物产品企业注册登记管理的通知	国质检动函〔2008〕106号	国家质检总局	2008. 2. 22	313
136	关于做好重点产品质量专项整治有关木制品检疫工作的通知	国质检动函〔2008〕207号	国家质检总局	2008. 4. 14	316
137	关于加强熏蒸除害处理检疫监管工作的通知	国质检动函〔2008〕262号	国家质检总局	2008. 4. 30	317
138	关于加强进境木材检验检疫监管工作的意见	国质检动函〔2008〕620号	国家质检总局	2008. 9. 2	321
139	关于加强进出口饲料三聚氰胺监控的紧急通知	国质检动函〔2008〕644号	国家质检总局	2008. 9. 17	323
140	关于批准太仓进口木材检疫除害处理区投入使用的函	国质检动函〔2008〕647号	国家质检总局	2008. 9. 17	322
141	关于进一步做好进出口饲料三聚氰胺监控有关问题的通知	国质检动函〔2008〕810号	国家质检总局	2008. 12. 8	326
142	关于加强进出口饲料二恶英监控的紧急通知	国质检动函〔2008〕825号	国家质检总局	2008. 12. 12	327
143	关于印发《进口美国苜蓿饲草卫生与植物卫生要求》的通知①	国质检动函〔2008〕868号	国家质检总局	2008. 12. 29	328
144	关于同意深圳湾和大铲湾为进口水果指定入境口岸的批复	国质检动函〔2009〕9号	国家质检总局	2009. 1. 8	330
145	关于印发《马拉维烟叶进境植物检疫要求》的通知	国质检动函〔2009〕62号	国家质检总局	2009. 2. 10	333
146	关于加强和规范凭祥口岸进境水果检验检疫工作的通知	国质检动函〔2009〕113号	国家质检总局	2009. 3. 18	336
147	关于印发加拿大对华出口食用活水生动物卫生证书样本的通知	国质检动函〔2009〕130号	国家质检总局	2009. 3. 24	338
148	关于泰国启用新版植物检疫证书的通知	国质检动函〔2009〕131号	国家质检总局	2009. 3. 24	339

① 海关总署公告2020年第66号重新发布进口美国苜蓿干草块和颗粒植物检疫要求。

表13-2　续9

序号	文件名称	文号	发文部门	发布时间	公告序号
149	关于下发意大利输华牛皮和绵羊、山羊生皮兽医卫生证书样本的通知	国质检动函〔2009〕193号	国家质检总局	2009.4.24	340
150	关于印发澳大利亚输华食用水生动物卫生证书样本的通知	国质检动函〔2009〕198号	国家质检总局	2009.4.29	341
151	关于印发西班牙输华原羊毛卫生证书样本的通知	国质检动函〔2009〕264号	国家质检总局	2009.5.15	343
152	关于修订加拿大输华贝类兽医卫生证书及相关事宜的通知	国质检动函〔2009〕401号	国家质检总局	2009.6.22	344
153	关于印发哥斯达黎加输华牛皮卫生证书样本的通知	国质检动函〔2009〕455号	国家质检总局	2009.7.10	347
154	关于印发英国轮华食用螃蟹等水生动物卫生证书样本的通知	国质检动函〔2009〕458号	国家质检总局	2009.7.13	349
155	关于印发芬兰输华生牛皮卫生证书样本的通知	国质检动函〔2009〕481号	国家质检总局	2009.7.21	350
156	关于印发加拿大输华种用鳗鲡卫生证书样本的通知	国质检动函〔2009〕555号	国家质检总局	2009.8.17	351
157	关于印发试进口菲利普莫里斯公司混配烟片植物检疫要求的通知	国质检动函〔2009〕563号	国家质检总局	2009.8.18	353
158	关于印发意大利输华牛精液健康证书样本的通知	国质检动函〔2009〕564号	国家质检总局	2009.8.18	352
159	关于印发爱尔兰输华牛精液卫生证书样本的通知	国质检动函〔2009〕567号	国家质检总局	2009.8.21	354
160	关于印发《秘鲁柑橘进境植物检疫要求》的通知	国质检动函〔2009〕596号	国家质检总局	2009.9.3	355
161	关于印发《中国柑橘输往秘鲁植物检疫要求》的通知	国质检动函〔2009〕610号	国家质检总局	2009.9.8	357
162	关于印发新西兰输华牛卫生证书样本的通知	国质检动函〔2009〕615号	国家质检总局	2009.9.9	358
163	关于印发芬兰输华精液卫生证书样本的通知	国质检动函〔2009〕674号	国家质检总局	2009.10.10	360
164	关于印发瑞典输华牛精液卫生证书样本的通知	国质检动函〔2009〕714号	国家质检总局	2009.11.11	364
165	关于修订中智水果植物检疫要求的通知①	国质检动函〔2009〕763号	国家质检总局	2009.11.25	367
166	关于印发《法国猕猴桃进境植物检疫要求》的通知	国质检动函〔2009〕847号	国家质检总局	2009.12.18	370

① 《关于进口智利鲜食核果植物检疫要求的公告》（海关总署公告2023年第138号）更新了智利李子的植物检疫要求。

表13-2　续10

序号	文件名称	文号	发文部门	发布时间	公告序号
167	关于印发荷兰牛胚胎健康证书样本的通知	国质检动函〔2010〕28号	国家质检总局	2010.1.19	375
168	关于同意青岛保税区开展境外烟叶仓储转运业务的批复	国质检动函〔2010〕75号	国家质检总局	2010.1.21	376
169	关于启用丹麦输华食用水生动物和水貂卫生证书的通知	国质检动函〔2010〕92号	国家质检总局	2010.2.21	377
170	关于同意桂林两江国际机场作为进境水果指定口岸的批复	国质检动函〔2010〕125号	国家质检总局	2010.2.25	379
171	关于印发加拿大输华猴和狐猴卫生证书样本的通知	国质检动函〔2010〕126号	国家质检总局	2010.3.15	381
172	关于实施进口植物种苗指定入境口岸措施有关事项的通知	国质检动函〔2010〕146号	国家质检总局	2010.3.25	394
173	关于印发匈牙利输华日龄鸭、鹅及其种蛋卫生证书样本的通知	国质检动函〔2010〕160号	国家质检总局	2010.4.2	382
174	关于下发新的加拿大输华动物皮张、羊毛、非食用明胶和加工猪血产品卫生证书样本的通知	国质检动函〔2010〕200号	国家质检总局	2010.4.22	385
175	关于下发加拿大输华活猪甲型H1N1流感临时卫生证明式样的通知	国质检动函〔2010〕204号	国家质检总局	2010.4.28	386
176	关于印发《摩洛哥柑橘进境植物检疫要求》的通知	国质检动函〔2010〕207号	国家质检总局	2010.4.29	387
177	关于印发《塞浦路斯柑橘进境植物检验检疫要求》的通知	国质检动函〔2011〕166号	国家质检总局	2011.3.22	398
178	关于印发《植物源性肥料进境植物检疫要求》的通知	国质检动函〔2011〕674号	国家质检总局	2011.8.29	395
179	关于严防炭疽传入我国加强进境邮寄物、快件和旅客携带物检验检疫的紧急通知	国质检动联〔2001〕154号	国家质检总局、国家邮政局	2001.10.17	173
180	关于加强监管检疫做好高致病性禽流感防治工作的紧急通知	国质检动联〔2004〕54号	国家质检总局、工商总局、海关总署、商务部、农业部、铁道部、交通部、民航总局	2004.2.6	212
181	关于同意新疆边境地区进口中亚五国偶蹄动物皮毛的函	国质检动联函〔2002〕871号	国家质检总局、农业部	2002.12.12	191
182	关于进一步加强家用电冰箱、房间空气调节器能源效率标识监督检查工作的通知	国质检法联〔2005〕417号	国家质检总局	2005.11.7	497
183	关于印发进口涂料检验监管工作操作程序和进口石材检验监管工作操作程序的通知	国质检检〔2002〕134号	国家质检总局	2002.5.29	470
184	关于印发进口许可制度民用商品入境验证工作程序的通知	国质检检〔2002〕48号	国家质检总局	2002.7.1	471

表13-2　续11

序号	文件名称	文号	发文部门	发布时间	公告序号
185	关于印发出口商品免验工作规范（试行）及有关问题的通知	国质检检〔2004〕266号	国家质检总局	2004. 6. 16	478
186	关于印发出境集装箱检验检疫工作程序（试行）等的通知	国质检检〔2004〕497号	国家质检总局	2004. 11. 12	475
187	关于对进口家用电冰箱、房间空气调节器能源效率标识进行检验监督管理有关问题的通知	国质检检〔2005〕140号	国家质检总局	2005. 5. 10	483
188	关于调整进出口锅炉压力容器、压力管道检验监管工作的通知	国质检检〔2006〕107号	国家质检总局	2006. 3. 24	486
189	关于印发进出口商品监督抽查工作指导意见的通知	国质检检〔2007〕119号	国家质检总局	2007. 3. 15	505
190	关于进口汽车质量安全监督管理有关要求的通知	国质检检〔2009〕138号	国家质检总局	2009. 4. 10	492
191	关于印发出口工业产品企业分类指南（试行）的通知	国质检检〔2009〕328号	国家质检总局	2009. 7. 24	512
192	关于进口使用过轮胎检验监管有关问题的通知	国质检检函〔2003〕142号	国家质检总局	2003. 2. 25	481
193	关于对强制性产品认证目录中实施法定检验的进口许可制度民用商品入境验证管理工作有关要求的通知	国质检检函〔2003〕832号	国家质检总局	2003. 10. 22	472
194	关于加强进出口危险货物安全监督管理有关问题的紧急通知	国质检检函〔2004〕318号	国家质检总局	2004. 4. 30	477
195	关于对进口非色散位移单模光纤实施检验的通知	国质检检函〔2004〕659号	国家质检总局	2004. 8. 13	494
196	关于加强出口大型烟花检验监管工作的通知	国质检检函〔2004〕1054号	国家质检总局	2004. 12. 29	476
197	关于进一步加强进口心脏起搏器检验监督工作的通知	国质检检函〔2005〕260号	国家质检总局	2005. 4. 27	490
198	关于承担进出口机动车安全技术检验机构监督管理工作有关事项的通知	国质检检函〔2006〕452号	国家质检总局	2006. 6. 26	491
199	关于加强进口捐赠衣物等轻纺产品检验监管的通知	国质检检函〔2008〕84号	国家质检总局	2008. 2. 4	509
200	关于加强国外召回工业产品监管工作的通知	国质检检函〔2008〕101号	国家质检总局	2008. 2. 21	510
201	关于禁止使用镉及镉合金材料生产饰品的紧急通知	国质检检函〔2010〕55号	国家质检总局	2010. 1. 22	518
202	关于印发《进出境邮寄物检疫管理办法》的通知	国质检联〔2001〕34号	国家质检总局、国家邮政总局	2001. 7. 26	171

表13-2　续12

序号	文件名称	文号	发文部门	发布时间	公告序号
203	关于执行进口原木检疫要求（2001 年第 2 号公告）有关问题的通知	国质检联〔2001〕43 号	国家质检总局、海关总署、国家林业局、农业部、外经贸部	2001. 6. 28	167
204	关于加强对进口培养基检疫管理的通知	国质检联〔2001〕48 号	国家质检总局、农业部、海关总署	2001. 7. 13	169
205	关于暂停从伊拉克进口禽类及其产品的紧急通知	国质检明发〔2006〕11 号	国家质检总局	2006. 2. 7	256
206	关于禁止从沙特尼日利亚进口禽类及其产品的紧急通知	国质检明发〔2006〕12 号	国家质检总局	2006. 2. 10	257
207	关于暂停从印度进口禽类及其产品的紧急通知	国质检明发〔2006〕15 号	国家质检总局	2006. 2. 20	258
208	关于斯洛伐克、匈牙利、波黑、瑞士、格鲁吉亚、塞尔维亚①发现野生候鸟感染高致病性禽流感的紧急通知	国质检明发〔2006〕20 号	国家质检总局	2006. 3. 3	260
209	关于进一步加强进口机动车产品认证监管和入境验证工作的通知	国质检认联〔2005〕338 号	国家质检总局	2005. 9. 23	484
210	关于印发中泰新鲜蔬菜、熟制禽肉、泰输华鳄鱼肉卫生议定书的通知	国质检食〔2005〕445 号	国家质检总局	2005. 11. 28	742
211	关于做好实施关于输日冷冻菠菜安全性问题的讨论记录的通知	国质检食函〔2003〕139 号	国家质检总局	2003. 2. 24	539
212	关于印发中国输乌拉圭大蒜和乌拉圭输华大米检疫议定书的通知	国质检食函〔2003〕322 号	国家质检总局	2003. 5. 8	741
213	关于全面恢复福建鳗鱼对日出口促进和扩大农产品出口的工作方案	国质检食函〔2003〕951 号	国家质检总局	2003. 12. 11	541
214	关于恢复冰鲜及冷冻禽肉供港有关问题的通知	国质检食函〔2004〕169 号	国家质检总局	2004. 3. 17	542
215	关于出口新加坡贝类产品有关事项的通知	国质检食函〔2004〕411 号	国家质检总局	2005. 6. 2	544
216	关于暂停向香港出口含有马兜铃酸中药材的通知	国质检食函〔2004〕505 号	国家质检总局	2004. 6. 28	543
217	关于对出口加工用肉兔饲养场实行检验检疫备案管理的通知	国质检食函〔2005〕424 号	国家质检总局	2005. 6. 10	545
218	关于对出口蜂产品养蜂基地实行检验检疫备案管理的通知	国质检食函〔2005〕777 号	国家质检总局	2005. 9. 22	546

① 海关总署公告 2024 年第 51 号解除塞尔维亚高致病性禽流感风险警示。

表13-2　续13

序号	文件名称	文号	发文部门	发布时间	公告序号
219	关于新加坡从高致病性禽流感疫区进口蛋制品和熟制禽肉卫生要求的通知①	国质检食函〔2006〕797号	国家质检总局	2006.10.9	547
220	关于做好输智新鲜胡葱检验检疫工作的通知	国质检食函〔2009〕375号	国家质检总局	2009.6.16	548
221	关于做好供港澳蔬菜检验检疫监督管理工作的通知	国质检食函〔2009〕629号	国家质检总局	2009.9.16	549
222	关于恢复对马来西亚出口禽肉的通知	国质检食联〔2003〕407号	国家质检总局	2003.11.20	540
223	关于印发《出入境检验检疫签证管理办法》的通知	国质检通〔2009〕38号	国家质检总局	2009.1.23	9
224	关于签发中国—秘鲁自由贸易区优惠原产地证明书有关事项的通知	国质检通〔2010〕90号	国家质检总局	2010.2.23	31
225	关于凭电子密钥开展电子申报的通知	国质检通函〔2004〕388号	国家质检总局	2004.5.26	8
226	关于调整航空口岸旅客申明卡的通知	国质检通函〔2005〕434号	国家质检总局	2005.6.13	19
227	关于签发中国—巴基斯坦自由贸易区原产地证书的通知	国质检通函〔2005〕1010号	国家质检总局	2005.12.26	21
228	关于签发中国—智利自由贸易区原产地证书FORM F的通知	国质检通函〔2006〕768号	国家质检总局	2006.9.20	24
229	关于对人类食品和动物饲料添加剂及原料产品实施出入境检验检疫有关问题的通知	国质检通函〔2007〕209号	国家质检总局	2007.5.14	26
230	关于允许进口秘鲁柑橘的函	国质检外函〔2009〕612号	国家质检总局	2009.9.8	356
231	关于同意进口摩洛哥柑橘的函	国质检外函〔2009〕7号	国家质检总局	2009.1.7	329
232	关于同意试进口法国猕猴桃的函	国质检外函〔2009〕712号	国家质检总局	2009.11.4	362
233	关于中国启用检验检疫电子证书系统的照会	国质检外函〔2010〕48号	国家质检总局	2010.1.28	32
234	关于印发《卫生检疫风险预警及快速反应管理实施细则》的通知	国质检卫〔2002〕42号	国家质检总局	2002.3.1	59
235	关于印发《出入境人员结核病监测要求》和《出入境检验检疫系统结核病实验室检测工作规范》的通知	国质检卫〔2002〕113号	国家质检总局	2002.4.29	61

① 新加坡制定的《新加坡从高致病性禽流感疫区进口蛋制品和熟制禽肉产品卫生要求》系采纳世界动物卫生组织（WOAH）关于高致病性禽流感导则建议，目前该导则已更新。

表13-2　续14

序号	文件名称	文号	发文部门	发布时间	公告序号
236	关于印发《关于加强外来传染病传播媒介预警应急工作的意见》的通知	国质检卫〔2004〕185号	国家质检总局	2004. 4. 28	69
237	关于印发《口岸出入境货物储存场地卫生监督管理规定》的通知	国质检卫〔2004〕193号	国家质检总局	2004. 5. 9	66
238	关于印发《出入境口岸食物中毒应急处理预案》的通知	国质检卫〔2004〕475号	国家质检总局	2004. 11. 4	67
239	关于印发《口岸人禽流感卫生检疫应对指导方案》的通知	国质检卫〔2005〕423号	国家质检总局	2005. 11. 14	73
240	关于在口岸食品生产经营单位推行食品卫生监督分级管理的通知	国质检卫〔2006〕116号	国家质检总局	2006. 3. 29	78
241	关于印发《口岸卫生处理事故应急处置技术方案（试行）》的通知	国质检卫〔2006〕385号	国家质检总局	2006. 8. 29	76
242	关于加强保健中心业务工作管理的通知	国质检卫〔2006〕471号	国家质检总局	2006. 10. 25	77
243	关于航空口岸出入境人员健康申报制度改革的通知	国质检卫〔2007〕649号	国家质检总局	2007. 12. 19	80
244	关于印发《口岸传染病排查处置及核辐射事件监测处置等技术方案》的通知	国质检卫〔2008〕270号	国家质检总局	2008. 5. 20	83
245	关于印发《船舶免于卫生控制措施证书/船舶卫生控制措施证书检查签发工作规范（试行）》的通知	国质检卫〔2008〕544号	国家质检总局	2008. 10. 22	84
246	关于印发《中华人民共和国国家质量检验检验检疫总局与香港特别行政区卫生署在航行香港-内地珠江三角洲小型船舶卫生监督领域的合作安排》的通知	国质检卫〔2008〕586号	国家质检总局	2008. 12. 1	85
247	关于印发《国际航行邮轮群体性疾病突发事件应急处置技术方案》的通知	国质检卫〔2009〕72号	国家质检总局	2009. 2. 25	86
248	关于加强国境口岸卫生处理药物安全使用的通知	国质检卫函〔2002〕303号	国家质检总局	2002. 5. 24	62
249	关于加强进口废旧物品卫生检疫监管工作的通知	国质检卫函〔2003〕163号	国家质检总局	2003. 3. 7	63
250	关于印发《口岸应对流感大流行应急技术方案（试行）》的通知	国质检卫函〔2005〕791号	国家质检总局	2005. 9. 29	72
251	关于公布口岸卫生处理药品器械审核结果及筛选、采购、使用等相关事宜的通知	国质检卫函〔2005〕882号	国家质检总局	2005. 11. 8	74
252	关于加强口岸公共场所中央空调系统卫生监督防止军团菌滋生蔓延的通知	国质检卫函〔2007〕299号	国家质检总局	2007. 5. 8	81
253	关于做好朝觐人员体检和预防接种工作的通知	国质检卫函〔2007〕721号	国家质检总局	2007. 8. 28	79

表13-2　续15

序号	文件名称	文号	发文部门	发布时间	公告序号
254	关于严格规范口岸传染病监测工作的紧急通知	国质检卫函〔2008〕34号	国家质检总局	2008.1.18	82
255	关于印发《出入境口岸猴痘防治预案》的通知	国质检卫联〔2003〕283号	国家质检总局	2003.8.28	64
256	关于印发《京九、沪九直通车运行途中突发公共卫生事件处置预案》的通知	国质检卫联〔2004〕176号	国家质检总局、公安部、铁道部、卫生部、海关总署	2004.4.23	68
257	关于加强外派劳务人员体检工作的通知	国质检卫联〔2005〕86号	国家质检总局、商务部	2005.3.11	70
258	关于使用就诊方便卡有关事项的通知	国质检卫联函〔2006〕30号	国家质检总局、卫生部	2006.1.13	75
239	关于向韩国出口水生动物有关事项的通知	质检办动函〔2009〕180号	国家质检总局	2009.3.18	337

第四节｜国家质检总局公布废止的文件清单

本节收集了国家质检总局以公告形式宣布废止的检验检疫文件清单。

清单按照被废止文件发文时间排序，以便于检索。同时，清单列明了废止文件的公告，以及该文件在公告清单中的序号，以便核对。此清单可以用来检索文件的有效性。

表13-3　已废止的检验检疫规范性文件清单①

文件名称	文号	发文部门	发布时间	废止公告	公告序号
关于加强进口矿产品放射性检验监管有关问题的警示通报	国质检检函〔2004〕390号	国家质检总局	2004	2009年第42号	180
关于天津进口一批铁矿中含有大量非铁矿物质有关情况的警示通报	国质检检函〔2005〕345号	国家质检总局	2005	2009年第42号	181
关于通报自印度进口铁矿中混有氧化铁皮情况的函	国质检外函〔2005〕688号	国家质检总局	2005	2009年第42号	182
关于“ANTARIOSBREEZE”轮载运进境铁矿粉检验检疫有关问题的函	国质检检函〔2006〕856号	国家质检总局	2006	2009年第42号	185
关于进口坦桑尼亚铜精矿放射性严重超标有关情况的警示通报	国质检检函〔2006〕907号	国家质检总局	2006	2009年第42号	184
关于加强进口燃料油监管有关问题的警示通报	国质检检函〔2007〕3号	国家质检总局	2007	2009年第42号	186

① 本表中“废止公告”栏如无特殊标明，均为国家质检总局公告。“公告序号”指在“废止公告”所对应文件目录中的序号。

表13-3 续1

文件名称	文号	发文部门	发布时间	废止公告	公告序号
农林部、卫生部、交通部、外贸部、民航总局、铁道部关于严防非洲猪瘟传入我国的联合通知	〔1978〕农林（牧）字第69号	农业部	1978.7.18	2011年第71号	338
农业部、畜牧总局关于严防非洲猪瘟传入我国的紧急联合通知的补充函	〔1979〕农业（牧医）字第252号	农业部	1979.7.7	2011年第71号	339
国务院批转农业部关于严防地中海实蝇传入国内的紧急报告的通知	国发〔1981〕167号	国务院	1981.11.30	2013年第75号	5
关于发送种类表内金属材料初验抽样暂行规定的函	〔1983〕国检二字第522号	国家质检总局	1983.11.26	2011年第71号	186
出口商品质量许可证管理办法	〔1987〕国检监字512号	国家商检局	1987.11.25	2015年第78号	28
关于加强进口种禽检疫和管理工作的通知	〔1988〕总检动字第20号	动植物检疫总所	1988.8.28	2009年第42号	233
关于印发卫生检疫传染病监测健康检查工作暂行办法的通知	卫检总检字〔1988〕141号	卫生检疫总所	1988.11.28	2009年第42号	136
进口禽类、种蛋的检疫管理试行办法	〔1989〕总检动字第5号	动植物检疫总所	1989.3.25	2009年第42号	234
出口鳗鱼养殖场登记管理办法		国家商检局	1989.5.18	2009年第61号	183
出口鳗鱼养殖场登记管理办法		国家商检局	1989.5.18	2011年第71号	318
关于发布海运进口商品残损鉴定办法的通知	〔1989〕国检公字第374号	国家商检局	1989.7.8	2009年第42号	166
关于进一步加强烟叶检疫管理的通知	〔1989〕农（检疫）字第3号	农业部	1989.9.1	2013年第75号	6
关于印发国境卫生检疫检验方法和国境卫生检疫检验规程（试行）的通知	卫检总监字〔1989〕235号	卫生检疫总所	1989.12.6	2009年第42号	137
关于对华侨、港、澳、台同胞入出境提交健康证明有关事宜的通知	卫检总检字〔1990〕44号	卫生检疫总所	1990.6.3	2009年第42号	138
关于外交部驻外人员出入境传染病监测体检问题的批复	卫检总检字〔1990〕87号	卫生检疫总所	1990.6.3	2009年第42号	139
关于做好进口粮检验工作有关问题的通知	国检检〔1990〕260号	国家商检局	1990.6.20	2009年第42号	235
关于对出口商品包装厂考核和发放质量许可证的通知	国检鉴〔1990〕155号	国家商检局	1990.6.26	2009年第42号	167
出口商品运输包装检验管理办法（试行）	国家商检局令3号	国家商检局	1990.10.20	2016年第55号	5
关于使用“出口商品运输包装代码、代号”的通知	国检鉴〔1990〕412号	国家商检局	1990.11.14	2016年第55号	6

表13-3　续2

文件名称	文号	发文部门	发布时间	废止公告	公告序号
关于加强含假高粱进口粮检疫和处理工作的通知	〔1990〕农（检疫）字第15号	农业部、商业部、外经贸部	1990. 11. 16	2009年第42号	236
关于印发进口鱼检疫工作程序（试行）等四个工作程序的通知	农（检疫）字〔1991〕第2号	国家动植物检疫局	1991. 4. 9	2011年第71号	95
关于进口磷矿石检验问题的通知	国检检函〔1991〕351号	国家质检总局	1991. 7. 25	2011年第71号	173
关于进一步做好出口粮谷饲料检验工作的通知	国检检〔1991〕259号	国家商检局	1991. 9. 28	2009年第42号	189
关于进一步做好出口粮谷饲料检验工作的通知	国检检〔1991〕259号	国家商检局	1991. 9. 28	2009年第42号	237
关于加强边贸出口肉类等冻品检验管理的通知	国检检〔1991〕269号	国家商检局	1991. 10. 19	2009年第42号	190
关于印发出口纱线检验管理规定（试行）的通知	国检检〔1991〕274号	国家商检局	1991. 10. 23	2011年第71号	187
出口商品运输包装检验工作若干规定	国检鉴〔1991〕293号	国家商检局	1991. 11. 15	2016年第55号	7
关于对日出口蜂蜜检验抗生素项目的通知	国检检〔1992〕74号	国家商检局	1992. 3. 12	2009年第61号	182
关于对日出口蜂蜜检验抗生素项目的通知	国检检〔1992〕74号	国家商检局	1992. 3. 12	2011年第71号	317
关于下发出口罐头检验和监管工作规定和全国出口罐头质量检查评比管理办法的通知	国检检〔1992〕124号	国家商检局	1992. 4. 23	2009年第42号	191
关于加强进口农药检验的通知	检检化便函〔1992〕03号	国家商检局	1992. 5. 7	2011年第71号	178
关于公布中华人民共和国进境动物一、二类传染病、寄生虫病名录和中华人民共和国禁止携带、邮寄进境的动物、动物产品和其他检疫物名录通知	农（检疫）字〔1992〕第12号	农业部	1992. 6. 8	2012年第138号	30
关于印发中华人民共和国进境植物检疫危险性病、虫、杂草名录和中华人民共和国进境植物检疫禁止进境物名录的通知	〔1992〕农（检疫）字第17号	农业部	1992. 7. 25	2009年第42号	238
关于发布进出境动物、动物产品检疫采样管理办法及其采样标准的通知	〔1992〕农（检疫）字第15号	农业部	1992. 8. 27	2009年第61号	181
关于出口水产品检验工作几项规定的通知	国检检〔1992〕356号	国家商检局	1992. 9. 23	2009年第42号	192

表13-3　续3

文件名称	文号	发文部门	发布时间	废止公告	公告序号
关于下发签发旅游零售商品普惠制原产地证明书的管理规定（试行）的通知	国检务〔1992〕397号	国家商检局	1992.10.16	2016年第55号	45
关于印发中华人民共和国动植物检疫总所关于出境植物检疫管理办法的通知	总检植字〔1993〕4号	动植物检疫总所	1993.2.9	2009年第42号	239
关于印发中华人民共和国动植物检疫总所关于进境植物检疫特许审批管理办法的通知	总检植字〔1993〕9号	动植物检疫总所	1993.2.19	2009年第42号	240
关于现行商检法规、规章效力问题的通知	国检政函〔1993〕54号	国家商检局	1993.2.22	2009年第42号	38
关于不准使用"三鹰鱼速乐"治疗鳗鱼病的通知	国检监函〔1993〕120号	国家商检局	1993.4.7	2009年第42号	241
关于现行商检法规、规章效力问题的通知	国检政函〔1993〕54号	国家商检局	1993.4.7	2011年第71号	28
关于加强对进境观赏动物实施检疫管理的通知	总检动字〔1993〕5号	动植物检疫总所	1993.4.14	2012年第138号	4
关于发送进出口商品复验办法的通知	国检检〔1993〕181号	国家商检局	1993.6.1	2009年第42号	168
关于印发艾滋病卫生检疫工作对策及其实施方案的通知	卫检总空字〔1993〕269号	卫生检疫总所	1993.9.10	2009年第42号	140
关于加强对日出口糙米检验工作的通知	国检检〔1993〕395号	国家商检局	1993.11.26	2009年第42号	193
关于发布进出口商品重量鉴定管理办法的通知	国检鉴〔1993〕393号	国家商检局	1993.12.16	2009年第42号	169
关于颁发关于进口食品卫生监督检验工作使用激光全息防伪标志的通知的通知	卫检总食字〔1993〕367号	卫生检疫总所	1993.12.16	2009年第61号	180
关于颁发关于进口食品卫生监督检验工作使用激光全息防伪标志的通知的通知	卫检总食字〔1993〕367号	卫生检疫总所	1993.12.16	2011年第71号	316
关于下发出口贝类卫生管理规定的通知	国检检〔1994〕76号	国家商检局	1994.3.9	2009年第42号	194
关于发布外商投资财产鉴定管理办法的通知	国检鉴联〔1994〕78号	国家商检局、财政部	1994.3.18	2009年第42号	170
关于同意从荷兰引进种禽种蛋的通知	总检动字〔1994〕2号	农业部	1994.3.24	2011年第71号	96
进出口食品标签管理办法（试行）	国检检函〔1994〕158号	国家商检局、外经贸部	1994.5.24	2009年第61号	179

表13-3　续4

文件名称	文号	发文部门	发布时间	废止公告	公告序号
进出口食品标签管理办法（试行）	国检检函〔1994〕158号	国家商检局、外经贸部	1994. 5. 24	2011年第71号	315
关于加强出口农产品质量检验把关的紧急通知	国检检〔1994〕190号	国家商检局	1994. 6. 28	2009年第42号	242
关于进口美国华盛顿州苹果有关具体问题的通知	总检植字〔1994〕10号	动植物检疫总所	1994. 6. 28	2017年第54号	316
关于发布国家商检局关于对纺织品非法转口处罚的暂行规定的通知	国检政〔1994〕189号	国家商检局	1994. 6. 30	2009年第42号	171
关于加强进口麦麸及以其为原料所加工的饲料检疫工作的通知	动植检植字〔1995〕4号	国家动植物检疫局	1995. 1. 23	2009年第42号	243
关于加强对法国等欧共体国家出口食品检验的通知	国检检〔1995〕17号	国家商检局	1995. 1. 24	2009年第61号	178
关于加强对法国等欧共体国家出口食品检验的通知	国检检〔1995〕17号	国家商检局	1995. 1. 24	2011年第71号	314
关于严格执行对欧共体出口盆景检疫要求的通知	动植检植字〔1995〕16号	国家动植物检疫局	1995. 6. 6	2009年第42号	244
关于进一步严防地中海实蝇传入我国的通知	农检疫发〔1995〕9号	农业部	1995. 6. 13	2009年第42号	245
关于做好国际航行船舶进出境动植物检疫工作的通知	动植检动字〔1995〕13号	国家动植物检疫局	1995. 8. 10	2009年第42号	246
关于印发设立外商投资进出口商品检验鉴定公司的审批规定的通知	国检监联〔1995〕211号	国家商检局、外经贸部	1995. 10. 9	2009年第42号	172
关于不同意进口丝克高粱种子的通知	动植检植字〔1995〕28号	国家动植物检疫局	1995. 10. 26	2009年第42号	247
关于加强进口粮中小麦印度腥黑穗病检疫工作的通知	动植检植字〔1996〕8号	国家动植物检疫局	1996. 3. 20	2009年第42号	248
关于进一步加强对欧盟出口盆景检疫工作的通知	动植检植字〔1996〕17号	国家动植物检疫局	1996. 6. 17	2009年第42号	249
关于印发“进境旅客携带中华人民共和国进出境动植物检疫法管制物品名单”的通知	动植检植字〔1996〕26号	国家动植物检疫局	1996. 8. 29	2012年第138号	31
关于印制和使用出口肉类内包装中加放检疫标签的通知	动植检动字〔1996〕93号	国家动植物检疫局	1996. 9. 13	2009年第42号	195
关于加强进口粮食检疫有关问题的通知	农检疫发〔1996〕9号	农业部	1996. 10. 5	2009年第42号	250
关于印发进出境动物临时隔离检疫场管理办法的通知	动植检动字〔1996〕123号	国家动植物检疫局	1996. 11. 27	2011年第71号	97
关于加强出口水产品检验和监督管理的通知	国检检函〔1996〕246号	国家商检局	1996. 12. 5	2009年第42号	196

表13-3　续5

文件名称	文号	发文部门	发布时间	废止公告	公告序号
关于对进口粮食实行检疫审批管理有关问题的补充通知	动植检植字〔1996〕35号	国家动植物检疫局	1996.12.19	2009年第42号	251
关于下发入出境人员传染病监测后续管理办法（试行）的通知	卫检局空字〔1997〕64号	国家卫生检疫局	1997.1.20	2009年第42号	141
关于加强对韩出口有关商品动植物检疫工作的通知	动植检动字〔1997〕14号	国家动植物检疫局	1997.2.13	2009年第42号	252
关于进一步对旅客携带物加强动植物检疫工作的通知	动植检植字〔1997〕9号	国家动植物检疫局	1997.4.9	2009年第42号	253
商检行政执法证管理办法	国检法〔1997〕171号	国家商检局	1997.4.30	2011年第71号	26
商检行政执法和行政执法监督检查规定	国检法〔1997〕190号	国家商检局	1997.5.15	2011年第71号	27
关于对剪股颖粒线虫实施检疫措施的通知	动植检植字〔1997〕17号	国家动植物检疫局	1997.6.12	2009年第42号	254
关于进一步加强进口粮食检疫工作的通知	动植检植字〔1997〕18号	国家动植物检疫局	1997.6.12	2009年第42号	255
关于对欧盟出口水产品有关问题的通知	国检监函〔1997〕199号	国家商检局	1997.8.25	2009年第42号	197
关于加强进口硅酮结构密封胶检验管理的通知	国检〔1997〕311号	国家质检总局	1997.10.14	2011年第71号	174
关于下发中华人民共和国进境植物检疫潜在危险性病、虫、杂草名录（试行）的通知	动植检植字〔1997〕33号	国家动植物检疫局	1997.11.20	2009年第42号	256
关于同意日中商品检查株式会社承担韩国输往中国废物的装运前检验工作的批复	国检检〔1997〕354号	国家商检局	1997.12.5	2011年第71号	169
关于对欧盟出口动物产品有关问题的通知	国检务〔1997〕366号	国家商检局	1997.12.19	2009年第42号	257
关于贯彻执行全国艾滋病检测验工作规范的通知	卫检空字〔1998〕62号	国家卫生检疫局	1998.2.18	2009年第42号	142
关于印发进口泰国芒果榴莲检疫要求的通知	动植检植字〔1998〕7号	国家动植物检疫局	1998.2.26	2009年第42号	258
供港活家禽出口管理暂行规定	〔1998〕外经贸管发第166号	外经贸部	1998.3.13	2009年第42号	259
关于印发进境花卉检疫管理办法的通知	动植检植字〔1998〕4号	国家动植物检疫局	1998.3.16	2009年第42号	260
关于澳大利亚向我国出口肉证书的认证问题的通知	国检办函〔1998〕45号	国家出入境检验检疫局	1998.6.25	2009年第42号	198

表13-3　续6

文件名称	文号	发文部门	发布时间	废止公告	公告序号
关于同意并执行登革热卫生检疫防制方案的通知	国检办〔1998〕33号	国家出入境检验检疫局	1998.7.8	2009年第42号	143
关于对供港澳活猪和猪肉检测乙类促效剂的通知	国检办函〔1998〕139号	国家出入境检验检疫局	1998.9.1	2011年第71号	326
关于严防牛瘟从俄罗斯传入我国的通知	国检办〔1998〕61号	国家出入境检验检疫局	1998.9.2	2009年第42号	261
关于批准延长美国、加拿大、澳大利亚11家肉类生产企业的鲜肉类在我国市场上试销的通知	国检办函〔1998〕146号	国家出入境检验检疫局	1998.9.7	2009年第42号	199
关于进口硅酮结构密封胶检验有关问题的补充通知	国检办〔1998〕70号	国家质检总局	1998.9.17	2011年第71号	175
关于同意从荷兰输入猪及其产品的通知	国检办函〔1998〕193号	国家出入境检验检疫局	1998.9.25	2011年第71号	98
关于加强旧机电产品进口管理的补充通知	〔1998〕外经贸机电发第555号	外经贸部、海关总署、国家出入境检验检疫局	1998.10.5	2009年第42号	173
关于对输美货物的木质包装进行除害处理的紧急通知	〔1998〕外经贸美大发第808号	外经贸部、海关总署、国家出入境检验检疫局	1998.10.26	2009年第42号	262
关于输美货物木质包装除害处理以及改进包装有关问题的紧急通知	国经贸贸易〔1998〕702号	国家经贸委、海关总署、国家出入境检验检疫局、外经贸部	1998.11.3	2009年第42号	263
关于禁止从加利福尼亚Riverside县进口鲜食葡萄的公告	1998年第2号	国家出入境检验检疫局	1998.11.20	2009年第42号	212
关于印发输美货物木质包装检疫处理管理办法（试行）的通知	国检动〔1998〕104号	国家动植物检疫局	1998.11.20	2009年第42号	264
关于对输加拿大货物木质包装除害处理的紧急通知	〔1998〕外经贸美大发第903号	外经贸部、国家经贸委、海关总署、国家出入境检验检疫局	1998.12.1	2009年第42号	265
关于英国对我输英货物木质包装提出新检疫标准的紧急通知	〔1998〕外经贸欧发第978号	外经贸部、国家经贸委、海关总署、国家出入境检验检疫局	1998.12.24	2009年第42号	266

表13-3 续7

文件名称	文号	发文部门	发布时间	废止公告	公告序号
关于禁止从意大利进口猪及其产品的公告	1999年第1号	国家出入境检验检疫局	1999.2.4	2011年第71号	337
关于转发关于批准硅酮结构密封胶进口企业产品认定的通知和关于硅酮结构密封胶第一季度抽查结果和有关问题的通知	检检函〔1999〕011号	国家质检总局	1999.2.24	2011年第71号	176
关于防止马来西亚发生的日本脑炎传入我国的紧急通知	国检卫〔1999〕41号	国家出入境检验检疫局	1999.4.5	2009年第42号	144
关于印发出口危险品打火机检验工作会议纪要的通知	检检函〔1999〕027号	国家出入境检验检疫局	1999.4.13	2011年第71号	172
关于禁止从摩洛哥和突尼斯两国进口偶蹄动物及其产品的规定	1999年第12号	国家出入境检验检疫局	1999.4.16	2011年第71号	99
关于欧盟对我输欧木质包装实行紧急措施的紧急通知	〔1999〕外经贸欧发340号	外经贸部、海关总署、国家出入境检验检疫局	1999.6.6	2009年第42号	267
关于停止从比利时、荷兰、德国、法国进口动物、动物产品和相关食品的紧急通知	国检动函〔1999〕215号	国家出入境检验检疫局	1999.6.11	2009年第61号	177
关于停止从比利时、荷兰、德国、法国进口动物、动物产品和相关食品的紧急通知	国检动函〔1999〕215号	国家出入境检验检疫局	1999.6.11	2011年第71号	327
关于对比利时等国二恶英污染事件处理意见的补充通知	1999年第7号	外经贸部、卫生部、海关总署、原环保总局、国家出入境检验检疫局、国家国内贸易局、国家工商局	1999.7.2	外贸部、卫生部、海关总署、国家环保局、国家出入境检验检疫局、国家国内贸易局、国家工商局公告2000年第3号	无
出入境检验检疫系统受理司法调查规定	国检法〔1999〕119号	国家出入境检验检疫局	1999.7.26	2017年第54号	1
关于防止哈萨克斯坦鼠疫传入我国的紧急通知	国检卫〔1999〕181号	国家出入境检验检疫局	1999.8.16	2009年第42号	145
关于防止美国发生的圣路易脑炎传入我国的紧急通知	国检卫〔1999〕202号	国家出入境检验检疫局	1999.9.21	2009年第42号	146
关于做好当前外商投资财产价值鉴定工作的通知	国检检〔1999〕205号	国家出入境检验检疫局	1999.9.30	2009年第42号	174

表13-3　续8

文件名称	文号	发文部门	发布时间	废止公告	公告序号
关于美日输华木质包装检疫的公告	1999年第23号	国家出入境检验检疫局、海关总署、外经贸部	1999.11.1	2009年第42号	213
关于对出口小家电产品实施法定检验的通知	国检检联〔1999〕383号	商检局、外贸易部、海关	1999.12.16	2011年第71号	158
关于实施对美国、日本输往中国货物木质包装检疫措施的公告的通知	国检动联〔1999〕373号	国家出入境检验检疫局、海关总署、外经贸部	1999.12.21	2009年第42号	268
关于外商投资财产价值鉴定工作有关问题的通知	国检检联〔1999〕400号	国家出入境检验检疫局、海关总署	1999.12.24	2009年第42号	175
关于防止印度发生的日本脑炎传入我国的公告	1999年第27号	国家出入境检验检疫局	1999.12.27	2009年第42号	41
关于印发全国检验检疫系统艾滋病监测工作规范的通知	国检卫〔1999〕403号	国家出入境检验检疫局	1999.12.28	2009年第42号	147
关于转发美、日输往中国货物木质包装检疫处理证书格式的通知	检动函〔1999〕131号	国家出入境检验检疫局	1999.12.29	2009年第42号	269
关于禁止从葡萄牙共和国进口猪及其产品的规定	2000年第28号	农业部	2000.1.21	2012年第138号	5
关于对美国、日本输往中国货物木质包装严格执行检疫监管措施的通知	国检动函〔2000〕95号	国家出入境检验检疫局	2000.2.28	2009年第42号	270
关于继续做好输日大米农残检验检疫的紧急通知	国检动函〔2000〕154号	国家出入境检验检疫局	2000.4.5	2009年第42号	200
关于禁止从蒙古国输入偶蹄动物及其产品的公告	2000年第10号	国家出入境检验检疫局	2000.5.7	2017年第54号	33
关于对输往巴西货物木质包装进行除害处理的紧急通知	国检动联〔2000〕88号	国家出入境检验检疫局、外经贸部、国家经贸委、海关总署	2000.5.15	2009年第42号	271
关于重申欧盟对我输欧货物木质包装实行紧急措施的通知	国检动联〔2000〕89号	国家出入境检验检疫局、外经贸部	2000.5.16	2009年第42号	272
关于解决经俄罗斯、蒙古国过境乌兹别克斯坦等国动物产品问题的紧急通知	国检动函〔2000〕305号	国家出入境检验检疫局	2000.6.15	2011年第71号	100

表13-3　续9

文件名称	文号	发文部门	发布时间	废止公告	公告序号
关于对经俄罗斯、蒙古国过境进口中亚三国动物皮毛检疫监管有关问题的紧急通知	国检动函〔2000〕338 号	国家出入境检验检疫局	2000. 6. 28	2011 年第 71 号	101
关于同意智利有关地区的鲜食葡萄、苹果和猕猴桃在议定书确定的检疫条件下输华的公告	2000 年第 17 号	国家出入境检验检疫局	2000. 6. 30	2009 年第 42 号	214
关于执行智利葡萄、苹果、猕猴桃输华植物检疫要求议定书有关问题的通知	国检动函〔2000〕130 号	国家出入境检验检疫局	2000. 6. 30	2009 年第 42 号	273
关于同意在蒙古国更换车皮的进口哈萨克斯坦牛羊皮入境的通知	国检动函〔2000〕369 号	国家出入境检验检疫局	2000. 7. 11	2011 年第 71 号	102
关于加强进出境水生动物检验检疫工作的通知	国检动函〔2000〕399 号	国家出入境检验检疫局	2000. 7. 21	2009 年第 42 号	274
关于转发关于硅酮结构密封胶企业和产品认定有效期通知的通知	检检函〔2000〕044 号	国家质检总局	2000. 8. 16	2011 年第 71 号	177
关于切实加强出口花生检验工作的通知	国检动函〔2000〕488 号	国家出入境检验检疫局	2000. 9. 1	2009 年第 42 号	201
关于印发韩国禁止的进境植物及植物产品的通知	国检动函〔2000〕108 号	国家出入境检验检疫局	2000. 9. 1	2009 年第 61 号	176
关于印发韩国禁止的进境植物及植物产品的通知	国检动函〔2000〕108 号	国家出入境检验检疫局	2000. 9. 1	2011 年第 71 号	313
关于严防林木有害生物传入我国的通知	国检动函〔2000〕579 号	国家出入境检验检疫局	2000. 10. 12	2009 年第 42 号	275
关于恢复美国 Riverside 县生产的鲜食葡萄对华出口的公告	2000 年第 23 号	国家出入境检验检疫局	2000. 10. 27	2009 年第 42 号	215
关于对进出口电池产品汞含量实施强制检验的通知	国检检〔2000〕218 号	国家出入境检验检疫局	2000. 10. 28	2015 年第 78 号	9
关于转发菲律宾对农产品进口的检疫情况简述的函	检动函〔2000〕159 号	国家出入境检验检疫局	2000. 11. 7	2009 年第 42 号	276
关于印发进出口电池产品汞含量检验监管办法的通知	国检检〔2000〕244 号	国家出入境检验检疫局	2000. 12. 4	2016 年第 55 号	8
关于加强艾滋病疫情报告和保密工作的通知	国检卫〔2000〕262 号	国家出入境检验检疫局	2000. 12. 21	2009 年第 42 号	148
关于做好对进口饲料大麦加工厂的考核和监管准备的通知	国检动函〔2001〕31 号	国家出入境检验检疫局	2001. 1. 12	2009 年第 42 号	277
关于增加三个指定的泰国输华榴莲果园、包装厂和冷藏库的通知	国检动函〔2001〕28 号	国家出入境检验检疫局	2001. 1. 16	2009 年第 42 号	278
关于调整美国有关州输华柑橘产地和包装厂名单的通知	国检动函〔2001〕45 号	国家出入境检验检疫局	2001. 1. 22	2009 年第 42 号	279

表13-3　续10

文件名称	文号	发文部门	发布时间	废止公告	公告序号
关于确认粮食卫生项目及其限量标准的函	国检动函〔2001〕54号	国家出入境检验检疫局	2001. 2. 5	2009年第42号	202
关于做好输往韩国小麦检验检疫工作的通知	国检动函〔2001〕56号	国家出入境检验检疫局	2001. 2. 5	2009年第42号	280
关于防止瑞典新城疫传入我国的公告	2001年第146号	农业部、国家出入境检验检疫局	2001. 3. 1	2012年第138号	6
关于对出口打火机、点火枪类商品实施法定检验的通知	国检检联（2001）52号	国家出入境检验检疫局、外经贸部、海关总署	2001. 3. 1	2016年第55号	51
关于进一步做好输欧花生黄曲霉毒素检验和监控的紧急通知	国检动函〔2001〕108号	国家出入境检验检疫局	2001. 3. 2	2009年第42号	203
关于欧盟调整部分农产品卫生项目和限量的通知	国检动函〔2001〕131号	国家出入境检验检疫局	2001. 3. 8	2009年第42号	281
关于非洲布基纳法索等国家暴发流行性脑膜炎的公告	2001年第5号	国家出入境检验检疫局	2001. 3. 13	2009年第42号	42
关于美国调整木质包装熏蒸处理技术指标的通知	国检动函〔2001〕137号	国家出入境检验检疫局	2001. 3. 13	2009年第42号	282
出入境人员健康检查和预防接种管理规定	国检卫〔2001〕72号	国家出入境检验检疫局	2001. 3. 15	2009年第42号	149
关于非洲纳塔尔暴发霍乱的公告	2001年第6号	国家出入境检验检疫局	2001. 3. 30	2009年第42号	43
关于加强暗褐断眼天牛检疫的通知	质检办动函〔2001〕2号	国家质检总局	2001. 4. 13	2013年第75号	7
关于加强对松材线虫疫区木质包装检疫工作的通知	国质检函〔2001〕6号	国家质检总局	2001. 4. 19	2009年第42号	283
关于防止蒙古口蹄疫传入我国的公告	2001年第156号	农业部、国家出入境检验检疫局	2001. 4. 21	2017年第54号	8
国家质量监督检验检疫总局关于输日大米新增农残检验项目的通知	国质检函〔2001〕63号	国家质检总局	2001. 5. 16	2009年第42号	204
国家质量监督检验检疫总局关于印发中韩关于进出口水产品卫生管理协议的通知	国质检函〔2001〕81号	国家质检总局	2001. 5. 21	2009年第42号	205
关于取消检验检疫报检预录入的紧急通知	国质检函〔2001〕151号	国家质检总局	2001. 6. 11	2017年第54号	9

表13-3　续11

文件名称	文号	发文部门	发布时间	废止公告	公告序号
关于重申进口旧机电产品有关管理规定的通知	国质检联〔2001〕42 号	国家质检总局	2001. 6. 27	商务部、海关总署、国家质检总局令 2008 年第 7 号	无
关于重申进口旧机电产品有关管理规定的通知	国质检联〔2001〕42 号	国家质检总局、海关总署、外经贸部	2001. 6. 27	2009 年第 42 号	176
关于印发中俄代表团就俄罗斯原木出口中国植物检疫会谈的谅解备忘录的通知	国质检函〔2001〕221 号	国家质检总局	2001. 7. 10	2009 年第 42 号	284
关于美国启用新的植物检疫证书格式有关情况的通知	质检办动函〔2001〕28 号	国家质检总局	2001. 7. 11	2009 年第 42 号	285
关于印发出入境检验检疫电子报检管理办法（试行）和出入境检验检疫电子转单管理办法的通知	国质检〔2001〕51 号	国家质检总局	2001. 7. 17	2017 年第 54 号	10
进出境集装箱场站登记细则	国质检〔2001〕60 号	国家质检总局	2001. 7. 30	2016 年第 55 号	9
关于加强进口废金属检验检疫工作的通知	国质检函〔2001〕292 号	国家质检总局	2001. 8. 1	2009 年第 42 号	177
关于阿富汗、乍得、坦桑尼亚暴发霍乱的公告	2001 年第 11 号	国家质检总局	2001. 8. 10	2009 年第 42 号	44
关于泰国等一些东南亚国家暴发登革热的公告	2001 年第 13 号	国家质检总局、卫生部、国家旅游局	2001. 8. 12	2009 年第 42 号	45
对进口石材、涂料实施法定检验	2001 年第 14 号	国家质检总局、外经贸部、海关总署	2001. 8. 30	2011 年第 71 号	168
关于公布获得向中国出口猪精液、牛精液和牛胚胎资格的美国人工授精中心、胚胎移植中心名单的公告	2001 年第 16 号	国家质检总局	2001. 9. 14	2009 年第 42 号	216
关于公布获得向中国出口牛胚胎资格的加拿大牛胚胎移植中心的名单的公告	2001 年第 17 号	国家质检总局	2001. 9. 14	2009 年第 42 号	217
关于布基纳法索、科特迪瓦和尼日尔暴发霍乱的公告	2001 年第 18 号	国家质检总局	2001. 9. 20	2009 年第 42 号	46
关于安哥拉的本哥拉省暴发流行性脑膜炎的公告	2001 年第 20 号	国家质检总局	2001. 9. 26	2009 年第 42 号	47
关于科特迪瓦暴发黄热病的公告	2001 年第 21 号	国家质检总局	2001. 9. 26	2009 年第 42 号	48

表13-3　续12

文件名称	文号	发文部门	发布时间	废止公告	公告序号
关于对我输欧货物木质包装有关问题的公告	2001 年第 22 号	国家质检总局、外经贸部、国家林业局	2001. 9. 29	2009 年第 42 号	218
关于几内亚暴发黄热病的公告	2001 年第 23 号	国家质检总局	2001. 9. 29	2009 年第 42 号	49
关于实施 2001 年第 22 号公告有关问题的通知	国质检动联〔2001〕139 号	国家质检总局、国家林业局	2001. 9. 29	2009 年第 42 号	286
关于刚果、安哥拉部分地区暴发流行性脑膜炎的公告	2001 年第 24 号	国家质检总局	2001. 10. 15	2009 年第 42 号	50
关于严防炭疽传入我国加强入境人员、交通工具、货物检验检疫的紧急通知	国质检卫〔2001〕154 号	国家质检总局	2001. 10. 17	2009 年第 42 号	150
关于印发国境口岸及出入境交通工具医学媒介生物监测规定的通知	国质检〔2001〕61 号	国家质检总局	2001. 10. 31	2017 年第 54 号	151
关于进口肉骨粉的风险警示通报	国质检动函〔2001〕535 号	国家质检总局	2001. 11. 15	2009 年第 42 号	287
关于暗褐断眼天牛的风险警示通报	国质检动函〔2001〕536 号	国家质检总局	2001. 11. 15	2009 年第 42 号	288
关于从荷兰进口禽类的风险警示通报	国质检动函〔2001〕537 号	国家质检总局	2001. 11. 15	2009 年第 42 号	289
关于香蕉穿孔线虫的风险警示通报	国质检动函〔2001〕538 号	国家质检总局	2001. 11. 15	2009 年第 42 号	290
关于墨西哥实蝇的风险警示通报	国质检动函〔2001〕539 号	国家质检总局	2001. 11. 15	2009 年第 42 号	291
关于对来自菲律宾水果的风险警示通报	国质检动函〔2001〕540 号	国家质检总局	2001. 11. 15	2009 年第 42 号	292
关于新造集装箱出口检验检疫有关问题的通知	国质检检函〔2001〕556 号	国家质检总局	2001. 11. 21	2016 年第 55 号	10
关于索马里暴发流行性脑膜炎的公告	2001 年第 39 号	国家质检总局	2001. 12. 12	2009 年第 42 号	51
关于尼日利亚暴发霍乱的公告	2001 年第 40 号	国家质检总局	2001. 12. 12	2009 年第 42 号	52
关于防止埃塞俄比亚发生的流行性脑膜炎传入我国的公告	2001 年第 42 号	国家质检总局	2001. 12. 19	2009 年第 42 号	53
国家质检总局关于进境农产品熏蒸剂残留过高的风险警示通报	国质检动函〔2001〕625 号	国家质检总局	2001. 12. 19	2009 年第 42 号	293
国家质检总局关于松树脂溃疡病菌的风险警示的通报	国质检动函〔2001〕633 号	国家质检总局	2001. 12. 19	2009 年第 42 号	294
关于防止加蓬发生的埃博拉病毒传入我国的公告	2001 年第 45 号	国家质检总局	2001. 12. 21	2009 年第 42 号	54
特种设备作业人员培训考核管理规则	国质检锅〔2001〕202 号	国家质检总局	2001. 12. 21	2009 年第 42 号	37

表13-3　续13

文件名称	文号	发文部门	发布时间	废止公告	公告序号
关于印发棉花质量公证检验监督抽验办法的通知	国质检法函〔2001〕674号	国家质检总局	2001.12.29	2014年第70号	6
关于对韩国货物木包装采取临时紧急措施的公告	2002年第5号	国家质检总局、林业局、海关总署、外经贸部	2002.1.22	2009年第42号	219
关于美国木质包装传带危险性林木害虫的风险警示通报	国质检动函〔2002〕32号	国家质检总局	2002.1.23	2009年第42号	295
关于公布2001年出口危险货物包装容器全国统检合格企业名单的通知	国质检检函〔2002〕43号	国家质检总局	2002.1.29	2011年第71号	171
关于防止科索沃兔热病传入我国的公告	2002年第8号	国家质检总局	2002.2.1	2012年第138号	7
关于防止科索沃发生的兔热病传入我国的公告	2002年第8号	国家质检总局、卫生部	2002.2.1	2009年第42号	55
关于进一步促进机电产品出口的通知	国质检检〔2002〕29号	国家质检总局	2002.2.1	2011年第71号	159
关于继续做好输日大米检验检疫工作的紧急通知	国质检食函〔2002〕79号	国家质检总局	2002.2.10	2009年第42号	206
关于防止鼠疫传入我国的公告	2002年第22号	卫生部、国家质检总局	2002.2.21	2009年第42号	56
关于实施对韩国货物木质包装采取临时紧急检疫措施公告有关问题的通知	国质检动联〔2002〕36号	国家质检总局、海关总署	2002.2.22	2009年第42号	296
关于印度喜马偕尔邦暴发肺鼠疫的公告	2002年第18号	国家质检总局、卫生部	2002.2.27	2009年第42号	57
关于进出口食品标签审核管理办法、进出口化妆品监督管理办法的实施事宜的公告	2002年第21号	国家质检总局	2002.3.1	2009年第42号	187
关于执行卫生部、国家质检总局联合公告有关事项的通知	国质检食函〔2002〕119号	国家质检总局	2002.3.5	2009年第42号	207
关于转基因农产品凭“临时证明”报检的通知	国质检动函〔2002〕151号	国家质检总局	2002.3.15	2009年第42号	297
关于布基纳法索暴发流行性脑膜炎的公告	2002年第31号	国家质检总局	2002.4.10	2009年第42号	58
关于巴西里约热内卢州暴发登革热的公告	2002年第32号	国家质检总局	2002.4.10	2009年第42号	59
关于马拉维暴发霍乱的公告	2002年第35号	国家质检总局	2002.4.18	2009年第42号	60
关于出入境人员预防接种要求和有关用药的通知	国质检卫函〔2002〕230号	国家质检总局	2002.4.19	2009年第42号	151

表13-3　续14

文件名称	文号	发文部门	发布时间	废止公告	公告序号
关于非洲贝宁、科特迪瓦、冈比亚、几内亚、马里、塞内加尔、多哥、埃塞俄比亚、加纳、毛利塔尼亚、布基纳法索、尼日尔、索马里、苏丹、坦桑尼亚等15个国家暴发流行性脑膜炎的公告	2002年第39号	国家质检总局	2002.4.25	2009年第42号	61
关于进口草籽传带腥黑粉菌的风险警示通报	国质检动函〔2002〕270号	国家质检总局	2002.4.29	2009年第42号	298
关于废止国家质检总局2001年第45号公告的公告	2002年第41号	国家质检总局	2002.5.14	2009年第42号	62
关于调整出口自行车、灯具、洗衣机、插头插座、收录音机等产品检验监管模式的通知	国质检检〔2002〕128号	国家质检总局	2002.5.20	2014年第70号	13
关于进一步做好电站锅炉检验工作的通知	国质检锅函〔2002〕218号	国家质检总局	2002.5.29	2011年第71号	57
关于马拉维暴发腺鼠疫的公告	2002年第53号	国家质检总局	2002.6.11	2009年第42号	63
关于韩国实施进口谷物杂草检疫新规定的通知	国质检动函〔2002〕368号	国家质检总局	2002.6.18	2017年第54号	37
关于以色列发生疯牛病的预警通报	国质检动函〔2002〕375号	国家质检总局	2002.6.19	2011年第71号	103
关于萨尔瓦多暴发登革热及登革出血热的公告	2002年第59号	国家质检总局	2002.6.27	2009年第42号	64
关于对欧盟输往中国货物所使用的木质包装采取临时紧急检疫措施的公告	2002年第58号	国家质检总局、林业局、海关总署、外经贸部	2002.6.28	2009年第42号	220
关于进口集装箱货物熏蒸剂残留超标的警示通报	国质检动函〔2002〕419号	国家质检总局	2002.6.28	2009年第42号	299
关于印发国境口岸食品卫生风险管理办法（试行）的通知	国质检卫〔2002〕179号	国家质检总局	2002.7.3	2009年第42号	152
关于莫桑比克暴发霍乱的公告	2002年第62号	国家质检总局	2002.7.4	2009年第42号	65
关于阿富汗暴发急性水样腹泻综合症的公告	2002年第65号	国家质检总局	2002.7.22	2009年第42号	66
关于布隆迪暴发霍乱的公告	2002年第68号	国家质检总局	2002.7.25	2009年第42号	67
关于洪都拉斯暴发登革热及登革出血热的公告	2002年第69号	国家质检总局	2002.7.25	2009年第42号	68
关于尼日尔暴发霍乱的公告	2002年第76号	国家质检总局	2002.8.6	2009年第42号	69
关于科特迪瓦暴发霍乱的公告	2002年第80号	国家质检总局	2002.8.15	2009年第42号	70

表13-3　续15

文件名称	文号	发文部门	发布时间	废止公告	公告序号
关于印发欧盟货物木质包装输往中国的除害处理方法及技术要求的通知	质检动函〔2002〕128号	国家质检总局	2002.8.20	2009年第42号	300
关于厄瓜多尔暴发登革热和登革出血热的公告	2002年第81号	国家质检总局	2002.8.26	2009年第42号	71
关于美国暴发西尼罗热的公告	2002年第89号	国家质检总局	2002.9.3	2009年第42号	72
关于非洲布隆迪、卢旺达、坦桑尼亚三国暴发流行性脑膜炎的公告	2002年第90号	国家质检总局	2002.9.3	2009年第42号	73
关于答复福建局进口旧复印机有关“技术处理”问题的函	质检函〔2002〕70号	国家质检总局	2002.9.10	2011年第71号	145
关于利比里亚暴发霍乱的公告	2002年第95号	国家质检总局	2002.9.18	2009年第42号	74
关于刚果民主共和国暴发霍乱的公告	2002年第97号	国家质检总局	2002.9.23	2009年第42号	75
关于苜蓿黄萎病的警示通报	国质检动函〔2002〕679号	国家质检总局	2002.9.24	2009年第42号	301
关于加拿大安大略省暴发西尼罗热的公告	2002年第100号	国家质检总局	2002.9.25	2009年第42号	76
关于印发〈曼谷协定〉优惠原产地证明书签证管理规定的通知	国质检通〔2002〕285号	国家质检总局	2002.9.25	2016年第55号	46
关于印发对欧盟输往中国货物木质包装检疫监管规定的通知	国质检动〔2002〕291号	国家质检总局	2002.9.29	2009年第42号	302
关于塞内加尔暴发黄热病的公告	2002年第102号	国家质检总局	2002.10.15	2009年第42号	77
关于继续凭“临时证明”接受转基因农产品报检的通知	国质检动函〔2002〕734号	国家质检总局	2002.10.18	2009年第42号	303
关于日本恢复进口蹄角粉、骨粒、骨炭的通知	质检动函〔2002〕198号	国家质检总局	2002.11.1	2011年第71号	104
关于进口菲律宾芒果截获检疫性实蝇的风险警示通报	国质检动函〔2002〕795号	国家质检总局	2002.11.15	2009年第42号	304
关于在入境美国苹果上截获苹果蠹蛾的警示通报	国质检动函〔2002〕809号	国家质检总局	2002.11.22	2009年第42号	305
关于印发日本新修订的进口中国产稻草动植物检疫要求的通知	国质检动函〔2002〕900号	国家质检总局	2002.12.30	2014年第70号	10
关于印发报检员资格全国统一考试办法（暂行）的通知	国质检通函〔2002〕904号	国家质检总局	2002.12.30	2015年第78号	2
关于对比利时进口冻鸡产品的警示通报	国质检食函〔2003〕9号	国家质检总局	2003.1.2	2009年第61号	174
关于对比利时进口冻鸡产品的警示通报	国质检食函〔2003〕9号	国家质检总局	2003.1.2	2011年第71号	311
关于对意大利输华咖啡及其制品的警示通报	国质检食函〔2003〕18号	国家质检总局	2003.1.7	2009年第61号	173

表13-3　续16

文件名称	文号	发文部门	发布时间	废止公告	公告序号
关于对意大利输华咖啡及其制品的警示通报	国质检食函〔2003〕18 号	国家质检总局	2003. 1. 7	2011 年第 71 号	310
关于对印度尼西亚、哥伦比亚、巴西、越南、危地马拉和肯尼亚输华咖啡豆的警示通报	国质检食函〔2003〕43 号	国家质检总局	2003. 1. 10	2009 年第 61 号	172
关于对印度尼西亚、哥伦比亚、巴西、越南、危地马拉和肯尼亚输华咖啡豆的警示通报	国质检食函〔2003〕43 号	国家质检总局	2003. 1. 10	2011 年第 71 号	309
关于科特迪瓦暴发霍乱的公告	2003 年第 2 号	国家质检总局	2003. 1. 14	2009 年第 42 号	78
关于对美国进口冻鸡产品的警示通报	国质检食函〔2003〕64 号	国家质检总局	2003. 1. 21	2009 年第 61 号	170
关于对美国进口冻鸡产品的警示通报	国质检食函〔2003〕64 号	国家质检总局	2003. 1. 21	2011 年第 71 号	308
关于对进口有色糖果色素超标的警示通报	国质检食函〔2003〕66 号	国家质检总局	2003. 1. 21	2009 年第 61 号	171
关于印发对日本输出禽肉的动物卫生等的要求的通知	国质检食函〔2003〕68 号	国家质检总局	2003. 1. 21	2014 年第 70 号	38
关于巴西暴发黄热病的公告	2003 年第 3 号	国家质检总局	2003. 1. 23	2009 年第 42 号	79
关于加强出口大米检验检疫工作的通知	国质检食函〔2003〕92 号	国家质检总局	2003. 1. 30	2015 年第 78 号	32
关于对日本输华喂哺餐具、塑料盒的警示通报	国质检食函〔2003〕105 号	国家质检总局	2003. 2. 13	2009 年第 61 号	168
关于对日本输华喂哺餐具、塑料盒的警示通报	国质检食函〔2003〕105 号	国家质检总局	2003. 2. 13	2011 年第 71 号	306
关于接待日本代表团考察输日冷冻菠菜安全质量有关问题的通知	质检办食〔2003〕20 号	国家质检总局	2003. 2. 13	2009 年第 61 号	169
关于接待日本代表团考察输日冷冻菠菜安全质量有关问题的通知	质检办食〔2003〕20 号	国家质检总局	2003. 2. 13	2011 年第 71 号	307
关于对印度尼西亚输华棕榈油的警示通报	国质检食函〔2003〕129 号	国家质检总局	2003. 2. 20	2009 年第 61 号	167
关于对印度尼西亚输华棕榈油的警示通报	国质检食函〔2003〕129 号	国家质检总局	2003. 2. 20	2011 年第 71 号	305
关于非洲布基纳法索暴发流行性脑膜炎的公告	2003 年第 6 号	国家质检总局	2003. 2. 21	2009 年第 42 号	80
关于几内亚暴发黄热病的公告	2003 年第 7 号	国家质检总局	2003. 2. 21	2009 年第 42 号	81
关于刚果共和国暴发埃博拉出血热的公告	2003 年第 22 号	国家质检总局	2003. 2. 24	2009 年第 42 号	82
关于出口肠衣被检出氯霉素、多氯联苯和硝基呋喃类的警示通报	国质检食函〔2003〕135 号	国家质检总局	2003. 2. 24	2011 年第 71 号	328

表13-3　续17

文件名称	文号	发文部门	发布时间	废止公告	公告序号
关于从比利时进口化妆品检验检疫管理有关问题的通知	国质检食函〔2003〕145 号	国家质检总局	2003. 2. 26	2009 年第 42 号	208
关于进一步加强出口鳗鱼产品检验监管工作的通知	质检食函〔2004〕32 号	国家质检总局	2003. 3. 1	2011 年第 71 号	324
关于防止厄瓜多尔登革热传入我国的通知	国质检卫函〔2003〕152 号	国家质检总局	2003. 3. 3	2009 年第 42 号	153
关于向个体工商户颁发组织机构代码证书有关问题的通知	国质检标函〔2003〕178 号	国家质检总局	2003. 3. 11	2016 年第 55 号	58
关于对进口美国冻鸡产品和丹麦冻猪产品的警示通报	国质检食函〔2003〕189 号	国家质检总局	2003. 3. 17	2009 年第 61 号	166
关于从芬兰进口化妆品检验检疫管理有关问题的通知	国质检食函〔2003〕196 号	国家质检总局	2003. 3. 18	2009 年第 42 号	209
关于从英国进口化妆品检验检疫管理有关问题的通知	国质检食函〔2003〕197 号	国家质检总局	2003. 3. 18	2009 年第 42 号	210
关于从意大利进口化妆品检验检疫管理有关问题的通知	国质检食函〔2003〕198 号	国家质检总局	2003. 3. 18	2009 年第 42 号	211
关于进一步加强出口肠衣等动物源性食品检验检疫工作的通知	国质检食函〔2003〕218 号	国家质检总局	2003. 3. 24	2014 年第 70 号	39
关于对墨西哥进口冻鱿鱼产品的警示通报	国质检食函〔2003〕237 号	国家质检总局	2003. 3. 28	2009 年第 61 号	165
关于对墨西哥进口冻鱿鱼产品的警示通报	国质检食函〔2003〕237 号	国家质检总局	2003. 3. 28	2011 年第 71 号	304
关于对挪威进口水产品的警示通报	国质检食函〔2003〕242 号	国家质检总局	2003. 3. 31	2009 年第 61 号	164
关于对挪威进口水产品的警示通报	国质检食函〔2003〕242 号	国家质检总局	2003. 3. 31	2011 年第 71 号	303
关于对加拿大进口水产品的警示通报	国质检食函〔2003〕246 号	国家质检总局	2003. 4. 2	2009 年第 61 号	163
关于对加拿大进口水产品的警示通报	国质检食函〔2003〕246 号	国家质检总局	2003. 4. 2	2011 年第 71 号	302
关于印发 2002 年度出口动物和动物源性食品残留物质监控报告和 2003 年度出口动物及动物源性食品、进口动物源性食品残留物质监控抽样及检测计划有关事项的通知	国质检食函〔2003〕252 号	国家质检总局	2003. 4. 7	2009 年第 61 号	162

表13-3　续18

文件名称	文号	发文部门	发布时间	废止公告	公告序号
关于印发2002年度出口动物和动物源性食品残留物质监控报告和2003年度出口动物及动物源性食品、进口动物源性食品残留物质监控抽样及检测计划有关事项的通知	国质检食函〔2003〕252号	国家质检总局	2003. 4. 7	2011年第71号	301
关于请做好接待欧盟残留监控考察团准备工作的函	国质检食联函〔2003〕253号	国家质检总局	2003. 4. 8	2009年第61号	161
关于请做好接待欧盟残留监控考察团准备工作的函	国质检食联函〔2003〕253号	国家质检总局	2003. 4. 8	2011年第71号	300
关于防止非典型肺炎在国际间传播，保护出入境人员的健康安全的公告	2003年第31号	国家质检总局	2003. 4. 11	2009年第42号	83
关于发布2003年抽查检验商品目录的通知	国质检检函〔2003〕276号	国家质检总局	2003. 4. 11	2009年第42号	178
关于对进口冻肉产品的警示通报	国质检食函〔2003〕261号	国家质检总局	2003. 4. 11	2009年第61号	160
关于对进口冻肉产品的警示通报	国质检食函〔2003〕261号	国家质检总局	2003. 4. 11	2011年第71号	299
关于对进口菲律宾冻马鲛鱼柳产品的警示通报	国质检食函〔2003〕271号	国家质检总局	2003. 4. 17	2009年第61号	159
关于对低压电器产品型号保护问题的答复意见的函	国质检法函〔2003〕281号	国家质检总局	2003. 4. 22	2011年第71号	334
关于印发内地供港澳冰鲜禽肉检验检疫要求的通知	国质检食〔2003〕109号	国家质检总局	2003. 4. 22	2015年第78号	14
关于在北京、深圳等出入境口岸使用红外线快速体温检测仪，对出入境旅客进行体温检测的公告	2003年第37号	国家质检总局	2003. 4. 23	2009年第42号	84
2003年国家质检总局办理备案的进口旧机电产品目录	2003年第39号	国家质检总局	2003. 4. 24	2011年第71号	161
(进口旧机电产品备)	2003年第40号	国家质检总局	2003. 4. 24	2011年第71号	141
(进口旧机电产品备)	2003年第40号	国家质检总局	2003. 4. 24	2011年第71号	160
关于出口烤鳗被检出恩诺沙星残留问题的函	质检食函〔2004〕62号	国家质检总局	2003. 5. 1	2009年第61号	158
关于出口烤鳗被检出恩诺沙星残留问题的函	质检食函〔2004〕62号	国家质检总局	2003. 5. 1	2011年第71号	298
关于对出口欧盟肠衣被检出氯霉素的警示通报	国质检食函〔2003〕309号	国家质检总局	2003. 5. 7	2009年第61号	157
关于对出口欧盟肠衣被检出氯霉素的警示通报	国质检食函〔2003〕309号	国家质检总局	2003. 5. 7	2011年第71号	297

表13-3　续19

文件名称	文号	发文部门	发布时间	废止公告	公告序号
关于对欧盟出口水产品的警示通报	国质检食函〔2003〕346号	国家质检总局	2003.5.16	2009年第61号	156
关于对欧盟出口水产品的警示通报	国质检食函〔2003〕346号	国家质检总局	2003.5.16	2011年第71号	296
关于从韩国进口贝类产品的警示通报	国质检食函〔2003〕371号	国家质检总局	2003.5.22	2009年第61号	155
关于从韩国进口贝类产品的警示通报	国质检食函〔2003〕371号	国家质检总局	2003.5.22	2011年第71号	295
关于南非暴发霍乱的公告	2003年第54号	国家质检总局	2003.5.28	2009年第42号	85
关于对进口加拿大西洋参的警示通报	国质检食函〔2003〕387号	国家质检总局	2003.5.28	2009年第61号	153
关于对进口加拿大西洋参的警示通报	国质检食函〔2003〕387号	国家质检总局	2003.5.28	2011年第71号	294
关于对进口美国冻火鸡产品的警示通报	国质检食函〔2003〕388号	国家质检总局	2003.5.28	2009年第61号	154
关于在进口大豆中发现大豆疫病等检验检疫问题的警示通报	国质检动函〔2003〕403号	国家质检总局	2003.5.30	2009年第42号	306
国家质检总局、外交部关于为出国（境）人员办理健康证明的通知	国质检卫联〔2003〕162号	国家质检总局	2003.5.30	2009年第42号	154
关于苏丹托里特州暴发黄热病的公告	2003年第56号	国家质检总局	2003.5.31	2009年第42号	86
关于下发进口动物源性食品残留监控有关表单的通知	质检食函〔2003〕70号	国家质检总局	2003.6.2	2009年第61号	152
关于下发进口动物源性食品残留监控有关表单的通知	质检食函〔2003〕70号	国家质检总局	2003.6.2	2011年第71号	293
关于对日本出口水产品的警示通报	国质检食函〔2003〕412号	国家质检总局	2003.6.3	2009年第61号	151
关于对日本出口水产品的警示通报	国质检食函〔2003〕412号	国家质检总局	2003.6.3	2011年第71号	292
关于输日萝卜的警示通报	国质检食函〔2003〕416号	国家质检总局	2003.6.5	2009年第61号	150
关于输日萝卜的警示通报	国质检食函〔2003〕416号	国家质检总局	2003.6.5	2011年第71号	291
关于对从新加坡进口熏鳕鱼产品的警示通报	国质检食函〔2003〕418号	国家质检总局	2003.6.6	2009年第61号	147
关于对从新加坡进口熏鳕鱼产品的警示通报	国质检食函〔2003〕418号	国家质检总局	2003.6.6	2011年第71号	289
关于禁止在出口食品中使用活性氧化铝作为干燥剂的警示通报	国质检食函〔2003〕419号	国家质检总局	2003.6.6	2009年第61号	148

表13-3　续20

文件名称	文号	发文部门	发布时间	废止公告	公告序号
关于进口丹麦冻猪产品的警示通报	国质检食函〔2003〕420号	国家质检总局	2003.6.6	2009年第61号	149
关于进口丹麦冻猪产品的警示通报	国质检食函〔2003〕420号	国家质检总局	2003.6.6	2011年第71号	290
关于中德食品质量安全与技术合作项目建议的函	国质检食函〔2003〕436号	国家质检总局	2003.6.11	2011年第71号	329
关于对从美国进口冻猪肾产品的警示通报	国质检食函〔2003〕450号	国家质检总局	2003.6.16	2009年第61号	146
关于对从美国进口冻猪肾产品的警示通报	国质检食函〔2003〕450号	国家质检总局	2003.6.16	2011年第71号	288
关于防止刚果霍乱传入我国的公告	2003年第58号	国家质检总局	2003.6.17	2009年第42号	87
关于进口菲律宾芒果截获检疫性实蝇的警示通报	国质检动函〔2003〕464号	国家质检总局	2003.6.18	2009年第42号	307
关于加强进口大豆小麦等散装农产品定点加工监管的通知	国质检动〔2003〕465号	国家质检总局	2003.6.18	2017年第54号	289
关于对加拿大出口水产品的警示通报	国质检食函〔2003〕468号	国家质检总局	2003.6.19	2009年第61号	145
关于对加拿大出口水产品的警示通报	国质检食函〔2003〕468号	国家质检总局	2003.6.19	2011年第71号	287
关于实行新的进境水产品卫生证书的通知	国质检食函〔2003〕476号	国家质检总局	2003.6.20	2013年第75号	40
关于防止美国猴痘传入我国的公告	2003年第61号	国家质检总局	2003.6.22	2009年第42号	88
关于执行海关总署、国家质检总局2003年第41号联合公告有关问题的紧急通知	国质检检函〔2003〕484号	国家质检总局	2003.6.24	2009年第42号	179
关于美国输华冷冻薯条的警示通报	国质检食函〔2003〕483号	国家质检总局	2003.6.24	2009年第61号	144
关于美国输华冷冻薯条的警示通报	国质检食函〔2003〕483号	国家质检总局	2003.6.24	2011年第71号	286
关于防止伊拉克霍乱传入我国的公告	2003年第63号	国家质检总局	2003.6.25	2009年第42号	89
关于进口木薯干、木薯淀粉重金属、亚硫酸氢钠超标的警示通报	国质检动函〔2003〕498号	国家质检总局	2003.6.26	2009年第42号	308
关于对进口美国冻鸡翼尖及全翼产品的警示通报	国质检食函〔2003〕500号	国家质检总局	2003.6.30	2009年第61号	143
关于对进口美国冻鸡翼尖及全翼产品的警示通报	国质检食函〔2003〕500号	国家质检总局	2003.6.30	2011年第71号	285
关于防止美国猴痘传入我国的公告	2003年第285号	农业部、国家质检总局	2003.7.2	2009年第42号	90

表13-3 续21

文件名称	文号	发文部门	发布时间	废止公告	公告序号
关于进口马来西亚木瓜截获检疫性实蝇的警示通报	国质检动函〔2003〕508号	国家质检总局	2003.7.2	2009年第42号	309
关于认可第二批进口水产品卫生证书的通知	国质检食函〔2003〕513号	国家质检总局	2003.7.3	2013年第75号	41
关于对韩国出口水产品的警示通报	国质检食函〔2003〕526号	国家质检总局	2003.7.3	2009年第61号	142
关于对韩国出口水产品的警示通报	国质检食函〔2003〕526号	国家质检总局	2003.7.3	2011年第71号	284
关于向韩国出口动物产品兽医卫生证书问题的通知	国质检食函〔2003〕539号	国家质检总局	2003.7.9	2015年第78号	15
关于加强进境水果检验检疫工作的通知	国质检动函〔2003〕545号	国家质检总局	2003.7.10	2009年第42号	310
关于对进口泰国干鱼骨产品的警示通报	国质检食函〔2003〕543号	国家质检总局	2003.7.10	2009年第61号	141
关于对进口泰国干鱼骨产品的警示通报	国质检食函〔2003〕543号	国家质检总局	2003.7.10	2011年第71号	283
关于从捷克进口化妆品检验检疫管理有关问题的通知	国质检食函〔2003〕555号	国家质检总局	2003.7.14	2009年第61号	140
关于从捷克进口化妆品检验检疫管理有关问题的通知	国质检食函〔2003〕555号	国家质检总局	2003.7.14	2011年第71号	282
关于严格执行进口废塑料环境保护控制标准的通知	环办〔2003〕66号	环保总局、海关总署、国家质检总局	2003.7.15	2011年第71号	170
关于印发出口禽肉及其制品检验检疫要求（试行）的通知	国质检食〔2003〕212号	国家质检总局	2003.7.17	2015年第78号	23
关于进一步加强出口鳗鱼产品检验检疫及监督管理工作的通知	质检食函〔2003〕92号	国家质检总局	2003.7.17	2009年第61号	139
关于进一步加强出口鳗鱼产品检验检疫及监督管理工作的通知	质检食函〔2003〕92号	国家质检总局	2003.7.17	2011年第71号	281
关于查处进口红牛饮料的通知	国质检食〔2003〕215号	国家质检总局	2003.7.21	2009年第61号	138
关于查处进口红牛饮料的通知	国质检食〔2003〕215号	国家质检总局	2003.7.21	2011年第71号	280
关于对接待欧盟残留监控考察团准备工作进行预检的函	质检办食联函〔2003〕286号	国家质检总局	2003.7.23	2009年第61号	137
关于对接待欧盟残留监控考察团准备工作进行预检的函	质检办食联函〔2003〕286号	国家质检总局	2003.7.23	2011年第71号	279
关于防止阿尔及利亚鼠疫传入我国的公告	2003年第68号	国家质检总局	2003.7.29	2009年第42号	91

表13-3　续22

文件名称	文号	发文部门	发布时间	废止公告	公告序号
关于从美国进口冻猪、冻鸡产品中检出沙门氏菌等致病菌的警示通报	国质检食函〔2003〕601 号	国家质检总局	2003. 7. 29	2009 年第 61 号	136
关于对进境肉类存放冷库进行检查的通知	国质检食函〔2003〕609 号	国家质检总局	2003. 7. 30	2009 年第 61 号	134
关于对进境肉类存放冷库进行检查的通知	国质检食函〔2003〕609 号	国家质检总局	2003. 7. 30	2011 年第 71 号	277
关于对进口美国鸡肉肠产品的警示通报	国质检食函〔2003〕611 号	国家质检总局	2003. 7. 30	2009 年第 61 号	135
关于对进口美国鸡肉肠产品的警示通报	国质检食函〔2003〕611 号	国家质检总局	2003. 7. 30	2011 年第 71 号	278
关于对 2003 年上半年在进境动物源性食品检验检疫工作中成绩突出单位予以表彰的通报	国质检食〔2003〕230 号	国家质检总局	2003. 7. 31	2011 年第 71 号	330
关于对进口日本冻红鱼产品的警示通报	国质检食函〔2003〕610 号	国家质检总局	2003. 7. 31	2009 年第 61 号	132
关于从新西兰进口鹿尾巴产品中检出致病菌的警示通报	国质检食函〔2003〕612 号	国家质检总局	2003. 7. 31	2009 年第 61 号	133
关于从新西兰进口鹿尾巴产品中检出致病菌的警示通报	国质检食函〔2003〕612 号	国家质检总局	2003. 7. 31	2011 年第 71 号	276
关于进一步加强出口淡水小龙虾产品检验检疫及监督管理工作的紧急通知	质检食函〔2003〕103 号	国家质检总局	2003. 8.	2011 年第 71 号	325
关于输欧盟红辣椒及其产品中严禁使用苏丹红一号化工染料的紧急通知	国质检食函〔2003〕620 号	国家质检总局	2003. 8. 1	2017 年第 54 号	33
关于加强医用特殊物品出入境卫生检疫管理的通知	卫科教发〔2003〕230 号	卫生部、国家质检总局	2003. 8. 6	2017 年第 54 号	5
特种设备检验检测机构管理规定	国质检锅〔2003〕249 号	国家质检总局	2003. 8. 8	2011 年第 71 号	46
关于印发特种设备行政许可分级实施范围的通知	国质检锅〔2003〕250 号	国家质检总局	2003. 8. 8	2011 年第 71 号	47
关于输日鳗鱼召回、复检、退运和恢复出口的函	质检食函〔2003〕106 号	国家质检总局	2003. 8. 15	2009 年第 61 号	131
关于输日鳗鱼召回、复检、退运和恢复出口的函	质检食函〔2003〕106 号	国家质检总局	2003. 8. 15	2011 年第 71 号	275
关于从美国进口冻鸡肫检出鼠伤寒沙门氏菌的警示通报	国质检食函〔2003〕652 号	国家质检总局	2003. 8. 18	2009 年第 61 号	129
关于从日本进口冷冻樱鲷鱼检出汞超标的警示通报	国质检食函〔2003〕653 号	国家质检总局	2003. 8. 18	2009 年第 61 号	130
关于从日本进口冷冻樱鲷鱼检出汞超标的警示通报	国质检食函〔2003〕653 号	国家质检总局	2003. 8. 18	2011 年第 71 号	274

表13-3 续23

文件名称	文号	发文部门	发布时间	废止公告	公告序号
关于防止美国西尼罗病毒传入我国的公告	2003 年第 81 号	国家质检总局	2003. 8. 26	2009 年第 42 号	92
关于加强进境动物源性饲料检验检疫监督管理的警示通报	国质检动函〔2003〕684 号	国家质检总局	2003. 8. 26	2011 年第 71 号	105
关于恢复对日本出口鸡肉的通知	国质检食〔2003〕267 号	国家质检总局	2003. 8. 27	2014 年第 70 号	40
关于印发出口鳗鱼产品检验检疫和监管要求（试行）的通知	国质检食函〔2003〕681 号	国家质检总局	2003. 9. 2	2012 年第 138 号	17
关于对进口丹麦冻虾产品的警示通报	国质检食函〔2003〕702 号	国家质检总局	2003. 9. 11	2009 年第 61 号	127
关于对进口丹麦冻虾产品的警示通报	国质检食函〔2003〕702 号	国家质检总局	2003. 9. 11	2011 年第 71 号	272
关于对进口美国冻鸡产品的警示通报	国质检食函〔2003〕703 号	国家质检总局	2003. 9. 11	2009 年第 61 号	128
关于对进口美国冻鸡产品的警示通报	国质检食函〔2003〕703 号	国家质检总局	2003. 9. 11	2011 年第 71 号	273
关于加强对进口龙眼检验检疫的通知	国质检动函〔2003〕708 号	国家质检总局	2003. 9. 12	2009 年第 42 号	311
关于印发出口淡水小龙虾及其制品检验检疫管理规范的通知	国质检食〔2003〕295 号	国家质检总局	2003. 9. 12	2012 年第 138 号	18
关于从比利时进口脱盐乳清粉的警示通报	国质检食函〔2003〕713 号	国家质检总局	2003. 9. 12	2009 年第 61 号	126
关于对进口加拿大冻猪肚产品的警示通报	国质检食函〔2003〕718 号	国家质检总局	2003. 9. 15	2009 年第 61 号	125
关于认可第三批进口水产品卫生证书的通知	国质检食函〔2003〕733 号	国家质检总局	2003. 9. 18	2013 年第 75 号	42
关于恢复对日出口鳗鱼产品有关问题的通知	国质检食函〔2003〕782 号	国家质检总局	2003. 9. 25	2009 年第 61 号	124
关于恢复对日出口鳗鱼产品有关问题的通知	国质检食函〔2003〕782 号	国家质检总局	2003. 9. 25	2011 年第 71 号	271
关于对日本输华猪产品的警示通报	国质检食函〔2003〕764 号	国家质检总局	2003. 9. 26	2009 年第 61 号	122
关于丹麦从我国出口小龙虾产品中检出药物残留的警示通报	国质检食函〔2003〕765 号	国家质检总局	2003. 9. 26	2009 年第 61 号	123
关于斯里兰卡茶叶铅含量超标的警示通报	国质检食函〔2003〕767 号	国家质检总局	2003. 9. 27	2009 年第 61 号	121
关于签发中泰蔬菜水果协议出口货物优惠原产地证书的通知	国质检通函〔2003〕770 号	国家质检总局	2003. 9. 29	2009 年第 42 号	39

表13-3 续24

文件名称	文号	发文部门	发布时间	废止公告	公告序号
关于从西班牙进口化妆品检验检疫管理有关问题的通知	国质检食函〔2003〕789 号	国家质检总局	2003.9.30	2009 年第 61 号	119
关于从西班牙进口化妆品检验检疫管理有关问题的通知	国质检食函〔2003〕789 号	国家质检总局	2003.9.30	2011 年第 71 号	269
关于从瑞士进口化妆品检验检疫管理有关问题的通知	国质检食函〔2003〕790 号	国家质检总局	2003.9.30	2009 年第 61 号	120
关于从瑞士进口化妆品检验检疫管理有关问题的通知	国质检食函〔2003〕790 号	国家质检总局	2003.9.30	2011 年第 71 号	270
关于对进口挪威冻马哈鱼产品的警示通报	国质检食函〔2003〕804 号	国家质检总局	2003.10.14	2009 年第 61 号	118
关于输日黑芝麻出现质量问题的警示通报	国质检食函〔2003〕811 号	国家质检总局	2003.10.16	2009 年第 61 号	117
关于对进口美国冻猪、冻鸡、牛百叶产品的警示通报	国质检食函〔2003〕827 号	国家质检总局	2003.10.17	2009 年第 61 号	116
关于对进口美国冻猪、冻鸡、牛百叶产品的警示通报	国质检食函〔2003〕827 号	国家质检总局	2003.10.17	2011 年第 71 号	268
关于防止布基纳法索黄热病传入我国的公告	2003 年第 98 号	国家质检总局	2003.10.27	2009 年第 42 号	93
关于对出口食品开展环已烷氨基磺酸检验的通知	国质检食函〔2003〕837 号	国家质检总局	2003.10.28	2014 年第 70 号	41
关于公布获得向中国出口牛精液、牛胚胎、绵羊和山羊精液、绵羊和山羊胚胎资格的新西兰动物人工授精中心、胚胎移植中心的名单的公告	2003 年第 101 号	国家质检总局	2003.10.30	2009 年第 42 号	221
关于对进口美国冻鸡产品的警示通报	国质检食函〔2003〕848 号	国家质检总局	2003.10.30	2009 年第 61 号	115
关于对进口印度尼西亚干鱼肚产品的警示通报	国质检食函〔2003〕863 号	国家质检总局	2003.11.5	2009 年第 61 号	114
关于防止印度登革热传入我国的公告	2003 年第 103 号	国家质检总局	2003.11.6	2009 年第 42 号	94
关于进境花卉、种苗上传带西花蓟马的警示通报	国质检动函〔2003〕880 号	国家质检总局	2003.11.7	2009 年第 42 号	312
关于印发国际旅行健康检查证明书填写规范的通知	国质检卫〔2003〕395 号	国家质检总局	2003.11.7	2009 年第 42 号	155
关于进口缅甸冰鲜鲥鱼产品和进口美国冻猪产品的警示通报	国质检食函〔2003〕886 号	国家质检总局	2003.11.17	2009 年第 61 号	113
关于进口缅甸冰鲜鲥鱼产品和进口美国冻猪产品的警示通报	国质检食函〔2003〕886 号	国家质检总局	2003.11.17	2011 年第 71 号	267
关于从德国进口化妆品检验检疫管理有关问题的通知	国质检食函〔2003〕891 号	国家质检总局	2003.11.20	2009 年第 61 号	112

表13-3　续25

文件名称	文号	发文部门	发布时间	废止公告	公告序号
关于从德国进口化妆品检验检疫管理有关问题的通知	国质检食函〔2003〕891 号	国家质检总局	2003. 11. 20	2011 年第 71 号	266
关于出口韩国小黄鱼的警示通报	国质检食函〔2003〕897 号	国家质检总局	2003. 11. 21	2009 年第 61 号	111
关于对中加小农户适应全球市场发展项目有关意见的函	国质检食函〔2003〕913 号	国家质检总局	2003. 11. 27	2011 年第 71 号	331
关于对日出口烤鳗的警示通报	国质检食函〔2003〕922 号	国家质检总局	2003. 12. 1	2009 年第 61 号	109
关于对日出口烤鳗的警示通报	国质检食函〔2003〕922 号	国家质检总局	2003. 12. 1	2011 年第 71 号	264
关于对进口丹麦冻红虾产品的警示通报	国质检食函〔2003〕924 号	国家质检总局	2003. 12. 1	2009 年第 61 号	110
关于对进口丹麦冻红虾产品的警示通报	国质检食函〔2003〕924 号	国家质检总局	2003. 12. 1	2011 年第 71 号	265
关于进口旧机电产品检验监督管理工作有关问题的说明	质检检函〔2003〕85 号	国家质检总局	2003. 12. 4	2011 年第 71 号	146
(向中国大陆地区出口废物原料的境外供货企业临时注册要求)	2003 年第 115 号	国家质检总局	2003. 12. 15	2009 年第 98 号	无
加强进口铜精矿、锌精矿、铅精矿和室内装饰用石材放射性检验监管的公告	2003 年第 117 号	国家质检总局	2003. 12. 18	2015 年第 78 号	13
关于出口水产品氯霉素残留警示通报	国质检食函〔2003〕980 号	国家质检总局	2003. 12. 23	2009 年第 61 号	107
关于出口水产品氯霉素残留警示通报	国质检食函〔2003〕980 号	国家质检总局	2003. 12. 23	2011 年第 71 号	262
关于越南输华花生黄曲霉毒素超标的警示通报	国质检食函〔2003〕994 号	国家质检总局	2003. 12. 23	2009 年第 61 号	108
关于越南输华花生黄曲霉毒素超标的警示通报	国质检食函〔2003〕994 号	国家质检总局	2003. 12. 23	2011 年第 71 号	263
关于加强出口牛肉制品检验检疫工作的紧急通知	国质检食函〔2003〕988 号	国家质检总局	2003. 12. 26	2016 年第 55 号	21
[进出口商品检验鉴定机构管理办法(国家质检总局第 58 号令) 执行有关要求]	2003 年第 122 号	国家质检总局	2003. 12. 29	2016 年第 55 号	20
关于防止刚果埃波拉出血热传入我国的公告	2003 年第 123 号	国家质检总局	2003. 12. 29	2009 年第 42 号	95
第一批有条件备案的进口旧机电产品目录及适用范围以及不予备案的进口旧机电产品目录	2003 年第 124 号	国家质检总局	2003. 12. 29	2009 年第 42 号	159

表13-3　续26

文件名称	文号	发文部门	发布时间	废止公告	公告序号
关于东盟自贸区联合公告	2003 年第 77 号	国家质检总局、海关总署	2003. 12. 29	2016 年第 55 号	52
关于中国—巴基斯坦伊斯兰共和国优惠贸易安排公告	2003 年第 79 号	国家质检总局、海关总署	2003. 12. 30	2012 年第 138 号	3
关于签发中国—东盟自由贸易区优惠原产地证明书的通知	国质检通〔2003〕481 号	国家质检总局	2003. 12. 31	2016 年第 55 号	47
关于对中国与巴基斯坦优惠贸易安排项下产品签发优惠原产地证书的通知	国质检通〔2003〕489 号	国家质检总局	2003. 12. 31	2009 年第 42 号	40
关于对中国与巴基斯坦优惠贸易安排项下产品签发优惠原产地证书的通知	国质检通〔2003〕489 号	国家质检总局	2003. 12. 31	2016 年第 55 号	48
关于印度输华芝麻的警示通报	国质检食函〔2004〕19 号	国家质检总局	2004. 1. 17	2009 年第 61 号	106
关于印度输华芝麻的警示通报	国质检食函〔2004〕19 号	国家质检总局	2004. 1. 17	2011 年第 71 号	261
关于加强输日蔬菜检验检疫的通知	质检食函〔2004〕014 号	国家质检总局	2004. 1. 19	2009 年第 61 号	105
关于加强输日蔬菜检验检疫的通知	质检食函〔2004〕014 号	国家质检总局	2004. 1. 19	2011 年第 71 号	260
关于停止或暂停发生高致病禽流感疫情的省、自治区和直辖市出口禽类及其产品的措施有关问题的公告	2004 年第 17 号	国家质检总局	2004. 2. 6	2011 年第 71 号	106
关于印发高致病性禽流感疫情进出境检验检疫应急预案（试行）的通知	国质检动〔2004〕63 号	国家质检总局	2004. 2. 11	2011 年第 71 号	80
关于加强进口动物临时隔离检疫场管理的通知	国质检动函〔2004〕106 号	国家质检总局	2004. 2. 19	2011 年第 71 号	81
关于允许向日本出口非人灵长类实验动物的公告	2004 年第 21 号	国家质检总局	2004. 2. 24	2011 年第 71 号	107
关于暂停日本产五十铃 CXH50S 及 CXH50T 底盘车进口的公告	2004 年第 20 号	国家质检总局	2004. 2. 25	2009 年第 42 号	160
关于防止非洲霍乱传入我国的公告	2004 年第 22 号	国家质检总局	2004. 3. 1	2009 年第 42 号	96
关于防止印尼登革热传入我国的公告	2004 年第 23 号	国家质检总局	2004. 3. 5	2009 年第 42 号	97
关于对印度、尼日利亚、斯里兰卡、缅甸输华芝麻的警示通报	国质检食函〔2004〕132 号	国家质检总局	2004. 3. 5	2009 年第 61 号	103
关于对印度、尼日利亚、斯里兰卡、缅甸输华芝麻的警示通报	国质检食函〔2004〕132 号	国家质检总局	2004. 3. 5	2011 年第 71 号	258
关于更改日本厚生劳动省输华化妆品证书的通知	国质检食函〔2004〕133 号	国家质检总局	2004. 3. 5	2009 年第 61 号	104
关于更改日本厚生劳动省输华化妆品证书的通知	国质检食函〔2004〕133 号	国家质检总局	2004. 3. 5	2011 年第 71 号	259

表13-3 续27

文件名称	文号	发文部门	发布时间	废止公告	公告序号
关于进一步加强对韩粗饲料检验检疫工作的通知	国质检动函〔2004〕139号	国家质检总局	2004.3.9	2011年第71号	108
关于2003年进境植物疫情和有毒有害物质情况的通报	国质检动函〔2004〕152号	国家质检总局	2004.3.10	2009年第42号	313
关于日本解除我部分输日蔬菜命令检查的通知	国质检食函〔2004〕149号	国家质检总局	2004.3.10	2014年第70号	42
关于防止利比里亚黄热病传入我国的公告	2004年第29号	国家质检总局	2004.3.12	2009年第42号	98
关于停止台湾善德生化科技股份有限公司“善德（SUNDER）”牌血液回路导管进口的公告	2004年第30号	国家质检总局	2004.3.12	2009年第42号	161
关于台湾输大陆化妆品的警示通报	国质检食函〔2004〕157号	国家质检总局	2004.3.15	2009年第61号	102
关于台湾输大陆化妆品的警示通报	国质检食函〔2004〕157号	国家质检总局	2004.3.15	2011年第71号	257
关于印发2003年度中国进出口动物及动物源性食品残留监控工作报告的通知	国质检食函〔2004〕166号	国家质检总局	2004.3.17	2009年第61号	101
关于印发2003年度中国进出口动物及动物源性食品残留监控工作报告的通知	国质检食函〔2004〕166号	国家质检总局	2004.3.17	2011年第71号	256
关于做好2004年部分出口计划配额粮食检验检疫工作的通知	国质检动〔2004〕174号	国家质检总局	2004.3.18	2009年第42号	314
关于印发进出口商品检验鉴定人员资格考试暂行办法的通知	国质检检〔2004〕120号	国家质检总局	2004.3.22	2013年第75号	39
关于对进境水果检验检疫执法情况进行自查的通知	国质检动函〔2004〕190号	国家质检总局	2004.3.23	2009年第42号	315
关于对美国宝洁公司生产的佳洁士深层美白牙贴的警示通报	国质检食函〔2004〕207号	国家质检总局	2004.3.26	2009年第61号	100
关于对美国宝洁公司生产的佳洁士深层美白牙贴的警示通报	国质检食函〔2004〕207号	国家质检总局	2004.3.26	2011年第71号	255
关于加强对输韩调味品、辣椒及辣椒面检验检疫的通知	国质检食函〔2004〕215号	国家质检总局	2004.3.27	2014年第70号	43
关于出口鳗鱼产品检验监管有关问题的补充通知	国质检食函〔2004〕220号	国家质检总局	2004.3.30	2013年第75号	22
关于防止非洲流行性脑膜炎传入我国的公告	2004年第37号	国家质检总局	2004.4.1	2009年第42号	99
关于发布2004年国家质检总局办理备案的进口旧机电产品目录的公告	2004年第38号	国家质检总局	2004.4.1	2009年第42号	162

表13-3　续28

文件名称	文号	发文部门	发布时间	废止公告	公告序号
关于防止中非流行性脑膜炎传入我国的公告	2004年第40号	国家质检总局	2004.4.15	2009年第42号	100
关于恢复活禽供香港有关事项的通知	国质检动函〔2004〕259号	国家质检总局	2004.4.16	2011年第71号	109
关于解除对美国8家企业暂停对华出口肉类产品警示通报的通知	国质检食函〔2004〕295号	国家质检总局	2004.4.28	2011年第71号	332
关于做好2004年全国实蝇和其他外来有害生物监测工作的通知	国质检动函〔2004〕327号	国家质检总局	2004.5.8	2009年第42号	316
进口废物原料境外供货企业注册实施细则	2004年第48号	国家质检总局	2004.5.8	2009年第98号	无
关于进口巴西大豆中混有种衣剂大豆的警示通报	国质检动函〔2004〕332号	国家质检总局	2004.5.10	2009年第42号	317
关于美国输华化妆品有关检验检疫事项的通知	国质检食函〔2004〕362号	国家质检总局	2004.5.18	2009年第61号	98
关于美国输华化妆品有关检验检疫事项的通知	国质检食函〔2004〕362号	国家质检总局	2004.5.18	2011年第71号	253
关于对进境非食用动物产品生产、加工、存放企业进行考核和清理整顿的通知	质检动函〔2004〕146号	国家质检总局	2004.5.19	2011年第71号	110
关于暂停部分出口商/供货商向我国出口巴西大豆的公告	2004年第58号	国家质检总局	2004.5.22	2009年第42号	222
关于加强进口矿产品放射性检验监管有关问题的警示通报	国质检检函〔2004〕390号	国家质检总局	2004.5.24	2011年第71号	179
关于防止布基纳法索黄热病传入我国的公告	2004年第60号	国家质检总局	2004.5.27	2009年第42号	101
关于加强进出口活贝及其产品贝类毒素检测的通知	国质检食函〔2004〕395号	国家质检总局	2004.5.27	2009年第61号	97
关于加强进出口活贝及其产品贝类毒素检测的通知	国质检食函〔2004〕395号	国家质检总局	2004.5.27	2011年第71号	252
关于暂停部分出口商/供货商向我国出口巴西大豆的公告	2004年第61号	国家质检总局	2004.5.28	2009年第42号	223
关于对智利输华猕猴桃、苹果实施新的检疫要求的通知	国质检动函〔2004〕235号	国家质检总局	2004.6.1	2017年第54号	1
关于加强对进口预包装食品标签监督检验管理的通知	国质检食〔2004〕242号	国家质检总局	2004.6.3	2009年第61号	96
关于加强对进口预包装食品标签监督检验管理的通知	国质检食〔2004〕242号	国家质检总局	2004.6.3	2011年第71号	251
关于加强对日出口烤鳗备案养鳗场清理整顿的通知	国质检食函〔2004〕418号	国家质检总局	2004.6.3	2009年第61号	95

表13-3　续29

文件名称	文号	发文部门	发布时间	废止公告	公告序号
关于加强对日出口烤鳗备案养鳗场清理整顿的通知	国质检食函〔2004〕418号	国家质检总局	2004.6.3	2011年第71号	250
关于加强对输日粉丝检验检疫工作的通知	国质检食函〔2004〕431号	国家质检总局	2004.6.4	2014年第70号	44
关于防止苏丹埃博拉出血热传入我国的公告	2004年第68号	国家质检总局	2004.6.7	2009年第42号	102
关于出口水果农药残留问题的警示通报	国质检动函〔2004〕453号	国家质检总局	2004.6.14	2009年第42号	318
关于部分解禁进口五十铃CXH50S/T底盘车的公告	2004年第74号	国家质检总局	2004.6.21	2009年第42号	163
关于转发国家发改委、国家粮食局和国家标准委关于对进口大米品质进行检验的复函的通知	质检办食〔2004〕206号	国家质检总局	2004.6.21	2017年第54号	2
关于恢复暂停的23家出口商/供货商向我国出口巴西大豆的资格的公告	2004年第76号	国家质检总局	2004.6.23	2009年第42号	224
(2004年受理进口废物原料境外供货企业注册申请的截止时间)	2004年第75号	国家质检总局	2004.6.23	2009年第98号	无
关于加强对出口汽车安全质量检验的通知	国质检检〔2004〕271号	国家质检总局	2004.6.23	2015年第78号	10
关于印发检验检疫系统艾滋病防治宣传教育工作指导方案（2004—2008）的通知	国质检卫〔2004〕288号	国家质检总局	2004.6.25	2009年第42号	156
关于贯彻国务院关于切实加强艾滋病防治工作的通知指导意见的通知	国质检卫〔2004〕293号	国家质检总局	2004.6.28	2009年第42号	157
关于下发进出口轮胎检验监管工作会议纪要的通知	质检检函〔2004〕71号	国家质检总局	2004.6.28	2011年第71号	144
关于做好进口巴西大豆检验检疫监管工作的通知	国质检动函〔2004〕515号	国家质检总局	2004.6.29	2009年第42号	319
关于下发2004年全国进出口煤炭检验监管工作会议纪要有关问题的通知	质检检函〔2004〕75号	国家质检总局	2004.7.5	2011年第71号	180
(进口废物原料境外供货企业注册无代理)	2004年第99号	国家质检总局	2004.7.23	2009年第98号	无
关于从进口大麦中检出种衣剂大麦的警示通报	国质检动函〔2004〕600号	国家质检总局	2004.7.26	2009年第42号	320
关于进一步加强出口茶叶检验检疫的紧急通知	国质检食函〔2004〕605号	国家质检总局	2004.7.29	2017年第54号	1
关于进一步加强对出口欧盟动物源性食品检验检疫和监督管理工作的通知	国质检食联〔2004〕336号	国家质检总局	2004.7.29	2015年第78号	16

表13-3　续30

文件名称	文号	发文部门	发布时间	废止公告	公告序号
关于防止东南亚登革热传入我国的公告	2004年第103号	国家质检总局	2004.8.5	2009年第42号	103
关于向韩国推荐中国出口活鳗注册养殖场名单的函	国质检外函〔2004〕658号	国家质检总局	2004.8.10	2009年第42号	321
关于印发进出口食品标签审核操作规程和进出口化妆品标签审核操作规程的通知	国质检食〔2004〕359号	国家质检总局	2004.8.17	2009年第61号	94
关于印发进出口食品标签审核操作规程和进出口化妆品标签审核操作规程的通知	国质检食〔2004〕359号	国家质检总局	2004.8.17	2011年第71号	249
关于进一步加强登革热防控工作的通知	卫办疾控发〔2004〕132号	卫生部、国家质检总局	2004.8.27	2009年第42号	158
关于在上报截获植物疫情信息中增加杂草含量项目的通知	质检动函〔2004〕282号	国家质检总局	2004.8.27	2009年第42号	322
关于印发关于进一步加强口岸食品卫生监督工作的意见的通知	国质检卫〔2004〕379号	国家质检总局	2004.8.31	2017年第54号	250
关于输日薏仁米、辣椒干的警示通报	国质检食函〔2004〕717号	国家质检总局	2004.9.1	2013年第75号	43
关于向日本、韩国出口活鳗鱼有关事项的公告	2004年第115号	国家质检总局	2004.9.3	2011年第71号	111
关于对2004年5月1日欧盟新增加的10个成员国的木质包装暂不实行2002年第58号公告的公告	2004年第122号	国家质检总局	2004.9.6	2013年第75号	8
关于实施出口植物源性食品残留物质监控计划的通知	国质检食〔2004〕385号	国家质检总局	2004.9.7	2012年第138号	19
关于进口美国柑橘截获实蝇幼虫的警示通报	国质检动函〔2004〕737号	国家质检总局	2004.9.8	2009年第42号	323
(进口废物原料境外供货企业申请资料首次审查)	2004年第119号	国家质检总局	2004.9.9	2009年第98号	无
关于加强输日熟制禽肉检验检疫监管工作的通知	国质检食联函〔2004〕740号	国家质检总局	2004.9.9	2009年第61号	93
关于加强输日熟制禽肉检验检疫监管工作的通知	国质检食联函〔2004〕740号	国家质检总局	2004.9.9	2011年第71号	248
关于全面做好对日韩出口水产品检验监管工作的通知	国质检食联〔2004〕393号	国家质检总局	2004.9.13	2009年第61号	92
关于全面做好对日韩出口水产品检验监管工作的通知	国质检食联〔2004〕393号	国家质检总局	2004.9.13	2011年第71号	247
关于同意在莆田市湄洲湾秀屿港区建立进口木材检疫除害处理区的复函	国质检动函〔2004〕757号	国家质检总局	2004.9.15	2009年第42号	324

表13-3　续31

文件名称	文号	发文部门	发布时间	废止公告	公告序号
为防止非洲霍乱传入我国的公告	2004 年第 125 号	国家质检总局	2004. 9. 17	2009 年第 42 号	104
关于进一步做好进境动植物源性食品检疫审批工作的通知	国质检食函〔2004〕803 号	国家质检总局	2004. 9. 28	2016 年第 55 号	22
关于防止委内瑞拉黄热病传入我国的公告	2004 年第 141 号	国家质检总局	2004. 9. 29	2009 年第 42 号	105
关于公布向韩国出口非人灵长类实验动物有关要求的公告	2004 年第 90 号	国家质检总局	2004. 9. 29	2011 年第 71 号	112
关于进口大豆油检验监督事宜的通知	国质检食函〔2004〕809 号	国家质检总局	2004. 9. 29	2013 年第 75 号	23
关于进口旧的造纸设备备案请示的批复	质检函〔2004〕146 号	国家质检总局	2004. 10. 18	2011 年第 71 号	147
关于输日新鲜豌豆及其加工品的警示通报	国质检食函〔2004〕882 号	国家质检总局	2004. 10. 26	2009 年第 61 号	91
关于输日新鲜豌豆及其加工品的警示通报	国质检食函〔2004〕882 号	国家质检总局	2004. 10. 26	2011 年第 71 号	246
关于进口奶牛临时隔离检疫场建设有关问题的通知	质检动函〔2004〕354 号	国家质检总局	2004. 10. 28	2011 年第 71 号	82
关于输往俄罗斯水果、花卉检验检疫问题的警示通报	国质检动函〔2004〕898 号	国家质检总局	2004. 11. 3	2009 年第 42 号	327
关于防范红火蚁传入的警示通报	国质检动函〔2004〕929 号	国家质检总局	2004. 11. 11	2009 年第 42 号	325
关于我国输日蜂王浆链霉素超标的警示通报	国质检食函〔2004〕924 号	国家质检总局	2004. 11. 11	2009 年第 61 号	90
关于我国输日蜂王浆链霉素超标的警示通报	国质检食函〔2004〕924 号	国家质检总局	2004. 11. 11	2011 年第 71 号	245
关于加强船舶检验检疫安全防范措施的警示通报	国质检动函〔2004〕936 号	国家质检总局	2004. 11. 13	2009 年第 42 号	326
关于对部分进口旧机电产品加强检验监管的警示通报	国质检检函〔2004〕954 号	国家质检总局	2004. 11. 16	2011 年第 71 号	162
关于从香港进口热炸猪油和热炸猪油渣有关问题的通知	质检动函〔2004〕393 号	国家质检总局	2004. 12. 3	2011 年第 71 号	83
关于输阿根廷苹果和梨有关要求的公告	2004 年第 176 号	国家质检总局	2004. 12. 3	2016 年第 55 号	1
关于加强输港澳鲜橙检验检疫工作的紧急通知	国质检动函〔2004〕1011 号	国家质检总局	2004. 12. 10	2009 年第 42 号	328
关于分担输日大米农残检测项目的函	质检食函〔2004〕293 号	国家质检总局	2004. 12. 10	2009 年第 61 号	89
关于分担输日大米农残检测项目的函	质检食函〔2004〕293 号	国家质检总局	2004. 12. 10	2011 年第 71 号	244

表13-3　续32

文件名称	文号	发文部门	发布时间	废止公告	公告序号
关于执行商务部、海关总署、国家质检总局、国家环境保护总局2004年第66号公告的通知	国质检检函〔2004〕1028号	国家质检总局	2004.12.15	2016年第55号	11
关于防止非洲霍乱传入我国的公告	2004年第205号	国家质检总局	2004.12.29	2009年第42号	106
关于公布2005年度第一批出口工业产品一类生产企业名单的公告	2004年第206号	国家质检总局	2004.12.31	2009年第42号	164
关于印发乌拉圭输华大豆植物检疫证书样本的通知	国质检动函〔2004〕1064号	国家质检总局	2004.12.31	2009年第42号	329
关于“关于对天津世贸保税汽车物流中心有限公司库存进口汽车能否接受报检的请示”的批复	质检检函〔2005〕5号	国家质检总局	2005.1.4	2011年第71号	150
关于公布准许向中国出口牛精液、牛胚胎、猪精液和猪血产品的企业名单的公告	2005年第3号	国家质检总局	2005.1.10	2009年第42号	225
关于成立进出口机电产品检验监管专家组的通知	质检检函〔2005〕6号	国家质检总局	2005.1.18	2011年第71号	148
关于重申进口旧机电产品备案工作纪律的紧急通知	质检检函〔2005〕9号	国家质检总局	2005.1.18	2011年第71号	149
关于防止几内亚黄热病传入我国的公告	2005年第5号	国家质检总局	2005.1.19	2009年第42号	107
关于恢复台湾善德生化科技股份有限公司生产的“善德（SUNDER）”牌血液回路导管进口的公告	2005年第6号	国家质检总局	2005.1.19	2009年第42号	165
关于进一步做好进口食用植物油检验工作的通知	国质检食函〔2005〕52号	国家质检总局	2005.1.25	2013年第75号	24
关于2004年进口巴西烟叶的补充通知	质检动函〔2005〕17号	国家质检总局	2005.2.3	2009年第42号	330
关于防止脑膜炎球菌性疾病传入我国的公告	2005年第33号	国家质检总局	2005.2.24	2009年第42号	108
关于允许阿根廷柑橘进口的函	国质检外函〔2005〕89号	国家质检总局	2005.2.24	2009年第42号	331
进口废物原料境外供货企业注册证书有关问题的公告	2005年第17号	国家质检总局	2005.2.24	2009年第98号	无
关于允许进口秘鲁葡萄的函	国质检外函〔2005〕100号	国家质检总局	2005.3.3	2009年第42号	332
关于上报对欧出口水产品整改计划的紧急通知	国质检食联函〔2005〕109号	国家质检总局	2005.3.8	2009年第61号	88
关于上报对欧出口水产品整改计划的紧急通知	国质检食联函〔2005〕109号	国家质检总局	2005.3.8	2011年第71号	243

表13-3　续33

文件名称	文号	发文部门	发布时间	废止公告	公告序号
关于防止刚果鼠疫疫情传入我国的公告	2005 年第 35 号	国家质检总局	2005. 3. 10	2009 年第 42 号	109
关于转发《海关总署政策法规司关于中联重工科技发展有限公司和三一重工股份有限公司进口部分车辆检验问题的通知》的通知	质检检函〔2005〕39 号	国家质检总局	2005. 3. 17	2011 年第 71 号	151
关于公布进境动物源性食品生产、加工、存放企业名单的通知	质检食函〔2005〕48 号	国家质检总局	2005. 3. 21	2009 年第 61 号	87
关于公布进境动物源性食品生产、加工、存放企业名单的通知	质检食函〔2005〕48 号	国家质检总局	2005. 3. 21	2011 年第 71 号	242
关于印发进出口商品检验鉴定人员资格全国统一考试工作规范的通知	国质检检〔2005〕92 号	国家质检总局	2005. 3. 24	2013 年第 75 号	34
关于继续加强对进出口食品中苏丹红系列成分检验监管的通知	国质检食函〔2005〕140 号	国家质检总局	2005. 3. 24	2009 年第 61 号	86
关于继续加强对进出口食品中苏丹红系列成分检验监管的通知	国质检食函〔2005〕140 号	国家质检总局	2005. 3. 24	2011 年第 71 号	241
关于防止安哥拉马尔堡病毒病传入我国的公告	2005 年第 42 号	国家质检总局	2005. 3. 30	2009 年第 42 号	110
关于印发中华人民共和国 2005 年度出口动物及动物源性食品、进口动物源性食品残留物质监控计划及有关事项的通知	国质检食〔2005〕102 号	国家质检总局	2005. 4. 1	2011 年第 71 号	333
关于防止非洲霍乱传入我国的公告	2005 年第 44 号	国家质检总局	2005. 4. 4	2009 年第 42 号	111
关于暂停受理奔驰相关型号缺陷进口汽车报检、办理相关检验检疫手段和相关事宜的通知	质检检函〔2005〕49 号	国家质检总局	2005. 4. 6	2011 年第 71 号	152
关于严查伪造检验单证及非法进口食品的通知	国质检食函〔2005〕201 号	国家质检总局	2005. 4. 11	2011 年第 71 号	322
关于做好 2005 年全国实蝇和其他外来有害生物监测和调查工作的通知	国质检动函〔2005〕202 号	国家质检总局	2005. 4. 12	2009 年第 42 号	334
关于欧盟委员会 2005/34/EC 决议有关事项的通知	国质检食函〔2005〕207 号	国家质检总局	2005. 4. 14	2016 年第 55 号	23
关于恢复受理出口大米报检的通知	国质检食函〔2005〕213 号	国家质检总局	2005. 4. 14	2014 年第 70 号	45
关于德国不来梅市输华化妆品证书有关问题的通知	国质检食函〔2005〕204 号	国家质检总局	2005. 4. 15	2009 年第 61 号	85
关于德国不来梅市输华化妆品证书有关问题的通知	国质检食函〔2005〕204 号	国家质检总局	2005. 4. 15	2011 年第 71 号	240

表13-3　续34

文件名称	文号	发文部门	发布时间	废止公告	公告序号
关于对日出具苏丹红检测结果的通知	国质检食函〔2005〕224 号	国家质检总局	2005. 4. 18	2016 年第 55 号	24
关于切实加强出口花生检验监管工作的函	质检食函〔2005〕62 号	国家质检总局	2005. 4. 18	2011 年第 71 号	319
关于俄罗斯取消对我国鱼、海生动物和兔肉产品暂时限制措施的紧急通知	国质检食函〔2005〕237 号	国家质检总局	2005. 4. 21	2014 年第 70 号	46
关于 2004 年进境截获植物疫情和有毒有害物质情况的通报	国质检动函〔2005〕270 号	国家质检总局	2005. 4. 29	2009 年第 42 号	335
关于防止随木质包装和原木传入的警示通报	国质检动函〔2005〕276 号	国家质检总局	2005. 4. 30	2009 年第 42 号	336
关于印发泰国新版水产品卫生证书的通知	国质检食函〔2005〕281 号	国家质检总局	2005. 4. 30	2013 年第 75 号	44
关于执行 2005—2006 年度中国鸭梨输入美国的植物检疫工作计划的通知	国质检动函〔2005〕280 号	国家质检总局	2005. 5. 9	2009 年第 42 号	337
关于防止印度流行性脑膜炎传入我国的公告	2005 年第 81 号	国家质检总局	2005. 5. 16	2009 年第 42 号	112
关于做好 2005 年粮食出口检验检疫工作的通知	国质检食函〔2005〕316 号	国家质检总局	2005. 5. 17	2009 年第 61 号	84
关于做好 2005 年粮食出口检验检疫工作的通知	国质检食函〔2005〕316 号	国家质检总局	2005. 5. 17	2011 年第 71 号	239
关于对进出口食品开展对位红检测的通知	国质检食函〔2005〕318 号	国家质检总局	2005. 5. 17	2011 年第 71 号	335
关于加拿大启用新版兽医卫生证书的通知	国质检食函〔2005〕350 号	国家质检总局	2005. 5. 20	2015 年第 78 号	17
关于增加允许产自台湾地区进入大陆的水果种类的公告	2005 年第 83 号	国家质检总局	2005. 5. 23	2011 年第 71 号	84
国家质检总局推荐的可承担电子电气设备六种有害物质检测的实验室名录	2005 年第 87 号	国家质检总局	2005. 5. 25	2014 年第 70 号	15
关于对从泰国进口水生动物加强检验检疫的预警通报	国质检动函〔2005〕378 号	国家质检总局	2005. 5. 31	2009 年第 61 号	83
关于对从泰国进口水生动物加强检验检疫的预警通报	国质检动函〔2005〕378 号	国家质检总局	2005. 5. 31	2011 年第 71 号	238
关于对进口旧船舶和旧飞机不受理备案的通知	质检检函〔2005〕95 号	国家质检总局	2005. 6. 8	2011 年第 71 号	153
关于对进口加拿大水产品的警示通报	国质检食函〔2005〕459 号	国家质检总局	2005. 6. 17	2009 年第 61 号	81
关于对进口加拿大水产品的警示通报	国质检食函〔2005〕459 号	国家质检总局	2005. 6. 17	2011 年第 71 号	236

表13-3　续35

文件名称	文号	发文部门	发布时间	废止公告	公告序号
关于开展欧盟、日本茶叶农残普查检测工作的通知	质检食函〔2005〕91号	国家质检总局	2005.6.17	2009年第61号	82
关于开展欧盟、日本茶叶农残普查检测工作的通知	质检食函〔2005〕91号	国家质检总局	2005.6.17	2011年第71号	237
关于加强口岸食品卫生监督工作的通知	质检卫函〔2005〕51号	国家质检总局	2005.6.22	2011年第71号	76
关于防止阿富汗霍乱传入我国的公告	2005年第95号	国家质检总局	2005.6.28	2009年第42号	113
关于德国汉堡市更改输华化妆品证书有关问题的通知	国质检食函〔2005〕516号	国家质检总局	2005.6.30	2009年第61号	79
关于德国汉堡市更改输华化妆品证书有关问题的通知	国质检食函〔2005〕516号	国家质检总局	2005.6.30	2011年第71号	234
关于英国更改输华化妆品证书签发人的通知	国质检食函〔2005〕517号	国家质检总局	2005.6.30	2009年第61号	80
关于英国更改输华化妆品证书签发人的通知	国质检食函〔2005〕517号	国家质检总局	2005.6.30	2011年第71号	235
关于进一步加强和规范代理报检管理的通知	国质检通〔2005〕202号	国家质检总局	2005.6.30	2015年第78号	3
关于加强审核丹麦动物源性食品出口卫生证书的通知	国质检食函〔2005〕526号	国家质检总局	2005.7.1	2015年第78号	18
关于发布准许向中国出口牛精液、牛胚胎和猪精液的企业名单的公告	2005年第97号	国家质检总局	2005.7.11	2009年第42号	226
关于公布截至2005年6月获得允许向日本和韩国出口灵长类实验动物资格的单位名单的公告	2005年第98号	国家质检总局	2005.7.11	2011年第71号	113
关于出口鳗鱼及其产品实施孔雀石绿和结晶紫检测的警示通报	国质检食函〔2005〕562号	国家质检总局	2005.7.15	2009年第61号	78
关于出口鳗鱼及其产品实施孔雀石绿和结晶紫检测的警示通报	国质检食函〔2005〕562号	国家质检总局	2005.7.15	2011年第71号	233
关于接待澳大利亚植检专家来华考察的通知	国质检动函〔2005〕584号	国家质检总局	2005.7.21	2009年第42号	338
国家质检总局推荐的第二批具备电子电气设备6种有害物质检测能力的实验室名单	2005年第100号	国家质检总局	2005.7.21	2014年第70号	16
(继续接受废物原料的境外供货企业的注册申请)	2005年第103号	国家质检总局	2005.7.29	2009年第98号	无
关于公布向中国出口牛精液和牛胚胎的澳大利亚注册企业名单的公告	2005年第111号	国家质检总局	2005.8.11	2009年第42号	227
关于更新进境南非柑橘注册果园和包装厂名单的通知	质检动函〔2005〕153号	国家质检总局	2005.8.11	2009年第42号	339

表13-3　续36

文件名称	文号	发文部门	发布时间	废止公告	公告序号
（恢复进口源自日本的废塑料）	2005年第131号	国家质检总局	2005.9.7	2009年第98号	无
关于认可美国 National Marine Consultants Inc 和 North America Marine Surveyors Assn 两公司为进口废物原料装运前检验机构的公告	2005年第136号	国家质检总局	2005.9.9	2011年第71号	167
关于进出口煤炭检验监管有关规定的通知	国质检检函〔2005〕314号	国家质检总局	2005.9.12	2011年第71号	184
关于防止非洲霍乱传入我国的公告	2005年第138号	国家质检总局	2005.9.13	2009年第42号	114
关于进一步加强霍乱防控工作的通知	国家质检总局	2005.9.20	2011年第71号	75	
关于防止黄热病传入我国的公告	2005年第144号	国家质检总局	2005.9.30	2009年第42号	115
关于进一步加强出口水生动物检验检疫管理工作的通知	国质检明发〔2005〕77号	国家质检总局	2005.9.30	2011年第71号	114
关于印发关于加强出口食品生产源头管理的指导意见的通知	国质检食〔2005〕367号	国家质检总局	2005.10.12	2017年第54号	68
关于加强进口旧电视机等产品检验监管工作的通知	质检检函〔2005〕173号	国家质检总局	2005.10.13	2011年第71号	142
关于做好出口动植物及其产品电子监管推广工作的通知	质检动函〔2005〕192号	国家质检总局	2005.10.24	2009年第42号	340
关于暂停从希腊进口禽类及其产品的紧急通知	国质检明发〔2005〕89号	国家质检总局	2005.10.25	2010年第147号	解除禁令
关于防止禽流感传入我国的公告	2005年第157号	国家质检总局	2005.11.2	2011年第71号	85
关于下发“进出口煤炭检验监管工作会议”总结讲话的通知	质检检函〔2005〕186号	国家质检总局	2005.11.3	2011年第71号	183
关于防止黄热病传入我国的公告	2005年第161号	国家质检总局	2005.11.17	2009年第42号	116
关于加强进出口煤炭检验监管有关问题的补充通知	质检检函〔2005〕196号	国家质检总局	2005.11.17	2011年第71号	181
关于出口煤炭生产加工企业分级动态管理有关要求的通知	质检检函〔2005〕201号	国家质检总局	2005.11.23	2011年第71号	182
关于对旧船舶和旧飞机不适用进口旧机电产品备案管理的通知	国质检检联〔2005〕482号	国家质检总局、海关总署、商务部	2005.11.29	2017年第54号	183
关于防止苏丹黄热病传入我国的公告	2005年第169号	国家质检总局	2005.12.1	2009年第42号	117
关于做好进口一次性使用卫生用品法定检验监管工作的通知	国质检检函〔2005〕1042号	国家质检总局	2005.12.3	2013年第75号	15
向中国出口牛精液的荷兰企业名单	2005年第170号	国家质检总局	2005.12.6	2009年第42号	228
向中国出口牛精液的德国企业名单	2005年第171号	国家质检总局	2005.12.7	2009年第42号	229

表13-3　续37

文件名称	文号	发文部门	发布时间	废止公告	公告序号
向中国出口动物遗传物质的新西兰企业名单	2005 年第 172 号	国家质检总局	2005. 12. 7	2009 年第 42 号	230
向中国出口牛精液的法国企业名单	2005 年第 173 号	国家质检总局	2005. 12. 7	2009 年第 42 号	231
关于发布进口可用作原料的固体废物环境保护控制标准．骨废料等 13 项国家环境保护标准的公告	2005 年第 59 号	环保总局	2005. 12. 14	环保部公告 2017 年第 88 号	无
关于加强出口水生动物和水产品药残监测和检测的紧急通知	国质检明发〔2005〕113 号	国家质检总局	2005. 12. 15	2011 年第 71 号	115
2005—2006 年度中国鸭梨输往美国工作计划补充条款		国家质检总局	2005. 12. 15	2009 年第 42 号	341
商务部发展改革委海关总署质检总局国家认监委关于规范摩托车产品出口秩序的通知	商机电发〔2005〕699 号	商务部、国家发改委、海关总署、国家质检总局、国家认监委	2005. 12. 28	2014 年第 70 号	1
关于进境货物木质包装检疫新规定正式实施有关问题的公告	2006 年第 2 号	国家质检总局	2006. 1. 1	2011 年第 71 号	86
关于允许巴基斯坦柑橘输华的函（致巴基斯坦驻华大使馆商务参赞）		国家质检总局	2006. 1. 9	2009 年第 42 号	342
关于调整总局办理进口旧机电产品备案目录的通知	质检检函〔2006〕2 号	国家质检总局	2006. 1. 9	2011 年第 71 号	154
关于对进境美国冻鸡产品和冻猪副产品的警示通报	国质检食函〔2006〕31 号	国家质检总局	2006. 1. 17	2009 年第 61 号	77
关于对进境美国冻鸡产品和冻猪副产品的警示通报	国质检食函〔2006〕31 号	国家质检总局	2006. 1. 17	2011 年第 71 号	232
关于印发国家质检总局〈关于“十一五”期间促进机电产品扩大出口、转变出口增长方式、提高出口增长质量和效益的指导性意见〉的通知	国质检检〔2006〕11 号	国家质检总局	2006. 1. 18	2014 年第 70 号	17
关于对韩国输华发用化妆品的警示通报	国质检食函〔2006〕64 号	国家质检总局	2006. 1. 18	2009 年第 61 号	76
关于对韩国输华发用化妆品的警示通报	国质检食函〔2006〕64 号	国家质检总局	2006. 1. 18	2011 年第 71 号	231
关于对进境肉类产品和水产品的警示通报	国质检食函〔2006〕65 号	国家质检总局	2006. 1. 28	2009 年第 61 号	75
关于对进境肉类产品和水产品的警示通报	国质检食函〔2006〕65 号	国家质检总局	2006. 1. 28	2011 年第 71 号	230

表13-3　续38

文件名称	文号	发文部门	发布时间	废止公告	公告序号
商务部、发展改革委、海关总署、国家质检总局、国家认监委关于规范摩托车产品出口秩序的补充通知	商机电发〔2006〕44号	商务部、国家发改委、海关总署、国家质检总局、国家认监委	2006.2.15	2014年第70号	3
关于推荐第一批符合RoHS指令要求的生产企业名录的通知	质检检函〔2006〕14号	国家质检总局	2006.2.20	2011年第71号	156
关于宁波进口一批韩国ABS次级粉末货物有关情况的警示通报	国质检检函〔2006〕112号	国家质检总局	2006.2.24	2009年第42号	183
关于从进口的美国苹果中截获苹果绵蚜的警示通报	国质检动函〔2006〕115号	国家质检总局	2006.3.1	2009年第42号	343
关于防止苏丹霍乱疫情传入的公告	2006年第29号	国家质检总局	2006.3.3	2009年第42号	118
关于发布固体废物鉴别导则（试行）的公告	2006年第11号	环保总局、发改委、商务部、海关总署、国家质检总局	2006.3.9	环保部公告2017年第57号	无
关于防止流行性脑膜炎传入我国的公告	2006年第34号	国家质检总局	2006.3.14	2009年第42号	119
关于防止基孔肯雅病传入我国的公告	2006年第35号	国家质检总局	2006.3.14	2009年第42号	120
关于禁止旅客携带泰国“红牛”饮料入境的公告	2006年第45号	国家质检总局	2006.3.24	2016年第55号	25
关于做好进出口食品、化妆品标签审核制度调整后有关工作的通知	国质检食函〔2006〕106号	国家质检总局	2006.3.24	2013年第75号	26
关于推荐第三批可承担电子电气产品有毒有害物质检测实验室的公告	2006年第51号	国家质检总局	2006.3.27	2014年第70号	18
关于防止人感染高致病性禽流感的公告	2006年第46号	国家质检总局	2006.4.4	2017年第54号	145
关于公布进口铜精矿中砷等有害元素限量的公告	2006年第49号	国家质检总局、商务部、环保总局	2006.4.5	2013年第75号	35
关于印发2005年进境植物疫情和有毒有害物质情况分析及相关警示通报目录的通知	国质检动函〔2006〕191号	国家质检总局	2006.4.6	2009年第42号	344
关于做好输日粮谷、水果、水生动物检验检疫工作的通知	国质检动函〔2006〕194号	国家质检总局	2006.4.6	2009年第42号	345
进出口食品包装容器、包装材料实施检验监管工作管理规定	国质检检〔2006〕135号	国家质检总局	2006.4.10	2016年第55号	12
关于进口越南叉尾鱼、黑虎虾的警示通报	国质检食函〔2006〕204号	国家质检总局	2006.4.17	2009年第61号	74

表13-3 续39

文件名称	文号	发文部门	发布时间	废止公告	公告序号
关于进口越南叉尾鱼、黑虎虾的警示通报	国质检食函〔2006〕204号	国家质检总局	2006.4.17	2011年第71号	229
关于解除对丹麦338号企业警示通报的通知	国质检食函〔2006〕246号	国家质检总局	2006.4.18	2009年第61号	73
关于解除对丹麦338号企业警示通报的通知	国质检食函〔2006〕246号	国家质检总局	2006.4.18	2011年第71号	228
关于加强对进出口染发用化妆品检验和标签审核工作的通知	国质检食函〔2006〕243	国家质检总局	2006.4.22	2014年第70号	47
关于加强对出口与食品接触器皿、餐厨具等消费品检验监督有关工作的通知	国质检检函〔2006〕242号	国家质检总局	2006.4.24	2015年第78号	8
关于允许澳大利亚柑橘输华的函	国质检外函〔2006〕232号	国家质检总局	2006.4.25	2009年第42号	346
关于加强输日蔬菜水果重金属含量检测工作的通知	国质检食函〔2006〕247号	国家质检总局	2006.4.25	2009年第61号	72
关于加强输日蔬菜水果重金属含量检测工作的通知	国质检食函〔2006〕247号	国家质检总局	2006.4.25	2011年第71号	227
关于做好2006年全国实蝇和外来有害生物监测和调查工作的通知	国质检动函〔2006〕245号	国家质检总局	2006.4.26	2009年第42号	347
关于进口废钢轨和废机车部件实施检验检疫的通知	质检检函〔2006〕58号	国家质检总局	2006.4.26	2011年第71号	143
关于允许美国水果从深圳蛇口、盐田港入境的通知	国质检动函〔2006〕259号	国家质检总局	2006.4.29	2017年第54号	144
关于德国北莱茵-威斯特法伦州输华化妆品证书有关问题的通知	国质检食函〔2006〕272号	国家质检总局	2006.5.8	2009年第61号	71
关于德国北莱茵—威斯特法伦州输华化妆品证书有关问题的通知	国质检食函〔2006〕272号	国家质检总局	2006.5.8	2011年第71号	226
关于印发《进出口食品、化妆品标签检验规程（试行）》的通知	国质检食函〔2006〕293号	国家质检总局	2006.5.12	2016年第55号	44
关于防止安哥拉霍乱疫情传入我国的公告	2006年第72号	国家质检总局	2006.5.16	2009年第42号	121
关于在进口韩国食品中发现安全卫生问题的警示通报	质检食函〔2006〕79号	国家质检总局	2006.5.17	2009年第61号	70
关于在进口韩国食品中发现安全卫生问题的警示通报	质检食函〔2006〕79号	国家质检总局	2006.5.17	2011年第71号	225
关于印发阿根廷输华非人类食用鱼粉鱼油兽医卫生证书样本的通知	国质检动函〔2006〕309号	国家质检总局	2006.5.22	2012年第138号	8
关于公布第一批符合欧盟RoHS指令原材料和元器件生产企业的公告	2006年第81号	国家质检总局	2006.6.2	2011年第71号	163

表13-3　续40

文件名称	文号	发文部门	发布时间	废止公告	公告序号
关于美国输华保健食品不合格的警示通报	国质检食函〔2006〕344 号	国家质检总局	2006. 6. 2	2009 年第 61 号	69
关于进出口薯片、糕点铝含量超标的警示通报	国质检食函〔2006〕353 号	国家质检总局	2006. 6. 5	2009 年第 61 号	68
关于加强澳大利亚进境皮张检验检疫工作的警示的通报	国质检动函〔2006〕364 号	国家质检总局	2006. 6. 7	2009 年第 42 号	348
关于同意在江苏太仓建立进口木材检疫除害处理区的复函	国质检动函〔2006〕372 号	国家质检总局	2006. 6. 9	2009 年第 42 号	349
关于防止黄瓜斑驳花叶病毒病传入的警示通报	国质检动函〔2006〕393 号	国家质检总局	2006. 6. 14	2009 年第 42 号	350
关于苏丹匈牙利发生禽流感的公告	2006 年第 674 号	农业部、国家质检总局	2006. 6. 19	2012 年第 138 号	9
关于应对欧盟 ROHS 指令及出口电子电气产品中限用物质检验监管工作的通知	国质检检函〔2006〕441 号	国家质检总局	2006. 6. 22	2014 年第 70 号	14
关于对进口美国冻禽产品的警示通报	国质检食函〔2006〕440 号	国家质检总局	2006. 6. 22	2009 年第 61 号	67
关于对进口美国冻禽产品的警示通报	国质检食函〔2006〕440 号	国家质检总局	2006. 6. 22	2011 年第 71 号	224
关于对美国进口冻肉产品的警示通报	国质检食函〔2004〕488 号	国家质检总局	2006. 6. 23	2009 年第 61 号	65
关于进口丹麦鲱鱼产品的警示通报	国质检食函〔2004〕489 号	国家质检总局	2006. 6. 23	2009 年第 61 号	66
关于进口丹麦鲱鱼产品的警示通报	国质检食函〔2004〕489 号	国家质检总局	2006. 6. 23	2011 年第 71 号	223
关于进一步加强出口食品监督管理工作的紧急通知	国质检食联〔2004〕289 号	国家质检总局	2006. 6. 25	2009 年第 61 号	64
关于进一步加强出口食品监督管理工作的紧急通知	国质检食联〔2004〕289 号	国家质检总局	2006. 6. 25	2011 年第 71 号	222
关于公布新增 5 家美国输华非反刍动物源性饲料生产企业的公告	2006 年第 90 号	国家质检总局	2006. 6. 30	2011 年第 71 号	117
关于代理报检单位实行凭证报检的通知	质检通函〔2006〕194 号	国家质检总局	2006. 6. 30	2011 年第 71 号	74
关于对进口巧克力的警示通报	国质检食函〔2006〕505 号	国家质检总局	2006. 7. 7	2009 年第 61 号	63
关于对进口巧克力的警示通报	国质检食函〔2006〕505 号	国家质检总局	2006. 7. 7	2011 年第 71 号	221
关于在网上公布出口水产品检验检疫备案企业及捕捞船名单的通知	国质检食函〔2006〕506 号	国家质检总局	2006. 7. 7	2014 年第 70 号	48

表13-3　续41

文件名称	文号	发文部门	发布时间	废止公告	公告序号
关于从德国进口白兰地甲醇超标的警示通报	国质检食函〔2006〕521 号	国家质检总局	2006. 7. 10	2009 年第 61 号	62
关于西班牙发现野生候鸟感染高致病性禽流感的紧急通知	国质检明发〔2006〕51 号	国家质检总局	2006. 7. 14	2017 年第 54 号	63
关于暂停进口美国加利福尼亚州 Fresno 县柑橘的警示通报	国质检动函〔2006〕535 号	国家质检总局	2006. 7. 18	2009 年第 42 号	351
关于下达第二批出口动植物及其产品电子监管项目研发编制任务的通知	质检动函〔2006〕112 号	国家质检总局	2006. 7. 19	2009 年第 42 号	352
关于对澳大利亚出口鱼类产品的警示通报	国质检食函〔2006〕569 号	国家质检总局	2006. 7. 26	2009 年第 61 号	61
关于对澳大利亚出口鱼类产品的警示通报	国质检食函〔2006〕569 号	国家质检总局	2006. 7. 26	2011 年第 71 号	220
关于允许巴基斯坦芒果、柑橘从广州、深圳口岸入境等问题的通知	国质检动函〔2006〕566 号	国家质检总局	2006. 7. 27	2017 年第 54 号	221
关于从美国进口的冻螺肉中检出山夫登堡沙门氏菌警示通报	国质检食函〔2006〕586 号	国家质检总局	2006. 8. 1	2009 年第 61 号	60
关于从美国进口的冻螺肉中检出山夫登堡沙门氏菌警示通报	国质检食函〔2006〕586 号	国家质检总局	2006. 8. 1	2011 年第 71 号	219
关于印发出口工业产品货物退运追溯调查管理工作规范（试行）的通知	国质检检函〔2006〕603 号	国家质检总局	2006. 8. 2	2013 年第 75 号	16
关于输日水产品药物残留超标的警示通报	国质检食函〔2006〕587 号	国家质检总局	2006. 8. 2	2009 年第 61 号	59
关于输日水产品药物残留超标的警示通报	国质检食函〔2006〕587 号	国家质检总局	2006. 8. 2	2011 年第 71 号	218
关于做好水果检验检疫确保质量安全的紧急通知	国质检明发〔2006〕56 号	国家质检总局	2006. 8. 4	2009 年第 42 号	353
关于芬兰输华化妆品证书变更等有关问题的通知	国质检食函〔2006〕610 号	国家质检总局	2006. 8. 7	2009 年第 61 号	58
关于芬兰输华化妆品证书变更等有关问题的通知	国质检食函〔2006〕610 号	国家质检总局	2006. 8. 7	2011 年第 71 号	217
关于波兰输华化妆品有关检验检疫要求的通知	国质检食函〔2006〕616 号	国家质检总局	2006. 8. 8	2009 年第 61 号	57
关于波兰输华化妆品有关检验检疫要求的通知	国质检食函〔2006〕616 号	国家质检总局	2006. 8. 8	2011 年第 71 号	216
关于输日葱类产品的警示通报	国质检食函〔2006〕625 号	国家质检总局	2006. 8. 11	2009 年第 61 号	56
关于输日葱类产品的警示通报	国质检食函〔2006〕625 号	国家质检总局	2006. 8. 11	2011 年第 71 号	215

表13-3　续42

文件名称	文号	发文部门	发布时间	废止公告	公告序号
关于对美国、澳大利亚、韩国水产品的警示通报	国质检食函〔2006〕626号	国家质检总局	2006.8.11	2009年第61号	54
关于对美国、澳大利亚、韩国水产品的警示通报	国质检食函〔2006〕626号	国家质检总局	2006.8.11	2011年第71号	213
关于对进境肉类产品的警示通报	国质检食函〔2006〕627号	国家质检总局	2006.8.11	2009年第61号	55
关于对进境肉类产品的警示通报	国质检食函〔2006〕627号	国家质检总局	2006.8.11	2011年第71号	214
关于印发欧盟决议2006/504/EC的通知	国质检食函〔2006〕634号	国家质检总局	2006.8.14	2014年第70号	49
关于防止土耳其克里米亚—刚果出血热疫情传入我国的公告	2006年第115号	国家质检总局	2006.8.18	2009年第42号	122
关于输日蒜薹及其制品的警示通报	国质检食函〔2006〕654号	国家质检总局	2006.8.18	2013年第75号	45
关于从澳大利亚进口红葡萄酒中检出总二氧化硫超标的警示通报	国质检食函〔2006〕661号	国家质检总局	2006.8.18	2009年第61号	53
关于韩国输华护肤用化妆品的警示通报	国质检食函〔2006〕696号	国家质检总局	2006.8.23	2009年第61号	52
关于韩国输华护肤用化妆品的警示通报	国质检食函〔2006〕696号	国家质检总局	2006.8.23	2011年第71号	212
关于墨西哥公布对纺织品及服装新标签规定的通知	国质检检函〔2006〕688号	国家质检总局	2006.8.24	2013年第75号	17
关于从进口印尼棕榈油中检出甲苯污染的警示通报	国质检食函〔2006〕687号	国家质检总局	2006.8.24	2009年第61号	51
关于从进口印尼棕榈油中检出甲苯污染的警示通报	国质检食函〔2006〕687号	国家质检总局	2006.8.24	2011年第71号	211
关于印发《出口电子电器产品中限用物质项目检验监管工作程序（试行）》的通知	国质检检函〔2006〕155号	国家质检总局	2006.8.25	2014年第70号	19
关于输日白木耳毒死蜱超标的警示通报	国质检食函〔2006〕702号	国家质检总局	2006.8.29	2013年第75号	46
关于从澳大利亚、印尼进口人造奶油重金属铜超标的警示通报	国质检食函〔2006〕719号	国家质检总局	2006.8.31	2009年第61号	50
关于秘鲁启用输华水产品卫生证书的通知	国质检食函〔2006〕720号	国家质检总局	2006.8.31	2013年第75号	47
关于出口动物源性食品的警示通报	国质检食函〔2006〕729号	国家质检总局	2006.9.4	2009年第61号	49
关于出口动物源性食品的警示通报	国质检食函〔2006〕729号	国家质检总局	2006.9.4	2011年第71号	210

表13-3 续43

文件名称	文号	发文部门	发布时间	废止公告	公告序号
关于尼日利亚输华芝麻铅含量超标的警示通报	国质检食函〔2006〕731号	国家质检总局	2006. 9. 5	2009年第61号	48
关于尼日利亚输华芝麻铅含量超标的警示通报	国质检食函〔2006〕731号	国家质检总局	2006. 9. 5	2011年第71号	209
关于输日薏米产品的警示通报	国质检食函〔2006〕732号	国家质检总局	2006. 9. 6	2011年第71号	336
关于输日豌豆产品的警示通报	国质检食函〔2006〕733号	国家质检总局	2006. 9. 6	2013年第75号	48
关于做好2006年小麦出口检验检疫工作的通知	国质检动函〔2006〕741号	国家质检总局	2006. 9. 8	2009年第42号	354
关于出口水产品多聚磷酸盐超标问题的警示通报	国质检食函〔2006〕738号	国家质检总局	2006. 9. 8	2014年第70号	50
关于从澳大利亚进口银杏提取物胶囊中重金属铅超标的警示通报	国质检食函〔2006〕746号	国家质检总局	2006. 9. 13	2009年第61号	47
关于批准境外从事进口旧机电产品装运前检验机构及检验人员资格的公告	2006年第135号	国家质检总局	2006. 9. 14	2011年第71号	164
关于加强应节食品及泰国输华冰淇淋检验的警示通报	国质检食函〔2006〕755号	国家质检总局	2006. 9. 15	2009年第61号	46
关于加强供港蜂产品等食品检验的警示通报	国质检食函〔2006〕754号	国家质检总局	2006. 9. 18	2009年第61号	45
关于加强进口橄榄油检验监管工作的通知	国质检食函〔2006〕763号	国家质检总局	2006. 9. 19	2015年第78号	19
关于加强输日冷冻草莓及其加工品甲胺磷检测的通知	质检动函〔2006〕165号	国家质检总局	2006. 9. 19	2009年第42号	355
关于波兰输华猪/羊肠衣卫生证书有关问题的通知	国质检食函〔2006〕762号	国家质检总局	2006. 9. 19	2015年第78号	20
关于加强输日食品农产品针对性检验的通知	国质检食函〔2006〕769号	国家质检总局	2006. 9. 20	2014年第70号	51
关于日本输华食品的警示通报	国质检食函〔2006〕770号	国家质检总局	2006. 9. 21	2009年第61号	44
关于日本输华食品的警示通报	国质检食函〔2006〕770号	国家质检总局	2006. 9. 21	2011年第71号	208
关于从韩国进口海苔中检出菌落总数和（或）砷超标的警示通报	国质检食函〔2006〕774号	国家质检总局	2006. 9. 25	2009年第61号	43
关于中国输日香菇的警示通报	国质检食函〔2006〕776号	国家质检总局	2006. 9. 25	2013年第75号	49
关于输日松茸农残超标的警示通报	国质检食函〔2006〕777号	国家质检总局	2006. 9. 25	2013年第75号	50

表13-3　续44

文件名称	文号	发文部门	发布时间	废止公告	公告序号
关于印发从澳大利亚进口可食用养殖鹿产品的兽医卫生要求议定书及有关卫生证书样本	国质检食函〔2006〕791号	国家质检总局	2006.9.27	2015年第78号	21
关于从菲律宾进口鱼罐头中检出砷超标的警示通报	国质检食函〔2006〕794号	国家质检总局	2006.9.27	2009年第61号	42
关于对出口食品、农产品试行免验制度的公告	2006年第150号	国家质检总局	2006.10.9	2012年第138号	10
关于做好出口食品、农产品免验企业推荐工作的紧急通知	国质检食函〔2006〕798号	国家质检总局	2006.10.9	2009年第61号	41
关于做好出口食品、农产品免验企业推荐工作的紧急通知	国质检食函〔2006〕798号	国家质检总局	2006.10.9	2011年第71号	207
关于同意阿根廷两家企业肉类产品进口的通知	国质检食函〔2006〕799号	国家质检总局	2006.10.10	2014年第70号	52
关于从秘鲁进口玛卡粉中检出重金属超标的警示通报	国质检食函〔2006〕824号	国家质检总局	2006.10.16	2009年第61号	40
关于从韩国进口食用盐中亚硝酸盐超标的警示通报	国质检食函〔2006〕839号	国家质检总局	2006.10.19	2009年第61号	39
关于从泰国进口曲奇饼、榴莲糕中检出菌落总数和苯甲酸超标的警示通报	国质检食函〔2006〕838号	国家质检总局	2006.10.20	2009年第61号	38
关于防止刚果肺鼠疫疫情传入我国的公告	2006年第164号	国家质检总局	2006.10.31	2009年第42号	123
关于防止科特迪瓦黄热病疫情传入我国的公告	2006年第165号	国家质检总局	2006.10.31	2009年第42号	124
关于防止印度基孔肯雅病疫情传入我国的公告	2006年第166号	国家质检总局	2006.10.31	2009年第42号	125
沪台海上小额贸易有关水果检验检疫	国质检动函〔2006〕867号	国家质检总局	2006.11.3	2017年第54号	90
关于恢复2家美国苹果包装厂对华出口苹果的通知	国质检动函〔2006〕876号	国家质检总局	2006.11.7	2009年第42号	356
关于公布获得向中国（IVF）胚胎资格的加拿大企业名单的公告	2006年第168号	国家质检总局	2006.11.10	2011年第71号	87
关于开展进出口鱼粉中孔雀石绿检测的通知	国质检动函〔2006〕951号	国家质检总局	2006.12.5	2009年第42号	357
关于开展进出口鱼粉中孔雀石绿检测的通知	国质检动函〔2006〕951号	国家质检总局	2006.12.5	2011年第71号	116
关于防止苏丹流行性脑膜炎疫情传入我国的公告	2006年第178号	国家质检总局	2006.12.8	2009年第42号	126
关于允许阿根廷烟叶输华的函	国质检外函〔2006〕943号	国家质检总局	2006.12.8	2009年第42号	358

表13-3 续45

文件名称	文号	发文部门	发布时间	废止公告	公告序号
商务部、发展改革委、海关总署、国家质检总局、国家认监委关于规范汽车出口秩序的通知	商产发〔2006〕629号	商务部、国家发改委、海关总署、国家质检总局、国家认监委	2006.12.31	2014年第70号	2
转发关于执行进口汽车口岸检验的有关问题的函的通知（直接转发）	质检函〔2006〕252号	国家质检总局	2006.12.31	2011年第71号	155
关于允许南非柑橘从广州、深圳口岸入境的通知	国质检动函〔2007〕8号	国家质检总局	2007.1.10	2017年第54号	66
关于防止肯尼亚立夫特山谷热疫情传入我国的公告	2007年第8号	国家质检总局	2007.1.12	2009年第42号	127
关于防止多哥黄热病疫情传入我国的公告	2007年第9号	国家质检总局	2007.1.12	2009年第42号	128
关于做好2007年全国检疫性实蝇和其他外来有害生物监测工作的通知	国质检动函〔2007〕90号	国家质检总局	2007.2.5	2009年第42号	359
关于总结和继续做好植物检疫风险分析工作的通知	质检动函〔2007〕26号	国家质检总局	2007.2.5	2009年第42号	360
关于防止乌干达流行性脑膜炎疫情传入我国的公告	2007年第25号	国家质检总局	2007.2.7	2009年第42号	129
关于防止索马里和肯尼亚立夫特山谷热疫情传入的公告	2007年第27号	国家质检总局	2007.2.14	2009年第42号	130
关于禁止进口美国受田纳西型沙门氏菌污染花生酱的公告	2007年第36号	国家质检总局	2007.2.23	2009年第42号	188
关于印发2006年进境截获植物疫情和有毒有害物质情况分析及相关警示通报目录的通知	国质检动函〔2007〕139号	国家质检总局	2007.2.25	2009年第42号	361
关于防止流行性脑膜炎疫情传入我国的公告	2007年第38号	国家质检总局	2007.2.26	2009年第42号	131
关于防止人高致病性禽流感疫情传播的公告	2007年第37号	国家质检总局	2007.2.26	2017年第54号	67
关于对进境水产品的警示通报	国质检食函〔2007〕150号	国家质检总局	2007.2.28	2009年第61号	37
关于启用俄罗斯“中国国家展”参展肉品和水产品新卫生证书的通知	国质检食函〔2007〕160号	国家质检总局	2007.3.5	2014年第70号	53
关于做好台湾水果等农产品检验检疫业务专项工作的通知	质检动函〔2007〕52号	国家质检总局	2007.3.8	2009年第42号	362
关于输日绿茶三唑磷超标的警示通报	国质检食函〔2007〕182号	国家质检总局	2007.3.9	2013年第75号	51

表13-3　续46

文件名称	文号	发文部门	发布时间	废止公告	公告序号
关于从进口力娇酒、薯片、沙爹鱼串等预包装食品中检出锰、微生物、色素等超标的警示通报	国质检食函〔2007〕183号	国家质检总局	2007. 3. 12	2009年第61号	36
关于进口美国大豆中检出种衣剂大豆的警示通报	国质检动函〔2007〕190号	国家质检总局	2007. 3. 14	2009年第42号	363
关于做好2007年植物检疫风险分析和技术支持工作的通知	质检动函〔2007〕57号	国家质检总局	2007. 3. 21	2009年第42号	364
关于防止旅客携带玉米种子等禁止进境物入境的警示通报	国质检动函〔2007〕215号	国家质检总局	2007. 3. 26	2017年第54号	37
关于印发中华人民共和国2007年度出口动物源性食品、进口动物源性食品残留物质监控抽样与检测计划的通知	国质检食〔2007〕136号	国家质检总局	2007. 3. 26	2009年第61号	33
关于印发中华人民共和国2007年度出口动物源性食品、进口动物源性食品残留物质监控抽样与检测计划的通知	国质检食〔2007〕136号	国家质检总局	2007. 3. 26	2011年第71号	206
关于输日未成熟豌豆、青刀豆、青梗菜和糯米粉农残超标的警示通报	国质检食函〔2007〕218号	国家质检总局	2007. 3. 26	2013年第75号	52
关于从英国输华饼干中检出含有罂粟籽的警示通报	国质检食函〔2007〕219号	国家质检总局	2007. 3. 26	2009年第61号	34
关于从进口葡萄酒和麦片中检出铅、水分或霉菌含量超标的警示通报	国质检食函〔2007〕220号	国家质检总局	2007. 3. 26	2009年第61号	35
关于进一步推进工业产品出口企业分类管理工作的指导性意见	质检检函〔2007〕56号	国家质检总局	2007. 3. 26	2011年第71号	157
关于防止布基纳法索流脑疫情传入我国的公告	2007年第63号	国家质检总局	2007. 4. 2	2009年第42号	132
关于加强对水产品中使用“鱼浮灵”等增氧剂进行检测的通知	国质检食函〔2007〕227号	国家质检总局	2007. 4. 2	2011年第71号	323
关于从加拿大进口冻猪蹄筋的警示通报	国质检食函〔2007〕228号	国家质检总局	2007. 4. 2	2009年第61号	31
关于从德国、波兰进口水产品的警示通报	国质检食函〔2007〕229号	国家质检总局	2007. 4. 2	2009年第61号	32
关于重申暂停对俄罗斯出口肉类产品检验检疫的通知	国质检食函〔2007〕254号	国家质检总局	2007. 4. 2	2016年第55号	26
关于加强输台湾地区胶合板检验监管的警示通报	国质检检函〔2007〕235号	国家质检总局	2007. 4. 9	2014年第70号	34
关于土耳其启用新版植物检疫证书和转口植物检疫证书的通知	国质检动函〔2007〕264号	国家质检总局	2007. 4. 18	2009年第42号	365

表13-3　续47

文件名称	文号	发文部门	发布时间	废止公告	公告序号
关于印发2006年出境植物检疫违规分析与做好进境植物检疫违规通报的通知	国质检动函〔2007〕265号	国家质检总局	2007.4.18	2009年第42号	366
关于从进口可可粉、白兰地和力娇酒中检出不合格情况的警示通报	国质检食函〔2007〕261号	国家质检总局	2007.4.18	2009年第61号	30
关于输日胡萝卜农残超标的警示通报	国质检食函〔2007〕262号	国家质检总局	2007.4.18	2013年第75号	53
关于做好樱桃输韩检验检疫相关准备工作的通知	质检动函〔2007〕82号	国家质检总局	2007.4.19	2009年第42号	367
关于加强植物源性蛋白类产品出口检疫工作的紧急通知	国质检动函〔2007〕269号	国家质检总局	2007.4.20	2011年第71号	118
关于自理报检单位报检员实施凭证报检有关问题的通知	质检通函〔2007〕109号	国家质检总局	2007.4.30	2011年第71号	73
关于加强出口原电池产品检验监管有关工作的紧急通知	国质检检函〔2007〕294号	国家质检总局	2007.4.30	2014年第70号	11
关于防止立夫特山谷热传入我国的公告	2007年第75号	国家质检总局	2007.5.22	2009年第42号	133
关于智利第三区突发地中海实蝇的警示通报	国质检动函〔2007〕346号	国家质检总局	2007.5.22	2013年第75号	9
关于对出口禽肉企业实验室进行考核验收的通知	质检食函〔2007〕142号	国家质检总局	2007.5.22	2009年第61号	28
关于对出口禽肉企业实验室进行考核验收的通知	质检食函〔2007〕142号	国家质检总局	2007.5.22	2011年第71号	204
关于十届全国人大五次会议第5235号建议办理意见的函	质检办动函〔2007〕268号	国家质检总局	2007.5.30	2009年第42号	368
关于出口食品加施检验检疫标志的公告	2007年第85号	国家质检总局	2007.6.1	2011年第71号	321
关于进口美国冻肉产品的警示通报	国质检食函〔2007〕379号	国家质检总局	2007.6.1	2009年第61号	27
关于进口美国冻肉产品的警示通报	国质检食函〔2007〕379号	国家质检总局	2007.6.1	2011年第71号	203
关于办理进口废物原料境外供货企业注册证书期满续延手续的公告	2007年第87号	国家质检总局	2007.6.6	2009年第98号	无
关于加强从马来西亚、泰国、秘鲁等国进口鱼粉检验检疫工作的警示通报	国质检动函〔2007〕63号	国家质检总局	2007.7.17	2009年第42号	369
关于下达2007年植物检疫风险分析和技术支持工作补充任务的通知	质检动函〔2007〕156号	国家质检总局	2007.7.20	2009年第42号	370
关于防止美国禽流感传入我国的公告	2007年第885号	农业部、国家质检总局	2007.7.23	2015年第78号	4

表13-3　续48

文件名称	文号	发文部门	发布时间	废止公告	公告序号
关于明确授权的进口废物原料装运前检验机构业务范围和区域的公告	2007 年第 112 号	国家质检总局	2007. 7. 25	2014 年第 70 号	30
关于执行关于明确授权的进口废物原料装运前检验机构业务范围和区域的公告有关问题的通知	国质检检函〔2007〕605 号	国家质检总局	2007. 7. 25	2014 年第 70 号	31
关于进口越南水产品的警示通报	质检食函〔2007〕244 号	国家质检总局	2007. 8. 6	2009 年第 61 号	26
关于进口越南水产品的警示通报	质检食函〔2007〕244 号	国家质检总局	2007. 8. 6	2011 年第 71 号	202
关于下放出口危包质量许可证审批权的通知	国质检检函〔2007〕661 号	国家质检总局	2007. 8. 8	2014 年第 70 号	29
关于进出口“油鱼”和鳕鱼的警示通报	国质检食函〔2007〕657 号	国家质检总局	2007. 8. 8	2014 年第 70 号	54
关于贯彻落实全国质量工作会议精神进一步做好口岸食品卫生监督工作的意见	质检卫函〔2007〕50 号	国家质检总局	2007. 8. 9	2011 年第 71 号	77
关于从美国、越南、泰国进境水果检出农残超标的警示通报	国质检动函〔2007〕659 号	国家质检总局	2007. 8. 10	2009 年第 42 号	371
关于加强出口玩具检验监管和质量许可工作的紧急通知	国质检检函〔2007〕671 号	国家质检总局	2007. 8. 10	2015 年第 78 号	7
关于第一批 16 种使用 QS 标志的食品质量安全公告	2007 年第 121 号	国家质检总局	2007. 8. 20	2011 年第 71 号	65
关于同意在大连长兴岛建立进口木材检疫除害处理区的函	国质检动函〔2007〕718 号	国家质检总局	2007. 8. 26	2013 年第 75 号	10
关于出口食品加施检验检疫标志实施时间的通知	质检食函〔2007〕275 号	国家质检总局	2007. 8. 28	2011 年第 71 号	320
关于对全地形车等产品进行强制出口检验管理的公告	2007 年第 131 号	国家质检总局	2007. 8. 31	2015 年第 78 号	11
国家质检总局关于批准境外从事进口旧机电产品装运前检验机构及检验人员资格的公告（第二批）	2007 年第 132 号	国家质检总局	2007. 9. 5	2014 年第 70 号	20
关于对出口全地形车实施强制检验监管有关问题的通知	国质检检函〔2007〕767 号	国家质检总局	2007. 9. 12	2015 年第 78 号	12
关于允许从巴西进口偶蹄动物及其产品的公告	2007 年第 918 号	农业部、国家质检总局	2007. 9. 30	2009 年第 123 号	无
关于防止刚果民主共和国埃波拉出血热疫情传入我国的公告	2007 年第 148 号	国家质检总局	2007. 10. 30	2009 年第 42 号	134
关于进一步做好出口食品原料种植养殖基地日常监管和清理工作的通知	质检食函〔2007〕352 号	国家质检总局	2007. 11. 1	2009 年第 61 号	24

表13-3　续49

文件名称	文号	发文部门	发布时间	废止公告	公告序号
关于进一步做好出口食品原料种植养殖基地日常监管和清理工作的通知	质检食函〔2007〕352 号	国家质检总局	2007. 11. 1	2011 年第 71 号	200
关于解除对韩国 KP-046 和 KP-070 两家企业警示通报的通知	国质检食函〔2007〕913 号	国家质检总局	2007. 11. 8	2009 年第 61 号	23
关于解除对韩国 KP-046 和 KP-070 两家企业警示通报的通知	国质检食函〔2007〕913 号	国家质检总局	2007. 11. 8	2011 年第 71 号	199
关于防止越南霍乱疫情传入我国的公告	2007 年第 163 号	国家质检总局	2007. 11. 9	2016 年第 55 号	2
关于规范进口废物原料境外供货企业申请装运前检验的公告	2007 年第 164 号	国家质检总局	2007. 11. 14	2013 年第 75 号	36
关于允许从南非进口家禽及家禽产品的公告	2007 年第 933 号	农业部、国家质检总局	2007. 11. 20	2012 年第 138 号	11
关于加强出口玩具检验监管有关工作的通知	国检检〔2007〕942 号	国家质检总局	2007. 11. 21	2011 年第 71 号	188
关于印发进出境农产品和食品质量安全重大突发事件应急处置预案的通知	国质检动〔2007〕586 号	国家质检总局	2007. 12. 3	2015 年第 78 号	6
关于防止纳米比亚口蹄疫传入我国的公告	2007 年第 939 号	农业部、国家质检总局	2007. 12. 3	2017 年第 54 号	200
关于防止苏丹立夫特山谷热传入我国的公告	2007 年第 189 号	国家质检总局	2007. 12. 13	2009 年第 42 号	135
关于对出口木制品及木制家具实施检验监管工作的通知	国质检检函〔2007〕1011 号	国家质检总局	2007. 12. 14	2012 年第 138 号	15
关于进一步加强出口宠物食品检验检疫工作的警示通报	国质检动函〔2007〕1043 号	国家质检总局	2007. 12. 23	2011 年第 71 号	119
关于做好第二批日本输华精米检验检疫工作的通知	质检食函〔2007〕415 号	国家质检总局	2007. 12. 27	2009 年第 61 号	22
关于做好第二批日本输华精米检验检疫工作的通知	质检食函〔2007〕415 号	国家质检总局	2007. 12. 27	2011 年第 71 号	198
关于新增西班牙、埃及和墨西哥水果入境口岸的通知	国质检动函〔2007〕1064 号	国家质检总局	2007. 12. 29	2017 年第 54 号	199
关于加强食品非法出口整治有关问题的通知	国质检食联函〔2008〕17 号	国家质检总局	2008. 1. 4	2017 年第 54 号	186
关于美国、澳大利亚输华保健品、蜂蜜不合格情况的警示通报	国质检食函〔2008〕13 号	国家质检总局	2008. 1. 9	2009 年第 61 号	21
关于报送台湾水果专项工作情况的函	闽检动函〔2008〕41 号	国家质检总局	2008. 1. 15	2009 年第 42 号	372
关于防止人感染高致病性禽流感疫病疫情传播的公告	2008 年第 6 号	国家质检总局	2008. 1. 15	2017 年第 54 号	31

表13-3 续50

文件名称	文号	发文部门	发布时间	废止公告	公告序号
关于输日未成熟豌豆及其加工品的警示通报	国质检食函〔2008〕38号	国家质检总局	2008.1.21	2013年第75号	54
关于进口动物源性食品安全卫生问题的警示通报	国质检食函〔2008〕40号	国家质检总局	2008.1.21	2009年第61号	20
关于进口动物源性食品安全卫生问题的警示通报	国质检食函〔2008〕40号	国家质检总局	2008.1.21	2011年第71号	197
关于美国食品符合性检测不合格情况的警示通报	国质检食函〔2008〕43号	国家质检总局	2008.1.23	2009年第61号	19
关于发布禁止进口固体废物目录、限制进口类可用作原料的固体废物目录和自动许可进口类可用作原料的固体废物目录的公告	2008年第11号	环保总局、商务部、发改委、海关总署、国家质检总局	2008.1.29	2009年第36号	无
关于发布禁止进口固体废物目录、限制进口类可用作原料的固体废物目录和自动许可进口类可用作原料的固体废物目录的公告	2008年第11号	环保总局、商务部、发改委、海关总署、国家质检总局	2008.1.29	2013年第75号	37
关于美国输华大豆再次发现种衣剂污染情况的通报	国质检外函〔2008〕62号	国家质检总局	2008.1.31	2009年第42号	373
关于加强对出口钢铁产品检验监管的通知	质检检函〔2008〕21号	国家质检总局	2008.1.31	2011年第71号	185
关于中国输日芝麻农残超标的警示通报	国质检食函〔2008〕71号	国家质检总局	2008.2.2	2013年第75号	55
关于进口法国乳清粉蛋白质不合格情况的警示通报	国质检食函〔2008〕79号	国家质检总局	2008.2.3	2009年第61号	18
关于内地供港蔬菜重金属和农残超标的警示通报	国质检食函〔2008〕83号	国家质检总局	2008.2.3	2013年第75号	56
关于输加拿大板栗携带活昆虫的警示通报	国质检食函〔2008〕107号	国家质检总局	2008.2.22	2009年第61号	17
关于加强出口冷冻加工食品检验的警示通报	国质检食函〔2008〕113号	国家质检总局	2008.2.26	2013年第75号	27
关于国家环保总局等五部门2008年11号公告中使用过的废塑料袋、膜、网的有关说明的通知	环办〔2008〕23号	环保总局、海关总署、国家质检总局	2008.2.28	2012年第138号	16
关于输日胡萝卜及其简单加工品的警示通报	国质检食函〔2008〕117号	国家质检总局	2008.3.3	2013年第75号	57
关于从严查处非法出口棒棒糖事的通知	质检办食函〔2008〕81号	国家质检总局	2008.3.3	2009年第61号	16
关于从严查处非法出口棒棒糖事的通知	质检办食函〔2008〕81号	国家质检总局	2008.3.3	2011年第71号	196

表13-3　续51

文件名称	文号	发文部门	发布时间	废止公告	公告序号
关于进口动物源性食品安全卫生问题的警示通报	国质检食函〔2008〕119号	国家质检总局	2008.3.4	2009年第61号	15
关于进口动物源性食品安全卫生问题的警示通报	国质检食函〔2008〕119号	国家质检总局	2008.3.4	2011年第71号	195
关于日方确认注册烤鳗厂及其备案养鳗场对日出口鳗鱼产品的通知	国质检食函〔2005〕115号	国家质检总局	2008.3.9	2013年第75号	25
关于加强对进口动物源性食品检验把关的警示通报	国质检食函〔2008〕144号	国家质检总局	2008.3.13	2009年第61号	14
关于加强对进口动物源性食品检验把关的警示通报	国质检食函〔2008〕144号	国家质检总局	2008.3.13	2011年第71号	194
关于输澳大利亚食用菌的警示通报	国质检食函〔2008〕151号	国家质检总局	2008.3.13	2009年第61号	13
关于进一步加强进出口饲料及饲料添加剂检验检疫和监督管理的通知	质检动函〔2008〕35号	国家质检总局	2008.3.20	2011年第71号	88
关于进一步加强进出口饲料及饲料添加剂检验检疫和监督管理的通知	质检动函〔2008〕35号	国家质检总局	2008.3.20	2011年第71号	120
关于印发中华人民共和国2008年度进出口动物源性食品残留物质监控抽样与检测计划的通知	国质检食〔2008〕139号	国家质检总局	2008.3.28	2009年第61号	12
关于印发中华人民共和国2008年度进出口动物源性食品残留物质监控抽样与检测计划的通知	国质检食〔2008〕139号	国家质检总局	2008.3.28	2011年第71号	193
关于防止土耳其高致病性禽流感传入我国的公告	2008年第1010号	农业部、国家质检总局	2008.4.2	2012年第138号	12
关于进口水产及其制品安全卫生问题的警示通报	国质检食函〔2008〕180号	国家质检总局	2008.4.2	2009年第61号	11
关于进境鱼粉呋喃西林检测有关问题的通知	国质检动函〔2008〕189号	国家质检总局	2008.4.3	2011年第71号	121
2008年加工贸易禁止类商品目录	2008年第22号	商务部、海关总署	2008.4.5	2011年第71号	165
重点旧机电产品进口目录	2008年第37号	商务部、海关总署、国家质检总局	2008.4.9	2011年第71号	166
关于加强皮革、毛皮及制品有害化学物质检测的通知	国质检检函〔2008〕202号	国家质检总局	2008.4.9	2014年第70号	32
关于解除对智利2家禽肉加工企业警示通报的通知	国质检食函〔2008〕206号	国家质检总局	2008.4.14	2014年第70号	55
关于同意天津原木处理区采用真空熏蒸处理方法的批复	国质检动函〔2008〕212号	国家质检总局	2008.4.15	2013年第75号	11

表13-3　续52

文件名称	文号	发文部门	发布时间	废止公告	公告序号
关于加强棉麻类产品检疫监管的警示通报	国质检动函〔2008〕218 号	国家质检总局	2008. 4. 16	2011 年第 71 号	89
关于印发 2007 年度进出口动物源性食品残留物质监控工作报告的通知	国质检食〔2008〕190 号	国家质检总局	2008. 4. 29	2009 年第 61 号	10
关于印发 2007 年度进出口动物源性食品残留物质监控工作报告的通知	国质检食〔2008〕190 号	国家质检总局	2008. 4. 29	2011 年第 71 号	192
关于进口食品安全卫生问题的警示通报	国质检食函〔2008〕260 号	国家质检总局	2008. 4. 30	2009 年第 61 号	9
关于进口食品安全卫生问题的警示通报	国质检食函〔2008〕260 号	国家质检总局	2008. 4. 30	2011 年第 71 号	191
关于加强出口植物源性食品原料种植基地检验检疫备案管理的通知	国质检食函〔2008〕261 号	国家质检总局	2008. 4. 30	2013 年第 75 号	58
关于推荐进境种苗指定口岸和种苗检疫专家组人选的通知	国质检动函〔2008〕192 号	国家质检总局	2008. 5. 6	2009 年第 42 号	374
关于对泰森公司输华特需肉类实施检验检疫监管的通知	质检食函〔2008〕153 号	国家质检总局	2008. 5. 29	2009 年第 61 号	8
关于对泰森公司输华特需肉类实施检验检疫监管的通知	质检食函〔2008〕153 号	国家质检总局	2008. 5. 29	2011 年第 71 号	190
关于加强输日食品中放射性残留检测的通知	国质检食函〔2008〕384 号	国家质检总局	2008. 6. 5	2014 年第 70 号	56
关于供港奥运食品及食用农产品检验检疫监督管理规定的公告	2008 年第 75 号	国家质检总局	2008. 6. 26	2009 年第 42 号	232
关于防止美国低致病性禽流感传入我国的公告	2008 年第 1056 号	农业部、国家质检总局	2008. 7. 1	2017 年第 54 号	57
关于同意在岚山口岸建立进口木材检疫除害处理区的函	国质检动函〔2008〕497 号	国家质检总局	2008. 7. 2	2013 年第 75 号	12
关于外国及国际组织驻华官方机构自用物品进境检验检疫有关事项的公告	2008 年第 79 号	国家质检总局	2008. 7. 9	2015 年第 78 号	1
关于实施进口棉花境外供货企业登记管理的公告	2008 年第 87 号	国家质检总局	2008. 8. 5	2014 年第 70 号	36
关于进口俄罗斯冻煮大王蟹肉金葡菌超标的警示通报	2008 年第 18 号	国家质检总局	2008. 8. 11	2009 年第 61 号	7
关于停止出口美国三轮全地形车受理报检和检验的紧急通知	国质检检函〔2008〕595 号	国家质检总局	2008. 8. 18	2014 年第 70 号	21
关于对 HongChangCorporation 及 CaliforniaFoodInternational 公司出口食品的警示通报	2008 年第 19 号	国家质检总局	2008. 8. 20	2009 年第 61 号	6
关于鲐鱼等产品加强检测孔雀石绿的警示通报	2008 年第 28 号	国家质检总局	2008. 9. 3	2009 年第 61 号	5

表13-3　续53

文件名称	文号	发文部门	发布时间	废止公告	公告序号
关于加强进出口饲料三聚氰胺监控的紧急通知	国质检动函〔2008〕644号	国家质检总局	2008.9.17	2011年第71号	122
关于监督乳制品生产企业落实质量安全责任的意见	国质检明发〔2008〕56号	国家质检总局	2008.9.25	2009年第61号	4
关于监督乳制品生产企业落实质量安全责任的意见	国质检明发〔2008〕56号	国家质检总局	2008.9.25	2011年第71号	189
关于进一步加强进出口食品检验和监管工作的通知	国质检明发函〔2008〕61号	国家质检总局	2008.9.29	2013年第75号	28
关于切实加强口岸食品卫生监督工作的通知	质检卫函〔2008〕93号	国家质检总局	2008.10.8	2011年第71号	78
关于出口养殖水产品中己烯雌酚、甲羟孕酮及磺胺类药物残留的警示通报	2008年第36号	国家质检总局	2008.10.17	2009年第61号	3
关于出口水产品中甲醛等有毒有害物质残留的警示通	2008年第39号	国家质检总局	2008.10.24	2009年第61号	2
关于出口猪肉产品“瘦肉精”的警示通报	2008年第44号	国家质检总局	2008.11.18	2009年第61号	1
关于印发进口棉花境外供货企业质量信用评估管理规定（试行）的通知	国质检〔2008〕582号	国家质检总局	2008.11.28	2014年第70号	35
关于公布指定进口旧机电产品装运前检验机构及人员名单公告	2008年第142号	国家质检总局	2008.12.25	2014年第70号	12
关于切实加强卫生检疫工作保障口岸卫生安全的通知	质检卫函〔2008〕124号	国家质检总局	2008.12.29	2011年第71号	79
关于下发荷兰输华代乳粉卫生证书样本的通知	质检动函〔2009〕29号	国家质检总局	2009.2.6	2011年第71号	123
关于向韩国出口水生动物临时性措施的通知	质检动函〔2009〕38号	国家质检总局	2009.2.20	2011年第71号	124
关于停止对出口纺织品服装实施标识查验的通知	国质检检函〔2009〕100号	国家质检总局	2009.3.10	2014年第70号	33
出入境检验检疫企业信用管理工作规范（试行）	国质检通函〔2009〕118号	国家质检总局	2009.3.18	2014年第70号	7
关于欧委会发布禁止含有富马酸二甲酯的产品投放市场决议的通告	风险警示通告2009年1号	国家质检总局	2009.3.30	2016年第55号	13
关于对出口埃及工业产品实施装运前检验的公告	2009年第25号	国家质检总局	2009.4.3	2016年第55号	16
关于对出口埃及工业产品实施装运前检验的通知	国质检检函〔2009〕168号	国家质检总局	2009.4.13	2016年第55号	15
关于做好第七届中国花卉博览会境外展品入境检验检疫工作的通知	国质检动函〔2009〕174号	国家质检总局	2009.4.15	2011年第71号	90

表13-3　续54

文件名称	文号	发文部门	发布时间	废止公告	公告序号
关于防止美国肯塔基州低致病性禽流感传入我国的公告	2009 年第 28 号	国家质检总局、农业部	2009. 4. 17	2012 年第 138 号	13
关于同意深圳口岸截获非法入境罗汉松树检疫处理方案的批复	国质检动函〔2009〕199 号	国家质检总局	2009. 4. 29	2011 年第 71 号	125
关于防止荷兰新城疫传入我国的公告	2009 年第 45 号	国家质检总局、农业部	2009. 5. 13	2015 年第 78 号	5
关于下发秘鲁输华鱼粉卫生证书签字兽医管名单和签名的通知	质检动函〔2009〕136 号	国家质检总局	2009. 5. 26	2011 年第 71 号	126
关于对进口实验用雪貂检疫问题的复函	国质检动函〔2009〕300 号	国家质检总局	2009. 5. 27	2011 年第 71 号	91
关于同意进口俄罗斯小麦的函	国质检外函〔2009〕353 号	国家质检总局	2009. 6. 8	2011 年第 71 号	127
关于印发检验检疫系统体外生物诊断试剂、疫苗使用性评审办法（试行）的通知	国质检卫〔2009〕106 号	国家质检总局	2009. 6. 17	2017 年第 54 号	17
关于欧委会发布新玩具安全指令的通告	风险警示通告 2009 年 3 号	国家质检总局	2009. 7. 13	2016 年第 55 号	14
关于下发智利输华鱼粉、鱼油卫生证书签字兽医管名单和签名的通知	质检动函〔2009〕176 号	国家质检总局	2009. 7. 16	2011 年第 71 号	128
关于加强输欧星天牛寄主植物检验检疫监管的通知	质检动函〔2009〕182 号	国家质检总局	2009. 7. 23	2011 年第 71 号	92
关于执行进口废物管理目录（2009 年）的通知	国质检检函〔2009〕505 号	国家质检总局	2009. 7. 28	2016 年第 55 号	17
关于发布进出口饲料和饲料添加剂风险级别及检验检疫监管方式的公告	2009 年第 79 号	国家质检总局	2009. 8. 27	2015 年第 144 号	无
关于发布进出口饲料和饲料添加剂风险级别及检验检疫监管方式的公告	2009 年第 79 号	国家质检总局	2009. 8. 27	2016 年第 55 号	3
关于做好进口食品境外出口商或代理商备案准备工作的通知	国质检食函〔2009〕618 号	国家质检总局	2009. 9. 10	2013 年第 75 号	29
关于对进境美国苜蓿饲草实施检疫有关问题的通知	质检动函〔2009〕230 号	国家质检总局	2009. 9. 14	2011 年第 71 号	129
关于加强进口乳清粉过氧化苯甲酰、苯甲酸检测的通知	国质检食函〔2009〕638 号	国家质检总局	2009. 9. 18	2013 年第 75 号	30
关于出口俄罗斯宠物食品检验检疫有关问题的通知	质检动函〔2009〕264 号	国家质检总局	2009. 11. 1	2011 年第 71 号	130
关于调查水生动物检疫实验室检测能力和水生动物疫病监测情况的通知	质检动函〔2009〕267 号	国家质检总局	2009. 11. 5	2011 年第 71 号	131
关于防止西班牙新城疫传入我国的公告	2009 年第 121 号	国家质检总局、农业部	2009. 12. 11	2017 年第 54 号	28

表13-3　续55

文件名称	文号	发文部门	发布时间	废止公告	公告序号
关于同意上海世博会引进小叶青冈检疫处理方案的复函	质检动函〔2009〕295号	国家质检总局	2009.12.15	2011年第71号	132
关于加强供港澳动物检验检疫工作的紧急通知	质检动函〔2009〕310号	国家质检总局	2009.12.26	2011年第71号	93
关于调整进口旧机电产品检验监管工作的通知	国质检检〔2009〕605号	国家质检总局	2009.12.30	2017年第54号	94
关于湖南两猪场甲型H1N1流感监测发现阳性情况的通报	质检动函〔2009〕313号	国家质检总局	2009.12.30	2011年第71号	133
关于防止美国宾西法尼亚州、德克萨斯州低致病性禽流感传入我国的公告	2010年第6号	国家质检总局、农业部	2010.1.5	2012年第138号	14
关于支持重庆举办第10届亚太兰花大会相关检验检疫事宜的复函	国质检动函〔2010〕4号	国家质检总局	2010.1.5	2011年第71号	134
关于批准境外从事进口旧机电产品装运前检验机构及检验人员资格的公告	2010年第2号	国家质检总局	2010.1.5	2014年第70号	22
关于公布获得第二批出口危险货物包装、出口烟花爆竹、出口打火机持证上岗检验资格人员名单的通知	国质检检函〔2010〕21号	国家质检总局	2010.1.7	2013年第75号	38
关于加强口岸冬春季节呼吸道传染病防控工作的通知	国质检卫函〔2010〕26号	国家质检总局	2010.1.8	2011年第71号	341
关于允许艾滋病感染者南非宪法法院法官埃德温·卡梅隆入境的请示	国质检卫〔2010〕10号	国家质检总局	2010.1.9	2011年第71号	340
关于印发2010年广州亚运会马术比赛检疫工作2010年工作方案的通知	国质检动函〔2010〕31号	国家质检总局	2010.1.19	2011年第71号	346
关于做好第10届亚太兰花大会境外展品入境检验检疫工作的通知	国质检动函〔2010〕33号	国家质检总局	2010.1.21	2011年第71号	94
关于美国输华大豆第12次发现种衣剂大豆污染情况的紧急通报	国质检外函〔2010〕42号	国家质检总局	2010.1.28	2011年第71号	135
关于公布第七批取得进口废物原料检验检疫资格人员名单的通知	国质检检函〔2010〕49号	国家质检总局	2010.1.29	2016年第55号	19
关于继续做好春节期间甲型H1N1流感疫情防控和信息上报工作的通知	质检办卫〔2010〕114号	国家质检总局	2010.2.8	2011年第71号	342
关于丰田汽车公司部分车型加速踏板和制动系统缺陷的风险警示通告	警示通告（2010）1号	国家质检总局	2010.2.20	2014年第70号	26
关于韩国对紧扣中国香蕉穿孔线虫寄主植物实施建议限制措施的紧急通知	国质检动函〔2010〕83号	国家质检总局	2010.2.21	2011年第71号	347
关于公布境外从事进口旧机电产品装运前检验机构及检验人员名单的公告	2010年第18号	国家质检总局	2010.2.24	2014年第70号	23

表13-3　续56

文件名称	文号	发文部门	发布时间	废止公告	公告序号
关于通报表扬北京出入境检验检疫局圆满完成海地地震遇难中国维和警察议题包机检疫工作的通知	质检办卫〔2010〕206号	国家质检总局	2010.3.5	2011年第71号	343
关于印发产品质量监督抽查实施规范管理规定（试行）的通知	质检监函〔2010〕21号	国家质检总局	2010.3.26	2015年第78号	26
关于印发2010年度进出境水生动物疫病监测计划的通知	国质检动〔2010〕160号	国家质检总局	2010.3.30	2011年第71号	345
关于做好2010年国家外来有害生物监测工作的通知	国质检动函〔2010〕184号	国家质检总局	2010.4.15	2011年第71号	348
关于印发第九批准予登记的进口棉花境外供货企业名单的通知	国质检检〔2010〕203号	国家质检总局	2010.4.16	2014年第70号	37
国家质检总局关于企业产品生产许可证标志的公告	2010年第39号	国家质检总局	2010.4.21	2015年第78号	27
关于转发卫生部关于修改〈公共场所卫生管理条例实施细则〉等规范性文件部分内容的通知的通知	质检办卫〔2010〕341号	国家质检总局	2010.4.21	2014年第70号	8
关于阿拉伯埃及共和国贸易工业部签署法令实施进口工业品装运前检验的公告	2010年第46号	国家质检总局	2010.5.6	2016年第55号	18
关于印发进出口食用农产品和饲料安全风险监控计划的通知	国质检动〔2010〕239号	国家质检总局	2010.5.6	2011年第71号	349
关于美国TCK疫麦处理意见的复函	质检动函〔2010〕81号	国家质检总局	2010.5.11	2011年第71号	136
关于对防城港截获一批生物有机肥处理意见的复函	质检动函〔2010〕82号	国家质检总局	2010.5.11	2011年第71号	137
关于解除雪佛兰科帕奇越野车有关处置措施的公告	2010年第49号	国家质检总局	2010.5.11	2014年第70号	27
关于同意非法入境八十四株罗汉松处理意见的复函	质检动函〔2010〕84号	国家质检总局	2010.5.14	2011年第71号	138
关于巴西输华大豆发现种衣剂大豆污染情况的通报	国质检外函〔2010〕312号	国家质检总局	2010.5.24	2011年第71号	139
关于解除对部分进口雷诺车型的处理措施的公告	2010年第56号	国家质检总局	2010.5.27	2014年第70号	28
关于防止荷兰低致病性禽流感传入我国的公告	2010年第61号	国家质检总局、农业部	2010.5.31	2016年第106号	无
关于做好出境粮谷种苗检验检疫技术支持工作的通知	质检动函〔2010〕110号	国家质检总局	2010.6.4	2011年第71号	140
关于可能造成国际关注的突发公共卫生事件通报规则意见的函	质检办卫函〔2010〕610号	国家质检总局	2010.6.9	2011年第71号	344

表13-3　续57

文件名称	文号	发文部门	发布时间	废止公告	公告序号
关于修订产品质量监督抽查实施规范（第一批）的公告	2010年第65号	国家质检总局	2010.7.13	2016年第55号	28
关于公布进口可用作原料的固体废物国外供货商有效注册登记资格的公告	2010年第83号	国家质检总局	2010.8.6	2013年第75号	18
关于进一步做好进出境水生动物疫病监控工作的通知	国质检动函〔2010〕543号	国家质检总局	2010.8.6	2011年第71号	350
关于印发第16届亚运会马术比赛测试赛进出境参赛马检验检疫工作方案的通知	国质检动函〔2010〕663号	国家质检总局	2010.9.9	2011年第71号	351
关于批准境外从事进口旧机电产品装运前检验机构及检验人员资格的公告	2010年第123号	国家质检总局	2010.11.4	2014年第70号	25
关于批准续延境外从事进口旧机电产品装运前检验机构及检验人员资格的公告	2010年第152号	国家质检总局	2010.12.20	2014年第70号	24
关于批准山东青岛流亭机场等为进口植物种苗指定入境口岸的公告	2010年第157号	国家质检总局	2010.12.23	2013年第75号	13
关于防止荷兰低致病性禽流感传入我国的公告	2011年第41号	国家质检总局、农业部	2011.4.2	2016年第106号	无
关于防止荷兰低致病性禽流感传入我国的公告	2011年第72号	国家质检总局、农业部	2011.5.24	2016年第106号	无
关于防止荷兰低致病性禽流感传入我国的公告	2011年第105号	国家质检总局、农业部	2011.7.11	2016年第106号	无
关于防止美国明尼苏达州低致病性禽流感传入我国的公告	2011年第110号	国家质检总局、农业部	2011.7.23	2013年第75号	14
关于柬埔寨精米输华的公告	2011年第168号	国家质检总局	2011.11.22	2017年第54号	38
关于防止塞内加尔黄热病传入我国的公告	2011年第193号	国家质检总局	2011.12.26	2014年第70号	9
关于防止施马伦贝格病传入我国的公告	2012年第67号	国家质检总局、农业部	2012.4.17	2017年第54号	28
关于防止荷兰低致病性禽流感传入我国的公告（林堡省）	2012年第66号	国家质检总局、农业部	2012.4.18	2017年第54号	27
质检总局关于发布进出口工业产品风险预警及快速反应管理规定的公告	2012年第200号	国家质检总局	2012.12.10	2017年第54号	15
国家认监委关于印发强制性产品认证目录描述与界定表的公告	2012年第30号	国家认监委	2012.12.11	认监委公告2014年第45号	无
质检总局农业部关于防止巴西疯牛病传入我国的公告	2012年第210号	国家质检总局、农业部	2012.12.19	2017年第54号	16
质检总局关于调整进口植物种苗指定入境口岸的公告	2012年第225号	国家质检总局	2012.12.27	2016年第55号	4

表13-3　续58

文件名称	文号	发文部门	发布时间	废止公告	公告序号
关于防止蒙古国口蹄疫传入我国的公告①	2013 年第 104 号	国家质检总局、农业部	2013. 7. 22	2017 年第 54 号	60
质检总局关于暂停智利可食性禽产品及相关地区肉类产品进口的公告	2013 年第 106 号	国家质检总局	2013. 7. 26	2015 年第 78 号	22
关于代理报检企业和报检人员管理有关问题的公告	2013 年第 142 号	国家质检总局	2013. 10. 16	2016 年第 55 号	57
质检总局关于代理报检企业和报检人员管理有关问题的公告	2013 年第 142 号	国家质检总局	2013. 10. 16	2017 年第 54 号	58
质检总局关于发布国境口岸卫生处理监督管理办法的公告	2013 年第 143 号	国家质检总局	2013. 10. 18	2017 年第 115 号	无
关于防止荷兰格罗根宁省低致病性禽流感传入我国的公告	2013 年第 171 号	国家质检总局、农业部	2013. 12. 30	2017 年第 54 号	59
质检总局关于调整进口植物种苗指定入境口岸的公告	2014 年第 15 号	国家质检总局	2014. 2. 24	2017 年第 54 号	23
质检总局、外交部、国家卫生计生委、国家旅游局关于防止脊髓灰质炎野病毒传入我国的公告	2014 年第 79 号	国家质检总局、外交部、国家卫计委、国家旅游局	2014. 7. 3	2016 年第 55 号	56
质检总局、外交部、国家卫生计生委、国家旅游局关于防止非洲埃博拉出血热传入我国的公告	2014 年第 75 号	国家质检总局、外交部、国家卫计委、国家旅游局	2014. 7. 9	2016 年第 55 号	54
质检总局、外交部、国家卫生计生委、国家旅游局关于防止中东呼吸综合征传入我国的公告	2014 年第 76 号	国家质检总局、外交部、国家卫计委、国家旅游局	2014. 7. 9	2016 年第 55 号	55
关于防止加拿大高致病性禽流感传入我国的公告	2014 年第 141 号	国家质检总局、农业部	2014. 12. 25	2017 年第 30 号	无
质检总局关于调整进口植物种苗指定入境口岸的公告	2015 年第 11 号	国家质检总局	2015. 1. 19	2017 年第 100 号	无
质检总局关于公布全国进出境粮食指定口岸名单的公告	2015 年第 158 号	国家质检总局	2015. 12. 25	2017 年第 100 号	无
质检总局关于进口大众途锐系列和保时捷凯宴系列汽车风险问题的公告	2016 年第 35 号	国家质检总局	2016. 3. 31	2016 年第 52 号	
质检总局关于防止尼日尔裂谷热输入我国的公告	2016 年第 121 号	国家质检总局	2016. 12. 15	2017 年第 54 号	51

① 海关总署 农业农村部联合公告 2019 年第 24 号解除蒙古国东戈壁省扎门乌德市部分区域口蹄疫疫情禁令。

表13-3　续59

文件名称	文号	发文部门	发布时间	废止公告	公告序号
发布2017年进口许可证管理货物目录的公告	2016年第85号	商务部、海关总署、国家质检总局	2016. 12. 30	商务部公告2017年第96号	无
质检总局关于防止相关国家野禽高致病性禽流感传入我国的风险警示通告	风险警示通告2017年第3号	国家质检总局	2017. 7. 10	质检总局风险警示通告2017年第9号	无

第五节｜海关总署发布的有效公告及文件清单

本节梳理了2018年后海关总署发布的与检验检疫工作相关的有效公告及公开发布的文件①清单。

表13-4　海关总署发布的有效公告及公开发布的文件清单

序号	文号	文件名称	发布日期
1	2018年第34号	海关总署关于修改《出口烟花爆竹检验管理办法》《进口涂料检验监督管理办法》附件的公告	2018. 5. 4
2	2018年第35号	海关总署 农业农村部关于防止匈牙利非洲猪瘟传入我国的公告	2018. 5. 7
3	2018年第37号	海关总署关于《出入境口岸食品卫生监督管理规定》部分附件内容进行修改的公告	2018. 5. 9
4	2018年第43号	海关总署关于修改《出入境检验检疫封识管理办法》附件的公告	2018. 5. 16
5	2018年第47号	海关总署 农业农村部关于解除哥伦比亚部分地区口蹄疫疫情禁令的公告②	2018. 5. 21
6	2018年第48号	海关总署关于公布《进口可用作原料的固体废物装运前检验监督管理实施细则》的公告	2018. 5. 28
7	2018年第51号	海关总署关于取消部分产品进境动植物检疫审批的公告	2018. 5. 29
8	2018年第55号	海关总署关于发布2018年首届中国国际进口博览会检验检疫禁止清单和2018年首届中国国际进口博览会检验检疫限制清单的公告	2018. 6. 13
9	2018年第57号	海关总署关于公布《进口可用作原料的固体废物国内收货人注册登记管理实施细则》的公告	2018. 6. 15
10	2018年第62号	海关总署关于进口印度大米检验检疫要求的公告	2018. 6. 21
11	2018年第66号	海关总署 农业农村部关于解除英国30月龄以下剔骨牛肉禁令的公告③	2018. 6. 26
12	2018年第81号	海关总署关于进口棉花境外供货企业变更事项的公告	2018. 7. 3
13	2018年第86号	海关总署 农业农村部关于解除德国禽流感疫情禁令的公告	2018. 7. 2
14	2018年第87号	海关总署关于进口玻利维亚藜麦检验检疫要求的公告	2018. 7. 6
15	2018年第89号	海关总署关于优化出口货物检验检疫监管的公告	2018. 7. 11

① 指发布于海关总署网站政府信息公开专栏的文件。

② 海关总署 农业农村部公告2018年第158号禁止直接或间接从哥伦比亚输入偶蹄动物及其相关产品。

③ 海关总署 农业农村部公告2021年第77号禁止英国30月龄以下剔骨牛肉的进口。

表13-4 续1

序号	文号	文件名称	发布日期
16	2018 年第 90 号	海关总署关于检验检疫单证电子化的公告	2018. 7. 11
17	2018 年第 91 号	海关总署关于公布《进口可用作原料的固体废物国外供货商注册登记管理实施细则》的公告	2018. 7. 6
18	2018 年第 96 号	海关总署关于进口乌拉圭鲜食蓝莓植物检疫要求的公告	2018. 7. 25
19	2018 年第 97 号	海关总署关于进口保加利亚去壳葵花籽植物检疫要求的公告	2018. 7. 25
20	2018 年第 98 号	海关总署关于提醒广大出入境人员关注国际旅行健康的公告	2018. 8. 1
21	2018 年第 99 号	海关总署 农业农村部关于防止保加利亚小反刍兽疫传入我国的公告	2018. 7. 26
22	2018 年第 101 号	海关总署关于进口吉尔吉斯斯坦鲜食甜瓜植物检疫要求的公告	2018. 8. 9
23	2018 年第 105 号	海关总署 农业农村部关于防止比利时部分地区新城疫传入我国的公告	2018. 8. 8
24	2018 年第 107 号	海关总署关于进口马来西亚毛燕检验检疫要求的公告	2018. 8. 16
25	2018 年第 110 号	海关总署关于进口墨西哥浆果陆空联运检疫要求的公告	2018. 8. 24
26	2018 年第 111 号	海关总署关于进口柬埔寨香蕉植物检验检疫要求的公告	2018. 8. 24
27	2018 年第 112 号	海关总署关于公布准予登记和准予续延登记证书有效期的进口棉花境外供货企业名单	2018. 8. 27
28	2018 年第 114 号	海关总署 农业农村部关于解除捷克 30 月龄以下剔骨牛肉禁令的公告	2018. 8. 31
29	2018 年第 118 号	海关总署关于进口英国马铃薯田间种薯植物检疫要求的公告	2018. 9. 17
30	2018 年第 123 号	海关总署 农业农村部关于防止日本猪瘟疫情传入我国	2018. 9. 28
31	2018 年第 126 号	海关总署 农业农村部关于防止保加利亚非洲猪瘟传入我国的公告	2018. 9. 28
32	2018 年第 128 号	海关总署关于进口捷克麦芽检验检疫要求的公告	2018. 10. 8
33	2018 年第 133 号	海关总署 农业农村部关于防止摩尔多瓦非洲猪瘟传入我国的公告	2018. 10. 15
34	2018 年第 134 号	海关总署关于调整部分进口矿产品监管方式的公告	2018. 10. 19
35	2018 年第 136 号	海关总署关于进口阿根廷鲜食蓝莓植物检疫要求的公告①	2018. 10. 19
36	2018 年第 137 号	海关总署关于进口印度菜籽粕检验检疫要求的公告	2018. 10. 22
37	2018 年第 139 号	海关总署 农业农村部关于解除玻利维亚口蹄疫禁令	2018. 10. 22
38	2018 年第 141 号	海关总署 农业农村部 国家林业和草原局关于国（境）外引进农业种苗检疫审批单等 3 种监管证件实施联网核查的公告	2018. 10. 22
39	2018 年第 142 号	海关总署 市场监管总局关于特殊医学用途配方食品注册证书等 5 种监管证件实施联网核查的公告	2018. 10. 17
40	2018 年第 148 号	海关总署 国家药品监督管理局关于进口药品通关单等 7 种监管证件实施联网核查的公告	2018. 10. 29
41	2018 年第 153 号	海关总署 科技部关于实施人类遗传资源材料出口、出境证明联网核查的公告	2018. 10. 30
42	2018 年第 154 号	海关总署关于进口阿富汗松子检验检疫要求的公告	2018. 10. 31
43	2018 年第 157 号	海关总署 农业农村部关于解除匈牙利禽流感疫情禁令的公告②	2018. 10. 17

① 海关总署公告 2020 年第 50 号认可阿根廷巴塔哥尼亚地区（Patagonia）和门多萨省（Mendoza）中部和南部绿洲为南美按实蝇（*Anastrepha fraterculus*）和地中海实蝇（*Ceratitis capitata*）非疫区。对于非疫区的输华水果，将无须进行冷处理。

② 海关总署 农业农村部公告 2020 年第 31 号禁止直接或间接从匈牙利输入禽及其相关产品。

表13-4 续2

序号	文号	文件名称	发布日期
44	2018 年第 158 号	海关总署 农业农村部关于防止哥伦比亚口蹄疫传入我国的公告①	2018. 10. 30
45	2018 年第 161 号	海关总署关于进口法国分葱检验检疫要求的公告	2018. 11. 2
46	2018 年第 163 号	海关总署关于公布第一批准予备案的进口可用作原料的固体废物装运前检验机构名单的公告	2018. 11. 7
47	2018 年第 173 号	海关总署关于压缩国境口岸卫生许可审批时限的公告	2018. 11. 21
48	2018 年第 174 号	海关总署关于中国鲜枣出口智利植物检疫要求的公告	2018. 11. 22
49	2018 年第 175 号	海关总署关于允许日本新潟大米进口的公告	2018. 11. 28
50	署办动植函〔2018〕31 号	海关总署办公厅关于防范出口澳大利亚、新西兰货物传带茶翅蝽的预警通报	2018. 12. 5
51	2018 年第 186 号	海关总署关于进口多米尼加雪茄烟叶植物检疫要求的公告	2018. 12. 7
52	2018 年第 187 号	海关总署关于进口哈萨克斯坦菜籽粕检验检疫要求的公告	2018. 12. 7
53	2018 年第 188 号	海关总署关于进口哈萨克斯坦苜蓿草检验检疫要求的公告	2018. 12. 7
54	2018 年第 189 号	海关总署关于进口南非苜蓿草检验检疫要求的公告	2018. 12. 7
55	2018 年第 190 号	海关总署关于进口肯尼亚甜叶菊植物检疫要求的公告	2018. 12. 7
56	2018 年第 194 号	海关总署关于跨境电子商务零售进出口商品有关监管事宜的公告	2018. 12. 10
57	2018 年第 199 号	海关总署关于“保税混矿”有关事项的公告	2018. 12. 14
58	2018 年第 202 号	海关总署关于进口埃及甜菜粕检验检疫要求的公告	2018. 12. 17
59	2018 年第 204 号	海关总署关于进口智利鲜食水果途经第三国转运输华的海空联运检疫要求	2018. 12. 17
60	2018 年第 206 号	海关总署关于恢复进口乌克兰禽类及其产品的公告②	2018. 12. 21
61	2018 年第 207 号	海关总署关于进口南非柑橘冷藏船运输检疫要求	2018. 12. 24
62	2018 年第 211 号	海关总署关于进口美国大米检验检疫要求的公告	2018. 12. 27
63	2018 年第 216 号	海关总署关于发布出入境检验检疫行业标准的公告	2018. 12. 29
64	2018 年第 220 号	海关总署关于公布准予延续注册的进口婴幼儿配方乳品境外生产企业名单的公告	2018. 12. 29
65	2019 年第 1 号	海关总署关于进口智利水果冷藏船运输检疫要求的公告	2019. 1. 2
66	2019 年第 2 号	海关总署关于公布第二批准予备案的进口可用作原料的固体废物装运前检验机构名单的公告	2019. 1. 2
67	2019 年第 3 号	海关总署关于公布准予登记和准予续延登记证书有效期的进口棉花境外供货企业名单的公告	2019. 1. 2
68	2019 年第 5 号	海关总署关于进一步规范携带宠物入境检疫监管工作的公告	2019. 1. 2
69	2019 年第 9 号	海关总署关于复制推广国际航行船舶供水“开放式申报+验证式监管”工作模式的公告	2019. 1. 4
70	2019 年第 11 号	海关总署关于进口哈萨克斯坦大麦植物检疫要求的公告	2019. 1. 9

① 海关总署 农业农村部公告 2023 年第 8 号解除哥伦比亚乔科省西北区、圣安德列斯—普罗维登西亚群岛、第三区（贸易区）、第四区（其他地区）（见公告附件 2）口蹄疫疫情禁令。

② 海关总署 农业农村部公告 2020 年第 31 号禁止直接或间接从乌克兰输入禽及其相关产品。

表13-4　续3

序号	文号	文件名称	发布日期
71	2019 年第 12 号	海关总署关于进口哈萨克斯坦玉米植物检疫要求的公告	2019. 1. 9
72	2019 年第 15 号	海关总署关于调整出口危险货物包装生产企业代码的公告	2019. 1. 10
73	2019 年第 16 号	海关总署关于进口阿根廷樱桃植物检疫要求的公告①	2019. 1. 11
74	动植函〔2019〕8 号	关于意大利输华柑橘增加出口前冷处理措施的函②	2019. 1. 22
75	2019 年第 21 号	海关总署关于 2018 年度国际卫生条例（2005）口岸公共卫生核心能力达标情况的公告	2019. 1. 24
76	2019 年第 22 号	海关总署关于入境加注燃料油国际航行船舶检疫管理措施的公告	2019. 1. 30
77	2019 年第 23 号	海关总署关于解除哈萨克斯坦牛结节性皮肤病风险警示的公告	2019. 1. 29
78	2019 年第 24 号	海关总署 农业农村部关于解除蒙古国部分地区口蹄疫疫情禁令的公告	2019. 1. 31
79	2019 年第 25 号	海关总署 农业农村部关于防止蒙古国非洲猪瘟传入我国的公告	2019. 1. 29
80	2019 年第 29 号	海关总署关于境外进入综合保税区食品检验放行有关事项的公告	2019. 2. 2
81	2019 年第 30 号	海关总署关于进口菲律宾冷冻水果检验检疫要求的公告	2019. 2. 13
82	2019 年第 32 号	海关总署关于进口乌拉圭玉米植物检疫要求的公告	2019. 2. 18
83	2019 年第 33 号	海关总署关于进口乌拉圭大麦植物检疫要求的公告	2019. 2. 15
84	2019 年第 34 号	海关总署 农业农村部关于防止南非口蹄疫传入我国的公告③	2019. 2. 21
85	2019 年第 35 号	海关总署关于进口玻利维亚大豆植物检疫要求的公告	2019. 2. 22
86	2019 年第 36 号	海关总署关于境外进入综合保税区动植物产品检验项目实行“先入区、后检测”有关事项的公告	2019. 2. 27
87	2019 年第 42 号	海关总署 农业农村部关于防止越南非洲猪瘟传入我国的公告	2019. 3. 6
88	2019 年第 44 号	海关总署关于中俄乳品双向贸易检验检疫要求的公告	2019. 3. 13
89	2019 年第 47 号	海关总署关于进口巴拿马鲜食菠萝植物检疫要求的公告	2019. 3. 20
90	2019 年第 51 号	海关总署关于进口意大利苜蓿草植物检疫要求的公告	2019. 3. 25
91	2019 年第 52 号	海关总署关于进口立陶宛青贮饲草植物检疫要求的公告	2019. 3. 25
92	2019 年第 55 号	海关总署 农业农村部关于解除法国禽流感疫情禁令的公告④	2019. 3. 27
93	2019 年第 59 号	海关总署关于解除蒙古国部分地区小反刍兽疫风险警示的公告	2019. 3. 27
94	2019 年第 64 号	海关总署关于更新携带入境宠物狂犬病抗体检测结果采信实验室名单的公告	2019. 4. 17
95	2019 年第 65 号	海关总署关于进口意大利榛子检验检疫要求的公告	2019. 4. 17

① 海关总署公告 2020 年第 50 号认可阿根廷巴塔哥尼亚地区（Patagonia）和门多萨省（Mendoza）中部和南部绿洲为南美按实蝇（*Anastrepha fraterculus*）和地中海实蝇（*Ceratitis capitata*）非疫区，对于非疫区的输华水果，将无须进行冷处理。

② 进口意大利柑橘植物检验检疫要求见国家质检总局公告 2017 年第 28 号。

③ 海关总署 农业农村部公告 2019 年第 86 号解除对南非动物皮张和羊毛的禁令；海关总署 农业农村部公告 2019 年第 122 号解除南非境内除林波波省（Limpopo）、普马兰加省（Mpumalanga）EHLANZENI 地区和夸祖鲁那塔尔省（KwaZulu - Natal）UMKHANYAKUDE 地区以外区域的口蹄疫疫情禁令；海关总署 农业农村部公告 2022 年第 30 号禁止直接或间接从南非输入偶蹄动物及其相关产品；海关总署 农业农村部公告 2022 年第 76 号解除对南非羊毛和偶蹄动物皮张的禁令；海关总署 农业农村部公告 2023 年第 99 号认可南非共和国部分区域为口蹄疫非免疫无疫区。

④ 海关总署 农业农村部公告 2021 年第 2 号禁止直接或间接从法国输入禽类及其相关产品；海关总署 农业农村部公告 2024 年第 68 号废止该公告。

表13-4 续4

序号	文号	文件名称	发布日期
96	2019年第68号	海关总署关于发布《海关监管作业场所（场地）设置规范》的公告①	2019.4.19
97	2019年第70号	海关总署关于进出口预包装食品标签检验监督管理有关事宜的公告	2019.4.22
98	2019年第72号	海关总署关于公布准予登记和准予续延登记证书有效期的进口棉花境外供货企业名单的公告	2019.4.24
99	2019年第73号	海关总署 农业农村部关于防止柬埔寨非洲猪瘟传入我国的公告	2019.4.26
100	2019年第75号	海关总署关于进口智利榛子检验检疫要求的公告	2019.4.30
101	2019年第76号	海关总署关于中国和俄罗斯进出口禽肉检验检疫要求的公告	2019.4.30
102	2019年第78号	海关总署关于进口意大利鲜食柑橘植物检疫要求的公告	2019.5.6
103	2019年第79号	海关总署关于进口西班牙鲜食葡萄植物检疫要求的公告	2019.5.6
104	2019年第82号	海关总署 农业农村部关于防止斯威士兰非洲马瘟传入我国的公告	2019.5.8
105	2019年第83号	海关总署 农业农村部关于防止乍得非洲马瘟传入我国的公告	2019.5.8
106	2019年第84号	海关总署关于进口哈萨克斯坦小麦粉检验检疫要求的公告	2019.5.8
107	2019年第85号	海关总署关于进口菲律宾新鲜椰子植物检疫要求的公告	2019.5.8
108	2019年第86号	海关总署 农业农村部关于解除南非动物皮张和羊毛口蹄疫禁令限制的公告②	2019.5.8
109	2019年第87号	海关总署关于对免予办理强制性产品认证的进口汽车零部件试点实施“先声明后验证”便利化措施的公告	2019.5.11
110	2019年第88号	海关总署关于允许进口智利鲜梨的公告	2019.5.10
111	2019年第94号	海关总署关于允许印度尼西亚山竹进口的公告	2019.5.30
112	2019年第95号	海关总署关于允许马来西亚冷冻榴莲进口的公告	2019.5.30
113	2019年第96号	海关总署关于允许乌兹别克斯坦鲜食樱桃进口的公告	2019.5.30
114	2019年第97号	海关总署 农业农村部关于防止哈萨克斯坦绵羊痘和山羊痘传入我国的公告	2019.5.24
115	2019年第98号	海关总署关于允许进口肯尼亚冷冻鳄梨的公告	2019.6.5
116	2019年第99号	海关总署关于解除俄罗斯部分地区口蹄疫风险警示的公告	2019.5.30
117	2019年第100号	海关总署 农业农村部关于防止朝鲜非洲猪瘟传入我国的公告	2019.6.12
118	2019年第104号	海关总署关于进口苏丹脱壳花生检验检疫要求的公告	2019.6.25
119	2019年第105号	海关总署关于公布第三批准予备案的进口可用作原料的固体废物装运前检验机构名单的公告	2019.6.26
120	2019年第109号	海关总署关于进口吉尔吉斯小麦粉检验检疫要求的公告	2019.7.2
121	2019年第110号	海关总署关于进口土耳其开心果检验检疫要求的公告	2019.7.4
122	2019年第111号	海关总署关于允许进口老挝西瓜的公告	2019.7.4
123	2019年第112号	海关总署关于香港双孢菇输内地检验检疫要求的公告	2019.7.5
124	2019年第117号	海关总署 农业农村部关于防止老挝非洲猪瘟传入我国的公告	2019.7.11
125	2019年第118号	海关总署关于允许进口立陶宛小麦的公告	2019.7.15

① 海关总署公告2021年第4号对《海关监管作业场所（场地）设置规范》进行了修改。修改后文本见本章第一节。

② 海关总署 农业农村部公告2022年第30号禁止直接或间接从南非输入偶蹄动物及其相关产品。

表13-4 续5

序号	文号	文件名称	发布日期
126	2019 年第 119 号	海关总署关于允许进口保加利亚葵花籽粕的公告	2019. 7. 4
127	2019 年第 120 号	海关总署关于进口秘鲁藜麦检验检疫要求的公告	2019. 7. 16
128	2019 年第 122 号	海关总署 农业农村部关于解除南非部分区域口蹄疫禁令的公告①	2019. 7. 23
129	2019 年第 123 号	海关总署关于扩大俄罗斯小麦输华产区的公告②	2019. 7. 25
130	2019 年第 124 号	海关总署关于允许俄罗斯全境大豆进口的公告	2019. 7. 25
131	2019 年第 126 号	海关总署关于进口俄罗斯大麦植物检疫要求的公告	2019. 7. 29
132	2019 年第 127 号	海关总署关于开展“两步申报”改革试点的公告	2019. 7. 31
133	2019 年第 128 号	海关总署关于进口玻利维亚咖啡豆检验检疫要求的公告	2019. 8. 1
134	2019 年第 129 号	海关总署关于允许进口塔吉克斯坦柠檬的公告	2019. 8. 1
135	2019 年第 130 号	海关总署 农业农村部关于防止斯洛伐克非洲猪瘟传入我国的公告	2019. 8. 6
136	2019 年第 131 号	海关总署关于进口印度辣椒粕检验检疫要求的公告	2019. 7. 29
137	2019 年第 134 号	海关总署关于进口乌兹别克斯坦红辣椒检验检疫要求的公告	2019. 8. 13
138	2019 年第 137 号	海关总署 农业农村部关于防止塞尔维亚非洲猪瘟传入我国的公告	2019. 8. 23
139	2019 年第 138 号	海关总署 农业农村部关于防止缅甸非洲猪瘟传入我国的公告	2019. 8. 26
140	2019 年第 139 号	海关总署关于进口铁矿石期货保税交割检验工作的公告	2019. 8. 27
141	2019 年第 140 号	海关总署关于进口越南山竹植物检疫要求的公告	2019. 8. 27
142	2019 年第 141 号	海关总署关于进口俄罗斯甜菜粕、大豆粕（饼）、油菜籽粕（饼）、葵花籽粕（饼）检验检疫要求的公告	2019. 9. 2
143	2019 年第 142 号	海关总署关于发布群体性不明原因疾病人员包机入境卫生检疫规程等 58 项出入境检验检疫行业标准的公告	2019. 9. 3
144	2019 年第 143 号	海关总署关于公布准予登记和准予续延登记证书有效期的进口棉花境外供货企业名单的公告	2019. 9. 5
145	2019 年第 146 号	海关总署关于进口阿根廷豆粕检验检疫要求的公告	2019. 9. 17
146	2019 年第 147 号	海关总署关于进口葡萄牙鲜食葡萄植物检疫要求的公告	2019. 9. 19
147	2019 年第 148 号	海关总署关于进口白俄罗斯甜菜粕检验检疫要求的公告	2019. 9. 19
148	2019 年第 149 号	海关总署 农业农村关于防止菲律宾、韩国非洲猪瘟传入我国的公告	2019. 9. 18
149	2019 年第 150 号	海关总署关于进口哈萨克斯坦亚麻籽检验检疫要求的公告	2019. 9. 24
150	2019 年第 151 号	海关总署关于进口贝宁大豆植物检疫要求的公告	2019. 9. 26
151	2019 年第 152 号	海关总署 国家卫生健康委员关于新食品原料许可证明等 2 种监管证件退出口岸验核相关事项的公告	2019. 9. 27
152	2019 年第 153 号	海关总署关于进口埃及新鲜椰枣植物检疫要求的公告	2019. 10. 8
153	2019 年第 154 号	海关总署 农业农村部关于防止东帝汶非洲猪瘟传入我国的公告	2019. 10. 12
154	2019 年第 156 号	海关总署关于进口越南乳品检验检疫要求的公告	2019. 10. 16
155	2019 年第 157 号	海关总署关于对进口汽车零部件产品推广实施采信便利化措施的公告	2019. 10. 16

① 海关总署 农业农村部公告 2022 年第 30 号禁止直接或间接从南非输入偶蹄动物及其相关产品。

② 海关总署公告 2022 年第 21 号允许俄罗斯全境小麦进口，且证书附加声明已修改。

表13-4 续6

序号	文号	文件名称	发布日期
156	2019年第159号	海关总署关于调整进口大宗商品重量鉴定监管方式的公告	2019. 10. 17
157	2019年第166号	海关总署关于发布进出口危险化学品 硝化棉润湿剂含量的测定等67项出入境检验检疫行业标准的公告	2019. 10. 25
158	2019年第168号	海关总署关于进一步规范进口机动车环保项目检验的公告	2019. 10. 28
159	2019年第169号	海关总署关于解除西班牙、斯洛伐克禽流感风险警示的公告①	2019. 10. 31
160	2019年第173号	海关总署关于进口巴西棉籽粕检验检疫要求的公告	2019. 11. 10
161	2019年第174号	海关总署关于进口乌兹别克斯坦鲜食甜瓜植物检疫要求的公告	2019. 11. 10
162	2019年第175号	海关总署关于进口老挝甘薯植物检疫要求的公告	2019. 11. 12
163	2019年第176号	海关总署关于进口西班牙橄榄粕检验检疫要求的公告	2019. 11. 10
164	2019年第177号	海关总署 农业农村部关于解除美国禽肉进口限制的公告	2019. 11. 14
165	2019年第179号	海关总署关于进口哈萨克斯坦饲用小麦粉检验检疫要求的公告	2019. 11. 21
166	2019年第180号	海关总署关于禁止特殊物品过境相关事宜的公告	2019. 11. 21
167	2019年第181号	海关总署关于进口埃塞俄比亚绿豆检验检疫要求的公告	2019. 11. 21
168	2019年第183号	海关总署关于公布第四批准予备案的进口可用作原料的固体废物装运前检验机构名单的公告	2019. 11. 28
169	2019年第184号	海关总署关于进口菲律宾鲜食鳄梨植物检疫要求的公告	2019. 11. 29
170	2019年第185号	海关总署关于进口希腊鲜食猕猴桃植物检疫要求的公告	2019. 11. 29
171	2019年第186号	海关总署关于中国和乌兹别克斯坦水果过境第三国进出口检疫要求的公告	2019. 12. 9
172	2019年第187号	海关总署关于进口墨西哥香蕉植物检疫要求的公告	2019. 12. 9
173	2019年第188号	海关总署关于进口乌克兰油菜籽粕（饼）检验检疫要求的公告	2019. 12. 9
174	2019年第189号	海关总署关于进口泰国米糠粕（饼）、棕榈仁粕（饼）检验检疫要求的公告	2019. 12. 9
175	2019年第190号	海关总署关于进口韩国甜椒检验检疫要求的公告	2019. 12. 9
176	2019年第191号	海关总署关于部分进口奔驰汽车存在三角玻璃饰条掉落风险隐患的警示公告	2019. 12. 9
177	2019年第192号	海关总署 农业农村部关于防止印度牛结节性皮肤病传入我国的公告	2019. 12. 6
178	食品函〔2019〕389号	关于海关特殊监管区内食品生产加工企业有关资质及监管问题答复意见的函	2019. 12. 10
179	2019年第194号	海关总署关于进口阿根廷鲜食葡萄植物检疫要求的公告②	2019. 12. 13
180	2019年第195号	海关总署关于进口哥伦比亚鲜食鳄梨植物检疫要求的公告	2019. 12. 13
181	2019年第200号	海关总署 农业农村部关于解除日本口蹄疫禁令的公告	2019. 12. 19
182	2019年第202号	海关总署 农业农村部关于解除日本疯牛病禁令的公告	2019. 12. 19
183	2019年第204号	海关总署关于优化进境保税油检验监管工作的公告	2019. 12. 23

① 海关总署 农业农村部公告2020年第31号禁止直接或间接从斯洛伐克输入禽及其相关产品；海关总署农业农村部公告2022年第15号禁止直接或间接从西班牙输入禽及其相关产品；海关总署 农业农村部公告2024年第56号解除西班牙高致病性禽流感疫情禁令。

② 海关总署公告2020年第50号认可阿根廷巴塔哥尼亚地区（Patagonia）和门多萨省（Mendoza）中部和南部绿洲为南美按实蝇（*Anastrepha fraterculus*）和地中海实蝇（*Ceratitis capitata*）非疫区。对于非疫区的输华水果，将无须进行冷处理。

表13-4　续7

序号	文号	文件名称	发布日期
184	2019年第208号	海关总署关于公布准予延续注册的进口婴幼儿配方乳品境外生产企业名单的公告	2019. 12. 23
185	2019年第209号	海关总署关于进口保加利亚玉米酒糟粕检验检疫要求的公告	2019. 12. 23
186	2019年第212号	海关总署关于发布《海关指定监管场地管理规范》的公告①	2019. 12. 23
187	2019年第214号	海关总署关于中国自产原料熟制禽肉输美有关要求的公告	2019. 12. 23
188	2019年第217号	海关总署关于停止有关培训、考核的公告	2019. 12. 26
189	2019年第219号	海关总署关于推广实施进口汽车零部件产品检验监管便利化措施的公告	2019. 12. 27
190	2019年第220号	海关总署关于调整实施检验的进出口商品目录的公告	2019. 12. 26
191	2019年第221号	海关总署关于修订市场采购贸易监管办法及其监管方式有关事宜的公告	2019. 12. 27
192	2019年第222号	海关总署关于发布牛结节疹病毒荧光定量PCR操作规程等52项出入境检验检疫行业标准的公告	2019. 12. 27
193	2019年第224号	海关总署 农业农村部关于防止印度尼西亚非洲猪瘟传入我国的公告	2019. 12. 26
194	2019年第225号	海关总署关于进口文莱鲜食甜瓜植物检疫要求的公告	2019. 12. 27
195	2019年第228号	海关总署关于进口吉尔吉斯共和国乳品检验检疫要求的公告	2019. 12. 30
196	2019年第230号	海关总署关于我国输美鲶形目鱼类产品有关要求的公告	2019. 12. 30
197	2019年第231号	海关总署关于废止447项出入境检验检疫行业标准的公告	2019. 12. 31
198	2019年第233号	海关总署关于提醒广大出入境人员关注国际旅行健康的公告	2019. 12. 31
199	2020年第1号	海关总署关于中国鲜梨出口巴西植物检疫要求的公告	2020. 1. 6
200	2020年第2号	海关总署关于中国猕猴桃出口智利植物检疫要求的公告	2020. 1. 3
201	2020年第3号	海关总署关于进口阿根廷鲜食柑橘植物检疫要求的公告②	2020. 1. 8
202	2020年第4号	海关总署关于发布2019年度国际卫生条例（2005）口岸公共卫生核心能力达标情况的公告	2020. 1. 8
203	2020年第5号	海关总署关于公布准予登记和准予续延登记证书有效期的进口棉花境外供货企业名单的公告	2020. 1. 8
204	2020年第6号	海关总署关于进口墨西哥浆果陆海联运检疫要求的公告	2020. 1. 9
205	2020年第7号	海关总署关于进口尼日利亚饲用高粱植物检疫要求的公告	2020. 1. 13
206	2020年第9号	海关总署关于调整193个海关商品编号项下商品监管要求的公告	2020. 1. 17
207	2020年第12号	海关总署关于进口巴西鲜食甜瓜植物检疫要求的公告	2020. 1. 22
208	2020年第13号	海关总署关于进口哈萨克斯坦共和国乳品检验检疫要求的公告	2020. 1. 22
209	2020年第16号	海关总署关于重新启动出入境人员填写健康申明卡制度的公告	2020. 1. 25
210	2020年第19号	海关总署关于进口斯洛伐克乳品检验检疫要求的公告	2020. 2. 5
211	2020年第22号	海关总署关于进口缅甸大米检验检疫要求的公告	2020. 2. 6
212	2020年第23号	海关总署关于调整进口心脏起搏器检验机构的公告	2020. 2. 8

① 海关总署公告2021年第4号对《海关指定监管场地管理规范》部分内容进行了修改。修改后文本见本章第一节。

② 海关总署公告2020年第50号认可阿根廷巴塔哥尼亚地区（Patagonia）和门多萨省（Mendoza）中部和南部绿洲为南美按实蝇（*Anastrepha fraterculus*）和地中海实蝇（*Ceratitis capitata*）非疫区。对于非疫区的输华水果，将无须进行冷处理。

表13-4　续8

序号	文号	文件名称	发布日期
213	2020 年第 25 号	海关总署 农业农村部关于解除美国禽类和禽类产品进口限制的公告	2020. 2. 14
214	2020 年第 26 号	海关总署 农业农村部关于解除博茨瓦纳牛传染性胸膜肺炎禁令的公告	2020. 1. 24
215	2020 年第 27 号	海关总署 农业农村部关于解除博茨瓦纳部分地区口蹄疫禁令的公告①	2020. 1. 23
216	2020 年第 28 号	海关总署 农业农村部关于防止希腊非洲猪瘟传入我国的公告	2020. 2. 14
217	2020 年第 29 号	海关总署关于公布进境动物隔离检疫场名单的公告	2020. 2. 19
218	2020 年第 30 号	海关总署 农业农村部关于解除美国含反刍动物成分宠物食品进口限制的公告	2020. 2. 19
219	2020 年第 31 号	海关总署 农业农村部关于防止斯洛伐克、匈牙利、德国和乌克兰②高致病性禽流感传入我国的公告	2020. 2. 20
220	2020 年第 32 号	海关总署关于进口美国马铃薯检验检疫要求的公告	2020. 2. 21
221	2020 年第 33 号	海关总署关于进口德国甜菜粕检验检疫要求的公告	2020. 2. 21
222	2020 年第 34 号	海关总署 农业农村部关于解除进口美国牛肉及牛肉产品月龄限制的公告	2020. 2. 19
223	2020 年第 37 号	海关总署关于进口美国油桃植物检疫要求的公告	2020. 3. 4
224	2020 年第 39 号	海关总署关于进口乌兹别克斯坦花生检验检疫要求的公告	2020. 3. 11
225	2020 年第 41 号	海关总署 农业农村部关于防止孟加拉国牛结节性皮肤病传入我国的公告	2020. 3. 17
226	2020 年第 42 号	海关总署关于中国鲜枣出口美国植物检疫要求的公告	2020. 3. 18
227	2020 年第 43 号	海关总署关于调整进口棉花监管方式的公告	2020. 3. 26
228	2020 年第 47 号	海关总署 农业农村部关于防止菲律宾高致病性禽流感传入我国的公告	2020. 3. 27
229	2020 年第 48 号	海关总署 农业农村部关于防止泰国非洲马瘟传入我国的公告	2020. 4. 1
230	2020 年第 49 号	海关总署关于部分进口奥迪汽车存在自燃风险隐患的警示公告	2020. 4. 2
231	2020 年第 50 号	海关总署关于认可阿根廷部分区域为实蝇非疫区的公告	2020. 4. 2
232	2020 年第 51 号	海关总署 农业农村部关于防止巴布亚新几内亚非洲猪瘟传入我国的公告	2020. 4. 3
233	2020 年第 52 号	海关总署关于中国新疆香梨出口美国植物检疫要求的公告	2020. 4. 3
234	2020 年第 53 号	(关于医疗物资实施出口商品检验的公告)	2020. 4. 10
235	2020 年第 56 号	海关总署关于公布准予登记和准予续延登记证书有效期的进口棉花境外供货企业名单的公告	2020. 4. 16
236	2020 年第 57 号	海关总署关于进口意大利大米检验检疫要求的公告	2020. 4. 21
237	2020 年第 58 号	海关总署关于中国水果出口哈萨克斯坦植物检疫要求的公告	2020. 4. 22
238	2020 年第 59 号	海关总署关于中国鲜食柑橘出口美国植物检疫要求的公告	2020. 4. 23
239	2020 年第 60 号	海关总署关于进口美国鲜食鳄梨植物检疫要求的公告	2020. 4. 26
240	2020 年第 61 号	海关总署 农业农村部关于防止北马其顿新城疫传入我国的公告	2020. 4. 27
241	2020 年第 62 号	海关总署关于中国鸭肉出口哈萨克斯坦检验检疫要求的公告	2020. 5. 3
242	2020 年第 64 号	海关总署关于进口美国鲜食蓝莓植物检疫要求的公告	2020. 5. 13
243	2020 年第 65 号	海关总署关于进口美国大麦植物检疫要求的公告	2020. 5. 13

① 海关总署 农业农村部公告 2022 年第 90 号取消博茨瓦纳东北区（North-East）疫点所在区域（编号 6b）的口蹄疫非免疫无疫区地位，禁止上述区域内偶蹄动物及其产品输华。

② 海关总署 农业农村部公告 2024 年第 37 号认可乌克兰全境无高致病性禽流感状态，解除乌克兰高致病性禽流感疫情禁令。

表13-4 续9

序号	文号	文件名称	发布日期
244	2020 年第 66 号	海关总署关于进口美国苜蓿干草块和颗粒、扁桃壳颗粒、梯牧干草植物检疫要求的公告	2020. 5. 13
245	2020 年第 67 号	海关总署关于进口智利鲜食柑橘植物检疫要求的公告	2020. 5. 14
246	2020 年第 69 号	海关总署关于调整进口铁矿检验监管方式的公告	2020. 5. 20
247	2020 年第 70 号	海关总署关于进口印度尼西亚火龙果植物检疫要求的公告	2020. 5. 23
248	2020 年第 71 号	海关总署 农业农村部关于防止印度非洲猪瘟传入我国的公告	2020. 5. 27
249	2020 年第 72 号	海关总署关于公布第五批准予备案的进口可用作原料的固体废物装运前检验机构名单的公告	2020. 6. 3
250	2020 年第 73 号	海关总署关于发布中华人民共和国海关对洋浦保税港区监管办法的公告	2020. 6. 3
251	2020 年第 81 号	海关总署关于暂停厄瓜多尔 3 家生产企业在华注册有关事宜的公告	2020. 7. 10
252	2020 年第 82 号	海关总署 农业农村部关于防止以色列绵羊痘和山羊痘传入我国的公告	2020. 7. 6
253	2020 年第 83 号	海关总署 农业农村部关于防止卢旺达口蹄疫传入我国的公告	2020. 7. 3
254	2020 年第 85 号	海关总署 农业农村部关于防止葡萄牙痒病传入我国的公告	2020. 7. 10
255	2020 年第 86 号	海关总署关于进口柬埔寨鲜食芒果植物检疫要求的公告	2020. 7. 16
256	2020 年第 87 号	海关总署关于进口克罗地亚乳品检验检疫要求的公告	2020. 7. 23
257	2020 年第 88 号	海关总署 农业农村部关于防止保加利亚新城疫传入我国的公告	2020. 7. 28
258	2020 年第 90 号	海关总署关于进口塞尔维亚乳品检验检疫要求的公告	2020. 8. 12
259	2020 年第 93 号	海关总署关于进口厄瓜多尔冷冻南美白虾检验检疫要求的公告	2020. 8. 14
260	2020 年第 96 号	海关总署 农业农村部关于防止莫桑比克口蹄疫传入我国的公告	2020. 8. 20
261	2020 年第 97 号	海关总署关于进口多米尼加鲜食鳄梨植物检疫要求的公告	2020. 8. 26
262	2020 年第 98 号	海关总署关于发布进出口石油及液体石油产品取样法（自动取样法）等 58 项行业标准的公告	2020. 8. 27
263	2020 年第 99 号	海关总署关于调整部分进出境货物监管要求的公告	2020. 8. 28
264	2020 年第 102 号	海关总署关于优化电池等进口商品质量安全检验监管方式的公告	2020. 9. 7
265	2020 年第 104 号	海关总署 农业农村部关于防止德国非洲猪瘟传入我国的公告	2020. 9. 11
266	2020 年第 105 号	海关总署 农业农村部关于防止马来西亚非洲马瘟传入我国的公告	2020. 9. 11
267	2020 年第 106 号	海关总署关于进口法国种禽种蛋检疫和卫生要求的公告	2020. 9. 14
268	2020 年第 110 号	海关总署关于调整进口原油检验监管方式的公告	2020. 9. 21
269	署办动植函〔2020〕16 号	海关总署办公厅关于取消从事进出境动植物检疫处理业务人员资格许可的通知	2020. 9. 30
270	署办企函〔2020〕10 号	海关总署办公厅关于取消出口食品生产企业备案核准许可有关事项的通知	2020. 10. 15
271	署办动植函〔2020〕19 号	海关总署办公厅 农业农村部办公厅关于防止德国蓝舌病传入我国的通知	2020. 10. 21
272	2020 年第 116 号	海关总署关于进口乌兹别克斯坦干辣椒检验检疫要求的公告	2020. 11. 3
273	署办动植函〔2020〕20 号	海关总署办公厅 农业农村部办公厅关于防止瑞士蓝舌病传入我国的通知	2020. 11. 6

表13-4　续10

序号	文号	文件名称	发布日期
274	署办动植函〔2020〕21号	海关总署办公厅 农业农村部办公厅关于防止越南牛结节性皮肤病传入我国的通知	2020. 11. 6
275	署办动植函〔2020〕22号	海关总署办公厅 农业农村部办公厅关于防止不丹牛结节性皮肤病传入我国的通知	2020. 11. 6
276	2020年第117号	海关总署关于进口坦桑尼亚大豆植物检疫要求的公告	2020. 11. 11
277	2020年第122号	海关总署关于进口墨西哥高粱检验检疫要求的公告	2020. 11. 30
278	2020年第124号	海关总署关于部分医疗物资不再实施出口商品检验的公告	2020. 12. 3
279	2020年第126号	海关总署关于进口蒙古国面粉检验检疫要求的公告	2020. 12. 7
280	2020年第127号	海关总署关于发布进口旧机电产品装运前检验监督管理实施细则的公告	2020. 12. 11
281	2020年第129号	海关总署关于进出口危险化学品及其包装检验监管有关问题的公告	2020. 12. 18
282	2020年第131号	海关总署 农业农村部关于防止爱尔兰高致病性禽流感传入我国的公告	2020. 12. 24
283	2020年第134号	海关总署关于进口越南凉粉草植物检疫要求的公告	2020. 12. 28
284	2020年第136号	海关总署关于发布马流行性感冒检疫技术规范等78项行业标准的公告	2020. 12. 30
285	2021年第4号	海关总署关于修订《海关监管作业场所（场地）设置规范》《海关监管作业场所（场地）监控摄像头设置规范》和《海关指定监管场地管理规范》的公告	2021. 1. 7
286	署办动植函〔2021〕2号	海关总署办公厅 农业农村部办公厅关于防止不丹绵羊痘和山羊痘传入我国的通知	2021. 1. 18
287	2021年第6号	海关总署 农业农村部关于防止塞内加尔高致病性禽流感传入我国的公告	2021. 1. 19
288	2021年第7号	海关总署 农业农村部关于解除老挝部分地区口蹄疫疫情禁令的公告	2021. 1. 20
289	2021年第10号	海关总署 农业农村部关于防止立陶宛高致病性禽流感传入我国的公告	2021. 1. 25
290	2021年第12号	海关总署 农业农村部关于防止斯里兰卡牛结节性皮肤病传入我国的公告	2021. 1. 28
291	2021年第15号	海关总署 农业农村部关于防止阿尔及利亚高致病性禽流感传入我国的公告	2021. 2. 19
292	署办动植函〔2021〕4号	海关总署办公厅 农业农村部办公厅关于防止泰国小反刍兽疫传入我国的通知	2021. 2. 19
293	2021年第17号	海关总署关于进口塞尔维亚玉米植物检疫要求的公告	2021. 2. 26
294	2021年第18号	海关总署关于进口阿尔巴尼亚乳品检验检疫要求的公告	2021. 3. 1
295	2021年第20号	海关总署 农业农村部关于防止爱沙尼亚高致病性禽流感传入我国的公告	2021. 3. 1
296	2021年第21号	海关总署关于进口保加利亚烟叶植物检疫要求的公告	2021. 3. 3
297	2021年第22号	海关总署关于进口塞尔维亚甜菜粕检验检疫要求的公告	2021. 3. 3
298	2021年第24号	海关总署 农业农村部关于防止马来西亚非洲猪瘟传入我国的公告	2021. 3. 8
299	2021年第25号	海关总署关于进口捷克配合饲料检疫和卫生要求的公告	2021. 3. 18
300	2021年第26号	海关总署关于进口波兰饲用乳制品检疫和卫生要求的公告	2021. 3. 18
301	2021年第27号	海关总署关于进口斯洛伐克羊肉检验检疫要求的公告	2021. 3. 29
302	2021年第28号	海关总署关于进口阿尔巴尼亚蜂蜜检验检疫要求的公告	2021. 3. 31
303	2021年第29号	海关总署 农业农村部关于防止毛里求斯口蹄疫传入我国的公告	2021. 4. 6

表13-4 续11

序号	文号	文件名称	发布日期
304	2021 年第 30 号	海关总署关于发布 2020 年度国际卫生条例（2005）口岸公共卫生核心能力达标情况的公告	2021. 4. 13
305	署办动植函〔2021〕8 号	海关总署办公厅 农业农村部办公厅关于防止泰国牛结节性皮肤病传入我国的通知	2021. 4. 13
306	2021 年第 31 号	海关总署关于进口老挝新鲜豆类检验检疫要求的公告	2021. 4. 19
307	2021 年第 32 号	海关总署 农业农村部关于防止玻利维亚新城疫传入我国的公告	2021. 4. 19
308	2021 年第 33 号	海关总署关于进口保加利亚蜂蜜检验检疫要求的公告	2021. 4. 25
309	2021 年第 35 号	海关总署 农业农村部关于防止马里高致病性禽流感传入我国的公告	2021. 4. 26
310	2021 年第 36 号	海关总署关于进口乌兹别克斯坦石榴植物检疫要求的公告	2021. 4. 25
311	2021 年第 38 号	海关总署关于进口智利马检疫卫生要求的公告	2021. 5. 26
312	2021 年第 39 号	海关总署关于调整必须实施检验的进出口商品目录的公告	2021. 6. 1
313	署办动植函〔2021〕11 号	海关总署办公厅 农业农村部办公厅关于防止不丹非洲猪瘟传入我国的通知	2021. 6. 9
314	2021 年第 40 号	海关总署 农业农村部关于防止莱索托高致病性禽流感传入我国的公告	2021. 6. 9
315	2021 年第 45 号	海关总署关于发布进口再生钢铁原料检验规程等 76 项行业标准的公告	2021. 6. 18
316	2021 年第 48 号	海关总署 农业农村部关于防止柬埔寨牛结节性皮肤病传入我国的公告	2021. 6. 25
317	2021 年第 50 号	海关总署关于实行进口乳品检测报告证明事项告知承诺制的公告	2021. 7. 5
318	署办动植函〔2021〕16 号	海关总署办公厅 农业农村部办公厅关于防止马来西亚牛结节性皮肤病传入我国的通知	2021. 7. 7
319	2021 年第 52 号	海关总署关于出入境特殊物品卫生检疫审批有关事宜的公告	2021. 7. 8
320	2021 年第 53 号	海关总署关于进口卢旺达干辣椒检验检疫要求的公告	2021. 7. 8
321	2021 年第 55 号	海关总署关于进口斯洛文尼亚禽肉检验检疫要求的公告①	2021. 7. 8
322	2021 年第 63 号	海关总署 农业农村部关于防止多米尼加非洲猪瘟传入我国的公告	2021. 8. 18
323	2021 年第 64 号	海关总署关于进口哈萨克斯坦饲用大麦粉植物检疫要求的公告	2021. 8. 20
324	2021 年第 65 号	海关总署关于进口乌兹别克斯坦李子干检验检疫要求的公告	2021. 8. 26
325	2021 年第 66 号	海关总署关于进口南非鲜食柑橘植物检疫要求的公告	2021. 8. 31
326	2021 年第 67 号	海关总署 农业农村部关于防止贝宁高致病性禽流感传入我国的公告	2021. 9. 1
327	2021 年第 71 号	海关总署 农业农村部关于防止博茨瓦纳高致病性禽流感传入我国的公告	2021. 9. 14
328	2021 年第 75 号	海关总署 农业农村部关于防止蒙古牛结节性皮肤病传入我国的公告	2021. 9. 26
329	2021 年第 76 号	海关总署 农业农村部关于防止海地非洲猪瘟传入我国的公告	2021. 9. 29
330	2021 年第 77 号	海关总署 农业农村部关于禁止英国 30 月龄以下剔骨牛肉进口的公告	2021. 9. 29
331	2021 年第 81 号	海关总署关于调整必须实施检验的进出口商品目录的公告	2021. 10. 11
332	署办动植函〔2021〕22 号	海关总署办公厅 农业农村部办公厅关于防止摩洛哥小反刍兽疫传入我国的通知	2021. 10. 22

① 海关总署 农业农村部公告 2022 年第 4 号禁止直接或间接从斯洛文尼亚输入禽类及其相关产品（源于禽类未经加工或者虽经加工但仍有可能传播疫病的产品）。

表13-4　续12

序号	文号	文件名称	发布日期
333	署办动植函〔2021〕23号	海关总署办公厅 农业农村部办公厅关于防止纳米比亚牛传染性胸膜肺炎传入我国的通知①	2021. 10. 22
334	2021年第85号	海关总署关于进口意大利牛肉检验检疫要求的公告	2021. 10. 26
335	2021年第87号	海关总署关于发布出口食品生产企业申请境外注册管理办法的公告	2021. 10. 29
336	2021年第89号	海关总署关于中泰进出口水果过境第三国检验检疫要求的公告	2021. 11. 3
337	2021年第90号	海关总署关于进口老挝鲜食百香果植物检疫要求的公告	2021. 11. 5
338	2021年第91号	海关总署关于防止番茄褐色皱果病毒随番茄和辣椒属种子传入的公告	2021. 11. 12
339	2021年第92号	海关总署关于进口古巴养殖水产品检验检疫要求的公告	2021. 11. 22
340	2021年第93号	海关总署关于进口古巴野生水产品检验检疫要求的公告	2021. 11. 22
341	2021年第94号	海关总署关于加强对来自动物疫区运输工具监督管理的公告	2021. 11. 22
342	2021年第95号	海关总署关于进口乌兹别克斯坦柠檬植物检疫要求的公告	2021. 11. 22
343	2021年第96号	海关总署关于进口中东欧国家冷冻水果检验检疫要求的公告	2021. 11. 22
344	2021年第97号	海关总署关于发布进境种猪指定隔离检疫场建设规范等83项行业标准的公告	2021. 11. 22
345	2021年第98号	海关总署关于进口波兰面粉检验检疫要求的公告	2021. 11. 26
346	2021年第99号	海关总署 农业农村部关于防止挪威高致病性禽流感传入我国的公告	2021. 11. 24
347	2021年第101号	海关总署关于授权直属海关开展部分进境动植物及其产品检疫审批事宜的公告	2021. 12. 6
348	2021年第103号	海关总署关于《中华人民共和国进口食品境外生产企业注册管理规定》和《中华人民共和国进出口食品安全管理办法》实施相关事宜的公告	2021. 12. 13
349	2021年第108号	海关总署关于取消进口肉类收货人、进口化妆品境内收货人备案的公告	2021. 12. 17
350	2021年第109号	海关总署关于防止蒙古国西部5省口蹄疫传入我国的公告	2021. 12. 16
351	2021年第110号	海关总署关于进口松材线虫发生国家松木植物检疫要求的公告	2021. 12. 16
352	2021年第114号	海关总署关于明确进口乳品检验检疫有关要求的公告	2021. 12. 23
353	2021年第117号	海关总署关于进口老挝柑橘植物检疫要求的公告	2021. 12. 27
354	2022年第2号	海关总署关于进口白俄罗斯牛肉检验检疫要求的公告	2022. 1. 7
355	2022年第3号	海关总署关于进口卢旺达甜叶菊植物检疫要求的公告	2022. 1. 7
356	2022年第4号	海关总署 农业农村部关于防止斯洛文尼亚高致病性禽流感传入我国的公告	2022. 1. 12
357	2022年第5号	海关总署 农业农村部关于防止巴勒斯坦口蹄疫传入我国的公告	2022. 1. 12
358	2022年第7号	海关总署关于进口南非鲜梨植物检疫要求的公告	2022. 1. 17
359	2022年第9号	海关总署 农业农村部关于防止意大利、北马其顿非洲猪瘟传入我国的公告	2022. 1. 24
360	2022年第10号	海关总署关于进口智利冷冻水果检验检疫要求的公告	2022. 1. 27
361	2022年第11号	海关总署 农业农村部关于防止泰国非洲猪瘟传入我国的公告	2022. 1. 26
362	2022年第15号	海关总署 农业农村部关于防止西班牙②、摩尔多瓦高致病性禽流感传入我国的公告	2022. 1. 29

① 纳米比亚位于兽医警戒围栏（VCF）以南地区牛传染性胸膜肺炎疫情禁令已于2021年12月6日解除。

② 海关总署 农业农村部公告2024年第56号解除西班牙高致病性禽流感疫情禁令。

表13-4 续13

序号	文号	文件名称	发布日期
363	2022 年第 17 号	海关总署关于进口智利羊肉检验检疫要求的公告	2022. 2. 17
364	2022 年第 18 号	海关总署关于进口智利牛肉检验检疫要求的公告	2022. 2. 17
365	2022 年第 19 号	海关总署关于进口缅甸玉米植物检疫要求的公告	2022. 2. 18
366	2022 年第 20 号	海关总署 农业农村部关于防止加拿大高致病性禽流感传入我国的公告	2022. 2. 21
367	2022 年第 21 号	海关总署关于允许俄罗斯全境小麦进口的公告	2022. 2. 23
368	署办动植函〔2022〕4 号	海关总署办公厅 农业农村部办公厅关于防止哈萨克斯坦口蹄疫传入我国的通知①	2022. 2. 25
369	2022 年第 22 号	海关总署关于授权直属海关开展进境粮食等植物产品检疫审批事宜的公告	2022. 3. 1
370	2022 年第 23 号	海关总署关于进口蒙古国乳品检验检疫要求的公告	2022. 3. 6
371	2022 年第 24 号	海关总署关于明确尸体骸骨入境前申报相关事宜的公告	2022. 3. 14
372	2022 年第 25 号	海关总署关于发布进口再生铜原料检验规程等 86 项行业标准并废止 3 项行业标准的公告	2022. 3. 14
373	2022 年第 27 号	海关总署关于撤销 2 家印度水产品生产企业在华注册资格的公告	2022. 3. 22
374	2022 年第 28 号	海关总署关于进口印度尼西亚魔芋干片检验检疫要求的公告	2022. 3. 25
375	2022 年第 30 号	海关总署 农业农村部关于防止南非口蹄疫传入我国的公告②	2022. 4. 1
376	2022 年第 34 号	海关总署关于进口肯尼亚野生水产品检验检疫要求的公告	2022. 4. 26
377	2022 年第 37 号	海关总署 农业农村部关于解除老挝牛结节性皮肤病疫情禁令的公告	2022. 4. 29
378	2022 年第 38 号	海关总署 农业农村部关于防止蒙古绵羊痘和山羊痘传入我国的公告③	2022. 4. 29
379	2022 年第 41 号	海关总署关于进口柬埔寨鲜食龙眼植物检疫要求的公告	2022. 5. 19
380	2022 年第 44 号	海关总署 农业农村部关于防止印度尼西亚口蹄疫传入我国的公告	2022. 5. 17
381	2022 年第 45 号	海关总署关于进口柬埔寨养殖水产品检验检疫要求的公告	2022. 5. 30
382	2022 年第 46 号	海关总署 农业农村部关于防止尼泊尔非洲猪瘟传入我国的公告	2022. 5. 27
383	2022 年第 47 号	海关总署关于进口肯尼亚鲜食鳄梨植物检疫要求的公告	2022. 6. 1
384	2022 年第 48 号	海关总署 农业农村部关于防止加蓬高致病性禽流感传入我国的公告	2022. 6. 1
385	2022 年第 49 号	海关总署关于进口缅甸香蕉植物检疫要求的公告	2022. 6. 14
386	2022 年第 50 号	海关总署 农业农村部关于防止几内亚高致病性禽流感传入我国的公告	2022. 6. 15
387	2022 年第 52 号	海关总署关于进口西班牙燕麦草检验检疫要求的公告	2022. 6. 21
388	2022 年第 53 号	海关总署关于进境种苗实施附条件提离便利化措施的公告	2022. 6. 29
389	2022 年第 55 号	海关总署关于进口津巴布韦鲜食柑橘植物检疫要求的公告④	2022. 7. 1

① 海关总署 农业农村部公告 2024 年第 20 号认可哈萨克斯坦共和国阿拉木图州（Almaty）、杰特苏州（Zhetsu）、东哈萨克斯坦州（Shyghys kazakstan）、阿拜州（Abai）、江布尔州（Jambyl）、图尔克斯坦州（Turkistan）、克孜勒奥尔达州（Kyzylorda）、阿拉木图市（Almaty）、奇姆肯特市（Shymkent）为口蹄疫无疫区，本文对述区域的口蹄疫禁令不再执行。海关总署公告 2024 年第 188 号允许符合相关要求的哈萨克斯坦牛皮进口。

② 海关总署 农业农村部公告 2022 年第 76 号解除南非羊毛和偶蹄动物皮张的禁令；海关总署 农业农村部公告 2023 年第 99 号认可南非共和国部分区域为口蹄疫非免疫无疫区。

③ 海关总署 农业农村部公告 2022 年第 71 号解除蒙古国东戈壁省扎门乌德市部分区域绵羊痘和山羊痘疫情禁令。

④ 海关总署公告 2023 年第 58 号发布进口津巴布韦鲜食柑橘植物检疫补充要求。

表13-4　续14

序号	文号	文件名称	发布日期
390	2022 年第 57 号	海关总署关于发布进境种用雏禽指定隔离检疫场建设规范等 90 项行业标准的公告	2022. 7. 7
391	2022 年第 58 号	海关总署关于进一步优化完善进口冷链食品口岸疫情防控措施的公告	2022. 7. 8
392	2022 年第 63 号	海关总署关于进口巴西花生检验检疫要求的公告	2022. 7. 19
393	2022 年第 66 号	海关总署关于进口越南鲜食榴莲植物检疫要求的公告	2022. 7. 27
394	2022 年第 67 号	海关总署关于进口厄瓜多尔火龙果植物检疫要求的公告	2022. 7. 27
395	2022 年第 68 号	海关总署关于中国鲜梨出口厄瓜多尔植物检疫要求的公告	2022. 7. 29
396	2022 年第 69 号	海关总署关于进口尼泊尔青贮饲料检验检疫要求的公告	2022. 7. 27
397	2022 年第 71 号	海关总署 农业农村部关于解除蒙古国部分地区绵羊痘和山羊痘疫情禁令的公告	2022. 8. 3
398	2022 年第 72 号	海关总署关于进口埃及鲜食石榴植物检疫要求的公告	2022. 8. 8
399	2022 年第 74 号	海关总署关于进口印度尼西亚鲜食菠萝植物检疫要求的公告	2022. 8. 15
400	2022 年第 75 号	海关总署关于进口赞比亚豆粕检验检疫要求的公告	2022. 8. 19
401	2022 年第 76 号	海关总署 农业农村部关于解除南非羊毛①和偶蹄动物皮张口蹄疫禁令的公告	2022. 8. 19
402	2022 年第 77 号	海关总署关于进一步优化出入境检疫处理监督工作的公告	2022. 8. 23
403	署办动植函〔2022〕12 号	海关总署办公厅关于加强和优化进境水洗羽毛羽绒检疫措施的通知	2022. 8. 25
404	2022 年第 79 号	海关总署关于调整必须实施检验的进出口商品目录的公告	2022. 8. 30
405	2022 年第 80 号	海关总署关于进口巴西豆粕检验检疫要求的公告	2022. 8. 30
406	2022 年第 81 号	海关总署关于进口巴西橙纤维颗粒检验检疫要求的公告	2022. 8. 30
407	2022 年第 82 号	海关总署关于进口伊朗鲜食柑橘植物检疫要求的公告	2022. 8. 31
408	2022 年第 83 号	海关总署关于授权直属海关开展部分进境动植物及其产品检疫审批事宜的公告	2022. 8. 31
409	2022 年第 84 号	海关总署关于进口赞比亚甜叶菊植物检疫要求的公告	2022. 9. 5
410	2022 年第 85 号	海关总署关于进口意大利猕猴桃冷藏船运输检疫要求的公告	2022. 9. 7
411	2022 年第 86 号	海关总署关于进口巴西大豆蛋白检验检疫要求的公告	2022. 9. 9
412	2022 年第 87 号	海关总署关于进口巴布亚新几内亚野生水产品检验检疫要求的公告	2022. 9. 19
413	2022 年第 89 号	海关总署关于进口巴基斯坦水牛胚胎检疫卫生要求的公告②	2022. 9. 21
414	2022 年第 90 号	海关总署 农业农村部关于取消博茨瓦纳部分地区口蹄疫非免疫无疫区地位的公告	2022. 9. 21
415	2022 年第 93 号	海关总署 农业农村部关于防止西班牙绵羊痘和山羊痘传入我国的公告	2022. 9. 30
416	2022 年第 94 号	海关总署关于进口乌兹别克斯坦菜豆检验检疫要求的公告	2022. 10. 1
417	2022 年第 95 号	海关总署关于进口白俄罗斯菜籽粕和豆粕检验检疫要求的公告	2022. 10. 1
418	2022 年第 96 号	海关总署关于进口巴布亚新几内亚食用水生动物检疫和卫生要求的公告	2022. 10. 13

① 海关总署公告 2024 年第 133 号发布进口南非原羊毛检疫和卫生要求。
② 海关总署 农业农村部公告 2024 年第 40 号允许规定范围内符合我国检疫卫生要求的水牛胚胎输华。

表13-4　续15

序号	文号	文件名称	发布日期
419	2022 年第 97 号	海关总署关于进口巴基斯坦虎尾草检验检疫要求的公告	2022. 10. 24
420	2022 年第 98 号	海关总署关于进口老挝土茯苓和鸡血藤植物检疫要求的公告	2022. 10. 24
421	2022 年第 99 号	海关总署关于进口尼加拉瓜养殖水产品检验检疫要求的公告	2022. 10. 25
422	2022 年第 100 号	海关总署关于进口尼加拉瓜野生水产品检验检疫要求的公告	2022. 10. 25
423	2022 年第 101 号	海关总署关于扩大市场采购贸易方式试点的公告	2022. 10. 26
424	2022 年第 103 号	海关总署 农业农村部关于防止葡萄牙高致病性禽流感传入我国的公告	2022. 10. 27
425	2022 年第 105 号	海关总署关于进口乌兹别克斯坦甜瓜干检验检疫要求的公告	2022. 11. 1
426	2022 年第 107 号	海关总署关于进口白俄罗斯小麦粉检验检疫要求的公告	2022. 11. 1
427	2022 年第 108 号	海关总署关于进口越南鲜食香蕉植物检疫要求的公告	2022. 11. 8
428	2022 年第 109 号	海关总署 农业农村部关于防止赞比亚牛传染性胸膜肺炎传入我国的公告	2022. 11. 11
429	2022 年第 110 号	海关总署关于进口越南燕窝产品检验检疫要求的公告	2022. 11. 14
430	2022 年第 111 号	海关总署关于进口巴基斯坦鲜食樱桃植物检疫要求的公告	2022. 11. 15
431	2022 年第 112 号	海关总署关于进口坦桑尼亚鲜食鳄梨植物检疫要求的公告	2022. 11. 15
432	2022 年第 115 号	海关总署关于进口柬埔寨胡椒植物检疫要求的公告	2022. 11. 21
433	2022 年第 116 号	海关总署关于进口柬埔寨野生水产品检验检疫要求的公告	2022. 11. 21
434	2022 年第 117 号	海关总署关于进口越南甘薯植物检疫要求的公告	2022. 11. 22
435	2022 年第 118 号	海关总署关于进口印度尼西亚鲜食香蕉植物检疫要求的公告	2022. 11. 23
436	2022 年第 119 号	海关总署关于进口古巴蜂蜜产品检验检疫要求的公告	2022. 11. 29
437	2022 年第 120 号	海关总署关于进口服装采信要求的公告	2022. 12. 1
438	2022 年第 121 号	海关总署关于进口坦桑尼亚野生水产品检验检疫要求的公告	2022. 12. 2
439	2022 年第 123 号	海关总署关于进口阿联酋骆驼乳产品检验检疫要求的公告	2022. 12. 8
440	2022 年第 124 号	海关总署关于进口老挝烟叶植物检疫要求的公告	2022. 12. 9
441	2022 年第 125 号	海关总署关于进口蒙古国天然饲草检验检疫要求的公告	2022. 12. 9
442	2022 年第 126 号	海关总署关于进口老挝屠宰用肉牛检疫卫生要求的公告	2022. 12. 12
443	2022 年第 128 号	海关总署 农业农村部关于防止塞浦路斯蓝舌病传入我国的公告	2022. 12. 22
444	2022 年第 130 号	海关总署 农业农村部关于防止厄瓜多尔高致病性禽流感传入我国的公告	2022. 12. 21
445	2022 年第 131 号	海关总署关于新型冠状病毒感染乙类乙管后有关事项的公告	2022. 12. 28
446	2022 年第 136 号	海关总署关于婴幼儿配方食品、再制干酪等产品进口执行食品安全国家标准检验相关要求的公告	2022. 12. 30
447	2023 年第 1 号	海关总署关于进口菲律宾鲜食榴莲植物检疫要求的公告	2023. 1. 7
448	2023 年第 2 号	海关总署关于进口科摩罗食用水生动物检疫和卫生要求的公告	2023. 1. 6
449	2023 年第 4 号	海关总署 农业农村部关于防止尼日利亚非洲马瘟传入我国的公告	2023. 1. 10
450	2023 年第 7 号	海关总署关于进口冈比亚饲用鱼粉、鱼油等水生动物蛋白及油脂检疫和卫生要求的公告	2023. 1. 18
451	2023 年第 8 号	海关总署 农业农村部关于解除哥伦比亚部分地区古典猪瘟和口蹄疫疫情禁令的公告	2023. 2. 2

表13-4　续16

序号	文号	文件名称	发布日期
452	2023 年第 9 号	海关总署 农业农村部关于防止伊拉克口蹄疫传入我国的公告	2023. 2. 9
453	2023 年第 10 号	海关总署 农业农村部关于防止阿塞拜疆绵羊痘和山羊痘传入我国的公告	2023. 2. 9
454	2023 年第 11 号	海关总署关于进口伊朗养殖水产品检验检疫要求的公告	2023. 2. 10
455	2023 年第 13 号	海关总署 农业农村部关于防止秘鲁、玻利维亚和土耳其高致病性禽流感传入我国的公告	2023. 2. 17
456	2023 年第 14 号	海关总署关于调整进口货物报关单申报要求的公告	2023. 2. 21
457	2023 年第 16 号	海关总署关于进口柬埔寨食用水生动物检疫和卫生要求的公告	2023. 2. 21
458	2023 年第 17 号	海关总署关于进口伊朗乳品检验检疫要求的公告	2023. 2. 21
459	2023 年第 18 号	海关总署关于进口伊朗鲜食苹果植物检疫要求的公告	2023. 2. 21
460	2023 年第 19 号	海关总署 农业农村部关于防止新加坡非洲猪瘟传入我国的公告	2023. 2. 24
461	2023 年第 21 号	海关总署关于进口水泥采信要求的公告	2023. 3. 10
462	2023 年第 22 号	海关总署 农业农村部关于防止阿根廷高致病性禽流感传入我国的公告	2023. 3. 13
463	2023 年第 23 号	海关总署 农业农村部关于防止厄立特里亚等国家非洲马瘟传入我国的公告	2023. 3. 7
464	2023 年第 24 号	海关总署关于进口白俄罗斯有机栽培介质植物检疫要求的公告	2023. 3. 15
465	2023 年第 27 号	海关总署关于开展属地查检业务管理系统及检验检疫证单“云签发”模式试运行的公告	2023. 3. 31
466	2023 年第 28 号	海关总署关于公布《特殊物品海关检验检疫名称和商品编号对应名录》的公告	2023. 4. 2
467	2023 年第 29 号	海关总署关于进一步加强进口危险化学品检验监管的公告	2023. 4. 7
468	2023 年第 30 号	海关总署 农业农村部关于防止利比亚口蹄疫传入我国的公告	2023. 4. 6
469	2023 年第 31 号	海关总署关于废止海关总署 2019 年第 74 号等 8 部公告的公告	2023. 4. 10
470	动植检函〔2023〕7 号	动植检司 稽查司关于出口智利种苗花卉植物检疫要求的函	2023. 4. 10
471	2023 年第 32 号	海关总署关于进口马来西亚水产饲料检疫和卫生要求的公告	2023. 4. 11
472	2023 年第 33 号	海关总署关于进口西班牙鲜食柿子植物检疫要求的公告	2023. 4. 11
473	2023 年第 34 号	海关总署关于进口马来西亚鲜食菠萝蜜植物检疫要求的公告	2023. 4. 11
474	2023 年第 35 号	海关总署关于进口法国鲜食软枣猕猴桃植物检疫要求的公告	2023. 4. 14
475	2023 年第 36 号	海关总署关于进口法国饲用乳制品检疫和卫生要求的公告	2023. 4. 19
476	2023 年第 38 号	海关总署关于进口西班牙扁桃仁检验检疫要求的公告	2023. 4. 20
477	2023 年第 39 号	海关总署关于进口法国种猪检疫卫生要求的公告	2023. 4. 21
478	2023 年第 40 号	海关总署关于进口法国猪精液检疫卫生要求的公告	2023. 4. 21
479	2023 年第 42 号	海关总署关于通过深圳前海联合交易中心进口大豆有关通关事项的公告	2023. 4. 30
480	2023 年第 43 号	海关总署关于开展《货物进口证明书（汽车、摩托车）》和《进口机动车辆随车检验单》“两证合一”改革试点的公告	2023. 4. 28
481	2023 年第 46 号	海关总署关于进口巴西陆生动物蛋白饲料检疫和卫生要求的公告	2023. 5. 4

表13-4　续17

序号	文号	文件名称	发布日期
482	2023 年第 48 号	海关总署关于进口法国猪肉检验检疫要求的公告①	2023. 5. 11
483	2023 年第 50 号	海关总署关于进口法国腌制猪肉制品检验检疫要求的公告	2023. 5. 22
484	2023 年第 51 号	海关总署关于进口法国熟制猪肉制品检验检疫要求的公告	2023. 5. 20
485	2023 年第 52 号	海关总署 农业农村部关于防止科摩罗口蹄疫传入我国的公告	2023. 5. 16
486	2023 年第 54 号	海关总署关于进口塞尔维亚宠物食品检疫和卫生要求的公告	2023. 5. 26
487	2023 年第 55 号	海关总署关于进口塔吉克斯坦鲜食葡萄植物检疫要求的公告	2023. 5. 29
488	2023 年第 56 号	海关总署关于进口吉尔吉斯共和国鲜食葡萄植物检疫要求的公告	2023. 5. 29
489	2023 年第 57 号	海关总署关于进口乌兹别克斯坦鲜食葡萄植物检疫要求的公告	2023. 5. 29
490	2023 年第 58 号	海关总署关于进口津巴布韦鲜食柑橘植物检疫补充要求的公告	2023. 5. 30
491	2023 年第 59 号	海关总署关于进口塞尔维亚蜂蜜检验检疫要求的公告	2023. 6. 1
492	2023 年第 61 号	海关总署关于进口乌兹别克斯坦禽肉检验检疫要求的公告	2023. 6. 1
493	2023 年第 62 号	海关总署关于进口哈萨克斯坦野生水产品检验检疫要求的公告	2023. 6. 2
494	2023 年第 64 号	海关总署关于进口巴基斯坦热处理牛肉检验检疫要求的公告	2023. 6. 11
495	2023 年第 65 号	海关总署关于进口哈萨克斯坦食用豌豆、兵豆植物检疫要求的公告	2023. 6. 9
496	2023 年第 66 号	海关总署关于进口哈萨克斯坦葵花籽粕（饼）、红花籽粕（饼）、大豆粕（饼）、亚麻籽粕（饼）检验检疫要求的公告	2023. 6. 12
497	2023 年第 67 号	海关总署关于进口洪都拉斯咖啡豆植物检疫要求的公告	2023. 6. 13
498	2023 年第 68 号	海关总署关于进口洪都拉斯鲜食香蕉植物检疫要求的公告	2023. 6. 13
499	2023 年第 69 号	海关总署关于进口洪都拉斯养殖水产品检验检疫要求的公告	2023. 6. 13
500	2023 年第 70 号	海关总署 农业农村部关于解除波兰 30 月龄以下剔骨牛肉禁令的公告②	2023. 6. 15
501	2023 年第 71 号	海关总署 农业农村部关于解除比利时 30 月龄以下剔骨牛肉禁令的公告	2023. 6. 15
502	2023 年第 72 号	海关总署 农业农村部关于解除意大利其他地区猪水泡病疫情禁令的公告	2023. 6. 15
503	2023 年第 77 号	海关总署关于进口波兰鲜食蓝莓植物检疫要求的公告	2023. 6. 28
504	2023 年第 78 号	海关总署关于进口波兰宠物食品检疫和卫生要求的公告	2023. 6. 29
505	2023 年第 79 号	海关总署关于进口新西兰鲜食猕猴桃植物检疫要求的公告	2023. 7. 3
506	2023 年第 80 号	海关总署关于进口意大利鲜梨植物检疫要求的公告	2023. 7. 3
507	2023 年第 81 号	海关总署关于进口比利时芽球菊苣植物检疫要求的公告	2023. 7. 3
508	2023 年第 84 号	海关总署 农业农村部关于防止克罗地亚非洲猪瘟传入我国的公告	2023. 7. 6
509	2023 年第 85 号	海关总署 农业农村部关于防止波斯尼亚和黑塞哥维那非洲猪瘟传入我国的公告	2023. 7. 6
510	2023 年第 86 号	海关总署关于发布《进口离岸现货交易大豆监督管理规范（试行）》的公告	2023. 7. 7
511	2023 年第 87 号	海关总署关于进口波兰牛肉检验检疫要求的公告	2023. 7. 10
512	2023 年第 88 号	海关总署关于进口所罗门群岛椰子粕检验检疫要求的公告	2023. 7. 11

① 海关总署公告 2024 年第 60 号公布进口法国猪肉检验检疫和卫生要求补充条款。
② 海关总署公告 2023 年第 87 号公布进口波兰牛肉检验检疫要求。

表13-4　续18

序号	文号	文件名称	发布日期
513	2023 年第 89 号	海关总署关于进口蒙古国洗净毛绒检疫和卫生要求的公告	2023. 7. 13
514	2023 年第 90 号	海关总署关于进口马达加斯加羊肉检验检疫要求的公告	2023. 7. 13
515	2023 年第 91 号	海关总署 农业农村部关于解除缅甸部分地区口蹄疫疫情的公告	2023. 7. 14
516	2023 年第 92 号	海关总署关于进口蒙古国屠宰用绵羊和山羊检疫卫生要求的公告	2023. 7. 19
517	2023 年第 95 号	海关总署关于印度尼西亚魔芋粉输华检验检疫要求的公告	2023. 8. 6
518	2023 年第 96 号	海关总署关于进口巴基斯坦干辣椒植物检疫要求的公告	2023. 8. 10
519	2023 年第 97 号	海关总署关于进口印度尼西亚天竺黄植物检疫要求的公告	2023. 8. 6
520	2023 年第 99 号	海关总署 农业农村部关于解除南非部分地区口蹄疫禁令的公告	2023. 8. 17
521	2023 年第 101 号	海关总署 农业农村部关于解除俄罗斯牛结节性皮肤病疫情禁令的公告	2023. 8. 21
522	2023 年第 103 号	海关总署关于全面暂停进口日本水产品的公告	2023. 8. 24
523	2023 年第 106 号	海关总署关于调整健康申报有关要求的公告	2023. 8. 29
524	2023 年第 107 号	海关总署关于进口南非鲜食鳄梨植物检疫要求的公告	2023. 8. 28
525	2023 年第 108 号	海关总署关于调整进口铅矿砂及其精矿、锌矿砂及其精矿检验监管方式的公告	2023. 8. 30
526	2023 年第 110 号	海关总署关于废止原质检总局 2012 年第 131 号公告的公告	2023. 8. 31
527	2023 年第 112 号	海关总署关于进口尼加拉瓜牛肉检验检疫要求的公告	2023. 9. 1
528	2023 年第 113 号	海关总署 农业农村部关于防止阿曼口蹄疫传入我国的公告	2023. 9. 2
529	2023 年第 114 号	海关总署关于进口贝宁鲜食菠萝植物检疫要求的公告	2023. 9. 5
530	2023 年第 115 号	海关总署关于进口委内瑞拉咖啡豆植物检疫要求的公告	2023. 9. 15
531	2023 年第 116 号	海关总署 农业农村部关于解除芬兰 30 月龄以下剔骨牛肉禁令的公告	2023. 9. 15
532	2023 年第 117 号	海关总署关于出口越南乳品检验检疫要求的公告	2023. 9. 14
533	2023 年第 118 号	海关总署关于进口委内瑞拉鲜食鳄梨植物检疫要求的公告	2023. 9. 18
534	2023 年第 119 号	海关总署关于进口柬埔寨鲜食椰子植物检疫要求的公告	2023. 9. 18
535	2023 年第 120 号	海关总署关于进口赞比亚鲜食蓝莓植物检疫要求的公告	2023. 9. 19
536	2023 年第 121 号	海关总署 农业农村部关于防止瑞典非洲猪瘟传入我国的公告	2023. 9. 20
537	2023 年第 122 号	海关总署关于进口埃及鲜食芒果植物检疫要求的公告	2023. 9. 22
538	2023 年第 123 号	海关总署 农业农村部关于解除俄罗斯符合检疫要求猪肉输华限制的公告①	2023. 9. 28
539	2023 年第 124 号	海关总署 农业农村部关于防止保加利亚绵羊痘和山羊痘传入我国的公告	2023. 9. 27
540	2023 年第 125 号	海关总署关于解除马来西亚高致病性禽流感风险警示的公告	2023. 9. 28
541	2023 年第 126 号	海关总署关于进口尼泊尔植物源性中药材植物检疫要求的公告	2023. 10. 1
542	2023 年第 128 号	海关总署关于进口芬兰麦芽检验检疫要求的公告	2023. 10. 9
543	2023 年第 129 号	海关总署关于进口芬兰热处理猪肉产品检验检疫要求的公告	2023. 10. 10
544	2023 年第 130 号	海关总署关于进口缅甸养殖水产品检验检疫要求的公告	2023. 10. 10
545	2023 年第 132 号	海关总署 农业农村部关于解除俄罗斯部分区域口蹄疫禁令的公告	2023. 10. 13

① 海关总署公告 2024 年第 11 号发布进口俄罗斯猪肉检验检疫要求。

表13-4　续19

序号	文号	文件名称	发布日期
546	2023 年第 133 号	海关总署关于进口巴拿马野生水产品检验检疫要求的公告	2023. 10. 16
547	2023 年第 134 号	海关总署关于进口缅甸野生水产品检验检疫要求的公告	2023. 10. 17
548	2023 年第 135 号	海关总署关于进口阿曼野生水产品检验检疫要求的公告	2023. 10. 16
549	2023 年第 137 号	海关总署关于进口泰国鲜食西番莲植物检疫要求的公告	2023. 10. 23
550	2023 年第 138 号	海关总署关于进口智利鲜食核果植物检疫要求的公告	2023. 10. 23
551	2023 年第 139 号	海关总署 农业农村部关于防止比利时蓝舌病传入我国的公告	2023. 10. 23
552	2023 年第 140 号	海关总署 农业农村部关于防止荷兰蓝舌病传入我国的公告	2023. 10. 23
553	2023 年第 141 号	海关总署 农业农村部关于防止卢旺达小反刍兽疫传入我国的公告	2023. 10. 23
554	2023 年第 142 号	海关总署关于进口埃塞俄比亚咖啡豆植物检疫要求的公告	2023. 10. 24
555	2023 年第 143 号	海关总署关于进口老挝鲜食芒果植物检疫要求的公告	2023. 10. 24
556	2023 年第 145 号	海关总署关于进口斯里兰卡锡兰肉桂植物检疫要求的公告	2023. 10. 25
557	2023 年第 146 号	海关总署关于进口阿根廷原羊毛检疫和卫生要求的公告	2023. 10. 25
558	2023 年第 147 号	海关总署关于进口塞尔维亚苹果植物检疫要求的公告	2023. 10. 26
559	2023 年第 149 号	海关总署关于老挝腰果输华检验检疫要求的公告	2023. 10. 25
560	2023 年第 150 号	海关总署关于进口老挝植物源性中药材植物检疫要求的公告	2023. 10. 27
561	2023 年第 151 号	海关总署关于优化调整健康申报模式的公告	2023. 10. 26
562	2023 年第 152 号	海关总署关于进口匈牙利原羊毛检疫和卫生要求的公告①	2023. 10. 30
563	2023 年第 153 号	海关总署关于乌兹别克斯坦沙枣干输华检验检疫要求的公告	2023. 10. 30
564	2023 年第 154 号	海关总署关于进口印度尼西亚食用水生动物检疫和卫生要求的公告	2023. 10. 30
565	2023 年第 155 号	海关总署关于进口哥伦比亚藜麦植物检疫要求的公告	2023. 10. 31
566	2023 年第 157 号	海关总署 农业农村部关于防止莫桑比克高致病性禽流感传入我国的公告	2023. 11. 1
567	2023 年第 159 号	海关总署关于进口蒙古国工业用陆生动物制品检疫和兽医卫生要求的公告	2023. 11. 3
568	2023 年第 160 号	海关总署关于进口智利养殖水产品检验检疫要求的公告	2023. 11. 6
569	2023 年第 161 号	海关总署关于进口印度尼西亚野生水产品检验检疫要求的公告	2023. 11. 6
570	2023 年第 162 号	海关总署关于进口俄罗斯野生水产品检验检疫要求的公告	2023. 11. 6
571	2023 年第 163 号	海关总署关于进口巴基斯坦乳品检验检疫要求的公告	2023. 11. 6
572	2023 年第 165 号	海关总署关于进口斯里兰卡野生水产品检验检疫要求的公告	2023. 11. 13
573	2023 年第 167 号	海关总署关于进口哥伦比亚冷冻牛肉检验检疫要求的公告	2023. 11. 15
574	2023 年第 168 号	海关总署关于进口白俄罗斯蜂蜜检验检疫要求的公告	2023. 11. 17
575	2023 年第 169 号	海关总署 农业农村部关于防止希腊绵羊痘和山羊痘传入我国的公告	2023. 11. 20
576	2023 年第 171 号	海关总署关于进口马耳他养殖水产品检验检疫要求的公告	2023. 11. 22
577	2023 年第 173 号	海关总署关于进口乌拉圭鲜食柑橘植物检疫要求的公告	2023. 11. 29
578	2023 年第 174 号	海关总署关于进口哈萨克斯坦鲜食核果植物检疫要求的公告	2023. 12. 1

① 海关总署 农业农村部公告 2025 年第 23 号禁止直接或间接从匈牙利输入绵羊、山羊及其相关产品（源于绵羊、山羊未经加工或者虽经加工但仍有可能传播疫病的产品）。

表13-4　续20

序号	文号	文件名称	发布日期
579	2023年第175号	海关总署 农业农村部关于防止英国蓝舌病传入我国的公告	2023. 12. 1
580	2023年第176号	海关总署关于进口乌拉圭食用水生动物检疫和卫生要求的公告	2023. 12. 7
581	2023年第179号	海关总署 农业农村部关于解除阿塞拜疆高致病性禽流感疫情禁令的公告	2023. 12. 8
582	2023年第180号	海关总署 农业农村部关于解除芬兰高致病性禽流感疫情禁令的公告	2023. 12. 8
583	2023年第183号	海关总署关于进口乌拉圭运动马检疫和卫生要求的公告	2023. 12. 12
584	2023年第184号	海关总署关于进口越南鲜食西瓜植物检疫要求的公告	2023. 12. 15
585	2023年第188号	海关总署关于进口芬兰禽肉检验检疫要求的公告	2023. 12. 22
586	2023年第191号	海关总署 农业农村部关于防止土耳其小反刍兽疫传入我国的公告	2023. 12. 22
587	2023年第192号	海关总署关于进口乌拉圭牛肉检验检疫要求的公告	2023. 12. 25
588	2023年第193号	海关总署关于进口原油采信要求的公告	2023. 12. 25
589	2023年第194号	海关总署关于修订澳门输内地肉制品检验检疫要求的公告	2023. 12. 26
590	2023年第195号	海关总署关于发布《高风险特殊物品卫生检疫准入管理办法》的公告	2023. 12. 26
591	2023年第202号	海关总署关于发布《中华人民共和国海关对横琴粤澳深度合作区监管办法》的公告	2023. 12. 28
592	2024年第1号	海关总署关于进口文莱野生水产品检验检疫和卫生要求的公告	2024. 1. 1
593	2024年第2号	海关总署关于进口文莱养殖水产品检验检疫和卫生要求的公告	2024. 1. 1
594	2024年第3号	海关总署 农业农村部关于防止孟加拉国非洲猪瘟传入我国的公告	2024. 1. 5
595	2024年第5号	海关总署 农业农村部关于解除比利时非洲猪瘟疫情禁令的公告	2024. 1. 12
596	2024年第8号	海关总署 农业农村部关于防止伊拉克蓝舌病传入我国的公告	2024. 1. 26
597	2024年第9号	海关总署关于进口比利时甜椒植物检疫要求的公告	2024. 1. 19
598	2024年第11号	海关总署关于进口俄罗斯猪肉检验检疫要求的公告	2024. 1. 24
599	2024年第12号	海关总署关于发布2023年度《国际卫生条例（2005）》口岸公共卫生核心能力达标情况的公告	2024. 1. 26
600	2024年第14号	海关总署关于进口爱尔兰种猪检疫和卫生要求的公告	2024. 2. 1
601	2024年第15号	海关总署关于进口乌兹别克斯坦鹰嘴豆植物检疫要求的公告	2024. 2. 4
602	2024年第16号	海关总署 农业农村部关于防止黑山非洲猪瘟传入我国的公告	2024. 2. 1
603	2024年第19号	海关总署 农业农村部关于防止意大利蓝舌病传入我国的公告	2024. 2. 6
604	2024年第20号	海关总署 农业农村部关于解除哈萨克斯坦部分区域口蹄疫禁令的公告	2024. 2. 7
605	2024年第21号	海关总署 农业农村部关于解除哈萨克斯坦高致病性禽流感疫情禁令的公告	2024. 2. 7
606	2024年第22号	海关总署 农业农村部关于解除西班牙30月龄以下剔骨牛肉禁令的公告	2024. 2. 19
607	2024年第24号	海关总署关于调整进口心脏起搏器检验机构的公告	2024. 2. 27
608	2024年第25号	海关总署关于进口泰国罗汉松植物检疫要求的公告	2024. 3. 1
609	2024年第26号	海关总署 农业农村部关于防止格鲁吉亚绵羊痘和山羊痘传入我国的公告	2024. 3. 2
610	2024年第27号	海关总署关于发布《出口水产品原料养殖场备案管理办法》的公告	2024. 3. 4
611	2024年第28号	海关总署关于进口奥地利乳品检验检疫要求的公告	2024. 3. 6
612	2024年第29号	海关总署 农业农村部关于防止阿尔巴尼亚非洲猪瘟传入我国的公告	2024. 3. 10

表13-4　续21

序号	文号	文件名称	发布日期
613	2024年第30号	海关总署关于调整进出口货物报关单申报要求的公告	2024. 3. 14
614	2024年第31号	海关总署 农业农村部关于防止格鲁吉亚小反刍兽疫传入我国的公告	2024. 3. 15
615	2024年第33号	海关总署关于进口奥地利猪肉检验检疫要求的公告	2024. 3. 22
616	2024年第34号	海关总署 农业农村部关于防止利比亚绵羊痘和山羊痘传入我国的公告	2024. 3. 22
617	2024年第35号	海关总署关于进口斯里兰卡鲜食菠萝植物检疫要求的公告	2024. 4. 1
618	2024年第37号	海关总署 农业农村部关于解除乌克兰高致病性禽流感疫情禁令的公告	2024. 4. 7
619	2024年第39号	海关总署关于进口乌拉圭野生水产品检验检疫和卫生要求的公告	2024. 4. 10
620	2024年第40号	海关总署 农业农村部关于允许巴基斯坦部分区域水牛胚胎输华的公告①	2024. 4. 10
621	2024年第41号	海关总署 农业农村部关于解除德国30月龄以下剔骨牛肉疯牛病禁令的公告	2024. 4. 16
622	2024年第42号	海关总署关于智利扁桃仁产品输华检验检疫要求的公告	2024. 4. 15
623	2024年第43号	海关总署关于进口巴西牛血液制品检疫和卫生要求的公告	2024. 4. 16
624	2024年第45号	海关总署关于进口委内瑞拉野生水产品检验检疫要求的公告	2024. 4. 17
625	2024年第47号	海关总署关于进口德国鲜食苹果植物检疫要求的公告	2024. 4. 29
626	2024年第51号	海关总署关于解除塞尔维亚高致病性禽流感风险警示的公告	2024. 5. 7
627	2024年第52号	海关总署关于进口法国猪源性蛋白饲料检疫和卫生要求的公告	2024. 5. 7
628	2024年第53号	海关总署关于进口塞尔维亚鲜食蓝莓植物检疫要求的公告	2024. 5. 8
629	2024年第54号	海关总署关于进口匈牙利鲜食樱桃植物检疫要求的公告	2024. 5. 9
630	2024年第55号	海关总署关于进口匈牙利牛精液检疫和卫生要求的公告	2024. 5. 9
631	2024年第56号	海关总署 农业农村部关于解除西班牙高致病性禽流感疫情禁令的公告	2024. 5. 13
632	2024年第57号	海关总署关于塞尔维亚李子干输华检验检疫要求的公告	2024. 5. 11
633	2024年第58号	海关总署关于进口柬埔寨宠物食品加工用牛皮咬胶半成品检疫和卫生要求的公告②	2024. 5. 11
634	2024年第59号	海关总署关于进口荷兰猪肉检验检疫要求的公告	2024. 5. 13
635	2024年第60号	海关总署关于进口法国猪肉检验检疫和卫生要求补充条款的公告③	2024. 5. 14
636	2024年第61号	海关总署关于进口荷兰猪精液检疫和卫生要求的公告	2024. 5. 16
637	2024年第62号	海关总署关于进口俄罗斯菊芋植物检疫要求的公告	2024. 5. 22
638	2024年第63号	海关总署关于进口巴布亚新几内亚咖啡豆、可可豆植物检疫要求的公告	2024. 5. 24
639	2024年第65号	海关总署关于进口俄罗斯牛肉检验检疫和卫生要求的公告	2024. 5. 28
640	2024年第67号	海关总署关于进口埃及干辣椒植物检疫要求的公告	2024. 6. 3
641	2024年第68号	海关总署 农业农村部关于解除法国高致病性禽流感疫情禁令的公告	2024. 6. 7
642	2024年第69号	海关总署关于进口阿联酋食用水生动物检疫和卫生要求的公告	2024. 6. 20

① 海关总署公告2022年第89号公布巴基斯坦输华水牛胚胎的检疫和卫生条件。

② 海关总署 农业农村部公告2025年第24号禁止直接或间接从柬埔寨输入偶蹄动物及其相关产品（源于偶蹄动物未经加工或者虽经加工但仍有可能传播疫病的产品）。

③ 海关总署公告2023年第48号公布进口法国猪肉检验检疫要求。

表13-4 续22

序号	文号	文件名称	发布日期
643	2024 年第 70 号	海关总署 公安部关于扩大《货物进口证明书（汽车、摩托车）》和《进口机动车辆随车检验单》“两证合一”改革试点的公告	2024. 6. 17
644	2024 年第 71 号	海关总署 农业农村部关于解除波兰高致病性禽流感疫情禁令的公告①	2024. 6. 24
645	2024 年第 72 号	海关总署关于进口马来西亚鲜食榴莲植物检疫要求的公告	2024. 6. 24
646	2024 年第 73 号	海关总署关于进口新西兰鲜食软枣猕猴桃植物检疫要求的公告	2024. 6. 25
647	2024 年第 75 号	海关总署关于巴西碧根果输华检验检疫要求的公告	2024. 6. 26
648	2024 年第 76 号	海关总署关于进口波兰菜豆检验检疫要求的公告	2024. 6. 27
649	2024 年第 77 号	海关总署关于取消部分动植物产品进境检疫审批的公告	2024. 6. 28
650	2024 年第 79 号	海关总署关于进口波兰野生水产品卫生要求的公告	2024. 7. 4
651	2024 年第 80 号	海关总署 农业农村部关于解除比利时高致病性禽流感疫情禁令的公告②	2024. 6. 30
652	稽查函〔2024〕17 号	关于在全国海关实施出口危险化学品及危险货物包装“批次检验”改革试点的通知	2024. 7. 8
653	2024 年第 81 号	海关总署关于调整进口货物“启运日期”填报要求的公告	2024. 7. 9
654	2024 年第 83 号	海关总署关于进口乌兹别克斯坦西红花植物检疫要求的公告	2024. 7. 15
655	2024 年第 84 号	海关总署关于进口秘鲁鲜食葡萄植物检疫要求的公告	2024. 7. 16
656	2024 年第 85 号	海关总署关于几内亚比绍腰果输华检验检疫要求的公告	2024. 7. 17
657	2024 年第 86 号	海关总署关于进口塔吉克斯坦鲜食柿子植物检疫要求的公告	2024. 7. 19
658	2024 年第 88 号	海关总署关于进口所罗门群岛咖啡豆、可可豆植物检疫要求的公告	2024. 7. 22
659	2024 年第 89 号	海关总署关于进口瓦努阿图牛肉检验检疫和卫生要求的公告	2024. 7. 22
660	2024 年第 90 号	海关总署关于进口基里巴斯野生水产品检验检疫和卫生要求的公告	2024. 7. 23
661	2024 年第 91 号	海关总署关于进口委内瑞拉可可豆植物检疫要求的公告	2024. 7. 23
662	2024 年第 92 号	海关总署关于进口乌兹别克斯坦鲜食核果植物检疫要求的公告	2024. 7. 23
663	2024 年第 94 号	海关总署关于进口孟加拉国鲜食芒果植物检疫要求的公告	2024. 7. 26
664	2024 年第 95 号	海关总署关于防止希腊小反刍兽疫传入我国的公告	2024. 7. 26
665	2024 年第 98 号	海关总署关于进口吉尔吉斯斯坦鲜食核果植物检疫要求的公告	2024. 7. 31
666	2024 年第 99 号	海关总署 农业农村部关于防止罗马尼亚小反刍兽疫传入我国的公告	2024. 8. 2
667	2024 年第 100 号	海关总署 农业农村部关于防止巴西南里奥格郎德州新城疫传入我国的公告	2024. 8. 2
668	2024 年第 101 号	海关总署 农业农村部关于防止希腊蓝舌病传入我国的公告	2024. 8. 5
669	2024 年第 102 号	海关总署关于进口所罗门野生水产品检验检疫和卫生要求的公告	2024. 8. 7
670	2024 年第 103 号	海关总署关于进口所罗门养殖水产品检验检疫和卫生要求的公告	2024. 8. 7
671	2024 年第 105 号	海关总署关于启用“海关行政相对人统一管理子系统（3.0 版）”进口食品进出口商备案功能有关事宜的公告	2024. 8. 13

① 海关总署 农业农村部公告 2024 年第 113 号禁止直接或间接从波兰输入禽及其相关产品（源于禽未经加工或者虽经加工但仍有可能传播疫病的产品）。

② 海关总署 农业农村部公告 2025 年第 33 号禁止直接或间接从比利时输入禽及相关产品（源于禽未经加工或者虽经加工但仍有可能传播疫病的产品）。

表13-4　续23

序号	文号	文件名称	发布日期
672	2024 年第 108 号	海关总署关于进口越南鲜食椰子植物检疫要求的公告	2024. 8. 22
673	2024 年第 109 号	海关总署关于进口洪都拉斯鲜食甜瓜植物检疫要求的公告	2024. 8. 23
674	2024 年第 112 号	海关总署关于进口坦桑尼亚葵花籽饼检验检疫要求的公告	2024. 8. 30
675	2024 年第 113 号	海关总署 农业农村部关于防止波兰高致病性禽流感传入我国的公告	2024. 9. 4
676	2024 年第 114 号	海关总署关于废止《进口食品接触产品检验监管工作规范》的公告	2024. 9. 2
677	2024 年第 115 号	海关总署关于进口尼日利亚花生植物检疫要求的公告	2024. 9. 11
678	2024 年第 117 号	海关总署关于进口布隆迪咖啡豆植物检疫要求的公告	2024. 9. 13
679	2024 年第 119 号	海关总署关于进口埃塞俄比亚芸豆植物检疫要求的公告	2024. 9. 13
680	2024 年第 120 号	海关总署关于进口圣多美和普林西比可可豆植物检疫要求的公告	2024. 9. 14
681	2024 年第 121 号	海关总署关于进口莫桑比克木豆植物检疫要求的公告	2024. 9. 14
682	2024 年第 122 号	海关总署关于进口马拉维花生植物检疫要求的公告	2024. 9. 14
683	2024 年第 123 号	海关总署关于莫桑比克腰果和夏威夷果输华检验检疫要求的公告	2024. 9. 14
684	2024 年第 124 号	海关总署关于进口津巴布韦鲜食鳄梨植物检疫要求的公告	2024. 9. 18
685	2024 年第 125 号	海关总署关于进口刚果共和国茯苓植物检疫要求的公告	2024. 9. 19
686	2024 年第 126 号	海关总署关于进口乌干达干辣椒植物检疫要求的公告	2024. 9. 19
687	2024 年第 127 号	海关总署 农业农村部关于防止法国蓝舌病传入我国的公告	2024. 9. 19
688	2024 年第 128 号	海关总署 农业农村部关于防止丹麦蓝舌病传入我国的公告	2024. 9. 19
689	2024 年第 129 号	海关总署 农业农村部关于防止加蓬共和国小反刍兽疫传入我国的公告	2024. 9. 19
690	2024 年第 130 号	海关总署 农业农村部关于防止挪威蓝舌病传入我国的公告	2024. 9. 19
691	2024 年第 131 号	海关总署 农业农村部关于防止捷克蓝舌病传入我国的公告	2024. 9. 19
692	2024 年第 132 号	海关总署 农业农村部关于防止肯尼亚非洲马瘟传入我国的公告	2024. 9. 19
693	2024 年第 133 号	海关总署关于进口南非原羊毛检疫和卫生要求的公告	2024. 9. 20
694	2024 年第 134 号	海关总署关于进口坦桑尼亚辣椒植物检疫要求的公告	2024. 9. 20
695	2024 年第 135 号	海关总署关于进口纳米比亚羊肉检验检疫和卫生要求的公告	2024. 9. 20
696	2024 年第 136 号	海关总署关于进口乍得花生、芝麻植物检疫要求的公告	2024. 9. 23
697	2024 年第 139 号	海关总署 农业农村部关于解除智利高致病性禽流感疫情禁令的公告	2024. 9. 27
698	2024 年第 140 号	海关总署 农业农村部关于防止葡萄牙蓝舌病传入我国的公告	2024. 9. 27
699	2024 年第 141 号	海关总署 农业农村部关于防止瑞典蓝舌病传入我国的公告	2024. 9. 27
700	2024 年第 142 号	海关总署 农业农村部关于防止奥地利蓝舌病传入我国的公告	2024. 9. 27
701	2024 年第 144 号	海关总署关于防止登革热疫情传入我国的公告	2024. 10. 8
702	2024 年第 145 号	海关总署关于进口南非乳品检验检疫和卫生要求的公告	2024. 9. 30
703	2024 年第 146 号	海关总署关于进口乌干达野生水产品检验检疫和卫生要求的公告	2024. 10. 9
704	2024 年第 147 号	海关总署关于进口塞拉利昂野生水产品检验检疫和卫生要求的公告	2024. 10. 9
705	2024 年第 148 号	海关总署关于进口马达加斯加野生水产品检验检疫和卫生要求的公告	2024. 10. 11
706	2024 年第 149 号	海关总署关于实施《供港澳食用陆生动物检验检疫管理办法》相关事宜的公告	2024. 10. 18

表13-4　续24

序号	文号	文件名称	发布日期
707	2024年第150号	海关总署关于进口坦桑尼亚蜂蜜检验检疫要求的公告	2024.10.25
708	2024年第151号	海关总署 农业农村部关于防止北马其顿蓝舌病传入我国的公告	2024.11.1
709	2024年第152号	海关总署 农业农村部 国家林草局关于优化进境植物繁殖材料检疫监管的公告	2024.11.6
710	2024年第153号	海关总署关于进口老挝蚕茧检疫和卫生要求的公告	2024.11.7
711	2024年第154号	海关总署 农业农村部关于防止列支敦士登公国蓝舌病传入我国的公告	2024.11.8
712	2024年第155号	海关总署 农业农村部关于解除斯洛伐克30月龄以下剔骨牛肉疯牛病禁令的公告	2024.11.11
713	2024年第156号	海关总署关于进口缅甸鲜食菠萝植物检疫要求的公告	2024.11.11
714	2024年第157号	海关总署关于发布《进口再生铜原料检验规程》等5项行业标准的公告	2024.11.12
715	2024年第158号	海关总署关于调整实施进境动植物检疫审批管理的进口食品名录的公告	2024.11.12
716	2024年第159号	海关总署 农业农村部关于解除秘鲁口蹄疫禁令的公告	2024.11.14
717	2024年第160号	海关总署关于进口马尔代夫野生水产品检验检疫和卫生要求的公告	2024.11.14
718	2024年第161号	海关总署关于进口印度尼西亚鲜食椰子植物检疫要求的公告	2024.11.15
719	2024年第162号	海关总署关于进口斯洛伐克熊蜂检疫和卫生要求的公告	2024.11.15
720	2024年第163号	海关总署关于开展法定检验商品目录以外的进出口商品抽查检验工作的公告	2024.11.18
721	2024年第164号	海关总署关于进口芬兰饲用动物蛋白和油脂检疫和卫生要求的公告	2024.11.20
722	2024年第166号	海关总署 农业农村部关于防止利比亚国蓝舌病传入我国的公告	2024.11.21
723	2024年第169号	海关总署关于进口卢旺达蜂蜜检验检疫要求的公告	2024.11.21
724	2024年第171号	海关总署关于进口蒙古国饲用蛋白粉和油脂检疫和卫生要求的公告	2024.11.27
725	2024年第178号	海关总署关于秘鲁碧根果输华检验检疫要求的公告	2024.12.2
726	2024年第179号	海关总署关于进口巴西饲用水生动物蛋白及油脂检疫和卫生要求的公告	2024.12.2
727	2024年第180号	海关总署关于进口巴西葡萄植物检疫要求的公告	2024.12.2
728	2024年第181号	海关总署关于秘鲁巴西坚果输华检验检疫要求的公告	2024.12.3
729	2024年第183号	海关总署关于进口巴西芝麻植物检疫要求的公告	2024.12.9
730	2024年第184号	海关总署 农业农村部关于防止波兰、克罗地亚蓝舌病传入我国的公告	2024.12.9
731	2024年第186号	海关总署关于进口新加坡养殖水产品检验检疫要求的公告	2024.12.10
732	2024年第187号	海关总署 农业农村部关于防止新西兰高致病性禽流感传入我国的公告	2024.12.9
733	动植检函〔2024〕39号	海关总署动植物检疫司关于暂停进口危地马拉木材、咖啡豆的通知	2024.12.9
734	2024年第188号	海关总署关于进口哈萨克斯坦牛皮检疫和卫生要求的公告	2024.12.11
735	2024年第191号	海关总署 农业农村部关于防止冰岛高致病性禽流感传入我国的公告	2024.12.13
736	2024年第192号	海关总署 农业农村部关于防止厄瓜多尔猪瘟传入我国的公告	2024.12.13
737	2024年第193号	海关总署 农业农村部关于防止斯里兰卡非洲猪瘟传入我国的公告	2024.12.13
738	2024年第199号	海关总署 农业农村部关于防止巴勒斯坦蓝舌病传入我国的公告	2024.12.19
739	2024年第200号	海关总署关于进口西班牙野生水产品检验检疫和卫生要求的公告	2024.12.25
740	2024年第202号	海关总署关于规范动植物检疫处置方式行政裁量有关事项的公告	2024.12.27

表13-4　续25

序号	文号	文件名称	发布日期
741	2024年第203号	海关总署关于进口智利鲜食水果途经第三国转运输华的海空联运检疫补充要求的公告	2024. 12. 30
742	2024年第205号	海关总署 农业农村部关于防止巴勒斯坦和马来西亚部分地区新城疫传入我国的公告	2024. 12. 27
743	2024年第208号	海关总署关于优化进境非食用动物产品风险级别及检验检疫监管措施的公告	2024. 12. 30
744	2024年第209号	海关总署关于优化进境动植物特许检疫审批有关事宜的公告	2024. 12. 31
745	2024年第210号	海关总署关于进境有机栽培介质植物检疫要求的公告	2024. 12. 31

第六节｜海关总署和相关部门公布废止或修改的文件清单

本节收集了海关总署和相关部门宣布废止或修改的检验检疫文件清单。

清单按照被废止文件发文时间排序，以便于检索。此清单可以用来检索文件的有效性。

表13-5　海关总署和相关部门公布废止或修改的检验检疫文件清单

序号	文件名称	文号	发文部门	发布时间	废止与修改文件
1	关于毗邻国家进口动物及动物产品检疫问题的通知	〔1990〕农〔检疫〕字第6号	农业部	1990. 5. 9	农业部令第7号废止
2	关于暂停从博茨瓦纳进口牛及牛产品的紧急通知	动植检动字〔1996〕30号	动植物检疫局	1996. 5. 16	海关总署、农业农村部公告2020年第26号废止
3	关于颁布《废物进口环境保护管理暂行规定》的通知	环控〔1996〕204号	国家环保局、外经贸部、海关总署、国家工商局、国家商检局	1996. 3. 1	环境保护部令第40号废止
4	农业部关于加强有关废旧物品进口检疫管理的通知	农检疫发〔1996〕4号	农业部	1996. 6. 5	农业农村部公告第589号废止
5	关于颁布《关于废物进口环境保护管理暂行规定的补充规定的通知	环控〔1996〕629号	国家环保局、外经贸部、海关总署、国家工商局、国家商检局	1996. 7. 26	环境保护部令第40号废止
6	（防止意大利猪水泡病，禁止从该国输入猪及其产品）	1999年第1号	国家出入境检验检疫局	1999. 6. 21	海关总署、农业农村部公告2023年第72号废止
7	关于贯彻实施国家局第3、4、5、6号令有关问题的通知	国检动函〔1999〕500号	国家出入境检验检疫局	1999. 12. 17	海关总署公告2024年第149号废止
8	关于出口加工区有关检验检疫问题的通知	国检法联〔2000〕229号	国家出入境检验检疫局、海关总署	2000. 11. 10	海关总署文件

表13-5　续1

序号	文件名称	文号	发文部门	发布时间	废止与修改文件
9	关于贯彻实施《供港澳活禽检验检疫管理办法》有关问题的通知	国检动函〔2000〕697号	国家出入境检验检疫局	2000.12.13	海关总署公告2024年第149号废止
10	关于防止疯牛病传入我国的公告	2001年第143号	农业部、国家出入境检验检疫局	2001.3.1	部分国家解除①
11	关于印发《国境口岸卫生监督员管理办法》的通知	国质检卫〔2002〕85号	国家质检总局	2002.3.27	卫生函〔2021〕8号废止
12	关于家用电冰箱、房间空气调节器能源效率标识制度实施有关问题通知	发改环资〔2005〕505	发改委、国家质检总局、认监委	2005.3.28	发改委令第12号废止
13	关于全面实施中国—东盟自贸区货物贸易协定签发原产地证书FORM E的通知	国质检通〔2005〕227号	国家质检总局	2005.7.15	海关总署公告2024年第196号废止
14	关于防止哈萨克斯坦禽流感传入我国的公告	2005年第531号	农业部、国家质检总局	2005.8.15	海关总署、农业农村部公告2024年第21号解除禁令
15	关于暂停从乌克兰进口禽类及其产品的紧急通知	国质检明发〔2005〕107号	国家质检总局	2005.12.6	海关总署公告2018年第206号废止
16	关于中巴自贸区早期收获实施的联合公告	2005年第66号	海关总署、国家质检总局	2005.12.29	海关总署公告2024年第196号废止

① 牛血液制品和部分国家牛肉、宠物食品进口禁令被解除，相关公告如下：

农业部 国家质检总局公告2004年第407号取消下列产品的禁止进口措施：牛精液、牛胚胎（出口国须证明胚胎符合国际胚胎移植协会的规定）、无蛋白油脂（不含有蛋白成分且不溶性杂质含量不超过0.15%）及其产品、骨制磷酸氢钙（不含蛋白或油脂）、完全由皮革或皮张加工的工业用明胶和胶原、照相用明胶、非反刍动物源性饲料及产品（出口国家或地区禁止使用的除外）。

国家质检总局 农业部公告2014年第67号解除从疯牛病疫区进口牛血液制品禁令。

农业部 国家质检总局公告第2447号，解除美国30月龄以下剔骨牛肉、带骨牛肉的禁令（国家质检总局公告2017年第47号公布美国牛肉检验检疫要求）；海关总署 农业农村部公告2020年第34号，有条件解除对美国30月龄及以上牛肉及牛肉产品的禁令；

国家质检总局 农业部公告2014年第68号，解除荷兰12月龄以下剔骨小牛肉禁令；

国家质检总局 农业部公告2015年第25号，解除爱尔兰30月龄以下剔骨牛肉禁令；

国家质检总局 农业部公告2016年第92号，解除加拿大30月龄以下带骨牛肉禁令；

国家质检总局 农业部公告2016年第107号，解除丹麦30月龄以下剔骨牛肉禁令；

国家质检总局 农业部公告2017年第18号，解除法国30月龄以下牛的剔骨牛肉禁令；

国家质检总局 农业部公告2017年第111号，解除意大利30月龄以下剔骨牛肉禁令；

海关总署 农业农村部公告2018年第66号，解除英国30月龄以下剔骨牛肉禁令；海关总署、农业农村部公告2021年第77号恢复禁令；

海关总署 农业农村部公告2018年第114号，解除捷克30月龄以下剔骨牛肉禁令；

海关总署 农业农村部公告2019年第202号，解除日本30月龄以下剔骨牛肉的禁令；

海关总署 农业农村部公告2020年第30号，解除美国含反刍动物成分宠物食品进口限制；

海关总署 农业农村部公告2023年第70号，解除波兰30月龄以下剔骨牛肉禁令；

海关总署 农业农村部公告2023年第71号，解除比利时30月龄以下剔骨牛肉禁令；

海关总署 农业农村部公告2023年第116号，解除芬兰30月龄以下剔骨牛肉禁令；

海关总署 农业农村部公告2024年第22号，解除西班牙30月龄以下剔骨牛肉禁令；

海关总署 农业农村部公告2024年第41号，解除德国30月龄以下剔骨牛肉禁令；

海关总署 农业农村部公告2024年第155号，解除斯洛伐克30月龄以下剔骨牛肉的禁令。

表13-5　续2

序号	文件名称	文号	发文部门	发布时间	废止与修改文件
17	关于有关国家爆发禽流感疫情的公告	2006 年第 619 号	农业部、国家质检总局	2006. 3. 6	海关总署、农业农村部公告 2023 年第 179 号解除禁令
18	关于博茨瓦纳发生口蹄疫的公告	2006 年第 651 号	农业部、国家质检总局	2006. 5. 24	海关总署、农业农村部公告 2020 年第 27 号废止
19	关于防止德国禽流感传入我国的公告	2007 年第 887 号	农业部、国家质检总局	2007. 7. 23	海关总署、农业农村部公告 2018 年第 86 号解除对德国禽流感疫情的禁令
20	关于实施通关单联网核查的公告	2007 年第 68 号	海关总署 国家质检总局	2007. 11. 26	海关总署公告 2018 年第 50 号废止
21	关于签发中国—新西兰自由贸易区优惠原产地证明书有关事项的通知	国质检通函〔2008〕654 号	国家质检总局	2008. 9. 19	海关总署公告 2024 年第 196 号废止
22	关于防止俄国猪瘟传入我国的公告	2008 年第 125 号	国家质检总局、农业部	2008. 11. 19	海关总署、农业农村部公告 2023 年第 123 号允许符合非洲猪瘟区域化管理要求的俄罗斯猪肉输华，本公告对上述产品的限制措施不再执行
23	关于签发中国—新加坡自由贸易区优惠原产地证明书有关事项的通知	国质检通〔2008〕604 号	国家质检总局	2008. 12. 16	海关总署公告 2024 年第 196 号废止
24	关于签发《中国—新加坡自由贸易协定》优惠原产地证明书的公告	2008 年第 139 号	国家质检总局	2008. 12. 19	海关总署公告 2024 年第 196 号废止
25	关于防止法国低致病性禽流感传入我国的公告	2009 年第 15 号	国家质检总局、农业部	2009. 2. 13	海关总署、农业农村部公告 2019 年第 55 号解除禁令
26	关于防止法国德塞夫勒省低致病性禽流感传入我国的公告	2009 年第 122 号	国家质检总局、农业部	2009. 12. 16	海关总署、农业农村部公告 2019 年第 55 号解除禁令
27	关于公布《进口可用作原料的固体废物国内收货人注册登记管理实施细则（试行）》的公告	2009 年第 91 号	国家质检总局	2009. 9. 25	海关总署公告 2018 年第 57 号废止
28	关于公布《进口可用作原料的固体废物国外供货商注册登记管理实施细则》的公告	2009 年第 98 号	国家质检总局	2009. 10. 30	海关总署公告 2018 年第 91 号废止
29	关于采取进口植物种苗指定入境口岸措施的公告	2009 年第 133 号	国家质检总局	2009. 12. 31	海关总署公告 2019 年第 212 号废止
30	关于防止日本口蹄疫传入我国的公告	2010 年第 45 号	国家质检总局、农业部	2010. 4. 30	海关总署、农业农村部公告 2019 年第 200 号废止

表13-5　续3

序号	文件名称	文号	发文部门	发布时间	废止与修改文件
31	关于运行进口预包装食品标签管理系统的公告	2011 年第 49 号	国家质检总局	2011. 4. 25	海关总署公告 2019 年第 70 号废止
32	进出口预包装食品标签检验监督管理规定	2012 年第 27 号	国家质检总局	2012. 2. 27	海关总署公告 2019 年第 70 号废止
33	关于进出口危险化学品及其包装检验监管有关问题的公告	2012 年第 30 号	国家质检总局	2012. 2. 29	海关总署公告 2020 年第 129 号废止
34	关于发布市场采购出口商品检验监督管理办法（试行）的公告	2012 年第 31 号	国家质检总局	2012. 3. 2	海关总署公告 2019 年第 221 号废止
35	关于发布中国—哈萨克斯坦霍尔果斯国际边境合作中心出入境检验检疫监督管理办法的公告	2012 年第 131 号	国家质检总局	2012. 9. 12	海关总署公告 2023 年第 110 号废止
36	关于防止美国纽约州低致病性禽流感传入我国的公告	2013 年第 19 号	国家质检总局、农业部	2013. 1. 28	海关总署 农业农村部公告 2019 年第 177 号解除对禽肉进口的限制 海关总署公告 2020 年第 103 号解除禽类和禽类产品进口的限制
37	关于发布横琴出入境检验检疫监督管理办法的公告	2013 年第 46 号	国家质检总局	2013. 4. 1	海关总署公告 2023 年第 202 号废止
38	关于实施《进出口乳品检验检疫监督管理办法》有关要求的公告	2013 年 53 号	国家质检总局	2013. 4. 15	海关总署公告 2021 年第 114 号废止
39	关于防止美国阿肯色州、威斯康星州低致病性禽流感传入我国的公告	2013 年第 103 号	国家质检总局、农业部	2013. 7. 22	海关总署、农业农村部公告 2019 年第 177 号解除对禽肉进口的限制 海关总署、农业农村部公告 2020 年第 103 号解除禽类和禽类产品进口的限制
40	关于防止德国下萨克森州低致病性禽流感传入我国的公告	2014 年第 37 号	国家质检总局、农业部	2014. 4. 3	海关总署、农业农村部公告 2018 年第 86 号解除对德国禽流感疫情的禁令
41	关于防止美国加利福尼亚州低致病性禽流感传入我国的公告	2014 年第 58 号	国家质检总局	2014. 5. 20	海关总署、农业农村部公告 2019 年第 177 号解除对禽肉进口的限制 海关总署、农业农村部公告 2020 年第 103 号解除禽类和禽类产品进口的限制

表13-5　续4

序号	文件名称	文号	发文部门	发布时间	废止与修改文件
42	关于中国—新西兰自贸协定项下产品特定原产地规则转版对应表的公告	2014 年第 60 号	国家质检总局	2014. 5. 23	海关总署公告 2024 年第 196 号废止
43	关于防止美国新泽西州低致病性禽流感传入我国的公告	2014 年第 100 号	国家质检总局	2014. 9. 23	海关总署、农业农村部公告 2019 年第 177 号解除对禽肉进口的限制 海关总署、农业农村部公告 2020 年第 25 号解除禽类和禽类产品进口的限制
44	关于规范进境粮食指定口岸措施的公告	2014 年第 106 号	国家质检总局	2014. 10. 9	海关总署公告 2019 年第 212 号废止
45	关于防止德国北莱茵威斯特法伦州低致病性禽流感传入我国的公告	2014 年第 119 号	国家质检总局、农业部	2014. 11. 4	海关总署、农业农村部公告 2018 年第 86 号解除对德国禽流感疫情的禁令
46	关于调整《进出口乳品检验检疫监督管理办法实施要求》的公告	2015 年第 3 号	国家质检总局	2015. 1. 8	海关总署公告 2021 年第 114 号废止
47	关于防止美国高致病性禽流感传入我国的公告	2015 年第 8 号	国家质检总局、农业部	2015. 1. 9	海关总署、农业农村部公告 2019 年第 177 号解除对禽肉进口的限制 海关总署、农业农村部公告 2020 年第 25 号解除禽类和禽类产品进口的限制
48	关于防止匈牙利高致病性禽流感传入我国的公告	2015 年第 34 号	国家质检总局、农业部	2015. 3. 13	海关总署、农业农村部公告 2018 年第 157 号解除禁令
49	关于进境非食用动物产品风险级别及检验检疫监管措施的公告	2015 年第 41 号	国家质检总局	2015. 4. 1	海关总署公告 2024 年第 208 号废止
50	关于进一步规范进口肉类指定口岸管理的公告	2015 年第 64 号	国家质检总局	2015. 5. 25	海关总署公告 2019 年第 212 号废止
51	关于落实中华人民共和国固体废物污染环境防治法第二十五条修订内容的公告	2015 年第 69 号	环保部、发展改革委、商务部、海关总署、国家质检总局	2015. 11. 13	生态环境部、商务部、发展改革委、海关总署公告 2020 年第 53 号废止
52	关于防止法国高致病性禽流感传入我国的公告	2015 年第 150 号	国家质检总局、农业部	2015. 12. 17	海关总署、农业农村部公告 2019 年第 55 号解除禁令

表13-5　续5

序号	文件名称	文号	发文部门	发布时间	废止与修改文件
53	关于进口俄罗斯小麦、大豆、玉米、水稻、油菜籽和哈萨克斯坦小麦植物检验检疫要求的公告	2016 年第 8 号	国家质检总局	2016. 1. 26	质检总局公告 2018 年第 25 号废止“进口俄罗斯小麦植物检验检疫要求”（重新发布） 海关总署公告 2019 年第 124 号允许俄罗斯全境大豆进口
54	关于发布进口食品接触产品检验监管工作规范的公告	2016 年第 31 号	国家质检总局	2016. 3. 28	海关总署公告 2024 年第 114 号废止
55	关于实施进境食用水生动物指定口岸制度的公告	2016 年第 74 号	国家质检总局	2016. 7. 29	海关总署公告 2019 年第 212 号废止
56	关于塞尔维亚等国家发生牛结节性皮肤病的风险警示通告	2016 年第 15 号	国家质检总局	2016. 11. 30	海关总署公告 2019 年第 23 号解除因哈萨克斯坦牛结节性皮肤病对该国牛及其相关产品的输华限制
57	关于荷兰和奥地利等国家发生禽流感的风险警示通告	2016 年第 17 号	国家质检总局	2016. 11. 30	海关总署公告 2023 年第 125 号认可马来西亚全境无高致病性禽流感状态，解除风险警示 海关总署公告 2024 年第 51 号解除塞尔维亚高致病性禽流感风险警示
58	关于出口新西兰葡萄及进口新西兰苹果、墨西哥蓝莓、秘鲁蓝莓、智利油桃、埃及葡萄植物检验检疫要求的公告	2017 年第 1 号	国家质检总局	2017. 1. 11	海关总署公告 2023 年第 138 号废止本公告附件 5“智利油桃输华植物检验检疫要求”
59	关于公布第二批进境食用水生动物指定口岸名单的公告	2017 年第 5 号	国家质检总局	2017. 2. 17	海关总署公告 2019 年第 212 号废止
60	关于公布进境植物种苗指定口岸和进境粮食指定口岸及查验点名单的公告	2017 年第 100 号	国家质检总局	2017. 11. 20	海关总署公告 2019 年第 212 号废止

表13-5　续6

序号	文件名称	文号	发文部门	发布时间	废止与修改文件
61	关于俄罗斯发生口蹄疫的风险警示通告	2017 年第 6 号	质检总局	2017. 10. 13	海关总署公告 2019 年第 99 号认可阿尔汉格尔斯克州等 48 个地区为非免疫无口蹄疫地区，解除风险警示 海关总署、农业农村部公告 2023 年第 132 号认可俄罗斯联邦弗拉基米尔州等 22 个区域为口蹄疫免疫无疫区，允许上述区域符合中国法律法规要求的偶蹄动物及其产品入境
62	关于公布全国进境食用水生动物指定口岸名单的公告	2018 年第 20 号	国家质检总局	2018. 1. 30	海关总署公告 2019 年第 212 号废止
63	关于进口俄罗斯小麦和匈牙利玉米植物检验检疫要求的公告	2018 年第 25 号	质检总局	2018. 2. 13	海关总署公告 2019 年第 123 号增加俄罗斯库尔干州小麦输华 海关总署公告 2022 年第 21 号允许俄罗斯全境小麦进口
64	关于防止比利时非洲猪瘟传入我国	2018 年第 124 号	海关总署 农业农村部	2018. 9. 29	海关总署、农业农村部公告 2024 年第 5 号解除禁令
65	关于推进关检融合优化报关单位注册登记有关事项	2018 年第 143 号	海关总署	2018. 10. 26	海关总署公告 2025 年第 2 号废止
66	关于新食品原料许可证明等 2 种监管证件实施联网核查的公告	2018 年第 145 号	海关总署、国家卫生健康委员会	2018. 10. 29	海关总署、国家卫生健康委员会公告 2019 年第 152 号废止
67	关于公布进口肉类指定监管场地名单的公告	2019 年第 74 号	海关总署	2019. 4. 28	海关总署公告 2023 年第 31 号废止
68	关于公布进境水果指定监管场地名单的公告	2019 年第 80 号	海关总署	2019. 5. 7	海关总署公告 2023 年第 31 号废止
69	关于公布进境粮食指定监管场地名单的公告	2019 年第 81 号	海关总署	2019. 5. 8	海关总署公告 2023 年第 31 号废止
70	关于公布进境植物种苗指定监管场地名单的公告	2019 年第 89 号	海关总署	2019. 5. 10	海关总署公告 2023 年第 31 号废止
71	关于公布进境食用水生动物指定监管场地名单的公告	2019 年第 92 号	海关总署	2019. 5. 14	海关总署公告 2023 年第 31 号废止
72	关于公布进境宠物隔离场地名单的公告	2019 年第 108 号	海关总署	2019. 7. 2	海关总署公告 2023 年第 31 号废止

表13-5 续7

序号	文件名称	文号	发文部门	发布时间	废止与修改文件
73	关于公布进口冰鲜水产品指定监管场地名单的公告	2019年第114号	海关总署	2019. 7. 8	海关总署公告2023年第31号废止
74	关于开展2019年法定检验商品以外进出口商品抽查检验工作的公告	2019年第132号	海关总署	2019. 8. 12	海关总署公告2024年第163号废止
75	关于发布进境木材指定监管场地的公告	2019年第165号	海关总署	2019. 10. 22	海关总署公告2023年第31号废止
76	关于防止波兰高致病性禽流感传入我国的公告	2020年第11号	海关总署、农业农村部	2020. 1. 21	海关总署、农业农村部公告2024年第71号废止
77	关于公布《特殊物品海关商品编号和检验检疫名称对应表》的公告	2020年第46号	海关总署	2020. 3. 28	海关总署公告2022年第26号废止
78	关于开展2020年度法定检验商品以外进出口商品抽查检验工作的公告	2020年第95号	海关总署	2020. 8. 21	海关总署公告2024年第163号废止
79	关于进口赞比亚鲜食蓝莓植物检疫要求的公告	2020年第101号	海关总署	2020. 9. 7	海关总署公告2023年第120号废止
80	对检出新冠病毒核酸阳性的进口冷链食品境外生产企业实施紧急预防性措施的公告	2020年第103号	海关总署	2020. 9. 11	海关总署公告2022年第58号废止
81	关于防止比利时高致病性禽流感传入我国的公告	2020年第125号	海关总署 农业农村部	2020. 12. 7	海关总署、农业农村部公告2024年第80号废止
82	关于防止法国高致病性禽流感传入我国的公告	2021年第2号	海关总署 农业农村部	2021. 1. 5	海关总署、农业农村部公告2024年第68号废止
83	关于进口老挝屠宰用肉牛检疫卫生要求的公告	2021年第14号	海关总署	2021. 2. 10	海关总署公告2022年第126号废止
84	关于防止芬兰高致病性禽流感传入我国的公告	2021年第19号	海关总署 农业农村部	2021. 2. 26	海关总署、农业农村部公告2023年第180号解除禁令
85	关于防止老挝牛结节性皮肤病传入我国的公告	2021年第58号	海关总署、农业农村部	2021. 7. 15	海关总署、农业农村部公告2022年第37号废止
86	关于开展2021年度法定检验商品以外进出口商品抽查检验工作的公告	2021年第60号	海关总署	2021. 8. 12	海关总署公告2024年第163号废止
87	关于进口爱尔兰种猪检疫和卫生要求的公告	2021年第82号	海关总署	2021. 10. 18	海关总署公告2024年第14号废止
88	关于公布《特殊物品海关检验检疫名称和商品编号对应名录》的公告	2022年第26号	海关总署	2022. 3. 15	海关总署公告2023年第28号废止

表13-5 续8

序号	文件名称	文号	发文部门	发布时间	废止与修改文件
89	关于防止南非口蹄疫传入我国的公告	2022 年第 30 号	海关总署、农业农村部	2022. 4. 1	海关总署、农业农村部公告 2022 年第 76 号解除南非羊毛和偶蹄动物皮张的禁令 海关总署 农业农村部公告 2023 年第 99 号解除南非部分地区口蹄疫禁令
90	关于防止蒙古绵羊痘和山羊痘传入我国的公告	2022 年第 38 号	海关总署、农业农村部	2022. 4. 29	海关总署、农业农村部公告 2022 年第 71 号解除蒙古国东戈壁省扎门乌德市部分区域绵羊痘和山羊痘疫情禁令
91	关于开展 2022 年度法定检验商品以外进出口商品抽查检验工作的公告	2022 年第 60 号	海关总署	2022. 7. 13	海关总署公告 2024 年第 163 号废止
92	关于调整进口货物报关单申报要求的公告	2022 年第 88 号	海关总署	2022. 9. 19	海关总署公告 2023 年第 14 号废止
93	关于防止智利高致病性禽流感传入我国的公告	2023 年第 26 号	海关总署 农业农村部	2023. 3. 25	海关总署 农业农村部公告 2024 年第 139 号废止
94	关于澳门输内地肉制品检验检疫要求的公告	2023 年第 60 号	海关总署	2023. 6. 1	海关总署公告 2023 年第 194 号废止

第七节｜未公布废止但实质已失效的文件清单

本节收集了国家质检总局公布有效的文件和海关总署发布公告中，虽未被公布废止，但实质已失效的检验检疫文件清单。

清单按照被废止文件发文时间排序，以便于检索。此清单可以用来检索文件的有效性。

表 13-6　未公布废止但实质已失效的文件清单

序号	文件名称	文号	发文部门	发布时间	失效原因
1	关于对进口废钢船进行卫生检疫的通知	〔84〕卫防字第 86 号	卫生部	1984. 12. 8	生态环境部、商务部、发展改革委、海关总署公告 2020 年第 53 号禁止以任何方式进口固体废物
2	转发“关于进口废旧船舶检查检验和交接工作的若干规定”	〔86〕卫防检辽第 175 号	卫生部	1986. 10. 20	生态环境部、商务部、发展改革委、海关总署公告 2020 年第 53 号禁止以任何方式进口固体废物

表13-6 续1

序号	文件名称	文号	发文部门	发布时间	失效原因
3	关于转发《国务院办公厅关于坚决控制境外废物向我国转移的紧急通知》的通知	国检检〔1995〕309号	国家商检局	1995.11.17	生态环境部、商务部、发展改革委、海关总署公告2020年第53号禁止以任何方式进口固体废物
4	关于对进口废物实施检验有关问题的通知	国检检联〔1996〕115号	国家商检局、海关总署、国家环保局	1996.5.14	生态环境部、商务部、发展改革委、海关总署公告2020年第53号禁止以任何方式进口固体废物
5	关于转发《国务院办公厅关于严禁受放射性污染的废旧金属进口的紧急通知》的通知	国检检函〔1997〕56号	国家商检局	1997.3.21	生态环境部、商务部、发展改革委、海关总署公告2020年第53号禁止以任何方式进口固体废物
6	关于禁止从俄罗斯疫区进口牛及其产品的规定	1998年第2号令	农业部	1998.9.1	世界动物卫生组织（WOAH）第18/2011号决议已正式宣布在全球范围内根除了牛瘟
7	关于实施《出入境检验检疫收费办法》有关问题的通知	国质检通函〔2004〕219号	国家质检总局	2004.3.31	《关于清理规范一批行政事业性收费有关政策的通知》（财税〔2017〕20号）规定，自2017年4月1日起停征出入境检验检疫费
8	获得从事进出口商品检验鉴定业务资格机构名单的公告	2004年第97号	国家质检总局	2004.7.20	《进出口商品检验法》已修改，《进出口商品检验鉴定机构管理办法》已废止
9	关于允许从荷兰进口符合中国相关法律法规规定的有关禽类及其产品的公告	2004年第416号	农业部、国家质检总局	2004.10.25	国家质检总局 农业部公告2014年第128号禁止直接或间接从荷兰输入禽类及相关产品
10	关于废止关于进口第七类废物有关问题的通知（环发〔2000〕19号）的通知	环发〔2005〕4号	环保总局、商务部、海关总署、国家质检总局	2005.1.13	生态环境部、商务部、发展改革委、海关总署公告2020年第53号禁止以任何方式进口固体废物
11	获得从事进出口商品检验鉴定业务资格机构名单的公告	2005年第10号	国家质检总局	2005.1.28	《进出口商品检验法》已修改，《进出口商品检验鉴定机构管理办法》已废止
12	关于贯彻实施《进境牛羊临时隔离场建设的要求》标准的通知	质检办动函〔2005〕48号	国家质检总局	2005.3.7	《进境牛羊隔离场建设的要求》（SN/T 1491—2004）已被《进境牛羊指定隔离场建设要求》（SN/T 4233—2015）替代，后者已被《进境牛羊指定隔离检疫场建设规范》（SN/T 4233—2021）替代

表13-6 续2

序号	文件名称	文号	发文部门	发布时间	失效原因
13	获得从事进出口商品检验鉴定业务资格机构名单的公告	2005年第47号	国家质检总局	2005.4.6	《进出口商品检验法》已修改，《进出口商品检验鉴定机构管理办法》已废止
14	获得从事进出口商品检验鉴定业务资格机构名单的公告	2005年第70号	国家质检总局	2005.4.30	《进出口商品检验法》已修改，《进出口商品检验鉴定机构管理办法》已废止
15	关于印发进出境重大动物疫情应急处置预案的通知	国质检动〔2005〕205号	国家质检总局	2005.6.30	署厅函〔2019〕200号重新印发
16	获得从事进出口商品检验鉴定业务资格机构名单的公告	2005年第183号	国家质检总局	2005.12.21	《进出口商品检验法》已修改，《进出口商品检验鉴定机构管理办法》已废止
17	关于印发进出境重大植物疫情应急处置预案的通知	国质检动函〔2006〕134号	国家质检总局	2006.4.5	署厅函〔2019〕200号重新印发
18	获得从事进出口商品检验鉴定业务资格机构名单的公告	2006年第134号	国家质检总局	2006.9.13	《进出口商品检验法》已修改，《进出口商品检验鉴定机构管理办法》已废止
19	关于张家港进口废汽车压件试点园区环境管理的通知	环办〔2007〕49号	环保总局、海关总署、国家质检总局	2007.4.4	生态环境部、商务部、发展改革委、海关总署公告2020年第53号禁止以任何方式进口固体废物
20	获得从事进出口商品检验鉴定业务资格机构名单的公告	2007年第65号	国家质检总局	2007.4.19	《进出口商品检验法》已修改，《进出口商品检验鉴定机构管理办法》已废止
21	关于允许从匈牙利进口禽类及其产品的公告	2007年第861号	农业部、国家质检总局	2007.5.23	国家质检总局 农业部公告2015年第34号禁止直接或间接从匈牙利输入禽类及其相关产品
22	关于进口碳化钨废碎料、含铜大于10%的铜冶炼转炉渣（用于铜冶炼的原料）、其他铜冶炼渣（用于修船业的除锈磨料）暂实行限制进口管理的通知	环办〔2007〕96号	环保总局、发改委、商务部、海关总署、国家质检总局	2007.7.10	生态环境部、商务部、发展改革委、海关总署公告2020年第53号禁止以任何方式进口固体废物
23	获得从事进出口商品检验鉴定业务资格机构名单的公告	2008年第2号	国家质检总局	2008.1.2	《进出口商品检验法》已修改，《进出口商品检验鉴定机构管理办法》已废止
24	关于允许从法国德塞夫勒省进口家禽及家禽产品的公告	2008年第999号	农业部、国家质检总局	2008.3.13	国家质检总局 农业部公告2009年第122号禁止直接或间接从法国德塞夫勒省输入禽类及其产品

表13-6 续3

序号	文件名称	文号	发文部门	发布时间	失效原因
25	获得从事进出口商品检验鉴定业务资格机构名单的公告	2008 年第 69 号	国家质检总局	2008. 6. 11	《进出口商品检验法》已修改,《进出口商品检验鉴定机构管理办法》已废止
26	关于防止美国禽流感传入我国的公告	2008 年第 110 号	国家质检总局、农业部	2008. 9. 27	国家质检总局 农业部公告 2010 年第 140 号解除禁令
27	获得从事进出口商品检验鉴定业务资格机构名单的公告	2008 年第 129 号	国家质检总局	2008. 12. 9	《进出口商品检验法》已修改,《进出口商品检验鉴定机构管理办法》已废止
28	关于印发泰国水果过境第三国输往中国检验检疫要求的通知	国质检动函〔2009〕432 号	国家质检总局	2009. 7. 3	海关总署公告 2021 年第 89 号发布了新的检验检疫要求
29	获得从事进出口商品检验鉴定业务资格机构名单的公告	2009 年第 73 号	国家质检总局	2009. 7. 27	《进出口商品检验法》已修改,《进出口商品检验鉴定机构管理办法》已废止
30	关于贯彻执行《进口可用作原料的固体废物检验检疫监督管理办法》的通知	国质检检〔2009〕475 号	国家质检总局	2009. 10. 27	《进口可用作原料的固体废物检验检疫监督管理办法》已被海关总署令第 161 号废止
31	获得从事进出口商品检验鉴定业务资格机构名单的公告	2010 年第 1 号	国家质检总局	2010. 1. 8	《进出口商品检验法》已修改,《进出口商品检验鉴定机构管理办法》已废止
32	获得从事进出口商品检验鉴定业务资格机构名单的公告	2010 年第 107 号	国家质检总局	2010. 9. 25	《进出口商品检验法》已修改,《进出口商品检验鉴定机构管理办法》已废止
33	获得从事进出口商品检验鉴定业务资格机构名单的公告	2010 年第 160 号	国家质检总局	2010. 12. 27	《进出口商品检验法》已修改,《进出口商品检验鉴定机构管理办法》已废止
34	关于印发希腊猕猴桃进境植物检验检疫要求的通知	国质检动函〔2011〕28 号	国家质检总局	2011. 1. 14	海关总署公告 2019 年第 185 号重新发布希腊鲜食猕猴桃植物检疫要求
35	关于允许印度大米输华的公告	2012 年第 59 号	国家质检总局	2012. 4. 11	海关总署公告 2018 年第 62 号重新发布进口印度大米检验检疫要求
36	关于增加市场采购出口商品检验监督管理办法（试行）试行地区的公告	2013 年第 4 号	国家质检总局	2013. 1. 7	市场采购出口商品检验监督管理办法（试行）已被废止
37	关于进口乌拉圭大麦植物检验检疫要求的公告	2014 年第 57 号	国家质检总局	2014. 05. 20	海关总署公告 2019 年第 33 号重新发布进口乌拉圭大麦植物检疫要求

表13-6　续4

序号	文件名称	文号	发文部门	发布时间	失效原因
38	关于进口缅甸大米检验检疫要求的公告	2015 年第 15 号	国家质检总局	2015. 1. 26	海关总署公告 2020 年第 22 号重新发布进口缅甸大米检验检疫要求
39	获得从事进出口商品检验鉴定业务资格机构名单	2005 年第 10 号	国家质检总局	2005. 1. 28	《进出口商品检验法》已修改，《进出口商品检验鉴定机构管理办法》已废止
40	关于防止中东呼吸综合症传入我国的公告	2015 年第 69 号	国家质检总局、国家卫生计生委、旅游局	2015. 6. 9	到期自动终止
41	关于落实中华人民共和国固体废物污染环境防治法第二十五条修订内容的公告	2015 年第 69 号	环保部、发展改革委、商务部、海关总署、国家质检总局	2015. 11. 13	生态环境部、商务部、发展改革委、海关总署公告 2020 年第 53 号自 2021 年 1 月 1 日起禁止以任何方式进口固体废物
42	关于批准北京市毛麻丝织品质量监督检验站等机构进出口商品检验鉴定业务许可的公告	2018 年第 18 号	国家质检总局	2018. 1. 26	《进出口商品检验法》已修改，《进出口商品检验鉴定机构管理办法》已废止
43	关于认可哈萨克斯坦共和国阿拉木图州等 5 个州为免疫无口蹄疫地区的公告	2018 年第 36 号	海关总署 农业农村部	2018. 5. 7	海关总署办公厅 农业农村部办公厅关于防止哈萨克斯坦口蹄疫传入我国的通知（署办动植函〔2022〕4 号）禁止直接或间接从哈萨克斯坦输入偶蹄动物及其相关产品
44	关于防止刚果民主共和国埃博拉出血热疫情传入我国的公告	2018 年第 39 号	海关总署	2018. 5. 11	到期自动失效
45	关于明确台胞报考出入境检疫处理人员从业资格考试有关工作的公告	2018 年第 45 号	海关总署	2018. 5. 18	从事进出境动植物检疫除害处理业务的人员资格许可已被国务院关于取消和下放一批行政许可事项的决定（国发〔2020〕13 号）取消
46	关于防止尼帕病毒病疫情传入我国的公告	2018 年第 54 号	海关总署	2018. 6. 8	到期自动失效
47	关于防止登革热疫情传入我国的公告	2018 年第 58 号	海关总署	2018. 6. 15	到期自动失效
48	关于防止裂谷热疫情传入我国的公告	2018 年第 88 号	海关总署	2018. 7. 6	到期自动失效

表13-6　续5

序号	文件名称	文号	发文部门	发布时间	失效原因
49	关于防止刚果民主共和国埃博拉出血热疫情传入我国的公告	2018 年第 102 号	海关总署	2018. 8. 9	到期自动失效
50	关于防止中东呼吸综合征疫情传入我国	2018 年第 129 号	海关总署	2018. 10. 11	到期自动失效
51	关于防止霍乱疫情传入我国的公告	2018 年第 144 号	海关总署	2018. 10. 29	到期自动失效
52	关于防止苏丹基孔肯雅热疫情传入我国的公告	2018 年第 162 号	海关总署	2018. 11. 7	到期自动失效
53	关于防止刚果民主共和国埃博拉出血热疫情传入我国的公告	2018 年第 200 号	海关总署	2018. 12. 14	到期自动失效
54	关于压缩“进出口商品检验鉴定业务的检验许可”审批时限的公告	2019 年第 6 号	海关总署	2019. 1. 2	《进出口商品检验法》已修改,《进出口商品检验鉴定机构管理办法》已废止
55	关于防止黄热病疫情传入我国的公告	2019 年第 19 号	海关总署	2019. 1. 22	到期自动失效
56	关于防止尼日利亚拉沙热疫情传入我国的公告	2019 年第 38 号	海关总署	2019. 2. 27	到期自动失效
57	关于防止刚果民主共和国埃博拉出血热疫情传入我国的公告	2019 年第 45 号	海关总署	2019. 3. 19	到期自动失效
58	关于防止刚果共和国基孔肯雅热疫情传入我国的公告	2019 年第 91 号	海关总署	2019. 5. 15	到期自动失效
59	关于防止埃博拉出血热疫情传入我国的公告	2019 年第 102 号	海关总署	2019. 6. 14	到期自动失效
60	关于防止登革热疫情传入我国的公告	2019 年第 103 号	海关总署	2019. 6. 25	到期自动失效
61	关于防止刚果民主共和国埃博拉病毒病疫情传入我国的公告	2019 年第 145 号	海关总署	2019. 9. 17	到期自动失效
62	关于防止中东呼吸综合征疫情传入我国的公告	2019 年第 163 号	海关总署	2019. 10. 22	到期自动失效
63	关于防止黄热病疫情传入我国的公告	2019 年第 164 号	海关总署	2019. 10. 22	到期自动失效
64	关于防止刚果民主共和国埃博拉病毒病疫情传入我国的公告	2019 年第 206 号	海关总署	2019. 12. 23	到期自动失效

表13-6　续6

序号	文件名称	文号	发文部门	发布时间	失效原因
65	关于防止刚果民主共和国埃博拉病毒病疫情传入我国的公告	2020年第74号	海关总署	2020.6.10	到期自动失效
66	关于防控新型冠状病毒感染的肺炎的公告	2020年第15号	海关总署 国家卫生健康委员会	2020.1.24	到期自动失效
67	关于防止基孔肯雅热疫情传入我国的公告	2020年第115号	海关总署	2020.10.9	到期自动失效
68	关于进口文莱养殖水产品检验检疫要求的公告	2021年第59号	海关总署	2021.8.4	海关总署公告2024年第2号重新发布进口文莱养殖水产品检验检疫和卫生要求
69	关于进口俄罗斯牛肉检验检疫要求的公告	2021年第83号	海关总署	2021.10.18	海关总署公告2024年第65号重新发布进口俄罗斯牛肉检验检疫和卫生要求
70	关于防止霍乱疫情传入我国的公告	2022年第40号	海关总署	2022.5.19	到期自动失效
71	关于防止黄热病疫情传入我国的公告	2022年第43号	海关总署	2022.5.19	到期自动失效
72	关于防止猴痘疫情传入我国的公告	2022年第65号	海关总署	2022.7.24	到期自动失效
73	关于防止乌干达埃博拉病毒病疫情传入我国的公告	2022年第91号	海关总署	2022.9.23	到期自动失效
74	关于防止霍乱疫情传入我国的公告	2023年第3号	海关总署	2023.1.10	到期自动失效
75	关于防止猴痘疫情传入我国的公告	2023年第15号	海关总署	2023.2.21	到期自动失效
76	关于防止猴痘疫情传入我国的公告	2023年第100号	海关总署	2023.8.21	到期自动失效
77	关于防止登革热疫情传入我国的公告	2024年第38号	海关总署	2024.4.9	到期自动失效
78	关于防止猴痘疫情传入我国的公告	2024年第107号	海关总署	2024.8.15	到期自动失效
79	关于防止脊髓灰质炎疫情传入我国的公告	2024年第118号	海关总署	2024.9.13	到期自动失效

检验检疫申报业务管理

导读：

本部分对检验检疫申报管理进行梳理和介绍，使读者从通用角度了解海关对不同货类在申报环节的管理要求，包括检疫审批、申报时限地点和应提供的单据等。内容覆盖申报前资质、单据准备、申报录入全过程，全景式展示检验检疫申报过程中的关键环节和通关要点。

第十四章 | 检验检疫申报的一般要求

第一节 | 出入境检验检疫申报的基本规定

一、检验检疫申报的含义

检验检疫申报是指有关当事人根据法律、行政法规的规定，以及对外贸易合同的约定或证明履约的需要，向海关申请检验、检疫、鉴定，以获准进出境或取得销售使用的合法凭证及某种公证证明所必须履行的法定程序和手续。

《进出口商品检验法实施条例》第十六条规定："法定检验的进口商品的收货人应当持合同、发票、装箱单、提单等必要的凭证和相关批准文件，向报关地的出入境检验检疫机构报检；通关放行后20日内，收货人应当依照本条例第十八条的规定，向出入境检验检疫机构申请检验。法定检验的进口商品未经检验的，不准销售，不准使用。"

《进出口商品检验法实施条例》第二十四条规定："法定检验的出口商品的发货人应当在海关总署统一规定的地点和期限内，持合同等必要的凭证和相关批准文件向出入境检验检疫机构报检。法定检验的出口商品未经检验或者经检验不合格的，不准出口。"

《进出境动植物检疫法实施条例》第十八条规定："输入动植物、动植物产品和其他检疫物的，货主或者其代理人应当在进境前或者进境时向进境口岸动植物检疫机关报检。属于调离海关监管区检疫的，运达指定地点时，货主或者其代理人应当通知有关口岸动植物检疫机关。属于转关货物的，货主或者其代理人应当在进境时向进境口岸动植物检疫机关申报；到达指运地时，应当向指运地口岸动植物检疫机关报检；输入种畜禽及其精液、胚胎的，应当在进境前30日报检；输入其他动物的，应当在进境前15日报检。输入植物种子、种苗及其他繁殖材料的，应当在进境前7日报检。动植物性包装物、铺垫材料进境时，货主或者其代理人应当及时向口岸动植物检疫机关申报。动植物检疫机关可以根据具体情况对申报物实施检疫。前款所称动植物性包装物、铺垫材料，是指直接用作包装物、铺垫材料的动物产品和植物、植物产品。"

《国境卫生检疫法》第二十二条规定："血液等人体组织、病原微生物、生物制品等关系公共卫生安全的货物、物品进境出境，除纳入药品、兽药、医疗器械管理的外，应当由海关事先实施卫生检疫审批，并经检疫查验合格后方可进境出境。"

《国境卫生检疫法实施细则》第十一条规定："入境、出境的微生物、人体组织、生物制品、血液及其制品等特殊物品的携带人、托运人或者邮递人，必须向卫生检疫机关申报并接受卫生检疫，凭卫生检疫机关签发的特殊物品审批单办理通关手续。未经卫生检疫机关许可，不准入境、出境。"

本书中涉及的检验检疫申报，在进境时指涉及检验检疫业务的申报；在出境时指涉及产地出口申报前监管业务的申请或口岸出境报关时涉及检验检疫业务的申报。

二、进出境检验检疫申报的范围

检验检疫申报范围包括：国家法律法规规定须经检验检疫的；输入国家或地区规定必须凭检验检疫证书方准入境的；有关国际条约规定须经检验检疫的等。

（一）法律、行政法规规定必须由海关实施检验检疫的申报范围

根据《进出口商品检验法》及其实施条例、《进出境动植物检疫法》及其实施条例、《国境卫生检疫法》及其实施细则、《食品安全法》及其实施条例等有关法律、行政法规的规定，以下对象在进出境时必须向海关申报，由海关实施检验检疫或鉴定工作。

1. 列入《必须实施检验的进出口商品目录》内的货物；

2. 危险化学品；

3. 进口旧机电产品；

4. 需进行性能鉴定和使用鉴定的出口危险货物包装容器；

5. 进出境集装箱；

6. 进境、出境、过境的动植物，动植物产品及其他检疫物；

7. 装载动植物、动植物产品和其他检疫物的装载容器、包装物、铺垫材料，进境动植物性包装物、铺垫材料；

8. 来自动植物疫区的运输工具，装载进境、出境、过境的动植物、动植物产品及其他检疫物的运输工具；

9. 进境拆解的废旧船舶；

10. 出入境人员、交通工具、运输设备，以及可能传播检疫传染病的行李、货物和邮包等物品；

11. 进出境行李物品（包括血液等人体组织、病原微生物、生物制品等关系公共卫生安全的物品，以及动植物、动植物产品和其他检疫物）；

12. 国际寄递物（包括动植物、动植物产品和其他检疫物，血液等人体组织、病原微生物、生物制品等关系公共卫生安全的物品）；

13. 其他法律、行政法规规定需经海关实施检验检疫的其他应检对象。

（二）输入国家或地区规定必须凭海关出具的证书方准入境的申报范围

有的国家或地区发布法令或政府规定要求，对某些来自我国的进境货物须凭海关签发的证书方可入境。如一些国家或地区规定，对来自我国的动植物、动植物产品，凭我国海关签发的动植物检疫证书及有关证书方可入境。因此，凡出口货物输入国家或地区有此类要求的，申报人须报经海关实施检验检疫或进行除害处理，取得相关证书或标识。

（三）有关国际条约或与我国有协定/协议，必须经检验检疫并取得有关证书（明）方准入境的申报范围

加入世界贸易组织和其他一些区域性经济组织后，我国已成为一些国际条约、公约和协定的成员。此外，我国还与世界几十个国家缔结了有关商品检验或动植物检疫的双边协定/协议，认真履行国际条约、公约或协定/协议中的检验检疫条款是我们的义务。如根据双边协定，输往塞拉利昂、埃塞俄比亚等国家的协议内商品，须向海关申报，并取得装运前检验证书后才能在进口国通关。因此，凡国际条约、公约或协定/协议规定须经我国海关实施检验检疫的进出境货物，申报人必须向海关申报，由海关实施检验检疫。

三、关检整合申报改革

为了认真贯彻执行党中央国务院下发的《深化党和国家机构改革方案》，海关总署制定了《全国通关一体化关检业务全面融合框架方案》，明确了关检业务融合的目标、原则和思路。

2018 年 4 月 16 日，海关总署公告 2018 年第 28 号，发布了企业报关报检资质合并有关事项。

2018 年 6 月 1 日，海关总署公告 2018 年第 50 号开始实施，全面取消“入/出境货物通关单”。

2018 年 8 月 1 日起，海关进出口货物实行整合申报，报关单、报检单合并为一张报关单。此次整合申报项目是关检业务融合标志性的改革举措，改变了企业原有报关流程和作业模式，实现了报关报检“一张大表”货物申报。

整合申报主要是对海关原报关单申报项目和检验检疫原报检单申报项目进行梳理，报关报检面向企业端整合形成“四个一”，即一张报关单、一套随附单证、一组参数代码、一个申报系统。海关总署先后对外发布了《关于修订〈中华人民共和国海关进出口货物报关单填制规范〉的公告》（海关总署公告 2018 年 60 号）、《关于修改进出口货物报关单和进出境货物备案清单格式的公告》（海关总署公告 2018 年 61 号）、《关于进出口货物报关单申报电子报文格式的公告》（海关总署公告 2018 年 67 号）。

第二节｜进境货物整合申报检验检疫业务的一般申报要求

一、进境货物检验检疫申报

进境货物检验检疫申报是指法定检验检疫进境货物的货主或其代理人，持有关单证向报关地海关申请对进境货物进行检验检疫以获得进境通关放行凭证，并取得进境货物销售、使用合法凭证的申报。对进境申报业务而言，签发放行指令由报关地海关完成，对货物的检验检疫由口岸海关和/或目的地海关完成，货主或其代理人在办理完通关手续后，应主动与海关联系落实检验检疫工作。对进境货物，应在进境前或进境时向入境口岸、指定的或到达站的海关办理申报手续。

二、进境货物检验检疫申报时应提供的单据

（一）单据要求

进境货物申报时，应以电子形式提供贸易合同、发票、提（运）单、装箱单等必要的凭证及其他海关要求提供的特殊单证，并根据海关需要提供相关纸质单证。

下列情况申报时还应按要求提供有关文件：

1. 国家实施许可制度管理的货物，应提供有关证明；

2. 进境的动植物及其产品，还必须提供输出国家或地区政府动植物检疫机关出具的检疫证书、产地证书。需办理进境检疫审批手续的，还应取得“中华人民共和国进境动植物检疫许可”（以下简称“进境动植物检疫许可”）；

3. 因科研等特殊需要，输入禁止进境物的，必须办理海关总署签发的特许检疫审批手续；

4. 进境特殊物品的，应提供有关的批件或规定的文件。

（二）提交方式

为进一步促进对外贸易便利，提升口岸通关效率，海关总署公布了检验检疫单证电子化相关事宜。

1. 自然人、法人或者其他组织（申请人）向海关办理检验检疫手续，可按照以下要求提供单证电子化信息，无须在申报时提交纸质单证：

（1）国内外相关主管部门或机构出具的单证，实现联网核查或可互联网查询的，只需录入单证编号。尚未实现联网核查且不能通过互联网查询的，需上传单证扫描件；

（2）海关出具的资质证明及其他单证，只需录入相关资质证明或单证编号；

（3）法律、法规、规章规定应当向海关提交的其他证明、声明类材料，只需依法申明持有相关材料。

2. 申请人应保证电子化单证信息的真实性和有效性，上传单证扫描件格式应符合海关要求，并按规定保存相关纸质单证。

3. 海关监管过程中按照风险布控要求需要验核纸质单证的，申请人应当补充提交相关纸质单证。

进境货物检验检疫申报相关单证电子化提交和验核方式如表 14-1 所示。

表 14-1　检验检疫单证电子化提交和验核方式（进境）

序号	单证类别	单证名称	企业电子化提交方式	海关验核方式	备注
1		农业转基因生物安全证书	提供单证名称和号码	系统联网核查	农业农村部证件
2		国（境）外引进农业种苗检疫审批单	提供单证名称和号码	系统联网核查	农业农村部证件
3		引进林木种子、苗木检疫审批单	提供单证名称和号码	系统联网核查	林业和草原局证件
4		特种设备制造许可证 特种设备型式试验证书	提供单证名称和号码	系统联网核查	市场监管总局证件
5		特殊医学用途配方食品注册证书	提供单证名称和号码	系统联网核查	市场监管总局证件
6		保健食品注册证书/备案凭证	提供单证名称和号码	系统联网核查	市场监管总局证件
7		强制性产品认证证书 强制性认证产品符合性自我声明	提供单证名称和号码	系统联网核查	市场监管总局证件
8		免予办理强制性产品认证证明	提供单证名称和号码	系统联网核查	市场监管总局证件
9		进口医疗器械备案/注册证	提供单证名称和号码	系统联网核查	国家药监局证件
10		婴幼儿配方乳粉产品配方注册证书	提供单证名称和号码	系统联网核查	市场监管总局证件
11		中华人民共和国野生动植物允许进出口证明书 濒危野生动植物国际贸易公约允许进出口证明书	提供单证名称和号码	系统联网核查	国家濒危物种进出口管理办公室证件 进口申报与海关监管证件“E 证”信息共享
12	检验检疫证书	兽医（卫生）证书	1. 实现检验检疫证书无纸化的，仅需上传单证名称和号码。 2. 实现检验检疫证书数据传输的，仅需上传电子化文件。 3. 未实现检验检疫证书数据传输的，上传电子化文件，海关需要验核原件的，应按要求提供。	1. 系统联网核查 2. 人工验核	1. 检验检疫证书，是境外相关部门/相关机构签发的单证。 2. 通过“进口肉类卫生证书电子核查系统”实现检验检疫证书信息传输的产品见备注 1。 3. 通过“中国检验检疫电子证书系统”实现检验检疫证书信息传输的产品见备注 2。
13		动物检疫证书			
14		植物检疫证书			
15		装运前检验证书			
16		重量证书			
17		TCK 检验证书（美国小麦）			
18		熏蒸证书（部分粮谷类）			
19		放射性物质检测合格证明（日本食品、食用农产品及饲料）			
20		原产地证书（证明）			

表14-1　续1

序号	单证类别	单证名称	企业电子化提交方式	海关验核方式	备注
21	批准文件	进境动植物检疫许可证	仅需提供单证名称和号码	系统联网核查	1. 批准文件，是海关本部门签发的单证。 2. 对于“单一窗口”产品资质项下采集了单证数据信息的，实现系统联网核查。否则，进行人工验核。
22		进口车辆识别代码（VIN）校验报告单	仅需提供单证名称和号码	系统联网核查	
23		境外捐赠机构登记和捐赠医疗器械备案材料	仅需提供单证名称和号码	系统联网核查/人工验核	
24		入/出境特殊物品卫生检疫审批单	仅需提供单证名称和号码	系统联网核查/人工验核	
25		型式试验证书	仅需提供单证名称和号码	系统联网核查	
26		进口棉花境外供货企业登记证书（已登记的境外供货企业）	仅需提供单证名称和号码	系统联网核查/人工验核	
27		同意调入函（植物繁殖材料）	仅需提供单证名称和号码	系统联网核查/人工验核	
28	证明/声明材料	合格保证	1. 申报时仅需申明持有相关材料。 2. 海关需要验核原件的，应按要求提供。	人工验核	1. 证明/声明类材料，是指企业自身提供的各类证明、声明性文件资料。 2. 通过电子化方式提交的检验检疫单证，应要求企业按相关规定妥善保存纸质原件。 3. 检验检疫过程中需要验核原件的，可要求企业提供。
29		参展物品清单（展览品）		人工验核	
30		入境展会备案表（展览品）		人工验核	
31		进口商品煤标识		人工验核	
32		贸易合同中买卖双方出具的用途声明（食品加工用食品添加剂）		人工验核	
33		输入国或者地区的相关标准或技术要求（进口食品添加剂全部用来加工后复出口的）		人工验核	
34		食品生产许可证（食品添加剂进口企业是食品生产企业的）		人工验核	
35		食品添加剂说明书/成分说明		人工验核	
36		非用于人类食品和动物饲料添加剂及原料产品用途的证明		人工验核	
37		化妆品在生产国家（地区）允许生产、销售的证明文件（首次进口国家没有实施卫生许可或者备案的化妆品）		人工验核	
38		运输工具前三航次装载货物名单（散装食用植物油）		人工验核	
39		进口乳品检测报告		人工验核	

表14-1　续2

序号	单证类别	单证名称	企业电子化提交方式	海关验核方式	备注
40	证明/声明材料	添加抑制剂或稳定剂说明（危险化学品）	1. 申报时仅需申明持有相关材料。 2. 海关需要验核原件的，应按要求提供。	人工验核	
41		中文安全数据单（危险化学品）		人工验核	
42		危险化学品中文危险公示标签		人工验核	
43		旧机电产品进口声明		人工验核	
44		免《进口旧机电产品装运前检验证书》进口特殊情况声明		人工验核	
45	企业资质	进口食品境外出口商代理商备案	仅需提供单证名称和号码	系统联网核查	1. 资质类单证为海关或相关部门管理的企业资质证明文件。 2. 建有系统且已联网的企业资质的，通过系统联网核查企业资质。 3. 对于“单一窗口”产品资质项下采集了单证数据信息的，实现系统联网核查。否则，进行人工验核。
46		进口食品进口商备案	仅需提供单证名称和号码	系统联网核查	
47		进口饲料和饲料添加剂境外企业注册登记	仅需提供单证名称和号码	系统联网核查	
48		进口食品境外生产企业注册	仅需提供单证名称和号码	系统联网核查	
49		进境水果境外果园/包装厂注册登记	仅需提供单证名称和号码	系统联网核查/人工验核	
50		进境非食用动物产品国外生产、加工、存放企业注册登记	仅需提供单证名称和号码	系统联网核查/人工验核	
51		饲料进口企业备案	仅需提供单证名称和号码	系统联网核查/人工验核	
52		进口粮食境外出口、仓储企业注册登记	提供单证名称和号码	系统联网核查/人工验核	

备注：

1. 通过“进口肉类卫生证书电子信息核查系统”实现检验检疫证书信息传输的产品有：冷冻猪肉（加拿大、巴西、墨西哥、法国、西班牙、英国、丹麦、爱尔兰、德国、比利时、匈牙利、芬兰）、牛产品、猪产品（美国）、冷冻牛肉（加拿大、墨西哥、乌拉圭、匈牙利、南非、哥斯达黎加）、冷冻剔骨牛肉（巴西、阿根廷）、去骨腌制猪肉（西班牙、意大利）、冷冻禽肉（巴西）、冷冻鸡肉（阿根廷）、冷冻羊肉（乌拉圭）、冷冻马肉、熟制牛羊肉（蒙古）、熟制猪肉、腌制猪肉（法国）、热处理去骨猪肉（意大利）。

2. 通过“中国检验检疫电子证书核查系统”实现检验检疫证书信息传输的产品有：澳大利亚的水产品、肉类、皮毛、肠衣、植物产品；智利的葡萄、猪肉；新西兰的牛羊肉（无纸化）、水产品（无纸化）、蜂产品（无纸化）、水生动物（无纸化）、皮毛、鹿产品（无纸化）、肠衣（无纸化）、乳制品（无纸化）；荷兰的肉类产品（无纸化）、水产品、肠衣、乳制品（无纸化）、饲料用奶制品。

第三节｜出口货物属地查检的一般申报要求

出口货物属地查检是指在全国通关一体化框架下，海关在企业办理出口货物通关手续前，对企业申报的出口法定检验检疫货物及包装，实施检验检疫、抽样、实验室检测、综合评定及出具单证等一系列海关监管执法活动。原则上出口货物属地查检在属地海关实施，必须在出境地实施出口货物属地查检的作业，由口岸海关组织实施。

一、出口货物属地查检的申报

出口货物属地查检的申报是指法定检验检疫出境货物的货主或其代理人，办理出口货物通关手续前，持有关单证向产地海关申请检验检疫以取得出境电子底账及其他单证的行为。产地海关检验检疫合格后，在向口岸海关报关时，货主或其代理人凭产地海关签发出境电子底账信息向口岸海关报关。

二、出口货物属地查检申报时应提供的单据

出境货物申请时，应以电子形式提供合同、发票、装运箱单等必要的凭证及其他海关要求提供的特殊单证，并根据海关需要提供相关纸质单证。

下列情况还应按要求提供有关文件：

1. 国家实施许可制度管理的货物，应提供有关证明；
2. 出境货物须经生产者或经营者检验合格并加附检验合格证或检测报告；
3. 凭样成交的货物，应提供经买卖双方确认的样品；
4. 出境危险货物，必须提供危险货物包装容器性能鉴定结果单和使用鉴定结果单；
5. 出境特殊物品的，根据法律法规规定应提供有关的审批文件。

第四节｜过境货物检验检疫申报范围及要求

一、过境货物检验检疫申报范围

过境货物是指由境外启运，通过中国境内陆路继续运往境外的货物。

二、过境货物检验检疫申报要求

运输工具负责人应当提交过境货物运输申报单，向进境地海关如实申报。

过境货物为动植物、动植物产品和其他检疫物的，应当提交输出国家或者地区政府动植物检疫机关出具的检疫证书；过境货物为动物的，还应当同时提交海关签发的动物过境许可证。

下列过境货物有特殊要求：

（一）过境水生动物

1. 申报范围

水生动物是指人工养殖或者天然水域捕捞的活的鱼类、软体类、甲壳类、水母类、棘皮类、头索类、两栖类动物，包括其繁殖用的精液、受精卵。

2. 申报要求

运输水生动物过境的，承运人或者押运人应当按照规定办理检疫审批手续，并凭货运单、检疫许可证和输出国家或者地区官方主管部门出具的证书，向进境口岸海关申报。

（二）过境饲料

1. 申报范围

过境的饲料。饲料是指经种植、养殖、加工、制作的，供动物食用的产品及其原料，包括饵料用活动物、饲料用（含饵料用）冰鲜冷冻动物产品及水产品、加工动物蛋白及油脂、宠物食品及咬胶、饲草类、青贮料、饲料粮谷类、糠麸饼粕渣类、加工植物蛋白及植物粉类、配合饲料、添加剂

预混合饲料等。

加工动物蛋白及油脂包括肉粉（畜禽）、肉骨粉（畜禽）、鱼粉、鱼油、鱼膏、虾粉、鱿鱼肝粉、鱿鱼粉、乌贼膏、乌贼粉、鱼精粉、干贝精粉、血粉、血浆粉、血球粉、血细胞粉、血清粉、发酵血粉、动物下脚料粉、羽毛粉、水解羽毛粉、水解毛发蛋白粉、皮革蛋白粉、蹄粉、角粉、鸡杂粉、肠膜蛋白粉、明胶、乳清粉、乳粉、蛋粉、干蚕蛹及其粉、骨粉、骨灰、骨炭、骨制磷酸氢钙、虾壳粉、蛋壳粉、骨胶、动物油渣、动物脂肪、饲料级混合油、干虫及其粉等。

2. 申报要求

（1）运输饲料过境的，承运人或者押运人应当持货运单和输出国家或者地区主管部门出具的证书，向入境口岸海关申报，并书面提交过境运输路线。

（2）输出国家或者地区未被列入允许进口的国家或者地区名单的，应当获得海关总署的批准方可过境。

（三）过境非食用动物产品

1. 申报范围

非食用动物产品是指非直接供人类或者动物食用的动物副产品及其衍生物、加工品，如非直接供人类或者动物食用的动物皮张、毛类、纤维、骨、蹄、角、油脂、明胶、标本、工艺品、内脏、动物源性肥料、蚕产品、蜂产品、水产品、奶产品等，不包括动物源性饲料和饲料添加剂、动物遗传物质、动物源性生物材料及制品。

2. 申报要求

（1）运输非食用动物产品过境的，承运人或者押运人应当持货运单和输出国家或者地区主管部门出具的证书，并书面提交过境运输路线，向进境口岸海关申报。

（2）过境非食用动物产品的输出国家或者地区未被列入允许进境非食用动物产品的国家或者地区名单以及产品种类的，应当获得海关总署的批准方可过境。

（四）过境粮食

1. 申报范围

指用于加工、非繁殖用途的禾谷类、豆类、油料类等作物的籽实，以及薯类的块根或者块茎等。

2. 申报要求

境外粮食需经我国过境的，货主或者其代理人应当提前向海关总署或者主管海关提出申请，提供过境路线、运输方式及管理措施等，由海关总署组织制定过境粮食检验检疫监管方案后，方可依照该方案过境，并接受主管海关的监督管理。

（五）过境转基因产品

1. 申报范围

转基因产品是指《农业转基因生物安全管理条例》规定的农业转基因生物及其他法律法规规定的转基因生物与产品。

2. 申报要求

过境转基因产品进境时，货主或者其代理人须持规定的单证向进境口岸海关申报，经海关审查合格的，准予过境，并由出境口岸海关监督其出境。对改换原包装及变更过境线路的过境转基因产品，应当按照规定重新办理过境手续。

第十五章 | 进出口货物检验检疫申报录入填制规范及操作指南

第一节 | 检验检疫申报录入的一般流程

一、申报当事人的规定

1. 报关单位，是指按照《中华人民共和国海关报关单位备案管理规定》在海关备案的进出口货物收发货人、报关企业。

2. 报关单位可以在中华人民共和国关境内办理报关业务。

3. 进出口货物收发货人、报关企业申请备案的，应当取得市场主体资格；其中进出口货物收发货人申请备案的，还应当取得对外贸易经营者备案。进出口货物收发货人、报关企业已办理报关单位备案的，其符合上述条件的分支机构也可以申请报关单位备案。法律、行政法规、规章另有规定的，从其规定。

4. 下列单位按照国家有关规定需要从事非贸易性进出口活动的，应当办理临时备案：

（1）境外企业、新闻、经贸机构、文化团体等依法在中国境内设立的常驻代表机构；

（2）少量货样进出境的单位；

（3）国家机关、学校、科研院所、红十字会、基金会等组织机构；

（4）接受捐赠、礼品、国际援助或者对外实施捐赠、国际援助的单位；

（5）其他可以从事非贸易性进出口活动的单位。

二、检验检疫申报程序

全国海关于 2018 年 8 月 1 日起正式实施进出口货物整合申报。通过“中国国际贸易单一窗口”预录入系统进行申报数据录入时，录入检验检疫数据项并进行申报。

申报程序一般包括准备申报单证、电子申报数据（含检验检疫数据）录入、上传无纸化单据、联系配合现场检查、签领单证等几个环节。

（一）准备申报单证

申报人员了解出入境货物基本情况后，应按照货物的性质，根据海关有关规定和要求，准备好申报单证，并确认提供的数据和各种单证正确、齐全、真实、有效。需办理检疫审批、强制性产品认证等有关批准文件的，还应在申报前办妥相关手续。

（二）电子申报数据（含检验检疫数据）录入

1. 申报人员通过“中国国际贸易单一窗口”预录入系统进行申报。

2. 须在规定的申报时限内将相关进出口货物的申报数据发送至申报地海关。

3. 对于合同中涉及检验检疫特殊条款和特殊要求的，应在电子申报中同时提出。

4. 对经审核不符合要求的电子申报数据，申报人员可按照海关的有关要求对申报数据修改后，再次申报。

5. 需要对已发送的电子申报数据进行更改或撤销申报时，申报人员应发送更改或撤销申请。

（三）上传无纸化单据

根据海关总署要求，申报人员通过“中国国际贸易单一窗口”预录入系统进行申报的同时，应通过无纸化上传系统将随附单据电子版上传，无须在申报时提交纸质单证。海关监管过程中按照风险布控等要求需要验核纸质单证的，申请人应当补充提交相关纸质单证。

（四）联系配合现场检查

申报人员应根据海关风险布控指令要求对需要现场检查的货物，主动联系配合海关对出入境货物实施检验检疫。向海关提供进行抽样、检验、检疫和鉴定等必要的工作条件，配合海关为实施检验检疫和查验而进行的现场验（查）货、抽（采）样及检验检疫处理等事宜。落实海关提出的检验检疫监管措施和其他要求。

对经检验检疫合格放行的出境货物加强批次管理，不错发、错运、漏发。法定检验检疫的出口货物未经检验检疫或者经检验检疫不合格的，不准出口。未经检验检疫合格或未经海关许可的进境法检货物，不准销售、使用或拆卸、运递。

（五）签领单证

对出入境货物检验检疫完毕后，海关根据评定结果签发相应的单证，申报人在领取海关出具的有关检验检疫单证时应如实签署姓名和领证时间。

三、“两步申报”改革

为贯彻落实国务院“放管服”改革要求，进一步优化营商环境、促进贸易便利化，海关总署决定于2020年1月1日起全面推广进口货物“两步申报”改革试点。2025年5月6日起，海关总署开展进口货物“两步申报”通关模式改革优化试点。

（一）申报方式

优化后，在国际贸易“单一窗口”将现有的“两步申报”与“一次申报、分步处置”申报界面整合形成统一的申报入口。企业可分两步在交通运输工具申报进境之日起十四日内填报全部申报项目，符合要求的进口货物可在概要申报后提离，完成全部申报项目填报并被海关接受视为完整申报。以下为优化后的相关注意事项。

1. 概要申报：对于不涉及进口禁限管制、检验或检疫的货物，企业需申报12个项目，确认2个物流项目；对于涉及进口禁限管制或检验检疫的货物，分别增加申报2个或10个项目；应税货物须选择符合要求的担保备案编号。如果货物不需查验，即可提离；涉税货物已经提交税款担保的，或需检查货物海关已完成检查的，也可以提离。

（1）涉证、涉检、涉税申报：概要申报阶段，取消勾选“是否涉证”“是否涉检”“是否涉税”要求，由系统根据申报数据自动判定。

（2）随附单据的申报：在概要申报阶段，可以通过国际贸易“单一窗口”上传检验检疫证书等准入文件及合同、发票等单据。

（3）重量鉴定/品质检验证书的申报：企业在概要申报时，可以在“单一窗口”中勾选“需要重量证书”“需要品质证书”的方式向海关提出申请，海关依企业申请实施重量鉴定、品质检验；完整申报后，出具重量鉴定证书、品质检验证书。

2. 完整申报：企业在交通运输工具申报进境之日起十四日内填报全部申报项目，办理缴纳税款等通关手续。

企业在完整申报时，勾选“商品拆分”复选框可对概要申报环节已申报的商品进行拆分。

（1）拆分后的成交数量总和应与概要申报的成交数量相同。

（2）拆分后的10位商品编码、监管类别名称代码、商品名称、成交计量单位、原产国（地区）应与概要申报相同。

（二）申报途径

进口货物收货人或其代理人可通过“中国国际贸易单一窗口”预录入系统，开展进口货物“两步申报”；也可以通过“掌上海关”App开展概要申报。

（三）相关要求

1. 时限要求

概要申报与完整申报均需在自运输工具申报进境之日起14日内完成。其中，概要申报可以实施“提前申报”。

2. 资质要求

除“失信企业”外的境内收货人，其货物实际进境的可采用“两步申报”。

3. 进出口货物要求

目前“两步申报”只限进口货物。

4. 监管证件要求

所涉及的监管证件已实现联网核查的货物才能使用“两步申报”。已实现联网的监管证件表见表15-1。

5. “两步申报”负面清单

实施禁限管制措施，关税配额管理，贸易救济措施，中止关税减让义务、加征关税措施，为征收报复性关税而实施加征关税措施的货物，进境特殊物品，进境动植物及其产品，特定国家或地区进口食品，进口危险化学品列入“两步申报”负面清单，企业须填报全部申报项目，负面清单实施动态调整，企业可通过国际贸易“单一窗口”进行查询。

6. 其他要求

有纸申报报关单，通过特殊通道申报的报关单，使用纸质代理报关委托书的、运输工具进境超过14天的进口货物，非“金关二期”账册的进口加贸类货物或海关特殊监管区域货物，均不适用“两步申报”。

表15-1　已实现联网的监管证件表

序号	证件名称
1	中华人民共和国两用物项和技术进口许可证
2	中华人民共和国两用物项和技术出口许可证
3	中华人民共和国出口许可证
4	中华人民共和国进口许可证
5	中华人民共和国自动进口许可证
6	中华人民共和国技术出口许可证
7	中华人民共和国技术出口合同登记证

表15-1　续

序号	证件名称
8	援外项目任务通知单
9	非《进出口野生动植物种商品目录》物种证明
10	《濒危野生动植物国际贸易公约》允许进出口证明书
11	中华人民共和国野生动植物允许进出口证明书
12	药品进口准许证
13	药品出口准许证
14	进口药品通关单
15	麻精药品进出口准许证（含精神药物进、出口准许证，麻醉药品进、出口准许证）
16	进口非特殊用途化妆品卫生许可批件（现已免于提交凭证）
17	进口医疗器械注册证、进口医疗器械备案证
18	进口特殊用途化妆品卫生许可批件（现已免于提交凭证）
19	密码产品和含有密码技术的设备进口许可证
20	黄金及黄金制品进出口准许证
21	银行调运人民币现钞进出境证明文件
22	有毒化学品进出口环境管理放行通知单
23	进口兽药通关单
24	农药进出口放行通知单
25	合法捕捞产品通关证明
26	农业转基因生物安全证书
27	国（境）外引进农业种苗检疫审批单、引进林木种子、苗木检疫审批单
28	进口广播电影电视节目带（片）提取单
29	音像制品（成品）进口批准单
30	赴境外加工光盘进口备案证明
31	民用爆炸物品进口审批单
32	民用爆炸物品出口审批单
33	人类遗传资源材料出口、出境证明
34	古生物化石出境批件
35	特种设备制造许可证、型式试验证书
36	特殊医学用途配方食品注册证书
37	保健食品注册证书或保健食品备案凭证
38	婴幼儿配方乳粉产品配方注册证书
39	强制性产品认证证书或证明文件

四、“云签发”改革

为深化海关业务改革，进一步优化检验检疫业务流程，海关总署决定自2023年4月10日起，在全国海关启动属地查检业务管理系统和出口检验检疫证书“云签发”模式试运行工作。

1. 进出口货物收发货人或者其代理人（以下统称申请人）可通过中国国际贸易单一窗口（网址：https：//www. singlewindow. cn）或“互联网+海关”（网址：http：//online. customs. gov. cn）办理海关出口货物属地查检及出口检验检疫证书申请手续，在“预约通关”模块对出口货物预约申请海关检查，同时在“预约查询”中查看具体信息；在“货物申报”栏目下“属地查检”模块进行“电子底账申请”和“申请单查询”；在“拟证出证”模块进行“证书申请”，证书种类详见表15-2。目前提供“自助打印”或“现场领证”两种打印方式。若选择自助打印，申请人可通过“云签发”直接打印海关签发的证书。相关操作手册可在中国国际贸易单一窗口自行下载。

2. 查检系统试运行期间，出境属地查检业务将在查检系统完成，同时保留原有系统和证书申请模式作为备用。

3. 对于采用“云签发”出具的证书，中国国际贸易单一窗口提供证书真伪查询功能。

表15-2 “云签发”证书种类

序号	证书分类	证书中文名称	适用国家（地区）
1	品质证书	C1-1 检验证书-品质证书（英文证）	通用
2	其他证书	C1-1 检验证书-通用（英文证）	通用
3	重量证书	C1-1 检验证书-重量证书（英文证）	通用
4	卫生证书	C2-1 卫生证书-通用（英文证）	通用
5	卫生证书	C2-1 卫生证书-通用（中文证）	通用
6	卫生证书	C2-1 卫生证书-通用（中英文证）	通用
7	健康证书	C2-2 健康证书-通用（中英文证）	通用
8	健康证书	C2-2 健康证书-通用（英文证）	通用
9	兽医卫生证书	C3-1 兽医（卫生）证书-供港澳冰鲜、冷冻水产品及其制品（中文证）	中国香港
10	兽医卫生证书	C3-1 兽医（卫生）证书-输日本热加工禽肉（英文证）	日本
11	兽医卫生证书	C3-1 兽医（卫生）证书-输日本熟制偶蹄肉类制品（英文证）	日本
12	兽医卫生证书	C3-1 兽医（卫生）证书-通用（中文证）	通用
13	兽医卫生证书	C3-1 兽医（卫生）证书-通用（中英文证）	通用
14	兽医卫生证书	C3-1 兽医（卫生）证书-通用（英文证）	通用
15	动物卫生证书	C4-1 动物卫生证书-输韩国水生动物（英文证）	韩国
16	动物卫生证书	C4-1 动物卫生证书-通用（英文证）	通用
17	动物卫生证书	C4-1 动物卫生证书-通用（中文证）	通用
18	动物卫生证书	C4-1 动物卫生证书-通用（中英文证）	通用
19	植物检疫证书	C5-1 植物检疫证书-通用（英文证）	通用
20	植物检疫证书	C5-1 植物检疫证书-通用（中英文证）	通用
21	熏蒸/消毒证书	C7-1 熏蒸/消毒证书-通用（英文证）	通用
22	熏蒸/消毒证书	C7-1 熏蒸/消毒证书-通用（中英文证）	通用
23	空白证书	Ce-1 空白证书-恶喹酸证书-日本-鳗鱼产品（英文证）	日本

第二节｜“单一窗口”企业货物申报

进出口货物报关单是指进出口货物的收发货人或其代理人，按照海关规定的格式对进出口货物的实际情况作出的书面申请，以此要求海关对其货物按适用的海关制度办理报关手续的法律文书。

按货物的进出口状态、表现形式、使用性质的不同，进出口货物报关单可进行如下分类：

1. 按进出口流向分类，分为进口货物报关单、出口货物报关单；

2. 按表现形式分类，分为纸质报关单、电子数据报关单；

3. 按使用性质分类，分为进料加工进出口货物报关单、来料加工及补偿贸易进出口货物报关单、一般贸易及其他贸易进出口货物报关单。

目前，进出口货物报关单通过中国电子口岸向海关申报，实现了进出口货物报关单在各行政管理部门间的数据联网核查。进出口收发货人或其代理人使用中国电子口岸平台，在网上直接向海关、国检、外贸、外汇、工商、税务、银行等申办各种进出口手续。因此，进出口货物报关单具有“海关作业、加工贸易核销、进口货物付汇、出口货物收汇、出口退税、海关留存、企业留存”的用途，进出口收发货人可凭电子数据进行相关作业。

《海关法》第二十五条规定：“办理进出口货物的海关申报手续，应当采用纸质报关单和电子数据报关单的形式。”这从法律上确定了纸质报关单和电子数据报关单都是办理进出口货物海关申报手续的法定形式，这两种报关单具有相同的法律效力。

一、关检合并报关单改革

（一）改革背景

为了认真贯彻执行党中央国务院下发的《深化党和国家机构改革方案》，海关总署制定了《全国通关一体化关检业务全面融合框架方案》，明确了关检业务融合的目标、原则和思路。

2018 年 6 月 21 日，海关总署发布公告 2018 年第 60 号、61 号，对《中华人民共和国海关进出口货物报关单填制规范》及进出口货物报关单和进出境货物备案清单格式进行了修订，修订后的《中华人民共和国海关进出口货物报关单填制规范》自 2018 年 8 月 1 日起执行。为规范进出口货物收发货人的申报行为，统一进出口货物报关单填制要求，2019 年 1 月 22 日，海关总署公告 2019 年第 18 号再次对《中华人民共和国海关进出口货物报关单填制规范》进行了修订，自 2019 年 2 月 1 日起实施，海关总署公告 2018 年第 60 号同时废止。2024 年 3 月 14 日，海关总署公告 2024 年第 30 号对《中华人民共和国海关进（出）口货物报关单》和《中华人民共和国海关进（出）境货物备案清单》有关栏目和部分申报项目及其填报要求进行调整。

（二）栏目变化

1. 新增栏目

（1）境外收发货人。

（2）货物存放地点。

（3）启运港。

（4）自报自缴。

（5）入境口岸/离境口岸。

2. 修改栏目

（1）“收发货人”改为“境内收发货人”。

（2）“进口口岸/出口口岸”改为“进境关别/出境关别”。

（3）“装货港/指运港”改为“经停港/指运港”。

（4）“随附单证”改为“随附单证及编号”。

3. 修改填报要求的栏目

（1）预录入编号。

（2）海关编号。

（3）备案号。

（4）境内收发货人。

（5）运输方式。

（6）运输工具名称及航次号。

（7）征免性质。

（8）消费使用单位/生产销售单位。

（9）监管方式。

（10）包装种类。

（11）项号。

（12）申报单位。

（13）标记唛码及备注。

（14）商品名称及规格型号。

（15）境内目的地/境内货源地。

4. 删除栏目

（1）版本号。

（2）货号。

（3）录入员。

（4）录入单位。

5. 检验检疫主动触发申报项目

当进口货物属于法定检验检疫范畴，系统会自动触发检验检疫申报项目。检验检疫栏目分为基本信息内容和货物信息内容。

（1）基本信息内容的必填栏目有以下3项。

①目的地海关。

②启运日期。

③B/L号。

（2）基本信息内容的选填栏目有以下6项。

①企业资质（企业资质代码、企业资质编号）。

②关联号码及理由（关联号码、关联理由）。

③使用人（使用单位联系人、使用单位联系电话）。

④原箱运输。

⑤特殊业务标识。

⑥检验检疫签证申报要素（所需境内收单证、发货人名称外文、境外收发货人名称中文、境外发货人地址、卸毕日期、商品英文名称）。

（3）货物信息内容的必填栏目有以下3项。

①监管类别名称。

②货物属性。

③用途。

（4）货物信息内容的选填栏目有以下 3 项。

①检验检疫货物规格（成分原料组分、产品有效期、保质期、境外生产企业、货物规格、货物型号、货物品牌、生产批次）。

②产品资质（许可证类别、许可证编号、核销货物序号、核销数量、核销数量单位、许可证 VIN 信息）。

③危险货物信息（非危险货物、UN 编号、危险类别、包装类别、包装 UN 标记）。

（三）参数代码标准

实现关检融合后，报关单部分栏目录入代码调整为标准代码，包括国别（地区）代码、港口代码、币制代码、运输方式代码、监管方式代码、计量单位代码、包装种类代码、集装箱规格代码。

新的参数代码，可参考海关总署网站中“互联网+海关”→“通关参数”→“关检融合部分通关参数查询及下载”，如图 15-1 所示。

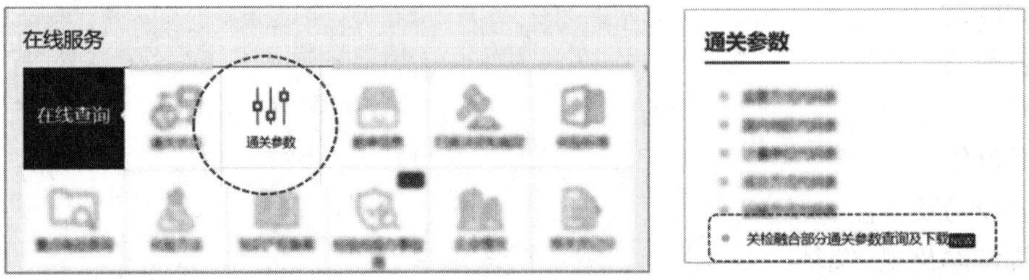

图 15-1　新参数代码的查询路径

（四）样式

中华人民共和国海关进、出口货物报关单如图 15-2、图 15-3 所示。

中华人民共和国海关进口货物报关单

预录入编号：　　海关编号：　　（XX海关）　　页码/页数：

<table>
<tr><td>境内收货人</td><td colspan="2">进境关别</td><td colspan="2">进口日期</td><td>申报日期</td><td colspan="2">备案号</td></tr>
<tr><td>境外发货人</td><td colspan="2">运输方式</td><td colspan="2">运输工具名称及航次号</td><td>提运单号</td><td colspan="2">货物存放地点</td></tr>
<tr><td>消费使用单位</td><td colspan="2">监管方式</td><td colspan="2">征免性质</td><td>许可证号</td><td colspan="2">启运港</td></tr>
<tr><td>合同协议号</td><td colspan="2">贸易国（地区）</td><td colspan="2">启运国（地区）</td><td>经停港</td><td colspan="2">入境口岸</td></tr>
<tr><td>包装种类</td><td>件数</td><td>毛重（千克）</td><td>净重（千克）</td><td>成交方式</td><td>运费</td><td>保费</td><td>杂费</td></tr>
<tr><td colspan="8">随附单证及编号</td></tr>
<tr><td colspan="8">标记唛码及备注</td></tr>
<tr><td colspan="8">项号　商品编号　商品名称及规格型号　数量及单位　单价/总价/币制　原产国（地区）　最终目的国（地区）　境内目的地　征免</td></tr>
<tr><td colspan="8"></td></tr>
<tr><td colspan="8"></td></tr>
<tr><td colspan="8"></td></tr>
<tr><td colspan="5">报关人员　报关人员证号　电话　兹声明以上内容承担如实申报、依法纳税之法律责任
申报单位　申请单位(签章)</td><td colspan="3">海关批注及签章</td></tr>
</table>

图 15-2　中华人民共和国海关进口货物报关单

中华人民共和国海关出口货物报关单

预录入编号： 海关编号： （XX海关） 页码/页数：

境内发货人	出境关别		出口日期		申报日期	备案号	
境外收货人	运输方式		运输工具名称及航次号		提运单号		
生产销售单位	监管方式		征免性质		许可证号		
合同协议号	贸易国（地区）		运抵国（地区）		指运港	离境口岸	
包装种类	件数	毛重（千克）	净重（千克）	成交方式	运费	保费	杂费
随附单证及编号							
标记唛码及备注							

项号	商品编号	商品名称及规格型号	数量及单位	单价/总价/币制	原产国（地区）	最终目的国（地区）	境内货源地	征免

报关人员 报关人员证号 电话 兹声明以上内容承担如实申报、依法纳税之法律责任 海关批注及签章

申报单位 申请单位(签章)

图 15-3 中华人民共和国海关出口货物报关单

二、商品的监管类别名称、监管识别码及其分类代码

商品的监管类别名称是为了服务涉检业务监管，对《商品名称及编码协调制度》（以下简称《协调制度》）商品名称的拆分和细化；商品监管类别名称所对应的编码叫做监管识别码，以上两者多用于企业涉检申报。监管识别码分类代码是标识检验检疫业务分类的代码，多用于业务统计、商品监管等海关内部管理。

（一）商品的监管类别名称与监管识别码编制规则

1. 监管类别名称由《协调制度》商品名称拆分而来。对不需要拆分的，其监管类别名称与《协调制度》商品名称一致；对需要拆分的，其监管类别名称以《协调制度》商品名称为基础进行扩展，但不得超出其范围。命名方式采用：《协调制度》编码中文名称加扩展码名称。

2. 拆分的主要依据：同一《协调制度》商品编号所包含的货物中存在检验检疫项目、检测标准、检测值有效范围不同，则应予以拆分，使得拆分所得货物在检验检疫项目、检测标准、检测值有效范围等具有唯一性。除《协调制度》商品编号中已经体现用途、贸易方式等特性外，尽量不以用途、贸易方式等作为拆分的依据。

3. 商品监管类别名称所对应的编码叫做监管识别码，由《协调制度》商品编号和扩展码两部分组成。《协调制度》商品编号码长 10 位，扩展码码长 3 位。对不需要拆分的《协调制度》商品编号，其扩展码用“999”表示；对于需进一步拆分的《协调制度》商品编号，则通过扩展码予以实现，扩展码从“101”开始，“999”结束。

如商品编号 2208902000（白酒），增加扩展码 301，形成检验检疫编码 2208902000301，列为属于危险化学品的“易燃液体”；而增加扩展码 999 后的检验检疫编码 3210000020999，则列为不属于

危险化学品的“中国白酒”。

（二）监管识别码分类代码编制规则

监管识别码分类代码用于标识出入境货物的检验检疫业务分类，便于海关内部业务管理和数据采集使用，为树型结构。监管识别码分类代码遵循五级十位原则设定。

检验检疫分类代码每两位为一级分类，根据业务管理需要进行逐级细化，从2位代码开始依次呈树状结构扩展，最多10位。每个监管识别码都属于一个最细层级的分类代码，这个代码在部分海关业务系统内称为“父分类代码”，见表15-3。

表15-3　“父分类代码”的对应

商品编号	监管识别码	父分类代码	六位	四位	两位
2208902000	2208902000301	400103 易燃液体	400103 易燃液体	4001 危险化学品	40 化工品、食品添加剂、稀土、金属
	2208902000999	23060201 中国白酒	230602 蒸馏酒	2306 酒	23 深加工食品

（三）海关商品编号和监管类别名称对应关系

为说明海关商品编号和监管类别名称对应关系，节选海关总署公告〔2022〕26号列明的《特殊物品海关监管类别名称和商品编号对应名录》部分内容予以展示，见表15-4。

表15-4　特殊物品海关监管类别名称和商品编号对应名录

序号	监管类别名称	商品编号	扩展码
1	活性酵母（人类医学、生命科学研究用）	2102100000	401
2	人类核酸及其盐	2934993010	999
3	其他核酸及其盐［《人间传染的病原微生物名录》内一类病原微生物的核酸（两用物项管制遗传物质除外）］	2934993090	401
4	其他核酸及其盐［《人间传染的病原微生物名录》内二类病原微生物的核酸（两用物项管制遗传物质除外）］	2934993090	402
5	其他核酸及其盐［《人间传染的病原微生物名录》内三类病原微生物的核酸（两用物项管制遗传物质除外）］	2934993090	403

三、进口报关单整合申报

通过进口报关单整合申报，对进口货物的报关数据进行一次录入、关联调取与暂存、删除、打印等操作。

在图15-4左侧菜单中点击“进口整合申报”→“进口报关单整合申报”，右侧显示录入界面，包括基本信息、商品信息、集装箱、随附单证、涉检信息等部分，如图15-5所示。

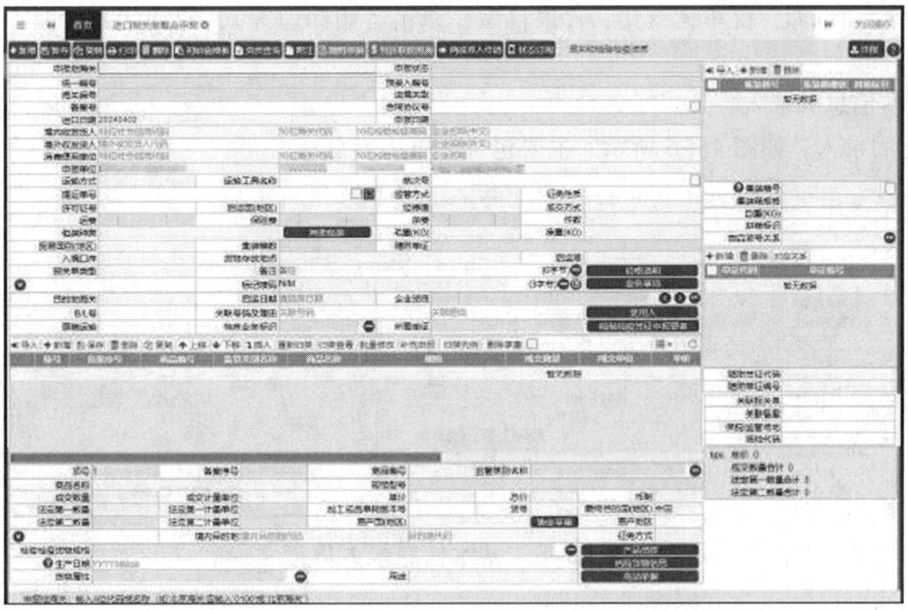

图 15-4 “单一窗口”进口整合申报界面

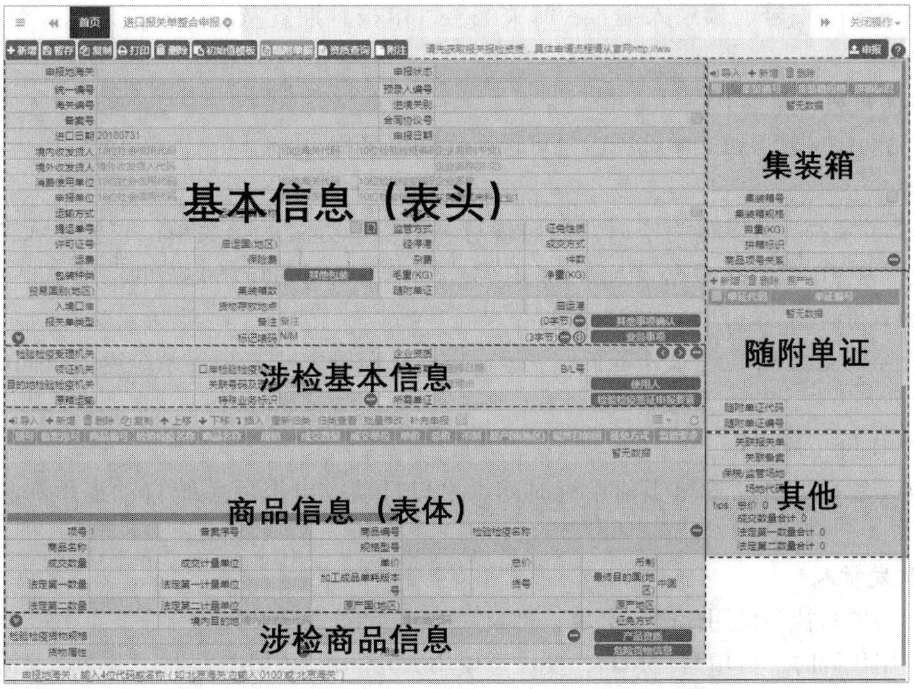

图 15-5 进口报关单整合申报信息填报界面

界面中的录入要求，总体说明如下：灰色字段（例如，统一编号、申报状态、海关编号等）表示不允许录入，系统将根据相应操作或步骤后自动返填；境外收发货人、运输工具名称、提运单号等字段，需要手工录入；部分字段内的灰色字体为录入提示，需如实填写相关内容。

部分字段（例如，运输方式、监管方式等）需要在参数中进行调取，不允许随意录入。使用键盘空格键，可调出下拉菜单并在其中进行选择；也可以输入已知的相应数字、字母或汉字，迅速调出参数，选择后点击回车键确认录入。

日期类字段（例如，进口日期、启运日期等），可直接输入“YYYY-MM-DD”格式的日期，或点击录入框，在系统弹出的日历中进行选择。

勾选类字段（例如，税单无纸化、自报自缴、原箱运输标识等），勾选代表“是”，不勾选代表“否”。

（一）基本信息的录入

基本信息的录入，如图 15-6 所示。主要包含以下内容。

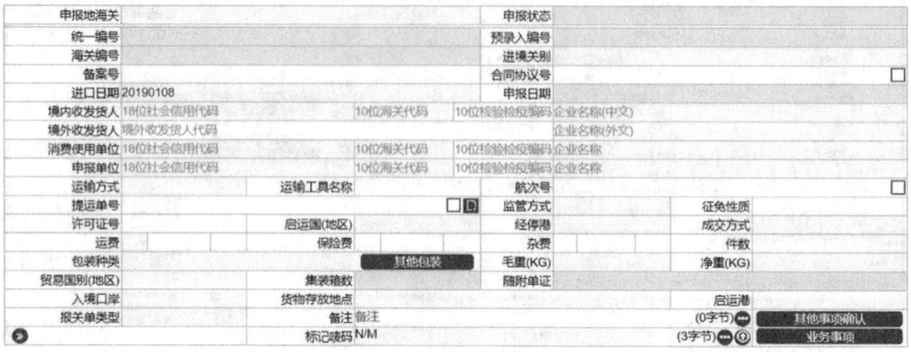

图 15-6　基本信息录入界面

1. 申报地海关（必填）

申报地海关在参数下拉表中进行选择，也可录入代码、名称。

申报状态、统一编号、预录入编号、海关编号、申报日期置灰，不允许录入，暂存或申报后，系统自动生成。

2. 进/出境关别（必填）

进/出境关别在参数下拉表中选择，也可录入代码、名称。

3. 备案号

长度为 12 位字符。备案号为空时，参照现行一般贸易方式的报关单，直接录入商品信息（表体）。备案号不为空时，系统根据录入的备案序号，返填备案号对应已备案的信息。

4. 合同协议号

合同协议号长度为 32 位。录入备案号、运输方式、监管方式三项，系统返填合同协议号，返填后可以修改。

5. 进出口日期（必填）

进口日期，暂存后自动返填当前系统时间。出口日期，申报后系统自动返填海关系统返回的时间。

6. 境内收发货人

境内收货人填写社会信用代码，必填，可录入 18 位字符或“NO”。

无社会信用代码时，可填写“NO”，要注意使用大写。填写“NO”时，务必填写海关代码。

海关代码，必填，最多录入 10 位，可为海关临时编码。

检验检疫编码，选填，最多录入 10 位。

企业名称，必填，最多录入 70 位。

注意：双海关编码并存时，报关单中默认返填第一个，如要修改顺序，须使用管理员账号登录，进入“管理员账号”→“我的资质”界面操作。

7. 境外收发货人

境外收发货人填写代码，选填，最多录入 20 位。

企业名称（外文），必填，最多录入 100 位。企业名称，如有检验检疫等特殊需要的，在英文名称后填报该单位或自然人。除英文外的其他外文名称，以半角括号分隔。对于 AEO 互认国家（地区）企业的，编码填报 AEO 编码，填报样式为“国别（地区）代码+海关企业编码”。如果确实无法获取境外收发货人信息，名称可填写“NO”，代码可为空。

8. 消费使用/生产销售单位

消费使用/生产销售单位填写社会信用代码，必填，录入18位或“NO”。

无社会信用代码时，可填写“NO”，要注意使用大写。填写“NO”时，须务必填写海关代码。

海关代码，必填，最多录入10位，可为海关临时编码。

检验检疫编码，选填，最多录入10位。

企业名称，必填，最多录入70位。

注意：双海关编码并存时，报关单中默认返填第一个，如要修改顺序，须使用管理员账号登录，进入“管理员账号”→“我的资质”界面操作。

9. 申报单位

申报单位填写社会信用代码，必填，录入18位或“NO”。

海关代码，必填，最多录入10位，可为海关临时编码。

检验检疫编码，选填，最多录入10位。

企业名称，必填，最多录入70位。

新增一票报关单时，自动返填申报单位初始值，即当前登录企业的信息。

注意：双海关编码并存时，报关单中默认返填第一个，如要修改顺序，须使用管理员账号登录，进入“管理员账号”→“我的资质”界面操作。

10. 运输方式（必填）

运输方式在参数下拉选择录入框，录入代码、名称。

运输工具手工录入，最多录入200位。

航次号手工录入，最多录入32位。

11. 提运单号

在提运单号字段后的蓝色按钮为“调用舱单”的按钮，目前仅支持水路运输和航空运输，区分进出口。

水路运输调用舱单：运输工具名称、航次号、提运单号必填。

航空运输调用舱单：运输工具名称、提运单号必填。调用舱单成功，点击“回填舱单数据”按钮，系统先把舱单系统原始/预配的进出口岸、件数、毛重返填至录入页面，若原来有值就覆盖原来数据。点击“回填集装箱”按钮，系统返填集装箱数据。

12. 监管方式（必填）

监管方式在参数下拉表中选择，也可录入代码、名称。

13. 征免性质

征免性质在参数下拉表中选择，也可录入代码、名称。

14. 许可证号

许可证号最多录入20位，超长将自动截取。

注意：一份报关单只允许填报一个许可证号。许可证号格式：年-××-顺序号，例经贸1部发：00-AA-000001。

15. 启运国（地区）、经停港（进口必填）

启运国（地区）、经停港在参数下拉表中选择，也可录入代码、名称。

16. 运抵国（地区）、指运港（出口必填）

运抵国（地区）、指运港在参数下拉表中选择，也可录入代码、名称。

17. 成交方式（必填）

成交方式在参数下拉表中选择，也可录入代码、名称。

进口报关单的成交方式为 CIF 或出口报关单的成交方式为 FOB 时，不允许录入运费，也不允许录入保费。

进口报关单的成交方式为 C&I 或出口报关单的成交方式为 C&F 时，允许录入运费，不允许录入保费。

进口报关单的成交方式为 C&F 或出口报关单的成交方式为 C&I 时，不允许录入运费，允许录入保费。

18. 运费——运费代码、运费/率、运费币制

见“20. 杂费——杂费代码、杂费/率、杂费币制”。

19. 保险费——保险费代码、保险费/率、保险费币制

见“20. 杂费——杂费代码、杂费/率、杂费币制”。

20. 杂费——杂费代码、杂费/率、杂费币制

标志代码与 * 费/费率对应关系如下：

标志代码 1-率，费率录入 0.0001~99，代表费率是 0.0001%~99%。

标志代码 2-单价，整数最多录入 10 位，小数点后面最多录入 4 位。

标志代码 3-总价，整数最多录入 12 位，小数点后面最多录入 4 位。

注意：当标志代码录入 1-率时，币制字段置灰不可编辑，即无须录入。

21. 运费币制

运费币制在参数下拉表中选择，也可录入代码、名称。

22. 件数（必填）

件数填报有外包装的进出口货物的实际件数。不得填报 0，散装货物建议填报 1。

23. 包装种类（必填）

包装种类在参数下拉表中选择，也可录入代码、名称。页面录入包装种类及件数保存后，显示在当前字段。

24. 其他包装

如果有其他辅助包装，在“其他包装”按钮中填报。

点“其他包装”按钮，弹出其他包装信息的编辑界面，如图 15-7 所示。通过勾选，选中其他包装信息，点击“保存”按钮即可。

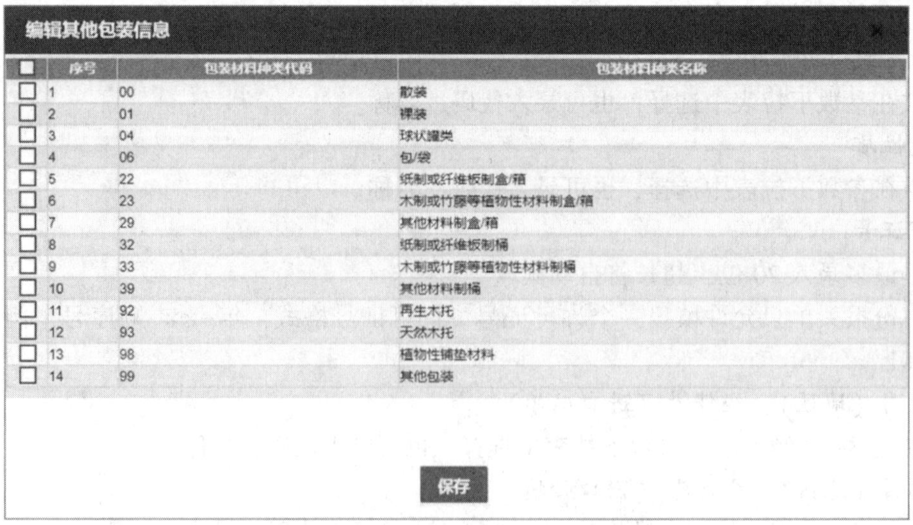

图 15-7 其他包装信息填报界面

注意：其他包装信息，可能需要将纸箱、塑料桶、支撑物，特别是支撑物做好申报。植物源性材料的包装，是海关最为关注的包装。其他包装选择包装种类即可，无须填写件数。

25. 毛重（千克）、净重（千克）（必填）

这两项填写大于等于“1”的数字。如果小于“1”，则输入“1”。

毛重（千克）填报进出口货物及其包装材料的重量之和，计量单位为千克，不足一千克的精确到小数点后 2 位。

净重（千克）填报进出口货物的毛重减去外包装材料后的重量，即货物本身的实际重量，计量单位为千克，不足一千克的精确到小数点后 2 位。

26. 贸易国别（地区）（必填）

贸易国别（地区）在参数下拉表中选择，也可录入代码、名称。

27. 集装箱数

集装箱数不允许录入，系统通过页面右侧的集装箱信息进行返填，显示在当前字段中。

28. 随附单证

随附单证不允许录入，系统根据页面右侧的随附单证信息返填，显示在当前字段中。

29. 入境口岸（进口必填）

入境口岸在参数下拉表中选择，也可录入代码、名称。按照海关规定的“国内口岸编码表”选择填报相应的境内口岸名称及代码。

注意：进口货物填写从运输工具卸离的第一个境内口岸。中转货物填写货物最终卸离的境内口岸。从海关特殊监管区域输出的，填写具体海关特殊监管区城名称或海关特殊监管区城所在城市名称。

30. 货物存放地点（必填）

货物存放地点根据实际情况手工录入。

注意：填写货物入境后拟实施检验检疫现场作业的场所或地点，包括海关监管作业场所、分拨仓库、定点加工厂、隔离检疫场、企业自有仓库等。

31. 启运港（进口必填）、指运港（出口必填）

启运港、指运港在参数下拉表中选择，也可录入代码、名称。

32. 报关单类型、清单类型（必填）

报关单类型、清单类型在参数下拉表中选择，也可录入代码、名称。

33. 备注（选填）

点击字段“备注”右侧圆形按钮，可弹出备注完整界面进行编辑或查看，如图 15-8 所示。

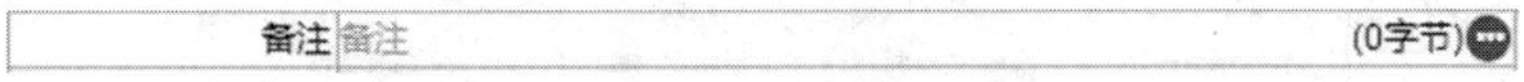

图 15-8　备注填报界面

34. 价格说明

点击“价格说明”蓝色按钮，弹出完整界面，如图 15-9 所示。包含“特殊关系确认、价格影响确认、与货物有关的特许权使用费支付确认、公式定价确认、暂定价格确认”五部分：在参数下拉表选择，也可录入代码、名称。

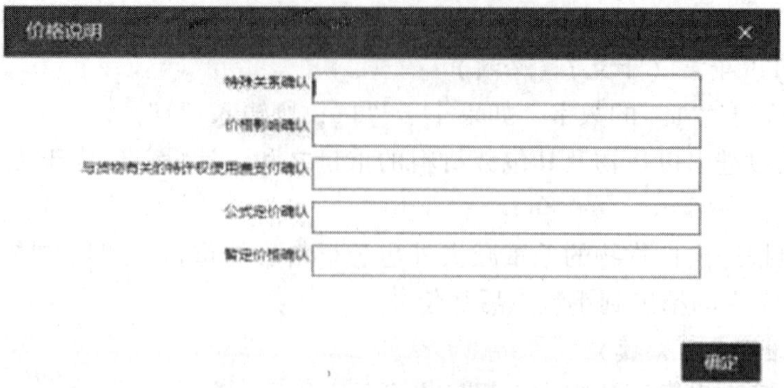

图 15-9　价格说明填报界面

35. 标记唛码（必填）

标记唛码录入除图形以外的文字、数字，无标记唛码的填报“N/M”，如图 15-10 所示。

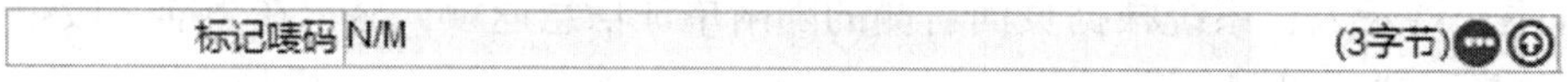

图 15-10　标记唛码填报界面

36. 业务事项

点击“业务事项”按钮，弹出业务事项完整界面，如图 15-11 所示。以出口业务事项为例，如图 15-12 所示。

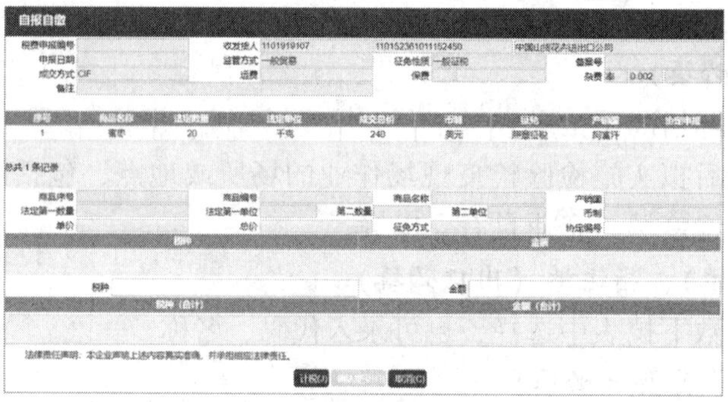

图 15-11　业务事项完整界面

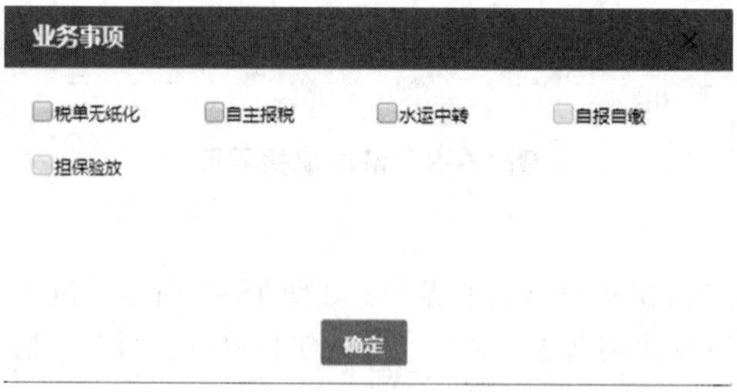

图 15-12　出口业务事项选择界面

37. 自报自缴

完成报关单录入后，勾选业务事项中的“自报自缴”，点击“申报”按钮，系统弹出自报自缴界面。

勾选“自报自缴”，可能需要满足以下两个条件：

（1）报关单类型是通关无纸化。

（2）报关单申报企业所在关区已开通“自主报税”模式。

注意：置灰的字段，属于只读，不允许编辑，相关信息系统自动从报关单表头或表体中获取并返填。

38. 协定编号

协定编号可手工填写，计税前可录入，计税后只读。

点击“计税”按钮后，系统调取海关计税服务，并返填税费信息。点击“确认提交”按钮，继续进行申报。

点击“取消”按钮后提示：“取消将清空税费信息，确定取消?”。点击“确定”按钮后提示：“是否继续申报”。选择“是”，将按非自报自缴继续申报。选择“否”，将回到报关单主界面。

水运中转在出口整合报关申报各界面中，业务事项的“水运中转”可勾选。

税单无纸化、汇总征税、自主报税、担保验放按照实际业务勾选填报即可。

（二）涉检基本信息的录入

在报关单录入界面，填写基本信息后，如果需要填写涉检基本信息，点击左下角方向按钮可弹出涉检验检疫申报信息。

1. 目的地海关

相关海关在参数下拉表中选择，也可录入代码、名称。

2. 企业资质（涉检必填）

界面中显示的字段为灰色，不允许编辑时，需点击图 15-13 框中圆形按钮，在弹出的录入界面内如图 15-14 所示，进行编辑。录入保存后，显示在企业资质的界面字段中。

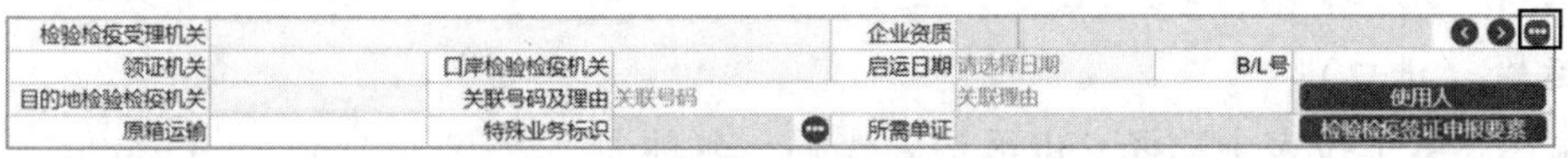

图 15-13 涉检基本信息填报界面

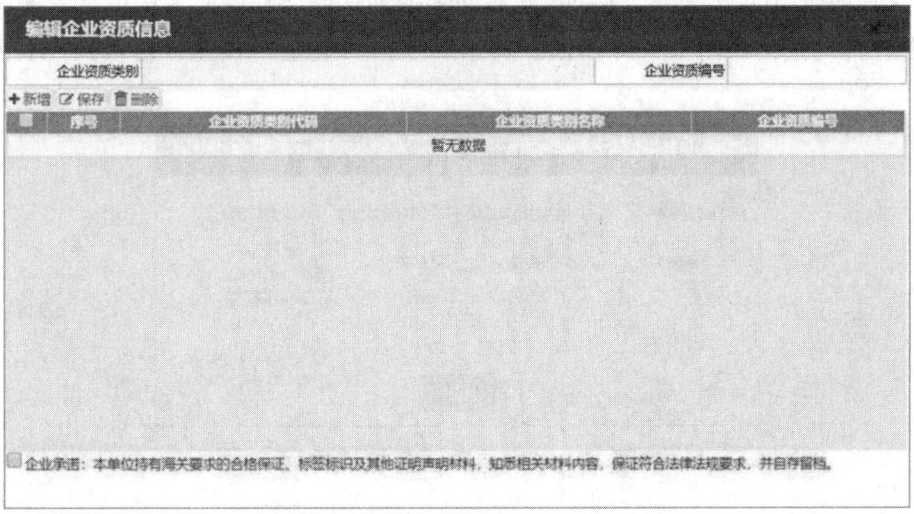

图 15-14 企业资质信息填报界面

企业资质类别：在参数下拉表中选择，也可录入代码、名称。

企业资质编号：手工录入。

3. 启运日期（进口必填）

启运日期在日期弹出框中，选择日期。

4. B/L号（进口）

B/L号在参数下拉表中选择，也可录入代码、名称。填写入境货物的提货单或出库单号码。当运输方式为“航空运输”时无须填写，其他运输方式时必填。

5. 关联号码及理由

填写关联报关单号的关联理由，当有关联报关单号时填写。

6. 使用人（进口）

点击“使用人”按钮，弹出使用人录入界面，如图15-15所示。

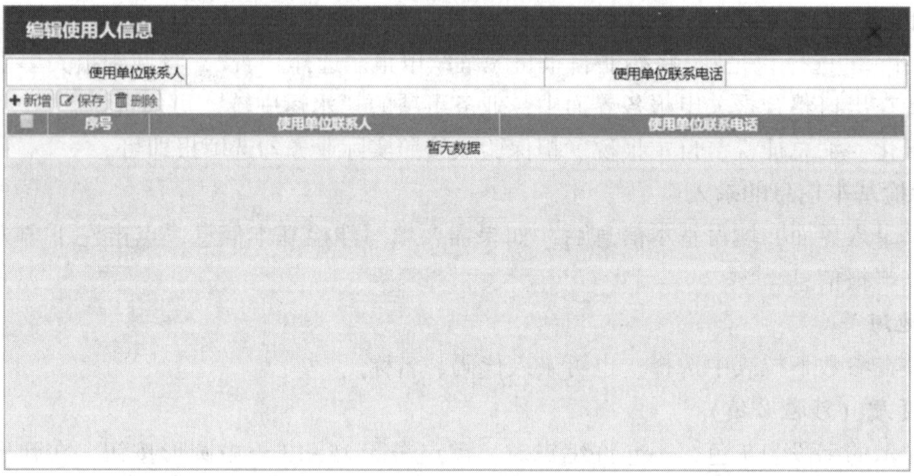

图15-15　使用人信息填报界面

7. 原箱运输（进口）

原箱运输在参数下拉表中选择，也可录入代码、名称。

8. 特殊业务标识

特殊业务标识界面中灰色字段，不允许编辑，需点击字段“特殊业务标识”右侧圆形按钮，在弹出的界面中进行勾选，如图15-16所示。勾选后点击“确定”按钮，返填到“特殊业务标识”字段。

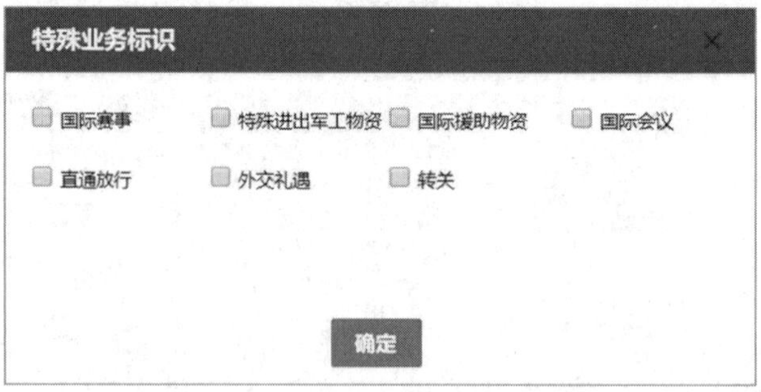

图15-16　特殊业务标识界面

9. 所需单证、检验检疫签证申报要素

注意：此处的签证申报要素，指当前企业预期向海关申请的、由海关审批后发出的证书。界面中的“所需单证”字段为灰，不允许编辑。由录入的检验检疫签证申报要素返填。点击“检验检疫签证申报要素”按钮，在弹出的界面中勾选并填写，如图15-17所示。录入保存后，返填到主界面“所需单证”字段内。

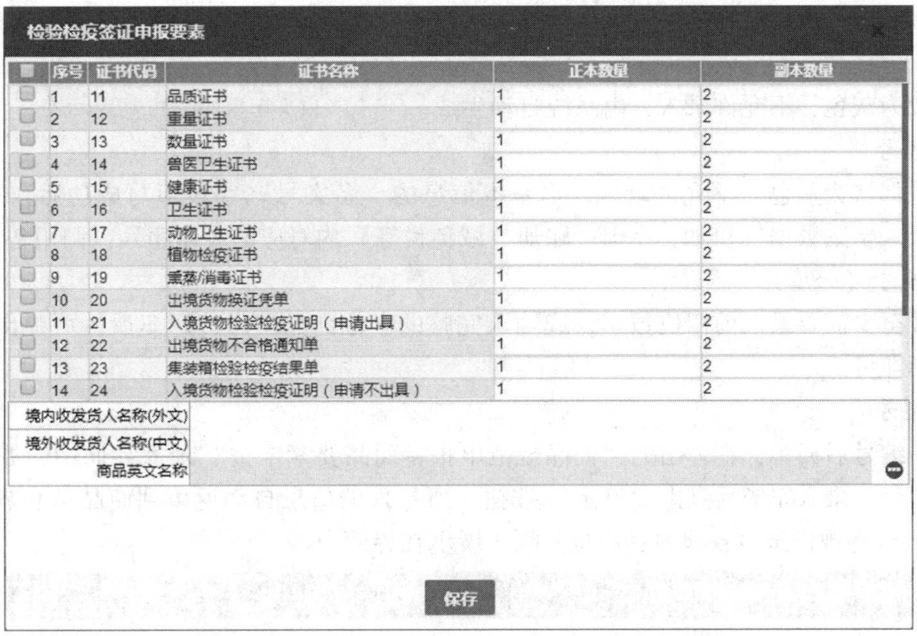

图 15-17　检验检疫签证申报要素填报界面

10. 商品英文名称

注意：必须先录入好商品信息（表体），在此处点开商品英文名称的界面中，才能看到商品列表。如果没录入任何商品信息，此处列表中为空。

界面中灰色字段，不允许编辑，需点击图 15-17“商品英文名称”右侧的圆形按钮弹出。

（三）商品信息的录入

商品信息填报界面，如图 15-18 所示。

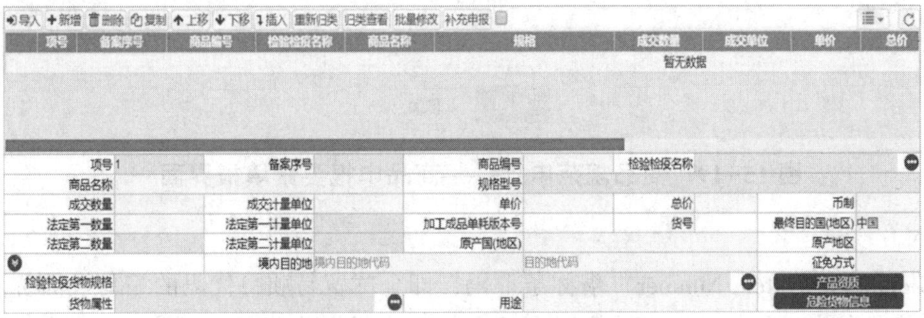

图 15-18　商品信息填报界面

对商品信息的录入要求进行总体说明如下：

灰色字段（例如，项号、规格型号、法定第一计量单位等）表示不允许录入，系统将根据相应操作或步骤后自动返填。商品编号、成交数量等字段，需要手工录入，部分字段内的灰色字体为录入提示，需如实填写相关内容。

部分字段（例如，币制、境内目的地等）需要在参数中进行调取，不允许随意录入。使用键盘空格键，可调出下拉菜单并在其中进行选择；也可以输入已知的相应数字、字母或汉字，迅速调出参数，选择后点击回车键确认录入。

日期类字段，可输入“YYYY-MM-DD”格式的日期，或点击录入框，在系统弹出的日历中进行选择。

选择类字段（例如，货物属性），需根据实际业务填写。勾选后底色变深，不勾选的底色为白色。完成所有的录入操作，在最后一个字段点击回车后，将所录入的商品信息，保存到表体列表中。

1. 项号

项号字段为灰色，不允许录入，由系统自动生成。

2. 备案序号

备案序号默认为灰色，不允许录入。当基本信息的“备案号”字段填写成功后，“备案序号”被点亮，可录入备案数据（例如，手册、账册、减免税等）内对应的表体序号，调用备案数据。

3. 商品编号（必填）

商品编号至少需要录入前四位数字，或输入完整的十位商品编号，回车后，可弹出匹配的商品列表框，选择即可。

4. 规格型号

输入商品编号后回车，在弹出的“商品规范申报—商品要素申报”录入界面中，如图 15-19 所示填写规格型号。录入完毕后点击“确定”按钮，所录入的信息自动返填到商品信息界面中，系统自动以“|”号将规格型号各项内容进行分隔，展示在界面中。

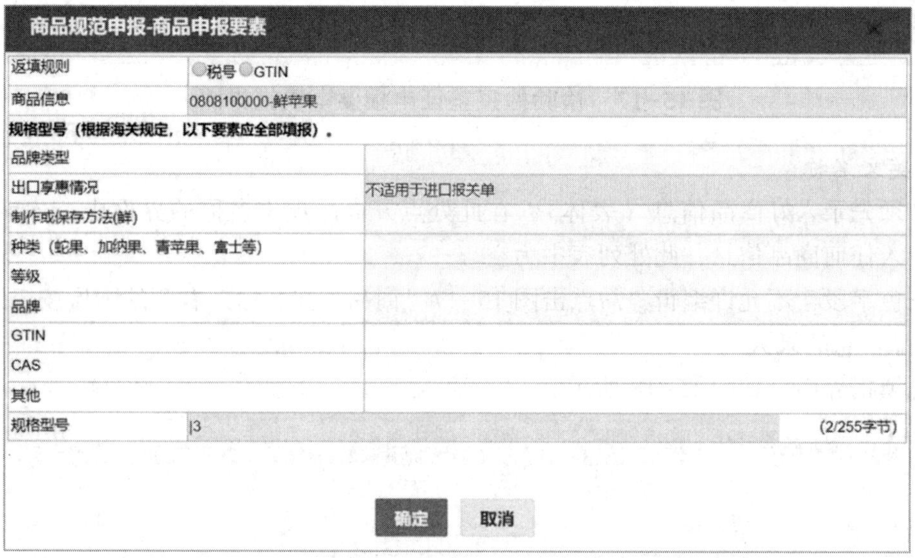

图 15-19　商品规范申报——商品申报要素填报界面一

（1）GTIN

GTIN（Global Trade Item Number）俗称条形码，即全球贸易项目代码的缩写及简称。

可对已返填的信息进行修改，继续将所有的申报要素录入完整后，点击“确定”按钮。系统根据当前 GTIN 码返填该商品的申报要素、成交计量单位、单价、币制、原产国、目的国、征免方式等信息，如图 15-20 所示。

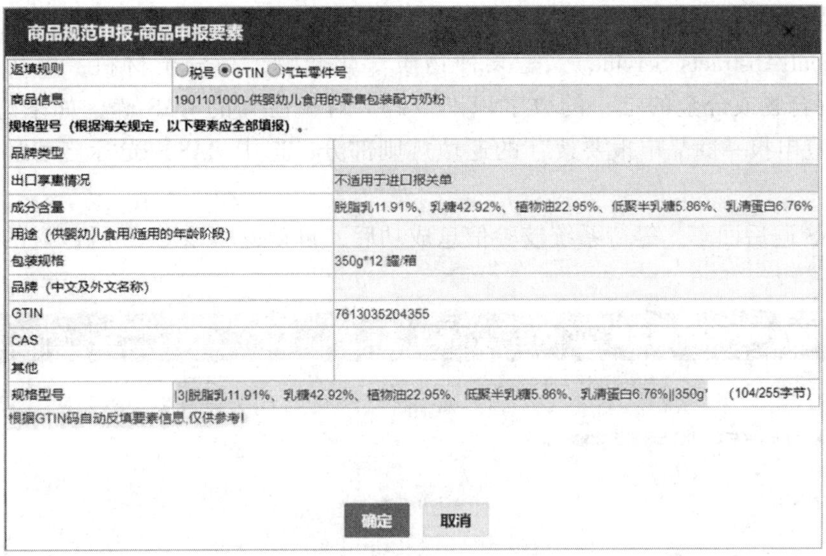

图 15-20　商品规范申报——商品申报要素填报界面二

对于系统自动对碰与校验的 GTIN 信息库，可分为以下两部分：

①海关总署提供的 GTIN 相关标准参数

系统首先通过当前所录入的 GTIN 码查找标准参数。如果对碰成功，直接返填相关申报要素与商品信息。

②企业录入的 GTIN 与其他规格型号的历史参数

如果在标准参数中未查找到记录，系统根据当前报关单内的境内收发货人海关十位编码、商品编码、GTIN 码查找历史参数，即对于历史参数，只能对相同境内收发货人所录入过的信息进行调用。

（2）汽车零件号

零部件编号作为汽车零部件类商品的唯一识别代码，以汽车零件号为索引、建立合规的品牌汽车零部件标准数据库。企业申报时只需录入“型号”，系统即可通过标准库返填所有申报要素，简化申报操作、提高效率、减少差错。在商品规范申报（申报要素）的返填规则部分，选中“汽车零件号”，光标自动跳转到录入列表的“型号”字段内。录入已知的汽车零部件型号后回车，等待系统校验信息、自动返填该型号所包含的申报要素信息，如图 15-21 所示。

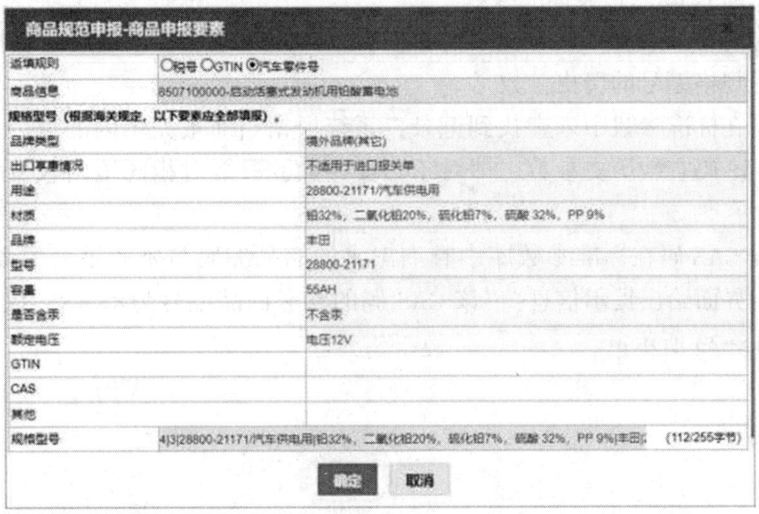

图 15-21　商品规范申报——商品申报要素填报界面三

（3）CAS 码

CAS（Chemical Abstracts Service），是某种物质［化合物、高分子材料、生物序列（Biological sequences）］、混合物或合金的唯一的数字识别号码。对于已知的 CAS 码，如果想减少录入操作，可以在“商品规范申报—商品申报要素”的返填规则部分，选中 CAS，光标自动跳转到录入列表的“CAS”字段内。

直接录入 CAS 码后回车，等待系统校验信息成功后，自动返填该 CAS 所包含的商品信息，如图 15-22 所示。

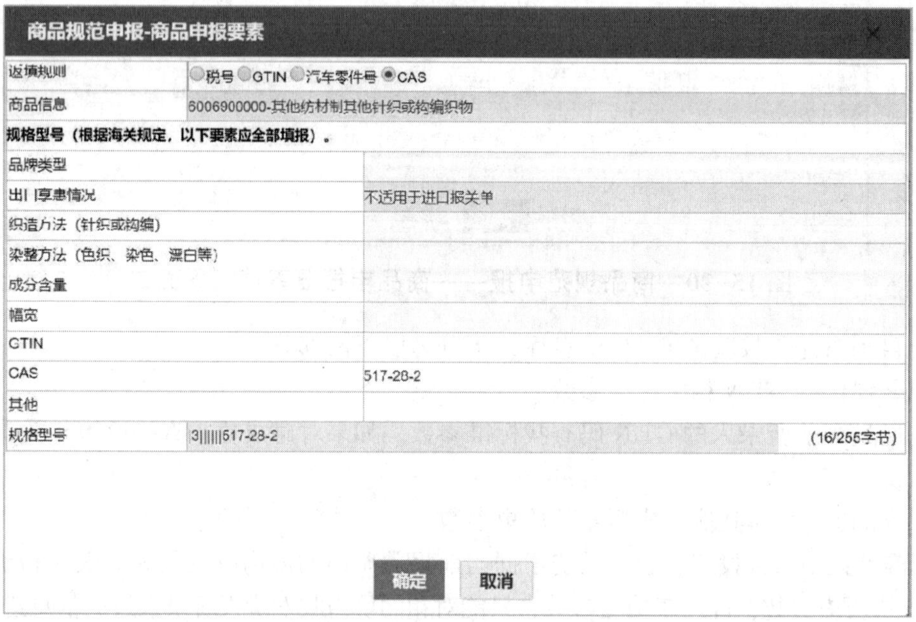
商品规范申报-商品申报要素

返填规则	○税号 ○GTIN ○汽车零件号 ◉CAS
商品信息	6006900000-其他纺材制其他针织或钩编织物
规格型号（根据海关规定，以下要素应全部填报）。	
品牌类型	
出口享惠情况	不适用于进口报关单
织造方法（针织或钩编）	
染整方法（色织、染色、漂白等）	
成分含量	
幅宽	
GTIN	
CAS	517-28-2
其他	
规格型号	3|||||517-28-2 （16/256字节）

确定 取消

图 15-22　商品规范申报——商品申报要素填报界面三

可对已返填的信息进行修改，继续将所有的申报要素录入完整后，点击“确定”按钮。系统根据当前 CAS 码返填该商品的申报要素、成交计量单位、单价、币制、原产国、目的国、征免方式等信息。

对于系统自动对碰与校验的 CAS 码信息库，可分为以下两部分：

①海关总署提供的 CAS 码相关标准参数

系统首先通过当前所录入的 CAS 码查找标准参数。如果对碰成功，直接返填相关商品信息。

②CAS 码与其他规格型号的历史参数

企业录入的如果在标准参数中未查找到记录，系统根据当前报关单内的境内收发货人海关十位编码、商品编码、CAS 码查找历史参数，即对于历史参数，只能对相同境内收发货人所录入过的信息进行调用。

注：如系统根据 CAS 码在标准参数库中查询出来的商品编码与企业录入的商品编码不一致时，系统在商品申报要素界面给出提示信息：“该 CAS 码的参考商品编号为××××，仅供参考，需核对并准确填报!”，如图 15-23 所示。

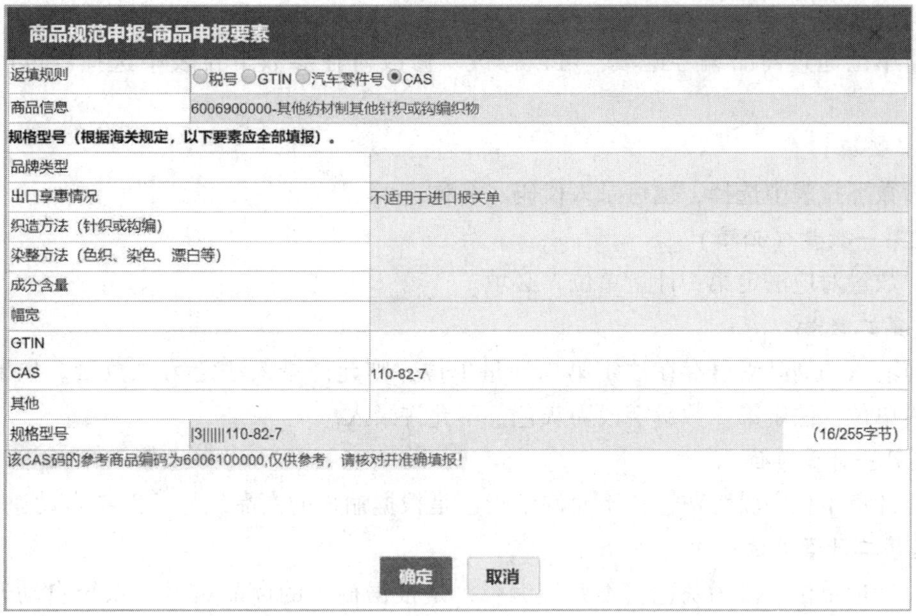

图 15-23　商品规范申报——商品申报要素填报界面四

5. 商品名称（必填）

输入商品编号后按回车键，系统自动返填商品名称。

6. 监管类别名称

录入十位数字的商品编号后，系统自动显示该商品对应的监管类别名称。如果一个商品编号对应多个监管类别名称时，选择一个即可。点击字段“监管类别名称”右侧的圆形按钮，也可弹出选择界面，如图 15-24 所示。

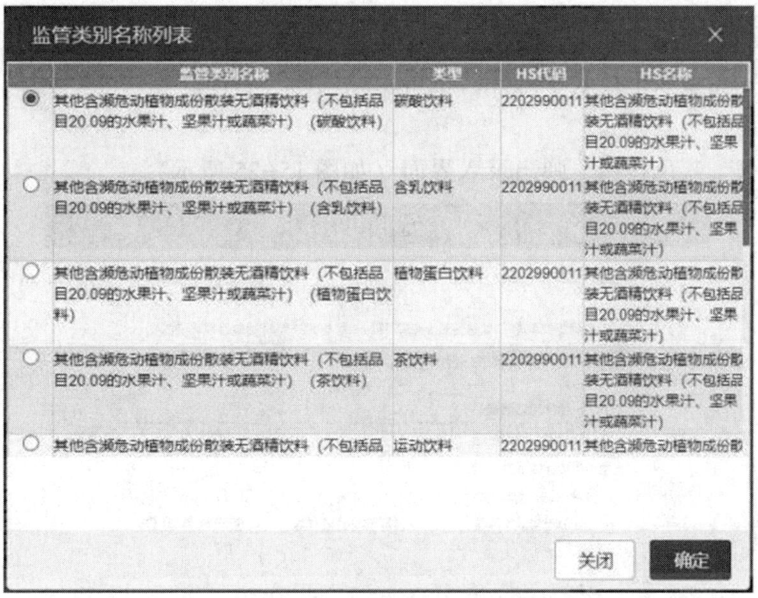

图 15-24　监管类别名称选择界面

7. 成交数量、单价、总价（必填）

这三项手工录入，系统会根据录入的字段进行联动计算。计算方式如下：总价 = 单价×成交数量，单价 = 总价÷成交数量。

8. 成交计量单位（必填）

成交计量单位通过商品编号返填，可以修改。修改时在参数下拉表中选择，也可录入代码或名称。

9. 币制（必填）

币制在参数下拉表中选择，也可录入代码、名称。

10. 法定第一数量（必填）

法定第一数量对应法定第一计量单位，必填。

11. 法定第二数量

如果当前输入的商品编号存在法定第二计量单位，则允许录入法定第二数量。如果系统判断不存在第二计量单位，法定第二数量字段为灰色，不允许录入。

12. 法定第一计量单位

法定第一计量单位字段为灰色，不允许编辑，是根据输入的商品编号，系统自动返填。

13. 法定第二计量单位

法定第二计量单位字段为灰色，不允许编辑，是根据输入的商品编号，系统自动返填。如果系统判断不存在第二计量单位，置空。

14. 加工成品单耗版本号

加工成品单耗版本号适用加工贸易货物出口报关单，应与加贸手账册中的成品单耗版本一致。

15. 货号

加工料件、成品货号，即加贸手账册中的料件、成品企业内部的货物编号。

16. 最终目的国（地区）（进口必填）

最终目的国（地区）在参数下拉表中选择，也可录入代码、名称。进口最终目的国默认值：中国。

17. 原产国（地区）

原产国（地区）在参数下拉表中选择，也可录入代码、名称。

18. 协定享惠

点击“协定享惠”蓝色按钮，弹出录入界面（如图 15-25 所示）。

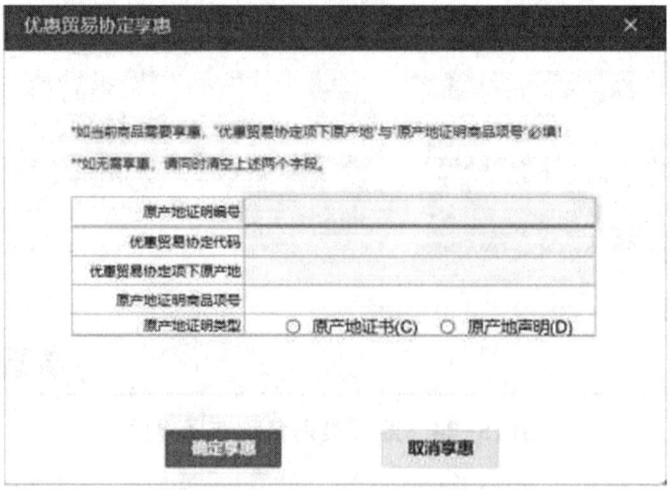

图 15-25　优惠贸易协定享惠界面

（1）原产地证明编号

手工录入对应原产地证明编号。

（2）优惠贸易协定代码

根据原产地证明编号反填或手工录入。

（3）优惠贸易协定项下原产地

根据原产地证明编号反填或在下拉菜单中选择录入。原产地证明商品项号享惠商品填写，与报关单商品项一一对应，如果当前商品不申请享惠，则无需填写。

（4）原产地证明类型

根据原产地证明编号返填或手工选择。

注意：需要享惠的商品，填写完毕对应信息后，点击“确定享惠”按钮。如果点击“取消享惠”灰色按钮，那么会取消该商品与原产地的对应关系。

19. 原产地区

原产地区在参数下拉表中选择，也可录入代码、名称。

20. 境内目的地（进口必填）

境内目的地在参数下拉表中选择，也可录入代码、名称。

21. 征免方式

征免方式在参数下拉表中选择，也可录入代码、名称。应按照海关有关政策规定，对报关单所列每项商品信息，选择海关规定的征减免税方式。

（四）涉检商品信息的录入

涉检商品信息先录入商品信息，如果需要填写涉检内容，点击左下角展开按钮展开涉检商品信息的录入界面，如图 15-26 所示。

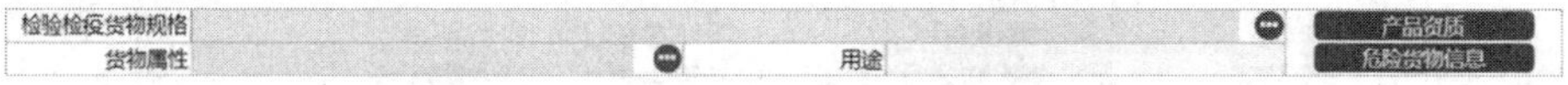

图 15-26　涉检商品信息填报界面

1. 检验检疫货物规格

检验检疫货物规格界面中的灰色字段，不允许直接输入。点击字段“检验检疫货物规格”右侧圆形按钮，弹出录入界面，如图 15-27 所示。

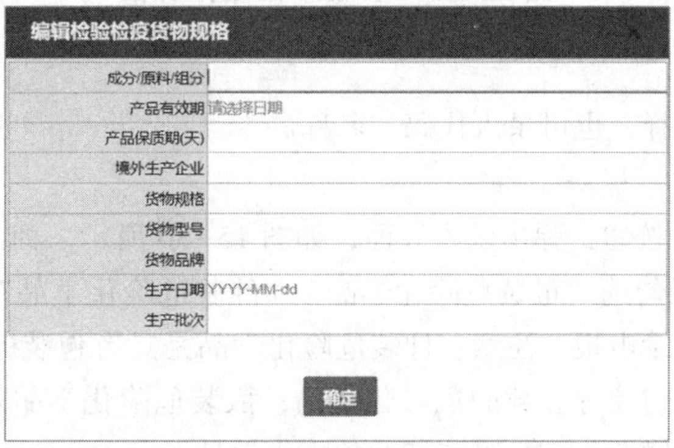

图 15-27　检验检疫货物规格填报界面

录入后，点击“确定”按钮，系统自动将内容到返填到该字段中，展示数据置灰不允许直接修改，如修改可点击字段“检验检疫货物规格”右侧的圆形按钮，再次打开检验检疫货物规格界面，重新录入。

2. 产品资质

选中一条已录入商品信息的表体记录，点击“产品资质”按钮，弹出录入界面，如图 15-28 所示。灰色字段由系统自动从商品信息中读取，不允许修改。许可证类别、许可证编号等信息在参数下拉表中选择后，点击“保存”按钮，将许可证信息保存在下方列表中。

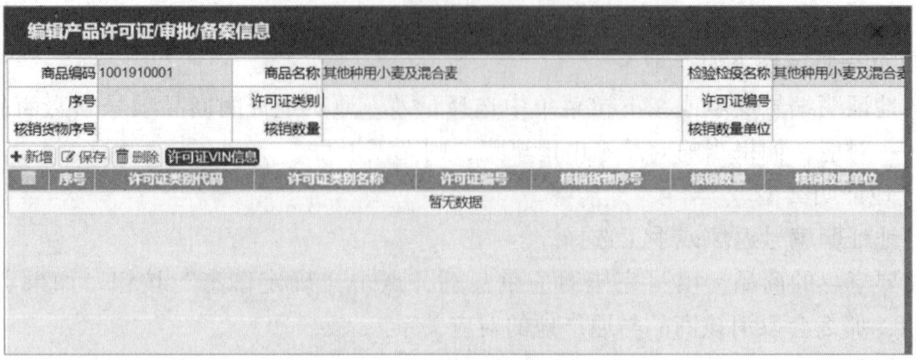

图 15-28　产品资质填报界面

根据实际业务，对于需要填写 VIN 信息的许可证，需选择列表中已保存的许可证信息，点击“许可证 VIN 信息”按钮，弹出录入界面。录入、保存与删除等操作，与上文相同。

3. 货物属性

货物属性界面中的灰色字段，不允许直接输入。点击字段“货物属性”右侧的圆形按钮，弹出录入界面，如图 15-29 所示，选择并点击“确定”后，系统将所选内容返填到界面的字段中。

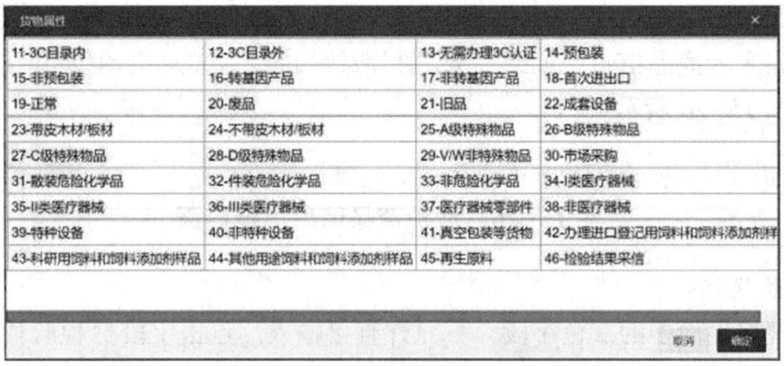

图 15-29　货物属性填报界面

4. 用途

用途在参数下拉表中选择，也可录入代码、名称。

5. 危险货物信息

点击“危险货物信息”按钮，弹出录入界面，如图 15-30 所示。商品编码涉及危险化学品的产品，必须在“货物属性”栏勾选“散装危险化学品”“件装危险化学品”或“非危险化学品”中的一项且仅能勾选一项才可继续申报。注意：件装危险化学品是具有包装的危险化学品，比如桶、罐、箱、袋、中型散装容器和大包装等装载的危险化学品；散装危险化学品是除件装危险化学品之外的危险化学品，比如船舱、槽罐车、tank 罐装载的危险化学品。

“货物属性”中勾选“散装危险化学品”并且“危险货物信息”项下“非危险货物”一项选择“是”的，则不需要填写“危险货物信息”的其余子项；若“非危险货物”一项选择“否”的，则需要填写“UN 编码”和“危险类别”两项。“货物属性”中勾选“件装危险化学品”并且“危险货物信息”项下“非危险货物”一项选择“是”的，则不需要填写“危险货物信息”的其余子项；若“非危险货物”一项选择“否”的，则需要填写“UN 编号”“危险类别”“包装类别”以及“包装 UN 标记”四个子项。

“货物属性”中勾选“非危险化学品”的，则不强制填写“危险货物信息”。

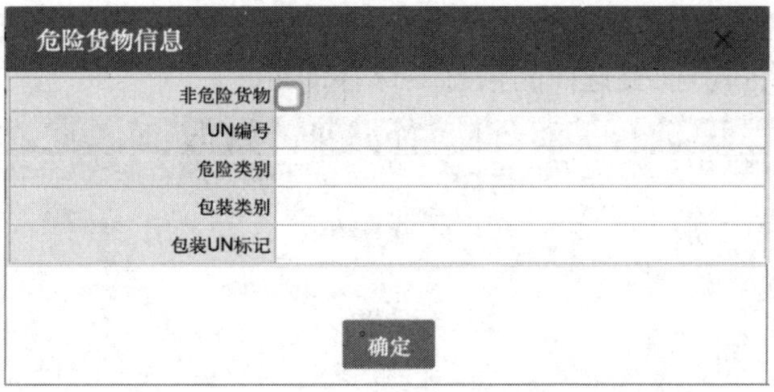

图 15-30　危险货物信息填报界面

6. 用途

在参数下拉表中选择，也可录入代码、名称。

7. 商品单据

点击“商品单据”蓝色按钮，弹出录入界面，界面会显示当前商品对应的危险化学品证书 PDF 信息。

8. 生产日期

可输入“YYYY-MM-DD”格式的日期，或点击录入框，在系统弹出的日历中进行选择。

（五）集装箱信息的录入

集装箱信息，如图 15-31 所示。属于非必填部分，需根据实际业务选择填写。

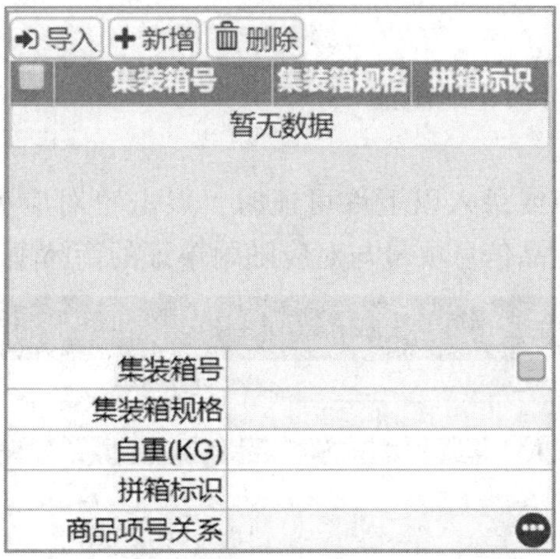

图 15-31　集装箱信息填报界面

1. 集装箱号（必填）

录入集装箱号，勾选字段右侧的复选框，系统自动将录入的字母转换为大写。

注意：集装箱号区分大小写。不符合集装箱录入要求时，字段底色变为红色予以警示。

2. 集装箱规格（必填）

集装箱规格在参数下拉表中选择，也可录入代码、名称。

3. 自重

自重根据实际情况填写。

4. 拼箱标识

拼箱标识在参数下拉表中选择，也可录入代码、名称。

5. 商品项号关系（必填）

商品项号关系指集装箱和商品信息之间的关系，箱货关系按每个集装箱为单元进行填写。可以在“商品项号关系”字段中，直接输入商品信息的项号。也可以点击字段右侧的蓝色圆形按钮，弹出页面，如图 15-32 所示，勾选/复选商品信息，保存即可。

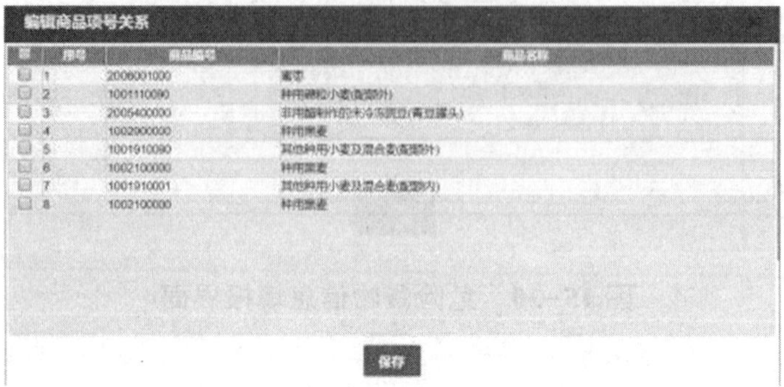

图 15-32　编辑商品项号关系界面

（六）随附单证的录入

E—濒危物种出口允许证

R—兽药通关单

F—濒危物种进口允许证

J—金产品出口证或人总行进口批件

k—民用爆炸物品进口审批单

d—援外项目任务通知单

t—关税配额证明

e—关税配额外优惠税率进口棉花配额证

q—国别关税配额证明

在随附单证代码字段，选择或录入以上许可证时，点击“对应关系”按钮，在弹出的界面中，如图 15-33 所示，录入报关单商品信息项号与对应随附单证的商品项号。

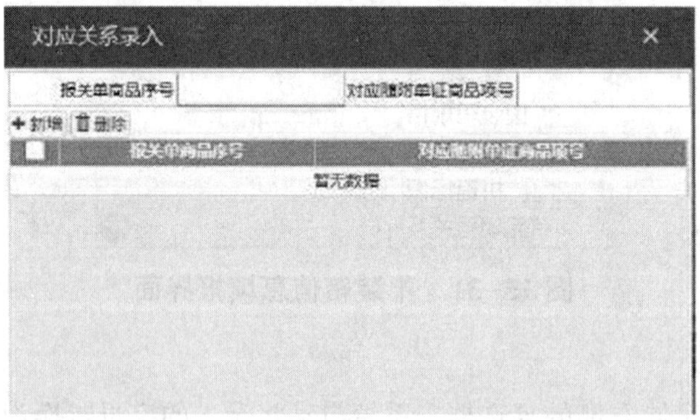

图 15-33　随附单证对应关系录入界面

1. 随附单证代码（必填）

随附单证代码在参数下拉表中选择，也可录入代码、名称。

2. 随附单证编号（必填）

随附单证编号根据海关要求或实际业务，手工填写。

（七）其他信息的录入

其他信息，如图 15-34 所示的录入，主要包括以下几项内容。

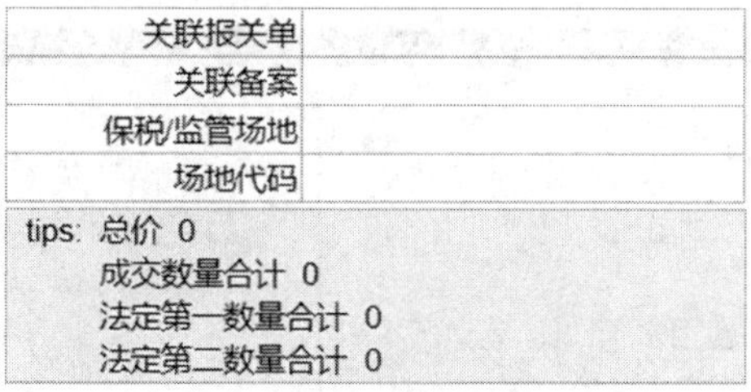

图 15-34　其他信息填报界面

1. 关联报关单

关联报关单是指与当前报关单有关联关系的报关单号，手工填写。

注意：

（1）加工贸易结转类的报关单，先办理进口报关，可将进口报关单号填入出口报关单的“关联报关单”中。

（2）办理进口货物直接退运手续的，除另有规定外，先填写出口报关单，再填写进口报关单，再将出口报关单号填入进口报关单的“关联报关单”中。

（3）减免税货物结转出口（转出），先办理进口报关，再将进口（转入）报关单号填写在出口报关单的“关联报关单”中。

2. 关联备案

关联备案是指与当前报关单有关联关系，同时在业务规范方面又要求填报的备案号，手工填写。

注意：

（1）加工贸易结转货物及凭“征免税证明”转内销货物，对应的备案号填在“关联备案”中。

（2）减免税货物结转进口（转入），“关联备案”中填写本次减免税货物结转所申请“中华人民共和国海关进口减免税货物结转联系函”的编号。

（3）减免税货物结转出口（转出），“关联备案”中填写与其相对应的进口（转入）报关单“备案号”中的“征免税证明”编号。

3. 保税/监管场地

保税/监管场地根据海关要求或实际业务，手工填写。

4. 场地代码

场地代码根据海关要求或实际业务，手工填写。

四、出口报关单整合申报

（一）出口报关单整合申报界面及操作简介

在图 15-35 中，点击左侧菜单栏“货物申报—出口整合申报”，展开业务菜单。左侧菜单栏中点击“出口整合申报”→“出口报关单整合申报”，右侧显示录入界面，包括基本信息、商品信息、集装箱、随附单证、涉检信息等，如图 15-36 所示。

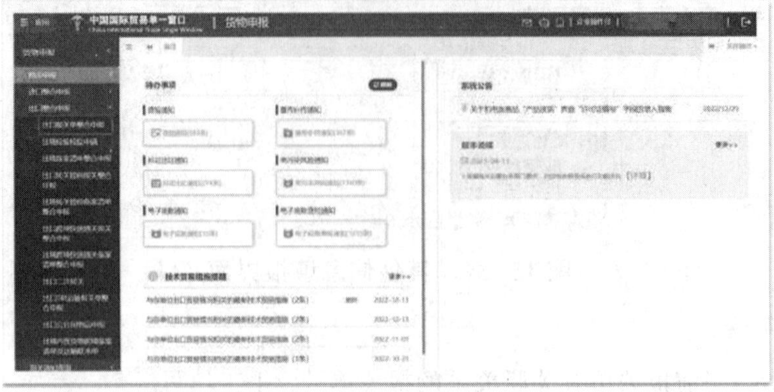

图 15-35　“单一窗口”出口整合申报界面

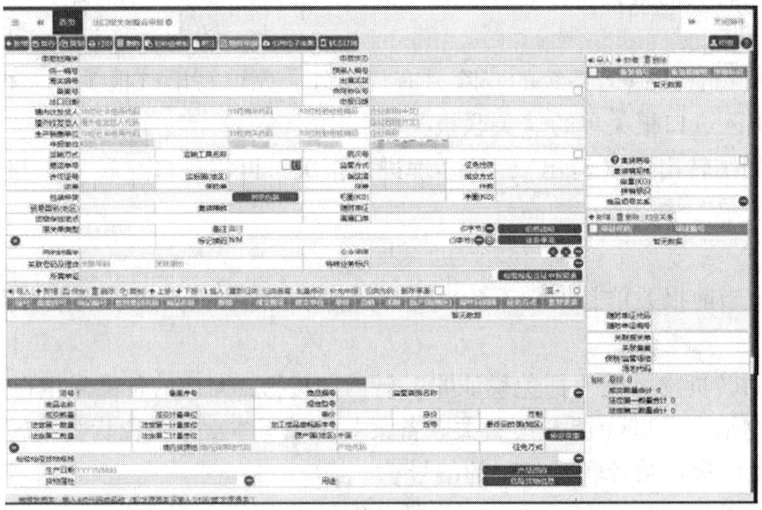

图 15-36　出口报关单整合申报信息填报界面

出口报关单整合申报中各类字段的操作方法与按钮的使用，可参考进口报关单整合申报。特殊操作说明如下：

引用电子底账

录入审批通过的电子底账号码，点击“引用”蓝色按钮，触发调用引用电子底账数据，如图 15-37 所示。根据电子底账调用出的数据，返填到报关单表头数据字段包括“申报地海关、境内收发货人代码、境内收发货人名称、合同协议号、提运单号、运抵国、运输工具名称”等数据，减少录入操作。

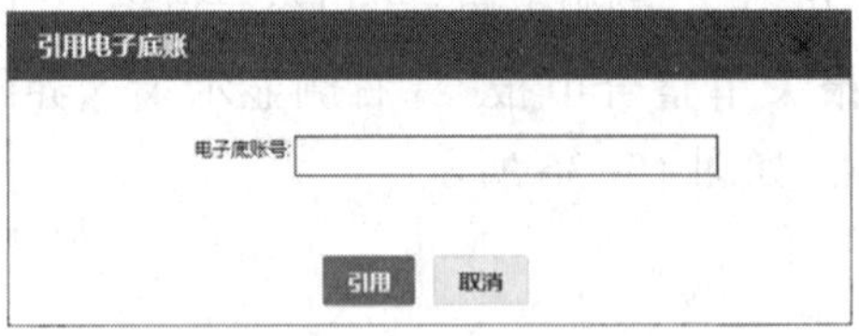

图 15-37　引用电子底账填报界面

（二）出境检验检疫申请功能（旧）

涉检的出境货物，可向业务主管海关进行出境检验检疫数据申请。可对出境检验检疫申请数据进行录入、暂存、删除、打印、申报等操作。

出境检验检疫申请审核通过之后的电子底账，可以在出口报关单申报时被调用。在图 15-38 左侧菜单栏中点击“出口整合申报”→“出境检验检疫申请”，右侧显示录入界面，包括基本信息、商品信息、基本信息（其他）、集装箱信息等，如图 15-38 所示。

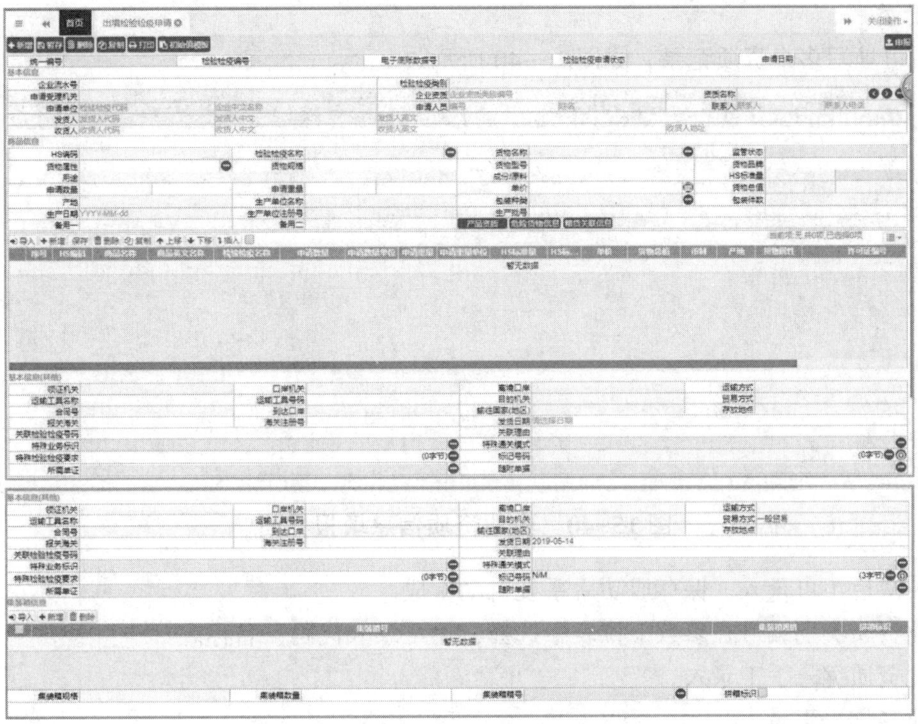

图 15-38　出境检验检疫申请信息填报界面

出境检验检疫申请界面中的录入要求，总体说明如下：

灰色字段（例如，统一编号、检验检疫编号、电子底账数据号等）表示不允许录入，系统将根据相应操作或步骤后自动返填。

部分字段内的灰色字体为录入提示，请如实填写相关内容。

申请受理海关、用途、到达口岸等字段，需要在参数下拉表中进行调取，不允许随意录入。使用键盘空格键，可调出下拉菜单并在其中进行选择；也可以输入已知的相应数字、字母或汉字，迅速调出参数，选择后点击回车键确认录入。

日期类字段（例如，生产日期、发货日期等），点击录入框，在系统弹出的日历中进行选择。

勾选类字段（例如，拼箱标识等），根据实际业务填写。勾选代表“是”，不勾选代表“否”。

（三）基本信息的录入

基本信息如图 15-39 所示的录入，主要包含以下内容。

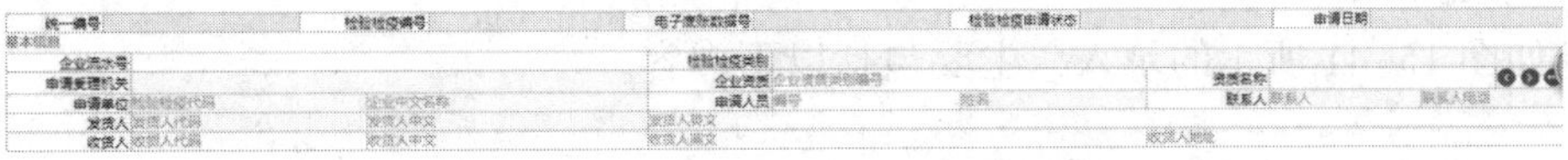

图 15-39　基本信息填报界面

1. 统一编号、检验检疫编号、电子底账数据号、检验检疫申请状态、申请日期

这几项内容为灰色字段，不允许录入，暂存或申报后，由系统自动生成。

2. 企业流水号

企业流水号最多 40 位字符，企业自行编辑，不可重复。

3. 检验检疫类别（必填）

检验检疫类别按空格键后在下拉菜单中选取，或直接输入对应代码。

4. 申请受理海关（必填）

申请受理海关在参数下拉表中选择，也可录入代码、名称。

5. 企业资质

企业资质可填写多个资质记录，如图 15-40 所示。

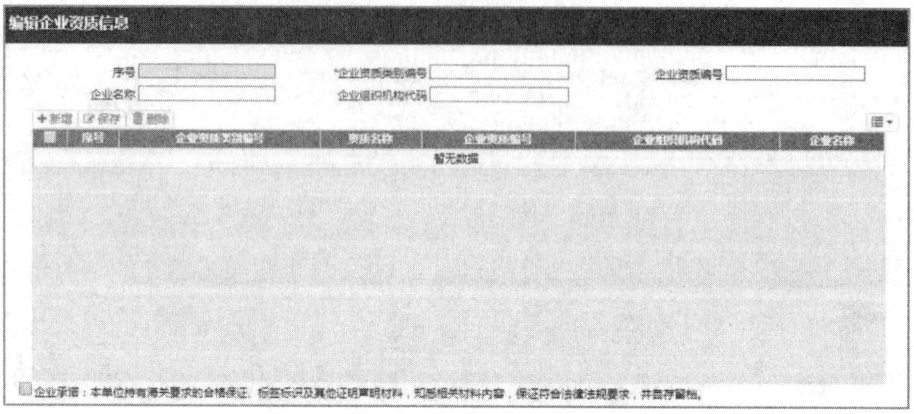

图 15-40　企业资质信息填报界面

（1）序号灰色不可录入，保存成功后系统自动生成。

（2）企业资质类别编号在参数下拉表中选择，也可录入代码、名称。

（3）企业资质编号手工录入。

（4）企业名称手工录入。

（5）企业组织机构代码手工录入。

6. 申请单位（必填）

填写企业在报检资质备案中的企业检验检疫代码与企业中文名称。

7. 申请人员

申请人员姓名必填，其他可按照海关要求填写。

8. 联系人、联系人电话（必填）

必填，按实际情况填写。

9. 发货人

发货人代码、发货人中文名称必填，发货人英文名称选填。

10. 收货人

如需填写收货人信息，按相应文本框内提示输入收货人代码、收货人中文名称、收货人英文名称及收货人地址。

（四）商品信息的录入

商品信息如图 15-41 所示的录入，主要包括以下内容。

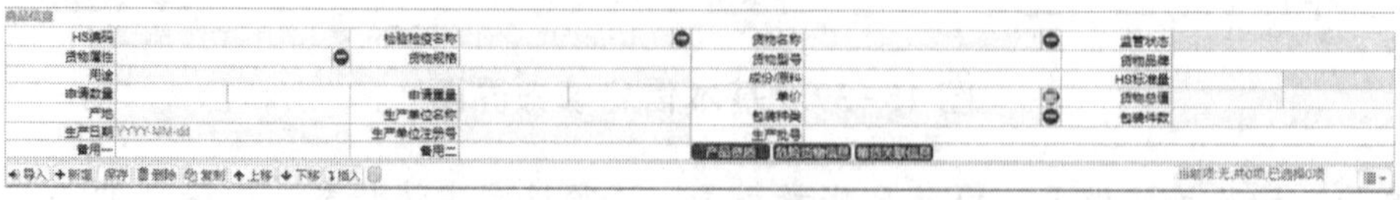

图 15-41　商品信息填报界面

1. HS 编码（必填）

HS 编码填写对应的 10 位商品编码，可输入商品编码前 4 位回车后选择或全部录入。

2. 监管类别名称（必填）

监管类别名称长度为 255 位字符。填写商品编码对应的商品名称，也可以在监管类别名称列表中重新选取，也可手工直接修改。

3. 货物名称（必填）

货物名称长度为255位字符，按实际情况填写。

4. 监管状态

录入HS编码后，由系统自动返填监管状态。

5. 货物属性

点击字段“货物属性”右侧圆形按钮，在弹出的框内如图15-42所示，勾选后，点击“确定”按钮即可。

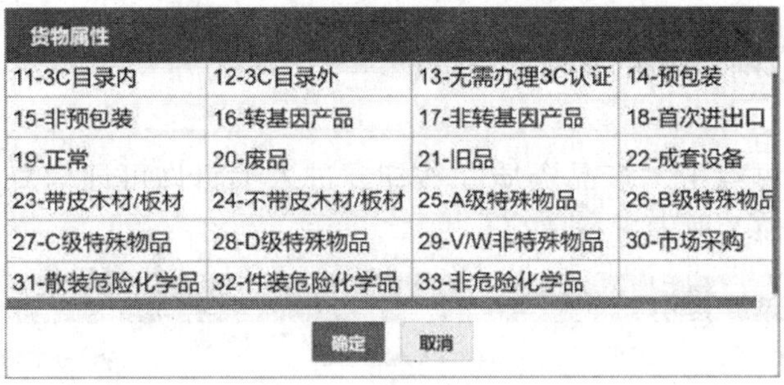

图15-42　货物属性填报界面

6. 货物规格、货物型号、货物品牌

这三项长度名为100位字符，根据实际情况及业务主管部门要求填写。

7. 用途（必填）

用途在参数下拉表中选择，也可录入代码、名称。

8. 成分/原料

成分/原料长度为400位字符，根据实际情况进行填写。

9. HS标准量（必填）

HS标准量填写该商品对应标准计量单位的数量。由数量与单位组成。前一个框内为数字，标准数量最多为19位数字，小数后5位，不能为负数。后一个灰色框内为标准单位，由系统自动返填，不可修改。

10. 申请数量、申请重量

这两项将按实际情况填写。每项前一个框内为数字，最多可录入19位数字，小数后5位。后一个框内为单位，在参数下拉表中选择，也可录入代码、名称。

11. 单价

单价根据实际情况填写，最多可录入20位数字。

12. 货物总值（必填）

货物总值前一个框内为数字，最多可录入20位。后一个框内为币制，在参数下拉表中选择，也可录入代码、名称。

13. 产地（必填）

产地在参数下拉表中选择，也可录入代码、名称。

14. 生产单位名称（必填）

生产单位名称根据实际情况填写。

15. 包装种类（必填）

包装种类在参数下拉表中选择，也可录入代码、名称。

16. 包装件数（必填）

包装件数根据实际情况填写。

17. 生产日期

在日期弹出框中选择生产日期，格式为 YYYY-MM-dd。

18. 生产单位注册号（必填）

生产单位注册号填写生产单位的检验检疫注册编码。

19. 生产批号

生产批号是指需要填写的商品的生产批号。

20. 备用一、备用二

这两项用来填写海关要求填报的其他商品信息。

21. 产品资质

填写完商品信息后，可点击“产品资质”按钮，进入编辑许可证信息界面，如图 15-43 所示。许可证信息按实际情况与海关要求进行填写。

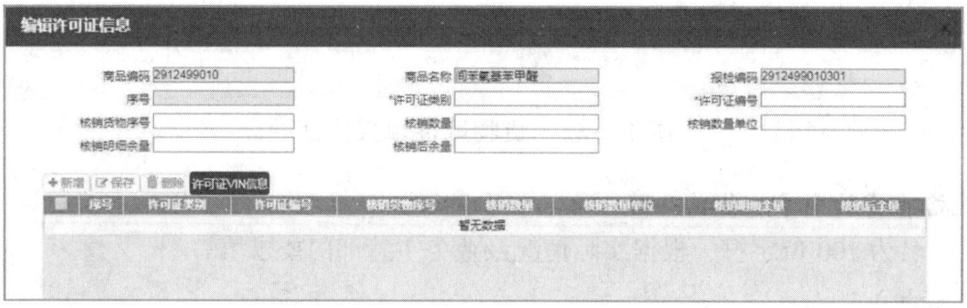

图 15-43　许可证信息编辑界面

22. 危险货物信息

填写完商品信息后，可点击“危险货物信息”按钮，进入编辑危险货物信息界面，如图 15-44 所示。危险货物信息按实际情况填写或选择，如为非危险货物，在其方框内打勾后点击“确定”按钮。

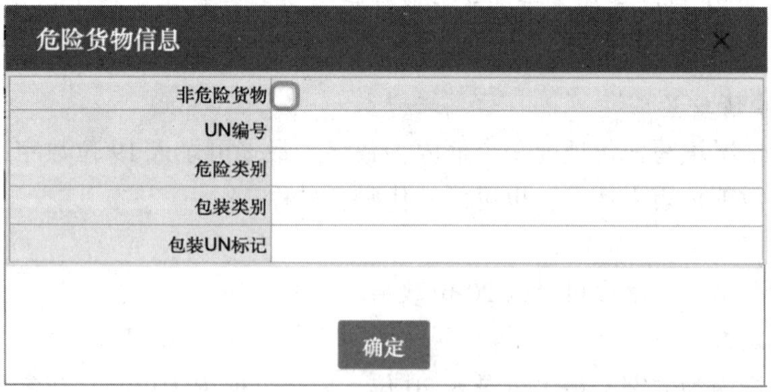

图 15-44　危险货物信息编辑界面

23. 箱货关联信息

填写完商品信息后，可点击“箱货关联信息”按钮，进入编辑箱货关联信息界面，如图 15-45 所示。箱货关联信息按实际情况填写或选择参数。

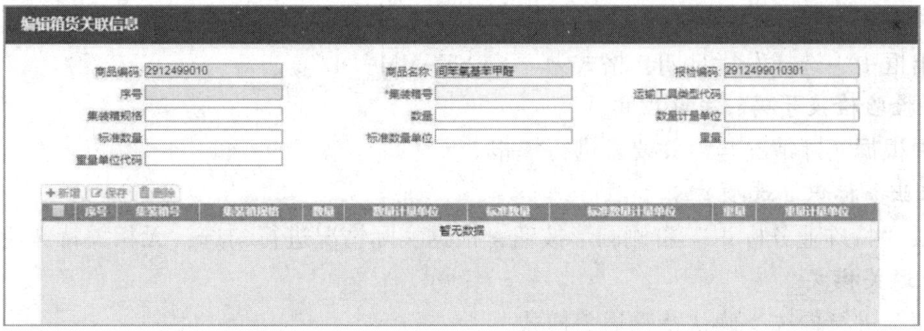

图 15-45　箱货关联信息编辑界面

（五）基本信息（其他）录入

其他基本信息如图 15-46 所示的录入，主要包含以下内容。

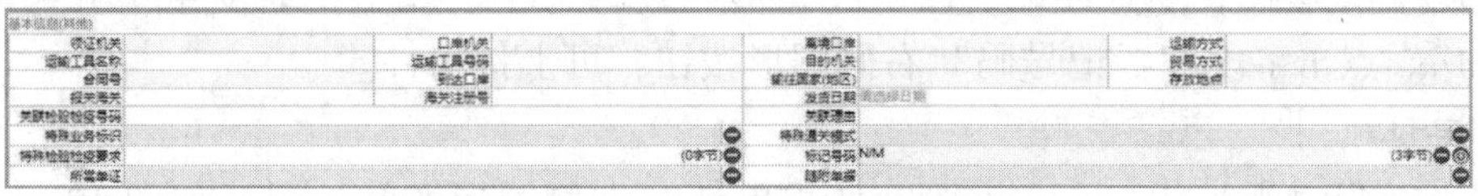

图 15-46　其他基本信息填报界面

1. 离境口岸（必填）

离境口岸在参数下拉表中选择，也可输入代码或汉字后选择对应口岸。

2. 运输方式（必填）

运输方式在参数下拉表中选择，也可录入代码、名称。

3. 运输工具名称（选填）

运输工具名称按实际情况填写，最多录入 50 字符。

4. 运输工具号码（选填）

运输工具号码按实际情况填写，最多录入 32 字符。

5. 目的海关

目的海关在参数下拉表中选择，也可录入代码、名称。

6. 贸易方式（必填）

贸易方式是根据实际对外贸易情况、按海关规定的《监管方式代码表》选择填报相应的监管方式简称及代码。

7. 合同号（必填）

合同号是指进出口货物合同（包括协议或订单）的编号，最多 32 字符。

8. 到达口岸（必填）

到达口岸在参数下拉表中选择，也可录入代码、名称。

9. 输往国家（地区）（必填）

输往国家（地区）在参数下拉表中选择，也可录入代码、名称。

10. 存放地点（必填）

存放地点按实际情况填写，最多 100 字符。

11. 报关海关

报关海关在参数下拉表中选择，也可录入代码、名称。

12. 海关注册号

海关注册号录入企业的海关十位编码。

13. 发货日期

日期弹出框中，选择发货日期，格式为“YYYY-MM-DD”。

14. 关联检验检疫号码、关联理由

这两项须根据实际情况与海关要求进行填报。

15. 特殊业务标识（选项）

点击字段“特殊业务标识”右侧圆形按钮，根据实际情况进行勾选；无相关特殊业务的不勾选。

16. 特殊通关模式

按实际情况进行勾选、确认特殊通关模式。

17. 特殊检验检疫要求

特殊检验检疫要求须根据海关要求进行填写。

18. 标记号码（选填）

标记号码即标记唛码，填报标记唛码中除图形以外的文字、数字，最多400字符；无标记唛码的填报“N/M”。点击字段“标记号码”右侧圆形按钮，可上传附件。

19. 所需单证

所需单证按实际情况填报。点击字段“所需单证”右侧圆形按钮，展开如图15-47所示，进行选择、编辑。

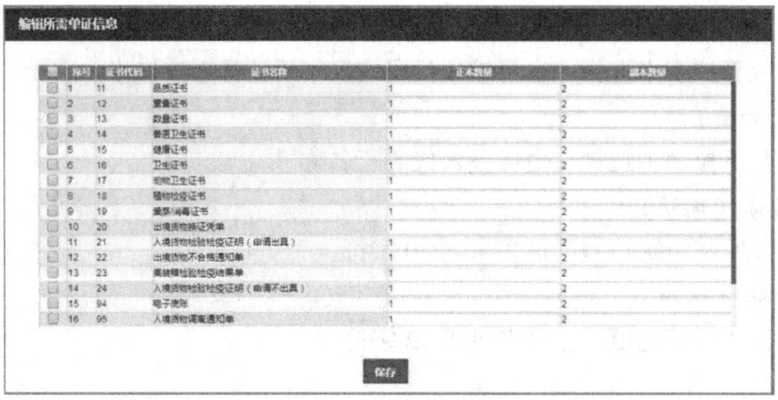

图 15-47　所需单证选择、编辑界面

20. 随附单据

随附单据根据实际业务选择填写或咨询相关业务主管部门。基本信息保存成功后，才能继续进行随附单据的录入与保存操作。点击字段“随附单据”右侧圆形按钮，弹出录入界面，如图15-48所示。系统默认显示随附单据类别代码与名称。

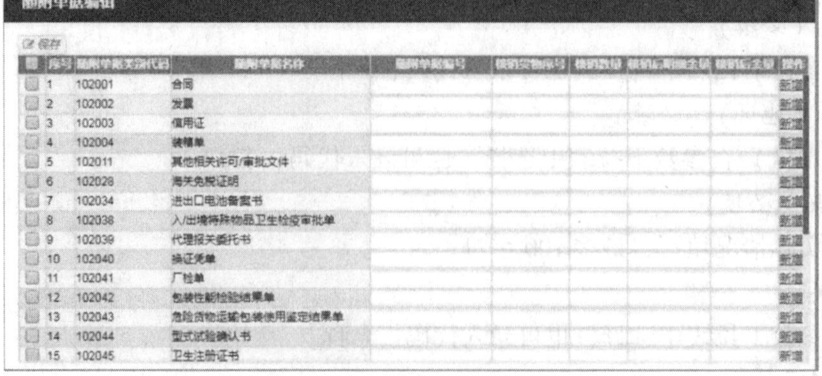

图 15-48　随附单据编辑界面

（六）集装箱信息

基本信息保存成功后，才能继续进行集装箱信息的录入与保存操作，如图 15-49 所示。先录入集装箱规格与对应数量，再录入该规格的集装箱箱号，可以录入多个。按实际情况勾选是否拼箱。

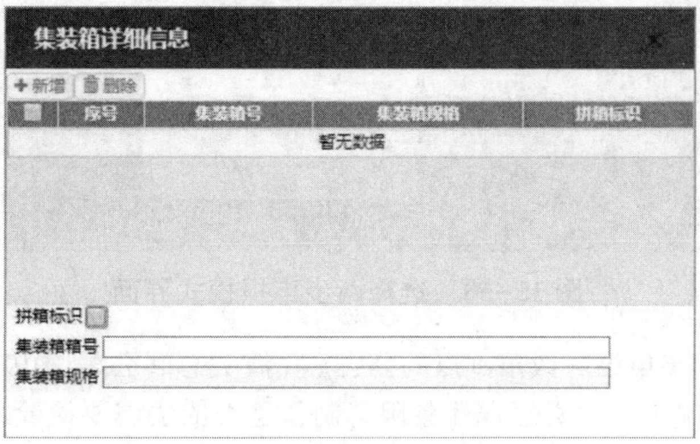

图 15-49　集装箱信息填报界面

1. 集装箱规格（必填）

集装箱规格在参数下拉表中选择，也可录入代码、名称。现行“集装箱规格代码表”采用 2 位数字代码。

2. 集装箱数量（选填）

集装箱数量按实际情况进行填写。

3. 集装箱箱号

集装箱箱号按实际情况进行填写，最多 11 字符。

出境备案清单整合申报、出口转关提前报关整合申报、出口公路舱单跨境快速通关报关整合申报、出境公路舱单跨境快速通关备案清单整合申报、出口多式联运报关单整合申报等基本操作，可参考进口报关整合申报、出口报关单整合申报操作。

五、“两步申报”

根据海关总署 2019 年第 127 号公告，开展两步申报的企业可在此进行数据录入与申报①。

在“两步申报”通关模式下，第一步，企业概要申报后经海关同意即可提离货物；第二步，企业在规定时间内完成完整申报。

（一）进口报关单（分次录入—概要申报）（第一步）

在“两步申报”中，点击左侧菜单栏中“分次录入”→“进口报关单”后需进行“两步申报”模式的选择，此时是概要申报（第一步），右侧界面显示如图 15-50 所示。

① 根据海关总署 2025 年第 44 号公告，自 2025 年 5 月 6 日起开展进口货物“两步申报”通关模式改革优化试点。改革后的概要申报项目调整情况为：增加规格型号、币制、成交方式 3 个项目，商品编号调整为 10 位，特定商品还需申报目的地海关、启运日期、包装种类、检验检疫货物规格、生产日期 5 个项目；概要申报时，无需勾选“是否涉证”“是否涉检”“是否涉税”，由系统自动判定。至本书截稿时，“单一窗口”尚未优化升级完成，暂未收录改革后的申报录入指南。

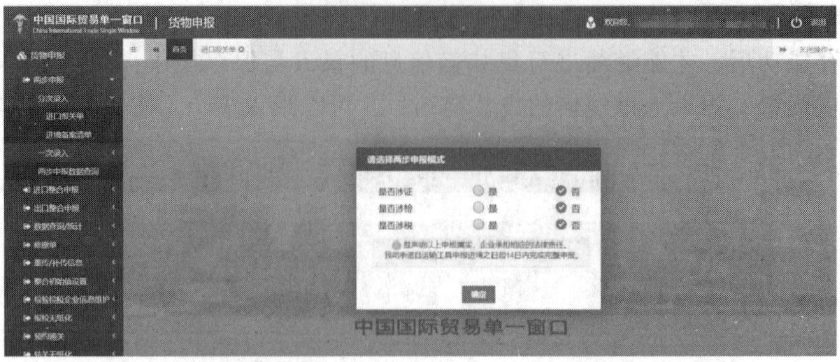

图 15-50　选择两步申报模式界面

根据《关于开展“两步申报”改革试点的公告》（海关总署公告 2019 年第 127 号），第一步概要申报，企业向海关申报进口货物是否属于禁限管制、是否依法需要检验或检疫（是否属法律法规规定需检验或检疫的商品）、是否需要缴纳税款。

企业应根据实际情况，在“是否涉证”“是否涉检”“是否涉税”中如实勾选。如实勾选后，在以下几种情形时，概要申报（第一步）录入界面不同。

1. 非证、非检、非税（“非证、非检、涉税”时的录入界面与其相同）

在图 15-50 选择两步申报模式中，“是否涉证”“是否涉检”“是否涉税”全部勾选“否”，界面如图 15-51 所示。顶端显示当前两步申报的模式为“非证、非检、非税”。录入部分包括基本信息、商品信息、集装箱。

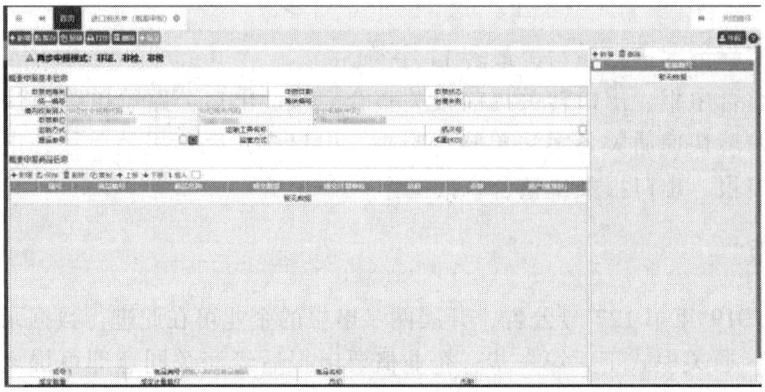

图 15-51　非证、非检、非税两步申报模式填报界面

（1）概要申报基本信息

概要申报基本信息如图 15-52 所示的填报，主要包含以下几点。

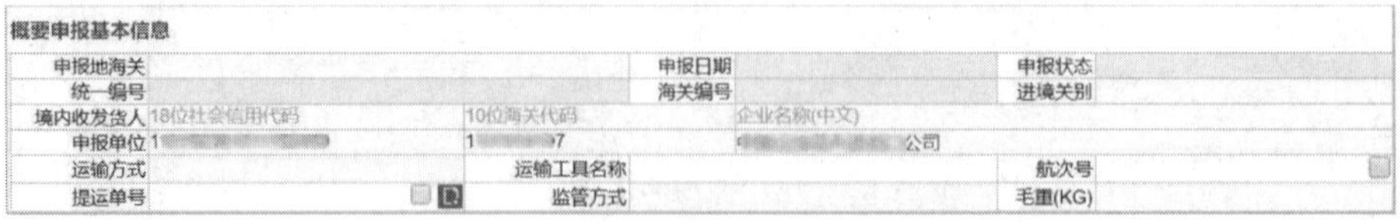

图 15-52　概要申报基本信息填报界面

①申报地海关（必填）

申报地海关在参数下拉表中选择，也可录入代码、名称。

②申报日期、申报状态、统一编号、海关编号

这几项呈灰色不允许录入，暂存或申报后，由系统自动生成。

③进境关别（必填）

进境关别建议使用提运单号右侧的“调用舱单”按钮，以便与所录入的运输工具、航次号、提运单号对应舱单的进境关别保持一致；也可在参数下拉表中选择。

④境内收发货人

境内收发货人填写社会信用代码，可录入18位字符或“NO”。

无社会信用代码时，可填写“NO”，注意使用大写。填写“NO”时，请务必填写海关代码。

海关代码，必填。最多录入10位字符，可为海关临时编码。

企业名称，必填，最多录入70位字符。

⑤申报单位（必填）

申报单位填写社会信用代码，可录入18位字符或“NO”。

海关代码，最多10位字符，可为海关临时编码。

企业名称，最多70位字符。

新增数据时，系统会自动返填申报单位初始值，即当前登录企业的信息。

⑥运输方式（必填）

运输方式在参数下拉表中选择，也可录入代码、名称。

⑦运输工具名称

运输工具名称手工录入，最多录入200位字符。

⑧航次号

航次号手工录入，最多录入32位字符。

⑨提运单号

⑩调用舱单

概要申报时，进境关别需要与舱单的进境口岸保持一致。因此录入完提运单号后，建议使用该字段后的“调用舱单”蓝色按钮，由系统自动返填舱单数据。

支持水路运输、航空运输，公路运输及铁路运输，区分进出口。

水路运输调用舱单：运输工具名称、航次号、提运单号必填。

航空运输调用舱单：运输工具名称、提运单号必填。

公路运输调用舱单：航次号、提运单号必填。

铁路运输调用舱单：运输工具名称、提运单号必填。

调用舱单成功，点击“回填舱单数据”按钮，系统先把舱单系统原始的进口口岸、毛重返填至录入页面，若界面相关字段已经有值则覆盖已录入的数据。点击“回填集装箱”按钮，系统返填集装箱数据。

⑪监管方式（必填）

监管方式在参数下拉表中选择，也可录入代码、名称。

⑫毛重（必填）

调用舱单成功，系统将原始舱单的毛重返填至录入界面，若界面相关字段已经有值则覆盖已录入的数据。

（2）概要申报商品信息

概要申报商品信息如图15-53所示的填报，主要包含以下几点。

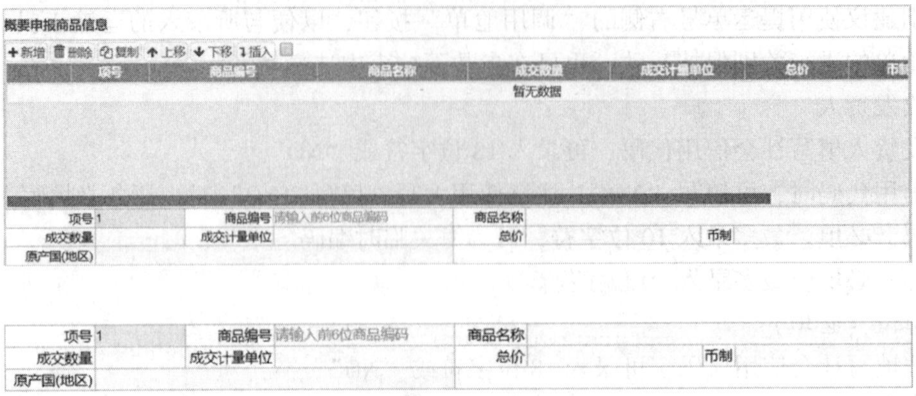

图 15-53　概要申报商品信息填报界面

①项号

项号字段为灰色，不允许录入，由系统自动按顺序生成。

②商品编号（必填）

非涉检时，商品编号手工填写前六位。

③商品名称（必填）

非涉检时，商品名称手工填写。

④成交数量（必填）

成交数量与成交计量单位相对应，根据实际情况手工填写。整数最多录入 14 位，小数最多录入 5 位，不可录入负数。

⑤成交计量单位（必填）

成交计量单位在参数下拉表中选择，也可录入代码或名称。

⑥总价（必填）

根据实际情况手工填写总价。整数最多录入 15 位，小数最多录入 2 位，不可录入负数。

⑦币制（必填）

币制在参数下拉表中选择，也可录入代码、名称。

⑧原产国（地区）

原产国（地区）在参数下拉表中选择，也可录入代码、名称。

（3）集装箱（必填）

集装箱号的录入可以通过“调用舱单”功能实现，系统将原始舱单的毛重返填至录入界面，若已经有值则覆盖已录入的数据。

（4）备录

点击图 15-51 上方的“+备录”按钮后，系统弹出备录界面，界面字段与整合申报报关单的界面相同。备录界面主要用于保存完整申报（第二步）的数据。备录内所录入的信息（除下文特别说明的内容外），在概要申报（第一步）时不向海关发送，仅保存以便减少完整申报（第二步）时的录入操作。“两步申报”模式下，“报关单类型”字段由系统默认为“通关无纸化”，不可修改，显示在备录界面内。概要申报所录入的内容，在备录界面也可以修改。修改后的内容系统将自动更新到概要申报界面（即关闭备录对话框，概要申报界面显示修改后的内容）。

（5）随附单据

录入概要申报（第一步）数据时，可在备录页面的“随附单据”内上传各类 PDF 文件。但概要申报时，所上传的文件暂不向海关发送。待完整申报（第二步）时可对已上传的文件或随附单据编号进行修改，进行完整申报时再由系统一并发送。

注意：概要申报（第一步）所申报的数据一旦被海关审批通过，在后续进行完整申报（第二步）时，由系统自动带出。除“总价”的修改、“商品编号”后四位的补录以外，其他概要申报的数据不允许修改。

2. 涉证、非检、非税

在图 15-50 选择两步申报模式中，“是否涉证”勾选了“是”，“是否涉检”“是否涉税”勾选了“否”，界面如图 15-54 所示。顶端显示当前两步申报的模式为“涉证、非检、非税”。录入部分包括基本信息、商品信息、集装箱、随附单证。

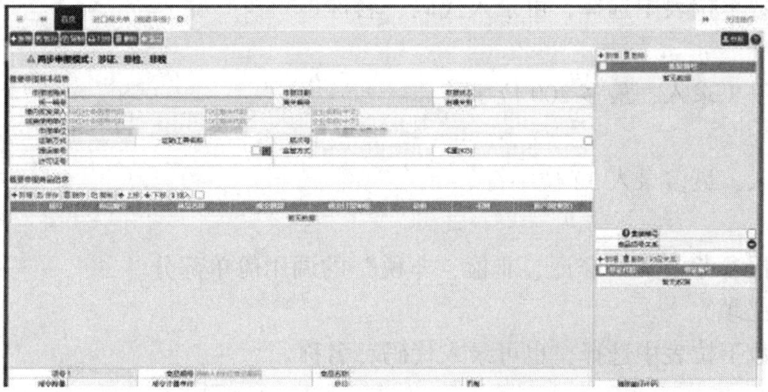

图 15-54　涉证、非检、非税两步申报模式填报界面

（1）概要申报基本信息

概要申报基本信息如图 15-55 所示的填报，主要包含以下内容。

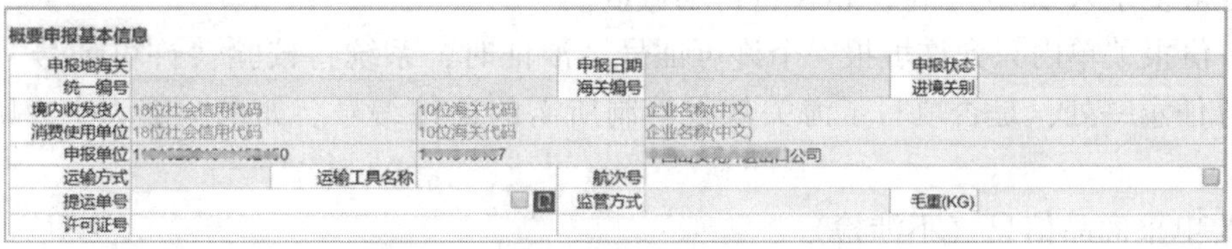

图 15-55　概要申报基本信息填报界面

①申报地海关（必填）

申报地海关海关在参数下拉表中选择，也可录入代码、名称。

②申报日期、申报状态、统一编号、海关编号

这几项内容呈灰色不允许录入，暂存或申报后，由系统自动生成。

③进境关别（必填）

进境关别的填报建议使用提运单号右侧的“调用舱单”按钮，以便与所录入的运输工具、航次号、提运单号对应舱单的进境关别保持一致。也可在参数下拉表中选择。

④境内收发货人（必填）

境内收发货人填写社会信用代码，可录入 18 位字符或“NO”。无社会信用代码时，可填写“NO”，注意使用大写。填写“NO”时，请务必填写海关代码。海关代码，最多录入 10 字符位，可为海关临时编码。企业名称，最多录入 70 位。

⑤消费使用/生产销售单位（必填）

消费使用/生产销售单位填写社会信用代码，可录入为 18 位字符或“NO”。无社会信用代码时，可填写“NO”，注意使用大写。填写“NO”时，请务必填写海关代码。

海关代码，最多录入 10 位字符，可为海关临时编码。

企业名称，最多录入 70 位字符。

⑥申报单位（必填）

申报单位填写社会信用代码，可录入 18 位字符或“NO”。

海关代码，最多录入 10 位字符，可为海关临时编码。

企业名称，最多录入 70 位字符。

新增数据时，由系统自动返填申报单位初始值，即当前登录企业的信息。

⑦运输方式（必填）

运输方式在参数下拉表中选择，可录入代码、名称。

⑧运输工具名称

运输工具名称手工录入，最多 200 位字符。

⑨航次号

航次号手工录入，最多录入 32 位字符。

⑩提运单号

提运单号的填报参考上文“非证、非检、非税”的调用舱单部分。

⑪监管方式（必填）

监管方式在参数下拉表中选择，也可录入代码、名称。

⑫毛重（必填）

调用舱单成功，系统将原始舱单的毛重返填至录入界面，若界面相关字段已经有值则覆盖已录入的数据。

⑬许可证号

许可证号最多录入 20 位字符，超长将自动截取。

注意：一份报关单内只允许填报一个许可证号。涉证时，系统将校验“许可证号”字段或“随附单证”部分任意一处，是否填写了海关禁限管制所需的证件编号。如果全部为空，则不允许继续申报。

（2）概要申报商品信息（不涉检）

概要申报商品信息（不涉检）的填报与上文“非证、非检、非税”的部分一致，此处不再赘述。

（3）集装箱

集装箱的填报增加了“商品项号关系”字段（必填）。

商品项号关系是指要录入集装箱和商品信息之间的关系，按每个集装箱为单元进行填写。

可以在“商品项号关系”字段中，直接输入商品信息的项号；也可以点击字段右侧的圆形按钮，弹出页面，勾选/复选商品信息。

（4）随附单证

E—濒危物种出口允许证

R—兽药通关单

F—濒危物种进口允许证

J—金产品出口证或人总行进口批件

k—民用爆炸物品进口审批单

d—援外项目任务通知单

t—关税配额证明

e—关税配额外优惠税率进口棉花配额证

q—国别关税配额证明

在随附单证代码字段，选择或录入以上许可证时，点击“对应关系”按钮，在弹出的界面中，如图 15-56 所示，录入报关单商品信息项号与对应随附单证的商品项号。

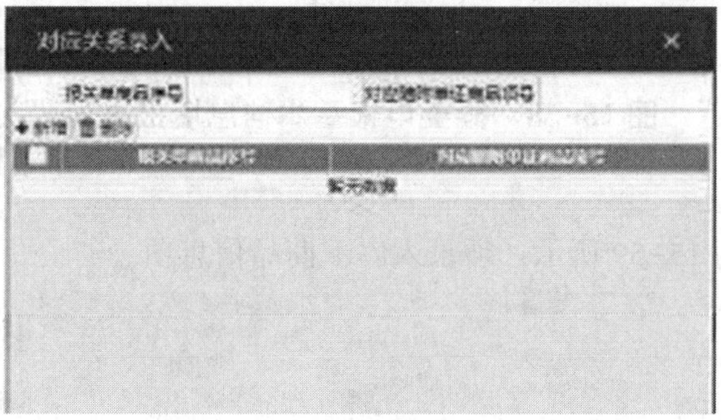

图 15-56　随附单据对应关系录入界面

①随附单证代码（必填）

随附单证代码在参数下拉表中选择，也可录入代码、名称。

②随附单证编号（必填）

随附单证编号根据海关要求或实际业务，手工填写。完成录入操作后，按回车键，系统将录入的内容自动保存到上方列表中。

注意：概要申报（第一步）所申报的数据一旦被海关审批通过，在后续进行完整申报（第二步）时，将由系统自动带出。除“总价”的修改、“商品编号”后四位的补录以外，其他概要申报的数据不允许修改。

对于涉证的概要申报数据，申报时系统将校验“许可证号”或“随附单证”是否为空。如全部未填写，系统弹出提示，需要填写完整后再申报。

3. 非证、涉检、非税

在图 15-50 选择两步申报模式中，“是否涉检”勾选“是”，“是否涉证”“是否涉税”勾选否，界面如图 15-57 所示。顶端显示当前两步申报的模式为“涉证、涉检、非税”。录入部分包括基本信息、商品信息、集装箱、随附单证。

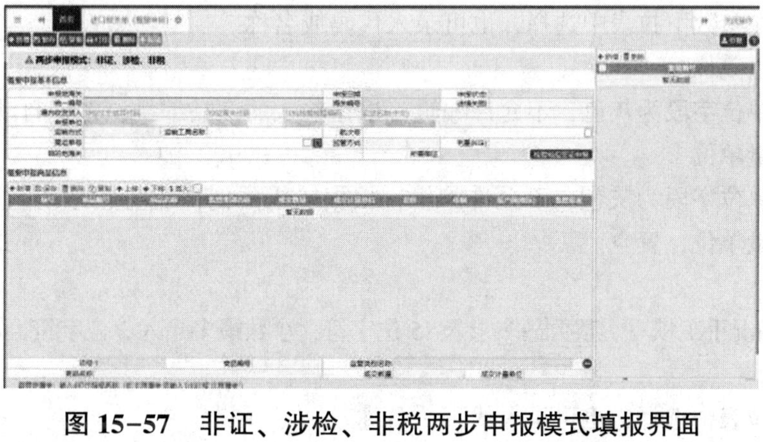

图 15-57　非证、涉检、非税两步申报模式填报界面

（1）概要申报基本信息

概要申报基本信息，如图 15-58 所示填报与上文“涉证、非检、非税”的部分一致，在此不再赘述。

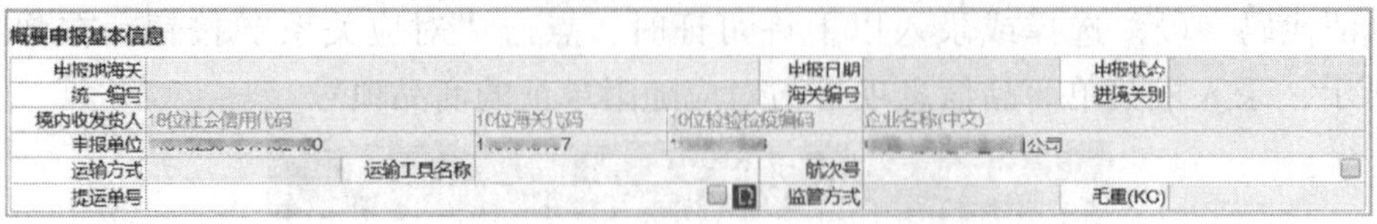

图 15-58　概要申报基本信息填报界面

（2）概要申报商品信息

概要申报商品信息如图 15-59 所示，须录入以下商品信息项。

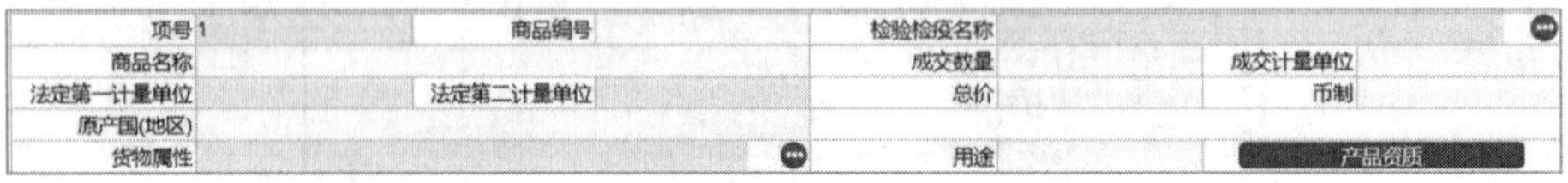

图 15-59　概要申报商品信息填报界面

①项号

项号字段为灰色，不允许录入，系统自动按顺序生成。

②商品编号（必填）

涉检时，商品编号必须完整录入。至少输入商品编号的前 4 位数字进行模糊匹配，或输入 10 位完整的商品编号，回车后，可弹出匹配的商品列表框，选择即可。

③监管类别名称

录入商品编号后，系统自动显示该商品对应的监管类别名称。当一个商品编号对应多个监管类别名称时，选择一个即可。点击字段“监管类别名称”右侧的圆形按钮，也可弹出选择界面。

④商品名称（必填）

输入商品编号后按回车键，系统自动返填商品名称。

⑤成交数量（必填）

成交数量与成交计量单位相对应，根据实际情况手工填写。整数最多录入 14 位字符，小数最多录入 5 位字符，不可录入负数。

⑥成交计量单位（必填）

成交计量单位在参数下拉表中选择，也可录入代码或名称。

⑦法定第一计量单位

法定第一计量单位字段为灰色，不允许编辑，根据输入的商品编号，系统自动返填。

⑧法定第二计量单位

法定第二计量单位字段为灰色，不允许编辑，根据输入的商品编号，系统自动返填。如果系统判断不存在第二计量单位，置空。

⑨总价（必填）

总价根据实际情况手工填写。整数最多录入 15 位字符，小数最多录入 2 位字符，不可录入负数。

⑩币制（必填）

币制在参数下拉表中选择，也可录入代码、名称。

⑪原产国（地区）

原产国（地区）在参数下拉表中选择，也可录入代码、名称。

⑫货物属性

货物属性不允许直接输入。点击字段“货物属性”右侧的圆形按钮，弹出录入界面如图 15-60 所示。选择并点击“确定”按钮后，系统将所选内容返填到界面的字段中。根据实际申报需要，在属性中进行点击，字段呈蓝色，表示选中。再次点击，字段呈白色，表示取消。

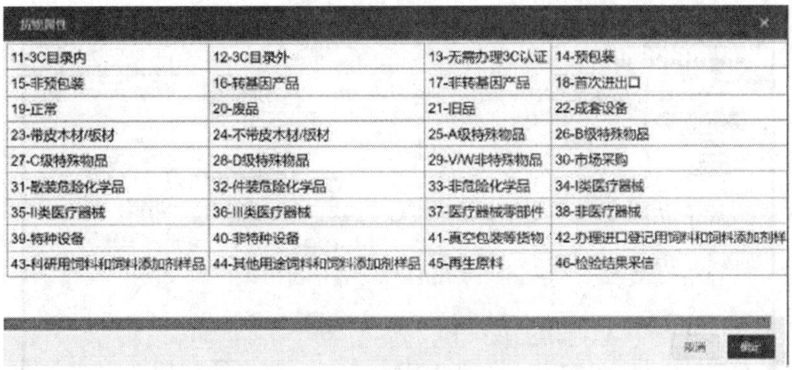

图 15-60　货物属性填报界面

⑬用途

用途在参数下拉表中选择，也可录入代码、名称。

⑭产品资质

选中一条已录入商品信息的表体记录，点击“产品资质”按钮，弹出录入界面如图 15-61 所示。

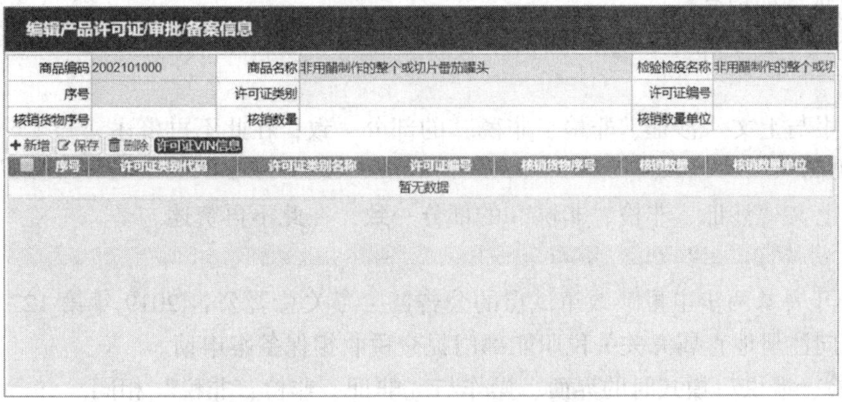

图 15-61　产品资质填报界面

灰色字段由系统自动从商品信息中读取，不允许修改。许可证类别、许可证编号等信息在参数下拉表中选择。

根据实际业务，对于需要填写 VIN 信息的许可证，需选择列表中已保存的许可证信息，然后点击“许可证 VIN 信息”按钮。

（3）集装箱

集装箱部分的填报与“涉证、非检、非税”的部分一致，在此不再赘述。

4. 涉证、涉检、非税（“涉证、涉检、涉税”时的录入界面与其相同）

在图 15-50 选择两步申报模式中，“是否涉证”“是否涉检”勾选了“是”，“是否涉税”勾选了“否”，界面如图 15-62 所示。顶端显示当前两步申报的模式为“涉证、涉检、非税”。录入部分包括基本信息、商品信息、集装箱、随附单证。

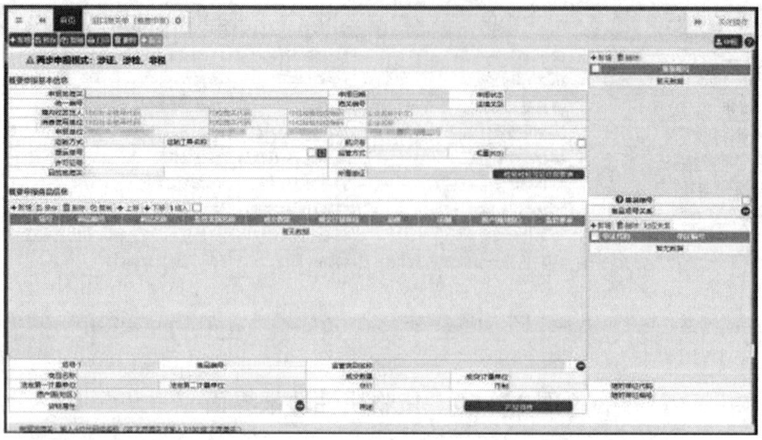

图 15-62　涉证、涉检、非税两步申报模式填报界面

（1）概要申报基本信息

概要申报基本信息的填报与上文“涉证、非检、非税”的部分一致，在此不再赘述。

（2）概要申报商品信息

概要申报商品信息的填报与上文“非证、涉检、非税”的部分一致，在此不再赘述。

（3）集装箱

集装箱的填报与上文“涉证、非检、非税”的部分一致，在此不再赘述。

（4）随附单证

随附单证与上文“涉证、非检、非税”的部分一致，在此不再赘述。

5. 涉税

根据《关于开展“两步申报”改革试点的公告》（海关总署公告 2019 年第 127 号），对应税货物，企业需提前向注册地直属海关关税职能部门提交税收担保备案申请。

“非证、非检、涉税”模式时的界面、操作与“非证、非检、非税”相同。

“涉证、涉检、涉税”模式时的界面、操作与“涉证、涉检、非税”相同。

在图 15-50 选择两步申报模式中，“是否涉税”勾选了“是”，录入完毕点击“申报”按钮时，系统将弹出选择担保/保险单编号的对话框，如图 15-63 所示。

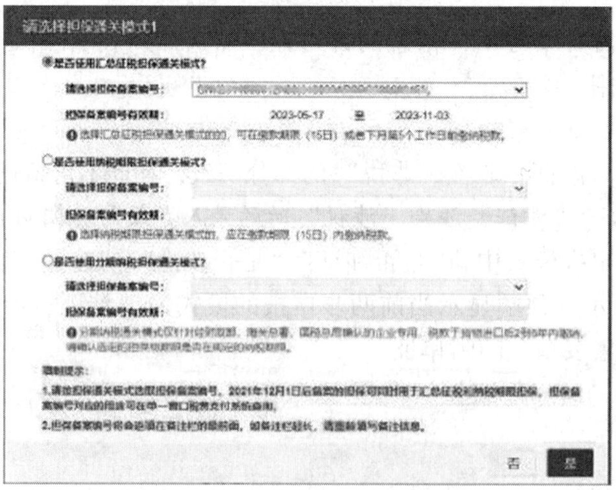

图 15-63　选择担保/保险单界面

根据实际情况选择汇总征税担保编号或纳税期限担保的保险单编号，点击“是”按钮继续进行申报。

注意：概要申报“涉税”时，所选择的担保编号/保险单编号，显示在备录页面的“备注”字段中。

如果在图 15-63 中选择担保/保险单编号的对话框中点击了“否”，或者对话框中担保编号/保险单编号下拉菜单为空（即系统未找到有效的担保/保险单数据），系统将提示“涉税报关单未提交担保，提交失败”。此时需要核实境内收发货人是否已提前向海关提交税收担保备案申请，以及汇总纳税资质是否到期等情况。

（二）进口报关单（分次录入—完整申报）（第二步）

在概要申报数据查询界面进行查询，点击带有底色（浅红色）数据的蓝色统一编号字样，系统自动弹出该票数据完整申报的界面，如图 15-64 所示。

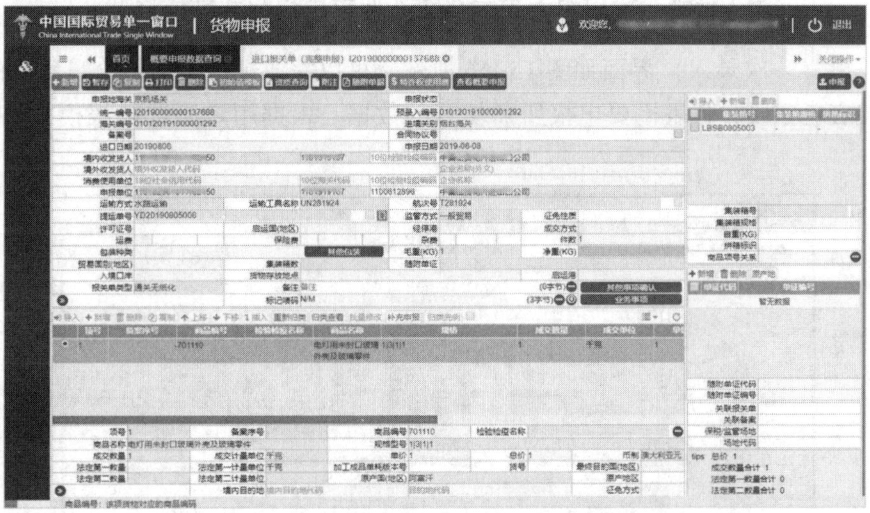

图 15-64　进口报关单完整申报界面

1. 进境关别

概要申报时如果调用了舱单数据，因“两步申报”进境关别需要与舱单的进境口岸保持一致，建议此处不要手工修改。

选中表体列表中的任意一条记录，可在下方补充录入商品信息。

2. 商品编号

补充输入商品编号的后 4 位，按回车键，系统弹出匹配的商品列表框可供选择，勾选所需的商品信息。

3. 总价

可在此修改概要申报时录入的预估总价，系统根据输入的字段进行联动计算：总价 = 单价×成交数量，单价 = 总价÷成交数量。

4. 随附单据

因概要申报时所上传 PDF 的文件暂不向海关发送，所以图 15-64“随附单据编辑”界面中还可能出现概要申报（第一步）时上传过的 PDF 文件，因此在此处完整申报（第二步）时可以进行修改（重新上传）、删除等操作。

进境备案清单（概要申报、完整申报）分次录入的界面与各类操作，与上文进口报关单分次录入的一致。

（三）进口报关单（一次录入）

在左侧“两步申报”菜单栏中，点击菜单“一次录入”→“进口报关单”，进行两步申报模式的选择，界面显示如图 15-65 所示。

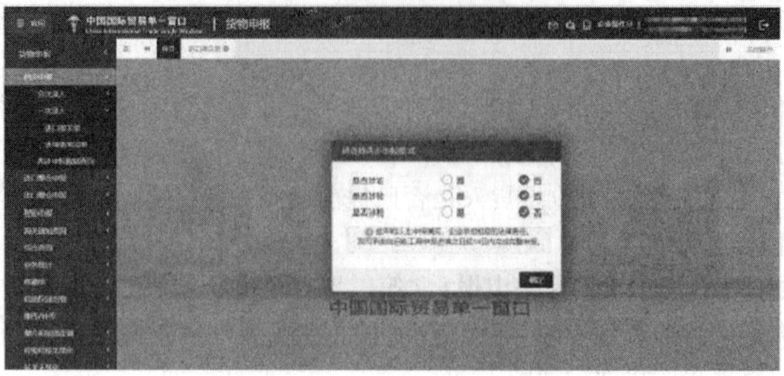

图 15-65　进口报关单一次录入两步申报模式选择界面

在进口报关单（一次录入）界面如图 15-66 所示，可以完成进口报关单全量数据的录入、暂存、修改等操作。蓝底色字段，代表概要申报所需填写的数据。根据用户所选申报模式高亮显示不同的概要申报字段。

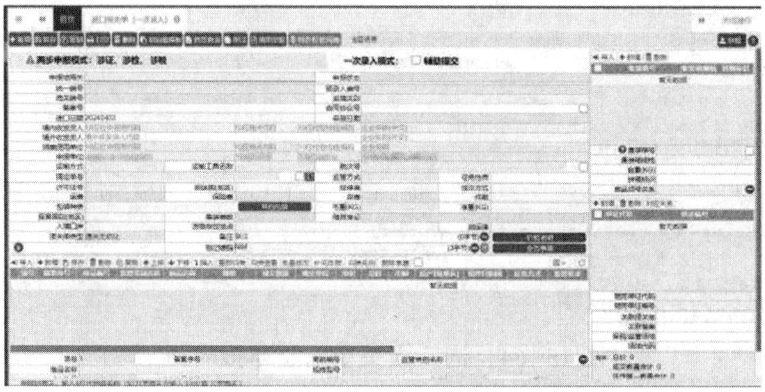

图 15-66　进口报关单（一次录入）填报界面

注意：

1. 一次录入模式下，蓝底色字段，代表概要申报所需填写的数据。

2. 系统自动根据用户所选择的是否涉证/检/税，在界面中返填蓝底色字段。

3. 界面提供一次录入模式：辅助提交如图 15-67 所示，如不勾选“辅助提交”，默认为“人工提交”。

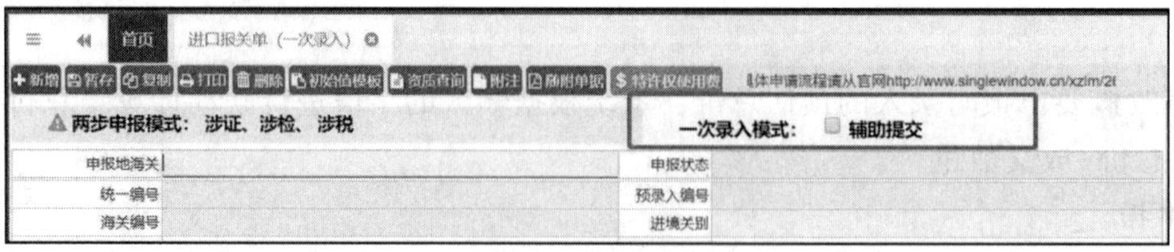

图 15-67　一次录入模式：辅助提交界面

4. “辅助提交”模式只用于一次录入模式下。

5. “辅助提交”只可取消一次。

界面提供一次录入模式：辅助提交，如不勾选“辅助提交”默认为“人工提交”，即概要申报提货放行后需要企业手动点击“申报”完成“完整申报”。若企业选择“辅助提交”，概要申报提货放行后系统自动完成完整申报。

在一次录入模式，企业只录入了概要申报字段，如不勾选“辅助提交”，可以先申报概要申报部分，提货放行后可以继续录入完整申报部分。如勾选“辅助提交”则需要把所有概要申报和完整申报部分（必填项）数据全部录入后在申报。

进境备案清单两步申报一次录入的界面与上文进口报关单一次录入、进境备案清单整合申报一致，此处不再赘述。

六、修撤单

申报人员可向海关发起报关单的修改、撤销申请，也可对海关发起的修改、撤销申请进行操作，以及查询状态等。

（一）修改申请

在左侧菜单栏中点击“修撤单”→“修改申请”，界面如图 15-68 所示。

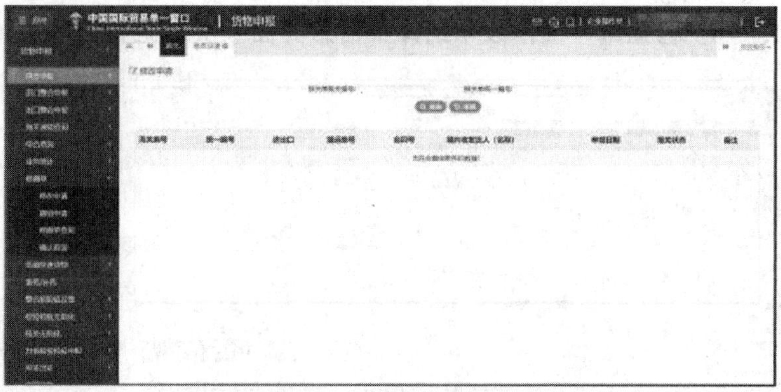

图 15-68　报关单修改申请界面

输入任意查询条件，点击“查询”按钮进行查询，界面如图 15-69 所示，或点击“重置”按钮清空当前录入的条件，查询结果将显示在下方列表。

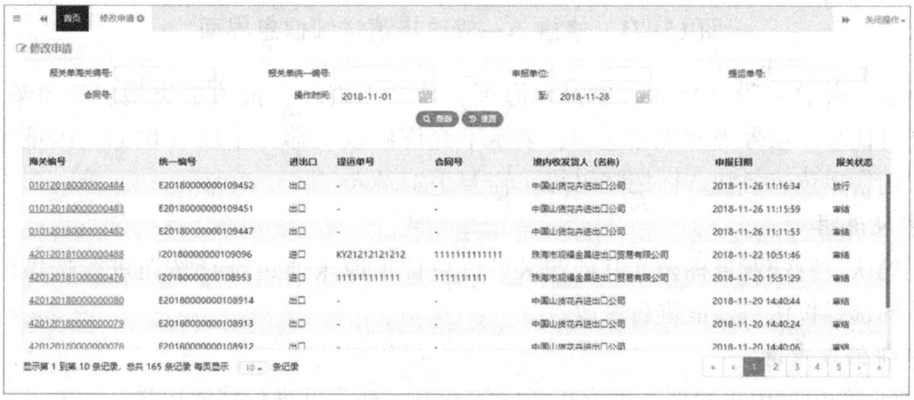

图 15-69　报关单修改查询界面

点击“海关编号”列下任一编号，跳转至该票数据详细界面。该票数据如果是在“原进口申报”中申报的，则跳转至关检融合前的修撤单界面。如果在“进/出口整合申报”中申报的，则跳转至新版修撤单界面如图 15-70、图 15-71 所示。

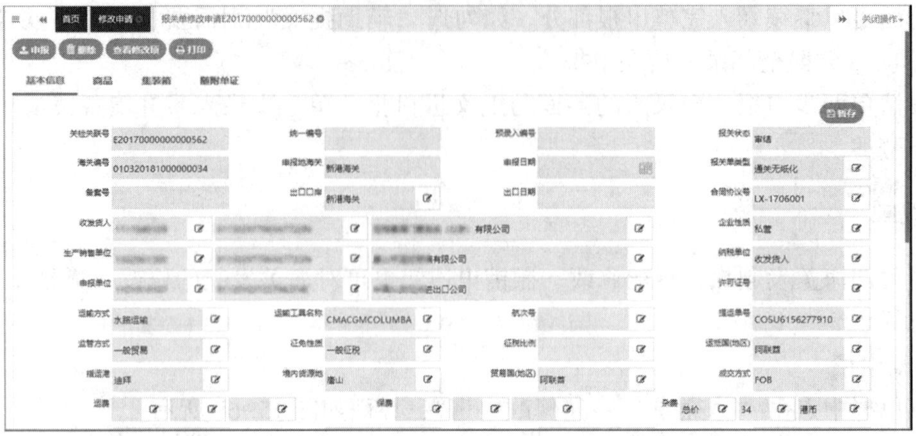

图 15-70　修撤单—旧修改申请详细信息界面（关检融合前报关单）

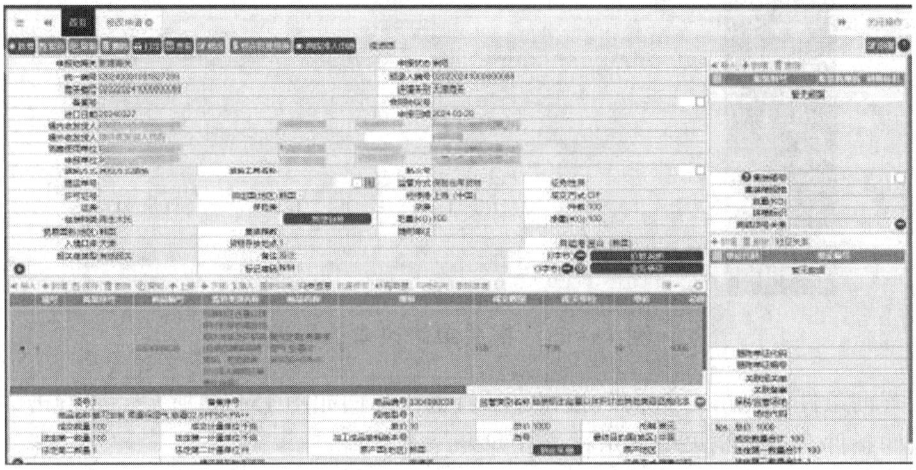

图 15-71　修撤单—修改申请详细信息界面

图 15-70 中，部分字段（例如，申报地海关、预录入编号、报关单类型、海关编号、备案号、申报日期、许可证号、项号等）无法选中，表示不允许修改。部分字段（例如，出境关别、境内收发货人、生产销售单位、备注、标记唛码等）需要手工录入。

1. 特殊字段说明

其他事项确认、特殊业务标识、其他包装、许可证项原来通过选择按钮进行选填的，则需通过点击该字段后的选择按钮，才能进行修改。

2. 两步申报修改申请

“两步申报”的概要申报数据，无论在任何状态下，都不可进行修改申请。

“两步申报”的完整申报数据，进行修改申请与现有进口报关单整合申报一致，操作方法请参考上文。

完整申报数据修改申请经海关审核通过后，概要申报的数据不会联动进行修改，仍显示为原始申报的数据。

（二）撤销申请

“撤销申请”即常说的“删单”。在左侧菜单栏中点击“修撤单”→“撤销申请”，界面如图 15-72所示。

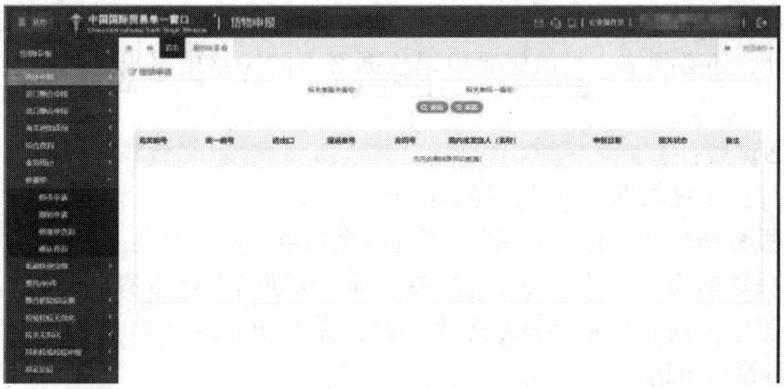

图 15-72　报关单撤消申请界面

输入任意查询条件，点击“查询”按钮，或点击“重置”按钮清空当前录入的条件。查询结果将显示在下方列表中，如图 15-73 所示。

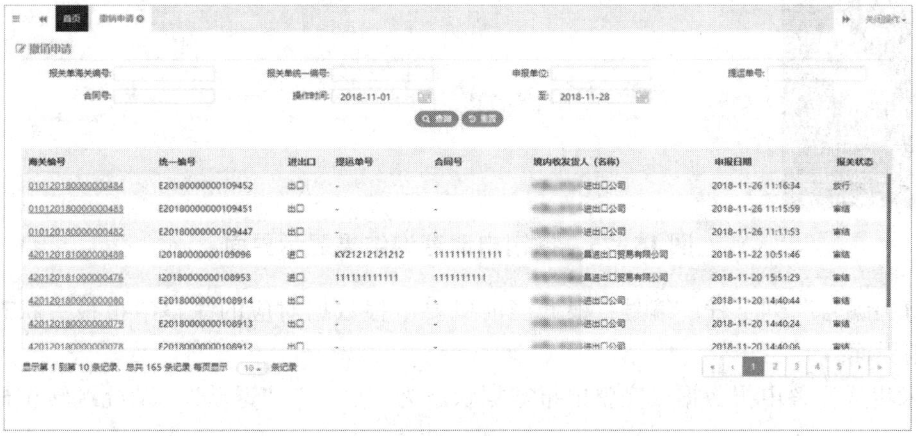

图 15-73　撤销申请查询结果显示界面

点击“海关编号”列下任一编号，跳转至该票数据详细信息的界面，点击“暂存”按钮弹出对话框如图 15-74 所示，如实填写撤销原因、联系人及联系方式等内容后，即可申请撤消。

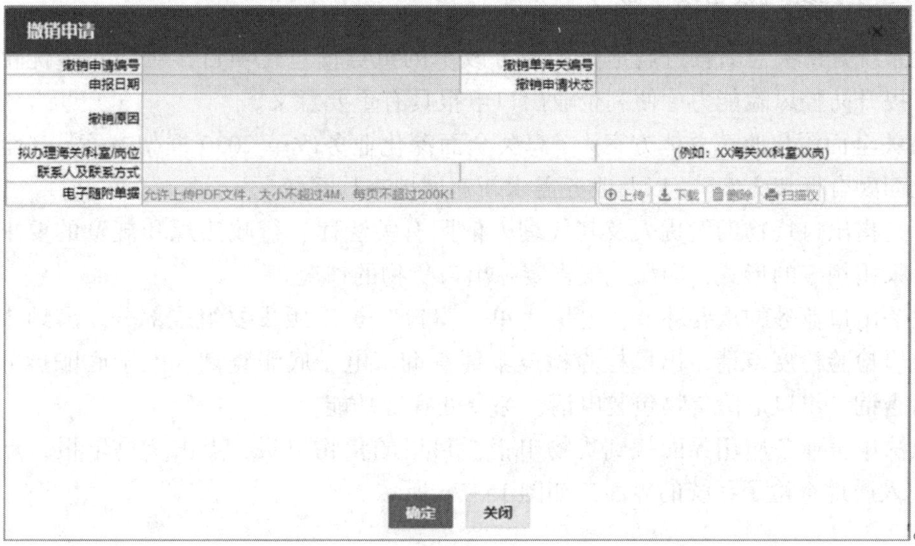

图 15-74　撤消申请填报界面

“两步申报”撤销申请应注意以下事项：

概要申报的报关状态为“概要申报审结、提货放行”等审批通过的状态，是概要申报可进行撤销申请的前提。此外，还必须结合当前概要申报数据对应的完整申报报关状态，由系统判断是否可进行撤销申请。

概要申报审批通过后：

1. 如果未生成完整申报数据，可进行撤销申请。

2. 如果完整申报数据为“暂存、退单”，可进行撤销申请。

3. 如果完整申报数据为“审结、放行、结关”等，可进行撤销申请。

4. 如果概要申报中运输方式为“公路运输”时，完整申报为“申报”或“海关入库成功”状态，概要申报可进行撤销申请。

符合上述条件的概要申报数据，在左侧菜单中点击“修撤单——修改申请”，输入查询条件，点击“查询”蓝色按钮，查询结果将显示在下方列表中如图 15-75 所示。

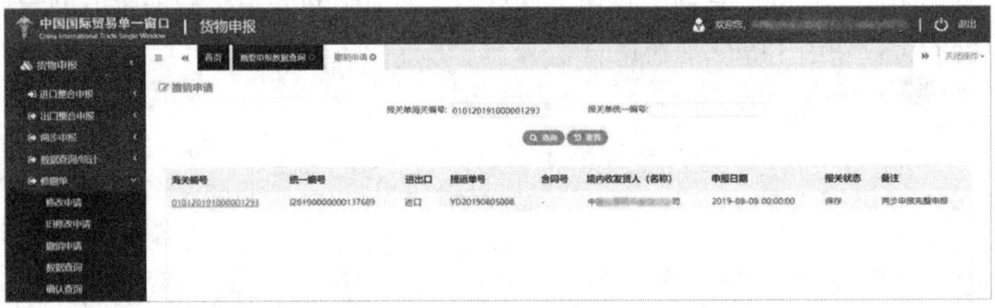

图 15-75　撤销申请查询结果显示界面

点击“海关编号”列下任一编号，根据当前概要申报数据对应的完整申报报关状态，系统跳转至不同的撤销界面。

1. 如果未生成完整申报数据或完整申报数据状态为“暂存”“退单”，系统跳转至概要申报的撤销界面。

2. 如果已生成完整申报数据并且完整申报数据状态为“审结”“放行”“结关”等状态时，系统跳转至进口报关单整合申报数据的撤销界面。

七、属地查检出境检验检疫申报

属地查检系统是海关总署推进属地查检业务改革的重点信息化项目，对进一步优化出口货物监管作业流程、提升防控风险能力、便利企业出口申报具有重要意义。

根据《海关全面深化改革总体方案》《海关全面深化业务改革 2020 框架方案》《全国通关一体化关检业务全面融合框架方案》，以及业务需求新建属地查检系统。

属地查检是指出口货物的发货人及其代理人依照有关法律、行政法规和规章的要求，在规定的期限、地点，采用规定的形式，向海关报告实际出口货物的情况。

属地查检是出口业务的重要环节，也是“单一窗口”标准版重要组成部分。属地查检系统主要为企业提供出境检验检疫申请、出境检验检疫申请查询、电子底账查询、电子底账拆分申请、电子底账拆分申请查询、出口危险货物包装申请、综合处置等功能。

在口岸执法申报业务应用界面找到货物申报栏目里的货物申报，点击货物申报，点击“属地查检”菜单，进入属地查检子系统的界面，如图 15-76 所示。

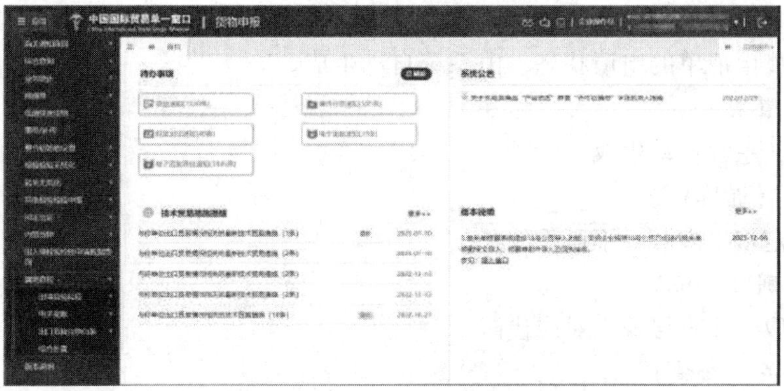

图 15-76　属地查检子系统进入界面

涉检的出境货物，可向海关业务主管部门进行属地查检—出境检验检疫申请。可对出境检验检疫申请数据进行录入、暂存、删除、打印、申报等操作。

在左侧菜单中点击“属地查检—出境检验检疫—检验检疫申请”，右侧显示录入界面，包括基本信息、商品信息、基本信息（其他）、集装箱信息等部分，如图 15-77 所示。

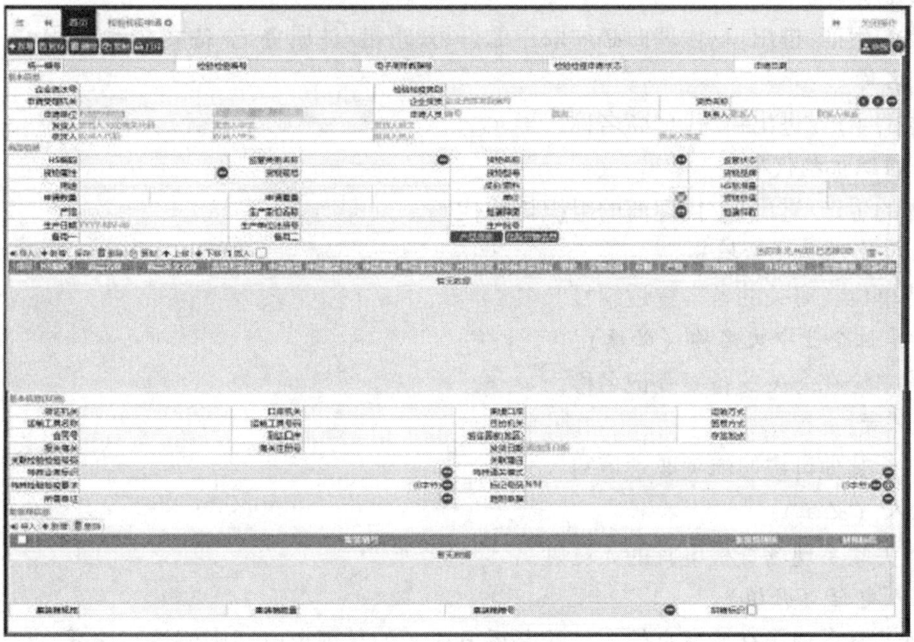

图 15-77　检验检疫申请

申请受理海关、用途、到达口岸等字段，需要在参数中进行调取，不允许随意录入。使用键盘空格键，可调出下拉菜单并在其中进行选择。也可以输入已知的相应数字、字母或汉字，迅速调出参数，选择后点击回车键确认录入。

（一）基本信息

1. 统一编号（置灰）

统一编号是预录入出境检验检疫申请单的编号，一票出境检验检疫申请单对应一个预录入编号，由系统自动生成。

2. 检验检疫编号（置灰）

海关返回的检验检疫编号，由系统自动反填到界面上。

3. 电子底账数据号（置灰）

海关返回的电子底账数据号，由系统自动反填到界面上。

4. 检验检疫申请状态（置灰）

是出境检验检疫申请单的申请状态，由系统自动生成。

5. 申请日期（置灰）

暂存或申报后，系统自动生成。

6. 企业流水号（选填）

由企业自行确定填报内容，不可重复。

7. 检验检疫类别（必填）

按空格键后选取，或直接输入对应代码。

8. 申请受理海关（必填）

填写产地/组货地海关，在参数下拉表选择，也可录入代码、名称。

9. 企业资质

填写货物的生产商/出口商企业名称及必须取得的资质类别、编号，可填写多个资质记录。

10. 企业资质类别编号

按照申报货物的实际情况在列表中选择对应的资质类别。

11. 企业资质编号

填写货物的生产/进出口/代理商必须取得的许可/审批/注册登记/备案文件编号。

12. 企业名称

填写货物的生产/进出口/代理商名称。

13. 企业组织机构代码

填写货物的生产/进出口/代理商的组织机构代码。

14. 申请单位代码（必填）

填写申请单位在海关的备案登记编号。

15. 申请单位企业中文名称（必填）

填写申请单位在海关的备案登记名称。

16. 申请人员

姓名必填，其他可按照海关要求填写。

17. 联系人（必填）

填写与海关联系现场查检事宜的人员姓名。

18. 联系人电话（必填）

填写与海关联系现场查检事宜的人员的联系方式，如是固定电话则要填写区号。

19. 发货人代码（必填）

填写在海关备案登记的境内发货单位或自然人及其备案登记代码，特殊情况下，允许使用特殊申请单位代码。

20. 发货人中文（必填）

填写在海关备案登记的境内发货单位或自然人的中文名称。

21. 发货人英文（必填）

填写在海关备案登记的境内发货单位或自然人的英文名称。

22. 收货人代码（选填）

填写境外收货单位或自然人。收货人通常指外贸合同中的买方、信用证开证申请人或合同/信用证指定的收货人。

23. 收货人中文（选填）

填写境外收货单位或自然人。收货人通常指外贸合同中的买方、信用证开证申请人或合同/信用证指定的收货人。

24. 收货人英文（选填）

填写境外收货单位或自然人。收货人通常指外贸合同中的买方、信用证开证申请人或合同/信用证指定的收货人。

25. 收货人地址（选填）

填写境外收货单位或自然人的地址信息。

（二）商品信息

检验检疫申请商品信息界面如图 15-78 所示。

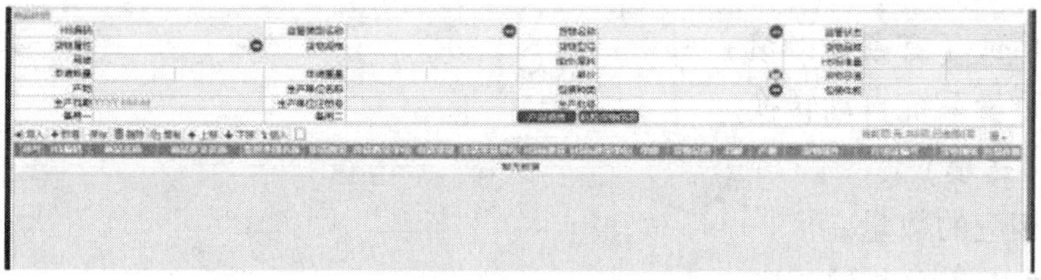

图 15-78　检验检疫申请（商品信息）

1. HS 编码（必填）

填写有效的 10 位数 HS 编码（以当年海关公布的商品税则编码分类为准）。HS 编码应与货物相对应，并与海关报关时的 HS 编码一致。

2. 监管类别名称（必填）

在填写 HS 编码后系统会自动带出申报货物对应的监管类别名称列表，根据具体货物选择监管类别名称，也可以点击录入框右侧蓝色按钮，在弹出的监管类别名称列表中重新选取，也可手工直接修改。

3. 货物名称（必填）

按要求实际情况填写。该录入框可直接进行录入或修改。如该项有要求录入货物英文名称的，可以点击右侧蓝色按钮，在弹出的框内进行录入、点击确定。

4. 监管状态

录入 HS 编码后，由系统自动返填。

5. 货物属性

点击右侧蓝色按钮，在弹出的框内，如图 15-79 所示，在勾选后，点击确定即可。

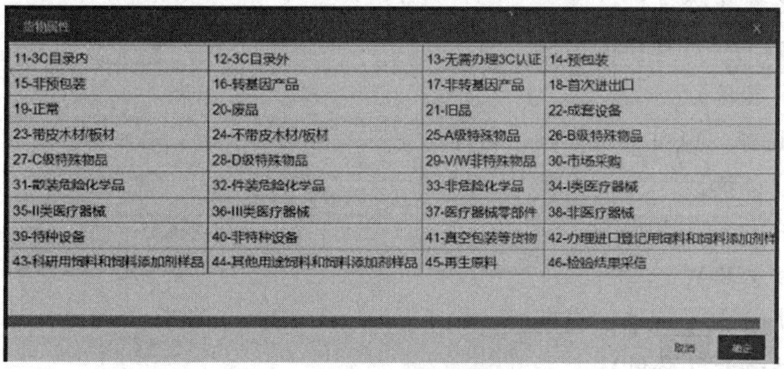

图 15-79　货物属性

6. 货物规格（选填）

填写货物的规格。

7. 货物型号（选填）

填报货物的所有型号，多个型号的，以“;”分隔。

8. 货物品牌（选填）

填报货物的品牌名称，中文、英文都有的，同时填写。

9. 用途（必填）

填写货物的使用范围或目的。

10. 成分/原料（选填）

填写货物含有的成份、货物原料或化学品组份。

11. HS 标准量（必填）

填报货物的法定数量。

12. HS 标准量单位（有条件必填）

根据货物的数重量系统自动转换。

13. 申请数量（选填）

根据货物填写相应的数量。

14. 申请数量单位（有条件必填）

根据货物填写相应的数量单位。

15. 申请重量（选填）

根据货物填写相应的重量。

16. 申请重量单位（有条件必填）

根据货物填写相应的重量单位。

17. 单价（选填）

填写货物的实际成交单价和币制。

18. 货物总值（必填）

填写货物实际成交的商品总价格。

19. 币值（必填）

按海关规定的《货币代码表》选择相应的货币名称及代码填报，如《货币代码表》中无实际成交币种，需将实际成交货币按申报日外汇折算率折算成《货币代码表》列明的货币填报。

20. 产地（必填）

输入准确的产地，应具体至区、县，不得超过申请受理海关辖区范围。

21. 生产单位名称（必填）

填写货物在境内的生产单位的名称。

22. 包装种类（必填）

在参数下拉表选择，也可录入代码、名称。

23. 包装件数（必填）

填写货物实际的运输包装件数。

24. 生产日期（必填）

填写货物生产加工制造完毕的日期。

25. 生产单位注册号（必填）

填报货物在境内的生产单位备案登记编号，海关 10 位企业备案号。

26. 生产批号（选填）

填写货物的生产批号，多个生产批号的，以“;”分隔。

27. 备用一、备用二

填写主管业务部门要求填报的其他商品信息。

28. 产品资质（选填）

填写完商品信息后，可点击“产品资质”，进入编辑许可证信息界面，如图 15-80 所示。

许可证信息按实际情况与主管业务部门要求进行填写。

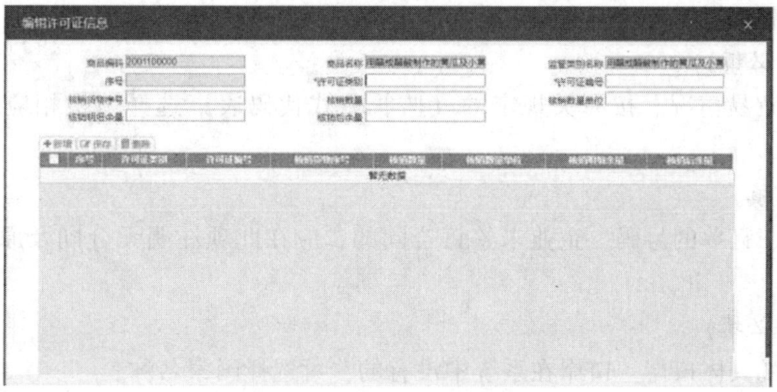

图 15-80　编辑许可证信息

29. 危险货物信息（有条件必填）

填写完商品信息后，可点击“危险货物信息”，进入编辑界面，如图 15-81 所示。列入国家《危险化学品名录》的危险品税号应填写此栏目内容。如为危险品则填写 UN 编码、危险货物名称、危包类别及包装规格；如为非危险品，则勾选“非危险化学品”项。

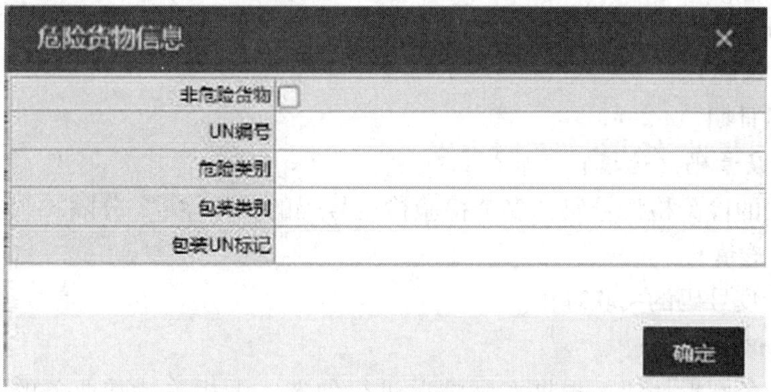

图 15-81　危险货物信息界面

（三）基本信息（其他）

检验检疫申请其他基本信息如图 15-82 所示。

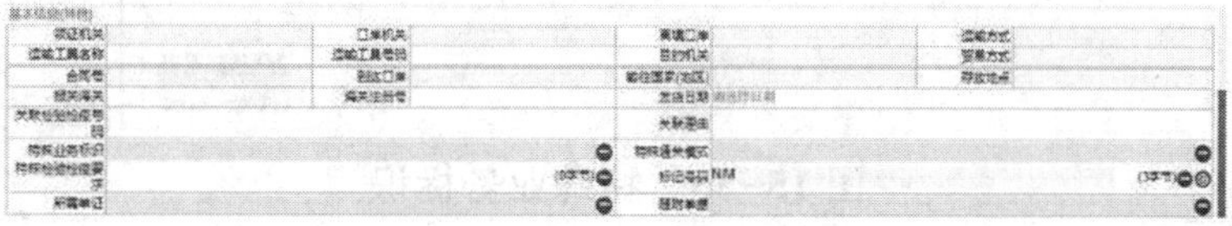

图 15-82　检验检疫申请（基本信息-其他）

1. 离境口岸（必填）

选择货物随运输工具离开的离境口岸。

2. 运输方式（必填）

填写货物离境时使用的运输方式。

3. 运输工具名称（选填）

填写运输货物的有独立动力装置的交通工具名称。

4. 运输工具号码（选填）

填写运输货物的有独立动力装置的交通工具号码。

5. 目的地海关（必填）

填写实施货物属地现场查检的海关。

6. 贸易方式（必填）

根据实际对外贸易情况、按海关规定的《监管方式代码表》选择填报相应的监管方式简称及代码。

7. 合同号（必填）

对外贸易合同、订单的号码。企业未签订合同的，应在此项注明无合同及原因，如：长期客户无合同。

8. 到达口岸（必填）

选择输往国家的具体口岸。口岸在系统中没有的，可选择国家名称。

9. 输往国家（地区）（必填）

选择输入货物最终的目的国家或地区。输往海关特殊监管区的，直接选择对应的海关特殊监管区。

10. 存放地点（必填）

填写货物的存放地点。

11. 海关注册号（有条件必填）

填写发货人在海关备案注册取得的编号。

12. 发货日期（选填）

填写出境拟装运日期。

13. 关联检验检疫号码（选填）

填写与货物相关的检验检疫号码，多个检验检疫号码的，用“;”分隔。

14. 关联理由（选填）

填写关联检验检疫号码的关联理由。

15. 特殊业务标识（选填）

点击字段右侧蓝色圆形按钮，根据实际情况进行勾选。无相关特殊业务的不勾选，如图 15-83 所示。

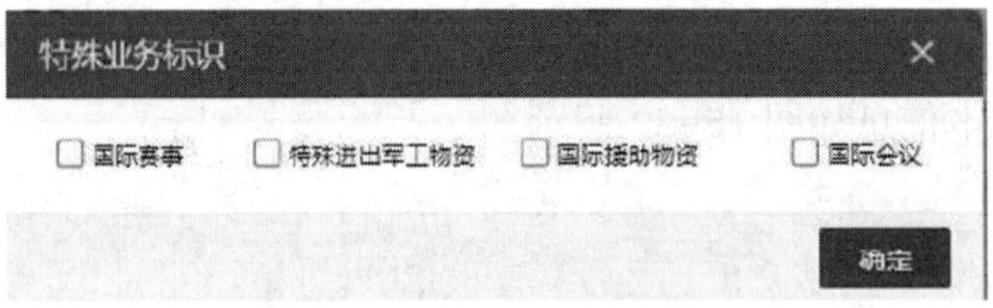

图 15-83　特殊业务标识

16. 特殊通关模式（选填）

填写企业申请享受的特殊通关政策，按实际情况进行勾选、确认，如图 15-84 所示。

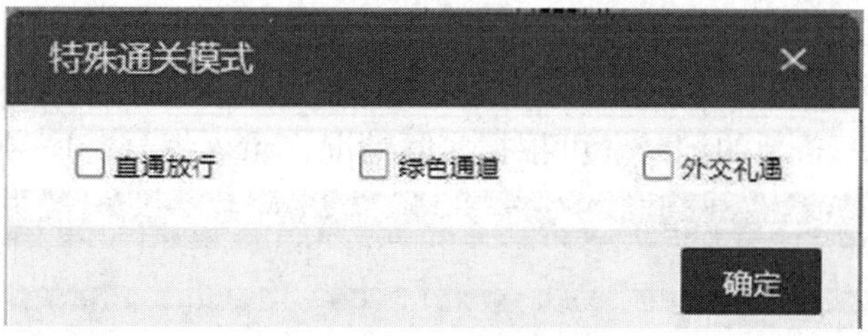

图 15-84　特殊通关模式

17. 特殊检验检疫要求（选填）

填写合同、信用证中与检验检疫有关的特殊要求或检验检疫机构要求在此栏输入的内容。

18. 标记号码（必填）

填报货物实际的标记及号码内容，应与合同、发票、提单等有关外贸单据保持一致。标记及号码不能在系统中输入或者输入不全的，应点击“附页”，并上传无法手工在计算机系统录入的标记及号码的图案或内容。无标记号码的输入“N/M”。

19. 标记号码附件（选填）

标记及号码不能在系统中输入或者输入不全的，应点击“附件”，并上传无法手工在计算机系统录入的标记及号码的图案或内容。点击右侧蓝色圆形按钮，可进行上传附件，如图 15-85 所示。

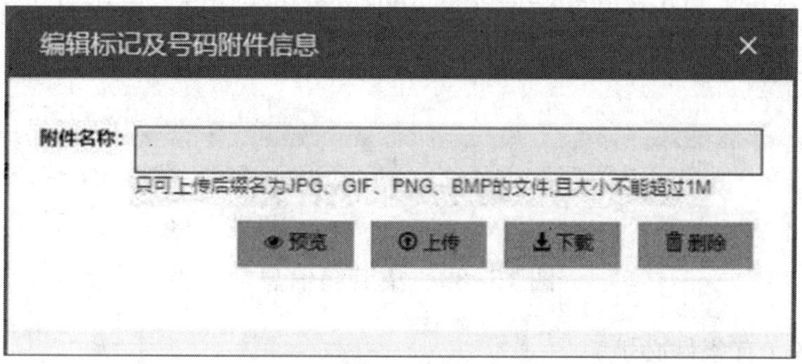

图 15-85　编辑标记及号码附件信息

20. 所需单证（必填）

选择所需要的证单代码，名称，正、副本份数。点击所需单证右侧蓝色按钮，弹出录入界面，如图 15-86 所示，可进行选择、编辑，最多可勾选 17 项单证信息。

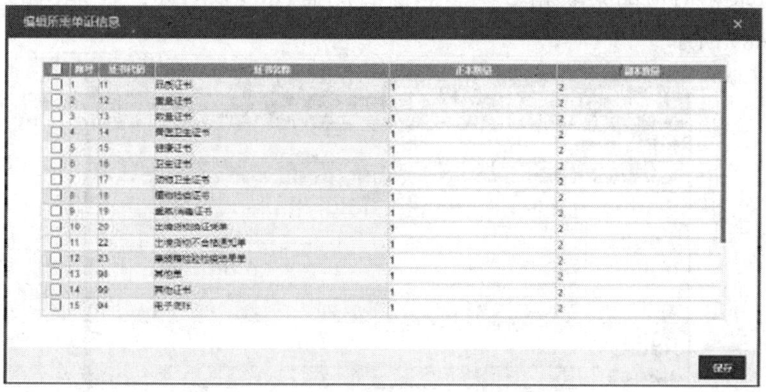

图 15-86　编辑所需单证信息

21. 随附单据（必填）

根据实际业务选择填写或咨询相关业务主管部门。需先将基本信息保存成功，才能继续进行随附单据的录入与保存操作。点击页面下方“随附单据”右侧蓝色圆形按钮，弹出录入界面，如图 15-87 所示。系统默认显示随附单据类别代码与名称。点击上图右侧“新增”蓝色字体，界面自动复制当前的随附单据并生成一条新的记录。可根据实际情况，录入编号、序号及数量等信息。

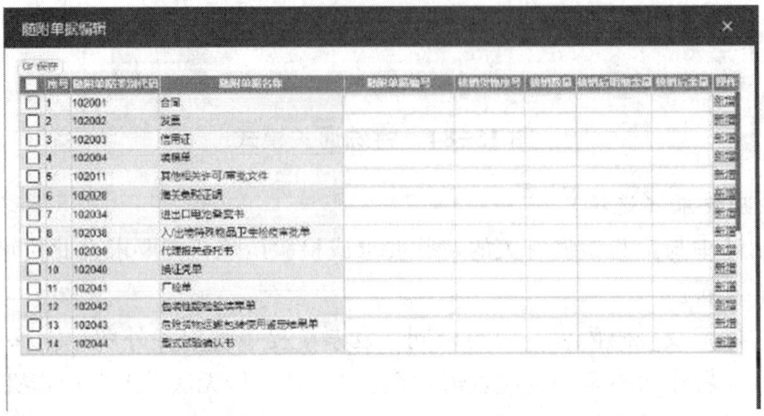

图 15-87　随附单据编辑界面

22. 集装箱信息

根据实际业务选择填写。必须先将基本信息保存成功，才能继续进行集装箱信息的录入与保存操作。先录入集装箱规格与对应数量，再录入该规格的集装箱箱号，可以录入多个。按实际情况勾选是否拼箱，如图 15-88 所示。

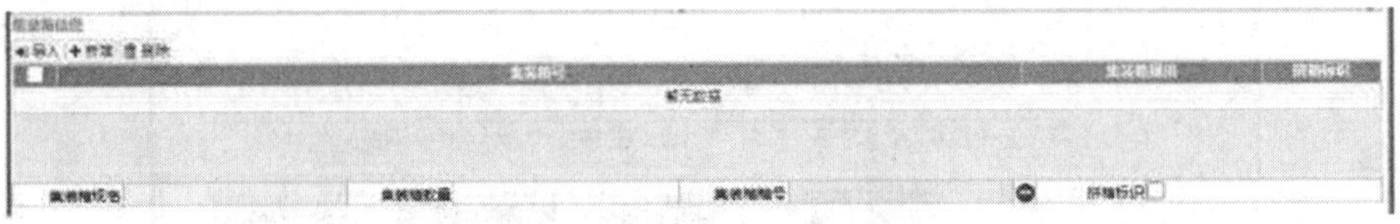

图 15-88　集装箱信息

（1）集装箱规格（有条件必填）

填写载运货物出境货物集装箱规格。

（2）集装箱数量（选填）

填写各种规格集装箱的数量。

（3）集装箱箱号（选填）

填写每个规格集装箱对应的集装箱号码。点击右侧蓝色圆形图标，在弹出的集装箱详细信息录入界面中，如图 15-89 所示。

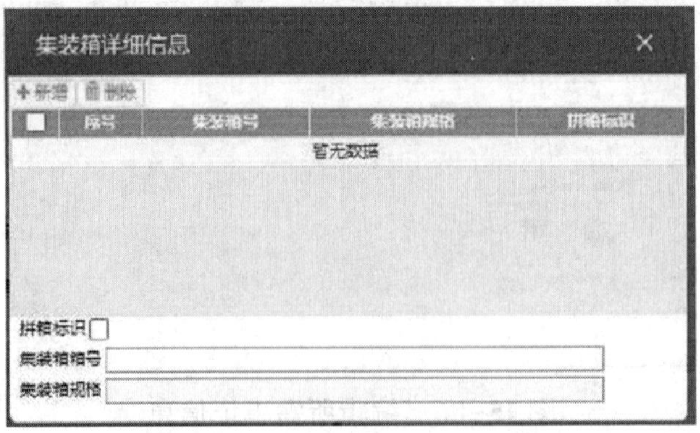

图 15-89　集装箱详细信息

(4) 拼箱标识（选填）

如有拼箱，填写拼箱标识。

(四) 与原“出境检验检疫申请（旧）”的区别

“检验检疫申请”录入规范基本上与原“出境检验检疫申请（旧）”一致，不一致内容如下：

(1) 申请单位、发货人、收货人代码需录入海关十位编码；

(2) 目的地海关需选择四位海关代码；

(3) 基本信息中的运输方式、贸易方式、输往国家（地区）、到达口岸，商品信息中的币种、包装种类，集装箱信息中的集装箱规格，以上字段使用海关规范参数，与报关单参数一致。

八、属地查检出口危险货物包装申请

出口危险货物包装申请是指根据《中华人民共和国进出口商品检验法》及其实施条例规定，出口危险货物包装容器生产企业应当向产地海关申请危险货物包装容器性能检验，出口危险货物的生产企业应当向产地海关申请危险货物包装容器使用鉴定。

在左侧菜单中点击“属地查检—出口危险货物包装—危包申请”，右侧显示录入界面，包括申报基本信息、业务规格信息等部分，如图 15-90 所示。

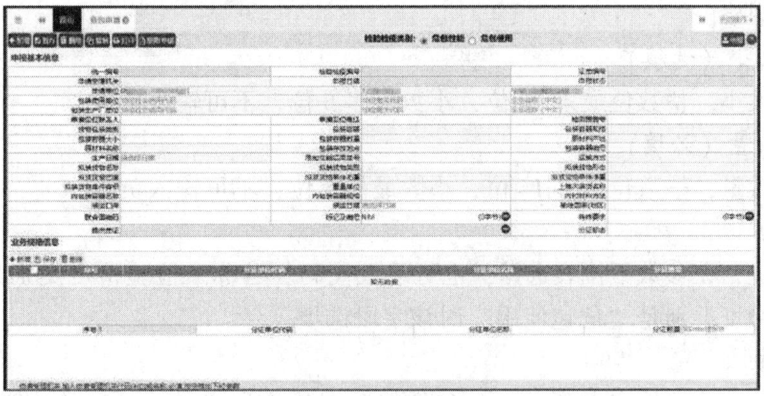

图 15-90　危包申请

(一) 基本信息

1. 检验检疫类别

可选择危包性能或危包使用。

2. 统一编号

置灰，由系统自动生成。

3. 检验检疫编号（置灰）

海关返回的检验检疫编号，由系统自动反填到界面上。

4. 证单编号（置灰）

海关返回的证单编号，由系统自动反填到界面上。

5. 申请日期

暂存或申报后，系统自动生成。

6. 申请状态（置灰）

是危包申请单的申请状态，系统自动生成。

7. 申请单位（必填）

系统自动读取当前登录卡介质的 10 位海关代码、18 位社会信用代码和企业名称信息反填到界面上。

8. 包装使用单位（必填）

填写包装使用单位的10位海关代码、18位社会信用代码和企业名称。

9. 包装生产单位（必填）

填写包装生产单位的0位海关代码、18位社会信用代码和企业名称。

10. 申请单位联系人（必填）

填写申请单位联系人名称。

11. 申请单位电话（选填）

填写申请单位联系电话。

12. 检测报告号（选填）

填写检测报告号。

13. 货物包装类别（选填）

填写货物包装类别，在参数下拉表选择，也可录入代码、名称。

14. 包装容器（必填）

填写包装容器代码，在参数下拉表选择，也可录入代码、名称。

15. 包装容器规格（必填）

填写包装容器规格。

16. 包装容器大小（选填）

填写包装容器大小，整数位最多14位，小数最多5位，不可输入负数。

17. 包装容器数量（必填）

填写包装容器数量，整数位最多14位，小数最多5位，不可输入负数。

18. 原材料产地

填写原材料产地，在参数下拉表选择，也可录入代码、名称。检验检疫类别是“危包性能”时该字段必填，检验检疫类别是“危包使用”时该字段选填。

19. 原材料名称

填写原材料名称。检验检疫类别是“危包性能”时该字段必填，检验检疫类别是“危包使用”时该字段选填。

20. 包装存放地点

填写包装存放地点。检验检疫类别是“危包性能”时该字段选填，检验检疫类别是“危包使用”时该字段必填。

21. 包装容器编号（选填）

填写包装容器编号。

22. 生产日期（必填）

在日期弹出框中，选择日期。

23. 危包性能结果单号

填写危包性能结果单号，检验检疫类别是“危包性能”时该字段选填，检验检疫类别是“危包使用”时该字段必填。

24. 运输方式（必填）

填写运输方式，在参数下拉表选择，也可录入代码、名称。

25. 拟装货物名称（选填）

填写拟装货物名称。

26. 拟装货物类别

填写拟装货物名称。检验检疫类别是“危包性能”时该字段选填，检验检疫类别是“危包使用”时该字段必填。

27. 拟装货物形态（必填）

填写拟装货物形态，在参数下拉表选择，也可录入代码、名称。

28. 拟装货物密度（选填）

填写拟装货物密度，整数位最多 14 位，小数最多 5 位，不可输入负数。

29. 拟装货物单件毛重（必填）

填写拟装货物单件毛重，整数位最多 14 位，小数最多 5 位，不可输入负数。

30. 拟装货物单价净重（必填）

填写拟装货物单件净重，整数位最多 14 位，小数最多 5 位，不可输入负数。

31. 拟装货物单价容积（选填）

填写拟装货物容积。

32. 重量单位（必填）

填写重量单位，在参数下拉表选择，也可录入代码、名称。

33. 上箱次装货名称

填写上箱次装货名称，检验检疫类别是“危包性能”时该字段选填，检验检疫类别是“危包使用”时该字段必填。

34. 内包装容器名称（选填）

填写内包装容器名称。

35. 内包装容器规格（选填）

填写内包装容器规格。

36. 内衬材料方法（选填）

填写内衬材料方法。

37. 装运口岸（选填）

填写装运口岸，在参数下拉表选择，也可录入代码、名称。

38. 装运日期（选填）

在日期弹出框中，选择日期。

39. 输往国家（地区）（选填）

填写输往国家（地区），在参数下拉表选择，也可录入代码、名称。

40. 联合国编码（选填）

填写联合国编码。

41. 标记及编号（选填）

填写标记及编号。

42. 特殊要求（选填）

填写特殊要求。

43. 提供单证（选填）

点击在弹出的界面勾选需要的单证，如图 15-91 所示。

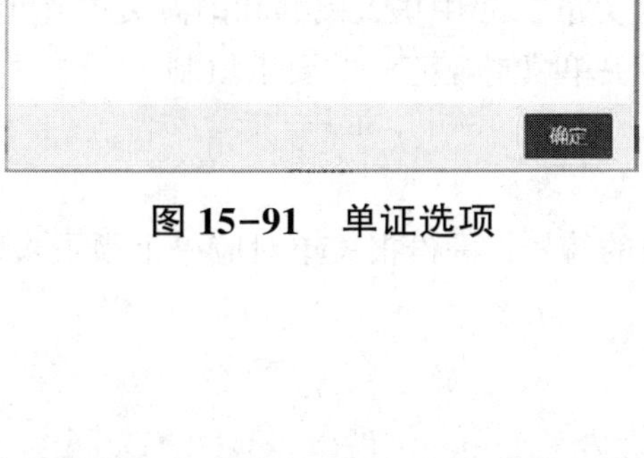

图 15-91　单证选项

44. 分证标志（选填）

填写分证标志，在参数下拉表选择，也可录入代码、名称。

45. 随附单据

点击危包申请中，左上角蓝色”随附单据”按钮，点击随附单据文件类别文本框，即出现发票、装箱单、合同等随附单据类型，如图 15-92 所示。

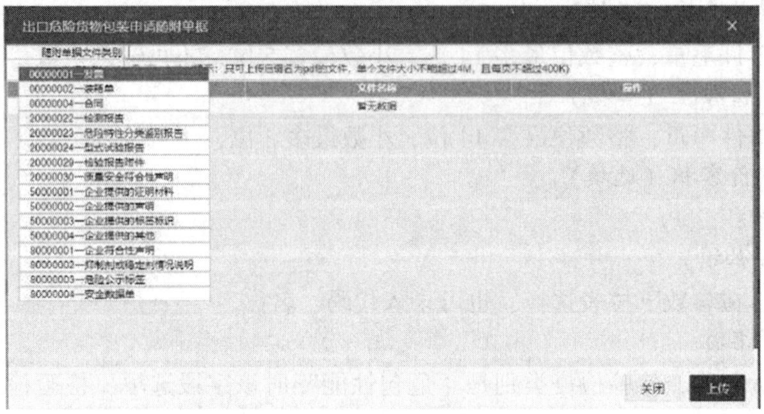

图 15-92 随附单据

第三节｜进出口货物报关单填制规范

进出口货物报关单填制，应该遵循如实填报的基本原则。进出口货物收发货人或其代理人应按照《中华人民共和国海关进出口货物申报管理规定》《中华人民共和国海关统计商品目录》《中华人民共和国进出口货物报关单填制规范》《进出口货物报关单和进出境货物备案清单格式》等有关规定要求向海关申报，并对申报内容的真实性、准确性、完整性和规范性承担相应的法律责任。

真实性、准确性、完整性和规范性具体表现为三个相符的要求。

一是单证相符，即所填报报关单各栏目的内容必须与合同、发票、装箱单、提单及批文等随附单据相符。

二是单货相符，即所填报报关单各栏目的内容必须与实际进出口货物的情况相符，不得伪报、瞒报、虚报。

三是与舱单相符，即所填报报关单的境内收发货人、运输工具、提单号、件数、毛重等必须与舱单数据相符。

为规范进出口货物收发货人的申报行为，统一进出口货物报关单填制要求，海关总署发布《关于修订〈中华人民共和国海关进出口货物报关单填制规范〉公告》（海关总署公告 2019 年第 18 号）、《关于调整进出口货物报关单申报要求的公告》（海关总署公告 2024 年第 30 号），对《中华人民共和国海关进出口货物报关单填制规范》（海关总署公告 2018 年第 60 号）进行了修订。

海关特殊监管区域企业向海关申报货物进出境、进出区，应填制“中华人民共和国海关进（出）境货物备案清单”，海关特殊监管区域与境内（区外）之间进出的货物，区外企业应填制“中华人民共和国海关进（出）口货物报关单”。“中华人民共和国海关进（出）境货物备案清单”比照《中华人民共和国海关进出口货物报关单填制规范》的要求填制。

一、预录入编号

预录入编号指预录入报关单的编号，一份报关单对应一个预录入编号，由系统自动生成。

报关单预录入编号为18位，其中第1~4位为接受申报海关的代码（海关规定的“关区代码表”中相应的海关代码），第5~8位为录入时的公历年份，第9位为进出口标志（“1”为进口，“0”为出口；集中申报清单“I”为进口，“E”为出口），后9位为顺序编号。

二、海关编号

海关编号指海关接受申报时给予报关单的编号，一份报关单对应一个海关编号，由系统自动生成。

报关单海关编号为18位，其中第1~4位为接受申报海关的代码（海关规定的“关区代码表”中相应的海关代码），第5~8位为海关接受申报的公历年份，第9位为进出口标志（“1”为进口，“0”为出口；集中申报清单“I”为进口，“E”为出口），后9位为顺序编号。

三、境内收发货人

填报在海关备案的对外签订并执行进出口贸易合同的我国境内法人、其他组织名称及编码。编码填报18位法人和其他组织统一社会信用代码，没有统一社会信用代码的，填报其在海关的备案编码。

特殊情况下填报要求如下：

1. 进出口货物合同的签订者和执行者非同一企业的，填报执行合同的企业。

2. 外商投资企业委托进出口企业进口投资设备、物品的，填报外商投资企业，并在标记唛码及备注栏注明“委托某进出口企业进口”，同时注明被委托企业的18位法人和其他组织统一社会信用代码。

3. 有代理报关资格的报关企业代理其他进出口企业办理进出口报关手续时，填报委托的进出口企业。

4. 海关特殊监管区域收发货人填报该货物的实际经营单位或海关特殊监管区域内经营企业。

5. 免税品经营单位经营出口退税国产商品的，填报免税品经营单位名称。

四、进出境关别

根据货物实际进出境的口岸海关，填报海关规定的“关区代码表”中相应口岸海关的名称及代码。

特殊情况填报要求如下：

1. 进口转关运输货物填报货物进境地海关名称及代码，出口转关运输货物填报货物出境地海关名称及代码。按转关运输方式监管的跨关区深加工结转货物，出口报关单填报转出地海关名称及代码，进口报关单填报转入地海关名称及代码。

2. 在不同海关特殊监管区域或保税监管场所之间调拨、转让的货物，填报对方海关特殊监管区域或保税监管场所所在的海关名称及代码。

3. 其他无实际进出境的货物，填报接受申报的海关名称及代码。

五、进出口日期

进口日期填报运载进口货物的运输工具申报进境的日期。出口日期指运载出口货物的运输工具办结出境手续的日期，在申报时免予填报。无实际进出境的货物，填报海关接受申报的日期。

进出口日期为8位数字，顺序为年（4位）、月（2位）、日（2位）。

六、申报日期

申报日期指海关接受进出口货物收发货人、受委托的报关企业申报数据的日期。以电子数据报关单方式申报的，申报日期为海关计算机系统接受申报数据时记录的日期。以纸质报关单方式申报的，申报日期为海关接受纸质报关单并对报关单进行登记处理的日期。本栏目在申报时免予填报。

申报日期为8位数字，顺序为年（4位）、月（2位）、日（2位）。

七、备案号

备案号填报进出口货物收发货人、消费使用单位、生产销售单位在海关办理加工贸易合同备案或征、减、免税审核确认等手续时，海关核发的加工贸易手册、海关特殊监管区域和保税监管场所保税账册、“征免税证明”或其他备案审批文件的编号。

一份报关单只允许填报一个备案号。具体填报要求如下：

1. 加工贸易项下货物，除少量低值辅料按规定不使用加工贸易手册及以后续补税监管方式办理内销征税的外，填报加工贸易手册编号。

使用异地直接报关分册和异地深加工结转出口分册在异地口岸报关的，填报分册号。本地直接报关分册和本地深加工结转分册限制在本地报关，填报总册号。

加工贸易成品凭“征免税证明”转为减免税进口货物的，进口报关单填报“征免税证明”编号，出口报关单填报加工贸易手册编号。

对加工贸易设备、使用账册管理的海关特殊监管区域内减免税设备之间的结转，转入和转出企业分别填制进、出口报关单，在报关单“备案号”栏目填报加工贸易手册编号。

2. 涉及征、减、免税审核确认的报关单，填报“征免税证明”编号。

3. 减免税货物退运出口，填报“中华人民共和国海关进口减免税货物准予退运证明”的编号。减免税货物补税进口，填报“减免税货物补税通知书”的编号。减免税货物进口或结转进口（转入），填报“征免税证明”的编号。相应的结转出口（转出），填报“中华人民共和国海关进口减免税货物结转联系函”的编号。

4. 免税品经营单位经营出口退税国产商品的，免予填报。

八、境外收发货人

境外收货人通常指签订并执行出口贸易合同中的买方或合同指定的收货人，境外发货人通常指签订并执行进口贸易合同中的卖方。

填报境外收发货人的名称及编码。名称一般填报英文名称，检验检疫要求填报其他外文名称的，在英文名称后填报，以半角括号分隔。对于AEO互认国家（地区）企业的，编码填报AEO编码，填报样式为“国别（地区）代码+海关企业编码”，例如，新加坡AEO企业SG123456789012（新加坡国别代码+12位企业编码）。非互认国家（地区）AEO企业等其他情形，编码免予填报。

特殊情况下无境外收发货人的，名称及编码填报“NO”。

九、运输方式

运输方式包括实际运输方式和海关规定的特殊运输方式，前者指货物实际进出境的运输方式，按进出境所使用的运输工具分类。后者指货物无实际进出境的运输方式，按货物在境内的流向分类。

根据货物实际进出境的运输方式或货物在境内流向的类别，按照海关规定的“运输方式代码表”选择填报相应的运输方式。

（一）特殊情况

特殊情况填报要求如下：

1. 非邮件方式进出境的快递货物，按实际运输方式填报；

2. 进口转关运输货物，按载运货物抵达进境地的运输工具填报。出口转关运输货物，按载运货物驶离出境地的运输工具填报；

3. 不复运出（入）境而留在境内（外）销售的进出境展览品、留赠转卖物品等，填报“其他运输”（代码 9）；

4. 进出境旅客随身携带的货物，填报“旅客携带”（代码 L）；

5. 以固定设施（包括输油、输水管道和输电网等）运输货物的，填报“固定设施运输”（代码 G）。

（二）无实际进出境货物在境内流转时

无实际进出境货物在境内流转时填报要求如下：

1. 境内非保税区运入保税区货物和保税区退区货物，填报“非保税区”（代码 0）；

2. 保税区运往境内非保税区货物，填报“保税区”（代码 7）；

3. 境内存入出口监管仓库和出口监管仓库退仓货物，填报“监管仓库”（代码 1）；

4. 保税仓库转内销货物或转加工贸易货物，填报“保税仓库”（代码 8）；

5. 从境内保税物流中心外运入中心或从中心运往境内中心外的货物，填报“物流中心”（代码 W）；

6. 从境内保税物流园区外运入园区或从园区内运往境内园区外的货物，填报“物流园区”（代码 X）；

7. 保税港区、综合保税区与境内区外（非海关特殊监管区域、保税监管场所）之间进出的货物，填报“保税港区/综合保税区”（代码 Y）；

8. 出口加工区、珠澳跨境工业区（珠海园区）、中哈霍尔果斯边境合作中心（中方配套区）与境内区外（非海关特殊监管区域、保税监管场所）之间进出的货物，填报“出口加工区”（代码 Z）；

9. 境内运入深港西部通道港方口岸区的货物及境内进出中哈霍尔果斯边境合作中心中方区域的货物，填报“边境特殊海关作业区”（代码 H）；

10. 经横琴粤澳深度合作区和平潭综合实验区，二线指定申报通道运往境内区外或从境内经二线指定申报通道进入合作区/试验区的货物，以及合作/试验区内按选择性征收关税申报的货物，填报“综合试验区”（代码 T）；

11. 海关特殊监管区域内的流转、调拨货物，海关特殊监管区域、保税监管场所之间的流转货物，海关特殊监管区域与境内区外之间进出的货物，海关特殊监管区域外的加工贸易余料结转、深加工结转、内销货物，以及其他境内流转货物，填报“其他运输”（代码 9）。

十、运输工具名称及航次号

运输工具名称及航次号填报载运货物进出境的运输工具名称或编号及航次号。填报内容应与运输部门向海关申报的舱单（载货清单）所列相应内容一致。

（一）运输工具名称的填报

1. 直接在进出境地或采用全国海关通关一体化通关模式办理报关手续的报关单填报要求如下：

（1）水路运输：填报船舶编号（来往港澳小型船舶为监管簿编号）或者船舶英文名称。

（2）公路运输：启用公路舱单前，填报该跨境运输车辆的国内行驶车牌号，深圳提前报关模式的报关单填报国内行驶车牌号+“/”+“提前报关”。启用公路舱单后，免予填报。

（3）铁路运输：填报车厢编号或交接单号。

（4）航空运输：填报航班号。

（5）邮件运输：填报邮政包裹单号。

（6）其他运输：填报具体运输方式名称，例如，管道、驮畜等。

2. 转关运输货物的报关单填报要求如下：

（1）进口。

①水路运输：直转、提前报关填报“@”+16 位转关申报单预录入号（或 13 位载货清单号），中转填报进境英文船名。

②铁路运输：直转、提前报关填报“@”+16 位转关申报单预录入号，中转填报车厢编号。

③航空运输：直转、提前报关填报“@”+16 位转关申报单预录入号（或 13 位载货清单号），中转填报“@”。

④公路及其他运输：填报“@”+16 位转关申报单预录入号（或 13 位载货清单号）。

⑤以上各种运输方式使用广东地区载货清单转关的提前报关货物填报“@”+13 位载货清单号。

（2）出口。

①水路运输：非中转填报“@”+16 位转关申报单预录入号或 13 位载货清单号，如多张报关单需要通过一张转关单转关的，运输工具名称字段填报“@”。

中转货物，境内水路运输填报驳船船名，境内铁路运输填报车名（主管海关 4 位关区代码+“TRAIN”），境内公路运输填报车名（主管海关 4 位关区代码+“TRUCK”）。

②铁路运输：填报“@”+16 位转关申报单预录入号或 13 位载货清单号，如多张报关单需要通过一张转关单转关的，填报“@”。

③航空运输：填报“@”+16 位转关申报单预录入号或 13 位载货清单号，如多张报关单需要通过一张转关单转关的，填报“@”。

④其他运输方式：填报“@”+16 位转关申报单预录入号或 13 位载货清单号。

3. 采用“集中申报”通关方式办理报关手续的，报关单填报“集中申报”。

4. 免税品经营单位经营出口退税国产商品的，免予填报。

5. 无实际进出境的货物，免予填报。

（二）航次号的填报

1. 直接在进出境地或采用全国海关通关一体化通关模式办理报关手续的报关单填报要求如下：

（1）水路运输：填报船舶的航次号。

（2）公路运输：启用公路舱单前，填报运输车辆的 8 位进出境日期［顺序为年（4 位）、月（2 位）、日（2 位），下同］；启用公路舱单后，填报货物运输批次号。

（3）铁路运输：填报列车的进出境日期。

（4）航空运输：免予填报。

（5）邮件运输：填报运输工具的进出境日期。

（6）其他运输方式：免予填报。

2. 转关运输货物的报关单填报要求如下：

（1）进口。

①水路运输：中转转关方式填报“@”+进境干线船舶航次，直转、提前报关免予填报。

②公路运输：免予填报。

③铁路运输：“@”+8 位进境日期。

④航空运输：免予填报。

⑤其他运输方式：免予填报。

（2）出口。

①水路运输：非中转货物免予填报。中转货物：境内水路运输填报驳船航次号，境内铁路、公路运输填报6位启运日期［顺序为年（2位）、月（2位）、日（2位）］。

②铁路拼车拼箱捆绑出口：免予填报。

③航空运输：免予填报。

④其他运输方式：免予填报。

3. 免税品经营单位经营出口退税国产商品的，免予填报。

4. 无实际进出境的货物，免予填报。

十一、提运单号

提运单号填报进出口货物提单或运单的编号。一份报关单只允许填报一个提单或运单号，一票货物对应多个提单或运单时，应分单填报。

（一）直接在进出境地或全国海关通关一体化通关模式办理报关手续的

直接在进出境地或采用全国海关通关一体化通关模式办理报关手续的，填报要求如下：

1. 水路运输：填报进出口提单号，如有分提单的，填报进出口提单号+“*”+分提单号。

2. 公路运输：启用公路舱单前，免予填报，启用公路舱单后，填报进出口总运单号。

3. 铁路运输：填报运单号。

4. 航空运输：填报总运单号+“_”+分运单号，无分运单的填报总运单号。

5. 邮件运输：填报邮运包裹单号。

（二）转关运输货物报关单

转关运输货物报关单的具体填报要求如下：

1. 进口

（1）水路运输：直转、中转填报提单号，提前报关免予填报。

（2）铁路运输：直转、中转填报铁路运单号，提前报关免予填报。

（3）航空运输：直转、中转货物填报总运单号+“_”+分运单号，提前报关免予填报。

（4）其他运输方式：免予填报。

（5）以上运输方式进境货物，在广东省内用公路运输转关的，填报车牌号。

2. 出口

（1）水路运输：中转货物填报提单号，非中转货物免予填报。广东省内汽车运输提前报关的转关货物，填报承运车辆的车牌号。

（2）其他运输方式：免予填报。广东省内汽车运输提前报关的转关货物，填报承运车辆的车牌号。

（三）采用“集中申报”通关方式办理报关手续

采用“集中申报”通关方式办理报关手续的，报关单填报归并的集中申报清单的进出口起止日期［按年（4位）月（2位）日（2位）年（4位）月（2位）日（2位）填写］。

（四）无实际进出境的货物

无实际进出境的货物，免予填报。

十二、货物存放地点

货物存放地点填报货物进境后存放的场所或地点，包括海关监管作业场所、分拨仓库、定点加工厂、隔离检疫场、企业自有仓库等。

十三、消费使用单位/生产销售单位

1. 消费使用单位填报已知的进口货物在境内的最终消费、使用单位的名称，包括：

（1）自行进口货物的单位；

（2）委托进出口企业进口货物的单位。

2. 生产销售单位填报出口货物在境内的生产或销售单位的名称，包括：

（1）自行出口货物的单位；

（2）委托进出口企业出口货物的单位；

（3）免税品经营单位经营出口退税国产商品的，填报该免税品经营单位统一管理的免税店。

3. 减免税货物报关单的消费使用单位/生产销售单位应与“征免税证明”的“减免税申请人”一致。保税监管场所与境外之间的进出境货物，消费使用单位/生产销售单位填报保税监管场所的名称［保税物流中心（B 型）填报中心内企业名称］。

4. 海关特殊监管区域的消费使用单位/生产销售单位填报区域内经营企业（“加工单位”或“仓库”）。

5. 编码填报要求：

（1）填报 18 位法人和其他组织统一社会信用代码；

（2）无 18 位统一社会信用代码的，填报“NO”。

6. 进口货物在境内的最终消费或使用，以及出口货物在境内的生产或销售的对象为自然人的，填报身份证号、护照号、台胞证号等有效证件号码及姓名。

十四、监管方式

监管方式是以国际贸易中进出口货物的交易方式为基础，结合海关对进出口货物的征税、统计及监管条件综合设定的海关对进出口货物的管理方式。其代码由 4 位数字构成，前两位是按照海关监管要求和计算机管理需要划分的分类代码，后两位是参照国际标准编制的贸易方式代码。

根据实际对外贸易情况按海关规定的“监管方式代码表”选择填报相应的监管方式简称及代码。一份报关单只允许填报一种监管方式。

特殊情况下加工贸易货物监管方式填报要求如下：

1. 进口少量低值辅料（即 5000 美元以下，78 种以内的低值辅料）按规定不使用加工贸易手册的，填报“低值辅料”；使用加工贸易手册的，按加工贸易手册上的监管方式填报。

2. 加工贸易料件转内销货物，以及按料件办理进口手续的转内销制成品、残次品、未完成品，填制进口报关单，并填报“来料料件内销”或“进料料件内销”。加工贸易成品凭“征免税证明”转为减免税进口货物的，分别填制进、出口报关单，出口报关单填报“来料成品减免”或“进料成品减免”，进口报关单按照实际监管方式填报。

3. 加工贸易出口成品因故退运进口及复运出口的，填报“来料成品退换”或“进料成品退换”。加工贸易进口料件因换料退运出口及复运进口的，填报“来料料件退换”或“进料料件退换”。加工贸易过程中产生的剩余料件、边角料退运出口，以及进口料件因品质、规格等原因退运出口且不再更换同类货物进口的，分别填报“来料料件复出”“来料边角料复出”“进料料件复出”“进料边角料复出”。

4. 加工贸易边角料内销和副产品内销，填制进口报关单，并填报“来料边角料内销”或“进料边角料内销”。

5. 企业销毁处置加工贸易货物未获得收入，销毁处置货物为料件、残次品的，填报“料件销毁”。销毁处置货物为边角料、副产品的，填报“边角料销毁”。

企业销毁处置加工贸易货物获得收入的，填报为“进料边角料内销”或“来料边角料内销”。

6. 免税品经营单位经营出口退税国产商品的，填报“其他”。

十五、征免性质

根据实际情况按海关规定的“征免性质代码表”选择填报相应的征免性质简称及代码，持有海关核发的“征免税证明”的，按照“征免税证明”中批注的征免性质填报。一份报关单只允许填报一种征免性质。

加工贸易货物报关单按照海关核发的加工贸易手册中批注的征免性质简称及代码填报。特殊情况填报要求如下：

1. 加工贸易转内销货物，按实际情况填报（如一般征税、科教用品、其他法定等）；
2. 料件退运出口、成品退运进口货物填报“其他法定”；
3. 加工贸易结转货物，免予填报；
4. 免税品经营单位经营出口退税国产商品的，填报“其他法定”。

十六、许可证号

许可证号填报进（出）口许可证、两用物项和技术进（出）口许可证、两用物项和技术出口许可证（定向）、纺织品临时出口许可证、出口许可证（加工贸易）、出口许可证（边境小额贸易）的编号。

免税品经营单位经营出口退税国产商品的，免予填报。

一份报关单只允许填报一个许可证号。

十七、启运港

启运港填报进口货物在运抵我国关境前的第一个境外装运港。

根据实际情况，按海关规定的“港口代码表”填报相应的港口名称及代码，未在“港口代码表”列明的，填报相应的国家名称及代码。货物从海关特殊监管区域或保税监管场所运至境内区外的，填报“港口代码表”中相应海关特殊监管区域或保税监管场所的名称及代码，未在“港口代码表”中列明的，填报“未列出的特殊监管区”及代码。

其他无实际进境的货物，填报“中国境内”及代码。

十八、合同协议号

合同协议号填报进出口货物合同（包括协议或订单）编号。未发生商业性交易的免予填报。

免税品经营单位经营出口退税国产商品的，免予填报。

十九、贸易国（地区）

发生商业性交易的进口填报购自国（地区），出口填报售予国（地区）。未发生商业性交易的填报货物所有权拥有者所属的国家（地区）。

按海关规定的“国别（地区）代码表”选择填报相应的贸易国（地区）中文名称及代码。

二十、启运国（地区）/运抵国（地区）

启运国（地区）填报进口货物启始发出直接运抵我国或者在运输中转国（地）未发生任何商业性交易的情况下运抵我国的国家（地区）。

运抵国（地区）填报出口货物离开我国关境直接运抵或者在运输中转国（地区）未发生任何商

业性交易的情况下最后运抵的国家（地区）。

不经过第三国（地区）转运的直接运输进出口货物，以进口货物的装货港所在国（地区）为启运国（地区），以出口货物的指运港所在国（地区）为运抵国（地区）。

经过第三国（地区）转运的进出口货物，如在中转国（地区）发生商业性交易，则以中转国（地区）作为启运/运抵国（地区）。

按海关规定的“国别（地区）代码表”选择填报相应的启运国（地区）或运抵国（地区）中文名称及代码。

无实际进出境的货物，填报“中国”及代码。

二十一、经停港/指运港

经停港填报进口货物在运抵我国关境前的最后一个境外装运港。

指运港填报出口货物运往境外的最终目的港。最终目的港不可预知的，按尽可能预知的目的港填报。

根据实际情况，按海关规定的“港口代码表”选择填报相应的港口名称及代码。经停港/指运港在“港口代码表”中无港口名称及代码的，可选择填报相应的国家名称及代码。

无实际进出境的货物，填报“中国境内”及代码。

二十二、入境口岸/离境口岸

入境口岸填报进境货物从跨境运输工具卸离的第一个境内口岸的中文名称及代码。采取多式联运跨境运输的，填报多式联运货物最终卸离的境内口岸中文名称及代码。过境货物填报货物进入境内的第一个口岸的中文名称及代码。从海关特殊监管区域或保税监管场所进境的，填报海关特殊监管区域或保税监管场所的中文名称及代码。其他无实际进境的货物，填报货物所在地的城市名称及代码。

离境口岸填报装运出境货物的跨境运输工具离境的第一个境内口岸的中文名称及代码。采取多式联运跨境运输的，填报多式联运货物最初离境的境内口岸中文名称及代码。过境货物填报货物离境的第一个境内口岸的中文名称及代码。从海关特殊监管区域或保税监管场所离境的，填报海关特殊监管区域或保税监管场所的中文名称及代码。其他无实际出境的货物，填报货物所在地的城市名称及代码。

入境口岸/离境口岸类型包括港口、码头、机场、机场货运通道、边境口岸、火车站、车辆装卸点、车检场、陆路港、坐落在口岸的海关特殊监管区域等。按海关规定的“国内口岸编码表”选择填报相应的境内口岸名称及代码。

二十三、包装种类

包装种类填报进出口货物的所有包装材料，包括运输包装和其他包装，按海关规定的“包装种类代码表”选择填报相应的包装种类名称及代码。运输包装指提运单所列货物件数单位对应的包装，其他包装包括货物的各类包装，以及植物性铺垫材料等。

二十四、件数

件数填报进出口货物运输包装的件数（按运输包装计）。特殊情况填报要求如下：

1. 舱单件数为集装箱的，填报集装箱个数；

2. 舱单件数为托盘的，填报托盘数。

不得填报为零，裸装货物填报为“1”。

二十五、毛重（千克）

填报进出口货物及其包装材料的重量之和，计量单位为千克，不足一千克的精确到小数点后2位。

二十六、净重（千克）

填报进出口货物的毛重减去外包装材料后的重量，即货物本身的实际重量，计量单位为千克，不足一千克的精确到小数点后2位。

二十七、成交方式

根据进出口货物实际成交价格条款，按海关规定的“成交方式代码表”选择填报相应的成交方式代码。

无实际进出境的货物，进口填报CIF，出口填报FOB。

二十八、运费

运费填报进口货物运抵我国境内输入地点起卸前的运输费用，出口货物运至我国境内输出地点装载后的运输费用。

运费可按运费单价、总价或运费率三种方式之一填报，注明运费标记（运费标记“1”表示运费率，“2”表示每吨货物的运费单价，“3”表示运费总价），并按海关规定的“货币代码表”选择填报相应的币种代码。

免税品经营单位经营出口退税国产商品的，免予填报。

二十九、保费

保费填报进口货物运抵我国境内输入地点起卸前的保险费用，出口货物运至我国境内输出地点装载后的保险费用。

保费可按保险费总价或保险费率两种方式之一填报，注明保险费标记（保险费标记“1”表示保险费率，“3”表示保险费总价），并按海关规定的“货币代码表”选择填报相应的币种代码。

免税品经营单位经营出口退税国产商品的，免予填报。

三十、杂费

杂费填报成交价格以外的，按照《中华人民共和国进出口关税条例》相关规定应计入完税价格或应从完税价格中扣除的费用。可按杂费总价或杂费率两种方式之一填报，注明杂费标记（杂费标记“1”表示杂费率，“3”表示杂费总价），并按海关规定的“货币代码表”选择填报相应的币种代码。

应计入完税价格的杂费填报为正值或正率，应从完税价格中扣除的杂费填报为负值或负率。

免税品经营单位经营出口退税国产商品的，免予填报。

三十一、随附单证及编号

根据海关规定的“监管证件代码表”和“随附单据代码表”选择填报除《进出口货物报关单填制规范》第十六条规定的许可证件以外的其他进出口许可证件或监管证件、随附单据代码及编号。

本栏目分为随附单证代码和随附单证编号两栏，其中代码栏按海关规定的“监管证件代码表”和“随附单据代码表”选择填报相应证件代码。随附单证编号栏填报证件编号。

1. 加工贸易内销征税报关单（使用金关二期加贸管理系统的除外），随附单证代码栏填报“c”，随附单证编号栏填报海关审核通过的内销征税联系单号。

2. 一般贸易进出口货物，只能使用原产地证书申请享受协定税率或者特惠税率（以下统称“优惠税率”）的（无原产地声明模式），随附单证代码栏填报原产地证书代码“Y”，在随附单证编号栏填报“<优惠贸易协定代码>”和“原产地证书编号”。可以使用原产地证书或者原产地声明申请享受优惠税率的（有原产地声明模式），随附单证代码栏填写“Y”，随附单证编号栏填报“<优惠贸易协定代码>”“C”（凭原产地证书申报）或“D”（凭原产地声明申报），以及“原产地证书编号（或者原产地声明序列号）”。一份报关单对应一份原产地证书或原产地声明。各优惠贸易协定代码如下：

“01”为亚太贸易协定。

“02”为中国—东盟自贸协定。

“03”为内地与香港紧密经贸关系安排（香港 CEPA）。

“04”为内地与澳门紧密经贸关系安排（澳门 CEPA）。

“06”为台湾农产品零关税措施。

“07”为中国—巴基斯坦自贸协定。

“08”为中国—智利自贸协定。

“10”为中国—新西兰自贸协定。

“11”为中国—新加坡自贸协定。

“12”为中国—秘鲁自贸协定。

“13”为最不发达国家特别优惠关税待遇。

“14”为海峡两岸经济合作框架协议（ECFA）。

“15”为中国—哥斯达黎加自贸协定。

“16”为中国—冰岛自贸协定。

“17”为中国—瑞士自贸协定。

“18”为中国—澳大利亚自贸协定。

“19”为中国—韩国自贸协定。

“20”为中国—格鲁吉亚自贸协定。

海关特殊监管区域和保税监管场所内销货物申请适用优惠税率的，有关货物进出海关特殊监管区域和保税监管场所以及内销时，已通过原产地电子信息交换系统实现电子联网的优惠贸易协定项下货物报关单，按照上述一般贸易要求填报。未实现电子联网的优惠贸易协定项下货物报关单，随附单证代码栏填报“Y”，随附单证编号栏填报“<优惠贸易协定代码>”和“原产地证据文件备案号”。原产地证据文件备案号为进出口货物的收发货物人或者其代理人录入原产地证据文件电子信息后，系统自动生成的号码。

向香港或澳门特别行政区出口用于生产香港 CEPA 或者澳门 CEPA 项下货物的原材料时，按照上述一般贸易填报要求填制报关单，香港或澳门生产厂商在香港工贸署或者澳门经济局登记备案的有关备案号填报在“关联备案”栏。

单证对应关系表中填报报关单上的申报商品项与原产地证书（原产地声明）上的商品项之间的对应关系。报关单上的商品序号与原产地证书（原产地声明）上的项目编号应一一对应，不要求顺序对应。同一批次进口货物可以在同一报关单中申报，不享受优惠税率的货物序号不填报在单证对应关系表中。

3. 各优惠贸易协定项下，免提交原产地证据文件的小金额进口货物随附单证代码栏填报“Y”，随附单证编号栏填报“<优惠贸易协定代码>XJE00000”，单证对应关系表享惠报关单项号按实际填报，对应单证项号与享惠报关单项号相同。

三十二、标记唛码及备注

标记唛码及备注栏填报要求如下：

1. 标记唛码中除图形以外的文字、数字，无标记唛码的填报“N/M”。

2. 受外商投资企业委托代理其进口投资设备、物品的进出口企业名称。

3. 与本报关单有关联关系的，同时在业务管理规范方面又要求填报的备案号，填报在电子数据报关单中关联备案栏。

保税间流转货物、加工贸易结转货物及凭“征免税证明”转内销货物，其对应的备案号填报在关联备案栏。

减免税货物结转进口（转入），关联备案栏填报本次减免税货物结转所申请的“中华人民共和国海关进口减免税货物结转联系函”的编号。

减免税货物结转出口（转出），关联备案栏填报与其相对应的进口（转入）报关单备案号栏中“征免税证明”的编号。

4. 与本报关单有关联关系的，同时在业务管理规范方面又要求填报的报关单号，填报在电子数据报关单关联报关单栏中。

保税间流转、加工贸易结转类的报关单，应先办理进口报关，并将进口报关单号填入出口报关单的关联报关单栏中。

办理进口货物直接退运手续的，除另有规定外，应先填制出口报关单，再填制进口报关单，并将出口报关单号填报在进口报关单的关联报关单栏中。

减免税货物结转出口（转出），应先办理进口报关，并将进口（转入）报关单号填入出口（转出）报关单的关联报关单栏。

5. 办理进口货物直接退运手续的，填报“<ZT”+“海关审核联系单号或者‘海关责令进口货物直接退运通知书’编号”+“>”。办理固体废物直接退运手续的，填报“固体废物，直接退运表××号/责令直接退运通知书××号”。

6. 保税监管场所进出货物，在保税/监管场所栏填报本保税监管场所编码［保税物流中心（B型）填报本中心的国内地区代码］，其中涉及货物在保税监管场所间流转的，在本栏填报对方保税监管场所代码。

7. 涉及加工贸易货物销毁处置的，填报海关加工贸易货物销毁处置申报表编号。

8. 当监管方式为“暂时进出货物”（代码2600）和“展览品”（代码2700）时，填报要求如下：

（1）根据《中华人民共和国海关暂时进出境货物管理办法》（以下简称《管理办法》）第三条第一款所列项目，填报暂时进出境货物类别，如：暂进六，暂出九。

（2）根据《管理办法》第十条规定，填报复运出境或者复运进境日期，期限应在货物进出境之日起6个月内，如，20180815前复运进境，20181020前复运出境。

（3）根据《管理办法》第七条，向海关申请对有关货物是否属于暂时进出境货物进行审核确认的，填报“中华人民共和国××海关暂时进出境货物审核确认书”编号，如：<ZS海关审核确认书编号>，其中英文为大写字母。无此项目的，无须填报。

上述内容依次填报，项目间用“/”分隔，前后均不加空格。

（4）收发货人或其代理人申报货物复运进境或者复运出境的：

货物办理过延期的，根据《管理办法》填报“货物暂时进/出境延期办理单”的海关回执编号，如：<ZS海关回执编号>，其中英文为大写字母。无此项目的，无须填报。

9. 跨境电子商务进出口货物，填报“跨境电子商务”。

10. 加工贸易副产品内销，填报“加工贸易副产品内销”。

11. 服务外包货物进口，填报“国际服务外包进口货物”。

12. 公式定价进口货物填报公式定价备案号，格式为：“公式定价”+备案编号+“@”。对于同一报关单下有多项商品的，如某项或某几项商品为公式定价备案的，则备注栏内填报为：“公式定价”+备案编号+“#”+商品序号+“@”。

13. 进出口与“预裁定决定书”列明情形相同的货物时，按照“预裁定决定书”填报，格式为：“预裁定”+“预裁定决定书”编号（例如，某份预裁定决定书编号 R-2-0100-2018-0001，则填报为“预裁定 R-2-0100-2018-0001”）。

14. 含归类行政裁定报关单，填报归类行政裁定编号，格式为：“c”+四位数字编号，例如 c0001。

15. 已经在进入海关特殊监管区域时完成检验的货物，在出区入境申报时，填报“预检验”字样，同时在关联检验检疫申报单栏填报实施预检验的报关单号。

16. 进口直接退运的货物，填报“直接退运”字样。

17. 企业提供 ATA 单证册的货物，填报“ATA 单证册”字样。

18. 不含动物源性低风险生物制品，填报“不含动物源性”字样。

19. 货物自境外进入境内海关特殊监管区或者保税仓库的，填报“保税入库”或者“境外入区”字样。

20. 海关特殊监管区域与境内区外之间采用分送集报方式进出的货物，填报“分送集报”字样。

21. 军事装备出入境的，填报“军品”或“军事装备”字样。

22. 申报商品编码为 3821.0000.00、3002.3000.00 的下列情况，填报要求为：属于培养基的，填报“培养基”字样；属于化学试剂的，填报“化学试剂”字样；不含动物源性成分的，填报“不含动物源性”字样。

23. 属于修理物品的，填报“修理物品”字样。

24. 属于下列情况的，填报“压力容器”“成套设备”“食品添加剂”“成品退换”“旧机电产品”等字样。

25. 申报商品编码为 2903.8900.20（入境六溴环十二烷），用途为“其他（99）”的，填报具体用途。

26. 集装箱体信息填报集装箱号（在集装箱箱体上标示的全球唯一编号）、集装箱规格、集装箱商品项号关系（单个集装箱对应的商品项号，半角逗号分隔）、集装箱货重（集装箱箱体自重+装载货物重量，千克）。

27. 进出口列入目录的进出口商品及法律、行政法规规定须经出入境检验检疫机构检验的其他进出口商品实施检验的，填报“应检商品”字样。

28. 申报时其他必须说明的事项。

三十三、项号

本栏目分两行填报。第一行填报报关单中的商品顺序编号。第二行填报备案序号，专用于加工贸易及保税、减免税等已备案、审批的货物，填报该项货物在加工贸易手册或“征免税证明”等备案、审批单证中的顺序编号。有关优惠贸易协定项下报关单填制要求按照海关总署相关规定执行。其中第二行特殊情况填报要求如下：

1. 深加工结转货物，分别按照加工贸易手册中的进口料件项号和出口成品项号填报。

2. 料件结转货物（包括料件、制成品和未完成品折料），出口报关单按照转出加工贸易手册中进口料件的项号填报。进口报关单按照转进加工贸易手册中进口料件的项号填报。

3. 料件复出货物（包括料件、边角料），出口报关单按照加工贸易手册中进口料件的项号填报。如边角料对应一个以上料件项号时，填报主要料件项号。料件退换货物（包括料件、不包括未完成品），进出口报关单按照加工贸易手册中进口料件的项号填报。

4. 成品退换货物，退运进境报关单和复运出境报关单按照加工贸易手册原出口成品的项号填报。

5. 加工贸易料件转内销货物以及按料件办理进口手续的转内销制成品、残次品、未完成品填制进口报关单，填报加工贸易手册进口料件的项号。加工贸易边角料、副产品内销，填报加工贸易手册中对应的进口料件项号。如边角料或副产品对应一个以上料件项号时，填报主要料件项号。

6. 加工贸易成品凭"征免税证明"转为减免税货物进口的，应先办理进口报关手续。进口报关单填报"征免税证明"中的项号，出口报关单填报加工贸易手册原出口成品项号，进、出口报关单货物数量应一致。

7. 加工贸易货物销毁，填报加工贸易手册中相应的进口料件项号。

8. 加工贸易副产品退运出口、结转出口，填报加工贸易手册中新增成品的出口项号。

9. 经海关批准实行加工贸易联网监管的企业，按海关联网监管要求，企业需申报报关清单的，应在向海关申报进出口（包括形式进出口）报关单前，向海关申报"清单"。一份报关清单对应一份报关单，报关单上的商品由报关清单归并而得。加工贸易电子账册报关单中项号、品名、规格等栏目的填制规范比照加工贸易手册。

三十四、商品编号

本栏目填报由10位数字组成的商品编号。前8位为《中华人民共和国进出口税则》和《中华人民共和国海关统计商品目录》确定的编码，9、10位为监管附加编号。

三十五、商品名称及规格型号

本栏目分两行填报。第一行填报进出口货物规范的中文商品名称，第二行填报规格型号。具体填报要求如下：

1. 商品名称及规格型号应据实填报，并与进出口货物收发货人或受委托的报关企业所提交的合同、发票等相关单证相符。

2. 商品名称应当规范，规格型号应当足够详细，以能满足海关归类、审价及许可证件管理要求为准，可参照《中华人民共和国海关进出口商品规范申报目录》中对商品名称、规格型号的要求进行填报。

3. 已备案的加工贸易及保税货物，填报的内容必须与备案登记中同项号下货物的商品名称一致。

4. 对需要海关签发"货物进口证明书"的车辆，商品名称栏填报"车辆品牌"+"排气量（注明cc）"+"车型（如越野车、小轿车等）"。进口汽车底盘不填报排气量。车辆品牌按照"进口机动车辆制造厂名称和车辆品牌中英文对照表"中签注名称一栏的要求填报。规格型号栏可填报"汽油型"等。

5. 由同一运输工具同时运抵同一口岸并且属于同一收货人、使用同一提单的多种进口货物，按照商品归类规则应当归入同一商品编号的，应当将有关商品一并归入该商品编号。商品名称填报一并归类后的商品名称。规格型号填报一并归类后商品的规格型号。

6. 加工贸易边角料和副产品内销，边角料复出口，填报其报验状态的名称和规格型号。

7. 进口货物收货人以一般贸易方式申报进口属于《需要详细列名申报的汽车零部件清单》（海关总署公告2006年第64号）范围内的汽车生产件的，按以下要求填报：

（1）商品名称填报进口汽车零部件的详细中文商品名称和品牌，中文商品名称与品牌之间用"/"相隔，必要时加注英文商业名称。进口的成套散件或者毛坯件应在品牌后加注"成套散件"

“毛坯”等字样，并与品牌之间用“/”相隔。

（2）规格型号填报汽车零部件的完整编号。在零部件编号前应当加注“S”字样，并与零部件编号之间用“/”相隔，零部件编号之后应当依次加注该零部件适用的汽车品牌和车型。汽车零部件属于可以适用于多种汽车车型的通用零部件的，零部件编号后应当加注“TY”字样，并用“/”与零部件编号相隔。与进口汽车零部件规格型号相关的其他需要申报的要素，或者海关规定的其他需要申报的要素，如“功率”“排气量”等，应当在车型或“TY”之后填报，并用“/”与之相隔。汽车零部件报验状态是成套散件的，应当在标记唛码及备注栏内填报该成套散件装配后的最终完整品的零部件编号。

8. 进口货物收货人以一般贸易方式申报进口属于《需要详细列名申报的汽车零部件清单》（海关总署公告 2006 年第 64 号）范围内的汽车维修件的，填报规格型号时，应当在零部件编号前加注“W”，并与零部件编号之间用“/”相隔。进口维修件的品牌与该零部件适用的整车厂牌不一致的，应当在零部件编号前加注“WF”，并与零部件编号之间用“/”相隔。其余申报要求同上条执行。

9. 品牌类型。品牌类型为必填项目。可选择“无品牌”（代码 0）、“境内自主品牌”（代码 1）、“境内收购品牌”（代码 2）、“境外品牌（贴牌生产）”（代码 3）、“境外品牌（其他）”（代码 4）如实填报。其中，境内自主品牌是指由境内企业自主开发、拥有自主知识产权的品牌。境内收购品牌是指境内企业收购的原境外品牌。境外品牌（贴牌生产）是指境内企业代工贴牌生产中使用的境外品牌。境外品牌（其他）是指除代工贴牌生产以外使用的境外品牌。上述品牌类型中，除境外品牌（贴牌生产）仅用于出口外，其他类型均可用于进口和出口。

10. 出口享惠情况。出口享惠情况为出口报关单必填项目。可选择“出口货物在最终目的国（地区）不享受优惠关税”“出口货物在最终目的国（地区）享受优惠关税”“出口货物不能确定在最终目的国（地区）享受优惠关税”如实填报。进口货物报关单不填报该申报项。

11. 申报进口已获 3C 认证的机动车辆时，填报以下信息：

（1）提运单日期，填报该项货物的提运单签发日期。

（2）质量保质期，填报机动车的质量保证期。

（3）发动机号或电机号，填报机动车的发动机号或电机号，应与机动车上打刻的发动机号或电机号相符。纯电动汽车、插电式混合动力汽车、燃料电池汽车为电机号，其他机动车为发动机号。

（4）车辆识别代码（VIN），填报机动车车辆识别代码，须符合国家强制性标准《道路车辆车辆识别代号（VIN）》（GB16735）的要求。该项目一般与机动车的底盘（车架号）相同。

（5）发票所列数量，填报对应发票中所列进口机动车的数量。

（6）品名（中文名称），填报机动车中文品名，按《进口机动车辆制造厂名称和车辆品牌中英文对照表》（国家质检总局公告 2004 年第 52 号）的要求填报。

（7）品名（英文名称），填报机动车英文品名，按《进口机动车辆制造厂名称和车辆品牌中英文对照表》（国家质检总局公告 2004 年第 52 号）的要求填报。

（8）型号（英文），填报机动车型号，与机动车产品标牌上整车型号一栏相符。

12. 进口货物收货人申报进口属于实施反倾销反补贴措施货物的，填报“原厂商中文名称”“原厂商英文名称”“反倾销税率”“反补贴税率”和“是否符合价格承诺”等计税必要信息。

格式要求为：“|<><><><><>”。“|”“<”和“>”均为英文半角符号。第一个“|”为在规格型号栏目中已填报的最后一个申报要素后系统自动生成或人工录入的分割符（若相关商品税号无规范申报填报要求，则需要手工录入“|”），“|”后面 5 个“<>”内容依次为“原厂商中文名称”“原厂商英文名称（如无原厂商英文名称，可填报以原厂商所在国或地区文字标注的名称，具体可参照商务部实施贸易救济措施相关公告中对有关原厂商的外文名称写法）”“反倾销税率”“反补贴税率”“是否符合价格承诺”。其中，“反倾销税率”和“反补贴税率”填写实际值，例如，税

率为30%，填写“0.3”。“是否符合价格承诺”填写“1”或者“0”，“1”代表“是”，“0”代表“否”。填报时，5个“<>”不可缺项，如第3、4、5项“<>”中无申报事项，相应的“<>”中内容可以为空，但“<>”需要保留。

三十六、数量及单位

本栏目分三行填报。

1. 第一行按进出口货物的法定第一计量单位填报数量及单位，法定计量单位以《中华人民共和国海关统计商品目录》中的计量单位为准。

2. 凡列明有法定第二计量单位的，在第二行按照法定第二计量单位填报数量及单位。无法定第二计量单位的，第二行为空。

3. 成交计量单位及数量填报在第三行。

4. 法定计量单位为“千克”的数量填报，特殊情况下填报要求如下：

（1）装入可重复使用的包装容器的货物，按货物扣除包装容器后的重量填报，如罐装同位素、罐装氧气及类似品等；

（2）使用不可分割包装材料和包装容器的货物，按货物的净重填报（即包括内层直接包装的净重重量），如采用供零售包装的罐头、药品及类似品等；

（3）按照商业惯例以公量重计价的商品，按公量重填报，如未脱脂羊毛、羊毛条等；

（4）采用以毛重作为净重计价的货物，可按毛重填报，如粮食、饲料等大宗散装货物；

（5）采用零售包装的酒类、饮料、化妆品，按照液体、乳状、膏状、粉状部分的重量填报。

5. 成套设备、减免税货物如需分批进口，货物实际进口时，按照实际报验状态确定数量。

6. 具有完整品或制成品基本特征的不完整品、未制成品，根据《协调制度》归类规则按完整品归类的，按照构成完整品的实际数量填报。

7. 已备案的加工贸易及保税货物，成交计量单位必须与加工贸易手册中同项号下货物的计量单位一致，加工贸易边角料和副产品内销、边角料复出口，填报其报验状态的计量单位。

8. 优惠贸易协定项下进出口商品的成交计量单位必须与原产地证书上对应商品的计量单位一致。

9. 法定计量单位为立方米的气体货物，折算成标准状况（即摄氏零度及1个标准大气压）下的体积进行填报。

三十七、单价

本栏目填报同一项号下进出口货物实际成交的商品单位价格。无实际成交价格的，填报单位货值。

三十八、总价

本栏目填报同一项号下进出口货物实际成交的商品总价格。无实际成交价格的，填报货值。

三十九、币制

本栏目按海关规定的“货币代码表”选择相应的货币名称及代码填报，如“货币代码表”中无实际成交币种，需将实际成交货币按申报日外汇折算率折算成“货币代码表”列明的货币填报。

四十、原产国（地区）

原产国（地区）依据《中华人民共和国进出口货物原产地条例》《中华人民共和国海关关于执行〈非优惠原产地规则中实质性改变标准〉的规定》，以及海关总署关于各项优惠贸易协定原产地管理规章规定的原产地确定标准填报。同一批进出口货物的原产地不同的，分别填报原产国（地区）。进出口货物原产国（地区）无法确定的，填报“国别不详”。

按海关规定的“国别（地区）代码表”选择填报相应的国家（地区）名称及代码。

四十一、最终目的国（地区）

最终目的国（地区）填报已知的进出口货物的最终实际消费、使用或进一步加工制造国家（地区）。不经过第三国（地区）转运的直接运输货物，以运抵国（地区）为最终目的国（地区）。经过第三国（地区）转运的货物，以最后运往国（地区）为最终目的国（地区）。同一批进出口货物的最终目的国（地区）不同的，分别填报最终目的国（地区）。进出口货物不能确定最终目的国（地区）时，以尽可能预知的最后运往国（地区）为最终目的国（地区）。

按海关规定的“国别（地区）代码表”选择填报相应的国家（地区）名称及代码。

四十二、境内目的地/境内货源地

境内目的地填报已知的进口货物在国内的消费、使用地或最终运抵地，其中最终运抵地为最终使用单位所在的地区。最终使用单位难以确定的，填报货物进口时预知的最终收货单位所在地。

境内货源地填报出口货物在国内的产地或原始发货地。出口货物产地难以确定的，填报最早发运该出口货物的单位所在地。

海关特殊监管区域、保税物流中心（B 型）与境外之间的进出境货物，境内目的地/境内货源地填报本海关特殊监管区域、保税物流中心（B 型）所对应的国内地区。

按海关规定的“国内地区代码表”选择填报相应的国内地区名称及代码。境内目的地还需根据“中华人民共和国行政区划代码表”选择填报其对应的县级行政区名称及代码。无下属区县级行政区的，可选择填报地市级行政区。

四十三、征免

本栏目按照海关核发的“征免税证明”或有关政策规定，对报关单所列每项商品选择海关规定的“征减免税方式代码表”中相应的征减免税方式填报。

加工贸易货物报关单根据加工贸易手册中备案的征免规定填报。加工贸易手册中备案的征免规定为“保金”或“保函”的，填报“全免”。

四十四、特殊关系确认

根据《中华人民共和国海关审定进出口货物完税价格办法》（以下简称《审价办法》）第十六条，填报确认进出口行为中买卖双方是否存在特殊关系，有下列情形之一的，应当认为买卖双方存在特殊关系，应填报“是”，反之则填报“否”：

1. 买卖双方为同一家族成员的；
2. 买卖双方互为商业上的高级职员或者董事的；
3. 一方直接或者间接地受另一方控制的；
4. 买卖双方都直接或者间接地受第三方控制的；
5. 买卖双方共同直接或者间接地控制第三方的；
6. 一方直接或者间接地拥有、控制或者持有对方 5%以上（含 5%）公开发行的有表决权的股票或者股份的；
7. 一方是另一方的雇员、高级职员或者董事的；
8. 买卖双方是同一合伙的成员的。

买卖双方在经营上相互有联系，一方是另一方的独家代理、独家经销或者独家受让人，如果符合规定，也应当视为存在特殊关系。

出口货物免予填报，加工贸易及保税监管货物（内销保税货物除外）免予填报。

四十五、价格影响确认

根据《审价办法》第十七条，填报确认纳税义务人是否可以证明特殊关系未对进口货物的成交价格产生影响，纳税义务人能证明其成交价格与同时或者大约同时发生的下列任何一款价格相近的，应视为特殊关系未对成交价格产生影响，填报“否”，反之则填报“是”：

1. 向境内无特殊关系的买方出售的相同或者类似进口货物的成交价格；
2. 按照《审价办法》第二十三条的规定所确定的相同或者类似进口货物的完税价格；
3. 按照《审价办法》第二十五条的规定所确定的相同或者类似进口货物的完税价格。

出口货物免予填报，加工贸易及保税监管货物（内销保税货物除外）免予填报。

四十六、支付特许权使用费确认

根据《审价办法》第十一条和第十三条，填报确认买方是否存在向卖方或者有关方直接或者间接支付与进口货物有关的特许权使用费，且未包括在进口货物的实付、应付价格中。

买方存在需向卖方或者有关方直接或者间接支付特许权使用费，且未包含在进口货物实付、应付价格中，并且符合《审价办法》第十三条的，在支付特许权使用费确认栏填报“是”。

买方存在需向卖方或者有关方直接或者间接支付特许权使用费，且未包含在进口货物实付、应付价格中，但纳税义务人无法确认是否符合《审价办法》第十三条的，本栏目填报“是”。

买方存在需向卖方或者有关方直接或者间接支付特许权使用费且未包含在实付、应付价格中，纳税义务人根据《审价办法》第十三条，可以确认需支付的特许权使用费与进口货物无关的，本栏目填报“否”。

买方不存在向卖方或者有关方直接或者间接支付特许权使用费的，或者特许权使用费已经包含在进口货物实付、应付价格中的，本栏目填报“否”。

出口货物免予填报，加工贸易及保税监管货物（内销保税货物除外）免予填报。

四十七、自报自缴

进出口企业、单位采用“自主申报、自行缴税”（自报自缴）模式向海关申报时，本栏目填报“是”，反之则填报“否”。

四十八、申报单位

自理报关的，本栏目填报进出口企业的名称及编码；委托代理报关的，填报报关企业名称及编码。编码填报 18 位法人和其他组织统一社会信用代码。

报关人员填报在海关备案的姓名、编码、电话，并加盖申报单位印章。

四十九、海关批注及签章

本栏目供海关作业时签注。

相关用语的含义如下：

报关单录入凭单指申报单位按报关单的格式填写的凭单，用作报关单预录入的依据。该凭单的编号规则由申报单位自行决定。

预录入报关单指预录入单位按照申报单位填写的报关单凭单录入、打印由申报单位向海关申报，海关尚未接受申报的报关单。

报关单证明联指海关在核实货物实际进出境后按报关单格式提供的，用作进出口货物收发货人向国税、外汇管理部门办理退税和外汇核销手续的证明文件。

填制规范中所述尖括号（<>）、逗号（,）、连接符（-）、冒号（:）等标点符号及数字，填报时都必须使用非中文状态下的半角字符。

第四节｜检验检疫项目录入指南

当进口货物属于法定检验检疫范畴，系统会自动触发检验检疫申报项目。根据《中华人民共和国海关进出口货物报关单填制规范》等相关管理规定，现就进口申报中涉检申报的项目逐一解释说明。

一、企业资质类别

该申报项目为有条件必填项。申报必须实施检验检疫的货物且根据进出口货物种类及法律法规和相关规定要求，相关企业须取得必要资质的情况时为必填。

按进出口货物种类及法律法规和相关规定要求，须在本栏选择填报货物的生产商、进出口商、代理商必须取得的资质类别。多个资质的须全部填报。包括：

1. 进口食品、食品原料类填报进口食品境外出口商代理商备案、进口食品进口商备案；
2. 进口水果填报进境水果境外果园/包装厂注册登记；
3. 进口非食用动物产品填报进境非食用动物产品生产、加工、存放企业注册登记；
4. 饲料及饲料添加剂填报饲料进口企业备案、进口饲料和饲料添加剂生产企业注册登记；
5. 其他：进境植物繁殖材料隔离检疫圃申请、进出境动物指定隔离场使用申请、进境粮食存放加工企业注册、境外医疗器械捐赠机构登记、进口棉花境外供货企业登记。

该项目为原报检项目的“企业资质类别代码”。

二、企业资质编号

该申报项目为有条件必填项。申报必须实施检验检疫的货物且根据进出口货物种类及法律法规和相关规定要求，相关企业须取得必要资质的情况时为必填。

按进出口货物种类及相关要求，须在本栏填报货物生产商、进出口商、代理商必须取得的资质对应的注册/备案编号。多个资质的须全部填写。

企业如持有海关要求的合格保证、标签标识及其他证明声明材料，在填报编辑企业资质信息栏时，需勾选栏目最下方红色标示的企业承诺事项。

该项目为原报检项目的“企业资质编号”。

三、启运日期

该申报项目为必填项。申报货物按照有关法律、法规须实施检验检疫的情况时为必填。

填报入境货物离开境外第一个装运口岸的日期。无实际进出境的货物，填报向海关申报的日期。其中，以电子数据报关单方式申报的，填报向海关计算机系统传送申报数据的日期。以纸质报关单方式申报的，填报向海关递交纸质报关单的日期。栏目的 8 位数字，顺序为年（4 位）、月（2 位）、日（2 位），格式为“YYYYMMDD”。

该项目为原报检项目的“启运日期”。

四、B/L 号

该申报项目为有条件必填项。申报货物按照有关法律、法规须实施检验检疫的情况时为必填。

填报入境货物的承运人开出的提单/运单号的总单号或直单号。该项目不可为空，如空时系统自动提取提运单号返填。

原报检“提货单”与原报关“提运单”项目意义一致，合并为“提运单号”后，原报检“提/运单号”改名为“B/L 号码”。

五、目的地检验检疫机关

该申报栏目为有条件必填项，如果有关法律、行政法规、国际条约规定或者贸易合同约定须实施检验检疫或监管的进口货物，申报时为必填。根据实施检验检疫的目的地海关，填报海关规定的《关区代码表》中相应目的地海关的名称及代码。

该项目为原报检项目的“目的地机构”，现改名为“目的地海关”。

六、关联号码及理由

该申报项目为选填项，不涉及检验检疫的，免予填报。

进出口货物报关单有关联报关单时，在本栏中填报相关关联报关单号码，并在下拉菜单中选择关联报关单的关联理由。

该项目为原报检项目的“关联报检号、关联理由”，现改名为“关联号码及理由”。

七、使用单位联系人

该申报项目为选填项，填报进境涉检货物销售、使用单位的联系人名字。

该项目为原报检项目的“使用单位联系人”。

八、使用单位联系电话

该申报项目为选填项，填报进境涉检货物销售、使用单位的联系人的电话。

该项目为原报检项目的“使用单位联系电话”。

九、原箱运输

该申报项目为选填项，申报使用集装箱运输的涉检货物，根据是否原集装箱原箱运输，勾选“是”或“否”。

该项目为原报检项目的“原箱运输”。

十、特殊业务标识

该申报项目为选填项，属于国际赛事、特殊进出军工物资、国际援助物资、国际会议、直通放行、外交礼遇、转关等特殊业务，根据实际情况勾选。

该项目为原报检项目的“特殊业务标识”。

十一、所需单证

该申报项目为选填项，进出口企业申请出具检验检疫单证时，应根据相关要求，在“所需单证”项下的“检验检疫签证申报要素”中，勾选申请出具的检验检疫单证类型，如有需要同时填写收发货人和商品英文名称。申请多个的可多选。

该项目为原报检项目的“所需单证”。

十二、检验检疫签证申报要素

该申报项目为项目组，填报“所需单证”项下“检验检疫签证申报要素”时，在确认境内收发货人名称（外文）、境外收发货人名称（中文）、境外收发货人地址、卸毕日期和商品英文名称后，根据现行相关规定和实际需要，勾选申请单证类型，确认申请单证正本数和申请单证副本数后保存数据。

该项目为原报检项目的“所需单证”。

十三、监管类别名称

该申报项目为有条件必填项，申报货物按照有关法律、法规须实施检验检疫的情况时为必填。

涉检商品需在“监管识别码列表”中选择对应的监管类别名称。

按照有关法律、法规需实施检验检疫的货物必须填报，除此之外的情况可不填报。

十四、检验检疫货物规格

该申报项目为项目组，申报涉检商品时，在“检验检疫货物规格”项下，填报“成分/原料/组分”“产品有效期”“产品保质期”“境外生产企业”“货物规格”“货物型号”“货物品牌”“生产批次”和“生产单位代码”等栏目。

填报要求：

1. 成分/原料/组分栏：填报货物含有的成分、货物原料或化学品组份。如，特殊物品、化妆品、其他检疫物等所含的关注成分或者其他检疫物的具体成分、食品农产品的原料等。

2. 产品有效期栏：有质量保证期的填报质量保证的截止日期。

3. 产品保质期栏：有质量保证期的填报质量保证的天数。天数按照生产日期计算。

4. 境外生产企业栏：填报入境货物的国外生产厂商名称。默认为境外发货人。

5. 货物规格栏：输入货物的规格。

6. 货物型号栏：填报本项报关货物的所有型号，多个型号的，以“;”隔开。

7. 货物品牌栏：填报货物的品牌名称，品牌以合同或装箱单为准，需要录入中英文品牌的，录入方式为“中文品牌/英文品牌”。

8. 生产批次栏：填报本批货物的生产批号，多个生产批号的，以“;”隔开。

9. 生产单位代码栏：填报本批货物生产单位在海关的备案登记编号。市场采购时，填报组货单位的备案登记编号，组货单位无法备案登记的，填报特殊报关单位编号。产地为境外的货物、伴侣动物、观赏或演艺动物、无偿援助和对外承包工程、样品、保税区和加工区货物等，如无备案登记编号的可填写特殊单位编号。

该项目为原报检项目“货物规格”。

十五、产品资质（产品许可、审批、备案）

该申报项目为项目组，申报必须实施检验检疫的货物且根据进出口货物种类及法律法规和相关规定要求，相关产品须取得必要资质的情况时为必填。

对国家实施进出口许可、审批、备案等管理的进出境货物，填写本项货物必须取得的许可、审批、备案名称、编号，需要核销的须填写核销货物序号、核销数量。

1. 许可证类别栏：

进出口货物取得了许可、审批或备案等资质时，应在产品资质项下的许可证类别中填报对应的许可、审批或备案证件类别和名称。

同一商品涉及多个许可、审批或备案证件类别的，须全部录入相应的证件类别。

（1）特殊物品填报进出境特殊物品卫生检疫审批证件；

（2）免于强制性认证特殊用途进口汽车填报车辆一致性证书；

（3）入境民用商品验证填写：强制性产品认证（CCC）证书或免予办理强制性产品认证证明；

（4）入境需审批的动植物产品填报进境动植物检疫许可证；

（5）进口旧机电填报进口旧机电境外预检验证书；

（6）进口化妆品填报进口化妆品产品许可批件或备案凭证；

（7）进口食品填报进口食品境外生产企业注册号；

（8）其他：进出口商品免验、汽车预审备案、出口产品型式试验、水果冻肉预检验证书、出口食品生产企业备案等均应在此勾选并填写相关证书名称、编号，需要核销的如进出境特殊物品卫生检疫审批、进境动植物检疫许可、免于办理强制性产品认证证明等，同时填写核销数量和核销明细序号。

2. 许可证编号栏：进出口货物取得了许可、审批或备案等资质时，应在产品资质项下的许可证编号栏中填报对应的许可、审批或备案证件编号。

注意：同一商品有多个许可、审批或备案证件号码时，须全部录入。

3. 核销货物序号栏：进出口货物取得了许可、审批或备案等资质时，应在产品资质项下的核销货物序号栏中填报被核销文件中对应货物的序号。

4. 核销数量栏：进出口货物取得了许可、审批或备案等资质时，应在产品资质项下的产品许可/审批/备案核销数量中，填报被核销文件中对应货物的本次实际进出口数（重）量。

5. 许可证 VIN 信息栏：申报进口已获 3C 认证的机动车辆时，填报机动车车辆识别代码，包括 VIN 序号、车辆识别代码（VIN）、单价、底盘（车架号）、发动机号或电机号、发票所列数量、品名（英文名称）、品名（中文名称）、提运单日期、型号（英文）、质量保质期等 11 项内容。

十六、货物属性

该申报项目为有条件必填项，申报货物按照有关法律、法规须实施检验检疫的情况时为必填。

根据进出口货物的商品编码和货物的实际情况，按照海关规定的“货物属性代码表”，在本栏下拉菜单中勾选货物属性的对应代码。有多种属性的要同时选择。

1. 涉及强制性产品认证产品：应该根据实际情况在（11-3C 目录内、12-3C 目录外、13-无须办理 3C 认证）中选择一项；选择“11-3C 目录”时，产品资质栏目应填写“410-免予办理强制性认证证明”或“411-强制性产品认证证书”。

2. 食品、化妆品：需根据实际情况在（14-预包装、15-非预包装）中选择一项；属于首次进行的，还应选择“18-首次进出口”。

3. 凡属于《转基因产品检验检疫管理办法》（国家质检总局令第 62）规定的转基因产品，应选择“16-转基因产品”。

4. 凡属于旧品的，应选择“21-旧品”。

5. 凡属于成套设备的，应选择“22-成套设备”。

6. 木材（含原木）：应根据是否带树皮，选择（23-带皮木材/板材、24-不带皮木材/）中的一项。

7. 卫生检疫特殊物品：应根据《入/出境特殊物品卫生检疫审批单》上标注的监管级别，在（25-A 级特殊物品、26-B 级特殊物品、27-C 级特殊物品）中选择一项；申报货物与卫生检疫特殊物品同一商品编号、但为非特殊物品的，选择“29-V/W 非特殊物品”。

8. 危险化学品：需在（31-散装危险化学品、32-件装危险化学品）中选择一项；当包装种类选择了“41-中型散装容器”“42-便携式罐体”“43-可移动罐柜”时，应选择“32-件装危险化学品”；申报货物与危险化学品为同一商品编号、但为非危险化学品的，应选择“33-非危险化学品”。

9. 医疗器械：应根据实际情况在（34-I 类医疗器械、35- II 类医疗器械、36-III 类医疗器械）中选择一项；选择“34-I 类医疗器械”时，产品资质栏应选择选填“629-进口医疗器械备案证”；选择“35- II 类医疗器械”或“36-III 类医疗器械”时，产品资质栏应选选填“612-进口医疗器械注册证”；用于生产医疗器械的零部件，应选择“37-医疗器械零部件”；虽属医疗器械、但不直接或者间接用于人体的，应选择“38-非医疗器械”。

10. 特种设备：应选择“39-特种设备”；申报货物与特种设备为同一商品编号、但为非特种设备品的，选择“40-非特种设备”。

11. 饲料和饲料添加剂样品：根据实际用途在（42-办理进口登记用饲料和饲料添加剂样品、43-科研用饲料和饲料添加剂样品、44-其他用途饲料和饲料添加剂样品）中选择一项。

12. 检验结果采信：申请对采信机构的检验结果实施采信，需选“46-检验结果采信”，产品资质栏需选填“630-采信机构代码检验报告编号”，并在“随附单据”栏上传《质量安全符合性声明》。

该项目为原报检项目“货物属性”。

十七、用途

该申报项目为有条件必填项，申报货物按照有关法律、法规须实施检验检疫的情况时为必填。

根据进出境货物的使用范围或目的，按照海关规定的“货物用途代码表”在本栏下拉菜单中填报。

该项目为原报检项目的“用途”。

十八、生产日期

可输入“YYYYMMDD”格式的日期，或点击录入框，在系统弹出的日历中进行选择。

该项目为原报检项目“生产日期”。

十九、危险货物信息

该申报项目为项目组，申报商品编码涉及危险货物的情况时为必填。

危险货物填写 UN 编号、危险类别、包装类别及包装 UN 标记。

1. 包装种类：使用中型散装容器（代码 41）、便携式罐体（代码 42）、可移动罐柜（代码 43）的，应选择相应的代码。

2. 货物属性：申报货物为危险化学品的，需在“31-散装危险化学品”“32-件装危险化学品”选择其一；当包装种类选择了 41/42/43 时，应选择“32-件装危险化学品”；申报货物与危险化学品为同一商品编号、但为非危险化学品的，应选择“33-非危险化学品”。

3. 危险货物信息

非危险货物：属于危险货物的，留空；不属于危险货物的，勾选；以下各栏均无须填写。

UN 编号：据实填写四位联合国危险货物编号。（散装无须填写）

危险类别：据实填写。

包装类别：根据申报货物使用包装的实际情况，分别选择一类、二类、三类；使用限量包装的可选“无”。（散装无需填写）

包装 UN 标记：据实填写联合国危险货物包装标记；使用限量包装的可填“/”。（散装无需填写）

4. 随附单据

当申报商品为危险化学品且填报的“货物属性”为“31-散装危险化学品”时，需上传进口危险化学品企业符合性声明、中文安全数据单；

当申报商品为危险化学品且填报的“货物属性”为“32-件装危险化学品”时，需上传进口危险化学品企业符合性声明、中文危险公示标签、中文安全数据单；

当对需要添加抑制剂或稳定剂的危险化学品，需上传抑制剂或稳定剂情况说明；

随附单据为上述单据时，需录入商品项号对应关系，每项商品需分别上传相关随附单据。

检验检疫作业区域

导读：

检验检疫作业需要在具备条件的现场开展。本部分依次介绍口岸及海关监管场所（场地）的基本要求，海关监管场所（场地）特定功能区的具体要求，以及“进境植物种苗、进境木材、进境粮食、进境水果、进口肉类、进境食用水生动物、进口冰鲜水产品”等七大类产品指定监管场地的特定要求，实施隔离检疫所需的动物隔离检疫场、植物隔离检疫圃等对应要求。

第十六章 | 检验检疫作业区域

2004 年，为规范国家对外开放口岸出入境检验检疫设施建设，保障检验检疫工作顺利开展，国家质检总局就制定了《国家对外开放口岸出入境检验检疫设施建设管理规定（试行）》（国质检通〔2004〕506 号）。2007 年，国家质检总局又在总结其执行情况的基础上，修订印发了《国家对外开放口岸出入境检验检疫设施建设管理规定》（国质检通〔2007〕149 号），该文件的附件分别对海港、空港、公路口岸、铁路口岸等区域的检验检疫设施进行了具体的规定。2017 年，为落实《国务院关于改进口岸工作支持外贸发展的若干意见》（国发〔2015〕16 号）文件中关于加强口岸建设，推动外贸转型升级的有关要求，海关总署、公安部、交通运输部、国家质检总局联合发布了《口岸验收管理办法（暂行）》（署岸发〔2017〕276 号）、《非口岸区域和限制性口岸临时开放管理办法（暂行）》（署岸发〔2017〕277 号）、《口岸准入退出管理办法（暂行）》（署岸发〔2017〕278 号）等文件。同年，住房与城乡建设部、国家发展和改革委员会联合发布了由国家口岸管理办公室组织有关单位编制的《国家口岸查验基础设施建设标准》（建标 185 号-2017），确立了海关、检验检疫、边防检查，以及承担口岸查验职责海事机构等查验机构在国家批准对外开放口岸实施口岸查验执法过程中所使用的专用设施——口岸查验基础设施的统一标准。

2008 年，海关总署发布了《中华人民共和国海关监管场所管理办法》（海关总署令第 171 号）。该办法于 2017 年被海关总署新发布的《中华人民共和国海关监管区管理暂行办法》（海关总署令第 232 号）替代废止。随后，海关总署发布了《海关监管作业场所设置规范》（海关总署公告 2017 年第 52 号），明确了 7 类海关监管作业场所的具体设置要求。2019 年，海关总署整合了相关区域内的海关监管要求和检验检疫要求，更新了《海关监管作业场所（场地）设置规范》（海关总署公告 2019 年第 68 号），发布了《海关指定监管场地管理规范》（海关总署公告 2019 年第 212 号），明确了“关检业务融合”后，各类海关监管场所（场地）的具体设置要求。2021 年，海关总署修订《海关监管作业场所（场地）设置规范》和《海关指定监管场地管理规范》（海关总署公告 2021 年第 4 号），确定海关监管场所：水路运输类海关监管作业场所、公路运输类海关监管作业场所、航空运输类海关监管作业场所、铁路运输类海关监管作业场所、快递类海关监管作业场所五类等。海关集中作业场地为两类：旅客通关作业场地、邮检作业场地。

第一节｜口岸及海关监管场所（场地）基本要求

一、国家口岸查验基础设施建设要求

（一）制度依据

1.《口岸验收管理办法（暂行）》（署岸发〔2017〕276号）；

2.《非口岸区域和限制性口岸临时开放管理办法（暂行）》（署岸发〔2017〕277号）；

3.《口岸准入退出管理办法（暂行）》（署岸发〔2017〕278号）；

4.《国家口岸查验基础设施建设标准》（建标185号-2017）。

（二）建设要求

1. 对外开放、扩大开放口岸

对外开放、扩大开放口岸应按照《口岸验收管理办法（暂行）》的规定进行验收。

《口岸验收管理办法（暂行）》明确规定：口岸验收内容依照《国家口岸查验基础设施建设标准》及查验部门相关业务规范实施。

《口岸准入退出管理办法（暂行）》还明确规定：口岸查验基础设施不符合要求，影响口岸监管工作正常开展的，应予以退出。

2. 临时开放口岸

具备基本查验设施和查验人员，满足安全生产要求，存在以下8种需求的，可申请临时开放：

——救灾、朝觐等特殊需求；

——外事、经贸、会议等大型国际性活动需要；

——列入国家口岸发展五年规划的民用机场试运行和急需物资出入港口、水域需要；

——国务院已批准对外开放、查验设施基本建成但尚未通过口岸验收的；

——国家外交需要或邻国通过外交渠道提出的需求；

——具有重大影响的人员、交通运输工具、物资出入境需要；

——跨境基础设施建设期间人员、交通运输工具和物资出入境需要；

——其他需要临时开放的特定情形。

《非口岸区域和限制性口岸临时开放管理办法（暂行）》明确规定，临时开放所需查验设施要求为：

——人员、交通运输工具、货物、物品临时出入境行为属于一次性或短期的，应保障临时性的查验场地、执法备勤条件、通勤条件以及必要的生活设施；临时出入境行为超过3个月的，应保障相对固定的查验场地、执法备勤条件、通勤条件及相应的生活设施。

——对于“列入国家口岸发展五年规划的民用机场试运行和急需物资出入港口、水域需要”和“国务院已批准对外开放、查验设施基本建成但尚未通过口岸验收的”两种情形，需按照《国家口岸查验基础设施建设标准》配备相应设施。

《非口岸区域和限制性口岸临时开放管理办法（暂行）》还明确规定：基础设施出现重大安全隐患影响安全运行，查验设施设备损毁，存在重大监管风险的，应立即停止临时开放。

二、海关监管作业场所（场地）设置要求

现行的《海关监管作业场所（场地）设置规范》（海关总署公告2021年第4号的附件1）以下简称“2021版规范”，已被替代的《海关监管作业场所（场地）设置规范》（海关总署公告2019年第68号）以下简称“2019版规范”，《海关监管作业场所设置规范》（海关总署公告2017年第52

号）以下简称“2017 版规范”。

（一）制度依据

《海关监管作业场所（场地）设置规范》（海关总署公告 2021 年第 4 号的附件 1）即 2021 版规范。

（二）“总则”规定

现行的 2021 版规范总则部分与 2019 版规范、2017 版规范有关内容详见《海关监管作业场所（场地）设置规范：总则》新旧版本对照表 16-1。

表 16-1 《海关监管作业场所（场地）设置规范：总则》新旧版本对照表

<table>
<tr><th>现行 2021 版规范</th><th>2019 版规范</th><th>2017 版规范</th></tr>
<tr><td colspan="2">一、根据《中华人民共和国海关监管区管理暂行办法》的相关规定，制定本规范。</td><td>一、根据《中华人民共和国海关监管区管理暂行办法》的相关规定，制定本规范。</td></tr>
<tr><td colspan="2">二、本规范的海关监管作业场所（场地）划分为：
（一）监管作业场所，包括水路运输类海关监管作业场所、公路运输类海关监管作业场所、航空运输类海关监管作业场所、铁路运输类海关监管作业场所、快递类海关监管作业场所等。</td><td rowspan="2">二、海关监管作业场所划分为：水路运输类海关监管作业场所、航空运输类海关监管作业场所、铁路运输类海关监管作业场所、公路运输类海关监管作业场所、快递类海关监管作业场所、储罐类海关监管作业场所、进口能源跨境管道境内计量站。</td></tr>
<tr><td>（二）集中作业场地，包括旅客通关作业场地、邮检作业场地等。</td><td>（二）集中作业场地，包括旅客通关作业场地、邮检作业场地、进境动物隔离检疫场等。</td></tr>
<tr><td colspan="2">三、海关监管作业场所（场地）内的功能区划分为：
（一）口岸前置拦截作业区，包括车体及轮胎消毒场所、核生化监测处置场所、指定检疫车位、指定检疫廊桥或指定检疫机位、检疫锚地或泊位、指定检疫轨道等。具体设置要求详见《海关口岸前置拦截作业区设置规范》。</td><td>（未作规定）</td></tr>
<tr><td>（二）查验作业区，该功能区以查验为主，配套设置必要的储存区、暂时存放区、扣检区、技术整改区等。海关监管作业场所（场地）涉及运营进口汽车、普通食品、进口冷链食品、进境食用水生动物、进境水果、进境木材、进境粮食、进境种苗、供港澳鲜活产品、血液等特殊物品、集装箱/箱式货车承载货物等业务，以及有公路口岸客车进出境的，相应的查验作业区具体设置要求详见《海关监管作业场所（场地）查验作业区设置规范》。</td><td>（二）查验作业区，该功能区以查验为主，配套设置必要的储存区、暂时存放区、扣检区、技术整改区等。海关监管作业场所（场地）涉及运营进口汽车、普通食品、进口冷链食品、进境食用水生动物、进境水果、进境木材、进境粮食、进境种苗、进口废物原料、供港澳鲜活产品、血液等特殊物品、集装箱/箱式货车承载货物等业务，以及有公路口岸客车进出境的，相应的查验作业区具体设置要求详见《海关监管作业场所（场地）查验作业区设置规范》。</td><td>五、设置在海关监管作业场所内，用于集装箱/箱式货车实施掏箱以及查验作业的场地，应当满足本规范中集装箱/箱式货车承载货物查验场地设置要求。</td></tr>
<tr><td colspan="2">（三）检疫处理区，该功能区以检疫处理和卫生处理为主，配套设置必要的查验区、存放区等。包括进境原木检疫处理区、进境大型苗木检疫处理场等，具体设置要求详见《海关监管作业场所（场地）检疫处理区设置规范》。</td><td>（未作规定）</td></tr>
<tr><td colspan="2">四、海关监管作业场所（场地）设置规范的适用原则：</td><td></td></tr>
</table>

表16-1 续

<table>
<tr><th>现行 2021 版规范</th><th>2019 版规范</th><th>2017 版规范</th></tr>
<tr><td colspan="2">（一）以水路、航空、铁路、公路运输方式办理货物进出境的海关监管作业场所，应当适用本规范中对应的运输方式海关监管作业场所设置规范。</td><td>三、以水路、航空、铁路、公路运输方式办理货物进出境的海关监管作业场所，应当适用本规范中对应的运输方式海关监管作业场所设置规范。</td></tr>
<tr><td colspan="2">（二）以快递方式办理货物进出境业务的海关监管作业场所，应当优先适用本规范中快递类海关监管作业场所设置规范。</td><td>四、以快递方式办理货物进出境、开展货物储罐仓储和临时存放、从事进口能源跨境管道境内计量等业务的海关监管作业场所，优先适用本规范中对应的海关监管作业场所设置规范。</td></tr>
<tr><td>（三）旅客通关作业场地、邮检作业场地等集中作业场地，应当适用本规范中对应的海关集中作业场地设置规范。</td><td>（三）旅客通关作业场地、邮检作业场地、进境动物隔离检疫场等集中作业场地，应当适用本规范中对应的海关集中作业场地设置规范。</td><td>（未作规定）</td></tr>
<tr><td colspan="2">（四）海关监管作业场所（场地）内的功能区，应在满足上述对应海关监管作业场所（场地）设置规范要求的基础上，同时满足对应功能区的设置规范的要求。</td><td>（未作规定）</td></tr>
<tr><td colspan="2">（五）开展跨境电子商务直购进口或跨境电子商务一般出口业务的监管作业场所应按照快递类海关监管作业场所或者邮检作业场地规范设置。</td><td>（未作规定）</td></tr>
<tr><td colspan="2">五、2 个及以上海关监管作业场所（场地）设置在同一区域内的，在满足海关监管要求的前提下，可以设置统一的隔离围网（墙）和通道出入卡口；同一区域内各海关监管作业场所（场地）之间应当建立隔离设施以及设置区分标识。</td><td>六、2 个及以上海关监管作业场所设置在同一区域内的，可以设置统一的隔离围网（墙）和通道出入卡口；区域内各海关监管作业场所之间应当建立隔离设施或者设置区分标识。</td></tr>
<tr><td colspan="2">六、设置在同一口岸监管区内的海关监管作业场所（场地），在满足开展海关监管作业要求的条件下，可根据实际情况共同使用有关的技术用房。</td><td>（未作规定）</td></tr>
<tr><td colspan="2">七、海关监管作业场所（场地）应建立满足海关监管要求的监控摄像头及相应系统，符合《海关监管作业场所（场地）监控摄像头设置规范》。</td><td>（总则部分未作规定，相关场所具体要求中规定了“建立满足海关监管要求的视频监控系统，并与海关联网，视频存储时间不少于 3 个月”）</td></tr>
<tr><td colspan="2">八、从事保税货物进出、装卸、储存、集拼、暂时存放等有关活动的作业场所，不适用本规范。</td><td>七、从事保税货物进出、装卸、储存、集拼、暂时存放等有关活动的作业场所，不适用本规范。</td></tr>
<tr><td colspan="2">九、法律法规对有关场所、场地或区域的设置另有规定的，从其规定。</td><td>（未作规定）</td></tr>
<tr><td colspan="2">十、海关实施本规范的规定不妨碍其他部门依法履行其职责。</td><td>（未作规定）</td></tr>
</table>

（三）海关监管作业场所设置要求

监管作业场所，包括水路运输类海关监管作业场所、公路运输类海关监管作业场所、航空运输类海关监管作业场所、铁路运输类海关监管作业场所、快递类海关监管作业场所等。

现行 2021 版规范第二章《海关监管作业场所设置规范》与 2019 版规范内容基本一致，有关具体规定整理如下（标注“*”号的为检验检疫领域的特定要求）。

1. 封闭及卡口设置

（1）应当具有独立的封闭区域，设立高度不低于 2.5 米的隔离围网（墙）。

①水路运输类：对因机械吊装、履带运输、水岸泊位、铁路轨道等因素无法实现完全封闭的海关监管作业场所，相应区域可以调整封闭设置。

②铁路运输类：对因铁路轨道因素导致隔离围网（墙）不能全封闭的，应当设置监控设施，满足海关监管要求。

（2）凡需以公路运输方式载运货物出入海关监管作业场所的，应当建立通道出入卡口，配置符合海关监管要求的卡口控制系统和设备，并且与海关联网。

2. 场地设置

（1）具有储存或者装卸、集拼、暂时存放海关监管货物的仓库或场地，配备相应设施，并且设置明显区分标识。特定类型场所还应同时符合以下要求：

①公路运输类：设置符合海关要求的功能区域，设置区域标识牌，并且标识场内的通行、分流路线。

②航空运输类：监管货物按照进口、出口、暂不予放行等进行分类存放并隔离。

③快递类：具备自动传输和分拣设备，配置可实现图像采集分析功能的检查设备，并且实现快件报关单与机检图像同屏对比功能。

（2）如需实施海关查验，应当设置满足海关查验作业要求的场地，配备海关实施查验、安全防护的设备以及相应的专业操作人员。

（3）根据海关监管需要，特定类型场所应符合以下对应的要求：

①水路运输类、公路运输类、铁路运输类：预留大型集装箱/车辆检查设备、辐射探测设备等所需的场地和设施，自行安装且供海关使用的集装箱/车辆检查设备及辐射探测设备等应当与海关联网。

②航空运输类：配置非侵入式检查设备、自动传输分拣设备，并与海关联网。预留安装大型集装箱/车辆检查设备和辐射探测设备等所需的场地，自行安装且供海关使用的大型集装箱/车辆检查设备、辐射探测设备等应当与海关联网。

③快递类：具备自动传输和分拣设备，配置可实现图像采集分析功能的检查设备，并且实现快件报关单与机检图像同屏对比功能。预留安装辐射探测等海关监管设备所需的场地，自行安装且供海关使用的设备等应当与海关联网。

（4）提供存放海关暂不予放行货物的仓库或者场地。

（5）*地面平整、硬化，无病媒生物孳生地，场地及周围环境应具备有效的防控鼠类的设施，符合国家标准《病媒生物综合管理技术规范 环境治理 鼠类》（GB/T31712）的相关要求。

（6）*具有必要的病媒生物控制措施，具备完善的卫生管理制度（包括卫生保洁制度、货物堆放制度、病媒生物防控制度）与有效的卫生控制措施。

（7）*根据海关监管需要，设置检疫处理区，用于对进出境货物、集装箱进行检疫处理。

（8）*根据海关监管需要，对食品、动植物及其产品、废旧物品储存等，应设置专门区域。

（9）水路运输类海关监管作业场所规范中同时规定：对不涉及货物储存及暂时存放的海关监管作业场所，在保证海关监管的条件下，可以对“场地设置”的要求进行相应调整。

3. 场所用房

（1）＊根据海关监管需要，提供采样室、样品室、病媒生物和有害生物初筛鉴定室等技术用房，以及更衣室、工具室等配套设施，满足开展感官检验、取制样品、初筛鉴定及标本存放、留样存放、药品与器械存储等作业要求。

（2）＊根据海关卫生检疫工作需要，提供检疫查验、卫生监督、卫生处理技术用房及配套设施，满足开展医学排查、隔离留验、传染病快速监测、卫生监督采样检测、病媒生物监测与控制等作业要求（快递类不适用）。

（3）提供具备网络通讯、取暖降温、休息卫生等条件的海关备勤、办公场所。

4. 信息化管理系统

（1）根据海关监管需要，配备与海关联网的信息化管理系统，能够接收海关相关指令信息，并按照海关要求实现货物进场、出场、存储状态等电子数据的传送、交换。

（2）根据海关监管需要，企业自用信息化管理系统应当向海关开放有关功能的授权。

（3）建立符合海关网络安全要求的机房或机柜，并且建立满足海关对运输工具登临检查、货物查验、场所（场地）巡查等工作要求的无线网络。

（四）海关集中作业场地设置要求——旅客通关作业场地

现行 2021 版规范第三章《海关集中作业场地设置规范》第一节“旅客通关作业场地”与 2019 版规范基本一致，具体规定整理如下。

根据海关监管需要，旅客通关作业场地一般划分为现场作业区和现场办公区两个主要区域；航空口岸等旅客通关作业场地还应当根据海关监管需要设置行李先期机检区、旅客中转区和过境区。

1. 现场作业区设置基本要求

（1）办理旅客和行李物品监管通关手续的区域，应当相对封闭、独立，包括卫生检疫区（现场监测作业区、现场排查处置作业区）和行李物品监管区（申报区、旅客通道、查验区、处置区）。

（2）现场作业区各区域应当设置明显的标识。

（3）建立符合海关网络安全要求的机房或机柜，并且建立满足海关工作要求的无线网络。

2. 现场作业区——卫生检疫区设置要求

卫生检疫区作为对进出境旅客和行李物品实施卫生检疫、核生化有害因子监测并进行相应处置的区域，应设置在口岸范围内旅客进境、出境区域的最前部。包括现场监测作业区、现场排查处置作业区和现场办公区。

（1）现场监测作业区。

① 应当位于卫生检疫区前部，相对封闭、独立，设置划分为人员卫生检疫等候区和查验区。

② 查验区分为红外测温区和医学巡查区，两个区域可以交叉或重叠。

③ 区内设置卫生检疫查验台、健康申报台、咨询台、进出境人员查验通道，配备体温监测设备、核生化有害因子监测设备等。

④ 各区域应当悬挂海关标识，设置明显标识。

现场监测作业区场地及业务用台、进出境人员查验通道设置具体要求详见《卫生检疫现场监测作业区场地及业务用台、人员查验通道设置规范》（海关总署公告 2019 年第 68 号附件 4，详见本书第十三章第一节）。

（2）现场排查处置作业区。

① 一般应当设置于卫生检疫区后部，设置医学排查室、（负压）隔离室、传染病病原体快速检测实验室、旅行健康室、突发卫生事件应急处置室、洗消室、应急物资储备室、独立转诊通道、流行病学调查室等专业用房。

② 应当在口岸内预留用于发生突发公共卫生事件时，大量受染人群的临时隔离处置区域。

现场排查处置作业区专业用房设置具体要求详见《卫生检疫现场排查处置作业区专业用房设置规范》(海关总署公告2019年第68号附件5，详见本书第十三章第一节)。

3. 现场作业区——行李物品监管区设置要求

(1) 申报区设置要求。

申报区为旅客向海关办理行李物品申报手续的区域。申报区设置申报台，配备主动放弃箱、音视频采集及办理监管业务必需的设施、设备。

(2) 识别和拦截区设置要求。

① 根据国际通用的“红绿通道”通关模式，识别和拦截区的旅客通道应当分别设置“申报通道”“无申报通道”及“工作人员通道”。

② 根据海关监管需要，可以单独设置“外交、礼遇通道”。

③各通道应当相对封闭、相互之间隔离，便于海关监管，设置总体要求应当保持狭长，通道内配备满足海关智能识别要求的设施、设备等。

(3) 查验区设置要求。

① 查验区为海关对旅客行李物品实施查验的区域。查验区划分为旅客候检区、人体机检区、行李机检区、人工开箱查验区等，并根据海关监管需要设置工作犬查检区。

② 查验区应当设置查验台，配备满足海关查验工作需要的设施、设备等。

(4) 处置区设置要求。

① 处置区为对查验后的行李物品进行后续处置的区域，应当配备办理监管业务必需的设施、设备等。

② 根据实际监管需要，现场作业区内应当配置执法调查室、毒品检测室、人身检查室、印刷品音像制品审查室、征税办理室、检疫初筛鉴定室、检疫处理室、宠物检疫室、宠物留观室、工作犬休息室、易腐败截留物的暂存库（冷库）、暂不予放行物品存放仓库、禁止进境物截留存放仓库、贵重物品保管仓库等业务用房。

(5) 有旅客行李托运业务的口岸，核生化有害因子监测并进行相应处置的区域应设置在行李物品监管区，并预留相关辐射探测设备的安装场地。

4. 现场办公区设置要求

(1) 应当根据海关监管工作需要，设置办公室、会议室、更衣室、监控指挥室、设备间、备勤室、机房等。

(2) 现场办公用房的面积和位置应当考虑监管业务的需求，满足通风、照明、卫生、网络通讯、取暖降温等需要，并具备防辐射、隔音等条件。

5. 其他要求

(1) 场地设置应当布局科学、大小适宜，便于旅客和行李物品通关，便于海关安装和使用监管设施、设备。因场地面积客观条件限制、卫生检疫区与行李物品监管区毗邻等情况，可根据海关监管要求适当进行区域整合。

(2) 海关旅客通道与口岸边检通道之间应当预留纵深缓冲区，在缓冲区内悬挂统一设计的海关标识，设置法规公告栏或电子公告屏。

(3) 航空口岸等旅客通关作业场地根据海关监管需要应当设置先期机检区，具备满足安装、使用先期机检设备的场地、电源、网络以及配套设施等条件，并设置集中审图室等先期机检业务用房。

(4) 在出境实行开放式布局的航空口岸等旅客通关作业场地，根据海关监管需要，应配备具有远程审图和操控的行李系统和五级安检系统，并配备相应的网络、设备，实时、准确提供出境旅客托运行李电子信息。

(5) 航空口岸等旅客通关作业场地根据海关监管需要应当设置旅客中转区、过境区的，应当参照本设置要求配置海关现场作业区和现场办公区。配备相应的网络、设备，实时、准确提供中转旅客航程信息及托运行李电子信息。

（五）海关集中作业场地设置要求——邮件作业场地

现行2021版规范第三章《海关集中作业场地设置规范》第一节“旅客通关作业场地”与2019版规范基本一致。

根据海关对邮递物品监管业务和作业流程的需要，邮检作业场地划分为海关现场作业区和海关现场办公区两个主要区域。邮政企业应当按照本规范建设满足海关监管需要的作业场地，并承担相应的安全管理职责。邮检作业场地的设置应当布局合理，流程顺畅，便于海关安装和使用监管设施、设备，并按口岸存储场地卫生监督相关要求设置。

1. 现场作业区设置要求

（1）基本设置要求。

①现场作业区为海关对进出境邮递物品实施监管和办理相关手续的区域，包括邮件申报区、海关查验作业区、海关处置区等。

②现场作业区应当相对独立、封闭，设置明显的标识。如以围网（墙）隔离，高度一般不低于2.5米。各作业功能区应当设置明显的标识。

③凡需以公路运输方式载运货物出入邮检作业场地的，应当建立通道出入卡口，配置符合海关监管要求的卡口控制系统和设备，并且与海关联网。

（2）申报区设置要求。

邮件申报区的设置应当便于海关监管，方便收寄件人办理手续。

（3）机检设备。

①具备自动传输和分拣设备配置可实现图像采集分析功能的检查设备。根据海关监管需要，具备申报信息与机检图像同屏对比功能。

② 根据海关监管需要，预留安装辐射探测等海关监管设备所需的场地，自行安装且供海关使用的设备等应当与海关联网。

（4）查验作业区设置要求。

海关查验作业区为海关对邮递物品实施查验的区域。根据实际工作需要，查验区应当按配置满足海关查验工作需要的设施、设备等，并能够实现海关对邮件的分流检查。

（5）处置区设置要求。

海关处置区用于对查验后的邮件进行后续处置。设置各类留存邮件仓库及需要进行鉴定、隔离、检疫处理等后续处理的场地及设施、设备等。

（6）其他设置要求。

①邮检作业场地内不得存放非进出境邮件。国际邮件的进口处理区、出口处理区应当单独设立。未办结海关手续的国际邮件应当按待申报、待查验、待处置、已放行等分区存放，各区域之间应当进行物理隔离，并设置明显标识。

②根据海关监管需要，海关现场作业区内配套设置集中审图室、智能审图室、人工开拆查验室、毒品快速检测室、核生化爆防护监测设备存放室、海关工作犬舍、暂存邮件仓库、收件人待办仓库、侵权邮件仓库、隔离检疫仓库、检疫鉴定初筛室、印刷品音像制品审查室、核生化爆隔离室、药剂器械室、设备间等业务用房及符合消毒除害要求的检疫处理区。

③根据海关监管需要，现场作业区出入口应当配置门禁系统或保安人员。非工作人员不得进入海关现场作业区。邮政企业等人员因公进出海关现场作业区应当凭有效证件，并接受海关对其携带物品的监管查验。

2. 现场办公区设置要求

应当提供具备网络通讯、取暖降温、休息卫生等条件的海关备勤、办公场所。

3. 其他要求

（1）应当配备与海关联网的信息化作业系统，按照海关邮件信息化管理系统的要求实现邮件电子信息的传送、交换，确保满足海关对进出境邮递物品进行有效监管的实际需要。

（2）建立符合海关网络安全要求的机房或机柜，并且建立满足海关对货物查验、场所（场地）巡查等工作要求的无线网络。

三、海关集约封闭式集装箱查验场地设置要求

海关集约封闭式集装箱查验场地（以下简称“查验场地”）是指在口岸监管区内的海关监管作业场所建设的，供海关集中实施集装箱/箱式货车承载货物查验作业，符合封闭、恒温、病媒生物监控及其他防疫条件的特定场地。

查验场地内分别设置普通货物查验区、机检作业区，并配套建设卫生处理区、公共卫生隔离区、暂存库（区）、专业技术用房、辅助作业区、备勤办公用房等，根据查验货物的环境需求和作业要求，设置防疫查验区、冷链查验区以及食品查验区等其他查验区等。

（一）制度依据

《海关总署关于发布〈海关集约封闭式集装箱查验场地设置规范（试行）〉的公告》（海关总署公告2018年第130号）。

（二）《海关监管作业场所（场地）设置规范总则》规定

查验场地内分别设置普通货物查验区、机检作业区，并配套建设卫生处理区、公共卫生隔离区、暂存库（区）、专业技术用房、辅助作业区、备勤办公用房等，根据查验货物的环境需求和作业要求，设置防疫查验区、冷链查验区以及食品查验区等其他查验区等。

1. 查验区

（1）普通货物查验区，适用于无须特殊环境和防疫要求货物的查验；

（2）防疫查验区，适用于有特殊防疫要求货物的查验；

（3）冷链查验区，适用于低温环境下、有特殊防疫要求货物的查验；

（4）机检作业区，是指设置X光机、CT机等非侵入式查验设备，进行货物机检的作业区域；

（5）其他查验区，是指根据查验场地查验货物类别、品种等，专门设立的相应货物如食品等的查验区域。

2. 暂存库（区）

是指独立封闭的用于存放暂扣、查封/扣押、待进一步检验/检疫/鉴定/整改货物的区域。

3. 专业技术用房

是指设置用于开展感官检验、初筛鉴定、标本存放、取制样品、留样存放、药品及器械存储等业务所需的用房。

4. 辅助作业区

是指对搬运车辆等设备的进行充电、保养、维修等作业，以及停放、安置作业设备的区域。

5. 备勤办公用房

是指具备网络通讯、办公、机检图像分析等条件，海关执行查验作业时备勤、办公及休息的用房。

（三）主体建筑要求

1. 总体要求

查验场地应根据当地自然气候、口岸场地特点、货物查验要求、美观牢固等因素进行设计建设。

合理规划各类查验区、暂存库（区）、专业技术用房、备勤办公用房以及场内物流通道等，做到布局紧凑、合理、高效、安全，提高空间利用率。

2. 封闭设置

查验场地应设置为独立的封闭区域，墙体材料及建造应满足安全、保温要求。顶部结构应采用防水性能好、有利排水的材料或者构件建设，一般应设置不小于2%的采光带。

3. 高度

（1）查验场地应便于载货车辆的对接停靠、装卸作业，整体应高于地面，高度不小于1米。

（2）查验区室内净高应综合考虑货架类型、作业机械、地面荷载等因素，一般为9米。

4. 地面标准

（1）地面应平整、耐磨、耐冲击、耐腐蚀，便于清洗，并符合防尘、防潮（水）、防滑、防静电要求。

（2）地面承重应考虑货物类别、装卸机械等因素进行设计，一般不小于3吨/平方米。

5. 查验位

（1）普通货物查验区、防疫查验区、冷链查验区及其他查验区应按照作业要求设置查验位，每个查验位应划线区分并按顺序编号，相邻作业区域间隔不少于1米。

（2）查验位的数量，应综合考虑口岸监管区的货物吞吐量、主要货物类别、发展趋势和海关查验率等要素，科学评估确定查验场地的查验货物数量，以不低于查验场地每日平均查验集装箱数的50%分别设置各查验区查验位的数量。

（3）查验位宽度应根据货物类型、货物包装、装卸机械转弯半径等进行设置，一般不小于5米，每个查验位面积不低于30平方米。

（4）每个查验位应设置对接载货车辆的库门。对接库门高度不低于3米，宽度不低于2.5米；对接库门内侧应配置手/电动两用工业提升门或卷帘门，高度与宽度应大于库门，并符合保温要求；对接库门外侧设置气密装置，并确保与集装箱/车厢对接时有效密闭。

根据查验货物的装卸作业需要，对接库门应设置升降平台或平台高度调节板，用于调整仓库平台与车辆底板高差，便于手推车辆、叉车等设备无障碍进出集装箱/车厢。

6. 室内通道

（1）合理设置查验作业车辆（含叉车、移动查验工作台等）通行的通道。每条单向通道的宽度应不小于2.8米。

（2）以传送带方式传送货物的，应设置相应的传送通道。

7. 通风系统

建设新风系统，能有效净化有害异味气体，满足整体作业环境需求。

新风系统应由送风系统和排风系统组成，可实现室内正压或负压状态并可调节，PM2.5有效过滤99%以上，新风量不低于$30m^3/h.p$。防疫查验区可根据查验货物的环境需求和作业要求，相应提高新风量要求，或设置独立于其他查验区的新风系统。

8. 温度与湿度

配置中央空调，室内温度保持夏季22～26℃，冬季16～24℃；室内相对湿度保持夏季40%～80%，冬季30%～60%。

9. 防疫要求

（1）查验场地及周边环境应符合查验作业货物的防疫检疫及安全要求，并配置符合相关技术要求和标准的防控鼠类等病媒生物相关设施。

（2）应设置清洗和防疫消毒、废弃物无害化处理及其他有关防疫设施设备。

（3）结合新风系统，对有特殊要求的货物，在指定区域设置空气无害化处理设施，通过正负压调节，防止外界污染物与查验产品交叉污染，疫情应急处置时保持负压状态。

10. 防火要求

查验场地内应符合国家消防相关要求，配置自动喷水灭火等消防设备，设置疏散通道、疏散门等。

11. 网络

铺设带宽不低于100M的网络光纤，能够接入海关作业和管理系统，并建设数据传输速率不低于100Mbps的全覆盖无线网络，满足现场查验作业对录证视频、机检图像、照片等数据的稳定传输需求。

12. 电力供应

（1）配备供电，满足查验作业照明、视频监控、查验用设施设备等的供电要求；并配备工业用UPS备用电源、发电机等应急供电设施。

（2）每个查验位配置查验设备用电需要的供电插口，冷链查验区的查验为应配置满足冷链集装箱用电需要的供电插口。

13. 照明系统

安装照明设备，满足作业人员对货物的铭牌、标识及状态（含色泽）进行清晰识别以及对查验过程实施全程视频监控和清晰录证的照明要求。

14. 门禁系统

设置查验场地进出通道以及各区域之间的门禁系统，对人员、物流出入进行管理。

15. 供排水、污水处理

查验场地应设置供水、排水和污水处理设施，供排水管道及供排水位置设置应满足查验场地用水需求。供水水质应符合生活饮用水卫生国家标准。

有防疫要求的作业区域，还应配置污水的无害化处理设施。污水经处理后应符合国家污水综合排放标准。

16. 建筑外围

查验场地建筑外围空间根据作业要求设置停车位、待检区、车辆通道等附属区域。

（四）作业功能区设置要求

1. 普通货物查验区

（1）设置独立的普通货物查验作业区，满足海关对无特殊环境要求货物的查验作业需求。

（2）应设置防止病媒生物逃逸、防止核生化有害因子扩散及防止其他检疫风险扩散的检疫缓冲地带，用于发现病媒生物以及其他检疫风险时做紧急处理。

（3）实施查验作业的区域应满足整箱货物掏箱摆放的要求。

（4）应集中配置查验工具、扦取样工具、叉车等设施设备，设置查验工具存放柜，并安装机检磅秤等设备。

（5）应设置人工查验台（柜台），宽度不小于1米、长度不小于3米。

（6）设置用于包装、标签、标识整改区域。

（7）设置供水装置，配备防疫消毒等设备的存放柜，满足查验过程对作业场地防疫消毒和紧急防疫处置的需求。

2. 防疫查验区

（1）设置独立的防疫查验区，满足海关对有检疫风险和防疫要求货物的查验作业需求。

（2）与查验场地的其他区域进行物理隔离，独立封闭，满足防止病媒生物、有害生物逃逸和其他检疫风险扩散要求，排风口应设置防病媒生物、昆虫逃逸装置，在对接库门上安装风帘。

（3）查验货物有特殊环境要求的，可单独设置与其他查验位物理隔离、封闭的查验位。

（4）配置移动查验工作台及查验工器具，满足对水生动物、皮张、毛类等非食用动物产品、动物源性饲料、宠物食品、植物种苗、水果、粮谷、豆类、毛燕、中药材、预包装食品、蜂产品等不同货物的查验需求。

（5）设置用于包装、标签、标识整改区域。

（6）设置供水装置，配备防疫消毒等设备的存放柜，满足查验过程对作业场地防疫消毒和紧急防疫处置的需求。

3. 冷链货物查验区

（1）设置独立的冷链货物查验区，满足对有低温环境、特殊防疫要求的货物查验作业需求，配备制冷设备，应保证查验区域温度控制在12℃以下。

（2）与其他区域物理隔离，独立封闭，满足防止病媒生物、有害生物逃逸和其他检疫风险扩散要求，在对接库门上安装风帘。

（3）查验货物有特殊温控要求，可单独设置与其他查验位物理隔离、封闭的查验位。

（4）配置移动查验工作台及查验工具，满足对肉类、水产等冷冻或冰鲜食品、冷冻水果、生物材料、特殊物品等查验作业需求。

（5）设置用于包装、标签、标识整改区域。

（6）设置供水装置，配备药剂存储柜、工具柜及防护设备存放柜，满足查验过程对作业场地防疫消毒和紧急防疫处置的需求。

4. 机检作业区

（1）设置独立的机检作业区，原则上应与查验区相邻，满足海关机检作业需求。

（2）配置货检X光机、CT机等非侵入式查验设备（本作业区不含H986大型机检设备），配置实施放射性监测的设备，并与海关联网。

（3）机检作业区一般应不小于120平方米，设置待检货物堆存区域，合理规划物流通道，满足叉车等设备的运作需求。

（4）应设置人工查验台（柜台），宽度不小于1米、长度不小于3米，并配备查验工具及工具存放柜等设施设备。

5. 暂存库（区）

（1）暂存库（区）面积应结合查验量、平均查验不合格率、暂存货物种类等因素科学设计，一般不少于500平方米。

（2）暂存库（区）应在查验区的后端独立设置，满足对暂扣、查封/扣押、待进一步检验/检疫/鉴定/整改货物的存储需求。

（3）暂存库（区）应与周围区域有物理隔离，实现全封闭管理，对货物、人员的进出进行管控。

（4）按照不同产品的储存要求设置普通货物、冷链货物和防疫货物等存储区域。有水果查验业务、需对水果等实施冷处理的，应单独设置物理隔离、封闭的冷处理库，配备足够数量的果温探针，具有集成的温度记录设备。

（5）暂存库（区）室内净高超过9米、采用立体货架存储货物的，应对地面进行超平处理。

6. 专业技术用房

根据查验货物的环境需求和作业要求，配置相应的技术用房。

（1）技术用房原则上应紧邻防疫查验区、冷链查验区进行集中设置，便于查验作业过程中对相关货物的处置。

（2）取制样室（含样品暂存）：设置带有水槽的取制样工作台，配置采样用切割机、分样器、高压灭菌锅，采样工具等；取制样室内单独设置无菌取样间，配备无菌取样设施、设备及工具；冷冻产品无菌取样间（样品暂存、留样存放等取制样用房）：应配套设置在冷链货物查验区内；配备锯骨机、无菌取样台、空气及产品外表消毒等设备。

（3）留样存储室：根据不同样品性质分区存放，配置各类搁物架、储物盒、低温冰柜等样品存放设施；配置独立控温控湿设备，保持良好储存环境；设置工作台和物品存放柜等。

（4）感官检验室：设置带有水槽的工作台、解冻槽，配置蒸煮设备、微波炉、电子秤等设备。

（5）初筛鉴定室：设置样品前处理、形态鉴定、标本存放、鉴定书籍和文档存放等区域；配备带有水槽鉴定工作台、体视显微镜等鉴定设备及无害化处理设备。

（6）无害化处理室：用于对查验废弃物品的无害化处理，设置带有水槽的工作台，配置大型高压灭菌锅等无害化处理设备。

（7）药械存放室：用于存放防疫消毒设备，以及各类杀虫和消毒药剂等。

（8）应急设备存放室：用于存放个人辐射探测器、个人辐射剂量仪、有害气体检测报警仪等。

（9）病媒生物监测实验室用房：配备病媒生物采样、监测、检测设备等，体现显微镜等鉴定设备及无害化处理设备。

（10）其他技术用房：根据查验作业要求设置，满足海关监管需求。

7. 辅助作业区

辅助作业区应充分利用查验场地的边角用地，面积不少于 40 平方米。满足查验作业设施设备供电要求，并设置合理的供电插口，配套设置维修保养工具。

8. 备勤办公用房

设置具备网络通讯、办公、备勤、机检图像分析等条件的海关备勤、办公用房，原则上应设立于查验场地主出入口处，面积按照《党政机关办公用房建设标准》；根据海关监管需要设置业务办理大厅。

9. 卫生处理区

海关集约封闭式集装箱查验场地附近应设立独立的卫生处理区。卫生处理区应通风良好，距离生产生活区不得少于 50 米，且应位于生产生活区下风向，远离水源。卫生处理区内应配套设置卫生处理药械仓库，并设立明显的警示标志，配备相应安全防护和急救用品。

10. 公共卫生隔离区

在可行的情况下，集装箱装卸区应配备检查和隔离集装箱的设施，在查验场地一定安全距离的下风口露天空旷地带，面积按照集装箱查验业务量测算。主要功能是暂时隔离开箱、拆箱和掏箱过程中，发现病媒生物（鼠蚊蝇蜚蠊等）、核生化有害因子、禁止进境物及其他有毒有害物质的集装箱，作进一步的检疫处理和排查处置。

各作业功能区域的设施设备的配置需求参考《海关集约封闭式集装箱查验场地设施设备需求表》见下表 16-2。

表 16-2　海关集约封闭式集装箱查验场地设施设备需求表

功能区	适用产品种类	查验设备需求	备注
普通货物查验区	对环境及温度无特殊要求的货物	1. 单兵查验系统及手持式终端； 2. 机械辅助掏装箱设备及打包辅助设备； 3. 非侵入式查验设备； 4. 移动查验工作台（包括各类产品查验及扦取样工具）； 5. 智能化有害生物识别系统； 6. 一般检疫处理和疫情应急检疫处理设备、工具和药品； 7. 核、生物、化学有害因子监测仪器、设备； 8. 反恐、生物类个人防护用品； 9. 病媒生物监测设备； 10. 供查验工具或设备存放的设施； 11. 熏蒸残留浓度检测仪； 12. 供水接头等设施。	若查验数量较多，可以根据查验业务种类，适当区分查验位。
防疫查验区	水生动物（如果有）； 皮张、毛类等非食用动物产品； 动物源性饲料、宠物食品； 植物种苗、水果、粮谷、豆类、烟叶、木材； 毛燕、中药材； 常温预包装食品、散装食品（不含散装植物油）、蜂产品等	1. 单兵查验系统及手持式终端；超高频手持式读写器，具备读取 RFID 标签功能； 2. 机械辅助掏装箱设备及打包辅助设备； 3. 移动查验工作台（包括各类产品查验及扦取样工具）； 4. 智能化有害生物识别系统； 5. 水生动物水处理设备； 6. 一般检疫处理和疫情应急检疫处理设备、工具和药品； 7. 核、生物、化学有害因子监测仪器、设备； 8. 病媒生物监测设备； 9. 卫生处理物资； 10. 供查验工具、生物有害因子监测及反恐、生物类个人防护、病媒生物监测、卫生处理以及快速检测等物资设备存放的施； 11. 卫生处理消毒、除虫药剂及器械； 12. 传染病疫情应急处理设备； 13. 熏蒸残留浓度检测仪； 14. 供水接头等设施。	1. 如果有水生动物查验业务，暂存库（区）内，配套设置水生动物暂养的低温水处理系统的封闭式的食用水生动物扣检和暂养区域； 2. 若查验位数量较多，可以根据查验业务种类，适当区分查验位。
冷链货物查验区	肉类（含肠衣）； 冷冻水果、冷冻及冰鲜水产品、冷冻薯条、冷冻粮食制品、冷冻包馅面食、冷冻冰激淋、冷冻乳制品等； 生物材料、特殊物品	1. 单兵查验系统及手持式终端； 2. 机械辅助掏装箱设备； 3. 移动查验工作台（包括锯骨机、刀、剪等工具）； 4. 除冰、制冰辅助装置； 5. 手持式测温仪； 6. 一般检疫处理和疫情应急检疫处理设备、工具和药品； 7. 核、生物、化学有害因子监测仪器、设备； 8. 反恐、生物类个人防护用品； 9. 病媒生物监测设备； 10. 供查验工具或设备存放的设施； 11. 熏蒸残留浓度检测仪； 12. 供水接头等设施。	1. 无菌制取样室建设于查验区； 2. 暂存室及留样室可设置于暂存库； 3. 按照生物材料的存储要求设置 20℃、2~8℃和-18℃查验区和暂扣库； 4. 若查验位数量较多，可以根据查验业务种类，适当区分查验位。

表16-2 续

功能区	适用产品种类	查验设备需求	备注
机检作业区	所有货物	X光机、CT机等非侵入式检查设备。	其他机检设备、工具。
技术用房	所有货物	1. 取制样室（含样品暂存）：采样用切割机，分样器，超净工作台，高压灭菌锅等；取制样室内单独设置无菌取样间，配备无菌取样设施、设备及工具。 2. 留样存储室：各类搁物架、储物盒、低温冰柜等样品存放设施；独立控温控湿设备。 3. 感官检验室：蒸煮设备、微波炉、电子秤等设备。 4. 初筛鉴定室：有害生物保存及鉴定设备及远程鉴定系统，病媒生物和有害生物鉴定图像采集系统，体视显微镜，生物显微镜，植物生长箱，生化培养箱（光照培养箱），超净工作台，高压灭菌锅，冰箱，烘箱，低速离心机，微波炉，电子天平等鉴定设备。 5. 病媒生物初筛鉴定室：显微镜、解剖镜、PCR仪、生物安全柜、组织破碎仪、冰箱、高压灭菌锅、离心机、凝胶成像系统、电泳仪等鉴定设备。 6. 无害化处理室：配置大型高压灭菌锅等无害化处理设备。 7. 药械存放室：防疫消毒设备，以及各类消毒、杀虫、灭鼠和除污药剂；检疫处理设备”。 8. 应急设备存放室：个人辐射探测器、个人辐射剂量仪、有害气体检测报警仪等。 9. 冷冻产品无菌取样间（样品暂存、留样存放等取制样用房）：锯骨机、无菌取样台、空气及产品外表消毒等设备。	冷冻产品无菌取样间（样品暂存、留样存放等取制样用房），应配套设置在冷链货物查验区内。

（五）其他要求

1. 视频监控系统

（1）安装具有存储功能（存储时间不少于3个月）的视频监控系统，供海关对查验场地进行全方位监控，并与海关联网，由海关主控。

（2）查验场地灯光及视频监控系统应满足24小时监控需要，保证夜间监控的清晰度；并根据海关监管需要配置具备音频采集功能的摄像头。

（3）视频监控系统应具备人脸识别、移动侦测、入侵报警功能。

（4）应对查验场地整体空间设置广角或云台摄像头，数量不少于2个，满足对区域全景监控要求。

（5）每个查验位应以对角安装的方式，至少安装2个固定摄像头，同时安装至少1个云台摄像头。摄像头视角应能监控已掏出货物的堆放情况、查验作业全过程，并满足对查验位全景监控的需要。

（6）载货车辆停靠装卸点（对接库门）附近应安装至少1个固定摄像头，同时安装至少1个云台摄像头。摄像头视角应能清晰监控车牌号、装卸作业过程，以及能清晰监控被查验集装箱的底部或箱式货车的车厢底部情况。

（7）机检作业区的待检货物堆存区域、人工查验区域应以对角安装的方式，分别至少安装2个固定摄像头；对于 CT 机、X 光机等机检设备，应对每一台设备安装至少 1 个固定摄像头；机检作业区整体区域至少安装 2 个云台摄像头。

摄像头视角应能全方位监控机检检查、人工查验的全过程，并满足对机检作业区全景监控的需要。

（8）暂存库（区）的普通货物、冷链货物和防疫货物等存储区域，应以对角安装的方式分别至少安装 2 个固定摄像头，同时分别安装至少 1 个云台摄像头；对于因货架等设施导致遮挡的，应适当增加安装固定摄像头；暂存区库每个出入口应至少安装 1 个固定摄像头。

摄像头视角应能清晰监控货物的堆存、移动情况以及人员进出情况，并满足对暂存库（区）全景监控的需要。

（9）技术用房的每个房间应以对角安装的方式，分别至少安装 2 个固定摄像头；每个房间安装至少 1 个云台摄像头，

摄像头视角应能清晰监控货物检查、存储等作业的全过程。

（10）相关作业区、技术用房内的人工查验台（柜台）的正上方应设置至少 1 个云台摄像头，满足在查验作业过程中对查验物品的清晰监控要求。

（11）每一条人员进出通道应安装至少 1 个固定摄像头，摄像头视角应能清晰监控进出人员的人脸；同时人员通道区域应安装至少 1 个云台摄像头，满足对通道区域全景监控的需要。

（12）海关备勤办公用房、业务大厅应根据海关管理需要安装监控摄像头。

2. 信息化管理系统

（1）配备与海关联网的信息化管理系统，配置符合海关监管要求的设备（电子读写设备、电子识别设备、电子监控设备、电子地磅等），并与海关联网，能够按照海关要求实现电子数据的传送、交换。

（2）实现对查验货物的进出存、查验作业过程等的信息化管理要求，并具备物流监控、运作调度、预警报警等中央控制功能。

（3）建立物流精确定位管理、状态全面监控信息化管理模式，实现物流运作充分利用有限查验场地空间，作业过程可追溯。

（4）建设温度控制系统，实现自动化控温、连续记录等功能。

（5）建设智能监控、防范报警系统，集成视频监控系统、物流管理系统、门禁系统、防盗报警系统等，实现对闯入、火灾、盗窃等事故和意外事件的自动报警。

第二节｜海关监管场所（场地）功能区

进出境动物、动物产品和其他检疫物，及其装载容器、包装物，进出境动物产品贮存、加工、生产的场所，以及其他可能传播动物疫病的运输工具、场地、物品以及有关人员需按规定实施防疫消毒，并满足《进出境动物防疫消毒技术规范》（详见本章附件）中对应的要求。

一、口岸前置拦截作业区

口岸前置拦截作业区包括车体及轮胎消毒场所、核生化监测处置场所、指定检疫车位、指定检疫廊桥或指定检疫机位、检疫锚地或泊位、指定检疫轨道等。其设置应符合《海关口岸前置拦截作业区设置规范》（《海关监管作业场所（场地）设置规范》附件 1）的规定。

（一）总体要求

1. 口岸前置拦截作业区应当设置在口岸国门一线的监管作业场所（场地）内，配备相应设施设备，设置明显区分标识。

2. 海关在口岸前置拦截作业区对涉及安全准入等需进行拦截处置的进境货物、物品、运输工具、人员，实施前置预防性检疫处理（含检疫处理监管）、前置辐射探测、先期机检等顺势及非侵入的探测和处置作业。

3. 根据口岸实际情况和前置拦截作业要求，水运、航空、铁路、公路口岸前置拦截作业区应当设置运输工具登临检疫/检查区、核生化处置区、人工检查作业区、检疫处理区、暂存区（库）及技术用房等功能区域，并根据海关监管需要建设先期机检作业区。

对于因口岸客观条件限制，无法独立设置功能区的，可结合口岸实际情况统筹建设功能区域，满足海关前置拦截作业需求。

4. 口岸前置拦截作业区应当集中设置，对于因口岸监管区的面积、口岸原有设置布局等客观因素限制无法集中设置的，可结合口岸或监管区的实际情况，合理设置功能区，组合形成口岸前置拦截作业区。

5. 具备口岸功能的海关特殊监管区应当根据其口岸类型，按照本规范的要求设置口岸前置拦截作业区。

（二）场地建设要求

水运口岸、公路口岸、航空口岸的前置拦截作业区应符合以下场地建设要求：

1. 地面平整、硬化，无病媒生物孳生地，场地及周围环境应当具备有效的防控鼠类设施。

2. 应当设置功能区域标识牌，并且标识场内的通行、分流路线。

3. 水运口岸应根据海关监管需要，设置运输工具、集装箱、货物的消毒通道。公路口岸应当设置公路消毒通道/轮胎消毒池，配备相应设施设备，配套相关技术用房。航空口岸应根据海关监管需要，设置运输工具、航空专用集装箱、货物、物品的消毒通道。

（三）功能区域设置要求

1. 登临（登轮、登机）检疫/检查区

水运口岸基于指定泊位或检疫锚地，公路口岸基于指定车位，航空口岸基于指定机位，铁路口岸基于指定轨道，或在进境轨道前端、查车场和到发线位置指定相应场地，配备海关实施登临检疫/检查、防爆、核生化监测、卫生监督、病媒监测、反恐的设施及安全防护设备，配套相应技术用房。

铁路口岸还应设置喷洒消毒设施。

2. 核生化处置区

设置用于发现有核辐射超标、有害生化因子的运输工具、集装箱（航空专用集装箱）、货物、物品（注 1）及发现危化品包装破损（注 2）的隔离处置区（公路口岸也可为“隔离处置车位”），配备满足相应作业要求设施及人员防护设备，配套相关技术用房。

注 1：仅在航空口岸对应规定中提及“物品”项。

注 2：铁路口岸对应规定中未提及“发现危化品包装破损”项。

3. 先期机检作业区

水运口岸、公路口岸应根据海关监管需要，预留大型集装箱/车辆检查设备、辐射探测设备所需的场地，自行安装且供海关使用的大型集装箱/车辆检查设备、辐射探测设备应当与海关联网。

航空口岸应根据海关监管需要，配置非侵入式检查设备、自动传输分拣设备，预留辐射探测设备等所需的场地，自行安装且供海关使用的辐射探测设备等应当与海关联网。

铁路口岸应根据海关监管需要，预留大型集装箱检查设备、门户式辐射探测设备等所需的场地，自行安装且供海关使用的大型集装箱检查设备、门户式辐射探测设备等应当与海关联网。

4. 人工检查作业区

如需实施海关查验，应当设置满足海关查验作业要求的场地，配备海关实施查验、安全防护的设备以及相应的专业操作人员。

对于水运口岸和公路口岸，用于集装箱查验的场地，还应当满足集装箱/箱式货车承载货物查验区设置规范的要求。

5. 检疫处理区/车位

用于对发现染疫嫌疑或检疫性有害生物的运输工具、集装箱（航空专用集装箱）、货物等进行检疫处理。配备消毒、除虫、除污和废弃物处理设施，配套相关技术用房。

6. 暂存区（库）

供存放海关暂不予放行、待进一步检验检查货物的仓库或场地。

（四）网络及卡口建设要求

1. 根据海关监管需要，铺设网络，满足海关作业和管理系统的接入需求；建立满足海关作业需求的无线网络，带宽不低于100兆。

2. 根据海关监管需要，配备与海关联网的信息化管理系统，能够按照海关要求实现电子数据的传送、交换，企业自用信息化管理系统应当向海关开放有关功能的授权。

3. 根据海关监管需要，建立通道出入卡口，配置符合海关监管要求的卡口控制系统和设备，并且与海关联网。

（五）其他要求

1. 配备供电及应急供电设施，满足查验作业照明、视频监控、大型集装箱车辆检查设备、辐射探测设备等的供电要求。

2. 安装照明设备，保障查验人员能对货物的铭牌、标识及状态进行清晰识辨别，并满足对查验过程实施全程视频监控和清晰录证的照明要求。

3. 提供具备网络通讯、取暖降温、休息卫生等条件的海关备勤、办公场所。

二、查验作业区

该功能区以查验为主，配套设置必要的储存区、暂时存放区、扣检区、技术整改区等。海关监管作业场所（场地）涉及运营进口汽车、普通食品、进口冷链食品、进境食用水生动物、进境水果、进境木材、进境粮食、进境种苗、进口废物原料、供港澳鲜活产品、血液等特殊物品、集装箱/箱式货车承载货物等业务，以及有公路口岸客车进出境的相应的查验作业区。其设置应符合《海关监管作业场所（场地）查验作业区设置规范》（《海关监管作业场所（场地）设置规范》附件2）的规定。

生态环境部、商务部、发展改革委、海关总署联合发布公告，自2021年1月1日起，中国将全面禁止进口固体废物，禁止以任何方式进口固体废物，禁止中国境外的固体废物进境倾倒、堆放、处置。原规范中的“进口废物原料查验区”有关内容已于2021年公告删除。

（一）＊[①]卫生检疫查验区——特殊物品查验区

特殊物品类查验区适用于血液等人体组织、病原微生物、生物制品等特殊物品的检疫监督管理，应当设置在口岸监管区范围内，并满足以下要求：

1. 整体要求

（1）布局合理，具备符合低温、生物安全控制要求的查验场地、采样场所、检疫处理配套设施设备及办公场所。

① 标注“＊”号的为检验检疫领域的特定要求。

（2）规划设计与特殊物品品种、数量、体积、风险等级相适应，符合生物安全的防护要求，满足特殊物品查验中可能发生的破损、渗漏、外泄导致的生物安全应急处置设施设备要求。

2. 作业区设置

配置独立查验区域，查验区包括普通查验区、冷链查验区。

（1）普通查验区（无特殊环境要求的低风险特殊物品查验作业）。

应当独立设置，并满足整箱特殊物品掏箱摆放的要求；设置防止病媒生物逃逸、防止核生化有害因子扩散及防止其他检疫风险扩散的检疫缓冲地带，用于发现病媒生物以及其他检疫风险时做紧急处理。

（2）冷链查验区（需低温环境的低风险特殊物品的查验和高风险特殊物品包装的表观查验作业）。

①与其他区域物理隔离，独立封闭，有遮光设备。

② 保持无污垢、无异味，环境卫生整洁，满足防止病媒生物、有害生物逃逸和其他检疫风险扩散要求，在对接库门上安装风帘。

③ 配备制冷设备，应保证查验区域温度控制在2-8℃内。应当设有温度自动记录装置，并应经过符合资质的计量部门予以校准并在有效期内。

④ 查验特殊物品有特殊温控要求，可单独设置与其他查验位物理隔离、封闭的查验位。

（3）具备必要的检疫处置场地。配备独立的清洗、消毒设施，废弃物集中收集装置。

3. 设施设备

（1）查验场地配备红外低温检测设备，对含有病原微生物、毒素的特殊物品应当提供独立存放区域，粘贴生物安全警示标识，与人流量大的区域保持相对隔离，并设置相应物理屏障，限制人员进出，避免意外泄漏后造成的污染和人员伤害。满足特殊物品运输工具的临时停放要求。

（2）进境口岸查验现场不具备查验特殊物品所需安全防护条件的，特殊物品运送到符合生物安全等级条件的指定场所由海关实施查验。

（3）具备检疫处理场地、设备、设施，满足检疫处理药物、器械、设备的保存条件。

4. 场所用房

根据海关监管需要，可提供生物安全等级相匹配的采样室。配置生物安全柜、生物安全运输箱等，满足开展采样、制样、包装送样等作业要求。

（二）＊卫生检疫查验区——尸体骸骨检疫查验区

1. 整体要求

（1）应当设置在口岸监管区范围内，布局合理，具备符合低温要求的查验场地、检疫处理配套设施设备及办公场所。

（2）应当设置进出境尸体骸骨运输工具指定停放区域，配备足够的防蝇、污水收集、消毒药品投放等设施设备，供海关实施卫生控制措施，防止疫情、疫病传播。

2. 作业区设置

（1）作业区包括检疫区、卫生处理区、隔离区和办公区。

（2）检疫区应当具备适合停放尸体骸骨的场地和设施，根据作业要求预留车辆检查设备、运输车辆或棺柩辐射探测设备等所需的场地和设施。

（3）卫生处理区应当设置在检疫区附近，具备实施卫生处理、包装更换等卫生控制措施的场地和设施设备；满足卫生处理药物、器械、设备的存放和保存条件；满足尸体、骸骨卫生处理的操作要求；并设置配药室、药品存放室、卫生处理作业准备室、卫生处理设备存放室、卫生处理作业区和污水处理设施。

（4）隔离区应当具有独立的封闭区域，并有醒目的隔离警示标识。

3. 配备专业人员

应当配备专业操作人员配合海关实施尸体、骸骨现场查验、卫生处理及卫生检疫不合格情况下的检疫处置，应当为海关取样、检疫防疫和安全防护工作提供必要协助。

（三）＊进境食用水生动物查验区

进境食用水生动物查验区应当设立在口岸监管区范围内，具备防风防雨的查验场地、采样场所及检疫处理等配套设施设备，并满足以下要求：

1. 场地设置

（1）查验场地面积应当与进境食用水生动物数量、批次相适应。

（2）温度、光照、通风应当满足进境食用水生动物现场查验的要求。

（3）采样场所应当配置采样工作台、消毒池以及必要的临床检查和采样工器具，如：解剖工具、不锈钢盘、手套、照相机、充氧设备、消毒设施设备、冷藏冰箱、保温送样箱、冰袋等。

（4）应当配置必要的查验设备，如：铲车、操作台、通风设备、防疫消毒设施、木包装拆卸和取样工具等。

（5）应当配置必要的防疫消毒药剂、器械及存放设施，具有经检验检疫机构认可的防疫消毒人员。

（6）供排水、供电、照明、安全防护、防虫防鼠设施齐全。

（7）具备死亡水生动物的暂存场所和相配套的设施设备。

2. 扣检场

（1）扣检场应当设在查验区所在地海关管辖区域内。

（2）扣检场周边卫生环境良好，与周围物理隔离，无污染源；具备供水、供电条件，满足海关扣检查验要求。

（3）扣检场存放池数量、容量应满足扣检需求。存放池独立供排水、标识清楚，具有供氧、调温、调节盐度等水生动物生存条件，并采取有效的防逃逸措施。

（4）具备对食用水生动物应分区、分池存放的条件；各区、池内使用的工具器具应清晰标识并区分。

（5）配备专业技术人员，对扣检食用水生动物进行管理，记录扣检情况，包括食用水生动物存活、死亡和处理情况等，有关记录应至少保存6个月。

（6）制定相关管理制度，包括日常管理制度、卫生防疫制度、异常死亡报告制度、进/出场及流向登记制度、检疫处理制度等。

（四）＊进境种苗查验区

1. 查验区设置

（1）查验场地固定，布局、面积、环境、光线满足进境种苗现场查验需求。

（2）种苗由集装箱、箱式货车装运的，应建有满足种苗现场查验的专用平台。

（3）开箱查验现场配备防止有害生物逃逸的设施，以确保开箱查验环境相对封闭。

（4）配置满足种苗检验检疫需要的查验设施和取样设备。

（5）具备固定的除害处理场地、处理设施，配有常用的药剂、器械及其贮藏场所。

2. 隔离检疫场

进境种苗查验区应当设立在具有通过资质认可的国家、专业或地方隔离检疫场1.5小时车程范围内，具备对进境种苗进行隔离检疫的条件。

（五）＊进境粮食查验区

进境粮食查验区应当设立在口岸监管区范围内，并满足以下要求：

1. 场地设置

（1）区域布局合理，与外界及生活区相对隔离，周边 1 公里范围内没有种植与进境粮食种类相同的粮食作物。

（2）地面平整、硬化，无裸露土壤，整洁卫生。供电供水、排水设施齐全，具备防火等消防安全条件。

（3）建立进境粮食接卸、运输、储存等环节防疫管理制度，建立防疫安全领导机构，配备经海关认可的防疫安全人员。

2. 查验区设置

（1）应当具备进境粮食固定的靠泊接卸区域，海运口岸散装粮食日接卸能力不低于 8000 吨（木薯干不低于 2000 吨），海运集装箱或陆运口岸接卸能力与粮食进境量相适应。

（2）应当具备与粮食进境量相适应的口岸专用粮食仓库或换装堆放场所（限木薯干和集装箱装运的粮食），并符合国家相关粮食储藏标准等技术规范要求。

（3）集装箱、汽车、火车装运的还应当配备开箱、掏箱和落地查验必需的防疫隔离场所及机械设备。

（4）应当具备装卸粮食的密闭、防撒漏运输工具和撒漏物收集清理存放的设施及设备，如挡防漏布、吸尘车等。如使用车辆运输的，装卸场所出入口应配备对车体进行清洁的专用设施。

3. 防疫要求

（1）应当具备进境粮食撒漏物及下脚料专门存储场所及焚烧炉等必要的除害处理设施。每批粮食接卸、运输、储存后，应对运输工具及相关场所进行彻底清扫或消毒，并对收集的撒漏物等进行无害化处理。

（2）应当配备疫情监测、防除等必要的设施设备，配备常用的杀虫、除草、消毒药剂及处理器械，并专库保存。应对周边地区开展定期疫情监测。

（六）＊进境木材查验区

进境木材（主要包括已经境外检疫处理的原木、板材等）查验区应当设立在口岸监管区范围内，并满足以下要求：

1. 场地设置

（1）区域布局合理，实施封闭管理，与居民区保持安全距离，至少 500 米以上。

（2）周围 1000 米以内无成片树林，尤其是无适宜林木有害生物定殖的寄主植物。

（3）木材堆存及查验场地地面平整；木材处理场地硬化，无可见缝隙。供电供水、排水、消防设施齐全。

（4）配套建设进境木材检疫查验区的检疫办公、实验用房，保障日常办公和初筛鉴定工作。

2. 查验区设置

（1）具备木材堆存、装卸、查验、检疫处理等功能，并能够防止查验过程中有害生物逃逸。

（2）按照功能设置配备木材检疫堆存及查验场地、木材检疫处理场地、下脚料存放场地等，场地区域划分清晰，并有醒目的区域标识及堆场管理、防疫制度标识。

3. 查验及检疫处理设施

（1）配备进境木材检疫查验设施，包括木材现场查验设施和取样设备。通过集装箱或者汽车、火车装运的还应配备开箱、掏箱和落地查验必需的机械设备。

（2）配备进境木材防疫设施，包括防疫处理药品、药械和疫情监测设备等。

（3）配备与木材进口量相适应的熏蒸处理、热处理或者其他检疫处理方式的设施设备。

4. 防疫要求

（1）建立完善的防疫管理体系。

（2）配备与进境木材检疫工作量相适应的专业技术人员。

（3）配套建设进境木材检疫查验区的检疫办公、实验用房，保障日常办公和初筛鉴定工作。

（4）具备残渣、土壤、树皮等无害化处理能力

（5）配备用于有害生物监测的设施和器具，以开展外来有害生物监测和诱捕。

（七）＊进境水果查验区

进境水果查验区应当设立在口岸监管区范围内，并满足以下要求：

1. 场地设置

（1）布局、面积、物流运输满足进境水果查验需求。

（2）供排水、供电、照明、安全防护、消防设施齐全，周边5公里范围内没有果园。

（3）建立进境水果相关安全卫生管理制度，如：水果查验场地和冷库管理制度、水果查验、存放等环节的防疫制度、水果溯源管理制度、重大疫情报告及应急处置制度、破果烂果和不合格木质包装处理制度、外来有害生物监测和防控制度等。

（4）配备熟悉水果检验检疫要求和海关相关法律法规的业务管理人员。

（5）进境水果查验区应当开展外来有害生物监测。

2. 查验区设置

（1）应当设立查验区、扣箱区等查验功能区，各区域布局、面积、环境、光线满足进境水果需求。

（2）水果由集装箱、箱式货车装运的，应当建设满足水果现场查验的专用平台。

（3）开箱查验现场配备防止有害生物逃逸的设施，以确保开箱查验环境相对封闭。

（4）配置满足水果检验检疫需要的掏箱装卸设备，如叉车、掏箱工具、木包装拆卸取样工具、衡器等设备。

（5）配置集中收集破果、烂果的密闭设施设备。

（6）配置必要的水果检疫工具及器材、有害生物鉴定仪器设备、必要的检疫处理药剂及器械，具有远离生活、办公区域的检疫处理药械存放库房，并能确保其安全。

3. 查验区技术用房

查验现场应当设有查验室、初筛鉴定室、样品存放室等配套设施。初筛鉴定室应明确划分养虫观察或生物安全饲养的功能区域。

4. 检疫处理设施

具备满足水果除害处理需求的熏蒸库或冷处理库，或其他经海关认可的检疫处理设施。

（1）熏蒸处理设施。

①容积不小于70立方米（空港根据业务量可适当调整库容），具有良好的密封效果。

②配置温度控制、监测系统，可实时记录库内温度。

③配置适合水果熏蒸的气体循环系统，保证投药后熏蒸剂气体在较短时间内均匀分布。

④配置熏蒸剂浓度检测系统，可实时记录库内熏蒸剂浓度。

⑤配置必要的检疫处理药剂及器械，具有远离生活、办公区域的检疫处理药械存放库房，并能确保其安全。

⑥配置自动投药系统。

⑦配置熏蒸药剂安全浓度监测报警装置，测量精度不低于0.004g/m^3（1ppm）。

（2）冷处理设施。

①冷处理设施符合相关标准且具有能使果实中心温度最低达到和维持在-1℃的制冷设备。

②应当配备足够数量的果温探针，探针应在-3.0℃到+3.0℃之间，精确到±0.15℃，至少每小时记录一次温度。

③具有集成的温度记录设备，能够打印输出识别每个探针、时间和温度并注明记录仪的结果。

（3）销毁设施。

口岸所在地海关辖区内应当具有经海关认可的、具有资质的销毁处理单位，或者在查验场地范围内配套建有水果销毁设施，如独立焚烧炉、粉碎机等，符合环保、消防等部门的建设要求，其处理能力应满足日常的进境水果检验检疫业务需要。

5. 监管冷库

（1）有独立的满足进境水果检验检疫业务需要的监管冷库。

（2）冷库的调温能力应当满足不同水果储存温度要求。

（3）冷库内安装温湿度传感器，库外设有温湿度监控系统，能实现温湿度数据计算机自动记录、储存，可随时打印历史记录，同时具备温湿度异常状况报警装置。

（八）＊普通食品查验区

1. 查验区设置

（1）查验区查验场周边3公里范围内不得有畜禽等动物养殖场、屠宰加工厂、兽医院、动物交易市场等动物疫病传播高风险场所，周围50米内不得有有害气体、烟尘、粉尘、放射性物质及其他扩散性污染源，查验场区所在沿边口岸毗邻的境外地区不得为《中华人民共和国进境动物检疫疫病名录》的一类动物疫病的疫区。

（2）查验区内应当建有查验平台、暂不予放行货物存放仓库以及从事食品检验检疫的技术用房。在查验区的下风位置，建有废弃物暂存设施，应相对封闭且不易泄露，同时应便于清洗和消毒。

（3）查验平台应当相对封闭，配备遮盖封闭设施，墙体材料及建造应满足安全、保温要求。顶部结构应采用防水性能好、有利排水的材料或者构件建设，一般应设置不小于2%的采光带。地面应平整、坚固、耐磨、防滑，用耐腐蚀的无毒材料修建，不渗水、不积水、无裂缝、易于清洗消毒并保持清洁，地面排水的坡度应为1%~2%。查验平台应设立固定的货物包装、标签、标识整改区域，并与其他区域相对隔离。

（4）配置移动查验工作台及查验工具，满足对食品查验作业需求。

（5）场地内无病媒生物孳生地，查验场地应具备有效的防鼠、防虫设施。查验区域上方的照明设施应装有防护罩。

2. 查验区技术用房

（1）技术用房应配备满足无菌采样要求的采样室，采样室应设置取制样工作台，配置采样用切割机、分样器等采样工具。

（2）采样室内单独设置无菌取样间，配备无菌取样设施、设备；配备空气消毒、产品外包装消毒等设备；配置样品分区存放设施；设置工作台。

（3）配置空调，室内温度保持夏季22~26℃，冬季16~24℃，室内相对湿度保持夏季40%~80%，冬季30%~60%。

（九）＊进口冷链食品查验区

进口冷链食品查验区适用于进口肉类产品、冰鲜水产品、进口冷冻水产品、肠衣等动物产品的查验，原则上应设置在进境口岸监管区内。该类查验区应首先满足普通食品查验区要求，同时满足以下要求：

1. 查验区设置

（1）查验平台配备有制冷设备及自动温控设施，温度应控制在12℃以下，应当设有温度自动记录装置，平台靠近门洞处应当配备非水银温度计，并应经过校准。紧邻查验平台应建有储存冷库。

（2）查验平台和技术用房建新风系统，能有效净化有害异味气体，满足整体作业环境需求。新风系统应由送风系统和排风系统组成，可实现室内正压或负压状态并可调节，防止外界污染物与查验产品交叉污染，疫情应急处置时保持负压状态。

（3）冰鲜水产品查验区域还应设置便于去冰水和加冰的设施。冰鲜产品查验区域和技术用房可设于冷藏库内。

（4）肠衣产品查验区域应当与其他产品查验区域隔离，区域内应设置便于冷冻肠衣解冻且便于清洗消毒的水槽，同时应配备盛放肠衣产品的耐高盐腐蚀的容器以及对容器防疫消毒的设施设备。

2. 查验区技术用房

（1）技术用房原则上应紧邻查验平台，应按照工作流程合理设置，能保障人员流动和物流完全分开，地面和墙面应便于清洗消毒。

（2）技术用房至少包括样品预处理室、感官检验室、采样室、样品存储室、防疫应急处置室、应急设备存放室、药械存放室、设施设备清洗消毒室、信息设备机房或具有集合以上功能的房间。设有与技术用房相连接的更衣室、卫生间，设施和布局不得对产品造成污染。用于肠衣等高盐食品检验检疫的设施设备必须能够耐受盐的腐蚀。

（3）配备供水装置，设置带有水槽的工作台，配备药剂存储柜、工具柜及防护设备存放柜，配备消毒喷洒设施，满足查验过程对作业场地防疫消毒和紧急防疫处置的需求。

（4）冷链食品采样室还应设置带有水槽的取制样工作台，配备锯骨机等设备。应配备样品暂存、留样存放用房。

（5）根据产品性质分区存放，配置冷冻冰柜、冷藏冰箱等样品存放设施。

（6）用于对查验废弃物品的无害化处理，设置带有水槽的工作台，配置大型高压灭菌锅等无害化处理设备。

3. 冷链食品储存库

（1）冷链食品储存库原则上应当设置在进境口岸监管区范围内，交通运输便利，并具备方便搬运的运作空间，库容量具备一定规模。

（2）冷库区域周围无污染，符合环保要求，路面平整、不积水且无裸露的地面。

（3）冷库内地面用防滑、坚固、不透水、耐腐蚀的无毒材料修建，地面平坦、无积水并保持清洁；墙壁、天花板使用无毒、浅色、防水、防霉、不脱落、易于清洗的材料修建；库房密封，有防虫、防鼠、防霉设施。

（4）冷链食品储存库按存储温度分为冷藏库和冷冻库，冷冻库库房温度应当达到-18℃以下；冷藏库库房温度应当达到4℃以下，有特殊温度要求的还应设立特殊的存储场所。

（5）冷库内保持无污垢、无异味，环境卫生整洁，布局合理，不得存放有碍卫生的物品，保持过道整洁，不准放置障碍物品；不同种类产品应分库存放，防止串味和交叉污染；库房应定期消毒，定期除霜。

（6）冷库应当设有温度自动记录装置，库内应当配备非水银温度计，并经过校准。

4. 其他要求

（1）应当至少配备2名熟悉海关法规和标准要求的食品安全员，负责查验区内的食品安全管理工作。

（2）应当建立满足海关监管要求的管理制度，包括出入库管理、防疫消毒管理、温度监测、视频档案管理、废弃物管理、食品安全防护、异常报告等管理制度。

（3）应当建立重大动物疫病、重大食品安全事件等突发事件的应急处理方案。

（十）*进口汽车查验区

1. 查验区设置

（1）查验区为海关对进口汽车进行检验的工作区域，应分为候检区、检测区、合格停放区、不合格停放区等区域，不同的区域应设立相应的标识，各区域规划布局应适应汽车整车进口检验工作流程及技术条件，并配套监管仓库等设施。

（2）查验区应当具有实施检验检测一体化的电子检验软硬件条件；提供满足现场查验业务用房、办公设备、交通工具和必要的附属设施。

（3）应当设置候检区，不少于10个车位；合格停放区不少于10个车位；不合格停放区不少于30个车位，且不合格停放区域应当相对独立。

（4）应当设置用于存放需实施退运、销毁、扣押以及待进一步检验的汽车整车监管仓库，并应当相对独立，符合相关监管要求。

（5）应当设置检测区，满足汽车检测相应技术条件。

（6）检测区应当设置检测车间、检测线、地沟、试车道路、驻车坡道等设施。

① 检测车间的长度、宽度和高度应适应承检车型检测的需要，并方便承检车辆进入和驶出；应通风、防雨，并设置排（换）气装置和排水装置，并有温度、湿度、大气压力测量装置；路面的承载能力应适应承检车型的轴荷要求，行车路面纵向和横向坡度应不大于0.1%，平整度应不大于2.0‰。在滚筒反力式制动检验台工位或平板制动检验台前、后，对于10吨（含）以上级检测线6米内和3吨级检测线3米内的行车地面，其附着系数应不小于0.7，平板式制动检验台工位除外。

② 检测线应当布置在检测车间内，并按检验流程合理分布。出入口应设引车道和必要的交通标识以及安全防护装置等。

③ 地沟的长度应当与承检车型相适应，并设置通行通道及照明装置。地沟边缘应设置防止车辆跌入地沟的安全防护装置。

④ 试车道路的承载能力需适应承检车型的轴荷要求，试验车道应铺设平坦、清洁、干燥、硬实的水泥或沥青路面并设有规范的交通标识标线，路面附着系数应不小于0.7。

⑤ 用于驻车制动性能检验的驻车坡道，坡度分别为15%和20%，轮胎与路面间的附着系数不小于0.7，坡道的长度应当比承检车型的最大轴距长1米，宽度应当比承检车型的最大宽度宽1米。参照相关标准采用符合规定的驻车制动检测设备检验时，可不构建驻车坡道。

2. 暂存区设置

（1）暂存区是进口汽车在口岸临时存放的区域。暂存区的面积应与检测业务量相适应，不得与试车道路和行车道路等设施共用。

（2）暂存区应当具有封闭管理的硬件条件；地面平整且经过硬化处理，地面抗压强度应满足存储车辆空载承压要求；设置消防、安全、照明设备；符合口岸进出境货物存储场地卫生监督管理要求。

（十一）＊供港澳地区鲜活产品查验区

1. 查验区设置

（1）查验场应当为相对独立的专用区域，与外界隔离。根据海关监管需要建立通道出入卡口，配置符合海关监管要求的卡口系统并与海关联网。

（2）查验场布局、面积、环境、光线、物流等应满足相关产品的查验需求。

（3）场所设置接卸、储存、查验、处理等功能区域，配备满足货物装卸、场内运输、暂时存放、除害处理等相关设施设备。

（4）场地平整、硬化，无病媒生物孳生地，场地及周围环境应具备有效的防鼠设施。

2. 信息化管理系统

（1）根据海关监管需要，配备与海关联网的信息化管理系统，能够按照海关要求实现货物相关电子数据的传送、交换。

（2）企业自用信息化管理系统应当向海关开放有关功能的授权。

（3）根据海关监管需要，建立符合海关网络安全要求的机房或机柜，建立满足海关对运输工具登临检查、货物查验、场所（场地）巡查等工作要求的无线网络。

3. 其他

查验场应当建立供港澳鲜活品安全、卫生、防疫、应急处置等相关管理制度。

（十二）公路口岸客车查验区

1. 封闭及卡口设置

（1）应当具有独立的封闭区域，设立高度不低于 2.5 米的隔离围网（墙）。

（2）建立通道出入卡口，配置符合海关监管要求的卡口控制系统和设备，并且与海关联网。

2. 场地设置

（1）设置符合海关要求的功能区域，设置区域标识牌，并且标识场内的通行、分流路线。

（2）设置功能完备的场内车辆退车（回程）通道。

（3）设置满足海关对车辆及车载物品检查作业要求的场地，配备海关实施查验、安全防护的设备以及相应的专业操作人员。

（4）根据海关监管需要，预留大型车辆检查设备、辐射探测设备等所需的场地和设施，自行安装且供海关使用的集装箱/车辆检查设备及辐射探测设备等应当与海关联网。

（5）提供存放海关暂不予放行车辆、暂不予放行物品的仓库或者场地。

（6）地面平整、硬化，无病媒生物孳生地，场地及周围环境应具备有效的防控鼠类的设施。

（7）根据海关监管需要，设置必要的检疫处理区。

3. 信息化管理系统

（1）根据海关监管需要，配备与海关联网的信息化管理系统，能够接收海关相关指令信息，并按照海关要求实现车辆进场、出场、查验状态等电子数据的传送、交换。

（2）根据海关监管需要，企业自用信息化管理系统应当向海关开放有关功能的授权。

（3）建立符合海关网络安全要求的机房或机柜，并且建立满足海关对运输工具登临检查、货物查验、场所（场地）巡查等工作要求的无线网络。

（十三）集装箱/箱式货车承载货物查验区

1. 场地设置

（1）查验场地应是相对独立封闭的平台或者有顶棚覆盖的平整场地，配备防控鼠类设施。

（2）查验场地应当便于集装箱/厢式货车停靠，每个停靠点对应一个实施查验作业的区域，宽度应保证集装箱/箱式货车靠泊后开箱及掏箱，划线区分并按顺序编号，相邻作业区域间隔不少于 1 米。

（3）查验场地面积应当满足海关查验作业需求，实施查验作业的区域应满足整箱货物掏箱摆放的要求，并预留货检 X 光机、磅秤、查验工具柜等设备的放置区域。

（4）配备供电及应急供电设施，满足查验作业照明、视频监控、大型集装箱车辆检查设备、查验用 X 光机、移动式查验指挥车、查验电瓶车等设备的供电要求。

（5）安装照明设备，保障查验人员能对货物的铭牌、标识及状态进行清晰识辨别，并满足对查验过程实施全程视频监控和清晰录证的照明要求。

（6）用于集装箱/箱式货车承载的固体废物、大宗散货查验的场地，其作业平台或者顶棚可根据实际查验作业特点予以调整。

2. 网络建设

（1）能够接入海关作业和管理系统。

（2）在查验场地建立全覆盖的无线网络，带宽不低于 100Mb。

3. 查验平台示意图如图 16-1、图 16-2、图 16-3、图 16-4。

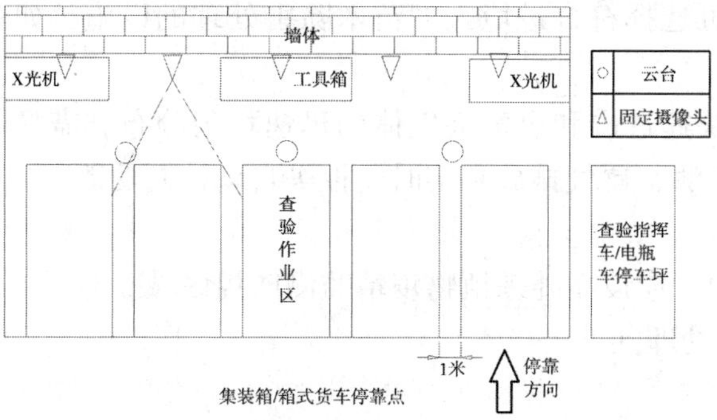

图 16-1　单侧查验平台/场地设置示意图（平面图）

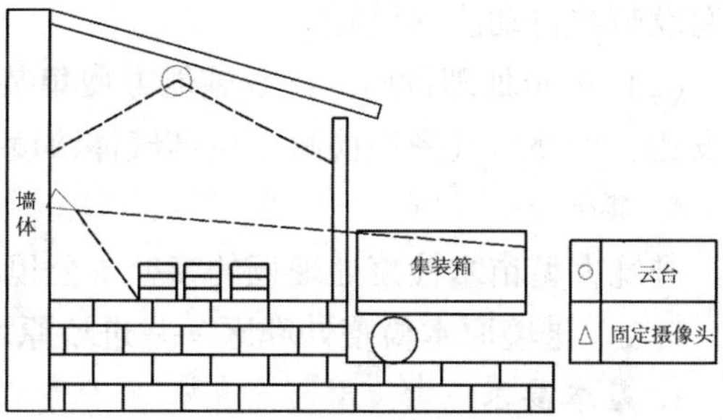

图 16-2　单侧查验平台/场地设置示意图（立面图）

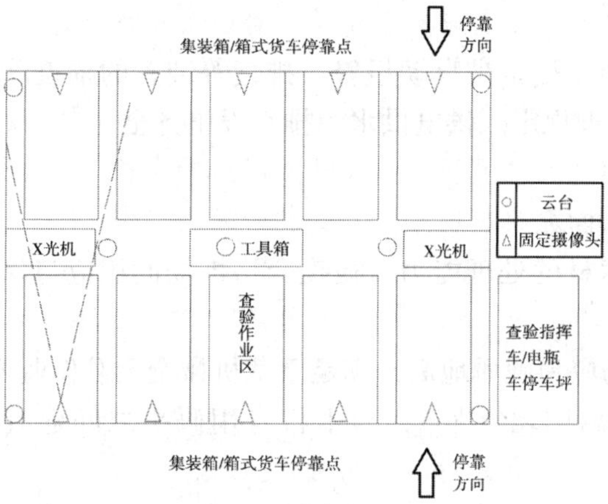

图 16-3　双侧查验平台/场地设置示意图（平面图）

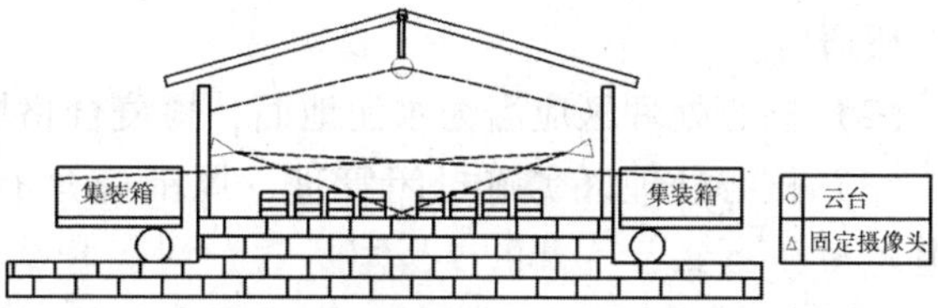

图 16-4　双侧查验平台/场地设置示意图（立面图）

三、检疫处理区

该功能区以检疫处理和卫生处理为主，配套设置必要的查验区、存放区等。包括进境原木检疫处理区、进境大型苗木检疫处理场等。其设置应符合《海关监管作业场所（场地）检疫处理区设置规范》（《海关监管作业场所（场地）设置规范》附件 3）的规定。检疫处理区的设置属于检验检疫领域的特定要求。）

（一）进境大型苗木检疫处理场

1. 基本要求

（1）应当设立在大型苗木隔离苗圃附近。

（2）具有完善的管理制度和防疫措施。

2. 场所设置

（1）地面水泥硬化，场所周边 1 公里内无相关种苗及同科植物，以物理隔离措施封闭，入口设置车辆消毒设施。

（2）场所应当设有专用的现场查验区域，具有符合要求的查验设施。

（3）具备符合要求的检疫处理场地，设立根部处理区、熏蒸处理区，配备土壤处理设施、熏蒸处理设施等满足除害处理要求的相关设施。

（4）设立药剂器械存放库，同时应配备除害处理所需以下药剂及器械。

3. 检疫处理设施

（1）根部处理设施。根据实际情况及需要，可选择符合进境大型苗木除害处理的设施，如药剂浸泡设施或自动滴灌设施。

（2）熏蒸处理设施。该设施能方便集装箱的快速进出和熏蒸剂气体的迅速均匀分布。需具备自动投药、循环、气密性检测、熏蒸气体浓度定时检测、尾气排放和实时监控等自动控制功能。

4. 其他

进境大型苗木检疫处理场的半径1公里范围内，应设立外来植物疫情监测防控区域。

（二）进境原木检疫处理区——进境原木除害处理区

1. 基本要求

（1）区域布局合理，实施封闭管理，与居民区保持安全距离，至少1000米以上。

（2）应当配套建有紧临场所处理区的专用原木装卸区域，处理区周边1000米没有成片林地，无适宜林木有害生物定殖的寄主植物。

（3）木材处理场地场地平整，硬化，雨后无积水。

（4）应当配备通过消防部门验收的消防安全设施，配备带自动报警、排气等装置的检疫除害处理专用药品和药械仓库，并符合危险化学品和消防管理规定。供电供水、排水设施齐全。

2. 功能要求

进境原木检疫处理区分为核心处理区、检疫合格堆场。

（1）核心处理区应当满足年处理200万立方米木材的处理能力。检疫合格堆场面积应与年处理能力相适应。

（2）核心处理区应当为水泥地面，检疫合格堆场应为硬质地面，满足重载机械全天候作业要求。

（3）核心处理区实施封闭管理，周围应建有隔离围墙（栏），与木材专用码头之间建有专用通道。

（4）核心处理区内配套符合海关要求的处理控制室。

（5）处理设施建设应当达到进境木材处理技术指标要求，符合环保和安全生产等相关规定。

3. 处理设施技术要求

（1）熏蒸处理。

①处理设施要求。采用固定设计，单个熏蒸密闭空间不大于1500立方米，并至少设置2个熏蒸药剂浓度检测点。各熏蒸密闭设施间，应布局合理，便于原木装卸和熏蒸安全操作。必要时，配备加温设备，保证整个处理过程原木表皮下5厘米内温度不低于5℃。

②处理设备要求。具备投药、汽化、循环、检测、回收、排放等功能。各项功能应实现自动操作与控制。汽化投药出口温度不低于20℃。气体检测设备灵敏度达到0.1g/m^3。

③熏蒸空间气体循环和气密性要求。密闭条件下，投药后30分钟内熏蒸气体应能实现均匀分布，各检测点之间浓度差小于等于5g/m^3。投药后2小时药剂浓度不低于起始浓度的75%，24小时不低于起始浓度的50%。

④熏蒸药剂重复利用和排放要求。处理设施设计应能实现熏蒸药剂重复利用，再利用率不低于50%。尾气应适当回收，保证排放安全。通风散毒达到0.02g/m^3以下不超过2小时。

⑤报警装置要求。处理区及控制室配置熏蒸药剂安全浓度监测报警装置。报警装置测量精度不低于0.004g/m^3（1ppm）。

（2）水浸处理。

水浸处理过程原木应完全浸泡于水中90天以上。

（3）辐照处理。

原木最低吸收剂量150Gy。

（4）热处理。

中心温度至少要达到71.1℃并保持75分钟以上。

4. 其他

（1）建立完善的防疫管理体系。

（2）配备与进境木材检疫工作量相适应的专业技术人员。

（3）配套建设进境木材检疫处理区的检疫办公、实验用房，保障日常办公和初筛鉴定工作。

（4）配有用于有害生物监测的设施和器具，以开展外来有害生物监测和诱捕。

（三）进境原木检疫处理区——进境原木检疫加工区

1. 基本要求

（1）仅限设置在北方陆路边境口岸内。

（2）区域布局合理，与居民区保持安全距离，至少500米以上。

（3）周围1000米以内无成片树林，尤其是无适宜林木有害生物定殖的寄主植物。

（4）木材堆存场地地面平整，木材处理场地硬化；供电供水、排水、消防设施齐全。

2. 功能要求

进境原木检疫加工区分为加工区、合格堆场。

（1）加工区实施封闭管理，周围应建有隔离围墙（栏）。

（2）加工区内配备实施加工处理的木材加工、烘干设施，并确保能够达到除害处理效果。

（3）合格堆场应为硬质地面，满足重载机械作业要求。

（4）针对加工过程中产生的下脚料配备符合要求的存放场地及处理设施。

3. 防疫要求

（1）建立完善的防疫管理体系。

（2）配备与进境木材检疫工作量相适应的专业技术人员。

（3）配套建设进境原木检疫加工区的检疫办公、实验用房，保障日常办公和初筛鉴定工作。

（4）配备用于有害生物监测的设施和器具，以开展外来有害生物监测和诱捕。

第三节｜指定监管场地

为科学、有效防范有关进口产品可能带来的动植物疫情疫病及食品安全风险，原国家质检总局根据《进出境动植物检疫法》《食品安全法》《进出口商品检验法》等法律法规规定，陆续出台规范性文件，要求“进境植物种苗、进境木材、进境粮食、进境水果、进口肉类、进境食用水生动物、进口冰鲜水产品”等七大类产品，应从符合对应条件的指定口岸进口。

2018年机构改革后，海关总署对原国家质检总局相关制度进行了梳理整合，发布《海关指定监管场地管理规范》（海关总署公告2019年第212号）明确：指定监管场地是指符合海关监管作业场所（场地）的设置规范，满足动植物疫病疫情防控需要，对特定进境高风险动植物及其产品实施查验、检验、检疫的监管作业场地（简称“指定监管场地”）。

2021年，海关总署修订了《海关指定监管场地管理规范》（海关总署公告2021年第4号），确定海关指定监管场地包括：进境肉类指定监管场地、进境冰鲜水产品指定监管场地、进境粮食指定监管场地、进境水果指定监管场地、进境食用水生动物指定监管场地、进境植物种苗指定监管场地、进境原木指定监管场地、其他进境高风险动植物及其产品指定监管场地，删除了海关总署公告2019年第212号的规定的“进境动物隔离检疫场”。

进境水生动物及其装载容器、包装物，以及其他可能传播动物疫病的运输工具、场地、物品以及有关人员需按规定实施防疫消毒，并满足《进出境动物防疫消毒技术规范》（详见本章附件）。

一、制度依据

1.《海关指定监管场地管理规范》（海关总署公告 2021 年第 4 号，详见本书第十三章第一节）。

2.《海关总署关于废止海关总署 2019 年第 74 号等 8 部公告的公告》（海关总署公告 2023 年第 31 号）。［该公告废止了《海关总署关于公布进口肉类指定监管场地名单的公告》（海关总署公告 2019 年第 74 号）、《海关总署关于公布进境水果指定监管场地名单的公告》（海关总署公告 2019 年第 80 号）、《海关总署关于公布进境粮食指定监管场地名单的公告》（海关总署公告 2019 年第 81 号）、《海关总署关于公布进境植物种苗指定监管场地名单的公告》（海关总署公告 2019 年第 89 号）、《海关总署关于公布进境食用水生动物指定监管场地名单的公告》（海关总署公告 2019 年第 92 号）、《海关总署关于公布进口冰鲜水产品指定监管场地名单的公告》（海关总署公告 2019 年第 114 号）、《海关总署关于发布进境木材指定监管场地的公告》（海关总署公告 2019 年第 165 号）等公告。］

二、指定监管场地名单

（一）发布方式

海关总署公告 2023 年第 31 号明确："指定监管场地相关工作依据《海关指定监管场地管理规范》（海关总署 2021 年第 4 号公告附件 3）办理，各类指定监管场地名单在海关总署门户网站（www. customs. gov. cn）公布，并实施动态管理"。

（二）查询方式

可在海关总署官方网站的"专题专栏—业务专栏—指定监管场地名单"栏目查询。如图 16-5 所示。

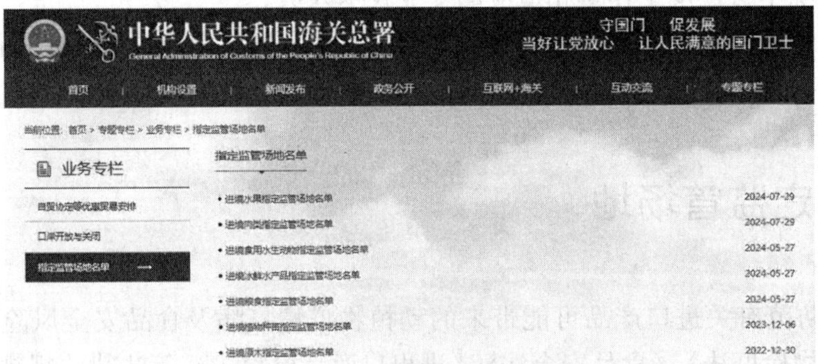

图 16-5　监管场地查询方式

第四节｜检验检疫隔离检疫场所

《进出境动植物检疫法》规定：输入动植物、动植物产品和其他检疫物，应当在进境口岸实施检疫。未经口岸动植物检疫机关同意，不得卸离运输工具。输入动植物，需隔离检疫的，在口岸动植物检疫机关指定的隔离场所检疫。因口岸条件限制等原因，可以由国家动植物检疫机关决定将动植物、动植物产品和其他检疫物运往指定地点检疫。在运输、装卸过程中，货主或者其代理人应当采取防疫措施。指定的存放、加工和隔离饲养或者隔离种植的场所，应当符合动植物检疫和防疫的规定。

进境动物及其装载容器、包装物，进出境动物隔离场所，以及其他可能传播动物疫病的运输工具、场地、物品以及有关人员需按规定实施防疫消毒，并满足《进出境动物防疫消毒技术规范》（详见本章附件）中对应的要求。

一、进境动物隔离检疫场

现行的《海关总署关于修订〈海关监管作业场所（场地）设置规范〉〈海关监管作业场所（场地）监控摄像头设置规范〉和〈海关指定监管场地管理规范〉的公告》（海关总署公告 2021 年第 4 号）不再将进境动物隔离检疫场作为海关监管作业场所（场地）进行管理，而作为进境动物检疫监管全链条中的一环，按进境动物隔离检疫监管要求实施集中统一管理。

（一）制度依据

1.《进境动物隔离检疫场使用监督管理办法》（国家质检总局令第 122 号公布，海关总署令第 238 号、第 240 号、第 243 号修正）；

2.《关于〈进境动物隔离检疫场使用监督管理办法〉配套文件的公告》（国家质检总局公告 2009 年第 116 号）；

3.《海关总署关于公布进境动物隔离检疫场名单的公告》（海关总署公告 2020 年第 29 号）；

4.《进境动物检疫管理办法》（总检动字［1992］第 10 号，国家质检总局公告 2017 年第 54 号公布继续有效）；

5.《关于进一步规范和明确进境大中动物检验检疫工作程序及要求的通知》（国质检动函［2004］440 号，国家质检总局公告 2017 年第 54 号公布继续有效）。

（二）建设要求

《进境动物隔离检疫场使用监督管理办法》规定：隔离场的选址、布局和建设，应当符合国家相关标准和要求。在《关于〈进境动物隔离检疫场使用监督管理办法〉配套文件的公告》（国家质检总局公告 2009 年第 116 号）中明确了有关具体要求。

1. 进境大中动物指定隔离场基本要求

《关于〈进境动物隔离检疫场使用监督管理办法〉配套文件的公告》（国家质检总局公告 2009 年第 116 号）附件 3 规定：牛、羊指定隔离场应当符合《进境牛羊隔离场建设的要求》（SN/T 1491—2004）标准；猪指定隔离场应当符合《进境种猪临时隔离场建设规范》（SN/T 2032—2007）标准；马、驴等其它大中动物指定隔离场参照牛、羊指定隔离场标准执行。

以上出入境检验检疫行业标准的最新版本为《进境牛羊指定隔离检疫场建设规范》（SN/T 4233—2021）和《进境种猪指定隔离检疫场建设规范》（SN/T 2032—2021），使用时应注意相关标准是否已有更新版本。

此外，2023 年 2 月 1 日起实施的《进境马属动物指定隔离检疫场建设规范》（SN/T 5476—2022）可供进一步参考，使用时也应注意相关标准是否已有更新版本。

2. 进境小动物指定隔离检疫场基本要求

《关于〈进境动物隔离检疫场使用监督管理办法〉配套文件的公告》（国家质检总局公告 2009 年第 116 号）附件 4 规定进境小动物指定隔离检疫场应当符合以下要求：

（1）具有完善的动物饲养、卫生防疫等管理制度。

（2）配备兽医专业技术人员。

（3）须远离相应的动物饲养场、屠宰加工厂、兽医院、居民生活区及交通主干道、动物交易市场等场所至少 3 千米。

（4）四周必须有实心围墙，能够有效防止人员、车辆和其他动物进入隔离场。如果隔离场具有良好的自然隔离条件，如环山、环水等，可以用铁丝网代替外围墙。

（5）隔离场大门及其显着位置须设立隔离检疫警示标志。入口处须设有消毒池（垫）。

（6）场内应有必要的供水、电、保温及通风等设施，水质符合国家饮用水标准。

（7）场内应分设生活办公区和隔离区，各区之间须有实心墙分隔。隔离区内应包括隔离饲养区（或种蛋孵化区）、病畜禽隔离区、粪便污水处理区、草料区、兽医诊疗室等。

（8）与外界及各区间的通道应设有消毒池（垫），用于进出人员脚底和车辆等的消毒设施，通道应避免交叉污染。

（9）人员进出隔离区的通道要设更衣室、淋浴室。备有专用工作服、鞋、帽。淋浴室应能满足人员进出洗浴的要求。

（10）隔离饲养舍应满足不同动物的生活习性需要，与其他栏舍及外界相对封闭，且有必要的饲喂、饮水、保温、通气等设施，能够满足动物饲养、生存及福利等基本需要。

（11）须配备供存放和运输样品、死亡动物的设备；场内设有死亡动物及废弃物无害化处理设施。

（12）有供检验检疫人员工作和休息的场所，并配备电话、电脑等必要的办公设备。

此外，2023 年 2 月 1 日起实施的出入境检验检疫行业标准《进境种用雏禽指定隔离检疫场建设规范》（SN/T 5475—2022）可供进一步参考，使用时应注意相关标准是否已有更新版本。

3. 进境陆生野生动物指定隔离检疫场基本要求

《关于〈进境动物隔离检疫场使用监督管理办法〉配套文件的公告》（国家质检总局公告 2009 年第 116 号）附件 5 规定进境陆生野生动物指定隔离检疫场应当符合以下要求：

（1）具有完善的动物饲养管理、卫生防疫等管理制度。

（2）配备兽医专业技术人员。

（3）须远离相应的动物饲养场、屠宰加工厂、兽医院、居民生活区及交通主干道、动物交易市场等场所。

（4）四周须有实心围墙或与外界环境隔离的设施，并有醒目的警示标志。

（5）人员进出隔离区的通道要设更衣室。备有专用工作服、鞋、帽。

（6）场内具备与申请进境野生动物种类和数量相适应的饲养条件和隔离检疫设施，具有安全的防逃逸装置。

（7）场内设有污水处理和粪便储存场所。

（8）场内应具有捕捉、保定动物所需场地和设施。

（9）场内应有必要的供水、电、保温及通风等设施，水质符合国家饮用水标准。

（10）隔离检疫区与生活办公区严格分开。隔离场和隔离舍入口均须设有消毒池（垫）。

（11）场内须配备供存放和运输样品、死亡动物的设备。场内须有死亡动物及废弃物无害化处理设施。

（12）有供检验检疫人员工作和休息的场所，并配备电话、电脑等必要的办公设备。

4. 进境演艺、竞技、展览及伴侣动物指定隔离检疫场基本要求

《关于〈进境动物隔离检疫场使用监督管理办法〉配套文件的公告》（国家质检总局公告 2009 年第 116 号）附件 6 规定进境演艺、竞技、展览及伴侣动物指定隔离检疫场应当符合以下要求：

（1）具有完善的动物饲养管理、卫生防疫等管理制度。

（2）配备兽医专业技术人员。

（3）须远离相应的动物饲养场、屠宰加工厂、兽医院、交通主干道及动物交易市场等场所。

（4）四周须有与外界环境隔离的设施，并有醒目的警示标志，入口须设有消毒池（垫）。

（5）具备与申请进境演艺、竞技、展览及伴侣动物种类和数量相适应的饲养条件和隔离舍，具有安全的防逃逸装置。

（6）设有污水和粪便集中消毒处理的场所。

（7）有专用捕捉、固定动物所需场地和设施。

（8）场内应有必要的供水、电、保温及通风等设施，水质符合国家饮用水标准。

（9）配备供存放和运输样品、死亡动物的设备。

（10）有供检验检疫人员工作和休息的场所，并配备电话、电脑等必要的办公设备。

5. 进境水生动物指定隔离检疫场基本要求

《关于〈进境动物隔离检疫场使用监督管理办法〉配套文件的公告》（国家质检总局公告 2009 年第 116 号）附件 7 规定进境水生动物指定隔离检疫场应当符合以下要求：

（1）具有完善的动物饲养管理、卫生防疫等管理制度。

（2）配备水产养殖专业技术人员。

（3）须远离其他水生动物养殖场、水产加工厂及居民生活区等场所。

（4）四周须有与外界环境隔离的设施，并有醒目的警示标志。

（5）具有独立的供水系统及消毒设施。水源无污染，养殖用水应符合我国渔业水域水质标准，并经过滤净化处理。

（6）有可靠的供电系统、良好的增氧设备，具备与申请进出境动物种类和数量相适应的养殖环境和条件，必要时还应有可调控水温的设备。

（7）排水系统完全独立，并具有无害化处理设施。

（8）隔离检疫区与生活区严格分开。隔离场和隔离池舍入口均须设有消毒池（垫）。

（9）具有防逃逸设施。

（10）配备供存放和运输样品、死亡动物的设备。

（11）有供检验检疫人员工作和休息的场所，并配备电话、电脑等必要的办公设备。

现行的出入境检验检疫行业标准《进境水生动物指定隔离检疫场建设规范》（SN/T 2523—2021）可供进一步参考，使用时应注意相关标准是否已有更新版本。

6. 进境实验动物隔离场基本要求

《关于〈进境动物隔离检疫场使用监督管理办法〉配套文件的公告》（国家质检总局公告 2009 年第 116 号）附件 8 规定：实验动物隔离场，应当符合《实验动物环境及设施》（GB 14925）标准；该标准未涉及的其他实验动物参照该标准执行。

以上国家标准的最新版本为《实验动物 环境及设施》（GB 14925—2023），使用时应注意相关标准是否已有更新版本。

（三）隔离检疫场名单

《海关总署关于公布进境动物隔离检疫场名单的公告》（海关总署公告 2020 年第 29 号）明确，自该公告发布之日起，海关总署在官方网站（www. customs. gov. cn）公布《进境动物隔离检疫场名单》，并实施动态管理。

可在海关总署动植司网站（dzs. customs. gov. cn），访问“企业信息—活动物类—陆生动物”栏目查询《进境动物隔离检疫场名单》。

二、进境植物繁殖材料隔离检疫圃

（一）制度依据

《进出境植物检疫监督管理办法》（总检植字〔1993〕第 8 号，国家质检总局公告 2017 年第 54 号公布继续有效）；

《进境植物繁殖材料隔离检疫圃管理办法》（国家出入境检验检疫局令第 11 号发布，原国家质检总局令第 196 号、海关总署令第 238 号修正）。

（二）建设要求

隔离检疫圃依据隔离条件、技术水平和运作方式分为：

1. 国家隔离检疫圃（简称国家圃）：承担进境高、中风险植物繁殖材料的隔离检疫工作。

2. 专业隔离检疫圃（简称专业圃）：承担因科研、教学等需要引进的高、中风险植物繁殖材料的隔离检疫工作。

3. 地方隔离检疫圃（简称地方圃）：承担中风险进境植物繁殖材料的隔离检疫工作。

申请从事进境植物繁殖材料隔离工作的隔离检疫圃的隔离条件、设施、仪器设备、人员、管理措施应当符合隔离检疫需要。可参考以下标准确定具体的建设内容：

ISPM 34 入境后植物检疫站的设计和操作。

GB/T 23415—2009 隔离检疫圃分级。

GB/T 36814—2018 进境植物隔离检疫圃的设计和操作。

SN/T 1619—2017 植物隔离检疫圃分级标准。

参考材料

在《国家林业和草原局关于加强引进林草种子、苗木检疫审批与监管工作的通知》（林生规〔2022〕1号）中明确规定："林草引种单位应具备与引进的种苗种类、数量相适应的隔离试种地。其中，引进果品生产或经营用种苗的，隔离试种地应为国家林业和草原局认定的普及型国外引种试种苗圃；政府、团体、科研教学机构引进用于展览、科研、交流、交换、赠送的种苗的，隔离试种地需通过审批机构组织的专家评审。"

按照《普及型国外引种试种苗圃资格认定管理办法》（国家林业局令第17号发布，国家林业局令第42号修改）的规定：从事林木种子、苗木和其他繁殖材料生产、经营的单位或者个人，可以申请普及型国外引种试种苗圃资格认定。申请普及型国外引种试种苗圃资格认定，应当具备以下条件：

1. 苗圃周围一定距离内无与所引种试种植物同科、同属的植物；

2. 具有围墙、防疫沟等引种试种隔离条件；

3. 具有检疫和除治病虫害的设施、设备；

4. 引种试种的管理措施和制度健全；

5. 配备林业有害生物防治专业技术人员；

6. 苗圃地使用权期限不少于3年。

附件

进出境动物防疫消毒技术规范

（国质检动〔2012〕665号）

2012年，原国家质检总局印发了《进出境动物防疫消毒技术规范》（国质检动〔2012〕665号），规定了进出境动物防疫消毒工作的监督管理要求及防疫消毒实施的技术规范。这部规范适用于进出境动物、动物产品和其他检疫物，及其装载容器、包装物，进出境动物隔离场所，进出境动物产品贮存、加工、生产的场所，以及其他可能传播动物疫病的运输工具、场地、物品以及有关人员的防疫消毒工作。

这部规范除《总则》（第一部分）外，还包括《进出境陆生动物消毒技术规范》（第二部分）、

《进出境水生动物消毒技术规范》（第三部分）、《进出境动物产品防疫消毒技术规范》（第四部分）、《进出境运输工具消毒技术规范》（第五部分）以及《重要动物疫病防疫消毒技术规范》（第六部分）。现将这部规范整理收录，以便读者学习参考。

此外，已有《进出境动物防疫消毒技术规范总则》（SN/T 4659—2016）、《进出境陆生动物隔离检疫场防疫消毒技术规范》（SN/T 5419—2022）、《进出境动物产品防疫消毒技术规范》（SN/T 4884—2017）、《进出境皮、毛、绒防疫消毒规程》（SN/T 4804—2017）等出入境检验检疫行业标准可供进一步参考，使用时应注意相关标准是否已有更新版本。

目　录

第一部分　总　则

1　适用范围
2　依据
3　术语及定义
4　基本原则
5　基本要求
5.1　检验检疫监管机构及监管人员要求
5.2　防疫消毒从业单位及人员要求
5.3　防疫消毒设施要求
5.3.1　口岸防疫消毒场地及设施
5.3.2　进出境动物隔离场
5.3.3　进境非食用动物产品生产加工存放场所
5.3.4　动物和动物产品无害化处理场所
5.4　防疫消毒技术要求
6　防疫消毒方法、消毒剂的选择原则
6.1　防疫消毒防疫选择原则
6.2　防疫消毒消毒剂选择原则
6.3　防疫消毒一般程序
7　防疫消毒效果评价和监管验证
8　防疫消毒剂和器械的管理
9　安全和环保管理

第二部分　进出境陆生动物消毒技术规范

1　适用范围
2　操作程序
2.1　准备工作
2.1.1　人员准备
2.1.2　制定工作方案
2.1.3　药品配制
2.1.4　器械及用具
2.2　步骤与方法
2.2.1　船舶及装卸动物码头隔离区域的消毒

2.2.2 飞机及装卸动物停机坪隔离区的消毒
2.2.3 笼具和铺垫材料的消毒
2.2.4 运输车辆的消毒
2.2.5 动物隔离场的消毒
2.3 效果评定
3 监管要求
3.1 监督检查药品选择与配制
3.2 监督检查实际操作流程
3.3 抽查效果评定
3.4 审核记录报告填写
4 注意事项
附录 A
附录 B
附录 C

第三部分 进出境水生动物消毒技术规范

1 适用范围
2 操作程序
2.1 准备工作
2.1.1 人员准备
2.1.2 制定工作方案
2.1.3 药品配制
2.1.4 器械及用具
2.2 步骤与方法
2.2.1 防疫性消毒
2.2.1.1 运输工具、包装物、装载用水（冰）、器具、其他铺垫材料
2.2.1.2 现场查验场地、养殖场、临时隔离场及暂养场
2.2.1.3 鱼卵
2.2.2 紧急消毒
2.2.2.1 运输工具、包装物、装载用水（冰）、器具、其他铺垫材料
2.2.2.2 现场查验场地、养殖场、临时隔离场及暂养场
2.2.2.3 动物尸体
2.2.3 记录填写
2.3 效果评定
3 监管要求
3.1 监督检查药品选择与配制
3.2 监督检查实际操作流程
3.3 抽查效果评定
3.4 审核记录报告填写
4 注意事项
附录 A
附录 B

附录 C
附录 D

第四部分　进出境动物产品防疫消毒技术规范

1　适用范围
2　操作程序
2.1　准备工作
2.1.1　人员准备
2.1.2　制定工作方案
2.1.3　药品配制
2.1.4　器械及用具
2.2　步骤与方法
2.2.1　运载工具的防疫消毒
2.2.2　非食用动物产品外包装（表面）的防疫消毒
2.2.3　动物源性饲料外包装的防疫消毒
2.2.4　动物产品装卸场地的防疫消毒
2.2.5　铺垫材料、废弃物的防疫消毒
2.2.6　不合格动物产品的防疫消毒
2.2.7　指定加工、仓储企业的防疫消毒
2.3　效果评定
3　监管要求
3.1　监督检查药品选择与配制
3.2　监督检查实际操作流程
3.3　抽查效果评定
3.4　审核记录报告填写
4　注意事项
附录 A
附录 B

第五部分　进出境运输工具消毒技术规范

1　适用范围
2　操作程序
2.1　准备工作
2.1.1　人员准备
2.1.2　制定工作方案
2.1.3　药品配制
2.1.4　器械及用具
2.2　步骤与方法
2.2.1　车辆防疫消毒处理
2.2.2　火车防疫消毒处理
2.2.3　一般船舶防疫消毒处理
2.2.4　废旧船舶的防疫消毒处理

2.2.5 飞机防疫消毒
2.2.6 集装箱防疫消毒处理
2.3 后续处理
2.4 低温环境下常用消毒剂的配制
2.5 记录填写
2.6 效果评定
3 监管要求
3.1 监督检查药品选择与配制
3.2 监督检查实际操作流程
3.3 抽查效果评定
3.4 审核记录报告填写
4 注意事项
附录A
附录B
附录C
附录D

第六部分 重要动物疫病防疫消毒技术规范

1 口蹄疫
1.1 口蹄疫病毒属性
1.2 有效灭活和消毒药剂
1.3 传带口蹄疫病毒动植物产品的防疫消毒方法
1.4 发生口蹄疫的紧急防疫消毒规程
1.4.1 消毒准备
1.4.2 操作程序
1.4.3 填写消毒记录
1.4.4 注意事项
2 禽流感
2.1 禽流感病毒属性
2.2 有效灭活和消毒药剂
2.3 传带禽流感病毒动植物产品的防疫消毒方法
2.4 发生口蹄疫的紧急防疫消毒规程
2.4.1 消毒准备
2.4.2 操作程序
2.4.3 填写消毒记录
2.4.4 注意事项
3 炭疽
3.1 炭疽属性
3.2 有效灭活和消毒药剂
3.3 传带炭疽动植物产品的防疫消毒方法
3.4 发生炭疽的紧急防疫消毒规程
3.4.1 消毒准备

3.4.2　操作程序
3.4.3　填写消毒记录
3.4.4　注意事项
4　非洲猪瘟
4.1　非洲猪瘟病毒属性
4.2　有效灭活和消毒药剂
4.3　传带非洲猪瘟病毒动植物产品的防疫消毒方法
4.4　发生非洲猪瘟的紧急防疫消毒规程
4.4.1　消毒准备
4.4.2　操作程序
4.4.3　填写消毒记录
4.4.4　注意事项
附录

第一部分　总　则

1　适用范围

本规范规定了进出境动物防疫消毒工作的监督管理要求及防疫消毒实施的技术规范。

本规范适用于进出境动物、动物产品和其他检疫物，及其装载容器、包装物，进出境动物隔离场所，进出境动物产品贮存、加工、生产的场所，以及其他可能传播动物疫病的运输工具、场地、物品以及有关人员的防疫消毒工作。

2　依据

2.1　法律法规

中华人民共和国进出境动植物检疫法

中华人民共和国动物防疫法

中华人民共和国进出境动植物检疫法实施条例

重大动物疫情应急条例

进境动物隔离检疫场使用监督管理办法（质检总局令2009年第122号）

2.2　技术标准

GB 16548 病害动物和病害动物产品生物安全处理规程①

GB 16569 畜禽产品消毒规范

GB 15981 消毒与灭菌效果的评价方法与标准②

消毒技术规范（2002年）卫生部

GB 12475 农药贮运、销售和使用的防毒规程

GB 15603 常用危险化学品储存通则③

GB/T 18635—2002 动物防疫　基本术语

GBZ 71—2002 职业性急性化学物中毒诊断总则④

---

① 《病害动物和病害动物产品生物安全处理规程》GB 16548—2006已于2017年3月23日废止。同年7月3日，农业部印发了《病死及病害动物无害化处理技术规范》（农医发〔2017〕25号）。

② 该标准目前有效版本为《消毒器械灭菌效果评价方法》（GB/T 15981—2021）。

③ 该标准目前有效版本为《危险化学品仓库储存通则》（GB 15603—2022）。

④ 该标准目前有效版本为《职业性急性化学物中毒的诊断 总则》（GBZ 71—2013）。

3　术语及定义

3.1　动物防疫消毒（以下简称防疫消毒）：通过物理、化学、生物等技术方法，清除并杀灭外界环境中所有病原体（包括动物疫病重要传播媒介节肢动物和鼠），消灭动物疫病传染源、切断传播途径，防止动物疫病发生蔓延的手段。包括熏蒸、消毒、扑杀、销毁、无害化处理、杀虫、灭鼠等处理方法。

3.2　预防性消毒：在未发现传染源的情况下，经常采用一定的消毒措施，杀灭、清除动物体、动物产品及货物或外部环境可能污染的病原微生物，达到防止动物传染病发生的目的。

3.3　紧急消毒（又称临时消毒）：在发生动物传染病时，为了及时清除、消灭从患病动物体内排除的病原体而采取的应急性消毒措施。

3.4　终末消毒：在病畜解除隔离、痊愈或死亡后，或者在疫区解除封锁之前，对可能残留的病原体所进行的全面彻底的消毒。

3.5　熏蒸：在密闭环境下，采用熏蒸剂这类化合物以杀灭病原体的技术措施。

3.6　无害化处理：通过焚毁、化制、掩埋或其他物理、化学、生物学等方法将带有或疑似带有病原体的动物尸体、动物产品、进境动物隔离期间产生的粪便、垫料及污物、污水，进境检出的有害生物进行处理，以彻底消灭其所携带的病原体，达到消除病害因素，保障人畜健康安全的目的。

3.7　扑杀：将被某疫病感染的动物（有时包括可疑感染动物）全部杀死并进行无害化处理，以彻底消灭传染源和切断传染途径。

3.8　销毁：将动物尸体及其产品或附属物进行焚烧、化制等无害化处理，以彻底消灭它们所携带的病原体。

3.9　杀虫：采用物理、化学、生物学等方法消灭或减少疫病媒介昆虫或动物体外寄生虫。

3.10　灭鼠：采取措施使鼠类数量减少以至消灭，以防止其危害。

3.11　效果评价：用微生物监测法、化学指示器材监测法、生物指示器材监测法、模拟包装监测法、程序监测法等一定的方法衡量分析防疫消毒所达到的预定目标和指标的实现程度，并做出科学的判断。

3.12　监管验证：检验检疫监管人员在现场判断防疫消毒从业单位的防疫消毒工作是否按照有关标准或操作规范的要求实施而进行的符合性或技术性验证活动。

3.13　防疫消毒从业单位：经检验检疫机构考核认证并取得从业资格的从事本规范适用范围内防疫消毒工作的单位。

3.14　消毒剂：防疫消毒过程中使用的用于杀灭微生物以达到消毒或灭菌要求的制剂。

3.15　非食用动物产品：未经加工或虽经加工仍存在动物卫生、公共卫生风险，但经过深加工或检疫处理能使风险降低到可接受水平的非供人类或动物食用的动物产品（不含精液、胚胎、种蛋）。

4　基本原则

4.1　依法依规：防疫消毒工作必须有充分的法律法规或行政规章规定的依据，符合相关规定，根据不同情形科学地确定不同的防疫消毒处理方法。

4.2　科学有效：防疫消毒工作必须科学有效，杜绝动物疫病的传播和扩散的风险，实现把关有效。

4.3　安全环保：防疫消毒方法应当安全可靠，在保证效果的前提下降低残毒，减少污染环境。

4.4　促进贸易：防疫消毒应在确保有效的前提下，尽量减少经济损失以促进对外贸易的发展。

5　基本要求

5.1　检验检疫监管机构及监管人员要求

5.1.1　国家质检总局动植司统一主管全国进出境动物防疫消毒工作，各直属检验检疫局动物检疫部门负责各自辖区内进出境动物防疫消毒的监管工作。

5.1.2 检验检疫机构应建立防疫消毒监督管理制度，严格实施防疫消毒从业单位的资质管理。

5.1.3 检验检疫机构采用日常监管和年审相结合的方式，对防疫消毒从业单位的从业人员资质、防疫消毒的设施、药械、工作质量、安全管理等进行监督考核管理。

5.1.4 检验检疫机构应按照国家有关规定和标准，对防疫消毒工作进行监督、指导、效果评价和监管验证工作。具体监管方式、监管频率分别按照相关文件和作业指导书要求执行。

5.1.5 检疫监管人员应按照相关规定进行防疫消毒技术培训，具备相应监管能力。

5.1.6 检验检疫机构对防疫消毒从业单位提交的防疫消毒方案进行审核，审查其处理方式、使用消毒剂、技术要求和标准以及安全防护措施等，符合要求的，予以确认，同意其实施；不符合要求的，通知其重新提交方案。

5.1.7 检验检疫机构鼓励使用自动化防疫消毒通道等现代化、自动化的先进防疫消毒设施。

5.1.8 检验检疫机构对防疫消毒方案的实施进行监管和指导。

5.1.9 对防疫消毒从业单位未按规定进行防疫消毒、防疫消毒不合格的，检验检疫机构应责令其重新实施防疫消毒。

5.1.10 检验检疫机构应做好防疫消毒监管工作记录。

5.2 防疫消毒从业单位及人员要求

5.2.1 防疫消毒从业单位应具备独立法人资格和有关营业执照，经检验检疫机构考核认证取得动物防疫消毒资质，方可从事防疫消毒业务。

5.2.2 防疫消毒从业单位应具备与防疫消毒处理业务相适应的设施设备，有符合相关要求专门的消毒剂仓库和器械仓库，有对防疫消毒进行效果评价的实验室或者委托实验室。

5.2.3 防疫消毒从业单位应建立运行有效的质量保证体系，有健全的防疫消毒处理工作程序，安全操作等方面的规章制度及应急预案。

5.2.4 防疫消毒从业单位应配备与相关业务工作相适应的专业人员；应建立从业人员档案（内容包括经历、资格、岗位、技能、培训、健康等）。

5.2.5 防疫消毒从业人员应经相关法律法规、技术标准、现场操作以及专业知识的培训，通过考试和能力评估，获得从业证书，并持证上岗。

5.2.6 防疫消毒从业人员应明确并理解自己的职责，遵守有关出入境检验检疫的法律法规的规定，保证防疫消毒处理工作安全、有效，并承担相应的法律责任。

5.2.7 防疫消毒从业人员应定期进行体检，患有相关人畜共患传染病的人员不得从事防疫消毒工作。

5.2.8 防疫消毒所用消毒剂、器械应取得国家药械主管部门的许可，不得使用国家明令禁止的消毒剂。

5.2.9 用环氧乙烷、溴甲烷等危险化学品或电离辐射等方法进行防疫消毒的，其使用贮存运输的安全与环境保护等方面要求按国家有关规定执行。

5.2.10 防疫消毒时应严格按照国家相关规范、标准、规定进行实施。

5.2.11 防疫消毒从业单位要做好防疫消毒处理有关记录，并及时归档，留存2年以上。

5.3 防疫消毒设施要求

口岸防疫消毒场地及设施、进出境动物隔离场、进境非食用动物产品生产、加工、存放场所、动物和动物产品无害化处理场所的选址和布局应符合国家防疫要求，规划、设计、建设应符合相应要求。

5.3.1 口岸防疫消毒场地及设施：

5.3.1.1 防疫消毒处理区域应完全封闭，位于办公、生活区的下风方向，相隔距离不少于

50m，面积不少于1000㎡。

5.3.1.2　防疫消毒场地应地面平整、坚固、硬化，无病媒生物孳生地，场地及周围环境应具备有效的防鼠设施与防鼠带；

5.3.1.3　防疫消毒处理场地配套设施应包括标志牌、告示牌、防疫消毒平台等；

5.3.1.4　有车辆清洗、机动消毒和污水污物无害化处理设施设备，上述设施应符合国家相关标准；

5.3.1.5　对于动物卸载区域应有固定的车辆消毒场地，动物出入口应当分别设置；

5.3.1.6　从事熏蒸消毒处理的，处理场地、设施、消毒剂库建设等应符合国家相关规定。

5.3.2　进出境动物隔离场：

5.3.2.1　隔离场应按相关法规和标准要求合理布局，分设不同功能区域；

5.3.2.2　隔离场与外界和场内各区之间应建有围墙及消毒通道，隔离场的出入口须有消毒设施，并配备有必要的消毒、杀虫、灭鼠药械设备；

5.3.2.3　隔离场通道须设有动物和车辆进出的消毒池，消毒池的宽度与门同宽，长度不少于4m，深度不少于0.2m；

5.3.2.4　人员的出、入通道要设有更衣、洗手消毒设施、消毒池或者消毒垫；

5.3.2.5　应建有配套的病死畜及疫畜、污水、污物等无害化处理设施或处理（置）设备；

5.3.2.6　应设有专用的运输车辆清理消毒场所，并配备必要的消毒设施；

5.3.2.7　隔离饲养区地面和墙壁应易于清洗和消毒

5.3.2.8　进境动物隔离场应设置饲草、饲料及垫料进行熏蒸消毒处理的场所，场所条件应符合国家相关规定。

5.3.2.9　进境水生动物隔离场应具有独立的供水系统及消毒设施，并具有无害化处理设施。

5.3.3　进境非食用动物产品生产加工存放场所：

5.3.3.1　生产加工区进出通道须设置与门等宽、长度不少于4m、深度不低于0.2m的消毒池或者其他能够有效消毒的设施。

5.3.3.2　存放仓库和生产、加工车间进出口通道应设有与门等宽的消毒池（垫）。

5.3.3.3　存放仓库和生产加工区的进出口通道应设有更衣室、盥洗室和浴室，更衣室内应装有紫外灯等消毒杀菌装置，需有足够数量的更衣箱。盥洗室内应有洗手消毒设施。

5.3.3.4　应配备足够数量的消毒、杀虫、灭鼠设施和消毒剂、器械，并有专库存放。

5.3.3.5　有对运输车辆、工具、库场和车间，以及进境包装物、铺垫材料和生产、加工过程中产生的废弃物、下脚料、污水进行防疫消毒处理的场所和设施。

5.3.4　动物和动物产品无害化处理场所：

5.3.4.1　场区周围建有围墙，无害化处理区与生活办公区分开，并有隔离设施。

5.3.4.2　场地符合国家有关防疫要求，地面平整硬化，排水通畅，通风良好，清洁卫生，无病媒昆虫孳生地。

5.3.4.3　场区出入口处设置与门同宽，长4m、深0.2m以上的消毒池，并设有单独的人员消毒通道。

5.3.4.4　无害化处理区内设置染疫动物扑杀间、无害化处理间、冷库等。

5.3.4.5　动物扑杀间、无害化处理间入口处设置人员更衣室，出口处设置消毒室。

5.3.4.6　配置机动消毒设备和车辆清洗、杀虫、灭鼠药械设备。

5.3.4.7　动物扑杀间、无害化处理间等配备相应规模的无害化处理、污水污物处理设施设备。

5.3.4.8　有运输动物和动物产品的专用密闭车辆。

5.4　防疫消毒技术要求

5.4.1　对拟实施防疫消毒处理的货物，我国或输入国家/地区有明确方法和技术指标要求的，按照明确的方法和技术指标要求实施处理。

5.4.2　对拟实施防疫消毒处理的货物，有方法但没有明确技术指标，拟参照采用相关技术指标的，必须组织专家对拟采用的具体指标进行评估，经评估认为可以有效杀灭病原微生物和有害生物的，方可参照相关技术指标实施处理。

5.4.3　防疫消毒使用的消毒剂要具有针对性，即对拟控制的病原微生物和有害生物有预防、消毒作用，要按照消毒剂使用说明规定的剂量（浓度）进行处理。

5.4.4　防疫消毒的具体操作必须符合相关操作规范（参见相关操作规程或作业指导书）。

6　防疫消毒方法、消毒剂的选择原则

6.1　防疫消毒方法选择原则

6.1.1　根据病原体的特性和被消毒物体的特性选择防疫消毒方法；

6.1.2　在保证防疫消毒效果的前提下，优先选择对人安全，对设施、设备及防疫消毒对象无损害的消毒方法；

6.1.3　选择消毒方法时，要充分考虑影响防疫消毒效果的各种因素；

6.1.4　防疫消毒操作时，一般采取先清洁再消毒的原则；

6.1.5　进境隔离动物发生或检出传染病时，应实施紧急消毒和终末消毒；

6.1.6　对密闭空间的表面、室内的空气、不宜浸湿的物品、需杀灭货物内部病原体的对象的防疫消毒，宜采用熏蒸法；

6.1.7　对面积大且密闭性差的场所的表面、货物的表面、可浸泡的物品宜采用喷洒、浸泡、涂抹法；

6.1.8　对于场地的防疫消毒：在未发生疫情的场地为，清扫→冲洗→消毒；已发生疫情的场地为，消毒→清扫→消毒。

6.2　防疫消毒消毒剂选择原则

6.2.1　在保证消毒效果的前提下，优先选择对人安全，对设施、设备及防疫消毒对象无损害、环境污染小的消毒剂；

6.2.2　选择防疫消毒消毒剂时，要充分考虑影响防疫消毒效果的各种因素（如环境、温度、湿度、有机物、酸碱度等）；

6.2.3　选择消毒谱广，高效，消毒速度快，作用持久的消毒剂；

6.2.4　针对相同的防疫消毒对象，应定期轮换消毒剂；

6.2.5　要考虑不同的消毒剂的拮抗作用，尽量不要混用；

6.2.6　消毒剂应严格按说明书及有关规范进行配制和使用；

6.2.7　消毒剂应遵循现配现用原则。

6.3　防疫消毒一般程序

6.3.1　检验检疫机构根据检疫情况确定需实施防疫消毒的对象，向行政相对人出具《检疫处理通知书》，要求其到检验检疫机构认可的防疫消毒从业单位落实防疫消毒工作。

6.3.2　防疫消毒从业单位接受防疫消毒委托，确定实施防疫消毒的具体事项。

6.3.3　防疫消毒从业单位综合评估防疫消毒处理对象的性质，制定防疫消毒实施方案，包括消毒方法、消毒剂和施药量、作用时间和温度、防疫消毒器械、防护用品、安全措施、注意事项等，并报经检验检疫机构核准。

6.3.3.1　对防疫消毒对象、方法、消毒剂等相对固定的一般性防疫消毒，如冻肉外包装、汽车轮胎的消毒等，可每年制订一份防疫消毒实施方案并报检验检疫机构核准后实施；

6.3.3.2　对重大的防疫消毒任务，如动物隔离场的防疫消毒、重大动物疫情发生的防疫消毒等，则每次实施消毒工作前须制订一份防疫消毒实施方案并报检验检疫机构核准后实施。

6.3.4　防疫消毒从业人员依据实施方案，按照相应的《防疫消毒技术规范》要求，选择符合本次防疫消毒工作任务相一致的消毒剂、器械、防护用品、应急处理用品和其它必备的工具，采用相应方法对防疫消毒对象实施防疫消毒。

6.3.5　防疫消毒从业人员必须按照具体《防疫消毒技术规范》的要求，对防疫消毒处理过程进行定期或不定期的效果评价。

6.3.6　防疫消毒从业人员每次对防疫消毒工作整个过程进行实事求是的记录，记录内容应包括防疫消毒地点、方法、施用消毒剂、施药时间、施药量、操作方式、现场温度、现场湿度等内容。

6.3.7　防疫消毒工作结束后，防疫消毒从业单位必须如实填写《动物防疫消毒结果报告单》(附件1) 交检验检疫机构审核。

6.3.8　检验检疫机构监管人员对防疫消毒从业单位提交的《动物防疫消毒结果报告单》进行审核并签署意见，并归档于报检资料中。

6.3.9　检验检疫机构采用日常监管和年审相结合的方式，对防疫消毒从业单位及人员从资质、设施、药械、工作质量、安全管理等项目实施监督，主要检查防疫消毒从业单位所使用的药品是否在《国家质量监督检验检疫总局发布的准许使用的消毒药品目录》、药品配制使用情况、操作程序、防疫消毒处理记录填写情况等，并如实填写《动物防疫消毒监督检查记录表》(附件2)，对检查发现的问题，提出整改要求，符合要求的，继续保留资质。

7　防疫消毒效果评价和监管验证

7.1　防疫消毒效果评价

7.1.1　对经过评估确定的防疫消毒处理方法和技术指标，以及参照相关技术指标实施的防疫消毒，在完成处理后，定期（每季一次）按标准或规范由从业单位对被处理货物采用重新检查和扦样送实验室检验的方法进行效果评价，并做好记录。

7.1.2　防疫消毒效果评价人员须经过专业培训，掌握相关的防疫消毒知识，具备熟练的检验技能。

7.1.3　防疫消毒效果评价须选择合理的采样时间（消毒后、使用前），灭菌效果评价严格遵循无菌操作规程。

7.1.4　对预防性消毒可采用定期或不定期的方式进行效果评价，对紧急消毒和终末消毒，每次均应进行效果评价。具体应根据不同消毒对象、消毒范围、消毒方法，参照相关标准或操作规范实施判定或验证。

7.2　防疫消毒监管验证

7.2.1　检验检疫机构根据防疫消毒处理工作执行情况，定期或不定期组织人员对防疫消毒过程进行监管验证；

7.2.2　对按照明确技术标准和指标进行的防疫消毒处理，监管验证按照有关标准或操作规范的要求进行；

7.2.3　消毒验证应根据不同的防疫消毒规范制定相应的监管验证方案；

7.2.4　消毒验证一般包括防疫消毒方法、消毒剂使用是否准确，消毒剂是否按规定配比、浓度是否达到要求，防疫消毒程序是否符合要求等。

8　防疫消毒剂和器械的管理

8.1　质检总局主管部门组织对进出境动物防疫消毒相关消毒剂进行效果及安全性评价工作，并定期将相关发布有关信息；

8.2 消毒剂的一般管理原则

8.2.1 消毒剂的贮存参照 GB 15603 常用化学危险品贮存通则进行管理；

8.2.2 使用中的消毒剂容器外表应注明消毒剂的品名、浓度、启用时间；

8.2.3 暂时存放使用中的一般消毒剂应妥善保管，与其他物品药剂分开放置，不得混放，不得用其他不清洁容器盛装；

8.2.4 使用后剩余的危险消毒剂应立即送还指定消毒剂库房，并妥善保管；

8.2.5 对已打开包装存放过一段时期的消毒剂，在使用前应做好消毒剂中有效成分的浓度监测以保证消毒效果；

8.2.6 消毒剂库房不得存放过期或禁止使用的消毒剂。

8.3 防疫消毒所使用的器械（包括：防疫消毒所用的施药器械、检测仪器和防护设备）的产品质量及安全性应符合国家相关法规规定，并经过有资质的机构进行校正。

8.4 检测设备要进行登记管理并定期校准，具有使用维护记录、校准检定记录等。

8.5 未经验证的检测设备与未经效果评价的消毒剂，不得在防疫消毒中使用。

8.6 应严格执行消毒剂、器械仓库管理规定，并做好出入库记录。

9 安全和环保管理

9.1 防疫消毒从业单位应在消毒剂出入库、贮存、危险药品运输、消毒操作、危险消毒剂残留检测、消毒剂的废弃处理等环节建立安全管理制度和应急处置机制。

9.2 对防疫消毒从业人员进行安全知识、安全意识培训，对危险消毒剂使用、保管、运输的人员要由定期进行专业培训，并取得检验检疫机构的认可。

9.3 使用危险消毒剂进行作业时，至少两人作业并需保持目视距离，严禁单人操作。

9.4 使用危险消毒剂进行作业时，防疫消毒从业人员作业时按有关规定做好个人防护，设置明显的警示标志和警戒线，并注意风向和脱险路线。

9.5 夜间作业时，操作区域应设置照明装置，防疫消毒从业人员应穿戴反光警示标识。

9.6 防疫消毒时应遵守不要对自己造成伤害、不要对他人造成伤害、不要对处理对象造成损害的原则。

9.7 过期或作废的消毒剂不得随意处置，应按照有关规定妥善处置，有毒消毒剂废弃物处理，参照 GB 12475 农药贮运、销售和使用的防毒规程执行。危险化学品废弃物处理，按照 GB 15603 常用危险化学品储存通则执行。过期的一般消毒剂可参照药物性医疗废物进行处置。

9.8 防疫消毒过程中有泄漏、爆炸、火灾、中毒等异常情形的应立即暂停防疫消毒工作，按相关应急预案处置。

第二部分 进出境陆生动物消毒技术规范

1 适用范围

本规范适用于进出境陆生动物及其运输工具、笼具、铺垫材料、饲草以及进境动物隔离检疫场的防疫消毒工作。

2 操作程序

2.1 准备工作

2.1.1 人员要求

防疫消毒从业人员要进行相关法律法规、技术标准、现场操作以及知识的培训，通过考试和能力评估，获得从业证书，并持证上岗。

2.1.2 制定工作方案

防疫消毒从业单位在防疫消毒前，制定详细的防疫消毒方案，并在实施前，由检验检疫机构对方案进行审核，审核的内容包括：采用的防疫消毒方法、消毒剂的种类、浓度、处理时间、操作程序等。

2.1.3 消毒剂配制

2.1.3.1 消毒剂的一般分类

（1）高效消毒剂包括戊二醛、过氧乙酸和含氯消毒剂如漂白粉、次氯酸钠、次氯酸钙（漂粉精）、二氯异氰尿酸钠（优氯净）、三氯异氰尿酸等。

（2）中效消毒剂包括含碘消毒剂（碘伏、碘酊）、醇类及其复配消毒剂、酚类消毒剂等。

（3）低效消毒剂包括苯扎溴铵、苯扎氯铵等季铵盐类消毒剂，醋酸氯已定、葡萄糖酸氯己定等双胍类消毒剂等。

2.1.3.2 常用消毒剂

用于动物防疫消毒的消毒剂应具备消毒剂批准文号，使用前应详细阅读产品使用说明书，明确有效期、使用方法和注意事项。必要时进行含量检测。

2.1.4 器械及用具

根据防疫消毒处理方案，选择适当消毒器械，并应确保正常使用状态。

2.1.4.1 配药工具

塑料桶、药勺、漏斗、过滤网、搅棒、量杯、磅秤、天平等。

2.1.4.2 熏蒸、消毒器械

机动、手动喷雾器、通道式喷雾设施等。熏蒸用气体发生装置（蒸发容器、支架、加热源）、帐幕、温/湿度仪、检测仪、投药管等。

2.1.4.3 防护设备

个人防护包括操作人员防护和其他人员防护。根据各种消毒方法的原理和操作规程，应采取具有针对性的个人防护。

（1）喷洒消毒：穿戴长袖工作服、防护帽、橡胶手套、胶鞋、口罩、防护眼镜等，必要时戴防毒面罩。

（2）熏蒸消毒：穿戴长袖工作服、手套等，并佩戴带有滤毒罐的防毒面具。滤毒罐使用前，应检查密闭性、有效性和是否适合所要防护熏蒸气体的要求。

（3）在缺氧、高浓度毒气环境中应使用隔绝式呼吸器。

2.1.4.4 检测、抽样用具

采样规格板、无菌棉拭子、试管、采样液、中和剂、酒精灯、枯草杆菌黑色变种芽孢菌片、化学指示卡等。

2.1.4.5 其他物品

急救药械、封识、警示标识、毛巾、刷子、洗涤剂、记录表和笔等。

2.2 步骤与方法

2.2.1 船舶及装卸动物码头隔离区域的消毒

（1）划定隔离区域，用警戒线隔离，隔离区域清扫干净，用0.5%过氧乙酸或者含氯消毒剂（有效氯为2000~5000mg/L）溶液进行喷洒，作用半小时。

（2）在舷梯下口放置消毒脚垫，喷洒足量的0.2%~0.5%过氧乙酸？或者含氯消毒剂（有效氯为2000~5000mg/L）溶液，上下船舶人员进行鞋底消毒。

（3）使用0.5%过氧乙酸或者含氯消毒剂（有效氯为2000~5000mg/L）溶液对卸装动物舷梯通道进行喷雾消毒。

（4）待动物卸装完毕，对运载动物的船舱进行消毒，使用0.5%过氧乙酸或者含氯消毒剂（有效氯为2000~5000mg/L）溶液进行喷雾消毒。

（5）待动物卸装完毕后对隔离区域进行消毒，用0.5%过氧乙酸或者含氯消毒剂（有效氯为2000~5000mg/L）溶液进行喷洒，作用半小时。然后解除隔离。

2.2.2　飞机及装卸动物停机坪隔离区的消毒

参考2.2.1进行消毒。

2.2.3　笼具和铺垫材料的消毒

用飞机装载的动物一般有笼具和铺垫材料，在动物卸离后需对装载过动物的笼具和铺垫材料进行消毒处理。具体程序为：

（1）清理笼具中的废弃物和铺垫材料，进行深埋处理。深埋点应在隔离场附近，远离居民区、水源、泄洪区和交通要道，坑底覆盖2cm厚生石灰或漂白粉，废弃物和铺垫材料混合生石灰或漂白粉埋入坑中，顶层覆土不少于1.5m，覆土夯实。

（2）对清理完废弃物的笼具用0.5%过氧乙酸或者含氯消毒剂（有效氯为2000~5000mg/L）溶液进行喷洒消毒。

2.2.4　运输车辆的消毒

（1）在装载进出境动物之前，应对运载动物的汽车进行预防性消毒。先对车辆进行彻底清洗，再使用0.5%过氧乙酸或含氯消毒剂（有效氯为2000~5000mg/L）溶液，对车厢、栏杆、车架、车轮等及用具进行彻底喷淋或喷雾消毒。消毒顺序为由上风向至下风向、从上到下对车辆进行喷洒或淋湿透，不留死角。

（2）每次进出卸载动物码头（或停机坪）隔离区域时，应对运输车辆进行消毒。用浓度为用0.5%过氧乙酸或含氯消毒剂（有效氯为2000~5000mg/L）溶液，对车厢、轮胎等表面均匀喷洒至湿润。

（3）进入指定隔离检疫场时，对运输车辆进行消毒。用浓度为0.5%过氧乙酸或含氯消毒剂（有效氯为2000~5000mg/L）溶液，对车厢、底盘等表面均匀喷洒至湿润，同时进入指定隔离检疫场时，须经过隔离消毒池，对运输车辆轮胎进行消毒。消毒池内可用碱类消毒剂（2%NaOH溶液）、过氧化物类消毒剂（0.2%~0.5%过氧乙酸）或含氯消毒剂（有效氯为2000~5000mg/L）。

（4）运输车辆离开隔离检疫场时，需用0.5%过氧乙酸或含氯消毒剂（有效氯为2000~5000mg/L）溶液对车辆进行喷雾消毒；同时须缓慢经过隔离消毒池，对运输车辆轮胎进行消毒。

（5）运载动物结束时，应彻底清扫运输车厢内的动物排泄物、垫料、废弃物，装入防漏垃圾袋内密封，按规定运到指定场所作无害化处理；

（6）使用0.5%过氧乙酸或含氯消毒剂（有效氯为2000~5000mg/L）溶液，对车厢、栏杆、车架、车轮等及用具进行彻底喷淋或喷雾消毒。消毒顺序为从上到下、从里到外喷洒或淋湿透。

2.2.5　动物隔离检疫场的消毒

2.2.5.1　动物进入指定隔离检疫场前场地消毒要求

（1）彻底清扫畜舍及地周围环境的污物，运至指定地点集中堆放或运至贮粪场发酵处理；

（2）在动物进入隔离检疫场之前10天开始全场三次消毒，每次间隔3天，动物进入隔离检疫场之前一天消毒全部结束。使用0.2%~0.5%过氧乙酸、2%氢氧化钠或含氯消毒剂（有效氯为2000~5000mg/L）对隔离检疫场喷洒消毒，其中至少一次需用2%氢氧化钠。用药量为200~400mL/m^2，作用时间为30~60min。首次消毒后，隔离检疫场进境全封闭管理，未经检验检疫机构许可严禁人员物品出入隔离区。

（3）用福尔马林对封闭的空畜舍及人员宿舍空气进行薰蒸消毒，按照每立方米消毒空间加入福尔马林42mL，高锰酸钾21g进行消毒。熏蒸消毒时，室温一般不应低于15℃，相对湿度60%~80%，此时可先在容器中加入高锰酸钾后再加入福尔马林溶液进行熏蒸，密闭门窗7小时以上便可达到消毒的目的，然后敞开门窗通风换气、消除残余的气味。

2.2.5.2　饲草熏蒸要求

准备供动物隔离期间使用的充足的饲草和饲料。饲草不得来自严重动物传染病或者寄生虫病疫区。饲料、饲料添加剂与农业投入品应当符合法律、行政法规的规定和国家强制性标准的规定，并建立进场检查和登记制度。饲草、饲料应当在检验检疫机构的监督下，由检验检疫机构认可的防疫消毒从业单位进行熏蒸消毒处理。

消毒剂选择：

虫菌畏熏蒸（环氧乙烷和二氧化碳 2∶8 混合物）300g/m^3，48~72h。

或者福尔马林高锰酸钾熏蒸（每立方米空间福尔马林 42mL，高锰酸钾 21g，处理温度不低于 15℃，相对湿度 60%~80%）。

具体操作如下：

（1）用不漏气的帐幕苫盖饲、草料。帐幕在货堆周边留出不少于 40cm 裙边，用长条状沙袋压在帐幕周边压实，沙袋与沙袋应有 1/3 重叠。如果一块帐幕不能覆盖整个货垛，就要采用帐幕拼接。帐幕拼接采用卷拼法，重叠双层后卷接，中间加固定绳。卷接长度要在 50cm 以上，用铁夹夹紧，固定绳固定。室外熏蒸时，帐幕覆盖完毕后，须在帐幕上加盖防风网罩或固定绳。

（2）准确测量帐幕覆盖后货堆的体积，计算投药量。

（3）设置警示标志。

（4）投药。投药人员戴好防毒面具，按已计算的投药量标定好磅秤或电子称进行投药。

（5）熏蒸期间安排值班人员监护熏蒸过程，防止意外事故发生。

（6）散毒。注意做好防护，到达规定熏蒸结束时间，室外熏蒸，可先揭起帐幕一边，0.5h 后揭起另一边，1h 后卸下帐幕；室内熏蒸，则应首先打开所有门窗，然后按室外方法散毒。室外熏蒸散毒 24h 以上，室内熏蒸散毒 48h 以上。

2.2.5.3　人员进场消毒要求

饲养人员和隔离场管理人员，在进入隔离场前，应当到具有相应资质的医疗机构进行健康检查并取得健康证明。未取得健康证明的，不准进入隔离场。健康检查项目应当包括活动性肺结核、布氏杆菌病、病毒性肝炎等人畜共患病。人员在进入隔离检疫场前 15 天内不得从事与隔离动物相关的实验室工作，也未参观过其它农场、屠宰厂或者动物交易市场等。饲养人员和隔离场管理人员在隔离场第一次消毒前进驻，非工作人员严禁进入隔离区；

（1）隔离区饲养人员的消毒要求：

要经过消毒通道，先洗澡、更换衣服、鞋。最后通过约 20~25 公分深的消毒液的消毒池后进入隔离区。

（2）生活区管理人员和检验检疫机构人员进入隔离区时，必须严格消毒程序。在消毒通道内先洗澡、更换衣服、鞋，最后通过约 20~25 公分深的消毒液的消毒池后进入隔离区。

从隔离区回生活区同样需要通过约 20~25 公分深的消毒液的消毒池、消毒通道内先洗澡、更换衣服。

2.2.5.4　隔离期间生活区、隔离区消毒要求

（1）隔离区的带畜消毒要求

每周至少 2 次，选择对人畜安全、无毒无刺激的消毒剂，常用 0.1%~0.3%的过氧乙酸、0.1%次氯酸钠、0.1%新洁尔灭等。消毒宜在中午前后进行，特别是冬春季选择天气好、气温较高的中午进行。选择喷雾消毒，对过道和畜舍重点喷洒，以表面湿润为宜。

（2）病死畜栏的消毒要求

对病死畜栏消毒，使用 0.5%的过氧乙酸连续消毒 2~3 次。每次间隔 30~60min。对病畜栏每天消毒一次，使用 0.1%~0.3%的过氧乙酸、0.1%次氯酸钠、0.1%新洁尔灭等向上喷出喷雾，以表面

湿润为宜。

(3) 生活区的消毒要求

对生活区场地、厨房等重点地区消毒，每周至少2次，使用0.1%~0.3%的过氧乙酸、0.1%次氯酸钠、0.1%新洁尔灭等喷雾消毒，以表面湿润为宜。定期更换生活区入口消毒池的消毒液。消毒池内可用碱类消毒剂（2%NaOH溶液）、过氧化物类消毒剂（0.2%~0.5%过氧乙酸）或含氯消毒剂（有效氯为2000~5000mg/L）。

2.2.5.5 检疫阳性动物及隔离期间病死畜检疫处理技术要求

(1) 焚烧

将检疫阳性动物尸体及隔离期间病死畜投入焚化炉火其他方式烧毁碳化。

(2) 深埋

1) 使用浓度为2%的过氧乙酸对动物病尸体表皮毛进行喷淋消毒，并用采取防渗漏的措施运送；装前卸后要对运输车辆用0.5%过氧乙酸喷雾消毒。

2) 掩埋坑底铺2cm厚生石灰。

3) 在动物病尸上覆盖2cm厚漂白粉或生石灰或喷洒浓度为2%的过氧乙酸，并保证尸表上层与地表距离不少于1.5m。

4) 掩埋后将掩埋土夯实，并在掩埋后的地表环境使用浓度为2%的过氧乙酸进行喷洒消毒。

5) 患有炭疽等芽孢杆菌类疫病，以及牛海绵状脑病、痒病的染疫动物及产品、组织的处理不能使用掩埋法，只能彻底焚毁。

6) 在有条件的地方，可对除了对严重危害人畜健康的病害（如口蹄疫、猪水泡病、猪瘟、非洲猪瘟、牛瘟、牛传染性胸膜肺炎、牛海绵状脑病、痒病、绵羊梅迪/维斯那病、蓝舌病、小反刍兽疫、绵羊痘和山羊痘。山羊关节炎脑炎、高致病性禽流感、鸡新城疫、炭疽、鼻疽、狂犬病、羊快疫、羊肠毒血症、肉毒梭菌中毒症、羊猝狙、马传染性贫血病、猪螺旋体痢疾、猪囊尾蚴、急性猪丹毒、钩端螺旋体病、布鲁氏菌病、结核病、鸭瘟、兔病毒性出血症、野兔热）外的其它疫病动物及病变严重、肌肉发生退行性动物病尸、胴体和内脏进行化制处理。

2.2.5.6 粪便、污水的处理要求

(1) 粪便的处理要求

1) 隔离期间每天把动物粪便运至隔离场内的贮粪场集中堆放，进行堆粪发酵消毒；贮粪场周围要定期用2%氢氧化钠或撒生石灰的形式消毒。

2) 对于炭疽、气肿疽病畜的粪便，必须焚烧或经0.5%过氧乙酸或者含氯消毒剂（有效氯为2000~5000 mg/L）溶液消毒处理后，用漂白粉或生石灰1:5与粪便混合，深埋地下2m左右；并设标志，长期不能再挖掘。

(2) 污水的处理

1) 在将污水引至沉淀池途中使用网格、格栅、除脂槽进行过滤。

2) 对较清的污水使用含有效氯25%的漂白粉消毒，进行抛洒搅拌，用药量为6g/m^3；对混浊的污水消毒用药量为8~10g/m^3。

3) 禁止动物隔离期内向隔离场外排放污水，必须等动物隔离期满后经消毒合格后排放。

2.2.5.7 动物出场后场地消毒要求

(1) 彻底清扫畜舍及地周围环境的污物，运至指定地点集中堆放或运至贮粪场发酵处理；

(2) 使用0.2%~0.5%过氧乙酸对空畜舍、周围环境、场地和通道进行喷洒消毒。隔离区、生活区等全部地面、空气环境进行消毒。用药量为200~400mL/m^2，作用时间为30~60min。

2.3 效果评定

防疫消毒从业单位需对消毒处理的每个环节进行效果评价，包括药剂的有效性、处理浓度的准确性、处理程序的准确性。必要时可以设置指示菌对消毒效果进行评价。

2.3.1 防疫消毒从业单位首先要制定操作方案（表一），并且监督从业人员按照方案执行，在执行消毒过程后及时填写现场操作原始记录（表二）。再经过效果评价合格后开具处理结果报告单（表三）交检验检疫机构核准。

2.3.2 从业单位对经过评估确定的防疫消毒处理方法和技术指标，以及参照相关技术指标实施的防疫消毒，在完成处理后，定期（每季一次）按标准或规范对被处理货物采用重新检查和扦样送实验室检验的方法进行效果评价，并做好记录。

2.3.3 从业单位对预防性消毒可采用定期或不定期的方式进行效果评价，对紧急消毒和终末消毒，每次均应进行效果评价。具体应根据不同消毒对象、消毒范围、消毒方法，参照相关标准或操作规范实施判定或验证。

3 监管要求

检验检疫机构采用日常监管和年审相结合的方式，对防疫消毒从业单位的从业人员资质、防疫消毒的设施、药械、工作质量、安全管理等进行监督考核管理。

3.1 监督检查药品选择与配制

检验检疫机构定期对取得资质的消毒单位所使用的药品与药品配制情况进行监督检查。检查的内容主要包括：

3.1.1 检查是否使用经国家质量监督检验检疫总局发布的准许使用的消毒药品；

3.1.2 检查所选择的药剂是否适合本次防疫消毒处理；

3.1.3 检查配制所用的需计量的器具是否计量；

3.1.4 检查在消毒剂的配制时是否规范穿戴自身防护；

3.1.5 检查防疫消毒人员配制药剂时是否处于上风向；

3.1.6 检查消毒剂的配制方法是否正确；

3.1.7 检查消毒剂的配制浓度是否准确；

3.1.8 检查是否根据消毒药品性质选用不同的容器以防引起腐蚀、溶解等；

3.1.9 检查容器上是否贴有药液名称、配制浓度和配制时间的标签；

3.1.10 检查是否有保证安全，防火防爆的措施。

3.2 监督检查实际操作流程

检验检疫机构定期对取得消毒资质的单位采取的消毒方法和流程进行监督检查，根据不同消毒对象和关键环节，检查内容主要包括：

3.2.1 防疫消毒单位制定的消毒方案是否合理；

3.2.2 实施防疫消毒的人员是否经培训并取得执业资格证；

3.2.3 检查药品器械、防护工具、防护措施及采样用品是否齐全有效；

3.2.4 检查现场操作程序和步骤是否符合要求；

3.2.5 检查实施防疫消毒处理完毕后是否做后续处理；

3.2.6 检查是否有如实、详细填写防疫消毒处理记录表，整理防疫消毒处理记录表、出具防疫消毒处理报告等。

3.3 抽查效果评定

3.3.1 检查防疫消毒机构是否建立效果评定制度；

3.3.2 检查防疫消毒机构建立的消毒效果评定方法、方式是否规范、正确、有效；

3.3.3 检查防疫消毒机构的效果评定制度是否有效运行；

3.3.4 检查防疫消毒机构效果评定记录是否齐全、规范；

3.4 审核记录报告填写

检验检疫机构应审核每次防疫消毒记录是否齐全、规范，合格的签名确认；不合格的，责令整改。

4 注意事项

4.1 人员防护和操作安全

作业人员的个人防护和操作安全，遵照《卫生处理安全操作规程》SN/T 1529 执行。

4.2 药剂储存与装运

化学危险品药剂应放置于国家有关部门批准许可的专用危险品库。仓库应符合国家有关规定，并有明显的标识。药剂不能与食品、药品和衣物混放。避免无关人员接触药剂。钢瓶应直立放置，并戴好瓶帽。装运前，应检查药剂的包装，注意钢瓶阀门和瓶帽。装运时，应防止药剂外溅或泄漏，要保持钢瓶直立，避免碰撞。当外界温度超过药剂规定的储存温度时，应采取降温措施。

4.3 安全浓度监测

卫生处理结束后，应检测作业场所的安全浓度，其限值应符合 GBZ 2.1—2007 工作场所有害因素职业接触限值的规定要求。

4.4 中毒事故应急处理

发生中毒事故或出现中毒可疑情况时，遵照《口岸卫生处理事故应急处置技术方案（试行）》的有关要求执行。

4.5 污水排放

隔离场污水处理后对外排放时需达到国家有关排放标准（GB 8978—1996 污水综合排放标准）。

附录 A

表一　进境大动物防疫消毒方案

编号：

处理单位						
委托单位						
处理依据						
处理对象	处理时间	药物名称	浓度和剂量	处理方法和器械	处理数量 （面积/体积/数量）	实施人员
隔离场场地						
隔离场场地						
隔离场场地						
饲草饲料						
船舶						
卸载						
汽车						
隔离场场地						
其他						
处理安全防护措施						

续表

现场操作人员安排及资质	
处理单位负责人（公章）：　　　　日期：	
监管意见： 监管部门：　　　　监管人：　　　　日期：	

附录 B

表二　进境大动物防疫消毒原始记录

编号：

处理单位			
委托单位			
处理对象		数量/体积	
处理场所		处理方法	
		药剂及浓度	
		药量	
施药时间		散毒时间	
现场负责人		操作人员	
安全人员		值班人员	
浓度效果（浓度检测）			
残留浓度检测	<　　ppm		
药械准备：			
技术规范：			
处理结果：			
效果评价：			
处理安全措施： 个人防护： 现场防护：			
处理单位负责人（公章）：　　　　日期：			
监管意见： 监管部门：　　　　监管人：　　　　日期：			

申请人对上述处理过程无异议请签字确认：

附录 C

表三　进境大动物防疫消毒结果报告单

编号：

处理单位			
委托单位			
报检编号		处理编号	
货物名称			
防疫消毒环节		处理方法	
药剂名称		浓度及剂量	
施药时间		散毒时间	
现场负责人			
_________： 经检测，防疫消毒处理过程符合要求，经效果评价，防疫消毒结果安全有效，达到消毒目的。 特此报告！ 防疫消毒从业单位单位（公章） 负责人（签名）：　　　　日期：			
结果评定： 监管部门：　　　　监管人员：			
备注：			

注：本表一式二份，一份交检验检疫机构；一份防疫消毒从业单位留存

第三部分　进出境水生动物防疫消毒技术规范

1　适用范围

本规范适用于进出境水生动物，及其装载容器、包装物、装载用水（冰）和其他铺垫材料，进出境水生动物现场查验场地、养殖场、进境水生动物临时隔离场及暂养场的防疫消毒工作。

出境水生动物输入国（地区）或合同有明确要求的，按照相关要求执行。

2　操作程序

2.1　准备工作

2.1.1　人员准备

从事进出境动物产品防疫消毒处理的人员，必须进行相关法律法规、技术标准、现场操作以及专业知识的培训，通过考试和能力评估，获得从业证书，并持证上岗。现场防疫消毒人员根据工作量确定，一般不少于2人。运输动物交通工具消毒应在现场检验检疫人员的指导下操作进行。

2.1.2　制定工作方案

检验检疫机构应根据货物的来源、种类、数量、运输工具、包装性质以及现场检查发现疫病污染或污染嫌疑的实际情况，提出防疫消毒要求，制定工作方案。工作方案应包括消毒对象、消毒方式、消毒药物的选择、消毒地点、消毒时间、实施人员、消毒器械、防护装备等。

2.1.3　药品配制

针对不同的运输水生动物种类、不同的运输工具、不同的消毒方法、不同的气候和环境条件，

选择合适的消毒剂。消毒剂要求杀菌（毒）力强能杀灭芽孢杆菌和病毒，易溶于水，不腐蚀，不残留毒性和异味。消毒剂使用前应详细阅读产品使用说明书，明确有效期、使用方法和注意事项，常用消毒剂的特点及配制见附件A。

2.1.4 器械及用具

根据防疫消毒处理方案，选择适当消毒器械，并应确保正常使用状态。

2.1.4.1 配药工具

塑料桶、药勺、漏斗、过滤网、搅棒、量杯、磅秤、天平等。

2.1.4.2 消毒器械

机动、手动喷雾器、通道式喷雾设施等。

2.1.4.3 防护设备

个人防护包括操作人员防护和其他人员防护。根据各种消毒方法的原理和操作规程，应采取具有针对性的个人防护。

喷洒消毒：穿戴长袖工作服、防护帽、橡胶手套、胶鞋、口罩、防护眼镜等，必要时戴防毒面罩。

2.1.4.4 抽样用具

不同网目密度的手抄网、充氧尼龙袋、塑料箱或其他可盛装进境水生动物的箱体，充氧设备。

用于监测消毒效果的保存病毒缓冲液或细菌培养液、棉签等。

2.1.4.5 其他物品

急救药械、封识、警示标识、毛巾、刷子、洗涤剂、记录表和笔等。

2.2 步骤与方法

2.2.1 防疫性消毒

2.2.1.1 运输工具、包装物、装载用水（冰）、器具、其他铺垫材料

消毒程序为清洗→去污→消毒，使用以下方式进行消毒：

（1）1：500~1：1000的毒菌灭（复合双链季铵盐），可作喷雾、冲洗、浸泡消毒，喷洒单位用量1000mL/m^2；

（2）二氧化氯（复合亚氯酸钠），可作喷雾、冲洗、浸泡消毒，浓度150~200mg/L，需现用现配；

（3）过氧乙酸，可作喷雾消毒，一般情况下0.2%~0.5%，需现用现配；

（4）热处理：115~130℃蒸汽消毒5min（器具），60℃加热10min，70℃加热6min，75℃加热5min，80℃加热4min（水体）。

2.2.1.2 现场查验场地、养殖场、临时隔离场及暂养场

消毒程序为清洗→去污→消毒，使用以下方式进行消毒：

（1）设置消毒池（垫）

在场地进入口设置消毒池，消毒池的长度为一个车轮周长的1.5倍，与出人口同宽。在人员通道放置清毒垫。消毒池内可用20~30mg/L的生石灰（氧化钙）或1.0~1.5mg/L的漂白粉（次氯酸钙），消毒垫用上述溶液浸透。每3天更换1次，在雨雪天后消毒药应及时更换。

（2）场地消毒

消毒的顺序是“先里后外，先上后下”，即从最里头和最上面（顶棚或天花板）开始，再依次到墙壁、设备和地面，边喷边退，逐渐退至门口。使用以下方法进行消毒：

1）1：500~1：1000的毒菌灭（复合双链季铵盐），可作喷雾、冲洗、浸泡消毒，喷洒单位用量1000mL/m^2；

2）二氧化氯（复合亚氯酸钠），可作喷雾、冲洗、浸泡消毒，浓度150~200mg/L，需现用

现配；

3）过氧乙酸，可作喷雾消毒，一般情况下0.2%~0.5%，需现用现配；

4）高锰酸钾：全池泼洒，2~3mg/L。

2.2.1.3 鱼卵

聚乙烯吡咯烷酮碘（Polyvinyl pyrrolidone iodine，PVP）俗称碘伏，是以聚乙烯吡咯烷酮为载体的碘制剂，具有低毒、高效、环保等优点，鲑鱼繁殖场常用来消毒鱼卵及其密切接触工具，以防止鱼类病毒垂直传播。根据鲑鱼品种对有机碘的敏感性不同，鲑鱼卵消毒使用的碘浓度为50 mg/L、75 mg/L或100mg/L，药液pH为7.0~7.5（可用100ppm碳酸氢钠（$NaHCO_3$）进行调节）为宜，但对碘伏敏感性未知的鱼卵受精卵，建议降低消毒液使用浓度，如用50ppm碘伏消毒液（10L水中加入50ml的碘伏混合而成）作用15min。

消毒步骤：

（1）用净水洗涤鱼卵，清除其表面粘附的有机质；

（2）受精卵于干净的水中浸泡透水30~60min，使鱼卵充分吸水；

（3）按计算用量加入PVP，使其达到100mg/L，并稍微搅动，浸泡10min（此浓度不适合于孵化的鱼苗，因其对碘比较敏感，必须降低浓度）；

（4）逐渐加入预先配好的浓度为1.5g/L硫代硫酸钠溶液，直到水体变澄清，即已中和；

（5）器具消毒可用100mg/L的PVP浸泡30~60min。

2.2.2 紧急消毒

在水生动物感染或疑似感染动物传染病时，应采取积极有效的应急消毒措施以消灭病原体。常见水生动物传染病及特点见附录C。

2.2.2.1 运输工具、包装物、装载用水（冰）、器具、其他铺垫材料

消毒程序为消毒→清洗→去污→消毒30min后，再清洗→去污→消毒，消毒药剂的选用参考2.2.1.1。

2.2.2.2 现场查验场地、养殖场、临时隔离场及暂养场

消毒程序为消毒→清洗→去污→消毒30min后，再清洗→去污→消毒，消毒药剂的选用参考2.2.1.2。

2.2.2.3 动物尸体

（1）焚毁

将病害动物尸体、病害动物产品投人焚化炉或用其他方式烧毁碳化。

（2）掩埋

1）掩埋地应远离学校、公共场所、居民住宅区、村庄、动物饲养和屠宰场所、饮用水源地、河流等地区；

2）掩埋前应对需掩埋的病害动物尸体和病害动物产品实施焚烧处理；

3）掩埋坑底铺2cm厚生石灰；

4）掩埋后需将掩埋土夯实.病害动物尸体和病害动物产品上层应距地表1.5m以上；

5）焚烧后的病害动物尸体和病害动物产品表面，以及掩埋后的地表环境应使用有效消毒药喷、洒消毒。

（3）化制

利用干化、湿化机，将原料分类，分别投入化制。

2.2.3 记录填写

详细记录消毒工作情况，如消毒日期、地点、消毒面积、处理方法、药物名称及用药量、现场操作人员等（见附录D）。

2.3　效果评定

参照《消毒技术规范》进行效果评价。消毒不合格的，需重新消毒处理。

3　监管要求

检验检疫机构采用日常监管和年审相结合的方式，对防疫消毒从业单位的从业人员资质、防疫消毒的设施、药械、工作质量、安全管理等进行监督考核管理。

3.1　监督检查药品选择与配制

检验检疫机构定期对取得资质的消毒单位所使用的药品与药品配制情况进行监督检查。检查的内容主要包括：

3.1.1　检查是否使用经国家质量监督检验检疫总局发布的准许使用的消毒药品；

3.1.2　检查所选择的药剂是否适合本次防疫消毒处理；

3.1.3　检查配制所用的需计量的器具是否计量；

3.1.4　检查在消毒剂的配制时是否规范穿戴自身防护；

3.1.5　检查防疫消毒人员配制药剂时是否处于上风向；

3.1.6　检查消毒剂的配制方法是否正确；

3.1.7　检查消毒剂的配制浓度是否准确；

3.1.8　检查是否根据消毒药品性质选用不同的容器以防引起腐蚀、溶解等.

3.1.9　检查容器上是否贴有药液名称、配制浓度和配制时间的标签。

3.1.10　检查是否有保证安全，防火防爆的措施。

3.2　监督检查实际操作流程

检验检疫机构定期对取得消毒资质的单位采取的消毒方法和流程进行监督检查，根据不同消毒对象和关键环节，检查内容主要包括：

3.2.1　防疫消毒单位制定的消毒方案是否合理；

3.2.2　实施防疫消毒的人员是否经培训并取得执业资格证；

3.2.3　检查药品器械、防护工具、防护措施及采样用品是否齐全有效；

3.2.4　检查现场操作程序和步骤是否符合要求；

3.2.5　检查实施防疫消毒处理完毕后是否做后续处理；

3.2.6　检查是否有如实、详细填写防疫消毒处理记录表，整理防疫消毒处理记录表、出具防疫消毒处理报告等。

3.3　抽查效果评定

3.3.1　检查防疫消毒机构是否建立效果评定制度；

3.3.2　检查防疫消毒机构建立的消毒效果评定方法、方式是否规范、正确、有效；

3.3.3　检查防疫消毒机构的效果评定制度是否有效运行；

3.3.4　检查防疫消毒机构效果评定记录是否齐全、规范；

3.4　审核记录报告填写

检验检疫机构应审核每次防疫消毒记录是否齐全、规范，合格的签名确认；不合格的，责令整改。

4　注意事项

4.1　人员防护和操作安全

作业人员的个人防护和操作安全，遵照《卫生处理安全操作规程》SN/T 1529 执行。

4.2　药剂储存与装运

化学危险品药剂应放置于国家有关部门批准许可的专用危险品库。仓库应符合国家有关规定，并有明显的标识。药剂不能与食品、药品和衣物混放。避免无关人员接触药剂。钢瓶应直立放置，并戴好瓶帽。装运前，应检查药剂的包装，注意钢瓶阀门和瓶帽。装运时，应防止药剂外溅或泄漏，要保持钢瓶直立，避免碰撞。当外界温度超过药剂规定的储存温度时，应采取降温措施。

4.3 安全浓度监测

卫生处理结束后，应检测作业场所的安全浓度，其限值应符合 GBZ 2.1—2007 工作场所有害因素职业接触限值的规定要求。

4.4 中毒事故应急处理

发生中毒事故或出现中毒可疑情况时，遵照《口岸卫生处理事故应急处置技术方案（试行）》的有关要求执行。

附录 A

常用消毒剂使用方法

类型	药物名称	主要成分	适用范围	使用方法	注意事项
含氯类	漂白粉	次氯酸钙（32%～36%）、氯化钙（29%）、氧化钙（10%～18%）、氢氧化钙（15%）、水（10%）	器械、污水、运输工具、地面、铺垫材料等	喷洒、浸泡，常用浓度 5%～20%。	对物品有漂白和腐蚀作用。
过氧化物类	二氧化氯	分子式为：ClO_2	运输工具、装载容器、铺垫材料、场地、废弃物等	1. 浸泡或擦洗：有效氯含量 200mg/L，30～60min。 2. 喷洒或喷雾：有效氯含量 500～1500mg/L，用量 20～30mL/m^2，作用 30～60min。	1. 不适用于航空器消毒。 2. 药剂应在通风良好的地方现配现用。配药时应先加水，然后再往水中加消毒剂，严禁在消毒剂中加水。 3. 消毒物品中有机物过多时，应冲洗干净后在消毒。
	过氧乙酸	分子式为：$C_2H_4O_3$	运输工具、装载容器、铺垫材料、场地、废弃物等	1. 喷洒、擦拭使用浓度 0.2%～1%，作用 30～60min。 2. 熏蒸使用浓度 5～15mL/m^3，作用时间1～2h。	密封熏蒸（要求现场相对湿度 60%～80%，温度 20℃以上）。
	臭氧	分子式为：O_3	水体消毒、空气消毒、物体表面	1. 水体消毒：加臭氧量 0.5～1.5mg/L，水中臭氧浓度在 0.1～0.5mg/L，维持 5～10min。对于质量较差的水，加臭氧量可提高到 3～6mg/L。 2. 空气消毒：30mg/m^3的臭氧，作用 15～30min。 3. 物体表面消毒：臭氧浓度>12mg/L，作用时间 15～20min。	1. 高浓度臭氧对人有毒，大气中允许浓度为 0.2mg/m^3，工作场所允许浓度为 1.0mg/m^3。 2. 臭氧为强氧化剂，对多种物品有损坏。 3. 臭氧对物品表面上污染的微生物有杀灭作用，但作用缓慢。

续表1

类型	药物名称	主要成分	适用范围	使用方法	注意事项
杂环类	环氧乙烷	分子式为：C_2H_4O	运输工具、装载容器、包装物、铺垫材料、场地等	熏蒸，用量50～100g/m^3，密闭24～72h。	1. 易燃易爆。 2. 不能用于可食用动物产品和饲料等物品的熏蒸。
季铵盐类	泰胜	双链季铵盐	运输工具、装载容器、铺垫材料、场地、废弃物等	喷洒、擦拭或浸泡，用水稀释（1∶100～1∶500），作用30min。	不宜与其他消毒剂、阴离子类洗涤剂混用。
含碘类	碘伏	聚乙烯吡咯烷酮碘	皮肤、鱼卵	一般物品用含有效碘500mg/L的消毒液浸泡30min；鱼卵消毒用100 mg/L碘伏消毒10分钟，或用50mg/L碘伏消毒液作用15min。	1. 碘伏应于阴凉处避光、防潮、密封保存。 2. 碘伏对二价金属制品有腐蚀性，不应做相应金属制品的消毒。 3. 消毒时，若存在有机物，应提高药物浓度或延长消毒时间。 4. 避免与拮抗药物同用。
醛类	甲醛	含37%～40%甲醛的水溶液，内含8%～15%甲醛	受污染的房间、仓库及船仓的表面	甲醛溶液40ml/m^3，高锰酸钾30g/m^3熏蒸12～24h，熏蒸时房间门紧闭，熏蒸后通风换气。	熏蒸完毕后需通风1h～2h后，方可作业。
		2%碱性戊二醛 强化酸性戊二醛（商品名：Sonacide）	木质、搪瓷、陶瓷、金属和玻璃器械、纺织品、橡皮制品	喷雾或浸泡，10min～3h。	
碱类	火碱液	氢氧化钠	运输工具、装载容器、铺垫材料、场地等	常用浓度2%～5%。	对金属有腐蚀性，能灼伤皮肤和黏膜，注意自身防护。
	生石灰	主要成分是氧化钙 别名：生石灰、石灰	运输工具、装载容器、铺垫材料、场地、动物尸体等	常用浓度10%～20%。	现配现用，不宜久贮。
酚类消毒剂	来苏儿	通用名：甲酚皂溶液，是甲酚的肥皂溶液	污染物表面消毒，如地面、墙壁、衣服和实验室污染物品等	浸泡或喷洒，1%～5%，0.5～2h	本品对皮肤有一定刺激作用和腐蚀作用，而且对人体毒性很大。

附录B

消毒剂的浓度配制公式为：$C1 \times V1 = C2 \times V2$

式中：

C1—原液浓度，%；

C2—拟稀释溶液浓度，%；

V1—原液容量，单位为毫升（mL）；

V2—稀释液容量，单位为毫升（mL）。

投药量计算公式：

$$m = \frac{dV}{1000}$$

式中：m—投药量，单位为千克（kg）；d—投药剂量，单位为克每立方米（g/m^3）；V—熏蒸体积，单位为立方米（m^3）。

附录C

常见水生动物疾病及消毒处理方式

种类	疾病名称	基本情况	消毒方法
虾类	对虾白斑综合症	是由白斑综合症杆状病毒复合体引发的一种综合性病症。该病毒粒子为杆状，包含双链DNA，斑节对虾、日本对虾、中国对虾、南美白对虾等都能因感染而患病，一旦流行，对虾在2~7天内的死亡率可达100%。国际兽疫局（OIE）、联合国粮农组织（FAO）以及亚太地区水产养殖发展网络中心（NACA）早在1995年就将其列为需要报告的重要的水生动物病毒性疫病之一。	（1）1mg/L NaClO处理30min；（2）5 mg/L NaClO处理10min；（3）用10ppm有机碘（Povidone. iodine）处理30 min；（4）uv（剂量：9×10 uW ·s/cm^2）照射60min；（5）55℃处理90min和70℃处理5min；（6）pH1和pH12环境中10min失活；（7）经臭氧（有效浓度：0.5μg/mL）处理10min；（8）经100mg/mL NaClO和有机碘以及75mg/mL四级胺处理10 min。
	对虾传染性皮下及造血组织坏死病	对虾传染性皮下及造血组织坏死病，也称慢性矮小残缺综合征（Runt-deformity syndrome，RDS）。水生动物疾病诊断手册中将该病定为须报告的甲壳类其他重要疾病之一。其病原为对虾传染性皮下及造血组织坏死病毒（Infectious hypodermal and haematopoietic necrosis virus，IHHNV），该病毒不能引起南美白对虾大量的死亡，只引起对虾生长缓慢，造成巨大的经济损失。IHHNV粒子直径为22 nm，无囊膜，20面体，线性单链DNA，长度为4.1 kb，根据形态学及生物化学等特性将其分类为细小病毒科病毒。	0.5%（5000mg/L）过氧乙酸溶液浸泡30~60min。
	对虾桃拉综合症	对虾桃拉综合症病毒（Taura syndrome virus，TSV）是危害对虾养殖的一个主要病原之一，感染TSV的对虾体色变深，体表发红，呈深红色或褐色，尤其是尾扇和游泳足更为明显，触摸病虾体表，发现甲壳较软，体表可出现大量大小不一、散状分布的不规则黑色斑点，有些斑点部位甚至出现溃烂症状，死亡率可达60%~90%。该病于1992年首次在南美洲的厄瓜多尔地区暴发，随后向世界各地的对虾养殖区域传播。	0.5%（5000mg/L）过氧乙酸溶液浸泡30~60min。
	黄头病	黄头病是由黄头病毒（YHV）引起的对虾传染性疾病，患病对虾开始特别会吃食，然后突然停止吃食，在2~4天内就会出现临床症状并死亡，濒死虾头胸部因肝胰腺发黄而变成黄色，因此称为黄头病。我国将其列为二类疫病，OIE将其列为必须申报的疫病。	0.5%（5000mg/L）过氧乙酸溶液浸泡30~60min。

续表1

种类	疾病名称	基本情况	消毒方法
蛙类	壶菌病	蛙壶菌（学名：Batrachochytrium dendrobatidis）是一种壶菌门真菌，可以引起两栖类的壶菌病。它们最初是于1998年发现，在其后的十年内，造成了大量两栖类的死亡，引发多个物种灭绝，是为全新世灭绝事件之一。	浓度为10~20mg/L的漂白粉（含有效氯30%）水溶液药浴10~30min。
	蛙病毒感染症	蛙病毒感染症是由蛙病毒（RGV）引起的感染症，病蛙精神不振，行动迟缓，食欲减退，接着在蛙的体表有出血点，幼蛙背部皮肤开始仅局部坏死脱落，很快烂斑扩大，病情不断加重；头背部皮肤失去光泽，出现白色花纹，表皮脱落，溃烂，并露出背肌；腹部皮肤有出血点，四肢发红、溃烂；有的指及趾部充血、出血或溃烂。病重的蛙很消瘦，解剖发现肠壁严重充血，肠内无食物，有的肝或胆囊肿大，不久即死。	0.5%（5000mg/L）过氧乙酸溶液浸泡30~60min。
贝类	鲍鱼凋萎病	该病由立克次体感染而致，因直接从贝足组织肌肉萎缩坏死，因而又名为肌肉萎缩症。患病高峰期为每年的4~8月水温上升期，当水温超过23℃，发病率明显增高，病鲍病情加重；而水温在13℃和25℃范围外，则发病率较低。该病主要危害体长在1.5cm左右的鲍稚贝，死亡率可达50%左右，危害性较大。	热处理，100℃ 10min处理。该病原对热、光照、干燥及化学药剂抵抗力差，60℃ 30min即可杀死，100℃很快死亡，对一般消毒剂、磺胺及四环素、氯霉素、红霉素、青霉素等抗生素敏感。
	折光马尔太虫病	该病是由折光马尔太虫寄生于牡蛎、贻贝等双壳类动物消化系统的一种寄生虫病，为OIE疫病和我国水生动物三类疫病。折光马尔太虫主要感染消化腺上皮细胞，早期感染发生在触手的上皮细胞、胃、消化管和鳃。幼虫期寄生于胃、肠和消化道的上皮细胞，并继续发育形成孢子囊。在宿主体外，折光马尔太虫可存活数天至2、3周。	浓度为8mg/L的硫酸铜或硫酸铜及硫酸亚铁合剂（5：2）水溶液作用30min。
鱼类	病毒性出血性败血病	病毒性出血性败血病（又名鳟鱼腹水病）是由弹状病毒引起的一种虹鳟鱼传染病。以出血性败血症为特征。本病流行于欧洲及北美，日本也有检出的报道，致死率高，是鱼类口岸检疫的第一类检疫对象。OIE将其列为需要向OIE申报的疫病。	水产养殖水体消毒：使用浓度为0.01~0.1mg/L二氧化氯，3~5日1次，鱼病暴发时酌情加量。
	传染性造血器官坏死	鱼传染性造血器官坏死病是一种毒力很强的弹状病毒所引起的急性、全身性的严重传染病，主要侵害虹鳟，包括硬头鳟、大磷大马哈鱼、红大马哈鱼和大西洋大马哈鱼。该病最初于20世纪40至50年代在美国西北部太平洋地区的一些养鱼场发现，现在已广泛流行于整个北美和日本。	1%~2%来苏尔溶液用于手消毒，3%~5%用于器械物品消毒，5%~10%用于环境、排泄物的消毒。
	病毒性神经坏死病	病毒性神经坏死病（Viral nervous necrosis，VNN）又称病毒性脑病和视网膜病（Viral encephalopathy and retinopathy），流行于除美洲和非洲外几乎世界所有地区的海水鱼类，对仔鱼和幼鱼危害很大，严重者在一周内死亡率可达100%，且近年受感染的鱼类种类和受危害程度迅速增加。病鱼表现厌食，上浮于水面，表现螺旋状或旋转游动，或腹部朝上漂浮于水面，难于下沉，病鱼腹部肿大，有的鳔肿大充血，外观无其它明显病变。	碘伏消毒液，按本章要求配制和消毒。
	鲤春病毒血症	鲤春病毒血症（又称鲤鱼传染性腹水症）是由鲤弹状病毒引起鲤鱼科的一种急性、出血性传染性病。以全身出血及腹水、发病急、死亡率高为特征。OIE将其列为需要向OIE申报的疫病。	常用10%~20%浓度的石灰乳。

附录 D

进出境水生动物防疫消毒记录表

<table>
<tr><td>报检号</td><td colspan="2"></td><td>消毒地点</td><td colspan="2"></td></tr>
<tr><td>货主</td><td colspan="3"></td><td>天气</td><td></td></tr>
<tr><td>使用药剂（包括浓度）</td><td>作用对象</td><td colspan="2">处理方法</td><td colspan="2">作用时间</td></tr>
<tr><td></td><td>货物□　运输工具□
场地□　其它□</td><td colspan="2">喷雾□
浸泡□
其它□</td><td colspan="2">____点____分
至____点____
分共____小时</td></tr>
<tr><td></td><td>货物□　运输工具□
场地□　其它□</td><td colspan="2">喷雾□
浸泡□
其它□</td><td colspan="2">____点____分
至____点____
分共____小时</td></tr>
<tr><td></td><td>货物□　运输工具□
场地□　其它□</td><td colspan="2">喷雾□
浸泡□
其它□</td><td colspan="2">____点____分
至____点____
分共____小时</td></tr>
<tr><td></td><td>货物□　运输工具□
场地□　其它□</td><td colspan="2">喷雾□
浸泡□
其它□</td><td colspan="2">____点____分
至____点____
分共____小时</td></tr>
<tr><td></td><td>货物□　运输工具□
场地□　其它□</td><td colspan="2">喷雾□
浸泡□
其它□</td><td colspan="2">____点____分
至____点____
分共____小时</td></tr>
<tr><td></td><td>货物□　运输工具□
场地□　其它□</td><td colspan="2">喷雾□
浸泡□
其它□</td><td colspan="2">____点____分
至____点____
分共____小时</td></tr>
<tr><td>备注</td><td colspan="5"></td></tr>
<tr><td>工作人员</td><td colspan="2"></td><td>时间</td><td colspan="2"></td></tr>
</table>

第四部分　进出境动物产品防疫消毒技术规范

1　适用范围

本规范适用于进出境动物产品（非食用动物产品、食用动物产品、动物源性饲料）、进境动物产品运输工具、装载容器、包装物、铺垫材料、指定加工企业、仓储场所、下脚料、废弃物等的防疫消毒及其效果评价。

出境动物产品输入国（地区）或合同有明确要求的，按照相关要求执行。

2　操作程序

2.1　准备工作

2.1.1　人员准备

从事进出境动物产品防疫消毒处理的人员，必须进行相关法律法规、技术标准、现场操作以及专业知识的培训，通过考试和能力评估，获得从业证书，并持证上岗。现场防疫消毒人员根据工作量确定，一般不少于 2 人。

2.1.2　制订工作方案

检验检疫机构应根据货物的来源、种类、数量、运输工具、包装性质以及现场检查发现疫病污染或污染嫌疑的实际情况，提出防疫消毒要求，制定工作方案。工作方案应包括消毒对象、消毒方式、消毒药物的选择、消毒地点、消毒时间、实施人员、消毒器械、防护装备和效果评价等。

2.1.3　药品配制

防疫消毒所使用的药品应经过质检总局指定机构进行评审，未经评审效果的消毒药品，不得使用。

2.1.3.1　选择使用药品，药品应有批准文号并在有效期内。

2.1.3.2　根据防疫消毒对象和选择药品的配制要求，计算药品用量。

2.1.3.3　配制药品应在通风、光线充足（但应避免阳光直射）的地方进行，衡量器具准确。

2.1.3.4　严格按药品使用说明和安全操作规则操作，使用易燃易爆药品应严格掌握施药浓度和使用条件，防止燃烧、爆炸。

2.1.3.5　药品配制时，应做好个人防护。气体消毒剂防止有毒气体泄漏，液体消毒剂防止过敏和对皮肤黏膜的伤害。

2.1.3.6　含氯消毒剂、过氧化物类消毒剂、醛类消毒剂和季铵盐类等性质不稳定的消毒剂，宜现用现配。

2.1.3.7　常用消毒药品名称、适用对象和范围、使用方法、使用浓度、作用时间详见附录A。

2.1.3.8　常用消毒药品的配制计算方法详见附录B。

2.1.4　器械及用具

根据防疫消毒处理方案，选择适当消毒器械，并应确保正常使用状态。

2.1.4.1　配药工具

塑料桶、药勺、漏斗、过滤网、搅棒、量杯、磅秤、天平等。

2.1.4.2　熏蒸、消毒器械

机动、手动喷雾器、通道式喷雾设施等。熏蒸用气体发生装置（蒸发容器、支架、加热源）、帐幕、温/湿度仪、检测仪、投药管等。

2.1.4.3　防护设备

个人防护包括操作人员防护和其他人员防护。根据各种消毒方法的原理和操作规程，应采取具有针对性的个人防护。

（1）喷洒消毒：穿戴长袖工作服、防护帽、橡胶手套、胶鞋、口罩、防护眼镜等，必要时戴防毒面罩。

（2）熏蒸消毒：穿戴长袖工作服、手套等，并佩戴带有滤毒罐的防毒面具。滤毒罐使用前，应检查密闭性、有效性和是否适合所要防护熏蒸气体的要求。

在缺氧、高浓度毒气环境中应使用隔绝式呼吸器。

2.1.4.4　检测、抽样用具

采样规格板、无菌棉拭子、试管、采样液、中和剂、酒精灯、枯草杆菌黑色变种芽孢菌片、化学指示卡等。

2.1.4.5　其他物品

急救药械、封识、警示标识、毛巾、刷子、洗涤剂、记录表和笔等。

2.2　步骤与方法

2.2.1　运载工具的防疫消毒

2.2.1.1　运载工具外表面

喷洒消毒：用配制好的消毒药品对运载工具表面进行喷洒，顺序由上风向至下风向、由上到下、从左至右，均匀喷洒不留空白，表面喷至湿润为宜。具体用药物的使用浓度、作用时间见附录A。

2.2.1.2　运载工具内部

（1）喷洒消毒：彻底清扫运载工具内的垫料、废弃物，装入防漏垃圾袋内密封，用2.2.1.1消毒方式进行消毒处理。

（2）熏蒸消毒法：先对运载工具进行密封，可用环氧乙烷温度大于15℃，用药量为0.7kg/m^3，作用时间为60min左右；福尔马林80～300mL/m^3、作用20～30min；使用硫酰氟10～18g/m^3，作用0.5h以上等熏蒸方式进行消毒处理，具体操作按照相应的操作规程进行。

(3) 其他方式：根据实际情况，可选用紫外线照射、臭氧等方式进行消毒。

2.2.2 非食用动物产品外包装（表面）的防疫消毒

外包装是指产品的外部包装，在流通过程中主要起保护产品、方便运输的作用。散装是指货物未经包装材料包装或用托盘、铁丝或绳子打包打捆成件。

2.2.2.1 带有外包装的动物产品

(1) 喷洒消毒：用配制好的消毒药品逐包（件）、逐面均匀喷洒，不留空白，表面喷至湿润为宜，用药量在500mL/m^2。

(2) 熏蒸消毒：可用环氧乙烷温度大于15℃，用药量为0.7kg/m^3，作用时间为2h左右；福尔马林80~300mL/m^3、作用20~30min；使用硫酰氟10~18g/m^3，作用0.5h以上等熏蒸方式进行消毒处理，具体操作按照GB/T 16569—1996畜禽产品消毒规范和其他相应熏蒸消毒操作规程进行。

2.2.2.2 散装动物皮张表面

(1) 喷洒消毒：用配制好的消毒药品对原皮逐张、正反表面自上而下、自左向右进行喷洒，速度均匀，不留空白。用药量不少于500mL/m^2。大动物皮张，如马、驴、骡、牛、驼皮等，每张皮正反面积按5m^2计算，中等动物皮，如羊、犊、狗、猪皮、鹿皮、驼鸟皮等，每张按2.5m^2计算。小动物皮，如兔、猫、羔皮等，每张按0.5m^2计算。

(2) 浸泡消毒：将皮张完全浸入配制好的消毒溶液中，溶液须高于物品面10cm，浸泡30min，浸泡后捞出，用水冲洗后晾干，具体操作参照GB/T 16569—1996畜禽产品消毒规范进行。

(3) 熏蒸消毒法：按照2.2.2.1 (2) 方式进行。

2.2.2.3 散装动物骨、蹄、角及其他动物产品

(1) 熏蒸消毒：按照2.2.2.1 (2) 方式进行。

(2) 浸泡消毒：按照2.2.2.2 (2) 方式进行。

(3) 喷洒消毒：将骨、蹄、角堆积20~30cm厚，面积可根据骨、蹄、角的多少而定，然后消毒人员将预先配制的消毒药品用喷雾器喷洒即可，具体操作参照GB/T 16569—996畜禽产品消毒规范进行。

2.2.3 动物源性饲料外包装的防疫消毒

选用消毒方式和药品应符合饲料安全要求。

2.2.3.1 带有外包装的动物源性饲料

(1) 喷洒消毒：用配制好的消毒药品逐包（件）、逐面均匀喷洒，不留空白，表面喷至湿润为宜，用药量一般在300mL/m^2。

(2) 熏蒸消毒：先密封的环境内，用环氧乙烷温度大于15℃，用药量为0.7kg/m^3，作用时间为24h左右；福尔马林80~300mL/m^3、作用24~37h；使用硫酰氟10~18g/m^3、作用24~48h等熏蒸方式进行消毒处理，具体操作参照GB/T 16569—996畜禽产品消毒规范和相应的操作规程进行。

2.2.3.2 散装的动物源性饲料

可参照2.2.2.3有关方法进行。

2.2.4 动物产品装卸场地的防疫消毒

2.2.4.1 装卸场地指进出境动物产品装卸的码头、车站、机场、中转仓库等。

2.2.4.2 消毒时，应划定隔离区域，避免无关车辆和人员进出。

2.2.4.3 对地面、墙壁及其它装置喷洒消毒，至湿润为止，用量为200~300mL/m^2，具体药物的选择及作用时间见附录A。

2.2.4.4 如场地有土杂、废弃物较多时，消毒前应进行清扫。

2.2.5 铺垫材料、废弃物的防疫消毒

2.2.5.1 对废弃物和一次性铺垫材料，喷洒消毒后装入防漏垃圾袋内密封，运到指定的场所做生物发酵、消毒深埋或焚烧后掩埋，具体药物的选择及使用浓度见附录A。

2.2.5.2 对可重复利用的铺垫材料，按照2.2.2.1 (1) 要求进行消毒。

2.2.6　不合格动物产品的防疫消毒

2.2.6.1　检出口蹄疫、禽流感、炭疽等重要动物疫病病原污染时，按照《进出境重要动物疫病防疫消毒技术规范》处理。

2.2.6.2　检出粪便污染时，应清除并收集粪便。粪便按废弃物集中消毒处理。

2.2.6.3　检出蝇蛆时，首先要对蝇蛆进行除害处理，然后对货物再用相应防疫消毒措施进行处理。

2.2.6.4　检出杂草、种子及其他检疫性有害生物时，按植物检疫处理有关规定处理。

2.2.6.5　对发现严重腐败变质的动物产品的防疫消毒，按照 2.2.5.1 方式进行处理。

2.2.7　指定加工、仓储企业的防疫消毒

2.2.7.1　人员防护用具的消毒

(1) 浸泡消毒：参照 2.2.1.3 (2) 消毒后再进行清洗。

(2) 熏蒸消毒法：参照 2.2.2.1 (2) 福尔马林熏蒸，经熏蒸后再进行清洗。

(3) 其他方式：根据实际情况，可选用紫外线照射、臭氧等方式进行消毒。

2.2.7.2　人员及车辆通道、车间、库房的消毒

(1) 生产区门口通道采用消毒池，定时更换消毒液，可用 2%火碱液等，北方冬季可采用生石灰。

(2) 加工车间门口采用 2%火碱液湿润的消毒垫进行鞋底消毒。

(3) 车间、库房的消毒，参照 2.2.1.2 进行。

2.2.7.3　下脚料的消毒

(1) 皮张下脚料的消毒处理：将待消毒的皮张浸入预先配制的消毒溶液中浸泡 24h，溶液须高于物品面 10cm。浸泡后捞出，用水冲洗后晾干，具体药物选择及浓度见附录 A，具体操作按照 GB/T 16569—996 畜禽产品消毒规范。

有条件的可以直接送至指定明胶场进行加工处理。

(2) 毛绒下脚料的消毒处理：水剪毛或灰褪毛经晒毛场晾干后，可采用用药量为 0.7kg/m^3，作用时间为 24h 左右、福尔马林 80～300mL/m^3、作用 24～37h，熏蒸方式进行消毒处理，或浸泡消毒处理。具体操作按照 GB/T 16569—996 畜禽产品消毒规范和相应的熏蒸消毒操作规程进行。

有条件的可以直接在检验检疫机构指定的洗毛厂洗涤加工至洗净毛。

2.2.7.4　废弃物的消毒

专门指定专用的处理场地，场地应远离学校、公共场所、居民住宅区、村庄、动物饲养和屠宰场所、饮用水源地、河流等地区。

(1) 废弃物处理可参照 2.2.5 进行。

(2) 污水的消毒：厂内污水池、下水道出口，定期用漂白粉消毒 1 次；对较清的污水使用含有效氯 25%的漂白粉消毒，进行抛洒搅拌，用药量为 6g/m^3；对混浊的污水消毒用药量为 8～10g/m^3，也可按污水量加 10%～20%的生石灰或 1%～2%的火碱搅拌消毒。

2.3　效果评定

参照《消毒技术规范》进行效果评价。消毒不合格的，需重新消毒处理。

3　监管要求

检验检疫机构采用日常监管和年审相结合的方式，对防疫消毒从业单位的从业人员资质、防疫消毒的设施、药械、工作质量、安全管理等进行监督考核管理。

3.1　监督检查药品选择与配制

检验检疫机构定期对取得资质的消毒单位所使用的药品与药品配制情况进行监督检查。检查的内容主要包括：

3.1.1　检查是否使用经国家质量监督检验检疫总局发布的准许使用的消毒药品；

3.1.2　检查所选择的药剂是否适合本次防疫消毒处理；

3.1.3　检查配制所用的需计量的器具是否计量；

3.1.4　检查在消毒剂的配制时是否规范穿戴自身防护；

3.1.5　检查防疫消毒人员配制药剂时是否处于上风向；

3.1.6　检查消毒剂的配制方法是否正确；

3.1.7　检查消毒剂的配制浓度是否准确；

3.1.8　检查是否根据消毒药品性质选用不同的容器以防引起腐蚀、溶解等；

3.1.9　检查容器上是否贴有药液名称、配制浓度和配制时间的标签；

3.1.10　检查是否有保证安全，防火防爆的措施。

3.2　监督检查实际操作流程

检验检疫机构定期对取得消毒资质的单位采取的消毒方法和流程进行监督检查，根据不同消毒对象和关键环节，检查内容主要包括：

3.2.1　防疫消毒单位制定的消毒方案是否合理；

3.2.2　实施防疫消毒的人员是否经培训并取得执业资格证；

3.2.3　检查药品器械、防护工具、防护措施及采样用品是否齐全有效；

3.2.4　检查现场操作程序和步骤是否符合要求；

3.2.5　检查实施防疫消毒处理完毕后是否做后续处理；

3.2.6　检查是否有如实、详细填写防疫消毒处理记录表，整理防疫消毒处理记录表、出具防疫消毒处理报告等。

3.3　抽查效果评定

3.3.1　检查防疫消毒机构是否建立效果评定制度；

3.3.2　检查防疫消毒机构建立的消毒效果评定方法、方式是否规范、正确、有效；

3.3.3　检查防疫消毒机构的效果评定制度是否有效运行；

3.3.4　检查防疫消毒机构效果评定记录是否齐全、规范；

3.4　审核记录报告填写

检验检疫机构应审核每次防疫消毒记录是否齐全、规范，合格的签名确认；不合格的，责令整改。

4　注意事项

4.1　人员防护和操作安全

作业人员的个人防护和操作安全，遵照《卫生处理安全操作规程》SN/T 1529 执行。

4.2　药剂储存与装运

化学危险品药剂应放置于国家有关部门批准许可的专用危险品库。仓库应符合国家有关规定，并有明显的标识。药剂不能与食品、药品和衣物混放。避免无关人员接触药剂。钢瓶应直立放置，并戴好瓶帽。装运前，应检查药剂的包装，注意钢瓶阀门和瓶帽。装运时，应防止药剂外溅或泄漏，要保持钢瓶直立，避免碰撞。当外界温度超过药剂规定的储存温度时，应采取降温措施。

4.3　安全浓度监测

卫生处理结束后，应检测作业场所的安全浓度，其限值应符合 GBZ 2.1—2007 工作场所有害因素职业接触限值的规定要求。

4.4　中毒事故应急处理

发生中毒事故或出现中毒可疑情况时，遵照《口岸卫生处理事故应急处置技术方案（试行）》的有关要求执行。

附录 A

常用消毒剂使用方法

类型	药物名称	主要成分	适用范围	使用方法	注意事项
含氯类	漂白粉	次氯酸钙（32%~36%）、氯化钙（29%）、氧化钙（10%~18%）、氢氧化钙（15%）、水（10%）	非食用动物产品、运输工具、装载容器、外包装、铺垫材料、场地、下脚料、废弃物等	喷洒、浸泡，常用浓度 5%~20%。	对物品有漂白和腐蚀作用。
	三氯异氰尿酸钠（片剂）	分子式为 $C_3O_3N_3Cl_2Na$	非食用动物产品、食用动物产品、动物源性饲料、运输工具、装载容器、外包装、铺垫材料、场地、下脚料、废弃物等	喷洒、浸泡、擦拭，1kg 水加 1~4 片（有效氯含量 500~2000mg/L），作用 5~30min。	1. 对金属和织物有腐蚀性。 2. 现配现用。
过氧化物类	二氧化氯	分子式为 ClO_2	非食用动物产品、食用动物产品、动物源性饲料、运输工具、装载容器、外包装、铺垫材料、场地、下脚料、废弃物等	1. 浸泡或擦洗：有效氯含量 200mg/L，30~60min。 2. 喷洒或喷雾：有效氯含量 500~1500mg/L，用量 20~30mL/m^2，作用 30~60min。	1. 不适用于航空器消毒。 2. 药剂应在通风良好的地方现配现用。配药时应先加水，然后再往水中加消毒剂，严禁在消毒剂中加水。 3. 消毒物品中有机物过多时，应冲洗干净后在消毒。
	过氧乙酸	分子式为 $C_2H_4O_3$	非食用动物产品、食用动物产品、动物源性饲料、运输工具、装载容器、外包装、铺垫材料、场地、下脚料、废弃物等	1. 喷洒、擦拭使用浓度 0.2%~1%，作用 30~60min。 2. 熏蒸使用浓度 5~15mL/m^3，作用时间 1~2h。	密封熏蒸（要求现场相对湿度 60%~80%，温度 20℃以上）。
	臭氧	分子式为 O_3	水体消毒、空气消毒、物体表面	1. 水体消毒：加臭氧量 0.5~1.5mg/L，水中臭氧浓度在 0.1~0.5mg/L，维持 5~10min。对于质量较差的水，加臭氧量可提高到 3~6mg/L。 2. 空气消毒：30mg/m^3 的臭氧，作用 15~30min。 3. 物体表面消毒：臭氧浓度>12mg/L，作用时间 15~20min。	1. 高浓度臭氧对人有毒，大气中允许浓度为 0.2mg/m^3，工作场所允许浓度为 1.0mg/m^3。 2. 臭氧为强氧化剂，对多种物品有损坏。 3. 臭氧对物品表面上污染的微生物有杀灭作用，但作用缓慢。

续表

类型	药物名称	主要成分	适用范围	使用方法	注意事项
杂环类	环氧乙烷	分子式为C_2H_4O	非食用动物产品、运输工具、装载容器、包装物、铺垫材料、指定加工企业、场地、下脚料、废弃物等	熏蒸，用量 50～100g/m^3，密闭 24～72h。	1. 易燃易爆。 2. 不能用于可食用动物产品和饲料等物品的熏蒸。
季铵盐类	泰胜消毒液	单、双链季铵盐类复合剂	非食用动物产品、运输工具、装载容器、外包装、铺垫材料、场地、下脚料、废弃物等	喷洒、擦拭或浸泡，用水稀释（1：100～1：500，作用 30min。	不宜与其他消毒剂、阴离子类洗涤剂混用。
醛类	甲醛	含 37%～40%甲醛的水溶液，内含 8%～15%甲醛	非食用动物产品、动物源性饲料、运输工具、装载容器、外包装、铺垫材料、场地、下脚料、废弃物等	熏蒸，常用量为 40 mL/m^3，加高锰酸钾 30 g/ m^3，熏蒸消毒 12h 以上。	熏蒸完毕后需通风 1～2h 后，方可作业。
碱类	火碱液	氢氧化钠	运输工具、装载容器、外包装、铺垫材料、场地、下脚料、废弃物等	常用浓度 2%～5%。	对金属有腐蚀性，能灼伤皮肤和黏膜，注意自身防护。
	生石灰	主要成分是氧化钙 别名：生石灰、石灰	非食用动物产品、运输工具、装载容器、外包装、铺垫材料、场地、下脚料、废弃物等	常用浓度 10%～20%。	现配现用，不宜久贮。

附录 B

消毒剂的浓度配制公式为：C1×V1＝C2×V2

式中：

C1—原液浓度，%；

C2—拟稀释溶液浓度，%；

V1—原液容量，单位为毫升（mL）；

V2—稀释液容量，单位为毫升（mL）。

投药量计算公式：

$$m = \frac{dV}{1000}$$

式中：m—投药量，单位为千克（kg）；d—投药剂量，单位为克每立方米（g/m^3）；V—熏蒸体积，单位为立方米（m^3）。

第五部分　进出境运输工具防疫消毒技术规范

1　适用范围

本规范适用于所有进境、过境车辆（包括机动车及非机动车）的防疫消毒；来自动物疫区经检疫需实施防疫消毒的进境和过境火车、飞机、船舶和集装箱；其它需实施防疫消毒的进出境、过境车辆、火车、飞机、船舶和集装箱（运输动物和动物产品的运输工具除外）。

2 操作程序

2.1 准备工作

2.1.1 人员组织

对运输工具的防疫消毒应由检验检疫机构认可的防疫消毒从业单位（以下称防疫消毒从业单位）实施，具体人数根据工作量确定，一般为2人以上，确定1名现场负责人，应穿着有明显标志的工作服。

2.1.2 制定工作方案

防疫消毒从业单位应及时了解运输工具状况、污染程度及防疫消毒范围，根据进境车辆及具体消毒对象的种类、数量、污染情况等制定防疫消毒方案。

2.1.3 药剂配制

根据制定消毒工作方案选用适当的消毒药剂。

药剂选择与配制、使用方法等详见附录A。

2.1.4 器械及用具

根据防疫消毒方案，选择适当消毒器械，并应确保正常使用状态。

2.1.4.1 配药工具

塑料桶、药勺、漏斗、过滤网、搅棒、量杯、磅秤、天平等。

2.1.4.2 熏蒸、消毒器械

机动、手动喷雾器、通道式喷雾设施等。熏蒸用气体发生装置（蒸发容器、支架、加热源）、帐幕、温/湿度仪、检测仪、投药管等。

2.1.4.3 防护设备

个人防护包括操作人员防护和其他人员防护。根据各种消毒方法的原理和操作规程，应采取具有针对性的个人防护。

（1）喷洒消毒：穿戴长袖工作服、防护帽、橡胶手套、胶鞋、口罩、防护眼镜等，必要时戴防毒面罩。

（2）熏蒸消毒：穿戴长袖工作服、手套等，并佩戴带有滤毒罐的防毒面具。滤毒罐使用前，应检查密闭性、有效性和是否适合所要防护熏蒸气体的要求。

在缺氧、高浓度毒气环境中应使用隔绝式呼吸器。

2.1.4.4 检测、抽样用具

采样规格板、无菌棉拭子、试管、采样液、中和剂、酒精灯、化学指示卡等。

2.1.4.5 其他物品

急救药械、封识、警示标识、毛巾、刷子、洗涤剂、记录表和笔等。

2.2 步骤与方法

2.2.1 车辆防疫消毒

2.2.1.1 车辆轮胎防疫消毒

轮胎如带有大块泥土，应在指定地点先剔除清洗后，再实施防疫消毒。

（1）消毒池消毒法

可选用含氯消毒剂、醛类消毒剂和酚类消毒剂等。

车辆缓慢驶过消毒池实施防疫消毒。消毒池建设标准见附录C。

（2）人工喷雾消毒法

可选用含氯消毒剂、季铵盐类消毒剂、酸碱类消毒剂、醛类消毒剂、酚类消毒剂和过氧乙酸等消毒剂。

1）检查器械是否处于安全适用状态；

2）将配制好的消毒溶液倒入消毒器械，调整喷雾器械的喷头，将喷出的雾滴颗粒调至最细；

3）按照自上而下、自左向右的顺序平行均匀的对轮胎进行喷洒，不应造成遗漏，喷头与消毒对象应保持在50cm左右的距离，以使轮胎表面湿润，药液不滴下为度；

4）对车辆停放的地面四周作喷雾防疫消毒，喷至地表面湿润为度。

（3）自动喷雾消毒法

有条件的口岸可以建设车辆自动化消毒通道，按设备的使用说明对车辆轮胎实施防疫消毒。

2.2.1.2　车体表面防疫消毒

车体表面是指车辆驾驶室和车厢的外表面。

（1）喷雾消毒法：参照2.2.1.1（2）进行消毒，在消毒时应关闭车辆的车厢、驾驶室等的门窗，使室内与外界有效隔绝。

（2）自动喷雾消毒法：按照2.2.1.1（3）进行消毒。

2.2.1.3　车厢厢体防疫消毒

车厢厢体是指厢体内部。

（1）喷雾消毒法

可选用含氯消毒剂、季铵盐类消毒剂、醛类消毒剂、酚类消毒剂和过氧乙酸等消毒剂。

1）检查器械是否处于安全适用状态。

2）将配制好的消毒溶液倒入消毒器械，调整喷雾器械的喷头，将喷出的雾滴颗粒调至最细。

3）按先消毒污染轻、后消毒污染重的顺序脚踏消毒液浸泡的踏脚垫进入车厢对车厢内各部位进行喷雾消毒。按车厢把手、门，后底面、厢壁的顺序进行由外向内喷至表面湿润，喷厢壁时应先上后下、由左至右不应造成遗漏的喷洒，喷头与消毒对象应保持在50cm左右的距离，使车体表面湿润，药液不滴下为度，喷完厢壁后向上向空中喷雾一遍，要求雾点均匀在空中悬浮。

4）退出时再由内向外重复喷雾一次，脚踏踏脚垫退出。

（2）熏蒸消毒法

可选用醛类和过氧乙酸等熏蒸剂。

1）脚踏消毒液浸泡的踏脚垫进入熏蒸场所。

2）使车辆的车厢与外界有效隔绝，要封闭所有与外界门、窗、通风孔、洞及电线通过处的缝隙等；仔细检查不需蒸熏部分的密封情况，封厢结束应组织一次全方位密封性检查。

3）防疫消毒人员做好个人防护设施，戴防毒面具。

4）投放熏蒸消毒药剂。在现场指挥人员的指挥下按顺序投药，投药路线应由里往外，由下风到上风，若蒸熏剂气体比重大于空气，蒸熏剂则投放在高处，反之则投放在低处。

5）投药结束后，清点人数，一起退出熏蒸区，关闭车门。

6）达到密封作用时间后，戴防毒面具，开启门窗通风排气散毒。开启顺序为先上后下，先里后外，先下风向后上风向。

7）将熏蒸器具撤出，脚踏踏脚垫迅速离开。

2.2.1.4　装运供应香港、澳门地区动物的回空车辆的防疫消毒

应该先在指定地点进行清洗，清洗后按上述方法实施整车防疫消毒。

2.2.2　火车防疫消毒

2.2.2.1　餐车、配餐间、厨房、储藏室、食品舱、动植物产品存放、使用场所以及动植物性废弃物的存放场所等防疫消毒

餐车、配餐间、厨房、食品舱以及动植物产品存放、使用场所的防疫消毒应选用过氧乙酸、含氯消毒剂；储藏室以及动植物性废弃物的存放场所可选用含氯消毒剂、季铵盐类消毒剂、醛类消毒

剂、酚类消毒剂和过氧乙酸等消毒剂。

（1）喷雾消毒法

1）检查器械是否处于安全适用状态。

2）将配制好的消毒溶液倒入消毒器械，调整喷雾器械的喷头，将喷出的雾滴颗粒调至最细。

3）关闭车辆的餐车、配餐间、厨房、储藏室、食品舱等的门窗，使室内与外界有效隔绝。

4）按先消毒污染轻、后消毒污染重的顺序脚踏消毒液浸泡的踏脚垫进入餐车、配餐间、厨房、储藏室、食品舱、动植物产品存放、使用场所以及动植物性废弃物的存放场所等相关各部位进行喷雾消毒。由外向内喷至表面湿润，喷厢壁时应先上后下、由左至右不应造成遗漏的喷洒，喷头与消毒对象应保持在50cm左右的距离，以使表面湿润，药液不滴下为度，喷完厢壁后向上向空中喷雾一遍，要求雾点均匀在空中悬浮。

5）退出时再由内向外重复喷雾一次，脚踏踏脚垫退出。

（2）熏蒸消毒法

1）脚踏消毒液浸泡的踏脚垫进入熏蒸场所。

2）使餐车、配餐间、厨房、储藏室、食品舱、动植物产品存放、使用场所以及动植物性废弃物的存放场所与外界有效隔绝，要封闭上述场所的门、窗、通风孔、洞及电线通过处的缝隙等；仔细检查不需蒸熏部分的密封情况，密封结束应组织一次全方位密封性检查。

3）防疫处理人员做好个人防护设施，戴防毒面具。

4）投放熏蒸消毒药剂。在现场指挥人员的指挥下按顺序投药，投药路线应由里往外，由下风到上风，若蒸熏剂气体比重大于空气，蒸熏剂则投放在高处，反之则投放在低处。

5）投药结束后，清点人数，一起退出熏蒸区并关门。

6）达到密封作用时间后，戴防毒面具，开启门窗通风排气散毒，开启顺序为先上后下，先里后外，先下风向后上风向。

7）将熏蒸器具撤出，脚踏踏脚垫迅速离开。

2.2.2.2　动植物性废弃物防疫消毒

（1）喷洒消毒法

可选用含氯消毒剂、季铵盐类消毒剂、酸碱类消毒剂、醛类消毒剂和过氧乙酸等消毒剂。

1）检查器械是否处于安全适用状态；

2）收集废弃物，盛放进收集的容器；

3）用消毒剂喷洒至湿透；

4）对收集的容器的外表面和放置容器的场所喷洒至表面湿润；

5）喷完后向上向空中喷雾一遍，要求雾点均匀在空中悬浮；

6）达到有效作用时间后，将动植物性废弃物排放至指定处置场所；

7）动植物性废弃物盛装容器经消毒后用清水清洗。

（2）浸泡消毒法

可选用含氯消毒剂、酸碱类消毒剂、醛类消毒剂和过氧乙酸等消毒剂。

1）检查器械是否处于安全适用状态；

2）收集废弃物，盛放进收集的容器；

3）将配制好的消毒液倒进容器，液面要漫过废弃物，搅拌至均匀；

4）对收集的容器的处表面和放置容器的场所喷洒至表面湿润；

5）喷完后向上向空中喷雾一遍，要求雾点均匀在空中悬浮；

6）达到有效作用时间后，将动植物性废弃物排放至指定处置场所；

7）动植物性废弃物盛装容器经消毒后用清水清洗。

2.2.2.3　泔水防疫消毒

采用浸泡消毒法，可选用含氯消毒剂、酸碱类消毒剂、醛类消毒剂和过氧乙酸等消毒剂。

(1) 检查器械是否处于安全适用状态；

(2) 收集泔水，盛放进收集的容器；

(3) 直接将消毒剂按使用量投入泔水中，搅拌均匀；

(4) 对收集的容器的处表面和放置容器的场所喷洒至表面湿润；

(5) 喷完后向上向空中喷雾一遍，要求雾点均匀在空中悬浮；

(6) 达到有效作用时间后，将泔水排放至指定处置场所；

(7) 泔水盛装容器经消毒后用清水清洗。

2.2.3　一般船舶防疫消毒

2.2.3.1　餐车、配餐间、厨房、储藏室、食品舱、动植物产品存放、使用场所以及动植物性废弃物的存放场所等防疫消毒：参照2.2.2.1进行消毒。

2.2.3.2　动植物性废弃物防疫消毒：参照2.2.2.2进行消毒。

2.2.3.3　泔水防疫消毒：参照2.2.2.3进行消毒。

2.2.4　废旧船舶的防疫消毒

2.2.4.1　配餐间、厨房、储藏室、食品舱等动植物产品存放、使用场所和泔水以及动植物性废弃物的存放场所等防疫消毒：参照2.2.2.1进行消毒。

2.2.4.2　货舱的防疫消毒

可选用含氯消毒剂、酸碱类消毒剂、醛类消毒剂和过氧乙酸等消毒剂。

(1) 喷洒消毒法

1) 检查器械是否处于安全适用状态；

2) 将配制好的消毒溶液倒入消毒器械，调整喷雾器械的喷头，将喷出的雾滴颗粒调至适当；

3) 采取包围式对货舱实施喷洒消毒处理，先喷洒货舱四周，盖上舱盖；

4) 消毒人员进入舱底，用喷洒方式向前开辟出行走通道，沿通道喷洒地面，直至覆盖全部舱底，然后左右移动消毒货舱顶部，再沿通道用先上后下的方式喷洒舱壁，顶部和舱壁喷洒的消毒剂溶液不宜超过其吸液量；

5) 结束后用边退边喷洒的方式再次消毒地面，沿梯子返回甲板后，再喷洒梯子，脚踏消毒垫退出。

(2) 熏蒸消毒法

可选用醛类和过氧乙酸薰蒸剂。

1) 脚踏消毒液浸泡的踏脚垫进入熏蒸场所；

2) 根据船舶结构、污染情况，确定投药点，分布投药路线，分配熏蒸剂；

3) 在船方配合下密封货舱，关闭通风设施，封闭熏蒸区域与外界相通的所有通风口、舱口、洞及管线缝隙等；

4) 密封后再组织一次仔细检查密封情况，有漏气应重新密封；

5) 清点核对现场人员，确保熏蒸区域内无人存在，请船方负责人作出在熏蒸期间无其他船员在船的书面安全保证书并签字，非投放药物人员离开现场；

6) 按已确定的熏蒸剂量，投药点，投药路线有序投放熏蒸剂；

7) 投药结束后退出熏蒸区，关闭舱盖；

8) 达到密封作用时间后，戴防毒面具开舱盖及开封起胶通风排气散毒，开启顺序为先上后下，先里后外，先下风向后上风向；

9) 将熏蒸器具撤出，脚踏消毒垫迅速离开。

2.2.5 飞机防疫消毒

2.2.5.1 配餐间、储藏室、食品舱、动植物产品存放、使用场所以及动植物性废弃物的存放场所等防疫消毒。

采用喷雾消毒法，可选择季铵盐类消毒剂，如百毒杀、泰胜等经国家质量监督检验检疫总局、民航总局认可的消毒剂。

1）检查器械是否处于安全适用状态。

2）将配制好的消毒溶液倒入消毒器械，调整喷雾器械的喷头，将喷出的雾滴颗粒调至最细。

3）关闭飞机舱内空调。

4）按先消毒污染轻、后消毒污染重的顺序脚踏消毒液浸泡的踏脚垫进入配餐间、储藏室、食品舱、动植物产品存放、使用场所以及动植物性废弃物的存放场所等相关各部位进行喷雾消毒。由外向内喷至表面湿润，喷厢壁时应先上后下、由左至右不应造成遗漏的喷洒，喷头与消毒对象应保持在50cm左右的距离，以使表面湿润，药液不滴下为度，喷完厢壁后向上向空中喷雾一遍，要求雾点均匀在空中悬浮。

5）退出时再由内向外重复喷雾一次，脚踏踏脚垫退出。

6）对上述部位进行喷雾消毒时，应避免喷洒到食品和食用动植物产品。

2.2.5.2 动植物性废弃物防疫消毒

（1）喷洒消毒法：可选用含氯消毒剂、过氧化物消毒剂、季铵盐类消毒剂等，参照2.2.2.2（1）的消毒方法进行消毒。

（2）浸泡消毒法：可选用含氯消毒剂、过氧化物消毒剂、季铵盐类消毒剂等，参照2.2.2.2（2）的消毒方法进行消毒。

2.2.5.3 泔水防疫消毒

采用浸泡消毒法，可选用含氯消毒剂、过氧化物消毒剂、季铵盐类消毒剂等，参照2.2.2.3的消毒方法进行消毒。

2.2.6 集装箱防疫消毒

（1）喷雾消毒法：参照2.2.1.2（1）的消毒方法进行消毒。

（2）熏蒸消毒法：可选用醛类和过氧乙酸等薰蒸剂。

1）脚踏消毒液浸泡的踏脚垫进入熏蒸场所。

2）应用粘胶带密封集装箱的前后通气孔及所有漏气缝隙，仔细检查密封情况。

3）防疫消毒人员做好个人防护设施，戴防毒面具。

4）投放熏蒸消毒药剂。在现场指挥人员的指挥下按顺序投药，投药路线应由里往外，由下风到上风，若蒸熏剂气体比重大于空气，蒸熏剂则投放在高处，反之则投放在低处。

5）投药结束后，清点人数，一起撤离退出熏蒸区，关闭集装箱门。

6）达到密封作用时间后，戴防毒面具，开启集装箱门通风排气散毒。

7）将熏蒸器具撤出，脚踏踏脚垫迅速离开。

2.3 后续处理

2.3.1 及时清点、整理消毒器材，并处理残留药剂。

2.3.2 及时将污染工作衣物脱下，污染面向内包裹带回，分类做最终消毒处理或焚烧处理。

2.3.3 所用消毒器械做表面擦拭消毒。

2.3.4 消毒结束及时通知有关单位、货主或代理，并告知注意事项。

2.4 低温环境下常用消毒剂的配制

常用防冻消毒剂的配制见附录D。

2.5　记录填写

详细记录消毒工作情况，如消毒日期、地点、消毒面积、处理方法、药物名称及用药量、现场操作人员等。详细按照附录记录表单（原始记录、结果报告单）填写。

2.6　效果评定

按 GB 15981—1995《消毒与灭菌效果的评价方法与标准》执行，细菌杀灭率大于 70%为防疫消毒处理合格。

3　监管要求

检验检疫机构采用日常监管和年审相结合的方式，对防疫消毒从业单位及从业人员的资质、防疫消毒的设施、药械、工作质量、安全管理等进行监督考核管理。

3.1　监督检查药剂选择与配制

检验检疫机构定期对防疫消毒从业单位所使用的药剂与药剂配制情况进行监督检查。检查的内容主要包括：

3.1.1　检查是否使用经国家质量监督检验检疫总局发布的准许使用的消毒药剂；

3.1.2　检查所选择的药剂是否适合本次防疫消毒；

3.1.3　检查配制所用的需计量的器具是否计量；

3.1.4　检查在消毒剂的配制时是否规范穿戴自身防护；

3.1.5　检查防疫消毒人员配制药剂时是否处于上风向；

3.1.6　检查消毒剂的配制方法是否正确；

3.1.7　检查消毒剂的配制浓度是否准确；

3.1.8　检查是否根据消毒药剂性质选用不同的容器以防引起腐蚀、溶解等；

3.1.9　检查容器上是否贴有药液名称、配制浓度和配制时间的标签；

3.1.10　检查是否有保证安全，防火防爆的措施。

3.2　监督检查实际操作流程

检验检疫机构定期对防疫消毒从业单位采取的消毒方法和流程进行监督检查，根据不同消毒对象和关键环节，检查内容主要包括：

3.2.1　防疫消毒单位制定的消毒方案是否合理；

3.2.2　实施防疫消毒的人员是否经培训并取得执业资格证；

3.2.3　检查药剂器械、防护工具、防护措施及采样用品是否齐全有效；

3.2.4　检查现场操作程序和步骤是否符合要求；

3.2.5　检查实施防疫消毒完毕后是否做后续处理；

3.2.6　检查是否有如实、详细填写防疫消毒记录表，整理防疫消毒记录表、出具防疫消毒报告等。

3.3　抽查效果评定

3.3.1　检查防疫消毒从业单位是否建立效果评定制度；

3.3.2　检查防疫消毒从业单位建立的消毒效果评定方法、方式是否规范、正确、有效；

3.3.3　检查防疫消毒从业单位的效果评定制度是否有效运行；

3.3.4　检查防疫消毒从业单位效果评定记录是否齐全、规范。

3.4　审核记录报告填写

检验检疫机构应审核每次防疫消毒记录是否齐全、规范，合格的签名确认；不合格的，责令整改。

4. 注意事项

4.1　防止对任何人、畜的健康造成危害。消毒处理时严禁抽烟、进食，严格按照工作流程进行操作。

4.2 防止对车辆、机械、行李、货物等造成损害。

4.3 在配制药剂、现场喷洒消毒过程中，人应尽量处于上风向。

4.4 消毒后采样时，应注意采样液改用含有与化学消毒剂相应的中和剂。

4.5 有异常情形应暂停处理，并立即向现场负责人报告。

附录 A

常用消毒剂使用方法、消毒对象

消毒剂类别	消毒剂名称	常用剂型或主要成分	宜消毒对象	使用方法、浓度及作用时间	注意事项
醛类消毒剂	甲醛溶液	含37%~40%甲醛的水溶液，内含8%~15%甲醛	受污染的房间、仓库及船仓的表面	甲醛溶液40mL/m^3，高锰酸钾30g/m^3熏蒸12~24h，熏蒸时房间门紧闭，熏蒸后通风换气。	熏蒸完毕后需通风1~2h后，方可作业。
		2%碱性戊二醛 强化酸性戊二醛（商品名：Sonacide）	木质、搪瓷、陶瓷、金属和玻璃器械、纺织品、橡皮制品	喷雾或浸泡，10min~3h。	2%酸性戊二醛对金属有腐蚀性；2%碱性戊二醛室温只可保存2周，其余剂型可保存4周。
含氯消毒剂	漂白粉	次氯酸钙（32%~36%）氯化钙（29%）氧化钙（10%~18%）氢氧化钙（15%）水（10%）	畜舍、用具、污水、车辆、船舶、土壤、墙壁、地面、路面等	2%~20%喷洒或浸泡，15min~2h。处理污水时有效氯含量应为50~2000mg/L。	无机氯性质不稳定，易受光、热和潮湿的影响，丧失其有效成分，有机氯则相对稳定，但是溶于水之后均不稳定。这类消毒剂使用时溶液pH值越高，杀菌作用越弱，pH值8.0以上，可失去杀菌活性；有机物明显影响其杀菌作用；温度每升高10℃，杀菌时间可缩短50%~60%。
	三合二	次氯酸钙（56%~60%）氢氧化钙（20%~24%）氯化钙（6%~8%）	畜舍、用具、车辆、船舶、土壤、污水、墙壁、地面、路面等	0.5%~10%喷洒或浸泡，15min~2h。处理污水时有效氯含量应为50~2000mg/L。	
	次氯酸钙	次氯酸钙	畜舍、用具、车辆、船舶、土壤、污水、墙壁、地面、路面等	0.3%~6%喷洒或浸泡，15min~2h。处理污水时有效氯含量应为50~2000mg/L。	
过氧化物消毒剂	过氧乙酸	商品名：Persteril	畜舍、车辆、船舶、用具、服装、畜禽体表等	喷洒或浸泡，0.04%~1%，0.5~2h。	密封熏蒸（要求现场相对湿度60%~80%，温度20℃以上）。
			室内空气	熏蒸1~3g/m^3，相对湿度60%~80%，1~2h。	
	惠福星	过氧乙酸+过氧化氢+表面活性剂+稳定剂	厩舍、地面、墙壁、饲槽、用具、车辆、船舶、实验室、仓库等消毒。也可用于皮肤、黏膜消毒	喷洒或浸泡，1:500用于以上场地、环境、用具严重污染时的喷洒浸泡消毒。	稀释好的药液不能久贮，应现用现配。稀释使用后剩余的消毒液禁止倒回原瓶。

续表

消毒剂类别	消毒剂名称	常用剂型或主要成分	宜消毒对象	使用方法、浓度及作用时间	注意事项
酚类消毒剂	来苏儿	通用名：甲酚皂溶液，是甲酚的肥皂溶液	污染物表面消毒，如地面、墙壁、衣服和实验室污染物品、畜舍等	浸泡或喷洒，1%～5%，0.5～2h。	对皮肤有一定刺激作用和腐蚀作用，而且对人体毒性很大。
季铵盐类消毒剂	新洁尔灭	十二烷基二甲基苯基溴化铵	医疗器械及其他用具	浸泡，0.1%，30min。	不宜与其他消毒剂、阴离子类洗涤剂混用。
	度来芬（消毒宁）	十二烷基二甲基乙苯氧乙基溴化铵	医疗器械及其他用具	浸泡，0.02%～0.05%，10min。	
	百毒杀	癸甲溴铵	车辆、船舶、飞机、用具、土壤、污水、墙壁、地面、路面等	疫病感染消毒时1：200倍水稀释使用。定期消毒时1：600倍水稀释使用。农舍消毒，改善水质时1：600倍水稀释使用。喷雾消毒时1：600倍水稀释使用。口蹄疫，皮肤病消毒时1：100倍水稀释。 消毒时可根据需要使用喷雾、冲洒、洗涤浸泡等方式，及增减用量。 作用时间5～36min。	
	泰胜消毒剂	单、双链季铵盐的复配剂	可用于皮肤消毒、手消毒、物体表面消毒、环境消毒、飞机消毒、空气消毒、清洗餐具等	物体表面、环境、洁具及公共场所消毒：原液按1：50至1：100稀释，喷洒或拭擦消毒，作用时间20min。 手部消毒：原液按1：50至1：100稀释，浸泡或拭擦消毒，作用时间1min。 按1：100稀释后使用：客舱、货舱、驾驶舱喷洒。	
酸碱类消毒剂	氢氧化钠	氢氧化钠	畜禽舍、车辆、船舶、非金属用具、地面、道路	1%～3%热溶液喷洒。	对金属有腐蚀性，能灼伤皮肤和黏膜，注意自身防护。
	碳酸钠	碳酸钠	畜禽舍、车辆、船舶、用具、地面、道路及衣服等	4%热溶液喷洒，洗刷。	具有弱刺激性和弱腐蚀性。直接接触可引起皮肤和眼灼伤。

附录 B

消毒剂的浓度配制及投药量计算

一、消毒剂的浓度配制公式为：$C1 \times V1 = C2 \times V2$

式中：

C1—原液浓度,%；

C2—拟稀释溶液浓度,%；

V1—原液容量，单位为毫升（mL）；

V2—稀释液容量，单位为毫升（mL）。

二、投药量计算公式：

$$m = \frac{dV}{1000}$$

式中：m—投药量，单位为千克（kg）；d—投药剂量，单位为克每立方米（g/m^3）；V—熏蒸体积，单位为立方米（m^3）。

附录 C

消毒池建设标准

采用轮胎消毒池消毒的，轮胎消毒池设计技术要求按照《国家对外开放口岸出入境检验检疫设施建设管理规定》执行。

一、货车轮胎消毒池：

（一）轮胎消毒池的宽度等同于道路的宽度，并在道路两侧建设挡水墙。

（二）轮胎消毒池浸水槽水面的长度为 5. 74~6. 3m。

（三）消毒池浸水槽底部为水平平面，底部长度为货车轮胎的周长。

（四）轮胎消毒池浸水槽水深为 0. 30m。

（五）轮胎消毒池浸水槽的坡度为 12°~15°（当坡度为 12°，轮胎消毒池浸水槽的水面的长度为 6. 3m，截面积为 1. 47m^2；当坡度为 15°，轮胎消毒池浸水槽的长度为 5. 74m，截面积为 1. 38m^2）；轮胎消毒池浸水槽上的坡长为 10m，坡度为 5°~6°。

二、客车、小汽车轮胎消毒池：

（一）轮胎消毒池的宽度等同于道路的宽度，并在道路两侧建设挡水墙。

（二）轮胎消毒池浸水槽水面的长度为 3. 87~4. 35m。

（三）消毒池浸水槽底部为水平平面，底部长度为小车轮胎的周长。

（三）轮胎消毒池浸水槽水深为 0. 25m。

（四）轮胎消毒池浸水槽的坡度为 12°~15°（当坡度为 12°，轮胎消毒池浸水槽的长度为 4. 35m，截面积为 0. 79m^2；当坡度为 15°，轮胎消毒池浸水槽的长度为 3. 87m，截面积为 0. 73m^2）；轮胎消毒池浸水槽上的坡长为 8m，坡度为 5°~6°。

附录 D

常用防冻消毒剂的配制

一、过氧乙酸防冻液的配制：在配制过氧乙酸消毒液的过程中，加入一定比例的醇类，醇类对过氧乙酸消毒效果有增效作用，醇的比例根据温度确定，见表 1。

表 1　醇类抗冻范围

温度（℃）	0	-10	-20	-30
甲醇含量（%）	10	20	30	40
乙醇含量（%）	5	15	20	33

二、泰胜防冻液的配制：在配制泰胜消毒液的过程中，加入一定比例的乙醇，乙醇的比例根据温度确定，见表 2。

表 2　不同温度下防冻剂乙醇浓度的配比

气温（℃）	乙醇浓度（%）	气 温（℃）	乙醇浓度（%）
-5	6. 5	-17	25. 5
-8	8. 4	-18	28. 4
-10	14. 4	-19	29. 1
-11	16. 2	-20	31. 6
-12	19. 3	-21	32. 4
-13	19. 4	-22	32. 4
-14	21. 4	-25	35. 2
-15	23. 1	-30	38. 5
-16	22. 4	-40	42. 8

三、次氯酸钠防冻液的配制：在 1%～2 % 的次氯酸纳消毒液中加入食盐溶解，-15℃ 以下要达到食盐饱和液。

四、火碱防冻液配制：在 2% 氢氧化纳溶液中加入 5%～10% 食盐、1%福尔马林和 5%生石灰。

第六部分　重要动物疫病防疫消毒技术规范

1　口蹄疫

1.1　口蹄疫病毒属性

口蹄疫病毒属于小 RNA 病毒科口蹄疫病毒属。通过交叉保护试验和血清学试验确定口蹄疫病毒有 7 个血清型，即 O、A、C、亚洲 1 型和南非 1、2、3 型，及 65 个以上的血清亚型。口蹄疫病毒粒子无囊膜，由假二十面体对称的衣壳和病毒核酸（RNA）所构成。

口蹄疫病毒对热敏感，在 4℃ 比较稳定，在-20℃ 以下（尤其是-50℃ 至-70℃）十分稳定，可以存活几年之久，但是 37℃ 48h 可使该病毒灭活，58℃ 40min 也可使其灭活，80～100℃ 可立即杀灭病毒；该病毒对酸碱敏感，其最适 pH 范围为 7. 4～7. 6，在 pH9. 0 以上或 pH3. 0 以下的环境可使口蹄疫病毒迅速灭活；直射日光可迅速使该病毒灭活，但污染物品（如饲料、毛发）上的病毒可以存活几周之久，在干燥分泌物中的病毒至少可以存活1~2个月；除酸碱之外，口蹄疫病毒对其他化学消毒剂的抵抗力较强，如该病毒可以耐受3%来苏水6h，在1%苯酚中存活5个月，在70%乙醇中存活2~3天。

1.2　有效灭活和消毒药剂

4%碳酸钠、0.2%过氧乙酸溶液、1000~2000mg/L有效氯含氯消毒剂溶液、2%氢氧化钠溶液、3%~5%福尔马林溶液。

1.3　传带口蹄疫病毒动植物产品的防疫消毒方法

本消毒方法适用于可疑污染口蹄疫病毒的进出境动植物产品及其包装物，或者为保障进出境动植物产品贸易的开展需要采取的有效杀灭口蹄疫病毒的加工方法。

1.3.1　反刍动物肉和猪肉制品

根据OIE动物疫病法典规定，可采用下列程序之一灭活肉制品中口蹄疫病毒：

（1）罐装处理

肉品置于一密闭容器内，内部中心温度至少达到70℃，持续30min以上的热处理。

（2）煮制

肉品预先去骨去脂肪，使其内部温度不低于70℃，持续至少30min。

（3）腌制后干化

肉品去骨，用食盐腌制后完全干燥，肉品在外界环境下必须无腐烂。“干化”是指水与蛋白质比不超过2.25∶1。

1.3.2　羊毛

根据OIE动物疫病法典规定，可采用下列程序之一灭活羊毛中的口蹄疫病毒：

（1）在一密封容器中用甲醛熏蒸消毒至少24h。具体操作方法是将高锰酸钾放入容器（材料不可为塑料或聚乙烯材料）中，再添加商品福尔马林，按每立方米福尔马林53mL、高锰酸钾35g比例配制。

（2）将毛发浸泡在60~70℃水溶性去污剂中，进行工业性去污。

1.3.3　猪鬃

根据OIE动物疫病法典规定，可采用下列程序之一灭活鬃毛中的口蹄疫病毒：

（1）煮沸至少1h。

（2）在1%甲醛溶液中至少浸泡24h，1%甲醛液用每升水加30mL商品福尔马林原液配制。

1.3.4　生皮

采取在含有2%碳酸钠的海盐中盐腌至少28天的方法灭活生皮上的口蹄疫病毒。

1.3.5　牛奶和奶酪

根据OIE动物疫病法典规定，采用下列程序之一灭活食用奶和奶酪中的口蹄疫病毒：

（1）超高温（UHT）处理（UHT=132℃至少1s）。

（2）如果奶的pH<7.0，应用一次高温短时巴氏消毒（HTST）。

（3）如果奶的pH≥7.0，则用两次HTST。

1.3.6　动物用奶

根据OIE动物疫病法典规定，采用下列程序之一灭活动物用奶中的口蹄疫病毒：

（1）两次HTST（72℃至少15s）。

（2）HTST结合另一物理处理法，例如，保持pH<6.0至少1h时间，或结合干燥过程增加一次72℃热处理。

（3）UHT结合另一物理处理法，参考上面面两款。

1.3.7　口蹄疫易感野生动物皮张

根据OIE动物疫病法典规定，采用下列程序之一灭活口蹄疫易感野生动物皮张：

（1）室温（20℃或更高）条件下用至少20kiloGray的γ射线处理。

（2）浸入pH保持在不低于11.5的4%（m/V）碳酸钠溶液中至少48h，并不断搅动。

（3）浸入pH保持在3.0以下的甲醛溶液（1000L水中加100kg盐和12kg甲醛）中至少48h，并不断搅动。

（4）对牛皮，在含有2%碳酸钠的海盐中盐腌至少28天。

1.3.8　血粉和肉粉

产品内部温度不低于70℃、至少30min的热处理过程。

1.3.9　秸秆和草料

经过下列程序处理，如果产品已被打包，则处理作用能达到包的中心：

（1）在密闭仓内经最低80℃至少10min蒸汽处理；

（2）在密闭室用35%~40%商品福尔马林溶液，经最低19℃至少8h的熏蒸处理。

1.4　发生口蹄疫的紧急防疫消毒规程

本规程适用于口岸对口蹄疫的一般预防消毒，以及来自境内外疫区的运输工具、集装箱外表和疫点、疫区的消毒。

1.4.1　消毒准备

1.4.1.1　人员组织

清洗消毒队应至少配备一名专业技术人员负责技术指导。

1.4.1.2　制定消毒方案

根据消毒对象的种类、数量、疫情情况制定消毒方案。

1.4.1.3　药品器械及防护用具

（1）消毒剂：过氧乙酸溶液、有效氯含氯消毒剂溶液、氢氧化钠溶液、福尔马林溶液。

（2）消毒器械：喷洒罐车、机动喷雾机、常量喷雾器、超低容量喷雾机等。

（3）防护用具：口罩、眼罩、防护服、橡胶手套、胶靴。

（4）配药工具：塑料桶、药勺、漏斗、过滤网、搅棒、量杯、天平。

（5）其他物品：毛巾、指刷、有柄刷子、洗涤剂、隔离带、消毒垫、铁锹、扫把、大号垃圾袋及记录表和笔等。

1.4.2　操作程序

1.4.2.1　使用药剂及浓度

0.2%过氧乙酸溶液、1000~2000mg/L有效氯含氯消毒剂溶液、2%氢氧化钠溶液、3%~5%福尔马林溶液。

1.4.2.2　消毒方法

（1）一般防疫性消毒

在口岸对来自疫区的运输工具、集装箱外表和污染的场地、用器具和在定点生产加工存放企业对动物产品外表包装进行全面的喷洒消毒或在口岸出口时对目标集装箱、运输车辆和轮胎进行消毒；消毒时，保证药液均匀，不留死角。

（2）疫点内饲养圈舍消毒

1）对圈舍内外消毒后再行清理和清洗。

2）首先清理污物、粪便、饲料等。

3）对地面和各种用具等彻底冲洗，并用水洗刷圈舍、车辆等，对所产生的污水进行无害化处理。

4）对金属设施设备，可采取火焰、熏蒸等方式消毒。

5）对饲养圈舍、场地、车辆等采用消毒液喷洒的方式消毒。

6）饲养圈舍的饲料、垫料等作深埋、发酵或焚烧处理。

7）粪便等污物作深埋、堆积密封或焚烧处理。

（3）进出疫区交通工具消毒

1）出入疫点、疫区的交通要道设立临时性消毒点，对出入人员、运输工具及有关物品进行消毒。

2）疫区内所有可能被污染的运载工具应严格消毒，车辆内、外及所有角落和缝隙都要用消毒剂消毒后再用清水冲洗，不留死角。

3）车辆上的物品也要做好消毒。

4）从车辆上清理下来的垃圾和粪便要作无害化处理。

（4）疫区内生产、加工、存放场所的消毒

1）所有牲畜及其产品都要深埋或焚烧。

2）圈舍、过道和舍外区域用消毒剂喷洒消毒后清洗。

3）所有设备、桌子、冰箱、地板、墙壁等用消毒剂喷洒消毒后冲洗干净。

4）所有衣服用消毒剂浸泡后清洗干净，其他物品都要用适当的方式进行消毒。

疫点每天消毒 1 次连续 1 周，1 周后每两天消毒 1 次。疫区内疫点以外的区域每两天消毒 1 次。

1.4.3　填写消毒记录

详细记录消毒工作情况，包括消毒日期、人员、地点、消毒对象、消毒剂及浓度等内容。

1.4.4　注意事项

以上消毒过程所产生的污水要经过处理，达到环保排放标准。

2　禽流感

2.1　禽流感病毒属性

禽流感是由正黏病毒科流感病毒属 A 型流感病毒引起的禽类烈性传染病。世界动物卫生组织（OIE）将其列为必须报告的动物传染病，我国规定为一类动物疫病。

禽流感病毒属正黏病毒科流感病毒属，有囊膜，囊膜上有含血凝素和神经氨酸酶活性的糖蛋白纤突。禽流感病毒对热比较敏感，56℃加热 30min、60℃加热 10min 或煮沸（100℃）2min 以上即可灭活。直射阳光下 40~48h 即可灭活该病毒，如果用紫外线照射，可迅速破坏其感染性。病毒在粪便中可存活 1 周，在水中可存活 1 个月，在 pH<4.1 的条件下也具有存活能力。禽流感病毒对乙醚、氯仿、丙酮等有机溶剂均敏感。常用消毒剂容易将其灭活，如氧化剂、稀酸、十二烷基硫酸钠、卤素化合物（如漂白粉和碘剂）等都能迅速破坏其传染性。

2.2　有效灭活和消毒药剂

氢氧化钠溶液、过氧乙酸溶液、漂白粉澄清液、碘溶液、福尔马林溶液。

2.3　传带禽流感病毒动植物产品的防疫消毒方法

本消毒方法适用于可疑污染禽流感病毒的进出境动植物产品及其包装物，或者为保障进出境动植物产品贸易的开展需要采取的有效杀灭禽流感病毒的加工方法。

2.3.1　蛋及蛋制品：

名称	中心温度（℃）	持续时间
整个鸡蛋	60	188s
蛋白液	56.7	232s
10%腌制蛋黄	62.2	138s
蛋白粉	67	20h

2.3.2　禽肉及制品：

名称	中心温度（℃）	持续时间
禽肉及制品	70.0	3.5s
禽肉及制品	73.9	0.51s

2.3.3　羽毛粉、肉粉和肉骨粉

（1）热蒸汽加热：最低温度118℃持续40min以上。

（2）水解加工：最低温度122℃，至少3.79×100KPa的压强，持续15min以上。

2.4　发生禽流感的紧急防疫消毒规程

本规程适用于口岸对禽流感的一般预防消毒，以及来自境内外疫区的运输工具、集装箱外表和疫点、疫区的消毒。

2.4.1　消毒准备

2.4.1.1　人员组织

清洗消毒队应至少配备一名专业技术人员负责技术指导。

2.4.1.2　制订消毒方案

根据消毒对象的种类、数量、疫情情况制订消毒方案。

2.4.1.3　药品器械及防护用具

（1）消毒剂：过氧乙酸、含氯消毒剂。

（2）消毒器械：喷洒罐车、机动喷雾机、常量喷雾器、超低容量喷雾机等。

（3）防护用具：口罩、眼罩、防护服、橡胶手套、胶靴。

（4）配药工具：塑料桶、药勺、漏斗、过滤网、搅棒、量杯。

（5）其他物品：毛巾、指刷、有柄刷子、洗涤剂、隔离带、消毒垫、铁锹、扫把、大号垃圾袋及记录表和笔等。

2.4.2　操作程序

2.4.2.1　使用药剂及浓度

0.1%~0.5%过氧乙酸、500~10000mg/L有效氯含氯消毒剂溶液。

2.4.2.2　消毒方法

（1）疫点的紧急防疫消毒

1）禽舍清理

彻底将禽舍内的污物、鸡粪、垫料、垫料、剩料等各种污物清理干净，并作无害化处理。可移动的设备和用具搬出鸡舍，集中堆放到指定的地点清洗、消毒。

2）火焰消毒

禽舍清扫后，应用火焰喷射器对禽舍的墙裙、地面、笼具等非易燃物品进行火焰消毒。

3）冲洗

对禽舍的墙壁、地面、笼具，特别是屋顶木梁柁架等，用高压水枪进行冲刷，清洗干净。

4）喷洒消毒药物

待禽舍地面水干后，用消毒液对地面和墙壁等进行均匀地、足量地喷雾、喷洒消毒。

5）熏蒸消毒

关闭门窗和风机，用福尔马林密闭熏蒸消毒24h以上。

6）禽舍外环境消毒

对疫点养禽场内禽舍外环境清理后进行消毒。

（2）疫点、疫区交通道路、运输工具的消毒

1）封锁期间，疫区道口消毒站对出入人员、运输工具及有关物品进行消毒。

2）运输工具必须进行全面消毒。

（3）工作人员的消毒

参加疫病防控工作的各类人员应进行消毒，其中包括穿戴的工作服、帽、手套、胶靴及器械等，消毒方法可采用浸泡、喷洒、洗涤等；工作人员的手及皮肤裸露部位应清洗、消毒。

（4）疫区的终末消毒

在解除封锁前对疫区进行彻底消毒。消毒方法参照紧急消毒措施。

（5）污水处理

以上消毒所产生的污水应进行无害化处理。

（6）受威胁区的预防消毒

受高致病性禽流感威胁区的养禽养殖场、家禽产品集贸市场、禽类产品加工厂、交通运输工具等场所应加强预防消毒工作。

2.4.3 填写消毒记录

详细记录消毒工作情况，包括消毒日期、人员、地点、消毒对象、消毒剂及浓度等内容。

2.4.4 注意事项

消毒工作应避免盲目性，如采取其他有效措施可以使污染物品无害化时，可以不进行消毒处理。

3 炭疽

3.1 炭疽属性

炭疽是由炭疽芽胞杆菌引起的一种人畜共患传染病。世界动物卫生组织（OIE）将其列为必须报告的动物疫病，我国将其列为二类动物疫病。炭疽的传染源是病畜（羊、牛、马、骡、猪等）和病人，人与带有炭疽杆菌的物品接触后，通过皮肤上的破损处或伤口感染可以形成皮肤炭疽；通过消化道感染可以形成肠炭疽，通过呼吸道感染可以形成肺炭疽。

本菌繁殖体对日光、热和常用消毒剂都很敏感，在日光下12h死亡，加热到75℃时，1min死亡。在有氧气与足量水分的条件下，能形成芽孢。其芽孢的抵抗力很强，在煮沸10min后仍有部分存活，在干热150℃可存活30~60min，在湿热120℃40min可被杀死。在5%的石炭酸中可存活20~40天。炭疽杆菌的芽孢可在动物、尸体及其污染的环境和泥土中存活多年。

3.2 有效灭活和消毒药剂

20%漂白粉溶液、0.1%碘溶液、0.5%过氧乙酸、5%甲醛溶液、4%高锰酸钾溶液、0.2%升汞、10%氢氧化钠溶液。

3.3 传带炭疽动植物产品的防疫消毒方法

本消毒处理办法适用于可疑污染炭疽杆菌的进出境动植物产品及其包装物，或者为保障进出境动植物产品贸易的开展需要采取的有效杀灭炭疽杆菌的加工方法。

3.3.1 进口奶及奶制品

用巴斯德消毒法进行快速加热处理。

3.3.2 猪鬃

在沸水中加热60min以上。

3.3.3 野生动物皮中炭疽杆菌芽孢的消毒方法

环氧乙烷（500mg/L），相对湿度20%~40%，55℃，烟熏30min；或者剂量为40 kiloGray的γ-射线。

3.3.4 反刍动物、马匹和猪的骨头和排骨中炭疽芽孢的消毒方法

将骨头和排骨切成最大不超过50mm的块状；用133℃，3×100KPa压力的饱和蒸汽法加

热 20min。

3.3.5 反刍动物的皮张、毛发中芽孢的消毒方法

γ 辐照，剂量为 25 kiloGray；或者以下五步：

（1）40.5℃，0.25%~0.3%苏打液，10min。

（2）40.5℃，肥皂液，10min。

（3）40.5℃，2%的甲醛溶液，10min。（第一次）

（4）40.5℃，2%的甲醛溶液，10min。（第二次）

（5）冷水冲洗后用热空气干燥。

3.3.6 骨粉和肉骨粉

（1）湿热法

湿热 120℃40min 以上。

（2）干热法

干热 150℃60min 以上。

3.3.7 肥料、粪便和垫料中芽孢的消毒方法

（1）小剂量焚烧。

（2）堆肥热化疗处理法：

A. 以 1~1.5L/m^3的密度混合以下物质：10%甲醛（大约 30%的福尔马林）；4%戊二醛（pH8~8.5）；

B. 5 周后翻转料。

C. 再过 5 周后弃去。

3.4 发生炭疽的紧急防疫消毒规程

本规程适用于口岸对炭疽的一般预防消毒，以及来自境内外疫区的运输工具、集装箱外表和疫点、疫区的消毒。

3.4.1 消毒准备

3.4.1.1 人员组织

清洗消毒队应至少配备一名专业技术人员负责技术指导。

3.4.1.2 制定消毒方案

根据消毒对象的种类、数量、疫情情况制定消毒方案。

3.4.1.3 药品器械及防护用具

（1）消毒剂：碘溶液、过氧乙酸溶液、甲醛溶液、漂白粉溶液。

（2）消毒器械：喷洒罐车、机动喷雾机、常量喷雾器、超低容量喷雾机等。

（3）防护用具：口罩、眼罩、防护服、橡胶手套、胶靴。

（4）配药工具：塑料桶、药勺、漏斗、过滤网、搅棒、量杯。

（5）其他物品：毛巾、指刷、有柄刷子、洗涤剂、隔离带、消毒垫、铁锹、扫把、大号垃圾袋及记录表和笔等。

3.4.2 操作程序

3.4.2.1 使用药剂及浓度

20%漂白粉、0.1%碘溶液、0.5%过氧乙酸、5%甲醛溶液。

3.4.2.2 消毒方法

（1）一般防疫性消毒

在口岸对来自疫区的运输工具、集装箱外表和污染的场地、用器具和在定点生产加工存放企业对动物产品外表包装进行全面的喷洒消毒或在口岸出口通过自动喷雾设施对目标集装箱、运输车辆

和轮胎进行消毒；消毒时，保证药液均匀，不留死角。

（2）疫点

出入口必须设立消毒设施。限制人、易感动物、车辆进出和动物产品及可能受污染的物品运出。对疫点内动物舍、场地以及所有运载工具、饮水用具等必须进行严格彻底地消毒。

患病动物和同群动物全部进行无血扑杀处理。其它易感动物紧急免疫接种。

对所有病死动物、被扑杀动物，以及排泄物和可能被污染的垫料、饲料等物品产品按附件2要求进行无害化处理。

动物尸体需要运送时，应使用防漏容器，须有明显标志，并在动物防疫监督机构的监督下实施。

（3）疫区

交通要道建立动物防疫监督检查站，派专人监管动物及其产品的流动，对进出人员、车辆须进行消毒。停止疫区内动物及其产品的交易、移动。所有易感动物必须圈养，或在指定地点放养；对动物舍、道路等可能污染的场所进行消毒。

对疫区内的所有易感动物进行紧急免疫接种。

（4）受威胁区

对受威胁区内的所有易感动物进行紧急免疫接种。

（5）各种污染对象的常用消毒方法

1）炭疽动物尸体

应结合远离人们生活、水源等因素考虑，因地制宜，就地焚烧。如需移动尸体，先用5%福尔马林消毒尸体表面，然后搬运，并将原放置尸地及尸体天然孔出血及渗出物用5%福尔马林浸渍消毒数次，在搬运过程中避免污染沿途路段。焚烧时将尸体垫起，用油或木柴焚烧，要求燃烧彻底。无条件进行焚烧处理时，也可按规定进行深埋处理。

2）粪肥、垫料、饲料

应混以适量干碎草，在远离建筑物和易燃品处堆积彻底焚烧，然后取样检验，确认无害后，方可用作肥料。

3）房屋、厩舍

开放式房屋、厩舍可用5%甲醛喷洒消毒三遍，每次浸渍2h。也可用20%漂白粉液喷雾，200mL/m^{2}作用2h。对砖墙、土墙、地面污染严重处，在离开易燃品条件下，亦可先用酒精或汽油喷灯地毯式喷烧一遍，然后再用5%福尔马林喷洒消毒三遍。

对可密闭房屋及室内橱柜、用具消毒，可用福尔马林熏蒸。在室温18℃条件下，对每25~30m^{3}空间，用10%浓甲醛液（内含37%甲醛气体）约4000mL，用电煮锅蒸4h。蒸前先将门窗关闭，通风孔隙用高粘胶纸封严，工作人员戴专用防毒面具操作。密封8~12h后，打开门窗换气，然后使用。

熏蒸消毒效果测定，可用浸有炭疽弱毒菌芽孢的纸片，放在含组氨酸的琼脂平皿上，待熏后取出置37℃培养24h，如无细菌生长即认为消毒有效。

也可选择其它消毒液进行喷洒消毒，如4%戊二醛（pH8.0~8.5）2h浸洗、5%甲醛（约15%福尔马林）2h、3% H_2O_2 2h或过氧乙酸2h。其中，H_2O_2和过氧乙酸不宜用于有血液存在的环境消毒；过氧乙酸不宜用于金属器械消毒。

4）泥浆、粪汤

猪、牛等动物死亡污染的泥浆、粪汤，可用20%漂白粉液1份（处理物2份），作用2h；或甲醛溶液50~100mL/m^{3}比例加入，每天搅拌1~2次，消毒4天，即可撒到野外或田里，或掩埋处理（即作深埋处理）。

5）污水

按水容量加入甲醛溶液，使其含甲醛液量达到5%，处理10h；或用3%过氧乙酸处理4h；或用氯胺或液态氯加入污水，于 pH4.0 时加入有效氯量为 4mg/L，30min 可杀灭芽孢，一般加氯后作用 2h 流放一次。

6）土壤

炭疽动物倒毙处的土壤消毒，可用 5%甲醛溶液 500mL/m^{2}消毒三次，每次 2h，间隔 1h。亦可用氯胺或 10%漂白粉乳剂浸渍 2h，处理 2 次，间隔 1h。亦可先用酒精或柴油喷灯喷烧污染土地表面，然后再用 5%甲醛溶液或漂白粉乳剂浸渍消毒。

7）衣物、工具及其它器具

耐高温的衣物、工具、器具等可用高压蒸汽灭菌器在 121℃高压蒸汽灭菌 1h；不耐高温的器具可用甲醛熏蒸，或用 5%甲醛溶液浸渍消毒。运输工具、家具可用 10%漂白粉液或 1%过氧乙酸喷雾或擦拭，作用 1~2h。凡无使用价值的严重污染物品可用火彻底焚毁消毒。

8）皮、毛：皮毛、猪鬃、马尾的消毒

采用 97%~98%的环氧乙烷、2%的 CO_2、1%的十二氟混合液体，加热后输入消毒容器内，经 48h 渗透消毒，启开容器换气，检测消毒效果。但须注意，环氧乙烷的熔点很低（<0℃），在空气中浓度超过 3%，遇明火即易燃烧发生爆炸，必须低温保存运输，使用时应注意安全。

骨、角、蹄在制作肥料或其它原料前，均应彻底消毒。如采用 121℃高压蒸汽灭菌，或 5%甲醛溶液浸泡，或用火焚烧。

3.4.3　填写消毒记录

详细记录消毒工作情况，包括消毒日期、人员、地点、消毒对象、消毒剂及浓度等内容。

3.4.4　注意事项

炭疽杆菌可形成芽孢，故在消毒中不得使用中、低效消毒剂。疫源地内要同时开展灭蝇、灭鼠工作。消毒人员要做好个人防护，必要时进行 12 天的医学观察。

4　非洲猪瘟

4.1　非洲猪瘟病毒属性

非洲猪瘟病毒（ASFV）属于非洲猪瘟病毒科非洲猪瘟病毒属，目前非洲猪瘟病毒是该科中的唯一已知的代表种。ASFV 是直径为 200nm、具有囊膜的双股 DNA 的正二十面体病毒。

ASFV 对物理化学作用有较强的抵抗力，能抗冻融，可高度耐受低温，在自然条件下可以长时间保持感染性，可以在血液、粪便和各种组织中长期保持感染性。病毒对高温抵抗力不强，在 56℃、70min 或者 60℃、20min 可以快速灭活。病毒对酸碱的耐受性很高，在较宽的 pH 范围内稳定，对乙醚及氯仿等脂溶剂敏感，OIE 建议使用 8‰氢氧化钠 30min，2.3%的次氯酸盐 30min，3‰福尔马林 30min，3%邻苯基苯酚和碘混合物 30min 灭活病毒。

4.2　有效灭活和消毒药剂

8‰氢氧化钠溶液、2.3%次氯酸盐、3‰福尔马林、3%苯基苯酚和碘化合物。

4.3　传带非洲猪瘟病毒动植物产品的防疫消毒方法

本消毒处理办法适用于可疑污染非洲猪瘟病毒的进出境动植物产品及其包装物，或者为保障进出境动植物产品贸易的开展需要采取的有效杀灭非洲猪瘟病毒的加工方法。

4.3.1　肉骨粉（肉粉、肝粉、骨粉、血粉、油渣）

产品经 120℃以上，1 标准大气压以上，充分化制至少 3h。

4.3.2　猪鬃及其制品

产品经高温蒸汽 100℃、2~3h 或者烘干 95℃、2~3h。

4.3.3　猪肉制品

产品经中心温度 100℃、2~3h 处理。

4.3.4　来自疫区国家或地区飞机、轮船和国际列车上废弃食物及垃圾

废弃食物及垃圾应焚烧销毁处理。

4.4　发生非洲猪瘟的紧急防疫消毒规程

本规程适用于口岸对非洲猪瘟的一般预防消毒，以及来自境内外疫区的运输工具、集装箱外表和疫点、疫区的消毒。

4.4.1　消毒准备

4.4.1.1　人员组织

清洗消毒队应至少配备一名专业技术人员负责技术指导。

4.4.1.2　制定消毒方案

根据消毒对象的种类、数量、疫情情况制定消毒方案。

4.4.1.3　药品器械及防护用具

（1）消毒剂：过氧乙酸溶液、有效氯含氯消毒剂溶液、氢氧化钠溶液、福尔马林溶液。

（2）消毒器械：喷洒罐车、机动喷雾机、常量喷雾器、超低容量喷雾机等。

（3）防护用具：口罩、眼罩、防护服、橡胶手套、胶靴。

（4）配药工具：塑料桶、药勺、漏斗、过滤网、搅棒、量杯、天平。

（5）其他物品：毛巾、指刷、有柄刷子、洗涤剂、隔离带、消毒垫、铁锹、扫把、大号垃圾袋及记录表和笔等。

4.4.2　操作程序

4.4.2.1　使用药剂及浓度

0.2%过氧乙酸溶液、1000~2000mg/L有效氯含氯消毒剂溶液、2%氢氧化钠溶液、3%~5%福尔马林溶液。

4.4.2.2　消毒方法

（1）一般防疫性消毒

在口岸对来自疫区的运输工具、集装箱外表和污染的场地、用器具和在定点生产加工存放企业对动物产品外表包装进行全面的喷洒消毒或在口岸出口时对目标集装箱、运输车辆和轮胎进行消毒；消毒时，保证药液均匀，不留死角。

（2）疫点内饲养圈舍消毒

1）对圈舍内外消毒后再行清理和清洗。

2）首先清理污物、粪便、饲料等。

3）对地面和各种用具等彻底冲洗，并用水洗刷圈舍、车辆等，对所产生的污水进行无害化处理。

4）对金属设施设备，可采取火焰、熏蒸等方式消毒。

5）对饲养圈舍、场地、车辆等采用消毒液喷洒的方式消毒。

6）饲养圈舍的饲料、垫料等作深埋、发酵或焚烧处理。

7）粪便等污物作深埋、堆积密封或焚烧处理。

（3）进出疫区交通工具消毒

1）出入疫点、疫区的交通要道设立临时性消毒点，对出入人员、运输工具及有关物品进行消毒。

2）疫区内所有可能被污染的运载工具应严格消毒，车辆内、外及所有角落和缝隙都要用消毒剂消毒后再用清水冲洗，不留死角。

3）车辆上的物品也要做好消毒。

4）从车辆上清理下来的垃圾和粪便要作无害化处理。

（4）疫区内生产、加工、存放场所的消毒

1）所有牲畜及其产品都要深埋或焚烧。

2）圈舍、过道和舍外区域用消毒剂喷洒消毒后清洗。

3）所有设备、桌子、冰箱、地板、墙壁等用消毒剂喷洒消毒后冲洗干净。

4）所有衣服用消毒剂浸泡后清洗干净，其他物品都要用适当的方式进行消毒。

疫点每天消毒1次连续1周，1周后每两天消毒1次。疫区内疫点以外的区域每两天消毒1次。

4.4.3 填写消毒记录

详细记录消毒工作情况，包括消毒日期、人员、地点、消毒对象、消毒剂及浓度等内容。

4.4.4 注意事项

以上消毒过程所产生的污水要经过处理，达到环保排放标准。

附录

其他重要动物疫病及有效消毒剂

疾病名称	基本情况	有效消毒剂
猪瘟	猪瘟也称古典猪瘟，是由猪瘟病毒（CSFV）引起的一种猪的高度传染性病毒病。猪瘟病毒属黄病毒科瘟病毒属，是具有囊膜的单股正链RNA病毒。病毒在37℃条件下可以存活10天，室温能存活2~5个月。畜圈及粪便中的病毒似乎能在几天内失活，但在猪肉和猪肉制品（腌制和熏制）中，病毒的感染性可保存数月，脂溶剂，如乙醚、氯仿、脱氧胆酸盐和皂角素等一类的去污剂，均能使猪瘟病毒迅速灭活。	2%克辽林、2%氢氧化钠、1%次氯酸钠。
猪水泡病	猪水泡病是猪的一种高度接触性传染病，其临床表现以口鼻腔黏膜、蹄部等出现水泡或溃烂为特征，常以流行形式发病，对养猪业的危害较大。猪水泡病病毒属于RNA核酸型，为小RNA病毒科肠道病毒属的一个成员，病毒不耐热，60℃、30min和80℃、1min即可灭活，在低温中可长期保存。	2%氢氧化钠在25℃作用24h，可使病毒灭活；5%氨水、3%福尔马林杀灭病毒效果较好；1%过氧乙酸和次氯酸钠能在短时间内将病毒杀灭。
蓝舌病	蓝舌病是由呼肠孤病毒科环形病毒属中的蓝舌病病毒所致的传染病，是一种主要发生于绵羊的非接触性虫媒病毒传染病，又名绵羊卡他热，以发热、白细胞减少、颊黏膜和胃肠道黏膜严重卡他性炎症为主要特征。蓝舌病病毒在20℃、4℃和7℃时稳定，-20℃时不稳定，对紫外线有一定的抵抗力，适宜于蓝舌病病毒存活的pH为6.5~8.0。病毒对乙醚、氯仿有一定抵抗力，但3%福尔马林和70%乙醇可使其灭活，对酸性环境抵抗力较弱，pH为3时迅速使之灭活。病毒不耐热，60℃加热30min以上灭活，75~95℃使之迅速灭活。	3%福尔马林、70%乙醇、2%过氧乙酸。
牛传染性胸膜肺炎	牛传染性胸膜肺炎的病原为丝状支原体丝状亚状SC生物型，属于支原体科支原体属成员。病原体对外界环境（如日光照射、干燥等）和化学消毒药的抵抗力不强，暴露在阳光直射下几小时即失去毒力，在盐溶液中45℃、120min灭活，在水中60℃、30min死亡。对寒冷有抵抗力，在冷冻组织中存活良好，对消毒剂敏感。	1~2%克辽林、2%石碳酸、0.25%来苏儿、10%生石灰、5%漂白粉均能在几分钟内杀灭病原体。

续表

疾病名称	基本情况	有效消毒剂
新城疫	新城疫是由新城疫病毒引起的一种急性、热性、败血性和高度接触性传染病。新城疫病毒是副黏病毒科、副黏病毒亚科、腮腺炎病毒属的成员。病毒对消毒剂、日光及高温的抵抗力不强；对乙醚、氯仿敏感；对 pH 稳定，pH（3～10）不被破坏。病毒在 60℃、30min 失去活力，在直射阳光下，病毒经 30min 死亡。	2%氢氧化钠、5%漂白粉、70%乙醇在 20min 即可将病毒杀灭。
绵羊痘和山羊痘	绵羊痘和山羊痘是由羊痘病毒属的羊痘病毒引起的一种以全身皮肤、呼吸道、消化道黏膜出现痘疹为特征的高度接触性、发热性传染病。羊痘病毒是有囊膜的双股 DNA 病毒，在透射电镜下为卵圆形或砖形的粒子，大小约为 194～300nm。病毒对热的抵抗力不强，55℃、20min 或者 37℃、24h 均可使病毒灭活，都寒冷和干燥的抵抗力较强。紫外线或直射阳光可以直接将病毒杀死。	实践中常用的消毒剂为 3%的石炭酸、2%福尔马林、2%火碱溶液、30%热草木灰水或 20%石灰水。
非洲马瘟	非洲马瘟是由呼肠孤病毒科、环状病毒属的非洲马瘟病毒引起，通过节肢动物（如库蠓）传播，感染所有马属动物的一种非接触性传染的病毒性传染病。病毒对热的抵抗力相对较强，在 37℃下可存活 37 天，而 50℃、3h，60℃、15min 即被灭活。病毒对酸敏感，pH 小于 6.0 很容易被灭活，尤其在 pH3.0 时迅速被灭活。病毒对脂溶剂有一定的抵抗力，抗胰蛋白酶。	病毒能被乙醚、苯酚和碘伏灭活，0.1%福尔马林 48h 可灭活病毒。
小反刍兽疫	小反刍兽疫是由小反刍兽疫病毒引起的一种急性病毒病，以发热、眼、鼻分泌物，胃炎，腹泻和肺炎为特征。病毒属于副粘病毒科麻疹病毒属，经 60℃，60min 处理，部分病毒仍存活，在 pH4.0～10.0 稳定，对酒精、醚和大多数消毒药，如石碳酸、2%氢氧化钠等敏感。	病毒对乙醚、酒精、甘油及一些去垢剂敏感，常用 2%氢氧化钠溶液消毒。

检验检疫证书证单管理

导读：

本部分对检验检疫签证管理业务进行梳理和介绍，使读者对海关检验检疫签证作业中检验检疫证单的意义、证单种类、签证的填制规范，以及针对不同证单的用例及注意事项等方面有较为全面的了解。

第十七章 | 检验检疫证单

检验检疫证单是海关依据国家法律法规和多双边协议对出入境货物、集装箱、交通工具、人员、行李、邮件、尸体/骸骨等进行检验检疫或监督管理，或在口岸区域内依法开展卫生监督管理时，签发的具有法律效力的结果证明文书。

第一节 | 签发检验检疫证单的意义

一、签发检验检疫证单是海关履行法定职责的体现

《进出口商品检验法》第十二条、第十五条规定，对于必须经商检机构检验的进出口商品，商检机构应当在国家商检部门统一规定的期限内检验完毕，并出具检验证单；《国境卫生检疫法》第十六条规定，海关依据检疫医师提供的检疫查验结果，对没有传播检疫传染病风险或者已经实施有效卫生处理的交通运输工具，签发进境检疫证或者出境检疫证；《进出境动植物检疫法》第十六条规定，输入动物经检疫不合格的，由口岸动植物检疫机关签发“检疫处理通知单”，通知货主或者其代理人进行处理。以上检验证单、检疫证和“检疫处理通知单”，均是海关履行法律规定的检验检疫职责后，签发的体现履职结果的证单。

二、签发检验检疫证单是海关服务国际贸易的措施

《进出口商品检验法实施条例》第二十条规定，法定检验以外的进口商品的收货人，发现进口商品质量不合格或者残损、短缺，申请出证的，出入境检验检疫机构或者其他检验机构应当在检验后及时出证；《进出境动植物检疫法实施条例》第二十八条规定，输入动植物、动植物产品和其他检疫物，经检疫不合格需要对外索赔的，由口岸动植物检疫机关出具检疫证书。海关作为官方机构，出具的证明产品不合格、残损或短缺的证书，具有较强的公信力，有助于收货人对外索赔成功。

三、签发检验检疫证单是海关履行公约和双边协定义务的要求

为保护植物资源免受有害生物侵害、便利促进贸易，我国于 2005 年加入了《国际植物保护公约》(International Plant Protection Convention，简称为 IPPC)，需要履行《国际植物保护公约》规定的为经检验的植物和植物产品签发植物检疫证书的义务。为防止传染病的跨境传播，我国需要履行缔约的《国际卫生条例（2005）》规定的签发船舶免于卫生“控制措施证书/船舶卫生控制措施证书”及“疫苗接种或预防措施国际证书”的义务。另外，我国还与塞拉利昂、埃塞俄比亚、伊朗和也门签署合作协议或谅解备忘录，中国海关对出口上述国家的商品实施装运前检验，并出具装运前

检验证书。海关需按照多双边协议规定实施检验检疫并出具证单。

四、签发检验检疫证单是海关为满足进口国（地区）通关需要的举措

部分国家（地区）对特定的进口产品，要求进口时必须随附官方检验检疫证书方可通关。如根据欧洲联盟（European Union，简称 EU）2020/2235、欧洲联盟 2020/2236 法规，对进口的动物源性食品均需要提供出口国（地区）出具的官方卫生证书等；输往日本的畜禽肉必须随附出口国（地区）官方卫生证书等。我国出口产品需官方出具的证书，一般由海关按照程序签发。

五、检验检疫证单是国际贸易中不可或缺的证单

检验检疫证单在国际贸易中也扮演着重要的角色。如海关出具的品质证书、数重量证书，既可以用于国际贸易结算，对于质量不满足规定、数重量短缺等情况，也可以用于对外索赔；或者用于计征关税、运费等。

第二节｜检验检疫证单的种类

检验检疫证单根据用途，可分为证书类、凭单类和两岸直航类等。同时，检验检疫证单底部印有免责条款，证单根据免责条款可分为两种：

“我们已尽所知和最大能力实施上述检验，不能因为我们签发本证书而免除卖方或其他方面根据合同和法律所承担的产品质量责任和其他责任。”适用于品质、规格、数/重量、鉴定等证书。

“中华人民共和国出入境检验检疫机关及其官员或代表不承担签发本证书的任何财经责任。”适用于卫生、健康、兽医卫生、动物检疫、植物检疫、卫生检疫等证书。

一、证书类

（一）出境货物检验类

免责条款：我们已尽所知和最大能力实施上述检验，不能因我们签发本证书而免除卖方或其他方面根据合同和法律所承担的产品质量责任和其他责任。

1. 格式 1-1“检验证书”：适用于出境货物（含食品）的品质、规格、数量、重量、包装等检验项目。证书具体名称根据需要打印，如“品质证书 QUALITY CERTIFICATE”等。

2. 格式 1-4“啤酒花证书”：适用于输往欧盟的啤酒花。

3. 格式 1-2-1“生丝品级及公量证书”：适用于证明生丝的品级及公量。

4. 格式 1-2-2“捻线丝品级及公量证书”：适用于证明捻线丝的品级及公量。

5. 格式 1-2-3“绢丝品质证书”：适用于证明绢丝的品质。

6. 格式 1-2-4“双宫丝品级及公量证书”：适用于证明双宫丝的品级及公量。

7. 格式 1-2-5“初级加工丝品质及重量证书”：适用于证明初级加工丝的品质及重量。

8. 格式 1-2-6“柞蚕丝品级及公量证书”：适用于证明柞蚕丝的品级及公量。

（二）出境货物卫生类

免责条款：中华人民共和国出入境检验检疫机关及其官员或代表不承担签发本证书的任何财经责任。

1. 格式 2-1“卫生证书”：适用于经检验符合卫生要求的出境食品以及其他需要实施卫生检验的货物。

2. 格式 2-2“健康证书”：适用于食品以及用于食品加工的化工产品、纺织品、轻工品等与人、

畜健康有关的出境货物。

（三）出境兽医卫生类

免责条款：中华人民共和国出入境检验检疫机关及其官员或代表不承担签发本证书的任何财经责任。

1. 格式 3-1“兽医（卫生）证书”：适用于符合输入国家或者地区和中国有关检疫规定、双边检疫协定以及贸易合同要求的出境动物产品。

2. 格式 3-2-1“兽医卫生证书”：适用于输往俄罗斯的牛肉。

3. 格式 3-2-2“兽医卫生证书”：适用于输往俄罗斯的猪肉。

4. 格式 3-2-3“兽医卫生证书”：适用于输往俄罗斯的动物性原料，包括皮革、角蹄类、肠衣、毛皮、羊皮和羔羊皮、羊毛、鬃、马尾、鸡鸭鹅及其他禽类的羽毛和羽绒。

5. 格式 3-2-4“兽医卫生证书”：适用于输往俄罗斯的禽肉等。

（四）出境动物检疫类

免责条款：中华人民共和国出入境检验检疫机关及其官员或代表不承担签发本证书的任何财经责任。

格式 4-1“动物卫生证书”：适用于符合输入国家或者地区和中国有关检疫规定、双边检疫协定以及贸易合同要求的出境动物；也适用于符合检疫要求的出境旅客携带的伴侣动物，以及供港澳动物检疫。

（五）植物检疫类

免责条款：中华人民共和国出入境检验检疫机关及其官员或代表不承担签发本证书的任何财经责任。

1. 格式 5-1“植物检疫证书”：适用于符合输入国家或地区以及贸易合同签订的检疫要求的出境植物、植物产品以及其他检疫物（植物性包装铺垫材料、植物性废弃物等）。

2. 格式 5-2“植物转口检疫证书”：适用于从输出方运往中国转口到第三方（包括港澳台地区）的符合相关检疫要求的植物、植物产品以及其他检疫物。

（六）运输工具检疫类

免责条款：中华人民共和国出入境检验检疫机关及其官员或代表不承担签发本证书的任何财经责任。

1. 格式 6-1“船舶入境卫生检疫证书”：适用于入境卫生检疫时没有染疫的或不需要实施卫生处理的国际航行船舶。

2. 格式 6-2“船舶入境检疫证书”：适用于入境卫生检疫时，需实施某种卫生处理或离开本港后应继续接受某种卫生处理的国际航行船舶。

3. 格式 6-3“交通工具卫生证书”：适用于申请电讯卫生检疫的交通工具，包括船舶、飞机、火车等。

4. 格式 6-4“交通工具出境卫生检疫证书”：适用于出境交通工具的卫生检疫。

5. 格式 6-5“船舶免于卫生控制措施/船舶卫生控制措施证书”：适用于船舶实施卫生检查后，未发现感染或污染的证据，免于实施卫生控制措施的情况/适用于船舶实施卫生检查后，发现感染或污染的证据并实施卫生控制措施的情况。

6. 格式 6-6“运输工具检疫证书”：适用于（1）经植物检疫合格的出入境交通运输工具；（2）经卫生检疫合格的入境运输工具①，如飞机、火车等。

（七）检疫处理类

免责条款：中华人民共和国出入境检验检疫机关及其官员或代表不承担签发本证书的任何财经责任。

1. 格式 7-1“熏蒸/消毒证书”：适用于经检疫处理的出入境动植物及其产品、包装材料、废旧物品、邮寄物、装载容器（包括集装箱）及其他需检疫处理的物品。

2. 格式 7-2“运输工具检疫处理证书”：适用于对出入境交通工具熏蒸、消毒、除虫（含灭

① 入境国际航行船舶卫生检疫用格式 6-1 或格式 6-2。

蚊），包括对交通工具上的员工及旅客用食品、饮用水以及运输工具的压舱水、垃圾、污水等项目实施检疫处理。

（八）国际旅行健康类

1. 格式8-1“国际旅行健康检查证明书”：适用于出境旅客的健康检查。

2. 格式8-2“疫苗接种或预防措施国际证书”：适用于国际旅行人员的预防接种。

（九）入境货物检验检疫类

格式9-1“检验证书”的免责条款为：我们已尽所知和最大能力实施上述检验，不能因我们签发本证书而免除卖方或其他方面根据合同和法律所承担的产品质量责任和其他责任。

格式9-2“卫生证书”、格式9-3“兽医检疫证书”、格式9-4“动物检疫证书”、格式9-5“植物检疫证书”的免责条款为：中华人民共和国出入境检验检疫机关及其官员或代表不承担签发本证书的任何财经责任。

1. 格式9-1“检验证书”：适用于（1）经检验不合格的入境货物；（2）报检人要求或交接、结汇、结算要求的情况。证书具体名称根据需要打印，如“品质证书 QUALITY CERTIFICATE”等。

2. 格式9-2“卫生证书”：适用于经检验不合格的入境食品、食品添加剂。

3. 格式9-3“兽医检疫证书”：适用于经检疫不符合我国检疫要求的入境动物产品。

4. 格式9-4“动物检疫证书”：适用于经检疫不符合我国检疫要求的入境动物。

5. 格式9-5“植物检疫证书”：适用于经检疫不符合我国检疫要求的入境植物、植物产品、植物性包装铺垫材料、植物性废弃物、土壤、毒种、菌种、生物材料等。

（十）空白证书类

格式e-1“空白证书”的免责条款为：我们已尽所知和最大能力实施上述检验，不能因我们签发本证书而免除卖方或其他方面根据合同和法律所承担的产品质量责任和其他责任。

格式e-2“空白证书”、格式e-3“空白证书”的免责条款为：中华人民共和国出入境检验检疫机关及其官员或代表不承担签发本证书的任何财经责任。

1. 格式e-1“空白证书”：适用于规定格式以外的检验、鉴定等证书，如出口装运前检验证书；也可替代相同免责条款的规定格式证书。

2. 格式e-2“空白证书”：适用于规定格式以外的涉及卫生检疫、食品安全检验、动植物检疫等证书，如输俄罗斯水产品卫生证书；也可替代相同免责条款的规定格式证书（格式5-1“植物检疫证书”、格式5-2“植物转口检疫证书”除外）。

3. 格式e-3“空白证书”：适用于需要正反面打印的证书，如输欧盟蜂产品的官方证书等。

（十一）其他

格式0-0“证书续页”：适用于多页的情况。

二、凭单类

（一）结果类

1. 编号3-1“进口机动车辆随车检验单”：用于进口机动车辆的检验，每车一单。

2. 编号3-2“出入境货物包装性能检验结果单”：适用于检验合格的出境货物包装性能检验。

3. 编号3-3“出境危险货物运输包装使用鉴定结果单”：用于证明包装容器适合装载出境危险货物。

4. 编号3-4“集装箱检验检疫结果单”：适用于（1）装运出口易腐烂变质食品、冷冻品集装箱的适载检验以及装载其他法定检验检疫货物集装箱的检验；（2）出入境集装箱的卫生检疫和动植物检疫。

5. 编号3-5“放射监测/处理报告单”：用于对放射性物质实施监测或处理。

（二）通知类

1. 编号4-1“入境货物检验检疫情况通知单”：适用于入境货物分港卸货或集中卸货分拨数地的

检验检疫情况通知，仅限于海关内部使用。

2. 编号 4-2 “检验检疫处理通知书”：适用于（1）对运输工具（含饮用水、压舱水、垃圾和污水等）、集装箱、邮寄物、货物、包装的检疫处理以及放射性检测；（2）对入境废旧物品进行检疫处理；（3）入境货物经检验检疫不合格又无有效处理方法，需作退货或销毁处理的；（4）可实施有效处理的入境不合格货物。

3. 编号 4-3 “出境货物不合格通知单”：适用于（1）经检验检疫或口岸核查货证不合格的出境货物；（2）经检验不合格的包装等。

4. 编号 4-6 “提请提前出境书”：用于境外人员被发现有限制入境的疾病时签发，以通知和协同有关部门令其限期出境。

5. 编号 4-7 “入境货物调离通知单”：用于在入境动植物及其产品在运输过程中向路政等部门提供运递证明的特殊情况下出具。

6. 编号 4-8 “出境货物检验检疫工作联系单”：用于集中申报货物（如供港澳鲜活农产品等）在口岸通关时出具。

（三）凭证类

1. 编号 5-1 “入境货物检验检疫证明”：适用于经检验检疫合格的法检入境货物，作为入境货物准予销售、使用或安装调试的凭证。

2. 编号 5-2 “进口机动车辆检验证明”：适用于进口机动车辆换领行车牌证。

3. 编号 5-3 “出境货物换证凭单”：（1）作为生产原料的检验检测报告；（2）对未正式成交的经预验符合要求的货物；（3）产检验检疫合格，口岸查验换证（单）的出境货物。此单仅用于检验检疫系统内部的换证。

4. 编号 5-5 “出入境人员携带物截留/处理凭证”：适用于对出入境旅客和交通工具员工以及其他人员携带物（包括随身携带以及随所搭乘的车、船、飞机等交通工具托运的物品和分离运输物品）进行监管时所截留的具有检疫风险的物品。

5. 编号 5-6 “出入境人员留验/隔离证明”：适用于（1）对染疫人签发隔离证书；（2）对染疫嫌疑人签发留验证书。

6. 编号 5-7 “境外人员体格检查记录验证证明”：适用于对外籍人士、港澳台人员、华侨和非居住在中国境内的中国公民在境外经全面体格检查后所出具的体检记录的验证，合格者签发此证书。

7. 编号 5-8 “预防接种禁忌证明”：适用于出入境人员中需实施预防接种而其本人又患有不适于预防接种的禁忌症者。

8. 编号 5-9 “进出境邮寄物检疫处理通知单”：适用于对以邮寄方式进出境的货物、物品，包括以邮寄方式进出境的跨境电子商务货物、物品进行监管时填制使用。

9. “附页”：适用于多页带底纹编号类凭单。

三、两岸直航类

（一）船舶类

1. 通知类

Z1-2-1 “船舶检疫处理通知书”：适用于经动植物检疫或卫生检疫后需对直航船舶实施检疫处理的情况。

2. 证书类

（1）Z1-3-1 “船舶出港适载检验检疫证书”：适用于装载植物、动植物产品及其他检疫物检疫合格，或装载易腐烂变质食品、冷冻品的出港直航船舶船舱适载检验合格的情况。

（2）Z1-3-2 “船舶出港卫生检疫证书”：适用于直航出港船舶卫生检疫合格的情况。

（3）Z1-3-3“船舶卫生证书”：适用于可以申请实施电讯卫生检疫的直航船舶。

（4）Z1-3-4“船舶进港检疫证书”：适用于进港卫生检疫合格的直航船舶。

（5）Z1-3-5“船舶进港卫生检疫证书”：适用于来自传染病疫区，需实施某种卫生处理或离开本港后应继续接受某种卫生处理的直航船舶。

（6）Z1-3-6“船舶检疫处理证书”：适用于经动植物检疫防疫消毒处理或卫生检疫消毒处理的直航船舶。

（二）航空器类

1. 通知类

Z2-2-1“航空器检疫处理通知书”：适用于经动植物检疫或卫生检疫需对直航航空器实施检疫处理的情况。

2. 证书类

（1）Z2-3-1“航空器出港适载检验检疫证书”：适用于装载植物、动植物产品及其他检疫物检疫合格，或装载易腐烂变质食品、冷冻品的出港直航航空器机舱适载检验合格的情况。

（2）Z2-3-2“航空器出港卫生检疫证书”：适用于直航出港航空器卫生检疫合格的情况。

（3）Z2-3-3“航空器卫生证书”：适用于可以申请实施电讯卫生检疫的直航航空器。

（4）Z2-3-4“航空器进港检疫证书”：适用于进港卫生检疫合格的直航航空器。

（5）Z2-3-5“航空器进港卫生检疫证书”：适用于来自传染病疫区，需实施某种卫生处理或离开本港后应继续接受某种卫生处理的直航航空器。

（6）Z2-3-6“航空器检疫处理证书”：适用于经动植物检疫防疫消毒处理或卫生检疫消毒处理的直航航空器。

有效证书种类见表 17-1。

表 17-1 有效证书种类

证书种类	序号	证单编号	证单名称
证书类（36 种）	1	格式 1-1	检验证书
	2	格式 1-2-1	生丝品级及公量证书
	3	格式 1-2-2	捻线丝品级及公量证书
	4	格式 1-2-3	绢丝品质证书
	5	格式 1-2-4	双宫丝品级及公量证书
	6	格式 1-2-5	初级加工丝品质及重量证书
	7	格式 1-2-6	柞蚕丝品级及公量证书
	8	格式 2-1	卫生证书
	9	格式 2-2	健康证书
	10	格式 3-1	兽医（卫生）证书
	11	格式 3-2-1	兽医卫生证书
	12	格式 3-2-2	兽医卫生证书
	13	格式 3-2-3	兽医卫生证书
	14	格式 3-2-4	兽医卫生证书

表17-1 续1

证书种类	序号	证单编号	证单名称
证书类（36种）	15	格式 4-1	动物卫生证书
	16	格式 5-1	植物检疫证书
	17	格式 5-2	植物转口检疫证书
	18	格式 6-1	船舶入境卫生检疫证书
	19	格式 6-2	船舶入境检疫证书
	20	格式 6-3	交通工具卫生证书
	21	格式 6-4	交通工具出境卫生检疫证书
	22	格式 6-5	船舶免予卫生控制措施/船舶卫生控制措施证书
	23	格式 6-6	运输工具检疫证书
	24	格式 7-1	熏蒸/消毒证书
	25	格式 7-2	运输工具检疫处理证书
	26	格式 8-1	国际旅行健康检查证明书
	27	格式 8-2	疫苗接种或预防措施国际证书
	28	Ce-1	空白证书
	29	Ce-2	空白证书
	30	Ce-3	空白证书
	31	格式 0-0	证书续页
	32	格式 9-1	检验证书
	33	格式 9-2	卫生证书
	34	格式 9-3	兽医卫生证书
	35	格式 9-4	动物检疫证书
	36	格式 9-5	植物检疫证书
凭单类（31种）	1	编号 1-3	出入境货物包装检验申请单
	2	编号 1-4C	航海健康申报单（中文版）
	3	编号 1-4E	航海健康申报单（英文版）
	4	编号 1-4-1	压舱水申报单
	5	编号 1-4-2	列车健康申报单
	6	编号 1-5	船舶免予卫生控制措施/船舶卫生控制措施证书申请书
	7	编号 1-6	出入境检疫健康申明卡
	8	编号 1-7	黄热病疫苗接种申请表
	9	编号 1-8	更改申请单
	10	编号 1-9	出/入境集装箱报检单
	11	编号 1-10	出入境人员健康检查申请单
	12	编号 3-1	进口机动车辆随车检验单
	13	编号 3-2	出入境货物包装性能检验结果单

表17-1　续2

证书种类	序号	证单编号	证单名称
凭单类（31种）	14	编号 3-3	出境危险货物运输包装使用鉴定结果单
	15	编号 3-4	集装箱检验检疫结果单（三联）
	16	编号 3-5	放射监测/处理报告单（二联）
	17	编号 4-1	入境货物检验检疫情况通知单
	18	编号 4-2	检验检疫处理通知书（三联）
	19	编号 4-3	出境货物不合格通知单（二联）
	20	编号 4-6	提请提前出境书
	21	编号 4-7	入境货物调离通知单
	22	编号 4-8	出境货物检验检疫工作联系单
	23	编号 5-1	入境货物检验检疫证明
	24	编号 5-2	进口机动车辆检验证明（二联）
	25	编号 5-3	出境货物换证凭单（一正一副）
	26	编号 5-5（新版）	出入境人员携带物截留/处理凭证
	27	编号 5-6	出入境人员留验/隔离证明（二联）
	28	编号 5-7	境外人员体格检查记录验证证明
	29	编号 5-8	预防接种禁忌证明（一正一副）
	30	编号 5-9	进出境邮寄物检疫处理通知单
	31	附页	凭单专用附页
监管类（13种）	1	格式 0-1	中华人民共和国进境动植物检疫许可证
	2	编号 0-1	中华人民共和国进境动植物检疫许可证申请表
	3	格式 0-4-1	中华人民共和国国境口岸卫生许可证
	4	编号 0-4-1	中华人民共和国国境口岸卫生许可证申请书
	5	编号 0-5	入/出境特殊物品卫生检疫审批单
	6	编号 0-6	进口食品、化妆品后续巡查记录
	7	编号 0-7	艾滋病检验报告单
	8	编号 0-7-1	HIV 抗体初筛阳性送检化验单
	9	编号 0-8	国际旅行人员健康检查记录
	10	编号 0-9	国境口岸及入/出境交通工具食品饮用水从业人员体检表
	11	编号 0-11	出入境人员传染病报告卡
	12	就诊方便卡	就诊方便卡
	13	卫生监督采样凭证	出入境口岸卫生监督采样凭证

表17-1　续3

证书种类	序号	证单编号	证单名称
两岸直航类（22种）	1	Z1-1-1	船舶出港适载检验检疫申请书
	2	Z1-1-2	“船舶卫生证书”申请书
	3	Z1-1-3	船舶检疫处理申请书
	4	Z1-1-4	航海健康申报单
	5	Z1-1-5	压舱水申报单
	6	Z1-2-1	船舶检疫处理通知书
	7	Z1-3-1	船舶出港适载检验检疫证书
	8	Z1-3-2	船舶出港卫生检疫证书
	9	Z1-3-3	船舶卫生证书
	10	Z1-3-4	船舶进港检疫证书
	11	Z1-3-5	船舶进港卫生检疫证书
	12	Z1-3-6	船舶检疫处理证书
	13	Z2-1-1	航空器出港适载检验检疫申请书
	14	Z2-1-2	“航空器卫生证书”申请书
	15	Z2-1-3	航空器检疫处理申请书
	16	Z2-2-1	航空器检疫处理通知书
	17	Z2-3-1	航空器出港适载检验检疫证书
	18	Z2-3-2	航空器出港卫生检疫证书
	19	Z2-3-3	航空器卫生证书
	20	Z2-3-4	航空器进港检疫证书
	21	Z2-3-5	航空器进港卫生检疫证书
	22	Z2-3-6	航空器检疫处理证书

第三节｜检验检疫证单填制规范

一、检验检疫证单的基本结构

检验检疫证单一般包括标识部分、识别部分、证体部分、签署部分及其他。

（一）标识部分

1. 证单抬头：位于证单顶部，显示机关，由“中华人民共和国出入境检验检疫”字样和海关关徽组成。

2. 证单名称：各种证单的名称，也包括根据申请人的要求出具的其他证单。

（二）识别部分

显示与受检物相关的信息，不包括施检结果或证明内容。主要有收发货人、品名及规格、数重量、包装、标记及号码、运输工具、发货口岸、到达口岸及日期等。

（三）证体部分

检验检疫结果和证明内容，包括受检物的存在状态及包装情况，检验检疫方式的确定或抽样情况、实施检验检疫的情况及结果，评定意见或建议等。

（四）签署部分

包括签证印章、签证地点、签证人资质及姓名、签证日期、签字人手签名等。

（五）备注

需在证单上表述的除检验检疫结果及证明内容以外的其他内容，如提单号、集装箱号、铅封号等。

（六）免责条款

按国际惯例，结合涉及海关的行政纠纷和司法案例加注免责条款，一般固定印刷在证单上。

（七）其他

正副本标识、证单编号、证单格式编号、证单印刷流水号等。

二、填制要求

（一）一般要求

1. 格式要求：检验检疫证单必须使用海关总署统一印制或批准的格式填制或签发。

2. 内容要求：签发的证单必须符合国家法律、法规和海关有关规定，符合国际惯例，应当货证相符，事证相符，证证相符。

（二）证单编号

检验检疫证单编号应按符合海关总署规定；合并出证的，一般使用其中货值最高的申报单编号作为证单编号基础。

（三）证单名称及内容缮制

1. 证书的证明内容应与证书名称相吻合。

2. 对于固定格式的证书，应按证书适用范围正确使用。

3. 对于没有印制固定证书名称的检验检疫证书（格式 1-1、格式 9-1、格式 e-1、格式 e-2、格式 e-3）应根据信用证要求及证明内容打印证书名称，例如：证明货物品质的证书，证书名称一般为：品质证书，QUALITY CERTIFICATE。在合并出证的情况下，一份证书可合并用二个或多个名称，如重量证与数量证合并出证时，其名称为：重量/品质证书，WEIGHT/QUANTITY CERTIFICATE。

4. 签发的检验检疫证单应做到用词准确、文字通顺、逻辑清楚，涉及品质检验的有关证单还应包括抽（采）样情况、检验依据、检验结果及评定意见四项内容。不实施批批检验的，应据实填写。

5. 检验检疫证单的证明内容编制结束后，应在下一行的中间位置打上结束符号“ ******** ”。要求或需要加注证明内容以外的有关项目，应在证书结束符号上面。

6. 信用证开列的受益人名称、品名、产地、包装等出现拼写错误，在信用证无法更改的情况下，可按信用证填写，然后将正确的文字加上括号填写在原文之后。但对于信用证规定的限量有关数据幅度/限度或有关检验检疫要求，应按实际检测结果填写，不能照抄原文。

7. 检验检疫证单内容不得涂改，各栏目不能空项，个别项目确实无须填写的，应填制“ *** ”。

（四）证单日期和有效期

1. 检验检疫证单上涉及多种日期，应注意各时间之间的逻辑关系并正确加以表示。具体日期包括：

（1）签证日期：以一批货物的检讫日期作为签证日期；

（2）检验检疫日期：一般应为检讫的时间，如薰蒸、消毒为一时间段，可按实际情况填写“××××年××月××日—××××年××月××日”；

（3）一批货物需进行多项检验检疫项目检测时，签证日期应与该批货物的最终检讫日期一致。特殊情况下，如进口大宗散货等，由于鉴重方式不同、企业结汇需要等原因，可以将鉴重实施完毕的日期作为重量证书的签证日期；

（4）实际发货日期不能早于签证放行日期，不能晚于检验检疫证单有效期，不能确定发货日期的，检验检疫证单中可填写到月份，如 2022 年 8 月，如月份也不能确定，可填写“ *** ”。

2. 证单中的检验检疫各种日期根据证单使用语种可用中文和英文表示。用中文表示时，按年、月、日顺序填写，数字用阿拉伯数字表示；用英文表示时，按日、月、年顺序填写，日、年用阿拉伯数字，月为英文月份的缩写，日、月之间要留有空格。例如：“23 JUN. 2022”。中英文证书按英文方式填写。

3. 检验检疫证单的有效期不得超过检验检疫有效期。下列证单的有效期为：

（1）一般报检的“出境货物换证凭单”（含电子转单方式）和“出境货物电子底账”的有效期为：一般货物 60 天；植物和植物产品 21 天，北方冬季可适当延长至 35 天；鲜活类货物 14 天。

（2）用于电讯卫生检疫的“交通工具卫生证书”的有效期为：用于船舶的 12 个月，用于飞机、列车的 6 个月。

（3）“船舶免予卫生控制措施证书/船舶卫生控制措施证书”的有效期为 6 个月。

（4）“国际旅行健康检查证明书”的有效期为 12 个月；“疫苗接种或预防措施国际证书”的有效时限根据疫苗的有效保护期确定。

（5）海关总署检验检疫证单有效期另有规定的从其规定。

（五）签证语种

检验检疫证书必须严格按照国家质检总局制定或批准的格式，分别使用英文、中文、中英文合璧签发。进口国（或地区）政府要求证书文字使用本国官方语言的，或有特定内容要求的，应视情况予以办理。

（六）发/收货人

1. 发货人应与合同的卖方、信用证所列受益人相一致。

2. 出境货物检验检疫证书的发货人应为国内的公司或企业，不能空项。

3. 收货人应与合同的买方或合同/信用证等特殊条款规定的最终收货人一致。

4. 出境货物检验检疫证书的收货人一栏无明确规定的，可以不打具体的收货人名称，但不能空项，可以打上“To order”或“To whom it may concern”或“ *** ”。合同、信用证要求必须填写收货人名称、地址的，按合同、信用证要求办理。植物检疫证书应该详细填写收、发货人的名称和地址。

（七）货物描述

1. 货物名称：货物名称应与实际货物一致，同时还应与信用证、合同上对货物的描述相吻合。信用证、合同对品名描述不具体的，应将具体品名加上括号填写在后边，要求列明详细品名的，应列明详细品名，如：货物名称、规格、包装等。

2. 报检数量/重量：填写申报货物的数量或者重量。重量应为净重，如需填写毛重，需在重量后注明“Gross Weight”。以毛作净时应注明“Gross for Net”。证单中数量/重量栏目中数字的前面应加限制符“ ** ”。对于数量/重量栏目要求仅需体现数字而无须体现单位的，数字前后都应加限制符“ ** ”。多种品名合并一批出证时，应注意各品名下的数/重量相加之和必须与总数/重量相等。

3. 包装种类和数量：指本批货物运输包装的种类及件数，如 100 纸箱。填写英文或中英文证书时，裸装货物应注明“In Nude”，散装货物应注明“In Bulk”。

4. 标记及号码：按货物实际情况填写。无标记时填写“N/M”，有标记时，证单上标记的必须与货物实际标记，包括字母的大小写及排列顺序，严格一致。一批货物签发多种证单时，各证单上的标记应保持一致。如标记过长，可在检验检疫结果栏加备注或用证书续页填写，并在"标记及号码"一栏注明"SEE BELOW"或"SEE ATTACHMENT"。如标记上有计算机无法画出的图案等，可以手工填写。复杂难以填写的标记，可将申请人提供的标记加贴在标记及号码位置或证书续页或上。

（八）证单份数及多页证单

1. 检验检疫证书一般由一正三副组成，其中正本对外签发，可同时向申请人提供二份副本，检验检疫机构留存一份副本。

2. 证书一般只签发一份正本。申请人要求两份或两份以上正本的，须经海关审批同意，并在证书备注栏内声明"本证书是××× 号证书正本的重本"。

3. 对于多页证书，要按规定正确配用证书，在证书第一页的"正本"和"编号"之间填写"共××页 第 1 页 page 1 of ××"，以后在各项证书的相同位置上填写"共××页 第××页 page ×× of ××"。

（九）证单的签署

1. 应按海关总署的规定使用各类检验检疫签证印章。

（1）证书、中外文凭单（编号 4-2、5-5、5-6、5-7、5-8）答复国外关于证书的查询以及对外出具的其他证明使用"中英文签证章"，中文凭单以及国内关于证书的查询使用"检验检疫专用章"。

（2）证书类加盖在指定的"印章"字样上；证单类加盖在证单日期上。

（3）对外签发的证单正副本都必须加盖印章，海关留存的副本可以不加盖印章。两页或两页以上的证单，应将相邻两页并行排列后在前页的右上角（证书编号处）与后页的左上角之间加施与本证单相同的印章作为骑缝章，进口国有特殊要求的从其规定。

2. 检验检疫证单分别由兽医官、授权检疫官、检疫医师、医师、授权签字人等签署。签发人姓名栏根据证单所用文种使用中文或汉语拼音填写，用汉语拼音填写时，需用大写且姓与名之间要留有空格，如"WANG XIAOHU"；中英文证书按照英文方式填写。签名栏一律用中文手签。需由国外官方机构备案的签字人签发的证书，按有关规定签署。

3. 检验检疫证书的签证地点要填写签证海关所在的城市名称，中文证书填写汉字，如青岛，英文证书填写城市名称的大写汉语拼音，如"QINGDAO，CHINA"，不能笼统地填山东。

4. 证书格式 1-1、格式 2-1、格式 2-2、格式 4-1、格式 9-1、格式 9-2、格式 9-3、格式 9-4、格式 e-1、格式 e-2、格式 e-3 没有印刷签署栏目，对单页完成的上述证书，将签署部分的固定格式打在证书的下方，如为多页证书，第一页不需打印签署内容，在末页证书下方打上签署栏内容，并按要求签字盖章。一般情况下，格式 3-1、格式 4-1、格式 9-3、格式 9-4 的签字人为"官方兽医"，格式 1-1、格式 2-1、格式 2-2、格式 9-1、格式 9-2、格式 e-1，为"授权签字人"，格式 e-2、格式 e-3 根据证书的名称和内容，可为"授权签字人""官方兽医"等。

（十）证书免责条款的使用

各种证书底部印有免责条款，免责条款有两种：

1. "我们已尽所知和最大能力实施上述检验，不能因我们签发本证书而免除卖方或其他方面根据合同和法律所承担的产品质量责任和其他责任。"适用于品质、规格、数/重量、鉴定等证书。

2. "中华人民共和国出入境检验检疫机关及其官员或代表不承担签发本证书的任何财经责任。"适用于卫生、健康、兽医卫生、动物检疫、植物检疫、卫生检疫等证书。

三、证单打印及排版要求

（一）字体要求

检验检疫证单应使用计算机缮制。缮制证单时采用的字体、字号，一般应与证单上印制的字体、字号一致。不得使用其他字体、字号以及各种字体修饰方式。一般要求标题的中文为小二号黑体、英文为小三号“Times New Roman”字体，其他内容的中文为五号宋体、英文为五号“Times New Roman”字体。

（二）打印要求

1. 检验检疫证单除格式 e-3 为反正面单张打印外，其他证单均为单面打印。

2. 无论是用固定格式的证单套打还是使用空白证书，下划线上面均可打印两行内容，若只有一行内容时，则应紧靠下划线填制。如果内容过多，可以在检验检疫结果栏填写，该栏根据证书语种填写“见下”/“SEE BELOW”或“见备注”/“SEE REMARKS”。

第四节｜检验检疫证单的更改、补充和重发

一、审批要求

1. 检验检疫证单发出后，申请人提出更改或补充内容申请的，经海关审核批准后，予以办理。

2. 品名、数（重）量、包装、发货人、收货人等重要项目更改后与合同、信用证不符的，或者更改后与输入国法律法规规定不符的，均不能更改。

3. 申请重新签发证单的，应退回原证单（含副本）。不能退回的，申请人应书面说明理由，经法定代表人签字、加盖公章，并在全国性经济类报纸上声明作废，经海关审批后，可重新签发。

二、签发要求

（一）更改证单（REVISION）

能够退回原证单的，签发日期为原证签发日期；不能退回原证单的，根据所签发证书的语种在证单上加注“本证书/单系×××日签发的×××号证书/单的更正，原发×××号证书/单作废”（THIS CERITIFICATE IS THE REVISION OF THE CERTIFICATE NO. ××× ISSUED ON（DATE MONTH YEAR）THE ORIGINAL CERTIFICATE NO. ××× IS DECLARED TO BE INVALID）的中文/英文，签发日期为更改证单的实际签发日期。

（二）重发证单（DUPLICATE）

能够退回原证单的，签发日期为原证签发日期；不能退回原证单的，根据所签发证书的语种在证单上加注“本证书/单系×××日签发的×××号证书/单的重本，原发×××号证书/单作废”（THIS CERITIFICATE IS THE DUPLICATE OF THE CERTIFICATE NO. ××× ISSUED ON DATE MONTH YEAR. THE ORIGINAL CERTIFICATE NO. XXX IS DECLARED TO BE INVALID）的中文/英文，签发日期为重发证单的实际签发日期。

（三）补充证单（SUPPLEMENT）

根据所签发证书的语种在证单上加注“本证书/单系×××日签发的×××号证书/单的补充”（THIS CERTIFICATE IS THE SUPPLEMENT OF THE CERTIFICATE NO. ××× ISSUED ON（DATE MONTH YEAR）的中文/英文，签发日期为补充证单的实际签发日期。

第五节｜出口检验检疫证书“云签发” 模式

一、实施依据

《关于开展属地查检业务管理系统及检验检疫证单“云签发”模式试运行的公告》（海关总署公告 2023 年第 27 号）

二、办理流程

1. 进出口货物收发货人或者其代理人（以下统称申请人）可通过中国国际贸易单一窗口（网址：https：//www. singlewindow. cn）或“互联网+海关”（网址：http：//online. customs. gov. cn）办理海关出口检验检疫证书申请手续，在“拟证出证”模块进行“证书申请”，证书种类详见本章附件 1。目前提供“自助打印”或“现场领证”两种打印方式。若选择自助打印，申请人可通过“云签发”直接打印海关签发的证书。相关操作手册可在中国国际贸易单一窗口自行下载。

2. 查检系统试运行期间，出境属地查检业务将在查检系统完成，同时保留原有系统和证书申请模式作为备用。

3. 对于采用“云签发”出具的证书，中国国际贸易单一窗口提供证书真伪查询功能。

第十八章 | 通用检验检疫证单用例

第一节 | 证书

一、格式 1-1 检验证书

(一) 证书格式

格式 1-1 检验证书见图 18-1。

发货人
Consignor ______

收货人
Consignee ______

品名 Description of Goods ______	标记及号码 Mark & No.
报检数量/重量 Quantity/Weight Declared ______	
包装种类及数量 Number and Type of Packages ______	
运输工具 Means of Conveyance ***	

****

印章 Official Stamp　签证地点Place of Issue ______　签证日期Date of Issue ______

授权签字人Authorized Officer ______　签　名Signature ______

图 18-1　格式 1-1 检验证书

（二）签证缮制要点

可采用英文、中文、中英文合璧对外签发。

证书抬头：证书具体名称可根据需要填写，如“品质证书”“数量证书”“重量证书”等，证明内容应与证书名称基本一致。各栏内容在与信用证有关单证条款不一致时，在不违反签证原则的情况下，尽量满足信用证的要求。

运输工具：填写装载本批货物的运输工具（如船 By vessel、飞机 By plane、货柜车 By truck、列车 By train、管道运输 By pipeline 等），也可填写“By Land、By Air、By Sea”。对于多种运输方式联运的，填写离境时的运输方式。

检验结果：应符合有关法律法规和国际贸易通行做法，用词准确，文字通顺，符合逻辑。涉及品质检验的，应包括抽（采）样依据和过程、检验依据、检验结果和评定意见四项基本内容。同时，坚持“货证相符”“事证相符”“证证相符”的原则，所列内容应与货物实际情况相符，与发生事态的实际情况相符，不实施批批检验的，应据实填写。

二、格式 2-1 卫生证书

（一）证书格式

格式 2-1 卫生证书见图 18-2。

发货人名称及地址
Name and Address of Consignor

收货人名称及地址
Name and Address of Consignee

品名
Description of Goods

加工种类或状态
State or Type of Processing ***

标记及号码
Mark & No.

报检数量/重量
Quantity/Weight Declared *

包装种类及数量
Number and Type of Packages

贮藏和运输温度
Temperature during Storage and Transport ***

加工厂名称、地址及编号（如果适用）
Name, Address and approval No.of the approved Establishment(if applicable) ***

启运地
Place of Despatch ***

到达国家及地点
Country and Place of Destination ***

运输工具
Means of Conveyance ***

发货日期
Date of Despatch ***

****

印章
Official Stamp

签证地点Place of Issue

签证日期Date of Issue

授权签字人Authorized Officer

签　　名Signature

图 18-2　格式 2-1 卫生证书

（二）签证缮制要点

加工种类或状态：通常指货物的加工种类或保存状态，如冷冻、盐渍、冰鲜等。

贮藏和运输温度：指本批货物的贮藏和运输温度。

加工厂名称、地址及编号（如果适用）：填写本批货物的加工厂名称、地址以及注册证编号；经输入国家/地区注册的，证书中的加工厂名称、地址和编号一定要与在输入国家/地区政府机构注册的加工厂名称、地址和编号相同。

发货日期：按照实际发货日期填写，不能明确到具体日期的，可填写至月份。

检验检疫结果描述：卫生检验检疫评语一般包括对货物作出的卫生评价，对货物的生产加工、贮运的卫生状况作出的卫生评价。还有的要求对货物药残、农残等作出的定量分析等。

运输工具：填写要求同格式1-1。

注意：对总署核定下发的有关格式和内容，应按照上述固定格式填写。

三、格式2-2 健康证书

（一）证书格式

格式2-2 健康证书见图18-3。

发货人名称及地址
Name and Address of Consignor

收货人名称及地址
Name and Address of Consignee

品名
Description of Goods

加工种类或状态 State or Type of Processing ***	标记及号码 Mark & No.
报检数量/重量 Quantity/Weight Declared ***	
包装种类及数量 Number and Type of Packages	
贮藏和运输温度 Temperature during Storage and Transport ***	

加工厂名称、地址及编号(如果适用)
Name, Address and approval No.of the approved Establishment(if applicable) ***

启运地 Place of Despatch ***　　到达国家及地点 Country and Place of Destination ***

运输工具 Means of Conveyance ***　　发货日期 Date of Despatch ***

****

印章 Official Stamp　　签证地点Place of Issue　　签证日期Date of Issue

授权签字人Authorized Officer　　签　名Signature

图18-3　格式2-2 健康证书

（二）签证缮制要点

加工种类或状态、贮藏和运输温度、加工厂名称、地址及编号、发货日期：同格式 2-1。

运输工具：填写要求同格式 1-1。

注意：对总署核定下发的有关格式和内容，应按照上述固定格式填写。

四、格式 3-1 兽医（卫生）证书

（一）证书格式

格式 3-1 兽医（卫生）证书见图 18-4。

兽 医（卫生）证 书

VETERINARY (HEALTH) CERTIFICATE

发货人名称及地址
Name and Address of Consignor ____

收货人名称及地址
Name and Address of Consignee ____

品名
Description of Goods ____

报检重量
Weight Declared ____

产地
Place of Origin ____

标记及号码
Mark & No.

包装种类及数量
Number and Type of Packages ____

集装箱号
Container No. *** ____

铅封号
Seal No. *** ____

加工厂名称、地址及编号(如果适用)
Name, Address and approval No.of the approved Establishment(if applicable) *** ____

启运地
Place of Despatch *** ____

到达国家及地点
Country and Place of Destination *** ____

运输工具
Means of Conveyance *** ____

发货日期
Date of Despatch *** ____

****

印章
Official Stamp

签证地点Place of Issue ____ 签证日期Date of Issue ____

官方兽医Official Veterinarian ____ 签 名Signature ____

图 18-4 格式 3-1 兽医（卫生）证书

（二）签证缮制要点

集装箱号：填写装运本批出境货物的集装箱号码。

铅封号：填写装运出境货物的集装箱的铅封号。

加工厂名称、地址及编号：填写要求同格式 2-1。

检验检疫结果描述：通常输入国家/地区对此栏有相对明确的要求，需注意收集输入国家/地区的具体用语要求。

包装种类及数量、运输工具：填写要求同格式 1-1。

签署人：本证书的签署人为“官方兽医 Official Veterinarian”。

注意：对总署核定下发的有关格式和内容，应按照上述固定格式填写。

五、格式 3-2-1 输俄罗斯出口牛肉兽医卫生证书

（一）证书格式

格式 3-2-1 输俄罗斯出口牛肉兽医卫生证书见图 18-5。

兽 医 卫 生 证 书

ВЕТЕРИРАРНО-САНИТАРНЫЙ СЕРТИФИКАТ

发货人名称及地址
Название и здрес отправителя ________________

收货人名称及地址
Название и адрес получателя ________________

品名
Наименование продукции ________________

净重（ 吨 ）
Вес нетто (тонны) ________________

标记及号码
Маркировка

包装种类
Упаковка ________________

包装数量
Количество мест ________________

产地
место происхождения ________________

合同号
Контркт № *** ________________

加工厂名称、地址及编号
Название адрес и номер
Зарегистрированного
комбинат (бойни) *** ________________

储藏和运输条件
Условия хранения и перевозка ________________

运输工具及号码
Транспорт и номер *** ________________

离境口岸
Порт отправления *** ________________

途经国家
Страна транзита *** ________________

到达口岸
Порт назначения *** ________________

目的地
Назначение продукции *** ________________

****

印章
Печать

签证地Место ________________ 签证日期Составлено ________________

官方兽医Официальный Ветврач ________________ 签　名Подпись ________________

图 18-5　格式 3-2-1 输俄罗斯出口牛肉兽医卫生证书

（二）签证缮制要点

加工厂名称、地址及编号：同格式 2-1。

储藏和运输条件：填写该批货物生产后和装运前的储藏情况。一般填货物在冷库冷冻的情况，注明冷库的中心温度。还要注明是铁路还是汽车运输，是冷藏还是冷冻，车和车内的温度情况。

产地：填写该批货物生产加工厂所在地名称，具体到县（市）。

离境口岸：填写该批货物离开我国的口岸名称，如满洲里。

途经国家：填写该批货物出境后所途经的国家，途经多个国家的按途经顺序填写。

到达口岸：填写该批货物到达的进口国的口岸。比如货物在俄罗斯的符拉迪沃斯托克进境，填俄罗斯符拉迪沃斯托克。

目的地：填该批货物的目的地名称。

注意：本证书是用中文俄文书就的固定格式证书，识别部分和签署部分必填栏目可用英文填写。格式 3-2-2、3-2-3、3-2-4 的缮制要点均与格式 3-2-1 的相同。

六、格式 4-1 动物卫生证书

（一）证书格式

格式 4-1 动物卫生证书见图 18-6。

发货人名称及地址
Name and Address of Consignor ____________________

收货人名称及地址
Name and Address of Consignee ____________________

动物种类 Species of Animals ______	动物学名 Scientific Name of Animals ______
动物品种 Breed of Animals ______	产地 Place of Origin ______
报检数量 Quantity Declared ______	检验日期 Date of Inspection *** ______
启运地 Place of Despatch*** ______	发货日期 Date of Despatch*** ______
到达国家/地区 Countrye/Region of Destination *** ______	运输工具 Means of Conveyance *** ______

****

印章 Official Stamp　签证地点Place of Issue ______　签证日期Date of Issue ______

官方兽医Official Veterinarian ______　签　名Signature ______

图 18-6　格式 4-1 动物卫生证书

（二）签证缮制要点

动物种类：应填写具体动物的种类，如鸡、马、羊、牛，不能填动物类别，如家畜、家禽。

动物学名：如果需要，填动物种类的拉丁名，否则填制“＊＊＊”。

动物品种：填写具体商用品名。

到达国家/地区：必填项目，据实填写。

九、格式 6-1 熏蒸/消毒证书

（一）证书格式

格式 6-1 熏蒸/消毒证书见图 18-9。

发货人名称及地址 Name and Address of Consignor	
收货人名称及地址 Name and Address of Consignee	
品名 Description of Goods	产地 Place of Origin
报检数量 Quantity Declared	标记及号码 Mark & No.
启运地 Place of Despatch	
到达口岸 Place of Destination	
运输工具 Means of Conveyance ***	

****

印章 Official Stamp	签证地点Place of Issue	签证日期Date of Issue
	授权签字人Authorized Officer	签　名Signature

图 18-9　格式 6-1 熏蒸/消毒证书

（二）签证缮制要点

品名：填写本批货物的商用名称。如果熏蒸目标物为包装材料、铺垫材料或装载容器，应在附加声明中注明。

启运地：填写本批货物的实际启运口岸。

到达口岸：指装运本批货物的交通工具最终抵达的目的地港口名称。

检验检疫结果：

日期　　　　药剂与浓度

Date　　　　Chemical & Concentration

启运地：填写动物饲养场所在的省及省辖市名称。

注意：本证书的签署人为“官方兽医 Official Veterinarian”。

国外有固定证书格式和内容要求的，按总署核定下发的有关国家官方公布的格式和内容要求填写。

七、格式 5-1 植物检疫证书

（一）证书格式

格式 5-1 植物检疫证书见图 18-7。

中华人民共和国出入境检验检疫
ENTRY-EXIT INSPECTION AND QUARANTINE
OF THE PEOPLE'S REPUBLIC OF CHINA

植 物 检 疫 证 书　　编号 No.：
PHYTOSANITARY CERTIFICATE

发货人名称及地址 Name and Address of Consignor	自：　　植物保护机构 From: Plant Protection Organization(s) of
收货人名称及地址 Name and Address of Consignee	至：　　植物保护机构 To: Plant Protection Organization(s) of
品名 Name of Produce	植物学名 Botanical Name of Plants
报检数量 Quantity Declared	标记及号码 Mark & No.
包装种类及数量 Number and Type of Packages	
原产国 Country of Origin	目的地国 Country of Final Destination
运输工具 Means of Conveyance	到达口岸 Port of Destination
产地 Place of Origin	检验日期 Date of Inspection

兹证明上述植物、植物产品或其他限定物已按照有关官方程序进行检查和/或检验，被认为无输入国或地区规定的检疫性有害生物，因而符合输入国或地区的现行植物检疫要求，包括对限定的非检疫性有害生物的要求。

This is to certify that the plants, plant products or other regulated articles described herein have been inspected and/or tested according to appropriate official procedures and are considered to be free from the quarantine pests specified by the importing country/ region and to conform with the current phytosanitary requirements of the importing country/region, including those for regulated non-quarantine pests.

杀虫和/或灭菌处理 DISINFESTATION AND/OR DISINFECTION TREATMENT

日期 Date	处理方法 Treatment
持续时间及温度 Duration and Temperature	药剂及浓度 Chemical and Concentration
其他情况 Additional Information	

附加声明 Additional Declaration

印章 Official Stamp	签证地点 Place of Issue	签证日期 Date of Issue
	授权签字人 Authorized Officer	签名 Signature

中华人民共和国出入境检验检疫机关及其官员或代表不承担签发本证书的任何财经责任。No financial liability with respect to this certificate shall attach to the entry-exit inspection and quarantine authorities of the P. R. of China or to any of its officers or representatives.

[c5-1(2023.3.9) * 1]

图 18-7　格式 5-1 植物检疫证书①

① 来源：世界贸易组织 SPS 通报 通报号：G/SPS/N/CHN/1278、G/SPS/N/CHN/1278/Add. 1

（二）签证缮制要点

收、发货人名称及地址：应详细填写收、发货人的名称和地址。

到达口岸：指装运本批货物的交通工具最终抵达目的地停靠的口岸名称。

植物学名：如果需要，填写前项品名所属植物的拉丁学名，否则填制“＊＊＊”。

产地：根据《植物检疫证书准则》（ISPM NO. 12）中对原产地的要求填写（产地指商品生长或生产，并因此可能被目的地国家的限定有害生物侵染或污染的地方；如果将商品从原产地运至一个新的地方，重新加工或储存、加工或处理，受侵染或污染的状况发生变化，这个新地方也应在原产地部分进行申报）。

检验日期：填写现场检疫完成日期（检疫中包含实验室检测项目的，应填写实验室检测完成时间）。

杀虫和/或灭菌处理栏（如果需要，填写此栏）：

1. 日期：填写处理的起始至完成日期，如 16~18 FEB.，2005。

2. 处理方法：填写具体处理方法如 FUMIGATION、SPRAYING、HEATING 等。

3. 持续时间及温度：填写处理的实际持续时间，如 72hrs、48hrs 以及处理时的温度，如 21℃、10℃。

4. 药剂与浓度：填写使用药剂名称及浓度。

注意：如果不需填写以上各栏的，应各填制“＊＊＊”，不得空项。

注意：如果不需填写以上各栏的，应各填制“＊＊＊”，不得空项。

签证日期：填写应与检讫日期一致，如进行了杀虫/灭菌处理，签证日期不得早于处理完毕日期。

包装种类及数量、运输工具：填写要求同格式 1-1。

八、格式 5-2 植物转口检疫证书

（一）证书格式

格式 5-2 植物转口检疫证书见图 18-8。

中华人民共和国出入境检验检疫
ENTRY-EXIT INSPECTION AND QUARANTINE
OF THE PEOPLE'S REPUBLIC OF CHINA

植 物 转 口 检 疫 证 书 编号 No.:

PHYTOSANITARY CERTIFICATE FOR RE-EXPORT

发货人名称及地址 Name and Address of Consignor______	自：______ 转口植物保护机构 From: Plant Protection Organization(s) of ______
收货人名称及地址 Name and Address of Consignee______	至：______植物保护机构 To: Plant Protection Organization(s) of ______
品名 Name of Produce______	植物学名 Botanical Name of Plants______
报检数量 Quantity Declared______ 包装种类及数量 Number and Type of Packages______	标记及号码 Mark & No.
原产国 Country of Origin______	目的地国 Country of Final Destination______
运输工具 Means of Conveyance______	到达口岸 Port of Destination______
产地 Place of Origin ______	检验日期 Date of Inspection______

兹证明上述植物、植物产品或其他检疫物从______运入中国，附有编号为______的植物检疫证书，其正本□* 经签署的副本□附于本证书后，并证明这些植物及其产品以原来的□ 新的□ 容器进行包装□ 再包装□，根据原来的植物检疫证书□ 和进一步检验□，被认为符合输入国或地区现行的植物检疫要求，而且在中国存放期间，该批货物没有受到病虫感染的威胁。

This is to certify that the plants, plant products or other regulated articles described above were imported into the People's Republic of China from______covered by Phytosanitary Certificate No. ______, original □* certified true copy □ of which is attached to this Certificate; that they are packed □repacked □ in original □ new □ containers, that based on the original Phytosanitary Certificate□and additional inspection □, they are considered to conform with the current phytosanitary requirements of the importing country/region, and that during storage in China the consignment has not been subjected to the risk of infestation or infection.

*在适当的□内划“√” Insert tick in appropriate □ boxes

杀虫和/或灭菌处理 DISINFESTATION AND/OR DISINFECTION TREATMENT

日期 Date______	日期 Date______
持续时间及温度 Duration and Temperature______	持续时间及温度 Duration and Temperature______
其他情况 Additional Information______	

印章 Official Stamp	签证地点 Place of Issue______	签证日期 Date of Issue______
	授权签字人 Authorized Officer______	签名 Signature______

中华人民共和国出入境检验检疫机关及其官员或代表不承担签发本证书的任何财经责任。No financial liability with respect to this certificate shall attach to the entry-exit inspection and quarantine authorities of the P. R. of China or to any of its officers or representatives.

[c5-2(2023.3.9) * 1]

图 18-8　格式 5-2 植物转口检疫证书①

（二）签证缮制要点

发货人、收货人名称及地址：按照出口国出具的植物检疫证书填写。

产地：应填写植物、植物产品以及其他检疫物输出国家名称。

启运地：填写该批货物输出国启运港口。

到达口岸：填写装载本批货物的交通工具最终到达港口。

检验检疫结果：填写符合转口运达地（包括中国港澳台地区等）的检疫要求。

杀虫和/或灭菌处理：填写要求同格式 5-1。

① 来源：世界贸易组织 SPS 通报 通报号：G/SPS/N/CHN/1278、G/SPS/N/CHN/1278/Add. 1

处理方法　　　　　　　　　　持续时间及温度

Treatment　　　　　　　　　　Duration and Temperature

填写要求同格式 5-1。

签证日期：填写的日期与“日期”栏所表示的时间应一致，其处理完毕的日期即为签证日期；经整批处理合格，在有效期内分批出口时，签证日期可按实际签发日期填写。

运输工具：填写要求一般同格式 1-1。

十、格式 7-1 检验证书

（一）证书格式

格式 7-1 检验证书见图 18-10。

收货人
Consignee ____________

发货人
Consignor ____________

品名
Description of Goods ____________

报检数量/重量
Quantity/Weight Declared ____________

标记及号码
Mark & No.

合同号
Contract No. *** ____________

发票号
Invoice No. *** ____________

提单或运单号
B/L or Way Bill No. *** ____________

到货地点
Place of Arrival *** ____________

启运地
Place of Despatch *** ____________

到货日期
Date of Arrival *** ____________

卸毕日期
Date of Completion of Discharge *** ____________

运输工具
Means of Conveyance *** ____________

检验日期
Date of Inspection *** ____________

****

印章 Official Stamp　签证地点Place of Issue ____________　签证日期Date of Issue ____________

授权签字人Authorized Officer ____________　签　名Signature ____________

图 18-10　格式 7-1 检验证书

（二）签证缮制要点

可采用英文、中文、中英文合璧对外签发。

证书抬头：证书具体名称可根据需要填写，如“品质证书”“数量证书”等。

收货人、发货人、品名：按照进口合同填写。

报检数量/重量：以申请人填写的报检数量、重量为准，报检的数量、重量应与发票、装箱单、提单所列的一致。

合同号：填写本批入境货物的贸易合同编号。

发票号：填写本批货物的国外发票编号。

提单或运单号：填写国外提单或运单的编号，有二程提单的，应分别注明。

到货地点：指本批入境货物到达港口。

到货日期：填写靠泊日期。

卸毕日期：按实际卸毕日期填写。

启运地：按进口提单所列的启运地点填写。

运输工具：按照本批入境货物的提单或运单填写货物实际装载的运输工具名称。

检验结果描述：

1. 详述货物的检验结果，包括货物状况、包装情况、检验依据、检验方法、检验结果和评定意见，对检验中发现的问题逐一列明。

2. 检验结果部分应体现与证书名称相应的检验证明内容，做到“货证相符”“事证相符”。

3. 全批货物部分不合格时，应详细列明实际检验情况并相应得出结论，但在备注栏中加注检验费时，应加注整个项目的检验费用。

4. 对不符合合同或标准等规定的用于索赔的证书，证明内容部分在填写完检验结果后，应直接填写评定意见或结论；用于交接、结算、结汇等的证书，一般只表述检验结果，不填写评定意见或结论。

使用中英文两种语言合璧出证时，应注意中文、英文表达的一致性。

十一、格式 7-2 卫生证书

（一）证书格式

格式 7-2 卫生证书见图 18-11。

收货人名称及地址
Name and Address of Consignee ________
发货人名称及地址
Name and Address of Consignor ________
品名
Description of Goods ________

报检数量/重量 Quantity/Weight Declared ________	标记及号码 Mark & No.
包装种类及数量 Number and Type of Packages ________	
产地 Place of Origin ________	
合同号 Contract No. ***	

到货地点 Place of Arrival ________	到货日期 Date of Arrival*** ________
启运地 Place of Despatch ________	卸毕日期 Date of Completion of Discharge *** ________
运输工具 Means of Conveyance *** ________	检验日期 Date of Inspection *** ________

****

印章 Official Stamp　　签证地点Place of Issue ________ 签证日期Date of Issue ________
授权签字人Authorized Officer ________ 签　　名Signature ________

图 18-11　格式 7-2 卫生证书

（二）签证缮制要点

到货地点：按实际到货地点填写。

到货日期：按实际到货日期填写。

卸毕日期：按实际卸毕日期填写。

检验结果描述：

1. 填写该批入境食品品牌、产品规格、生产日期（批号）等，没有品牌、规格的，应当标明“无”。

2. 填写对上述货物的卫生学评价，如是否符合《食品安全法》及有关法规、食品安全国家标准的规定。

十二、格式 7-3 兽医卫生证书

（一）证书格式

格式 7-3 兽医卫生证书见图 18-12。

收货人名称及地址
Name and Address of Consignee

发货人名称及地址
Name and Address of Consignor

品名
Description of Goods

报检重量
Weight Declared

标记及号码
Mark & No.

包装种类及数量
Number and Type of Packages

产地
Place of Origin

合同号
Contract No. ***

到货地点
Place of Arrival

到货日期
Date of Arrival ***

启运地
Place of Despatch

卸毕日期
Date of Completion of Discharge ***

运输工具
Means of Conveyance ***

检验日期
Date of Inspection ***

****

印章 Official Stamp

签证地点Place of Issue

签证日期Date of Issue

官方兽医Official Veterinarian

签 名Signature

图 18-12 格式 7-3 兽医卫生证书

（二）签证缮制要点

发货人名称及地址、收货人名称及地址、品名、标记及号码、报检重量、合同号、到货地点、到货日期、卸毕日期、检验日期、启运地、运输工具：填写要求同格式 7-1。

检验检疫结果：经检疫不合格的，应先叙述该货物的包装情况，看其是否完整有无污染，再叙述动物产品情况。如，“上述动物产品经按规定程序检疫，发现……不符合我国动植物检疫法令规定，禁止进境，并对该动物产品做×××消毒除害处理。

签署人：本证书的签署人为“官方兽医 Official Veterinarian”。

十三、格式 7-5 植物检疫证书

（一）证书格式

格式 7-5 植物检疫证书见图 18-13。

收货人名称及地址
Name and Address of Consignee ________

发货人名称及地址
Name and Address of Consignor ________

品名 Name of Produce ________　植物学名 Botanical Name of Plants ________

报检数量 Quantity Declared ________　标记及号码 Mark & No.

包装种类及数量 Number and Type of Packages ________

产地 Place of Origin ________　合同号 Contract No. ***

启运地 Place of Despatch***　到货日期 Date of Arrival***

运输工具 Means of Conveyance ***

卸毕日期 Date of Completion of Discharge***　检验日期 Date of Inspection***

****

印章 Official Stamp　签证地点Place of Issue ***　签证日期Date of Issue ________

授权签字人Authorized Officer ***　签　名Signature ________

图 18-13　格式 7-5 植物检疫证书

（二）签证缮制要点

发货人名称及地址、收货人名称及地址、品名、标记及号码、报检数量、合同号、到货日期、卸毕日期、检验日期、运输工具：填写要求同格式 7-1。

植物学名：填写要求同格式 5-1。

检疫结果：填写对入境货物的检疫的发现。

第二节｜凭单

一、编号 3-4 集装箱检验检疫结果单

（一）证单格式

编号 3-4 集装箱检验检疫结果单见图 18-14。

中华人民共和国出入境检验检疫

集装箱检验检疫结果单

编号

申请人：***

集装箱数量：*** 箱型：***

拟装/装载货物：*** 运输工具：***

检验地点：*** 检验日期：***年月日

检验检疫结果：

~~箱体、箱门完好，箱号清晰，安全铭牌齐全。~~

~~箱体无有毒有害危险品标志，箱内清洁、卫生，无有毒有害残留物，且风雨密状况良好，箱内温度达到冷藏要求，符合《中华人民共和国进出口商品检验法》及其实施条例的规定。~~

~~未发现病媒生物，符合《中华人民共和国国境卫生检疫法》及其实施细则的规定。~~

~~未发现活害虫及其他有害生物，符合《中华人民共和国进出境动植物检疫法》及其实施条例的规定。~~

规格 集装箱号码

****

本单有效期：截止于 年 月 日

签字： 日期： 年 月 日

注：在适当的"口"内划"√"，以横线划去不适当的内容。

图 18-14 编号 3-4 集装箱检验检疫结果单

（二）证单缮制要点

申请人：申请实施集装箱检验检疫的单位。

集装箱数量：申请实施检验检疫的集装箱数量。

箱型：指集装箱型号。

拟装/装载货物：指准备或已经用本批集装箱装载货物的名称。

检验地点：实施检验检疫的地点。

检验检疫结果：按实际检验检疫情况，在对应的“□”打“√”，以删除线划去不适当的内容。

规格：指集装箱的大小，如“40 英尺”“20 英尺”等。

集装箱号码：指集装箱箱体标识号码。

二、编号 4-3 出境货物不合格通知单

（一）证单格式

编号 4-3 出境货物不合格通知单见图 18-15。

中华人民共和国出入境检验检疫

出境货物不合格通知单

编号

货主	***	标记及号码 见附页
品名		
报检数/重量		
包装种类及数量		
生产厂及注册号		
检验检疫依据	***	
不合格原因	********	
处理意见	******** 签字：　　日期：　　年　月　日	
备注	***	

图 18-15　编号 4-3 出境货物不合格通知单

（二）证单缮制要点

货主：填写合同卖方。

包装种类及数量：填写本批货物的外包装种类及数量。

生产厂及注册号：生产厂的名称，如果生产厂为注册/备案企业，需要填写注册/备案号。

检验检疫依据：填写本批货物检验所依据的有关国家标准或法规、合同或信用证要求。

不合格原因：列明该批货物的不合格情况。

处理意见：根据货物不合格原因提出相应处理意见。如：不能进行重新加工整理的，填“不准出口”；涉及检疫不合格的，处理意见分为重新加工处理、不准出口；需进行消毒除害处理、卫生处

理等。

日期：填写验讫日期。

备注：可注明该批产品的规格、生产日期、批号等识别标志。

三、编号 4-8 出境货物检验检疫工作联系单

（一）证单格式

编号 4-8 出境货物检验检疫工作联系单下发空白证单格式时，正式名称为“出境货物检验检疫工作联系单”，关检业务融合后，在系统直接打印的输出结果如图 18-16 所示。

中华人民共和国出入境检验检疫

出境货物工作联系单

编号：

<table>
<tr><td colspan="3">1.发货人</td><td rowspan="3">5.标记及号码</td></tr>
<tr><td colspan="3">2、收货人</td></tr>
<tr><td colspan="2">3.合同及信用证号
/</td><td>4.输往国家或地区
***</td></tr>
<tr><td colspan="2">6.运输工具名称及号码
***</td><td>7.发货日期
***</td><td>8.集装箱规格及数量</td></tr>
<tr><td>9.货物名称及规格
（以下空白）</td><td>10.H.S.编码
（以下空白）</td><td>11.申报总值
（以下空白）</td><td>12.数/重量、包装数量及种类
（以下空白）</td></tr>
<tr><td colspan="4">13.证明
上述货物业经检验检疫。
有效期至　　年　　月　　日
签字：　　　　日期：　　年　　月　　日</td></tr>
<tr><td colspan="4">14.备注
***</td></tr>
</table>

① 发货人联

图 18-16　出境货物（检验检疫）工作联系单

（二）证单缮制要点

合同及信用证号：本批出境货物的贸易合同或信用证编号。

输往国家或地区：指本批货物最终输往的国家或地区。

运输工具名称及号码：填写装载本批货物的运输工具名称及号码。出具联系单时尚未确定的，可填写船舶、飞机、货柜车、列车等。

发货日期：按本批货物实际出运日期填写。该日期一般应与合同或信用证所列的出境日期一致。

集装箱规格及数量：填写装载本批货物的集装箱规格以及对应的数量。若集装箱太多，可另加

附页。出具联系单时尚未确定的，可填写“＊＊＊”。

H. S 编码：按海关商品分类目录填写，填写 10 位数。

申报总值：填写要求同货物申报总值。

四、编号 5-1 入境货物检验检疫证明

（一）证单格式

编号 5-1 入境货物检验检疫证明见图 18-17。

中华人民共和国出入境检验检疫

入境货物检验检疫证明

编号 ________

收货人	***		
发货人	***		
品名	***	报检数/重量	***
包装种类及数量	***	输出国家或地区	***
合同号	***	标记及号码	
提/运单号	***		
入境口岸	***		
入境日期	***		
证明 ******** 签字：　　　　日期：　　年　　月　　日			
备注 ***			

图 18-17　编号 5-1 入境货物检验检疫证明

（二）证单缮制要点

入境口岸、入境日期、合同号、提/运单号：填写该批货物的入境口岸、入境日期、合同号、提运/单号。

包装种类及数量：填写该批货物的外包装种类及数量。

输出国家或地区：本批货物的发货国家或地区。

证明：对于经检验检疫合格的货物，打印“上述货物经检验检疫合格评定，予以通关放行。”字样。如需填写检验检疫结果，包括抽样标准、检验检疫标准（规程）、检验检疫结果及评定意见等，可据实填写。

日期：填写检讫日期。

备注：填写需要注明的内容。

五、编号 5-3 出境货物换证凭单

（一）证单格式

编号 5-3 出境货物换证凭单见图 18-18。

中华人民共和国出入境检验检疫
出境货物换证凭单

类别： 编号 ____________

发货人	***	标记及号码 见附页	
收货人	***		
品名			
H.S.编码			
报检数/重量			
包装种类及数量			
申报总值	***		
产地	***	生产单位(注册号)	()
生产日期	***	生产批号	***
包装性能检验结果单号	***	合同/信用证号	***/***
		运输工具名称及号码	***
输往国家地区	***	集装箱规格及数量	***
发货日期	***	检验依据	***
检验检疫结果	*** ******** 签字： 日期： 年 月 日		
本单有效期	截止于 年 月 日		
备注	***		

分批出境核销栏	日期	出境数/重量	结存数/重量	核销人	日期	出境数/重量	结存数/重量	核销人

说明：1. 货物出境时，经口岸检验检疫机关查验货证相符，且符合检验检疫要求的予以换发检验检疫证书；2. 本单不作为国内贸易的品质或其它证明；3. 涂改无效。

图 18-18　编号 5-3 出境货物换证凭单

（二）证单缮制要点

类别：对出口预验的货物，填写“预验”；对仅在口岸申报换证的货物，填写“一般报检”。证单作为生产原料的检验检测报告时，在备注栏填写“原料供应”。

发货人、收货人、品名、报检数/重量、H.S. 编码、产地、申报总值、包装种类及数量：填写要求同编号 5-1。

生产单位或注册号：本批货物的生产单位名称及注册/备案号。

生产日期：本批货物的生产日期。

生产批号：指本批货物的生产批号。对于海关规定实施批次管理的货物，必须填写批号，没有批号的，填写“无批号”。

包装性能检验结果单号：指装运本批货物的包装的性能检验结果单的编号。

检验依据：对本批货物实施检验检疫所依据的标准，一般为国家标准、合同或信用证要求等。

采用中国检验标准检验的，填写中国检验标准号；按对外贸易合同注明的检验要求检验的，注明该合同号；需要采用进口国标准的列明进口国的标准号即可。

检验检疫结果：①填写该批货物经检验检疫的结果，一般应体现抽样情况、检验检疫项目及结果、评定意见等；②特殊情况按海关有关规定处理；③实施注册/备案管理的生产单位，需要注明注册号和生产单位名称的，填写在此栏。

日期：填写验讫日期。

本单有效期：预验的换证凭单根据不同货物的检验检疫有效期填写。

备注：①注明签发证书的情况，已签发证书的，要注明已签发证书的名称，未出证书的要注明“未出证”；②出口烟花爆竹时，注明集装箱号码和封识序号；③对需要在口岸监装并出具装运前检验证书的，需在备注栏加注“未监装”；④如果备注栏内容过多打不下，可在检验检疫结果栏填写。

六、编号 5-9 进出境邮寄物检疫处理通知单

（一）证单格式

编号 5-9 进出境邮寄物检疫处理通知单见图 18-19。

中华人民共和国出入境检验检疫
进出境邮寄物检疫处理通知单
Quarantine Treatment Notice of Entry-Exit Postal Articles
Entry-Exit Inspection and Quarantine of the People's Republic of China
（编号）

收件人姓名/Name of Recipient	***	寄件人姓名/Name of Sender	***
收件人地址/Address of Recipient	***		
寄件人地址/Address of Sender	***		
邮件编号/No. of Postal Article	***	截获物来源地/From	***
物品名称/Name of Contents		数量/重量/Quantity/Weight	

根据中国人民共和国有关法律法规，上述物品因以下原因/According to the relevant Chinese laws and regulations, for the reason of:
国家禁止邮寄进境物品/Prohibited entry　　无检疫审批或检疫证书/Without Quarantine Permit or Certificate
其他检疫不合格/Other quarantine non-compliance　***
须作以下处理/The above items should be:
依法作销毁处理/destroyed according to law
依法作退回处理/returned according to law
经检疫官员核准，作其他处理/otherwise treated as approved by quarantine officer　***

检疫官员Quarantine Officer　　日期Date 年月日***　　（盖章）(Stamp)

备注/Notes　***

图 18-19　编号 5-9 进出境邮寄物检疫处理通知单

（二）证单缮制要点

1. 基本信息

（1）“收件人姓名”填写邮件面单上收件人的姓名。

（2）“寄件人姓名”填写邮件面单上寄件人的姓名。

（3）“收件人地址”填写邮件面单上收件人的地址。

（4）“寄件人地址”填写邮件面单上寄件人的地址。

（5）“邮件编号”填写邮件面单上邮件的唯一编号。

（6）“截留物来源地”填写物品来源地，如为非邮件来源地，应尽可能与收寄件人核实。

（7）“物品名称”按照《中华人民共和国禁止携带、邮寄进境的动植物及其产品名录》及相关要求所列条目，在不增加工作负担的情况下，动植物填写可确认的最小分类单位，如能确认到“科”即填写到“科”，如能确认到“种”即填写种。动植物产品填写产品名称即可。

（8）“数量”需填写明确的数量单位。

（9）“重量”填写毛重即可，单位为 kg。

2. 处理信息

（1）“截留原因”勾选，如需要填写其他原因。

（2）“处理方式”勾选，如需要填写其他处理方式。

3. 其他信息

（1）“检疫官员”由两名检疫官员签字，不得代签。

（2）“日期”填写年、月、日，使用公历和阿拉伯数字，年一律用4位数字。

（3）“进出境邮寄人员须知”应完整填写。

主要参考文献

1. 国家质量监督检验检疫总局．中国质检工作手册：综合管理分册/通关业务管理分册/卫生检疫管理分册［M］．北京：中国质检出版社，2013.

启运地：填写动物饲养场所在的省及省辖市名称。

注意：本证书的签署人为“官方兽医 Official Veterinarian”。

国外有固定证书格式和内容要求的，按总署核定下发的有关国家官方公布的格式和内容要求填写。

七、格式 5-1 植物检疫证书

（一）证书格式

格式 5-1 植物检疫证书见图 18-7。

中华人民共和国出入境检验检疫

ENTRY-EXIT INSPECTION AND QUARANTINE

OF THE PEOPLE'S REPUBLIC OF CHINA

植 物 检 疫 证 书 编号 No.：

PHYTOSANITARY CERTIFICATE

发货人名称及地址 Name and Address of Consignor______	自：______ 植物保护机构 From: Plant Protection Organization(s) of ______
收货人名称及地址 Name and Address of Consignee______	至：______ 植物保护机构 To: Plant Protection Organization(s) of ______
品名 Name of Produce______	植物学名 Botanical Name of Plants______
报检数量 Quantity Declared______ 包装种类及数量 Number and Type of Packages______	标记及号码 Mark & No.
原产国 Country of Origin______	目的地国 Country of Final Destination______
运输工具 Means of Conveyance______	到达口岸 Port of Destination______
产地 Place of Origin______	检验日期 Date of Inspection______

兹证明上述植物、植物产品或其他限定物已按照有关官方程序进行检查和/或检验，被认为无输入国或地区规定的检疫性有害生物，因而符合输入国或地区的现行植物检疫要求，包括对限定的非检疫性有害生物的要求。

This is to certify that the plants, plant products or other regulated articles described herein have been inspected and/or tested according to appropriate official procedures and are considered to be free from the quarantine pests specified by the importing country/ region and to conform with the current phytosanitary requirements of the importing country/region, including those for regulated non-quarantine pests.

杀虫和/或灭菌处理 DISINFESTATION AND/OR DISINFECTION TREATMENT

日期 Date______	处理方法 Treatment______
持续时间及温度 Duration and Temperature______	药剂及浓度 Chemical and Concentration______

其他情况

Additional Information______

附加声明 Additional Declaration

印章 Official Stamp	签证地点 Place of Issue______	签证日期 Date of Issue______
	授权签字人 Authorized Officer______	签名 Signature______

中华人民共和国出入境检验检疫机关及其官员或代表不承担签发本证书的任何财经责任。No financial liability with respect to this certificate shall attach to the entry-exit inspection and quarantine authorities of the P. R. of China or to any of its officers or representatives.

[c5-1(2023.3.9) * 1]

图 18-7 格式 5-1 植物检疫证书①

① 来源：世界贸易组织 SPS 通报 通报号：G/SPS/N/CHN/1278、G/SPS/N/CHN/1278/Add. 1

（二）签证缮制要点

收、发货人名称及地址：应详细填写收、发货人的名称和地址。

到达口岸：指装运本批货物的交通工具最终抵达目的地停靠的口岸名称。

植物学名：如果需要，填写前项品名所属植物的拉丁学名，否则填制“＊＊＊”。

产地：根据《植物检疫证书准则》（ISPM NO. 12）中对原产地的要求填写（产地指商品生长或生产，并因此可能被目的地国家的限定有害生物侵染或污染的地方；如果将商品从原产地运至一个新的地方，重新加工或储存、加工或处理，受侵染或污染的状况发生变化，这个新地方也应在原产地部分进行申报）。

检验日期：填写现场检疫完成日期（检疫中包含实验室检测项目的，应填写实验室检测完成时间）。

杀虫和/或灭菌处理栏（如果需要，填写此栏）：

1. 日期：填写处理的起始至完成日期，如 16~18 FEB.，2005。

2. 处理方法：填写具体处理方法如 FUMIGATION、SPRAYING、HEATING 等。

3. 持续时间及温度：填写处理的实际持续时间，如 72hrs、48hrs 以及处理时的温度，如 21℃、10℃。

4. 药剂与浓度：填写使用药剂名称及浓度。

注意：如果不需填写以上各栏的，应各填制“＊＊＊”，不得空项。

注意：如果不需填写以上各栏的，应各填制“＊＊＊”，不得空项。

签证日期：填写应与检讫日期一致，如进行了杀虫/灭菌处理，签证日期不得早于处理完毕日期。

包装种类及数量、运输工具：填写要求同格式 1-1。

八、格式 5-2 植物转口检疫证书

（一）证书格式

格式 5-2 植物转口检疫证书见图 18-8。

中华人民共和国出入境检验检疫
ENTRY-EXIT INSPECTION AND QUARANTINE
OF THE PEOPLE'S REPUBLIC OF CHINA

植 物 转 口 检 疫 证 书 编号 No.：
PHYTOSANITARY CERTIFICATE FOR RE-EXPORT

发货人名称及地址 Name and Address of Consignor________	自：________ 转口植物保护机构 From: Plant Protection Organization(s) of________
收货人名称及地址 Name and Address of Consignee________	至：________植物保护机构 To: Plant Protection Organization(s) of________
品名 Name of Produce________	植物学名 Botanical Name of Plants________
报检数量 Quantity Declared________ 包装种类及数量 Number and Type of Packages________	标记及号码 Mark & No.
原产国 Country of Origin________	目的地国 Country of Final Destination________
运输工具 Means of Conveyance________	到达口岸 Port of Destination________
产地 Place of Origin________	检验日期 Date of Inspection________

兹证明上述植物、植物产品或其他检疫物从________运入中国，附有编号为________的植物检疫证书，其正本□* 经签署的副本□附于本证书后，并证明这些植物及其产品以原来的□ 新的□ 容器进行包装□ 再包装□，根据原来的植物检疫证书□ 和进一步检验□，被认为符合输入国或地区现行的植物检疫要求，而且在中国存放期间，该批货物没有受到病虫感染的威胁。

This is to certify that the plants, plant products or other regulated articles described above were imported into the People's Republic of China from________covered by Phytosanitary Certificate No. ________，original □* certified true copy □ of which is attached to this Certificate; that they are packed □repacked □ in original □ new □ containers, that based on the original Phytosanitary Certificate□and additional inspection □, they are considered to conform with the current phytosanitary requirements of the importing country/region, and that during storage in China the consignment has not been subjected to the risk of infestation or infection.

*在适当的□内划"√" Insert tick in appropriate □ boxes

杀虫和/或灭菌处理 DISINFESTATION AND/OR DISINFECTION TREATMENT

日期 Date________	日期 Date________
持续时间及温度 Duration and Temperature________	持续时间及温度 Duration and Temperature________

其他情况
Additional
Information________

印章 Official Stamp	签证地点 Place of Issue________	签证日期 Date of Issue________
	授权签字人 Authorized Officer________	签名 Signature________

中华人民共和国出入境检验检疫机关及其官员或代表不承担签发本证书的任何财经责任。No financial liability with respect to this certificate shall attach to the entry-exit inspection and quarantine authorities of the P. R. of China or to any of its officers or representatives.

[c5-2(2023.3.9) * 1]

图 18-8 格式 5-2 植物转口检疫证书①

（二）签证缮制要点

发货人、收货人名称及地址：按照出口国出具的植物检疫证书填写。

产地：应填写植物、植物产品以及其他检疫物输出国家名称。

启运地：填写该批货物输出国启运港口。

到达口岸：填写装载本批货物的交通工具最终到达港口。

检验检疫结果：填写符合转口运达地（包括中国港澳台地区等）的检疫要求。

杀虫和/或灭菌处理：填写要求同格式 5-1。

① 来源：世界贸易组织 SPS 通报 通报号：G/SPS/N/CHN/1278、G/SPS/N/CHN/1278/Add. 1

九、格式 6-1 熏蒸/消毒证书

（一）证书格式

格式 6-1 熏蒸/消毒证书见图 18-9。

发货人名称及地址
Name and Address of Consignor ______

收货人名称及地址
Name and Address of Consignee ______

品名
Description of Goods ______
产地
Place of Origin ______

报检数量
Quantity Declared ______

标记及号码
Mark & No.

启运地
Place of Despatch ______

到达口岸
Place of Destination ______

运输工具
Means of Conveyance *** ______

****

印章
Official Stamp

签证地点Place of Issue ______ 签证日期Date of Issue ______

授权签字人Authorized Officer ______ 签　名Signature ______

图 18-9　格式 6-1 熏蒸/消毒证书

（二）签证缮制要点

品名：填写本批货物的商用名称。如果熏蒸目标物为包装材料、铺垫材料或装载容器，应在附加声明中注明。

启运地：填写本批货物的实际启运口岸。

到达口岸：指装运本批货物的交通工具最终抵达的目的地港口名称。

检验检疫结果：

日期	药剂与浓度
Date	Chemical & Concentration